ÉTUDES

OPHTHALMOLOGIQUES

TOME PREMIER

Paris. — Imprimerie de L. Martinet, rue Mignon, 2.

ÉTUDES OPHTHALMOLOGIQUES

TRAITÉ THÉORIQUE ET PRATIQUE

DES

MALADIES DES YEUX

PAR

L. WECKER

Docteur en médecine des Facultés de Wurzbourg et de Paris,
Professeur de clinique ophthalmologique, etc.

TOME PREMIER.

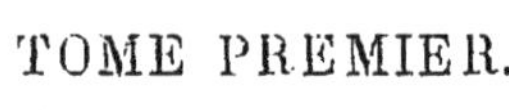

AVEC PLANCHES GRAVÉES

PARIS

J.-B. BAILLIÈRE ET FILS

LIBRAIRES DE L'ACADÉMIE IMPÉRIALE DE MÉDECINE

Rue Hautefeuille, 19.

LONDRES
Hipp. Baillière, 219, Regent street.

NEW-YORK
Baillière brothers, 440, Broadway.

MADRID, C. BAILLY-BAILLIÈRE, PLAZA DEL PRINCIPE ALFONSO, 16.

1863

A MON CHER MAITRE

M. A. DE GRAEFE

PROFESSEUR D'OPHTHALMOLOGIE A LA FACULTÉ DE BERLIN, ETC.

Hommage d'affectueuse reconnaissance

et de sincère attachement.

L. WECKER.

INTRODUCTION

Ces *Études ophthalmologiques* ont pour but immédiat de présenter un tableau succinct des maladies qui intéressent l'organe de la vue, et des grands progrès que cette branche de la médecine a faits dans ces derniers temps. Nous les avons divisées en deux grandes parties : l'une, principalement consacrée aux maladies inflammatoires de l'œil, résume les connaissances que tout médecin doit avoir en cette matière ; l'autre, rentrant plutôt dans le domaine chirurgical, s'adresse de préférence aux spécialistes. Chacune de ces parties comprendra un volume de cet ouvrage.

Nous avons adopté dans notre publication la forme monographique, et dans les divers fascicules qui paraîtront successivement à des intervalles rapprochés, nous traiterons les matières suivantes :

Dans le premier volume :

Premier fascicule. — Maladies de la conjonctive.
Deuxième fascicule. — Maladies de la sclérotique, cornée, iris et choroïde.
Troisième fascicule. — Maladies des paupières, de l'orbite et des voies lacrymales.

Dans le second volume :

Premier fascicule. — Maladies du cristallin, corps vitré, rétine (ophthalmoscope).
Deuxième fascicule. — Maladies des muscles de l'œil, accommodation et réfraction.

En nous rattachant avec prédilection aux leçons cliniques de notre honoré maître, M. de Graefe, nous nous sommes imposé la tâche de reproduire ici les opinions des diverses écoles.

L'histologie, qui exerce une si heureuse influence sur l'étude des maladies des yeux, a attiré nécessairement toute notre attention ; nous avons donc prié des spécialistes érudits de vouloir bien se charger de la partie histologique de cet ouvrage. C'est avec empressement que nous saisissons l'occasion de remercier M. le professeur W. Krause (de Gœttingen) pour l'extrême complaisance qu'il a mise à nous communiquer ses excellentes recherches microscopiques sur la structure de la conjonctive.

Les plus grands soins ont été apportés à l'exécution des planches sur cuivre qui seront jointes à ces études. Par leur exactitudes, elles ajouteront à la clarté des explications.

Le bon accueil que nous avons trouvé chez nos savants confrères français nous fait espérer qu'ils accorderont la même bienveillance à un ouvrage que nous avons entrepris uniquement dans le but de nous rendre utile.

L. WECKER.

Paris, août 1862.

ÉTUDES OPHTHALMOLOGIQUES

MALADIES DE LA CONJONCTIVE

ANATOMIE ET PHYSIOLOGIE

PAR M. LE PROFESSEUR W. KRAUSE.

Du bord libre, garni de cils, des paupières supérieure et inférieure, part une membrane mince, rosée, semblable aux autres muqueuses ; elle tapisse la face postérieure des tarses, se réfléchit en faisant des plis pour revenir ensuite sur la face antérieure de la sclérotique et se perdre insensiblement dans la couche superficielle de la cornée, au niveau de son bord : cette membrane est la conjonctive.

Nous avons à distinguer dans cette muqueuse trois parties différentes par leur structure, mais qui se confondent dans leurs limites : ce sont la conjonctive palpébrale, la conjonctive du cul-de-sac et celle du globe. Dans son ensemble la conjonctive représente un sac recouvrant le globe en avant; la forme de ce sac est surtout évidente lorsque les paupières sont fermées, circonstance qui fait que jadis on prenait la conjonctive pour une séreuse.

La conjonctive est une muqueuse composée d'un épithélium, au-dessous duquel se trouve immédiatement la partie la plus solide, le corps papillaire (1). Le mode d'union du corps papillaire avec les couches profondes varie suivant les différents points. Au niveau du tarse lui-même, l'union se fait par une couche très mince, très peu extensible, de tissu cellulaire ;

(1) Cette expression de *corps papillaire* demande une explication ; elle semble impliquer l'existence constante de papilles. Pour la peau (surtout chez le fœtus), où les papilles manquent sur différents points, on entend par corps papillaire, la couche la plus solide de ce tégument. Nous pouvons donc parler d'un corps papillaire de la conjonctive bulbaire, quoique cette membrane ne présente pas de papilles. (L. W.)

dans le cul-de-sac, c'est un tissu cellulaire lâche, à mailles larges, qui permet un déplacement assez étendu, et donne à cette partie considérable de la conjonctive une grande extensibilité, lui laissant toutefois une élasticité imparfaite. Sur la sclérotique, les faisceaux de tissu cellulaire qui, venant des parties profondes, s'unissent avec le corps papillaire, se raccourcissent et ressemblent, à cause de leur rigidité, au tissu cellulaire qui recouvre la sclérotique en général. Le corps papillaire s'amincit de plus en plus sur la sclérotique, si bien qu'au delà du bord de la cornée, sauf dans cette espèce de renflement qui suit le bord supérieur et inférieur de cette membrane, et que l'on nomme *anneau conjonctival*, il ne reste plus qu'une couche tout à fait mince de tissu cellulaire qui se perd dans la substance de la cornée.

Dans la partie palpébrale, l'épithélium cylindrique se présente sous forme d'une couche multiple de petites cellules finement contournées, qui renferment un grand noyau placé près de la paroi, et dont l'aspect granulé est dû à la présence de petites molécules excessivement fines. Les cellules des couches profondes sont plus allongées, celles des couches supérieures sont irrégulièrement polygonales; au bord postérieur du tarse, vers le cul-de-sac, apparaît une couche d'épithélium de transition qui se transforme bientôt en véritable épithélium pavimenteux. Les cellules de ce dernier sont finement contournées, polyédriques, et contiennent un gros noyau. Cet épithélium se prolonge dans la partie scléroticale jusque sur la cornée.

Le corps papillaire est formé d'une couche uniforme de tissu cellulaire solide, qui, profondément, se perd peu à peu dans le tissu cellulaire sous-conjonctival, et comme nous l'avons déjà dit, présente un arrangement différent sur divers points. Sur la partie du tarse voisine des cils, les papilles sont petites et à peine visibles; vers le bord postérieur du tarse, elles deviennent plus saillantes et se présentent sous forme de langues. Dans la conjonctive du cul-de-sac, elles ont une base plus large, mais elles sont moins élevées; ces papilles sont formées d'un tissu cellulaire à noyaux assez solides, elles contiennent toutes des anses de vaisseaux sanguins, mais jusqu'à présent on ignore si elles renferment des vaisseaux lymphatiques ou des nerfs; leurs dimensions varient selon l'âge de l'individu et suivant les différents points de la conjonctive. Leur hauteur peut mesurer jusqu'à 2 millimètres; de même la solidité et l'épaisseur de tout le corps papillaire varient suivant les individus. Au niveau du grand angle de l'œil, la conjonctive forme un pli en se recourbant, c'est le pli semi-lunaire, ou ce qu'on nomme la troisième paupière : ses papilles sont petites, en forme de verrues et à peine saillantes.

L'union des cellules épithéliales inférieures avec le corps papillaire se fait partout de telle façon, que la surface de ce dernier n'est pas lisse et n'est jamais recouverte d'une membrane amorphe (*basement membrane* de M. Bowman), mais toujours les fibres ténues du tissu cellulaire des papilles se terminent, à la surface de ces dernières, par des extrémités libres et légèrement saillantes. Là même où les papilles manquent dans la partie bulbaire de la conjonctive, les fibrilles du tissu cellulaire se terminent également par des extrémités libres, qui, sur des sections perpendiculaires et sous de forts grossissements, apparaissent comme de petites dents attachées à la surface extérieure. Entre ces sortes de dents, les cellules épithéliales ovoïdes des couches les plus profondes s'enfoncent par leurs extrémités arrondies.

Nulle part on ne trouve une union directe des fibrilles du tissu cellulaire avec les cellules épithéliales les plus inférieures. On voit ces arrangements que nous venons de décrire, aussi bien sur la conjonctive fraîche qu'après avoir traité une tranche mince de la muqueuse avec une solution étendue de soude caustique ; on les voit très bien aussi sur des yeux qui ont macéré quelques jours dans une solution aqueuse d'acide bichromique à 2 pour 100.

Le tissu cellulaire sous-conjonctival ne présente rien de particulier dans sa structure. Partout il contient des fibres élastiques, qui, en général, sont très fines, et qui, seulement dans le cul-de-sac, se présentent sous forme de faisceaux, de fibres plus fortes et onduleuses. Evidemment ce qui permet à la conjonctive de se tuméfier sous l'influence d'un état pathologique, c'est cette combinaison d'un tissu cellulaire lâche avec un grand nombre d'éléments élastiques ; de là provient aussi l'extensibilité dont jouit ce tissu. Dans le cul-de-sac et dans sa partie scléroticale, le tissu cellulaire sous-conjonctival présente quelques petits amas de cellules graisseuses qui constituent en quelque sorte des émanations des masses graisseuses profondes de l'orbite.

Près de l'angle externe de l'œil, les conduits excréteurs de la glande lacrymale traversent le corps papillaire au niveau du cul-de-sac supérieur. Ce sont des canaux étroits à parois minces dont le nombre varie de sept à dix, qui marchent obliquement vers la surface de la conjonctive ; ils se composent d'un tissu cellulaire dense, mêlé de fibres élastiques ; chez l'homme, ils ne contiennent pas de fibres musculaires lisses, mais seulement des fibres élastiques qui marchent longitudinalement dans la couche interne, tandis que dans la couche externe il y a de plus des fibres transversales. Les conduits lacrymaux mettent la conjonctive en communication avec le canal nasal et la muqueuse des narines. A leur entrée, le corps papillaire présente également de petites papilles en forme de verrues, recouvertes de plusieurs couches d'épithélium pavimenteux.

Les *vaisseaux sanguins* de la conjonctive sont nombreux ; les capillaires forment un réseau irrégulier, d'où partent des anses vasculaires recourbées qui se rendent à la surface libre et dans les papilles. Les petites artères proviennent de la terminaison de l'artère ophthalmique; ce sont des branches des rameaux palpébraux, des artères lacrymale, dorsale du nez, frontale et sus-orbitaire. Leurs capillaires communiquent avec ceux des artères palpébrales supérieure et inférieure, avec la branche sus-orbitaire de la temporale superficielle, de l'artère transversale de la face (qui vient de la temporale superficielle) et de l'artère sous-orbitaire (qui vient de la maxillaire interne). La conjonctive bulbaire reçoit le sang des artères ciliaires antérieures qui proviennent de l'artère ophthalmique, soit directement, soit par l'intermédiaire de l'artère lacrymale.

Les *veines* les plus petites portent le sang, en partie aux veines palpébrales supérieure et inférieure, et par celles-ci aux veines faciales antérieure et temporale moyenne, mais le plus souvent elles donnent naissance aux veines ophthalmiques supérieure et inférieure, et s'anastomosent, par l'intermédiaire de la première et du sinus caverneux, avec les veines du crâne, tandis que par la veine ophthalmique inférieure, elles s'anastomosent avec la branche profonde de la veine faciale antérieure et les veines de la face en général.

Les *vaisseaux lymphatiques* sont très nombreux dans la conjonctive bulbaire; ils sont plus clair-semés dans le reste de la muqueuse. Quand on examine la conjonctive au microscope, soit à l'état frais, soit après l'avoir soumise à des réactifs, on ne réussit pas toujours d'une manière incontestable à y trouver des vaisseaux lymphatiques; pour les voir, il faut faire des injections colorées (gélatine et bleu de Prusse, etc.).

Au bord de la cornée les vaisseaux lymphatiques représentent un réseau délicat à mailles serrées qui est formé de ramifications très fines de $0^{mm},004$ de diamètre. Là où les ramifications s'anastomosent entre elles, on trouve des renflements; vers la cornée, ce réseau se termine en grande partie par des arcs très peu recourbés; cette partie des vaisseaux lymphatiques qui s'étend sur une largeur d'un millimètre, est désignée sous le nom de *cercle lymphatique* (Teichmann); à sa périphérie se trouve un vaisseau lymphatique d'un calibre un peu plus fort (mesurant environ $0^{mm},022$) qui la limite en quelque sorte, et qui, bien que souvent détourné, entoure tout le bord de la cornée sous forme d'un cercle assez régulier. A ce vaisseau circulaire se rattachent un grand nombre d'autres lymphatiques qui s'éloignent du centre de la cornée dans une direction rayonnante : ces vaisseaux ont de $0^{mm},094$ à $0^{mm},472$ de diamètre; ils s'anastomosent entre eux par des branches transversales de $0^{mm},18$ à $0^{mm},054$. A une distance d'environ 4 à 5 millimètres du bord de la cornée, les vaisseaux, qui avaient jusque-là une direction rayonnante, prennent un autre cours; dans la paupière supérieure ils marchent parallèlement au bord de la cornée, en dedans et en dehors, acquièrent des dimensions assez considérables, et s'abouchent dans les branches lymphatiques proprement dites, qui seules sont munies de valvules. Celles-ci se dirigent vers les angles externe et interne de l'œil, et vont aboutir aux ganglions lymphatiques sous-maxillaires superficiels. Partout les expansions terminales des capillaires sanguins sont plus rapprochées de la superficie de la conjonctive que celles des vaisseaux lymphatiques.

La conjonctive renferme des *glandes lymphatiques;* ce sont des follicules (pl. I, fig. 5) globulaires ou allongés, complétement fermés, qui sont situés immédiatement au-dessous de la surface de la muqueuse; ils se composent d'une enveloppe de tissu cellulaire solide et d'un réseau de capillaires fins qui se répandent dans la cavité globulaire; entre les mailles de ce réseau se trouve tendu un second réseau de tissu cellulaire à fibres solides, mais plus fines encore que les premières. Les lacunes que ces deux réseaux laissent entre eux contiennent un peu de liquide et un grand nombre de cellules pâles, rondes, à un seul noyau, qui sont parfaitement identiques avec les corpuscules de la lymphe.

Les follicules lymphatiques ont généralement $0^{mm},4$ de diamètre, ils sont épars dans le cul-de-sac de la conjonctive, aussi bien dans la paupière supérieure que dans l'inférieure, mais exclusivement dans leur moitié interne. Ils sont en tout semblables aux glandes solitaires de l'intestin, qui n'ont pas d'orifice excréteur, et sont, comme celles-ci, en rapport par leur situation avec les vaisseaux lymphatiques. Leur nombre est très variable, quelquefois même on ne peut pas découvrir un seul follicule. Les granulations de l'ophthalmie militaire ont une tout autre structure.

Chez quelques animaux ces follicules existent également: chez le bœuf, le pigeon et la poule, ils sont réunis au niveau du cul-de-sac de la paupière inférieure, sous une forme qui rappelle celle des plaques de Peyer; on en trouve aussi dans la troisième paupière de certains animaux. C'est chez le bœuf qu'ils ont été découverts pour la première fois par M. Bruch (1). Chez l'homme, en dehors de ces follicules et des glandes *en acinus*, que nous décrirons plus tard, on ne trouve pas d'autres glandes dans la conjonctive, tandis que chez les animaux il en existe encore sous plusieurs formes. Pour plus de détails, voyez W. Krause (2).

Les *nerfs* sont nombreux, ce sont des branches des rameaux palpébraux des nerfs nasal externe (sous-trochléaire), frontal, lacrymal, qui tous proviennent de la première branche du trijumeau (branche de Willis). La conjonctive bulbaire reçoit aussi des branches du nerf nasal externe.

(1) *Zeitschrift für wissenschaftliche Zoologie*, 1853, t. V, p. 227.

(2) *Die terminalen Körperchen der einfach sensiblen Nerven*. Hanovre, 1860, p. 114. — *Anatomische Untersuchungen*. Hanovre, 1861, p. 145.

Une particularité de la structure de la conjonctive, qui est d'un haut intérêt au point de vue même de l'anatomie générale, c'est le mode de terminaison des nerfs. Voici comment ces derniers se distribuent dans la conjonctive : les branches qui émanent du tissu cellulaire sous-conjonctival, par suite de leur division successive, de leurs anastomoses et de leurs échanges de fibres, représentent un riche plexus nerveux, dont chaque ramuscule contient un nombre de plus en plus petit de fibres, tandis que les mailles intermédiaires se rétrécissent davantage et que les nerfs deviennent plus superficiels. Les fibrilles nerveuses à double contour affectent très souvent la division dichotomique; elles ne se terminent jamais en anse, ne se perdent pas librement dans le tissu, mais au contraire se terminent toujours par de petits organes particuliers, que j'ai nommés *corpuscules terminaux claviformes* (*Endkolben, corpusculi nervorum terminalia bulboidea*) (1).

Ces corpuscules terminaux claviformes se composent d'une enveloppe fine de tissu cellulaire d'un contenu granulé, d'une consistance molle, semi-liquide, et dans chacun de ces corpuscules viennent se terminer une ou deux fibres de nerfs à double contour, qui tout près de ces derniers font souvent plusieurs circonvolutions et représentent de gros nœuds (pl. I, fig. 3). Dans l'intérieur de ces corpuscules claviformes, les fibres nerveuses se divisent de nouveau en deux ou trois branches très fines, courtes et pâles, qui suivent un trajet un peu tortueux et se terminent par de petits renflements en forme de massue (pl. I, fig. 4).

Les corpuscules claviformes sont toujours situés superficiellement sous la couche épithéliale de la conjonctive; leur diamètre mesure $0^{mm},03$ à $0^{mm},07$, en moyenne $0^{mm},04$; leur forme est à peu près globulaire; leur longueur, quand ils sont elliptiques, est, au maximum, le double de leur largeur. J'ai donné aux fibres nerveuses pâles, qui sont dans l'intérieur de ces corpuscules terminaux, le nom de *fibres terminales;* leur diamètre mesure $0^{mm},0028$. Les corpuscules terminaux claviformes se trouvent également dans les lèvres, dans la langue, dans le voile du palais, dans le gland de la verge et le clitoris, chez l'espèce humaine. Chez les animaux on les observe très généralement, mais ils sont plus cylindriques, et une seule fibre nerveuse centrale vient y aboutir (pl. I, fig. 1 et fig. 2, *b*). Chez les animaux, ces corpuscules ressemblent tout à fait à la partie médiane d'un corpuscule de Pacini. Dans la conjonctive bulbaire chez l'homme, on trouve pour chaque œil 76 à 82 corpuscules terminaux claviformes; en moyenne, on en compte un par millimètre carré. Au niveau du cul-de-sac, ils sont beaucoup plus clair-semés.

(1) Voyez *Zeitschrift für rationnelle Medicin*, 1858, t. V, p. 28.

On les voit très bien sur des yeux frais dont on a rendu la conjonctive bulbaire aussi mince que possible avec des ciseaux fins. On étale les portions ainsi détachées de la muqueuse, et, sans y rien ajouter, ou avec une légère solution de soude, on les examine sous un grossissement de 300 à 400 diamètres. On peut aussi les laisser quelques jours dans du vinaigre ordinaire et les examiner ensuite.

Le *limbe conjonctival* est constitué par la continuation des faisceaux fibreux de la couche de tissu cellulaire de la conjonctive qui passent sur les bords supérieur et inférieur de la cornée, se prolongeant encore, dans une certaine étendue, sur cette membrane. Entre ces faisceaux irrégulièrement entrecroisés, et qui font légèrement saillie, en forme de bandelettes, il reste des sillons longitudinaux qui sont complétement remplis d'une couche épaisse d'épithélium pavimenteux. Sur le diamètre transversal (pl. I, fig. 7) ces bandelettes ont un aspect papillaire, et dans leur tissu cellulaire les fibres nerveuses aboutissent également à des corpuscules terminaux. Au contraire, ces fibres nerveuses, qui sont destinées à la cornée même, dès qu'elles ont franchi le bord de cette membrane, perdent leur double contour, deviennent très pâles; elles s'enlacent également, mais ne forment pas des anses terminales; probablement les fibres isolées se terminent toujours par un renflement en forme de massue qui n'a pas d'enveloppe spéciale : il a tout au plus $0^{mm},002$ de diamètre. Les nerfs de la cornée sont exclusivement situés au-dessous de la couche épithéliale de la surface antérieure de cette membrane.

Les *glandes en acinus* dans la conjonctive de l'homme (pl. I, fig. 6) se trouvent principalement dans le cul-de-sac supérieur. Elles s'étendent horizontalement de l'extrémité interne de la glande lacrymale, vers le grand angle de l'œil, en diminuant progressivement de volume et de nombre. Ordinairement il y en a de 12 à 18 (j'en ai compté une fois 42) ; on en trouve quelques-unes éparses dans tout le cul-de-sac supérieur. Dans le cul-de-sac inférieur il n'y en a pas plus de 2 à 6. Leur volume varie de $0^{mm},14$ à $0^{mm},7$; le plus souvent ils ont de $0^{mm},3$ à $0^{mm},4$ de diamètre ; un conduit excréteur à parois minces de $0^{mm},3$ à $0^{mm},5$ de longueur et $0^{mm},05$ à $0^{mm},1$ d'épaisseur, se divise dans l'intérieur des glandes en branches fines qui s'unissent avec les acini de la glande. Ces derniers sont de petites vésicules formées d'une membrane amorphe de $0^{mm},05$ de diamètre. Leur face interne est tapissée de cellules épithéliales pavimenteuses polygonales, qui ont à peu près $0^{mm},017$ de longueur sur $0^{mm},015$ de largeur.

Ces glandes ont été découvertes en 1842 par M. C. Krause (1). Quant

(1) *Handbuch der Anatomie des Menschen*, t. II, p. 515.

à leur fonction, j'ai émis l'opinion qu'elles sécrètent non pas du mucus, mais des larmes, à cause de leur voisinage et de leur concordance anatomique avec les lobules de la glande lacrymale. Dans la caroncule lacrymale, qui est un amas de glandes de Meibomius d'où sortent quelques poils courts, il n'est pas rare de trouver également des glandes en grappes, dont le nombre peut être de 1 à 4.

Le liquide aqueux qui s'accumule dans la cavité du sac conjonctival, quand il n'est pas chassé incessamment par le clignotement des paupières, à travers les conduits lacrymaux et le canal nasal, jusque dans les narines, se compose du produit de sécrétion de la glande lacrymale, des glandes en acinus, de la sécrétion des vaisseaux de la conjonctive et de la cornée, mêlés avec le détritus des couches épithéliales les plus superficielles provenant de ces membranes. Chez les mammifères, ce liquide contient en outre le produit de sécrétion de la glande de Harder, qui vient s'ouvrir dans l'angle externe de l'œil. La sécrétion des glandes de Meibomius situées au niveau des tarses et dans la caroncule lacrymale paraît avoir simplement pour but de lubrifier les cils, ainsi que le bord même des paupières, et d'empêcher les larmes de s'écouler sur le visage ; elle est essentiellement composée de graisse. Une transsudation de l'humeur aqueuse à travers la cornée serait tout à fait invraisemblable, quand même les expériences de M. Frerichs n'eussent pas démontré le contraire. L'existence de vaisseaux sanguins et lymphatiques sur le bord de la cornée, de même que celle d'un système de cavités donnant passage à un suc qui traverse cette membrane, rend impossible une simple transsudation venant de la cavité de l'œil. Tout liquide qui transsude dans le tissu de la cornée doit être immédiatement repris par ces vaisseaux et entraîné dans le courant.

Les larmes, y compris la sécrétion de la conjonctive, sont un liquide clair, incolore, d'une saveur salée, qui, d'après M. Frerichs, contient :

	I.	II.
Eau	99,06	98,70
Parties constituantes solides	0,94	1,30
	100,00	100,00
Parties solides.		
Epithélium	0,14	0,32
Albumine	0,08	0,10
Chlorure de sodium Phosphates alcalins Phosphates terreux Graisse et matières extractives	0,72	0,88
	0,94	1,30

La première analyse porte sur des larmes qui avaient été obtenues par l'irritation d'un œil sain à l'aide d'un appareil électro-magnétique; la seconde sur des larmes provenant d'un œil atteint d'ophthalmie chronique.

Il est probable que les glandes en acinus de la conjonctive donnent un produit de sécrétion complétement identique avec celui de la glande lacrymale. Leur position dans le voisinage de cette glande; cette circonstance que leur nombre et leur volume sont très variables, que leurs conduits excréteurs se comportent comme ceux de la glande lacrymale, qui en possède également un grand nombre; enfin leur concordance morphologique, indiquent évidemment la même fonction.

La sécrétion de la glande de Harder est graisseuse; elle paraît convenable pour protéger les yeux des animaux, qui les ont souvent baissés vers la terre, et par conséquent exposés à la poussière.

Il est très douteux que les vaisseaux du corps papillaire de la conjonctive à l'état normal servent également à verser une quantité de liquide séreux dans la cavité du sac conjonctival, comme cela arrive dans les cas pathologiques après l'élimination partielle de la couche épithéliale, par exemple dans la blennorrhée. Probablement le réseau de mailles ansiformes situé tout près de la surface de la muqueuse, est nécessaire pour faciliter la reproduction des cellules épithéliales à mesure qu'elles s'éliminent, et tandis qu'il fournit les matériaux albumineux nécessaires, il ne peut pas en même temps verser une quantité notable de liquide aqueux, parce que ce liquide entraînerait constamment dans son courant les cellules de nouvelle formation.

Les cellules épithéliales se décomposant à la surface de la conjonctive forment un liquide visqueux avec des grains amorphes qui, en partie seulement, contiennent de la graisse, et constituent essentiellement ce qu'on nomme la *sécrétion muqueuse de la conjonctive.*

La glande lacrymale n'est pas la source unique de la quantité de liquide aqueux qui s'écoule sur l'œil (quantité que Janin estime à 60 gram. environ par jour); c'est ce que démontrent les recherches de MM. Martini et Frerichs, de même que les observations chirurgicales de Textor, Bernard, etc., desquelles il résulte qu'après l'extirpation de la glande lacrymale, la quantité de liquide sécrété diminue bien, mais que cependant l'œil conserve constamment son brillant et un certain degré d'humidité.

Les liquides versés dans le sac conjonctival ont pour objet d'entraîner sans cesse et de dissoudre les couches épithéliales superficielles, ce qui paraît être la condition indispensable pour que la cornée, qui, sans cela, se troublerait, conserve sa transparence. Jusqu'à présent du moins nous ne savons rien de plus exact sur leurs fonctions.

ARTICLE PREMIER.

HYPÉRÉMIE DE LA CONJONCTIVE.

Caractères anatomiques. — En renversant les paupières d'une personne atteinte d'hypérémie de la conjonctive, l'injection anormale de cette muqueuse sera le premier symptôme qui nous frappera. Dans les intervalles laissés entre elles par les glandes de Meibomius, courent des vaisseaux provenant pour la plupart de ceux du cul-de-sac, qui vont d'une manière plus ou moins directe vers le bord libre des paupières, en donnant une foule de petites branches à peine visibles circulant dans les intervalles glandulaires. Lors d'une hypérémie conjonctivale nous trouvons ces vaisseaux droits plus injectés, et à cause de cela plus accusés. Ceci ce rencontre encore à l'état normal; mais dès l'instant que les mailles vasculaires qui couvrent les glandes seront plus injectées, et que la transparence de ces glandes aura diminué, nous aurons alors un état pathologique constituant un des caractères essentiels de l'hypérémie de la conjonctive.

La conjonctive du cul-de-sac a perdu la couleur pâle et jaunâtre qui lui est propre, elle est devenue rouge : un grand nombre de vaisseaux sinueux et entrecroisés se trouvent dans cette partie de la muqueuse et donnent beaucoup de branches qui se répandent sur la conjonctive bulbaire en formant un réseau à mailles larges d'un rouge brillant et peu foncé. Ces vaisseaux peuvent se prolonger jusque vers la cornée, et même en partie sur l'anneau conjonctival.

Si à l'état normal il n'est pas facile de voir nettement les papilles de la conjonctive, il n'en sera pas ainsi pendant une hypérémie de cette membrane. Les petites élévations formées par des anses de vaisseaux sur lesquelles la muqueuse est légèrement épaissie, seront surtout bien prononcées vers le bord interne des tarses, et en particulier vers les angles de l'œil. Les papilles donnent à la conjonctive un aspect rouge et velouté : la muqueuse a un peu perdu de son brillant.

Pour étudier les maladies de la conjonctive il faudra surtout bien examiner la muqueuse qui recouvre le tarse supérieur, en renversant la paupière. Dans l'hypérémie, nous trouverons qu'elle a perdu de son aspect brillant, qu'au lieu d'être d'un jaune clair, elle est devenue rouge et légèrement veloutée ; en examinant de plus près, nous verrons que ce changement est dû à la présence d'une foule de petites saillies terminées en pointe, serrées les unes contre les autres, qui, surtout vers les angles de l'œil, seront bien développées.

Nous fixerons l'attention d'une manière spéciale sur cet état de la conjonctive, parce que c'est à lui qu'est due en grande partie la confusion qui règne dans la description et l'appréciation des maladies de cette membrane. D'un côté on commet la grande faute de considérer cet état rugueux et velouté de la conjonctive comme *état granulaire*, et de le confondre avec les véritables granulations (1) (ophthalmie militaire, ophthalmie contagieuse) ; d'un autre côté, cet état papillaire a été désigné par les auteurs sous le nom d'*état granulaire*, et ils l'ont considéré comme bénin et différent des véritables granulations. Non-seulement les papilles ne se transforment jamais en granulations, mais encore elles ne prennent aucune part à leur formation : c'est donc à tort que l'on a donné le nom de *granulaire* à cet état des papilles, expression qui rend très confuse la classification des maladies de la conjonctive.

Revenons maintenant à l'hypérémie aiguë. Voici trois caractères particuliers qui la distinguent :

1° Le développement des mailles vasculaires qui recouvrent les glandes de Meibomius, et en diminuent la transparence.

2° L'injection plus prononcée et la légère turgescence de la conjonctive du cul-de-sac, d'où part un prolongement vasculaire se ramifiant sur la conjonctive bulbaire.

3° Le développement plus considérable et la saillie plus prononcée des anses des vaisseaux qui forment les papilles (état papillaire).

Quand l'hypérémie aiguë passe à l'état chronique, nous voyons pâlir le réseau vasculaire de la conjonctive du bulbe, et l'hypérémie abandonner cette partie de la muqueuse ; elle persiste au contraire sur la conjonctive des paupières et du cul-de-sac.

Dans l'hypérémie chronique comme dans l'hypérémie aiguë, la sécrétion de la conjonctive n'est généralement pas altérée ; voilà pourquoi les anciens ont donné à cette forme le nom de *catarrhus siccus*, pour la distinguer de la conjonctivite catarrhale simple. Exceptionnellement, on rencontre

(1) M. Desmarres dit dans son *Traité des maladies des yeux* (t. II, p. 130), en parlant des *granulations charnues* : « Au début, elles ressemblent à de petites saillies arrondies placées les unes auprès des autres à des distances plus ou moins rapprochées ; elles sont rouges et donnent à la conjonctive un aspect velouté remarquable. Quelques-unes, assez ordinairement, sont plus saillantes et plus volumineuses que les autres ; on les trouve assez généralement vers l'angle externe, tout près du cul-de-sac conjonctival, à l'une ou à l'autre paupière, mais le plus ordinairement à la supérieure. » Si M. Desmarres pense que « ces granulations ne sont évidemment qu'une seule et même chose, une exsudation », nous ne pouvons nullement partager sa manière de voir ; il s'agit dans ce cas d'une hypérémie et d'un léger gonflement des anses des vaisseaux formant les papilles, et non de granulations produites par voie d'exsudation.

dans l'hypérémie suraiguë une augmentation dans la sécrétion des larmes. Ce n'est probablement là qu'un phénomène consécutif à l'irritation locale produite par l'hypérémie.

Symptômes généraux. — L'hypérémie conjonctivale cause plus ou moins de gêne et d'inquiétude au malade, suivant le degré d'accolement des paupières au globe de l'œil. Chez les sujets dont les paupières sont lâches, distendues et faiblement appliquées sur le globe, l'hypérémie de la muqueuse ne provoquera pas en général des symptômes gênants; ceux, au contraire, dont la paupière est rétrécie et étroitement appliquée sur l'œil, sont ordinairement molestés par une simple hypérémie. Nous pouvons dire que, généralement, le mode d'application des paupières sur le globe de l'œil influe beaucoup sur l'intensité des sensations que le malade éprouve dans les affections de la conjonctive. Les personnes atteintes d'hypérémie conjonctivale et dont les paupières sont naturellement assez tendues, éprouvent un malaise caractérisé par des picotements et des éraillements, comme si un corps étranger s'était glissé entre le globe de l'œil et sa membrane protectrice; toute application, tout travail minutieux et prolongé, augmentent le malaise dont nous venons de parler. Sur le soir, ces légers phénomènes prendront de l'intensité, le malade éprouvera un sentiment de lourdeur dans la paupière supérieure, et ne pouvant tenir longtemps les yeux ouverts, il se laissera aller à un clignotement souvent répété. Cet ensemble de petites vexations prendra un plus grand développement, si le malade s'expose à la lumière vive, à l'air vicié, à la fumée du tabac et à une foule d'autres agents nuisibles. On remarquera que ces effets disparaîtront promptement aussitôt que le malade se soustraira aux causes qui les ont produits. Il faut attribuer ces divers inconvénients au gonflement des papilles qui, serrées étroitement par les paupières contre la conjonctive bulbaire, membrane jouissant, comme on le sait, d'une assez grande sensibilité, l'irritent par leur frottement.

Étiologie. — L'hypérémie conjonctivale est une maladie d'autant plus fréquente qu'on s'expose plus souvent aux causes qui peuvent la produire. Étudions d'abord quelles sont les causes nuisibles les plus rapprochées de l'œil, concourant à faciliter l'irritation de la conjonctive. En première ligne, nous voyons des cils peu développés prendre une fausse direction, se porter vers l'œil et entretenir continuellement une petite irritation locale: il est facile de les négliger s'ils sont très fins. On rencontre assez souvent des glandes de Meibomius infarctées, c'est-à-dire remplies d'une sécrétion épaissie par des sels calcaires; une des causes les plus fréquentes de l'hypérémie chronique, c'est le séjour forcé dans le sac conjonctival des larmes par obstruction plus ou moins complète des conduits lacrymaux; cette maladie peut souvent être causée par un simple gonflement catarrhal de la muqueuse qui tapisse le sac lacrymal. D'un autre côté, la sécrétion lacrymale peut être portée à un tel degré d'abondance, que le surplus de liquide séjournant dans le sac conjonctival y produise des effets irritants.

Les causes nuisibles qui sont plus éloignées de l'organe qui nous occupe, sont: le contact des corps étrangers et la poussière, qui restent quelque temps dans le sac conjonctival, de même, comme nous l'avons déjà dit, un air vicié par la présence d'un grand nombre de personnes dans une même enceinte. La fumée du tabac exerce sur beaucoup de personnes des effets assez fâcheux.

Souvent l'hypérémie de la conjonctive n'est qu'un phénomène réflexe d'une hypérémie des membranes internes de l'œil, surtout de la rétine. Nous observons cela chez les personnes fréquemment exposées à une lumière artificielle très vive (par exemple, les ouvriers des fonderies) ou aux rayons solaires. La même chose a lieu chez les personnes qui travaillent longtemps et souvent en se servant d'une lumière artificielle peu intense; chez celles qui sont obligées de faire des efforts accommodateurs exagérés et soutenus ; enfin chez les personnes qui, à la suite d'une anomalie de la réfraction, comme les hypermétropes, sont obligées de forcer leur accommodation d'une manière continue et inusitée quand elles ne se servent pas de verres convexes : ces dernières sont fréquemment atteintes d'une hypérémie de la rétine en même temps que de l'hypérémie conjonctivale. Reste à savoir si dans ce cas l'hypérémie n'est pas due à un embarras produit dans la circulation par la contraction musculaire prolongée pendant un temps trop long.

Outre ces causes nuisibles agissant d'une manière plus ou moins directe sur la conjonctive, nous en trouvons d'autres qui contribuent également, mais d'une manière accessoire, à provoquer l'hypérémie. Ainsi, par exemple, il n'est pas rare de la trouver chez des personnes sujettes aux catarrhes des voies aériennes, du larynx et de la membrane pituitaire. Dans ces cas, l'hypérémie est, pour ainsi dire, une partie intégrante de l'affection générale. On rencontrera l'hypérémie à l'état chronique chez les sujets qui auront une grande prédisposition aux catarrhes, sans qu'ils se soient pour cela exposés aux causes malfaisantes que nous avons déjà énumérées.

Thérapeutique. — Avant tout il sera indispensable d'éloigner autant que possible les causes directes de l'hypérémie ; en agissant de telle sorte, nous parviendrons, dans la plupart des cas, à obtenir la guérison, sans aucun autre traitement. La première chose à examiner, c'est la direction des cils, pour s'assurer s'il n'en est pas qui, par une direction vicieuse, tendent à irriter le globe de l'œil par leur frottement continu.

Si en examinant la conjonctive nous observons par transparence des saillies blanchâtres, de la grosseur d'un grain de millet, et occupant la place des glandules de Meibomius, surtout vers leurs orifices excréteurs, nous reconnaîtrons à ces caractères l'état infarcté de ces glandes. En les incisant légèrement avec une aiguille, on les dégagera sans peine de leur contenu.

S'il y a obstacle à l'écoulement des larmes, cet obstacle doit être enlevé.

Lors d'une hypérémie aiguë, il faudra remarquer avec soin si un corps étranger s'est introduit dans le sac conjonctival, de manière à produire de l'irritation, et l'on s'efforcera de l'éliminer. Que l'hypérémie se présente à l'état aigu ou à l'état chronique, on évitera avec grand soin un séjour prolongé dans une enceinte populeuse, telle que les théâtres, les cafés, etc. On conseillera également aux malades de ne point s'exposer à la fumée du tabac. Si l'hypérémie est un phénomène réflexe du côté de la rétine, on interrompra souvent le travail en prenant dix ou quinze minutes de repos, pour procurer un changement avantageux dans la circulation.

Lorsque l'hypérémie conjonctivale est l'effet d'une accommodation forcée, telle que nous la voyons chez des sujets fortement hypermétropes, on prescrira l'usage de verres convexes, adaptés au degré de l'hypermétropie, et ayant le double avantage de faciliter l'accommodation et de combattre l'hypérémie.

On fera en sorte de préserver l'œil de l'action des lumières vives, de la poussière, par l'usage de verres légèrement bleuis, et l'on proscrira autant que possible le travail prolongé à l'éclairage artificiel.

En observant avec soin ces quelques prescriptions, on verra, le plus ordinairement, la guérison s'effectuer sans le secours d'aucune médication. Il est cependant des cas où il sera impossible d'éloigner toutes ces causes malfaisantes, soit que le malade ne se trouve pas dans des conditions favorables, soit encore qu'il ne veuille pas renoncer à des habitudes contraires, telles que le séjour dans des lieux mal aérés, l'usage du tabac; c'est alors que par un traitement convenable, il faudra paralyser, autant qu'on le pourra, les effets de ces causes nuisibles; nous indiquerons en même temps celui qu'il faudra employer pour les cas où l'hypérémie est concomitante avec d'autres affections générales du corps.

Le traitement consistera dans l'usage des astringents. Dans l'hypérémie peu intense, l'eau fraîche suffira, et l'on fera deux ou trois applications, par jour, de compresses imbibées à froid, et cela pendant dix à vingt minutes chaque fois. L'effet du froid sera préférable, si l'on fait usage de douches. Pour cela on aura un vase placé à 1 ou 2 mètres au-dessus du malade; un tube élastique conduira l'eau jusqu'à un robinet, qui la laissera passer à volonté dans une tête d'arrosoir de 2 à 3 centimètres de diamètre.

Quand l'eau jaillit de l'arrosoir, il faut placer l'œil fermé en face du jet et au point où la gerbe se recourbe après avoir perdu toute force propulsive : de cette manière on évitera une irritation inutile. Il s'agit, en effet, ici, non de chasser l'eau avec force contre la paupière et le globe, mais au contraire de les rafraîchir, en évitant toute sorte de propulsion, qui tendrait à augmenter l'hypérémie. On aurait grand tort de faire agir la douche sur l'œil ouvert.

Au commencement de l'emploi des douches, on donnera à l'eau une température de 18° environ, pour descendre graduellement jusqu'à 12° centigrades. Chaque douche devra durer de trois à cinq minutes, et on la répétera plusieurs fois par jour : l'action coercitive de l'eau froide sur la peau, les muscles et les vaisseaux sera d'un excellent effet; bientôt on verra, dans la généralité des cas, disparaître la lourdeur des paupières et le malade éprouver un sentiment de fraîcheur et de bien-être dans les yeux. Si l'usage de l'eau fraîche est impuissant, que son emploi soit désagréable ou incommode pour le malade, nous aurons recours à des médicaments légèrement astringents. L'emploi de ces derniers se fera sous forme de lotions, de compresses ou d'instillations.

Pour les lotions ou les compresses, nous prenons généralement les médicaments suivants : sulfate de zinc, sulfate de cuivre, acétate de plomb, pierre divine. On emploie ces médicaments dans les proportions suivantes : 30 centigrammes pour 150 grammes d'eau distillée. On prescrira ainsi :

Sulfate de zinc.	30	centigrammes.
Eau distillée.	120	grammes.
Eau de fenouil (ou de rose).	30	—

ou bien :

Sous-acétate de plomb liquide.	2	centigrammes.
Eau commune.	150	grammes.

Les eaux aromatiques que l'on ajoute aux collyres sont entièrement accessoires, et n'ont pas d'objet direct.

Pour employer ces divers collyres, on imbibera de petites compresses qu'on passera sur les paupières légèrement entr'ouvertes, de manière qu'une petite quantité du liquide pénètre dans l'œil. On pourra encore faire appliquer ces compresses pendant cinq ou dix minutes sur les yeux, en conseillant au malade de les imbiber plusieurs fois, et d'entr'ouvrir de temps à autre les paupières sous les compresses. Ce mode d'application est très simple et ne cause aucune irritation ; tandis que l'instillation des médicaments dont nous aurons à parler, a quelque chose de plus irritant pour les yeux : il sera toujours préférable que l'instillation soit faite par une main autre que celle du malade. Pour les instillations on augmentera la dose du sel prescrit ; la quantité d'eau sera diminuée. Ainsi, par exemple, on pourra prescrire :

Sulfate de zinc................	5 à 10 centigrammes.
Eau distillée......	15 grammes.

Après l'instillation, le malade éprouve aussitôt une sensation brûlante, qui fera bientôt place à celle d'une douce fraîcheur. On répétera les instillations deux ou trois fois par jour, et l'on combinera autant que possible leur emploi avec celui de la douche ; il sera avantageux que l'instillation soit suivie immédiatement de la douche d'eau froide.

Dans les cas d'hypérémie chronique de la conjonctive, rebelles à cette médication si simple, nous avons recours à une thérapeutique plus rigoureuse. Pour cela, nous ferons usage de matières propres à substituer une hypérémie aiguë à l'hypérémie chronique ; c'est à cet effet que nous emploierons la teinture d'opium ou une solution de nitrate d'argent (25 centigrammes sur 15 grammes d'eau distillée). Ces substances produisent une irritation suivie d'une forte congestion des vaisseaux conjonctivaux, et il semble que cette turgescence passagère des vaisseaux sanguins agisse comme irritant sur les nerfs qui sillonnent les parois vasculaires ; cette irritation a pour effet ultérieur une contraction des vaisseaux, de l'accélération dans la circulation, et, partant, la guérison elle-même.

Il suffira souvent d'employer seulement une fois les médicaments dont nous venons de parler, pour que la maladie disparaisse aussitôt. Dans d'autres cas, au contraire, on aura plusieurs fois recours à eux, reproduisant à chaque reprise la substitution de l'hypérémie aiguë à l'hypérémie chronique, et finalement on obtiendra la guérison.

La teinture d'opium pourra être employée, soit pure, soit mêlée avec parties égales d'eau distillée. On en versera tous les jours ou tous les deux jours une goutte, à l'aide d'un pinceau, dans l'œil malade ; on provoque ainsi une douleur assez forte et l'œil est congestionné pendant quelque temps. Les expériences faites dans la clinique de M. de Graefe ont démontré que le principe actif de ce médicament n'était pas l'opium, mais l'alcool de la teinture.

L'application de la solution de nitrate d'argent se fera de la manière suivante. On trempera un pinceau dans la dissolution et on le passera sur les paupières renversées ; quelques instants après, on neutralisera l'excès de nitrate par une solution de chlorure de sodium. Le chlorure d'argent formé pourra être enlevé avec un pinceau trempé dans de l'eau pure.

En procédant de cette manière, on produira sur la conjonctive une légère eschare qui sera éliminée dans l'espace d'une demi-heure ou d'une heure au plus, pendant qu'une congestion de la muqueuse, avec transsudation considérable de sérosité, s'effectuera. La douleur est faible au commencement, mais elle prendra bientôt de l'intensité, lorsque l'élimination de l'eschare sera consommée et que la muqueuse sera privée de sa couche épithéliale. Cette dernière se régénère dans l'espace d'une heure environ, et la douleur va toujours s'affaiblissant. A mesure que cette régénération s'opère, la congestion disparaît, et l'abondance des larmes mêlées à la sérosité, tendant à chasser les débris de l'eschare, cesse également.

Ces cautérisations doivent être répétées, selon l'urgence, tous les deux ou trois jours; leur efficacité est incontestable, mais elles présentent l'inconvénient de causer beaucoup de souffrance et de répugner souvent aux malades. Parmi ces derniers, ceux à qui la cautérisation sera le plus désagréable, seront ceux dont la conjonctive hypérémiée se trouvera très sèche, et chez qui, par conséquent, l'élimination de l'eschare se fera plus lentement, ce qui prolongera de beaucoup les douleurs.

Dans tous les cas, la cautérisation sera immédiatement suivie de l'application, sur l'œil, de compresses d'eau froide ou de la douche; l'un et l'autre moyen contribueront pour beaucoup à calmer la douleur.

ARTICLE II.

CONJONCTIVITE SIMPLE OU CATARRHALE, OPHTHALMIE CATARRHALE.

Symptômes anatomiques. — La conjonctivite catarrhale peut être considérée comme étant le degré immédiatement supérieur à l'hypérémie de la conjonctive, c'est-à-dire que nous trouvons les mêmes symptômes, seulement plus développés et plus prononcés. A ces derniers vient s'en adjoindre un nouveau très important, c'est une sécrétion morbide de la conjonctive.

En examinant la muqueuse d'un catarrhe aigu, nous la trouvons plus injectée qu'à l'état normal; le réseau vasculaire qui couvre les glandes de Meibomius est encore plus développé que dans le cas d'une hypérémie conjonctivale, ce qui fait que la transparence des glandes est notablement diminuée par l'effet de l'engorgement des papilles. Cette transparence peut diminuer, au point que les glandes elles-mêmes disparaissent entièrement. Dans cet état pathologique, les papilles sont plus saillantes et leur base est plus élargie : ce changement est dû à une légère infiltration séreuse localisée, non-seulement dans les papilles, mais encore dans la muqueuse tout entière. Cette infiltration séreuse du tissu conjonctival sera plus marquée dans la conjonctive du cul-de-sac, qui, se trouvant fortement injectée, se présentera, en écartant les paupières, sous forme d'un petit bourrelet rougeâtre, contournant le globe de l'œil.

De la conjonctive du cul-de-sac partent un grand nombre de vaisseaux, qui, en s'étendant vers la cornée, forment un réseau d'un rouge écarlate, se déplaçant facilement avec la muqueuse. Il ne faut pas confondre ces vaisseaux avec les vaisseaux normaux couchés dans le tissu sous-conjonctival, provenant des artères ciliaires antérieures, et marchant le plus souvent dans une direction parallèle à celle des muscles droits de l'œil. Comme le reste de la muqueuse, la conjonctive bulbaire jouit alors d'une certaine prédisposition à une infiltration séreuse, qui, chez les personnes âgées, donne souvent lieu à un chémosis lâche et livide. La disposition de la conjonctive à une légère infiltration séreuse se manifestera non-seulement par la facilité avec laquelle un chémosis pourra se former, mais encore par une tendance des paupières à un léger gonflement œdémateux : toutefois ce dernier est bien moins prononcé dans le catarrhe aigu que dans la conjonctivite purulente, comme nous aurons occasion de le voir plus tard.

Dans le catarrhe aigu la peau des paupières sera légèrement rouge, surtout vers les angles de l'œil ; elle sera un peu gonflée et luisante.

On rencontre souvent des ecchymoses sur la conjonctive, et elles peuvent parfois prendre une assez grande extension : si elles sont placées sur la conjonctive bulbaire, il ne faudra pas les confondre avec une injection des vaisseaux plus profonds (de la sclérotique), dont elles se distinguent d'ailleurs facilement par leur couleur et leur forme. Dans le catarrhe suraigu, nous voyons quelquefois une injection sous-conjonctivale (1) présentant une foule de vaisseaux s'irradiant vers la cornée, et fortement serrés les uns contre les autres ; cette injection est loin d'être propre au catarrhe, et lorsque nous la rencontrons, elle nous porte à penser que nous nous trouvons en présence d'une affection plus grave de la conjonctive (granulations aiguës).

(1) Nous pouvons distinguer trois formes de vascularisation sur le globe oculaire : 1° un réseau de vaisseaux, rouge, écarlate, tortueux, appartenant à la conjonctive, qui se déplace facilement avec la muqueuse ; 2° sous ce réseau disposé en mailles plus ou moins larges, un réseau immobile, appartenant aux vaisseaux sous-conjonctivaux, composé de branches rayonnant vers la cornée, et serrées fortement les unes contre les autres. Ce réseau est d'un rouge moins vif, à cause de la transparence imparfaite de la conjonctive ; une légère teinte de jaune se mêle à la couleur rouge du sang, et lui donne une teinte violacée. Sous ce réseau, nous pouvons voir, 3° une injection appartenant aux vaisseaux de la sclérotique. Cette dernière se présente presque toujours sous forme de taches mal limitées, dans lesquelles nous ne pouvons pas distinguer de vaisseaux, et qui sont le plus souvent d'un rouge bleuâtre assez foncé.

Lors d'un catarrhe simple, la sécrétion de la conjonctive est différente, suivant la durée de la maladie. Au début, elle est formée d'un liquide peu consistant et légèrement albumineux, dans lequel nagent çà et là des flocons de mucus; ces flocons s'accumulent surtout dans le cul-de-sac inférieur. Lorsque nous renversons les paupières, nous ne voyons plus la conjonctive mate et sèche, mais, au contraire, elle est luisante et recouverte d'un liquide albumineux. Un peu plus tard, la sécrétion de mucus augmente de plus en plus, et, à l'examen microscopique, nous voyons une masse de cellules épithéliales, mêlées à un grand nombre de globules de mucus. Ces cellules, en s'agglutinant les unes avec les autres, forment des filaments dans le liquide transparent de la sécrétion, et se couchent dans les plis du cul-de-sac. Il arrive souvent qu'un de ces filaments de mucosité semi-transparente vienne se placer vers le milieu de la cornée, au point qui correspond à la réunion des paupières quand elles sont fermées.

A l'époque du plus grand développement auquel le catarrhe puisse parvenir, la sécrétion de mucus diminue, et prend plutôt les caractères d'une sécrétion purulente. Le liquide est homogène, il s'accumule surtout dans le grand angle de l'œil, et se trouve souvent chassé hors de cet organe, sur le bord des paupières. Chez les personnes âgées, dont les paupières sont mal accolées au globe, et dont le sac conjonctival permet à l'air un accès facile, ce liquide se mêle à des globules d'air, et prend un aspect mousseux, en se répandant sur le bord des paupières et dans le grand angle de l'œil. En examinant au microscope le produit de la sécrétion catarrhale parvenu à son plus haut degré de développement, on trouve une masse de cellules grumeuses, à noyau (cellules de pus), entre lesquelles se distinguent çà et là, mais en petit nombre, quelques cellules épithéliales; la sécrétion albumineuse a diminué, relativement au nombre actuel des cellules de pus. Par le clignotement, ce liquide est en partie chassé dans l'angle interne de l'œil, où il s'accumule, et en partie, si la sécrétion est abondante, hors de cet organe, où il séjourne, à une distance de 2 ou 3 millimètres du bord de la paupière ; il se dessèche et forme une croûte jaunâtre et vitreuse: ce dessèchement a lieu surtout pendant le sommeil.

Les croûtes sont bien différentes de celles qui se forment pendant une blépharite ciliaire ; celles-ci ont leur siége à la base même des cils, et non à 1 ou 2 millimètres de cette base. A cause de la grande quantité de graisse qu'elles contiennent, elles sont friables et molles, tandis que les croûtes produites par la sécrétion catarrhale sont dures et cassantes. A cause du dessèchement de la sécrétion catarrhale, les malades éprouvent, le matin, une grande difficulté pour ouvrir les paupières accolées l'une à l'autre ; nous trouvons pendant la journée les cils réunis en petits pinceaux composés de plusieurs cils. Lorsque le catarrhe persiste pendant quelque temps, il peut facilement se faire qu'il soit suivi d'une blépharite, soit par les excoriations consécutives à l'humidité continuelle du bord des paupières, soit par les fissures de l'épiderme produites par un nettoyage peu délicat. Cette complication de catarrhe, avec une blépharite marginale ou angulaire, est très fréquente.

Si la sécrétion d'une conjonctivite catarrhale est abondante et si elle est associée à un larmoiement considérable, le desséchement du liquide sécrété n'aura pas lieu sur le bord des paupières, ce liquide étant continuellement chassé par celui qui provient d'une sécrétion récente. On voit en pareil cas, et surtout chez les enfants qui ont la peau délicate, que les téguments des paupières s'excorient, que ces excoriations se propagent assez loin de l'œil, et donnent naissance à un eczéma, souvent très opiniâtre. Il ne faut pas chercher la raison de ce dernier phénomène dans des propriétés âcres ou alcalines de la sécrétion, mais dans l'humectation continuelle de ces parties, dépourvues par le fait de leur couche épithéliale.

Le produit de la sécrétion d'un catarrhe aigu, transporté sur une conjonctive saine peut être inoculé, quoi qu'en aient dit plusieurs auteurs; il ne perd cette propriété que dans les cas où il a été formé pendant un catarrhe chronique et quand il ne présente plus ses caractères de purulence. Nous rencontrons, en effet, chez des personnes âgées, des catarrhes chroniques, dans lesquels la sécrétion forme des filaments glaireux, presque transparents, qui se répandent souvent sous forme de bandelettes à la surface de la cornée; les inoculations faites avec cette sécrétion échoueront certainement, tandis que la plupart des expériences faites avec une sécrétion muco-purulente ont réussi. Dans la pratique, il sera toujours prudent de ne pas oublier que la sécrétion du catarrhe aigu est inoculable.

Symptômes généraux. — Si l'hypérémie de la conjonctive a eu pour caractères généraux, un malaise, de légers picotements, une sensation de sécheresse dans l'œil, un frottement produit comme par un corps étranger, la lourdeur de la paupière supérieure, etc., ces symptômes sont également ceux du catarrhe aigu, seulement on les y trouve plus prononcés. Le premier symptôme qui se présentera sera un chatouillement comparable à celui que produirait la présence du sable dans les yeux. Cette sensation est sans doute produite par le frottement des anses vasculaires gonflées, contenues dans les papilles, sur la conjonctive bulbaire, riche, comme on le sait, en nerfs sensitifs. M. Mackenzie (1) attribue cette sensation au frottement de la conjonctive palpébrale, très sensible, sur les vaisseaux distendus de la conjonctive bulbaire. On la voit si prononcée dans certains cas, qu'il

(1) *Practical Treatise on the diseases of the eye*, by William Mackenzie, fourth edition, 1854, p. 439.

est difficile de persuader au malade qu'elle n'est pas produite par la présence d'un corps étranger dans le sac conjonctival. M. Mackenzie rapporte qu'il a été appelé pendant la nuit chez un de ses confrères, qui, pris d'un catarrhe aigu, avait fait de vains efforts pour enlever le corps étranger qu'il croyait être dans le sac conjonctival.

Une fois que la sécrétion sera plus prononcée, cette sensation d'un corps étranger disparaîtra, mais les malades éprouveront encore un chatouillement assez désagréable, qui les contraindra de frotter souvent l'œil malade.

Les phénomènes si accusés chez les personnes dont les paupières sont tendues et appliquées fortement sur le globe oculaire, seront presque nuls chez les sujets à paupières lâches et distendues.

Vers le soir, les uns et les autres symptômes s'aggraveront, soit que le malade se trouve dans l'obscurité ou qu'il soit exposé à la lumière. C'est surtout alors qu'on éprouvera une lourdeur très désagréable de la paupière supérieure, bien plus encore si le malade subit l'influence d'une cause irritante, par exemple d'une lumière intense, d'un air vicié, de la fumée du tabac, de l'application soutenue à la lecture, etc. On voit souvent survenir alors un blepharospasme qui disparaît avec la cause qui l'a produit, surtout si le malade se transporte dans un lieu frais et bien aéré.

Un autre symptôme assez caractéristique, c'est que les malades éprouvent souvent une grande difficulté à ouvrir les yeux, soit après le sommeil, soit après un simple assoupissement. Cette difficulté, toutefois, ne provient pas de l'accolement des paupières. M. Stellwag de Carion (1) attribue ce phénomène à une sécheresse de la conjonctive, conjointe avec une diminution de la sécrétion : suivant cet auteur, on remarquerait ce symptôme principalement dans les catarrhes chroniques.

Nous avons vu des malades accuser cette particularité, au début d'un catarrhe aigü, lorsque, le matin, le cul-de-sac était rempli de sécrétion. Il nous semble que c'est là un effet de l'épaississement de la couche de mucosités entre la conjonctive palpébrale et le globe oculaire, qui rend le glissement difficile ; cet épaississement a lieu à cause de la facilité avec laquelle les parties aqueuses s'éliminent, après s'être séparées des parties plus consistantes de la sécrétion.

Nous trouvons souvent des malades qui éprouvent, le matin, un sentiment très désagréable de chaleur et de cuisson dans les yeux, sentiment qui ne disparaît que par une lotion avec l'eau tiède ou fraîche. En général, la température externe de l'œil n'est pas augmentée lors du catarrhe.

Autant les divers symptômes que nous venons d'énumérer sont accusés

(1) *Lehrbuch der praktischen Augenheilkunde*, von Stellwag von Carion. Wien, 1861, p. 317.

dans le catarrhe aigu, autant ils sont faibles dans le catarrhe chronique. Ce dernier a une tendance à relâcher les paupières, surtout chez les personnes âgées.

Les altérations de la vue qui se manifestent quelquefois par de légers nuages, par des franges iridées autour des lumières, sont produites par des mucosités ou des masses épithéliales, qui se placent momentanément devant la cornée. Elles peuvent également avoir pour cause une élimination incomplète et irrégulière de la couche des cellules épithéliales la plus externe de la cornée, ou de petites pertes de substance de cette dernière, ce que l'on voit assez souvent chez des personnes âgées. Les premières causes disparaissent vite par un fréquent clignotement des paupières.

Marche de la maladie. — Le catarrhe aigu, en enlevant les causes qui l'ont produit ou qui servent à l'entretenir, se termine dans l'espace de huit à quinze jours, sans l'intervention de l'art et sans laisser aucune trace. C'est, en effet, ce que l'on peut observer assez souvent. D'un autre côté, nous rencontrons des malades qui continuent à s'exposer à des causes irritantes, et qui conservent leur catarrhe ; c'est alors que de l'état aigu il passe à l'état chronique pour avoir une durée plus ou moins longue, et parfois indéfinie.

La conjonctivite catarrhale chronique a cela de particulier, que les phénomènes d'injection vasculaire et de légère infiltration séreuse disparaissent sur la conjonctive bulbaire, tandis que les phénomènes inflammatoires persistent sur la conjonctive du cul-de-sac et des paupières. En examinant cette dernière au microscope, dans un catarrhe chronique, nous trouvons un épaississement et un gonflement des éléments du tissu cellulaire, et nous rencontrons les émanations des corpuscules de ce tissu, distendues et épaissies. La couche de tissu cellulaire qui couvre les anses vasculaires des papilles est légèrement boursouflée, l'épithélium est considérablement épaissi, de sorte que, même à l'œil nu, il offre quelquefois une couleur laiteuse ou rouge bleuâtre.

Dans des cas rares de catarrhe chronique nous voyons de petites stries cicatricielles sur la conjonctive. Il est assez difficile de s'expliquer comment ces cicatrices ont été produites, si l'on éloigne l'idée d'une cautérisation imprudente. Elles peuvent résulter du resserrement du tissu conjonctival, consécutivement aux petites pertes de substance de la couche épithéliale qui ont donné lieu à une agglutination des plis de la muqueuse. Nous nous tromperons rarement en attribuant la présence de cicatrices dans le catarrhe chronique, à des cautérisations mal faites, ou à la préexistence d'une maladie plus grave du tissu conjonctival (granulations).

Dans un grand nombre de catarrhes chroniques, nous rencontrons avec un boursouflement et un aspect velouté de la muqueuse, un relâchement général du tissu des paupières. Ce relâchement, occupant de préférence le muscle orbiculaire de même que la peau, peut facilement donner lieu, surtout chez des sujets âgés, à un ectropion de la paupière inférieure. Si à ces complications vient s'adjoindre une blépharite marginale, nous avons alors une de ces ophthalmies chroniques et bénignes que l'on rencontre si fréquemment, et qui, sans offrir de grands dangers pour l'œil, sont portées avec insouciance par les malades durant des années entières.

Un caractère assez distinctif du catarrhe et de la conjonctivite purulente, c'est, comme nous aurons occasion de le voir plus loin, que le catarrhe présente très peu de tendance à se compliquer d'une maladie de la cornée. Chez les sujets âgés seulement, nous trouvons quelquefois des ulcérations transparentes sur le bord de cette membrane, qui ont débuté par de petites pertes de substance de la couche épithéliale. Ces ulcérations sont peu importantes, vu qu'elles donnent très rarement lieu à une ulcération profonde ou à une perforation de la cornée. C'est à tort que l'on prétend (1) que le catarrhe conjonctival peut donner lieu à des maladies des tissus profonds de l'œil (iris, choroïde). Dans ces observations, on a pris l'injection sous-conjonctivale prononcée pour un symptôme du catarrhe.

Nous ne prétendons pas avancer que le catarrhe conjonctival n'offre un champ favorable aux affections plus graves de la muqueuse, telles que l'ophthalmie purulente et les granulations. Il n'est pas rare de voir un catarrhe aigu ou chronique s'aggraver et dégénérer en ophthalmie purulente; de même les personnes atteintes d'une affection catarrhale seront plus exposées aux granulations, pendant une influence épidémique ou endémique, favorable à cette production morbide.

Étiologie. — Aux causes étiologiques que nous avons énumérées à propos de l'hypérémie de la conjonctive, nous aurons peu de détails à ajouter. Très souvent l'hypérémie de la conjonctive prend les caractères du catarrhe. Nous pouvons voir ce dernier se déclarer d'une manière analogue à celle qui provoque l'inflammation des autres muqueuses, par exemple, une suppression partielle des fonctions de la peau, à la suite d'un refroidissement. Ordinairement ce sont plutôt des causes locales qui ont donné lieu à la maladie, que des causes provenant de l'état général.

Comme source du catarrhe, et comme principale raison de sa persistance, nous pouvons citer le séjour prolongé dans un air vicié; voilà pourquoi les dortoirs des pensionnats, des casernes et des hôpitaux, fomentent si souvent les catarrhes oculaires. Les exhalations ammoniacales produites par les fosses d'aisances provoquent souvent l'inflammation catarrhale

(1) Desmarres, *Traité des maladies des yeux*, 1855, t. II, p. 71.

de la muqueuse; c'est là la raison pour laquelle les vidangeurs y sont si communément sujets (ophthalmie des vidangeurs, ophthalmie miasmatique).

Très souvent le catarrhe conjonctival paraît être un symptôme concomitant d'un catarrhe des autres muqueuses. Il n'est pas rare de le rencontrer dans les affections exanthématiques, telles que la scarlatine, la variole, la rougeole, de même que nous le trouvons dans les affections cutanées de la face, surtout en compagnie d'un érysipèle; le catarrhe présente souvent dans des cas de ce genre une photophobie fortement accusée.

On ne peut douter que le catarrhe conjonctival ne puisse devenir épidémique, de même que pour les autres affections catarrhales des muqueuses. Ces épidémies se remarquent surtout pendant les changements brusques de température, au printemps et à l'automne.

Quand le catarrhe se limite à un seul œil, il faut porter son attention sur deux points essentiels : on doit rechercher, d'abord, si un corps étranger ne s'est pas glissé dans le sac conjonctival, et s'il n'entretient pas l'inflammation; en second lieu on examinera les conduits lacrymaux, pour s'informer s'ils ne sont pas obstrués, et si ce n'est pas là le point de départ du catarrhe. Assez fréquemment nous rencontrons des catarrhes très persistants qui sont dus à un rétrécissement des conduits lacrymaux ou du canal nasal et qui guérissent comme par enchantement, aussitôt qu'on remédie à cette circonstance pathologique.

Quelquefois nous voyons des catarrhes de la membrane pituitaire se propager, par l'intermédiaire des voies lacrymales, et gagner ainsi la conjonctive.

Thérapeutique. — Comme pour l'hypérémie conjonctivale, la première précaution à prendre, c'est d'éloigner autant que possible les causes nuisibles qui ont provoqué le catarrhe et qui servent à l'entretenir. On se rendra compte si les plaintes du malade sont fondées ou non, et s'il n'y a pas réellement un corps étranger dans les yeux; à cet effet, on examinera soigneusement les culs-de-sac supérieur et inférieur, en recommandant au malade de diriger son regard dans le sens opposé à la paupière que l'on a renversée; on se rendra également compte si un corps étranger ne s'est pas implanté dans la cornée.

Il faudra surtout s'informer quelles peuvent être les causes nuisibles auxquelles le malade s'est exposé, car il suffira quelquefois d'y soustraire ce dernier pour obtenir la guérison.

Lorsqu'on se verra contraint d'imposer un traitement, en présence d'un catarrhe aigu, on trouvera un excellent remède dans l'emploi de l'eau froide. Nous sommes étonné de voir quelques hommes éminents, tels que notre maître, M. Arlt, proscrire (1) l'usage des compresses imbibées d'eau froide, tandis que des praticiens non moins émérites (Ruete, de Graefe, etc.) les recommandent chaleureusement. Dans des catarrhes aigus, dépourvus de toutes complications, nous nous sommes toujours très bien trouvé de l'emploi des réfringérants, tandis que dans le catarrhe chronique, chez des personnes dont la peau était flasque, qui avaient une certaine prédisposition pour le chémosis séreux ou l'œdème des paupières, l'usage de l'eau froide a obtenu peu de succès, et a été souvent désagréable aux malades.

Nous conseillerons d'appliquer des compresses froides, toutes les heures ou toutes les deux heures, pendant un quart d'heure on une demi-heure chaque fois, et en les humectant souvent. Ce mode de traitement fait disparaître rapidement la sensation de chaleur et de cuisson dans les yeux, en même temps que les phénomènes inflammatoires perdent de leur intensité.

Nous éviterons un emploi trop continu des compresses, parce que le froid finit souvent par fatiguer le malade et par donner naissance à des douleurs névralgiques sus-orbitaires.

Les douches froides, dans le catarrhe aigu, semblent ne pas pouvoir être employées avantageusement, à cause de l'irritation qu'elles peuvent produire, tandis que dans le catarrhe chronique, où les phénomènes inflammatoires ont perdu de leur intensité, elles sont d'un excellent effet, surtout en ce qu'elles combattent directement le relâchement des tissus. L'eau dont on se servira pour imbiber les compresses aura de 12 à 18 degrés, et pour la durée de leur application, on tiendra compte de la manière dont le malade s'y prêtera.

Si le froid, employé seul, est impuissant, ou s'il y a des obstacles à son application, nous pouvons avoir recours à deux autres méthodes : la première, est de couper le catarrhe ; la seconde, de se servir d'astringents dès que les premiers symptômes inflammatoires se seront calmés.

Pour ce qui est de la méthode abortive, nous conseillons de n'en faire usage que dans le cas d'un diagnostic certain, quand on est assuré de n'avoir pas affaire à des granulations aiguës, par exemple. Dans ce but, nous fixerons surtout notre attention sur l'injection sous-conjonctivale, qui, dès qu'elle sera assez prononcée, nous avertira de redoubler de précautions. Quand les vaisseaux sous-conjonctivaux seront assez accusés, il sera préférable d'employer la méthode expectative, pour savoir s'il ne surviendra pas une affection plus grave de la cornée, de l'iris, ou du tissu conjonctival.

Pour couper le catarrhe, nous nous servons d'une solution de nitrate d'argent composée de 25 centigrammes sur 15 grammes d'eau, que nous

(1) *Die Krankheiten des Auges für praktische Aerzte geschildert*, von Dr Ferd. Arlt. Prague, 1855.

employons ainsi que nous l'avons déjà indiqué, en ayant soin de laisser séjourner quelques moments le caustique sur la muqueuse, et de le neutraliser ensuite entièrement.

Il suffira quelquefois d'employer cette méthode substitutive, une seule fois, pour obtenir la guérison ; dans d'autres cas, il faudra avoir recours à elle, deux ou trois fois, et même davantage, pour arriver au même résultat. Ces cautérisations seront faites tous les deux ou trois jours ; si l'on neutralise bien l'excès du caustique, de manière à limiter son action sur la conjonctive palpébrale et sur celle du cul-de-sac, les douleurs seront supportables et disparaîtront entièrement deux ou trois heures après: on aura soin néanmoins d'appliquer immédiatement des compresses imbibées d'eau froide.

Si l'on ne veut pas avoir recours à cette thérapeutique un peu douloureuse, mais assez courte, on se tiendra dans l'expectative, au début d'un catarrhe aigu. L'usage convenablement dirigé des compresses froides sera conseillé au malade, et pour agir d'une manière dérivative, on donnera de légers purgatifs alcalins (sulfate de magnésie, de soude, etc.).

Une fois les premiers symptômes calmés et aussitôt que l'injection s'est affaiblie sur la conjonctive bulbaire, nous nous reportons aux médicaments astringents ; ils seront employés sous forme d'instillations. Ceux auxquels nous donnerons la préférence, sont les solutions de nitrate d'argent et de sulfate de zinc. Pour la première, nous prescrivons 5 à 10 centigrammes de nitrate, sur 15 grammes d'eau distillée. Une solution du sel de zinc un peu forte, sera d'un excellent effet dans le catarrhe chronique. Voici la formule dont nous nous servons généralement :

Sulfate de zinc........................	25 centigrammes.
Teinture d'opium (1)...................	10 gouttes.
Eau distillée..........................	15 grammes.

On instillera tous les jours deux ou trois gouttes de ce liquide, à deux ou trois reprises différentes.

Si nous sommes en présence d'un catarrhe chronique, dans lequel le tissu conjonctival se trouve fortement relâché, il faudra renoncer au collyre de nitrate d'argent, que nous venons de formuler, pour employer la méthode de cautérisation, ou bien l'instillation du collyre à base de zinc indiqué.

Dans des catarrhes très chroniques, nous avons employé souvent avec succès une solution de zinc, donnée sur une ancienne formule, et connue

(1) La teinture d'opium ne sert qu'à colorer le collyre.

sous le nom de *collyre jaune astringent*, ou *aqua Horstii* (1). Ce collyre sera employé pur, ou mieux encore mélangé avec parties égales d'eau distillée. On l'appliquera avec un pinceau deux ou trois fois par jour, en ayant soin de bien humecter les paupières et les coins internes de l'œil, de manière qu'en entr'ouvrant ces dernières, il pénètre en quantité suffisante dans le cul-de-sac. Par ce moyen, on fera bientôt disparaître les sensations de lourdeur dans la paupière et le blépharospasme qui, surtout le soir, tourmentent le malade.

Autant il sera facile de guérir les catarrhes aigus, autant il sera difficile de faire disparaître un ancien catarrhe compliqué de blépharite marginale. Pour ce dernier cas, on emploie souvent avec succès des astringents sous forme de compresses : par exemple, le nitrate d'argent, le sulfate de zinc ou le sous-acétate de plomb (nitrate d'argent ou sulfate de zinc 50 centigrammes, eau 150 grammes ; sous-acétate de plomb 2 grammes, eau 150 grammes). Comme nous l'avons déjà dit à propos de l'hypérémie conjonctivale, nous conseillons au malade d'entr'ouvrir de temps à autre les paupières sous les compresses, afin de laisser pénétrer le collyre dans le sac conjonctival. Les compresses de solution nitratée sont d'un excellent effet, elles ont seulement l'inconvénient de noircir la peau, ce qui déplaît parfois aux malades.

Lorsque la blépharite est bien prononcée, sans qu'il y ait des excoriations considérables, nous pouvons employer en même temps de la pommade de précipité rouge dont on appliquera une légère couche sur le bord des paupières. Voici la formule dont nous nous servons généralement :

Bioxyde de mercure anhydre (2)	5	centigr.
Sous-acétate de plomb liquide	10	gouttes.
Huile d'amandes douces	1	gramme.
Axonge (cold cream)	3	—

Mêlez avec soin pour faire une pommade.

On recommandera aux malades les soins les plus minutieux, pour obtenir une grande propreté du bord des paupières, afin d'éviter par là

(1)

Chlorhydrate d'ammoniaque	75	centigr.
Sulfate de zinc	2	grammes.
Eau distillée	150	—
Camphre (dissous dans de l'alcool de 0,850 en densité)	45	centigr.
Safran	10	—

Mêlez et faites digérer à 35° ou 40° jusqu'à parfaite résolution du safran. Laissez refroidir.

(2) Là où l'on peut se procurer le bioxyde hydraté, nous le préférons de beaucoup.

toute complication de blépharite, et, si cette dernière existe déjà, de la faire passer plus rapidement. Quand nous trouvons des excoriations profondes des paupières, nous devons les cautériser avec du nitrate d'argent pur ou mitigé, en ayant soin de neutraliser l'excès du caustique. La pommade ne serait alors appliquée qu'au moment où ces excoriations seraient recouvertes d'une couche d'épithélium assez forte.

Une des conditions les plus favorables à la guérison du catarrhe, sera le séjour du malade dans un air frais et pur; on le garantira de la lumière trop intense, de la poussière et du vent, au moyen de lunettes à verres légèrement bleuis et bombés. On interdira le séjour dans des lieux mal aérés et encombrés de personnes, comme les théâtres, les cafés, etc., de même qu'on préservera le malade de la fumée de tabac, et on lui interdira toute application trop prolongée, surtout à l'éclairage artificiel.

Les catarrhes concomitants d'autres affections catarrhales des muqueuses, telles que les maladies exanthématiques, disparaissent le plus souvent sans aucune médication.

Nous avons omis un bon nombre de médicaments prescrits par les auteurs, pensant que ceux que nous avions indiqués étaient déjà plus que suffisants, car ce n'est pas de la variété des médicaments, mais bien de la manière dont on les emploie, que dépend surtout le succès.

ARTICLE III.

CONJONCTIVITE PURULENTE, BLENNORRHÉE DE LA CONJONCTIVE, OPHTHALMIE PURULENTE (1).

Symptômes anatomiques. — En étudiant attentivement les caractères de la conjonctivite purulente, nous sommes forcé de la considérer comme n'étant qu'un degré plus avancé, qu'une aggravation de la conjonctivite catarrhale aiguë. Nous n'avons aucune preuve anatomique qui nous permette de les séparer nettement, mais il faut convenir que la marche et le développement des symptômes de la conjonctivite purulente permettent bien de la distinguer, dans la plupart des cas, de la conjonctivite catarrhale aiguë.

Pour appuyer cette assertion, nous allons énumérer les symptômes importants de la conjonctivite catarrhale, et voir quelles sont leurs modifications dans la conjonctivite purulente.

Quant à ce qui regarde l'injection de la conjonctive, elle est beaucoup

(1) *De la conjonctivite purulente et de la diphthérie de la conjonctive au point de vue du diagnostic différentiel et de la thérapeutique*, par l'auteur. Paris, 1861.

plus forte dans cette dernière; à l'injection des vaisseaux superficiels viendra s'adjoindre sur le globe de l'œil celle des vaisseaux sous-conjonctivaux, injection qui sera bientôt voilée par le chémosis séreux habituel à cette affection.

Si dans la conjonctivite catarrhale nous avons signalé une légère infiltration séreuse du tissu conjonctival, cette dernière sera beaucoup plus prononcée dans la conjonctivite purulente. L'infiltration envahira non-seulement le tissu propre de la conjonctive, mais encore le tissu sous-conjonctival, ce qui rend si fréquente la formation d'un chémosis, et fait considérablement gonfler le pli semi-lunaire.

La conjonctive du cul-de-sac, sillonnée de vaisseaux fortement congestionnés et turgescents, entoure le globe oculaire, sous forme d'un anneau rouge. L'empâtement séreux de la conjonctive palpébrale, quoique moins considérable, à cause du tissu dense et résistant qui l'attache au tarse, est cependant suffisant pour produire un léger ectropion, avec éversion des points lacrymaux, ce qui donne lieu à un larmoiement considérable. Tous les symptômes que nous venons d'exposer s'appliquent à la conjonctivite purulente aiguë, et non à la conjonctivite purulente chronique, sur laquelle nous reviendrons plus tard.

Nous avons déjà vu, dans le catarrhe aigu, le soulèvement des papilles assez prononcé; nous trouvons ici, à cause de l'infiltration séreuse plus considérable, les papilles bien plus proéminentes. Ces dernières, qui avaient dans le catarrhe une forme pointue, ont perdu cette apparence; elles se sont élargies, et ont pris l'aspect de petits tubercules, dont les côtés sont aplatis, par suite de leur pression l'un contre l'autre.

Il est impossible de distinguer aux papilles une base nette: elles se continuent insensiblement avec la muqueuse, se présentant souvent sous forme de rangées serrées les unes contre les autres, qui laissent voir des fissures profondes, lorsqu'on tiraille la muqueuse.

On voit trop souvent les auteurs donner à ces papilles gonflées le nom de *granulations*, ou état granuleux de la conjonctive, ce qui induit en erreur, comme nous l'avons déjà dit, en les faisant confondre avec les véritables granulations. Nous attirons surtout l'attention sur ce fait, que nous n'avons pas ici une formation néoplastique, comme dans les granulations, mais seulement une infiltration séreuse, un gonflement avec turgescence d'un tissu préexistant.

L'infiltration séreuse du tissu conjonctival et sous-conjonctival se propage par le bord intermarginal des paupières, atteint le tissu sous-cutané de ces dernières, et y cause un œdème. Aussi ne voit-on pas un cas de conjonctivite purulente aiguë, où il n'y ait un œdème plus ou moins prononcé des paupières, avec disparition, généralement complète, des plis cutanés; la paupière supérieure, surtout, élargie par l'infiltration, tombe, par son propre poids, plus bas que de coutume, empêche parfois le malade d'y voir, et offre, dans quelques cas, assez de difficulté pour l'examen. Ce fait est important à noter; car, dans les cas les plus sérieux de catarrhe aigu, l'œdème n'atteint jamais une telle gravité. A ce gonflement vient s'adjoindre une rougeur, souvent très prononcée, du bord des paupières, que M. Mackenzie compare, avec raison, à la rougeur qui entoure la pustule du vaccin ou la piqûre d'un insecte. La tendance à l'infiltration séreuse, dans la conjonctivite purulente, se manifeste surtout dans la conjonctive bulbaire, qui se soulève souvent de telle sorte, au-dessus de la cornée, sous forme de plis, que cette dernière paraît enfoncée, et peut même se trouver entièrement cachée par des bourrelets séreux. Arrive-t-il alors que l'œil ne soit pas bien nettoyé, et qu'une couche épaissie de sécrétion purulente s'accumule entre les bourrelets, qui ne laissent à découvert qu'une partie de la cornée, un observateur peu attentif sera peut-être tenté de croire à la destruction complète de cette membrane, et n'attendra plus la guérison d'un œil, dont l'état n'aura peut-être encore rien de désespérant.

Si nous rencontrons généralement, dans le catarrhe aigu, un reste de transparence des glandules de Meibomius, il est inutile d'ajouter qu'il n'y a plus moyen de les apercevoir dans la conjonctivite purulente, car l'accroissement et le nombre des papilles turgescentes forment un rideau qui les voile complétement.

L'hypérémie de la conjonctive, comme nous l'avons déjà dit, est beaucoup plus forte dans la conjonctivite purulente; elle s'étend sur la conjonctive bulbaire jusqu'à la cornée, dont le limbe conjonctival lui-même est vascularisé. Les ecchymoses se produisent encore plus facilement dans cette conjonctive gorgée de sang, et distendue par l'infiltration séreuse.

Pour ce qui regarde la sécrétion, nous voyons plusieurs particularités qui permettent de distinguer la conjonctivite purulente du catarrhe. Au commencement de la maladie, nous ne trouvons qu'une forte augmentation dans la sécrétion des larmes, accompagnée de l'exsudation d'une sérosité aqueuse, à la surface de la conjonctive. Cette humeur claire et transparente prend, par la mixtion avec une petite quantité de la matière colorante du sang (produite probablement par les ecchymoses), une coloration légèrement citrine; cette dacryorrhée est bientôt suivie de la sécrétion conjonctivale d'un liquide purulent assez épais, qui s'accumule en grande abondance dans le grand angle de l'œil, et recouvre bientôt la paupière inférieure, sur laquelle vient tomber, comme un voile, la paupière supérieure. En écartant les paupières, nous voyons s'échapper quelques gouttes d'un pus épais, et cela surtout chez les nouveau-nés, atteints de conjonctivite purulente; si nous renversons la paupière inférieure, nous voyons la conjonctive palpébrale et celle du cul-de-sac couvertes d'une couche uniforme de liquide purulent. Nous ne pouvons distinguer, comme dans beaucoup de cas de catarrhe aigu, entre les plis du cul-de-sac, des filaments muqueux, mais ils sont remplis d'une couche uniforme de pus. Cette sécrétion purulente, homogène, dure pendant toute la période aiguë de la maladie, et ce n'est que lorsque les symptômes d'irritation diminuent, qu'elle devient muco-purulente; on voit alors apparaître çà et là quelques filaments muqueux, qu'il ne faut pas confondre avec les lambeaux fibrineux qu'on rencontre dans la sécrétion séreuse de la conjonctivite diphthéritique.

On a eu tort, en se fondant sur ces changements dans la sécrétion, de vouloir établir trois phases de la maladie : la dacryorrhée, la pyorrhée et la blennorrhée. La transformation de la sécrétion se fait d'une manière beaucoup trop insensible, pour qu'on puisse séparer ainsi ces trois phases de la maladie ; de plus, dans quelques cas, l'une ou l'autre de ces phases a une durée tellement courte, qu'elle échappe tout à fait à l'observateur : ainsi, nous voyons quelquefois la dacryorrhée n'exister que pendant très peu de temps, et faire rapidement place à une pyorrhée très prononcée. Néanmoins il est important de connaître ces changements dans la sécrétion, pour suivre la marche générale de la maladie. L'abondance dans la sécrétion purulente est souvent très considérable; au paroxysme de la maladie, nous voyons la sécrétion tellement abondante, que quelques instants après avoir nettoyé la conjonctive, et surtout celle du cul-de-sac, nous la trouvons de nouveau couverte de pus. Nous ne partageons pas l'opinion de la plupart des auteurs, qui attribuent à cette sécrétion une action corrosive sur la cornée (1), et nous ne trouvons pas dans cette sécrétion la cause des complications si fréquentes des maladies de cette membrane.

Le catarrhe aigu nous représente en quelque sorte une inflammation superficielle de la muqueuse, avec élimination plus ou moins rapide de ses couches épithéliales les plus externes. La reproduction des nouvelles couches se fait trop promptement, pour que les cellules acquièrent la forme propre des cellules épithéliales; nous trouvons, à leur place, une grande quantité de globules de mucus ou même de pus; ces cellules de mucus nagent dans un liquide abondant, sécrété par la muqueuse malade, ne demeurent pas sur place et s'écoulent sur cette membrane : voilà ce qui a motivé le nom de *catarrhe* (2) (κατὰ, ῥέω). Dans la conjonctivite purulente, l'inflammation a gagné en profondeur, et s'est propagée dans le tissu sous-conjonc-

(1) M. Stellwag de Carion.

(2) R. Virchow, *Die Zellular-Pathologie in ihrer Begründung auf physiol. und path. Gewebslehre*. Berlin, 1862.

tival; la formation de nouvelles cellules, produites pour reconstituer les pertes de substance des couches épithéliales, se fera avec plus de rapidité, de sorte que la quantité de globules de pus sera bien plus considérable que celle des globules de mucus. (Disons, pour être mieux compris, que nous considérons le globule de pus comme une cellule plus rudimentaire que le globule de mucus, et qu'une pareille différence de développement existe entre le globule de mucus et la cellule épithéliale.) Toutes ces considérations démontrent que le catarrhe et l'ophthalmie purulente ne peuvent être séparés par des limites exactes.

La sécrétion de la conjonctivite purulente aiguë est toujours inoculable; nous ne voulons pas dire par là que la sécrétion d'une conjonctivite purulente produise nécessairement une maladie identique : l'inoculation de ce pus peut provoquer une affection beaucoup plus grave, la conjonctivite diphthéritique.

Le pus qui sert à l'inoculation produit d'abord des effets inflammatoires; les caractères de l'inflammation, soit qu'il survienne une conjonctivite purulente, une diphthérite de la conjonctive, ou des granulations, dépendent, non-seulement du tempérament du malade lui-même, mais principalement de l'état physiologique de la muqueuse, au moment de l'inoculation.

Cette facilité d'inoculer la conjonctivite purulente n'est pas pour nous une raison suffisante pour la séparer complétement du catarrhe aigu, dont la sécrétion peut être inoculable, comme nous l'avons déjà dit. D'un autre côté, les tentatives d'inoculation avec le pus d'une conjonctivite purulente chronique, qui a longtemps persisté, peuvent échouer.

Énumérons, encore une fois, les principaux caractères différentiels qui permettent de distinguer la conjonctivite purulente du catarrhe aigu; ce sont :

1° L'injection vasculaire et l'infiltration séreuse du tissu conjonctival et du tissu sous-conjonctival, beaucoup plus fortes dans l'ophthalmie purulente;

2° La proéminence plus grande des papilles de la conjonctive et leur turgescence;

3° L'abondance d'une sécrétion purulente.

Nous pourrons y ajouter deux autres caractères différentiels d'une moindre valeur, ce sont :

4° L'incontestable inoculabilité de la sécrétion d'une ophthalmie purulente aiguë, tandis que le catarrhe aigu fournit une sécrétion beaucoup moins susceptible d'être inoculée;

5° Les maladies de la cornée, si fréquentes dans la première, si rares dans la seconde, comme nous allons le voir.

Symptômes physiologiques. — Ces symptômes varient non-seulement suivant l'intensité de la maladie, mais encore, d'une manière remarquable, suivant le sujet. La maladie débute généralement avec la sensation d'une démangeaison très forte, et celle du frottement de sable qui s'est glissé entre les paupières. La douleur n'existe, généralement, qu'au début de la maladie ; aussitôt que la sécrétion purulente s'est établie, elle disparaît assez vite. Si une douleur intense persiste, il faut craindre une complication plus grave, telle que la diphthérite. Selon M. Mackenzie, de fortes douleurs précéderaient la perforation de la cornée ; ceci ne nous paraît pas admissible pour les cas de simple conjonctivite purulente.

L'élévation de la température locale suit la même marche ; au commencement, elle est assez sensible au toucher, et, en même temps, cause au malade la sensation de cuisson, symptômes qui ne tardent pas à disparaître dès que la sécrétion purulente se manifeste. Il n'est pas nécessaire d'indiquer que l'infiltration œdémateuse des paupières, quand elle est prononcée, et surtout quand elle atteint les deux yeux, cause une grande gêne pour la vue ; le plus souvent, quand les deux yeux sont atteints, les malades doivent cesser tout travail.

Dans la plupart des cas, la maladie suit sa course, sans que l'organisme, en général, soit le moins du monde affecté ; ce n'est que chez des individus d'un tempérament nerveux et facilement irritable, que nous voyons apparaître la fièvre, accompagnée d'un état gastrique.

Le plus souvent, les troubles qui se montrent dans la santé doivent être attribués au traitement rigoureux qu'on est quelquefois obligé de faire subir au malade : à la réclusion et à un séjour prolongé dans le lit, par exemple.

Marche de la maladie. — De même que le catarrhe aigu de la conjonctive, la conjonctivite purulente peut se guérir spontanément, au bout de quinze jours à trois semaines, sans laisser la moindre trace sur la muqueuse. Dans ces cas-là, la couche épithéliale, défectueuse sur différents points, se reconstitue peu à peu, l'infiltration séreuse du tissu conjonctival se résorbe, les cellules du tissu cellulaire et leurs prolongements, fortement distendus et gonflés, reviennent à leur volume primitif ; les vaisseaux se contractent, la muqueuse devient de plus en plus lisse, et reprend insensiblement son aspect normal. Malheureusement c'est là le cas le plus rare ; le plus souvent, chez les malades abandonnés à eux-mêmes, on voit se transformer la conjonctivite purulente aiguë en maladie chronique. Un amoindrissement de la tuméfaction de la peau signale souvent cette transformation ; c'est alors que l'inflammation commence à diminuer autour de la cornée, où il se forme un cercle blanchâtre (cercle qui est quelquefois assez apparent avant le paroxysme de la maladie) ; peu à peu les symptômes de congestion et d'œdème de la conjonctive bulbaire disparaissent ; dans la conjonctivite palpébrale, la turgescence du tissu sous-conjonctival diminue

lement altérée. Cette même restitution a lieu pour des ulcères d'une assez grande étendue, mais peu profonds. La transparence sera devenue complète quand l'infiltration inflammatoire qui entoure l'ulcère aura entièrement disparu.

S'il n'y a pas un arrêt, une régénération de l'ulcère, il survient une perforation de la cornée, perforation accusée au malade par l'écoulement d'un liquide abondant et chaud.

Lorsque la perforation a eu lieu, la régénération se fait, dans beaucoup de cas, en commençant par les bords de l'ulcère. C'est une conséquence naturelle des bonnes conditions dans lesquelles il se trouve alors ; car l'humeur aqueuse s'étant écoulée, la pression intra-oculaire a presque complétement cessé ; la cornée est devenue flasque. C'est un fait constaté, que lorsque l'ulcère a une certaine étendue et une certaine profondeur, la régénération ne peut se faire qu'après une perforation naturelle ou artificielle, car les parties profondes de l'ulcère, devenues très minces, étant soumises à la pression considérable des humeurs de l'œil, souffrent tellement dans leur nutrition, que la régénération de la perte de substance est complétement impossible. Après la perforation la régénération commence, le plus souvent immédiatement. Il faut alors que le fond de l'ulcère, pendant le temps où la pression intra-oculaire est presque nulle, gagne suffisamment en épaisseur, pour résister à cette pression qui s'établira aussitôt que le trou de perforation se sera fermé. Si cela n'a pas lieu, une nouvelle perforation est inévitable, tant que le fond de l'ulcère n'aura pas assez d'épaisseur pour résister à la pression, et pour échapper ainsi à cette cause d'entravement dans la régénération. Il est clair que lorsque plusieurs de ces perforations auront eu lieu, les unes à la suite des autres, il en résultera une opacité plus ou moins prononcée de cette partie de la cornée, tandis que nous verrons des perforations se faire dans des ulcères de peu d'étendue, et guérir sans laisser aucune trace, ou seulement une tache de peu d'importance.

Il est excessivement rare de rencontrer les affections de la cornée dans une conjonctivite purulente, accompagnées d'un épanchement de pus dans la chambre antérieure (hypopyon). L'inflammation ne gagne l'iris qu'exceptionnellement, après la perforation de la cornée, ou lorsque l'inflammation est parvenue jusqu'aux parties profondes de cette dernière membrane et les a envahies sur une large surface.

Nous voyons les perforations de grande étendue avoir d'autres conséquences d'un ordre bien différent. Un prolapsus très considérable de l'iris a lieu ; le cristallin fait hernie dans la plaie, et offre un grand obstacle à sa réunion. Quand l'œil est ouvert sur une surface aussi considérable, l'inflammation peut se propager sur ses membranes profondes et entraîner la perte complète de l'organe. Dans d'autres cas, surtout lorsque le cristallin s'est échappé de l'œil, nous voyons survenir un accolement de l'iris avec les restes de la cornée, qui adhèrent ensemble par une couche plastique et s'organisent en tissu cicatriciel ; ce tissu n'est très souvent pas assez fort pour résister à la pression intra-oculaire, et il se fait un staphylôme d'une étendue plus ou moins grande. Ce staphylôme, si la perforation a eu lieu en plusieurs points, sera monticulé et portera le nom de *staphyloma racemosum*.

Une autre espèce d'affection, qui attaque rarement la cornée pendant la conjonctivite purulente, mais beaucoup plus fréquemment pendant la conjonctivite diphthéritique, est très dangereuse et difficile à suivre dans sa marche : au début d'une conjonctivite purulente aiguë, il se forme sur la cornée encore parfaitement transparente, une perte de la couche épithéliale d'une étendue variable ; cela a lieu le plus souvent au centre de cette membrane. La perte de substance échappe fréquemment à l'observation, vu qu'elle n'altère en rien la transparence de la cornée et la facilité de la vision. Cette chute de l'épithélium donne lieu à la formation d'une petite facette à la surface de cette dernière membrane ; elle gagne en étendue et en profondeur, par une destruction insensible du tissu, et quand la facette a atteint à peu près la moitié de l'épaisseur cornéenne, elle devient peu à peu opaque, en prenant une coloration jaunâtre. Si nous examinons cette partie avec la lampe, et surtout à l'éclairage oblique, nous voyons que la coloration jaunâtre est due à de petits flocons se trouvant au fond et sur les bords de l'ulcère, et qui sont causés par la nécrose du tissu cornéen.

Lorsque la facette a atteint les couches profondes de la cornée et que la perforation devient imminente, nous voyons disparaître ce tissu nécrosé, et l'ulcère redevenir parfaitement clair et transparent. En même temps, le plancher aminci de l'ulcère est poussé en avant par la pression intra-oculaire et remplit l'espace laissé par le manque de substance. Ce fait, joint à la transparence parfaite de la plaie, est cause que le danger imminent d'une perforation, même de grande étendue, échappe facilement à l'observation. Le malade jouit à ce moment du recouvrement d'une vision claire et nette, et peut induire le médecin en erreur. Mais cette tranquillité disparaît bientôt ; la perforation a lieu. (C'est probablement cette forme de perforation que M. Vetch décrit comme étant une rupture de la cornée parfaitement transparente ; nous n'avons jamais vu se produire ce dernier accident lors d'une ophthalmie purulente, sur une membrane dont l'épaisseur n'avait pas été altérée.)

Dans des cas assez rares, la régénération peut se faire de la manière que nous venons de décrire ; mais le plus souvent, à cause de l'imprévu et de la grande étendue de la perforation, elle est suivie de la perte complète de l'œil, ou bien la guérison a lieu, mais avec formation d'un staphylôme. Il arrive quelquefois qu'à la suite de ces perforations brusques, le cristallin et une plus ou moins grande quantité du corps vitré viennent à s'échapper : une phthisie de l'œil en sera généralement la conséquence.

Nous ne voulons pas dire que cette seconde affection de la cornée doive toujours aller jusqu'à la perforation. Si les symptômes inflammatoires de la conjonctivite diminuent, il peut se faire que la régénération de ces facettes ait lieu pendant le courant de la maladie ; pour cela, il est absolument nécessaire que la facette n'ait pas encore atteint les parties profondes de la cornée. Dans les cas de régénération, nous voyons la facette transparente prendre une couleur grisâtre, et, s'il y avait déjà des flocons de tissu nécrosé, l'ulcère se nettoie, et il se forme cette infiltration grisâtre que nous avons dit avoir lieu au moment de la régénération ; en même temps, la cornée se vascularise, une couche épithéliale recouvre l'ulcère, et le tissu régénérateur se forme.

La facilité avec laquelle tous ces accidents peuvent se produire sur la cornée fait le danger principal de la conjonctivite purulente.

Étiologie. — Il n'y a pas de doute que la cause la plus ordinaire de la conjonctivite purulente soit l'inoculation. C'est le cas surtout de l'ophthalmie purulente gonorrhéique et de la conjonctivite purulente des nouveau-nés, sur lesquelles nous reviendrons plus tard. Faut-il accepter que le pus de certaines ophthalmies purulentes possède l'efficacité d'un virus, et doit-on croire à l'existence d'un pus de bonne ou de mauvaise nature, comme on l'admet dans les cas d'uréthrite et de vaginite ? Jusqu'à présent cette question n'a pas été résolue. Nous voyons cependant des ophthalmies purulentes, dont le pus jouit d'une telle violence dans ses effets, qu'on serait tenté d'attribuer à ce pus des propriétés virulentes. Nous ne partageons pas, néanmoins, l'opinion de M. Thiry (1), qui s'exprime en ces termes sur l'ophthalmie purulente : « Il en est des blennorrhagies comme des ophthalmies : il y a des uréthrites simples comme il y a des ophthalmies simples ; il y a des uréthrites contagieuses purulentes granuleuses, comme il y a des conjonctivites contagieuses granuleuses. » Cette distinction en affections bénignes et malignes ne peut pas être admise, parce que la constitution du sujet et l'état de la muqueuse qui reçoit le pus, agissent avec trop d'influence sur les effets de l'inoculation. L'observation journalière le prouve bien. A l'appui de notre opinion, nous pouvons citer les négations portées par plusieurs auteurs, que le pus de la blennorrhée, comme

(1) *Compte rendu du congrès d'ophthalmologie de Bruxelles*, par M. Warlomont. Paris, 1858, p. 334.

celui de l'ophthalmie purulente, soit inoculable ; personne ne s'exprimera de la sorte en parlant de la sécrétion d'une uréthrite virulente.

La facilité avec laquelle se fait l'inoculation est prouvée par la fréquence des cas où la maladie se transporte d'un œil à l'autre chez le même sujet. Il faut fixer avec soin son attention sur ce point, et chercher à préserver l'œil sain par l'application d'un bandeau compressif; ce préservatif, appliqué soigneusement, garantit presque toujours de la contagion. Il faut mettre ce bandeau compressif, même si l'œil sain montre déjà quelques traces d'inflammation ; on voit avorter ainsi quelquefois ces symptômes, et l'œil redevenir intact. Dans ces cas, il faut avoir soin d'enlever fréquemment le bandeau, et aussitôt qu'on aura constaté que la tentative de faire avorter ces symptômes a échoué, on devra immédiatement le supprimer.

On a prétendu que l'air même pouvait servir de véhicule à la contagion par le transport de globules de pus desséchés et charriés par l'air. Cette hypothèse est très peu en rapport avec les expériences que l'on a faites (Piringer, Fr. Jæger), on a constaté qu'une proportion de 1 pour 100 de pus dans l'eau était inoffensive; à plus forte raison, doit-il en être de même, s'il s'agit de simples molécules purulentes en suspension dans l'air libre. Si la maladie se propage, nous n'avons pas besoin d'expliquer sa transmission par le moyen de l'air, car un examen attentif nous fera découvrir le plus souvent des causes plus directes

C'est un fait curieux que, malgré la très grande fréquence de la gonorrhée, et la facilité avec laquelle la sécrétion gonorrhéique est inoculée, l'inoculation sur la conjonctive ne se fasse pas plus souvent : c'est ce qui a engagé beaucoup d'auteurs à considérer comme une métastase la conjonctivite purulente d'individus atteints de gonorrhée, surtout lorsqu'elle était accompagnée par hasard d'une diminution dans la sécrétion du côté de l'urèthre ou du vagin ; mais il n'est pas nécessaire d'avoir recours à une métastase, car on ne voit malheureusement que trop souvent des personnes parfaitement saines du côté des organes sexuels être affectées d'une conjonctivite purulente gonorrhéique qu'elles se sont inoculée par des rapports avec des personnes atteintes de gonorrhée.

Nous partageons l'opinion de M. Mackenzie, qui croit que l'inoculation ne se fait pas plus souvent par le contact des mains malpropres avec les yeux, parce qu'en portant les doigts aux yeux et en les frottant, nous fermons involontairement les paupières d'une manière assez étroite pour que la matière infectante ne puisse venir en contact avec la muqueuse; néanmoins ces inoculations se font beaucoup plus fréquemment chez les hommes que chez les femmes, et plus souvent sur l'œil droit que sur l'œil gauche.

Il est de fait que cette ophthalmie se rencontre beaucoup plus souvent dans des climats chauds, et surtout en Égypte. Dans cette contrée plusieurs causes concourent à produire la maladie qui nous occupe : d'abord la réverbération des rayons solaires qui se fait sur un sol sablonneux et dépourvu, dans de vastes étendues, de toute végétation ; le vent chaud du désert soulevant des nuages de poussière ; l'exhalation du sol, après le débordement du Nil, qui, en se retirant, laisse exposées à l'action du soleil de grandes plaines limoneuses; de plus les indigènes, se couchant fréquemment sur des terrasses ou sous la tente, s'exposent à toutes ces funestes influences de l'atmosphère, et négligent encore tout soin de propreté pour les yeux, dès qu'une inflammation s'est déclarée, persuadés qu'une lotion entraînerait la perte de la vue.

Nous savons que la conjonctivite purulente est très fréquemment causée par inoculation ; il faut ajouter ici que cette affection est assez souvent la suite d'autres maladies des yeux. Ainsi un catarrhe aigu peut dégénérer en conjonctivite purulente ; nous ne voulons pas parler ici des cas où l'on a été induit en erreur, en prenant les premiers symptômes de la conjonctivite purulente pour un simple catarrhe aigu. Plus tard nous aurons occasion de voir comment la conjonctivite granulaire aiguë et la conjonctivite diphthéritique doivent passer nécessairement par une phase d'état purulent, tout à fait analogue à la conjonctivite purulente, pour arriver à la guérison. D'un autre côté, des causes d'irritation, qui ont leur siége près de l'œil, par exemple des maladies chroniques des conduits lacrymaux ou des affections chroniques des paupières, peuvent produire et entretenir une conjonctivite purulente; mais, dans ces cas, la maladie toujours chronique sera relativement bénigne.

Inutile de dire que, comme pour le catarrhe aigu, la conjonctivite purulente peut se présenter à l'état épidémique ou à l'état endémique.

Diagnostic différentiel. — Nous ne revenons pas sur les différences entre le catarrhe aigu et la conjonctivite purulente, différences que nous avons énumérées assez longuement. Pour établir le diagnostic différentiel, d'une si haute importance, entre la conjonctivite purulente et la conjonctivite diphthéritique, nous sommes obligé d'anticiper un peu sur ce que nous aurons à dire ultérieurement de cette dernière maladie : il importe beaucoup, soit pour le pronostic, soit pour le traitement, de les bien différencier.

La conjonctivite diphthéritique nous offre les caractères d'une véritable inflammation parenchymateuse ; elle attaque le tissu même de la conjonctive et a beaucoup moins de tendance à exsuder vers la surface que dans la profondeur du tissu. C'est elle encore qui peut nous présenter les caractères d'une destruction des tissus par suppuration. Comme la conjonctivite diphthéritique produit une infiltration coagulable et fibrineuse dans le tissu conjonctival, tandis que la conjonctivite purulente n'offre qu'une infiltration séreuse avec turgescence très prononcée de la conjonctive, nous trouvons, dans cette différence entre les symptômes anatomiques, le moyen principal de séparer bien nettement ces deux affections.

Dans la conjonctivite diphthéritique la muqueuse est épaissie; elle est dure, lisse, et d'une couleur gris jaunâtre, elle peut être couverte par une exsudation fibrineuse et coagulée; tandis que, dans l'état purulent, la conjonctive, tout en étant épaissie, est molle, bosselée, très turgescente, rouge, et facilement saignante. Dans le premier cas, nous trouvons tous les caractères d'une stase dans la circulation, stase que provoque la compression exercée sur les vaisseaux par l'infiltration coagulée; la muqueuse a gagné beaucoup en épaisseur, ce qui se voit surtout lorsqu'on la scarifie profondément; les scarifications ne donnent que peu ou pas du tout de sang; tandis que, dans la conjonctivite purulente, la conjonctive, très turgescente, montre une disposition aux hémorrhagies spontanées; un écoulement de sang assez abondant se fait quelquefois, surtout chez les nouveau-nés, et les scarifications les plus légères donnent une quantité de sang assez forte, en même temps qu'une partie de la sécrétion séreuse accumulée dans le tissu conjonctival s'échappe.

Nous avons vu que les paupières fort œdémateuses de la conjonctivite purulente offraient quelque difficulté à l'examen; on pouvait toutefois les retourner encore assez facilement; mais, dans la conjonctivite diphthéritique, l'infiltration fibrineuse présente un assez grand obstacle au renversement des paupières endurcies et fortement gonflées, et cela surtout pour la paupière supérieure.

La sécrétion d'une conjonctivite purulente bien développée couvre d'une couche uniforme de pus la muqueuse turgescente; tandis que nous rencontrons dans la conjonctivite diphthéritique un liquide séreux, d'une couleur jaune sale, dans lequel nagent de petits lambeaux de fibrine grisâtre. Voilà, en peu de mots, les différences capitales entre ces deux maladies; mais nous aurons plus tard l'occasion de décrire des cas où il y a en quelque sorte combinaison entre elles, et où ces symptômes se trouvent mélangés.

Il nous reste à séparer la conjonctivite purulente de la conjonctivite granulaire aiguë. Nous voyons d'abord, dans cette dernière maladie, l'infiltration séreuse beaucoup moins intense; le réseau vasculaire conjonctival et subconjonctival assez développé ne nous montre pas néanmoins cette turgescence avec développement si prononcé des papilles, comme nous l'avons trouvé dans la conjonctivite purulente. Mais le point le plus important du diagnostic différentiel, c'est l'existence des granulations: ce sont de petites élévations lenticulaires, pâles, dépourvues de vaisseaux, qui peuvent être plus facilement observées sur la conjonctive du tarse supérieur; elles se montrent, à l'origine, comme de petites taches blanchâtres, sur cette membrane fortement injectée. Les taches, de la grandeur d'un grain de millet, s'élèvent peu à peu au-dessus de la surface de la conjonctive; on ne voit pas de vaisseaux sur la granulation, mais souvent un rameau qui se dirige vers elle ou qui l'entoure. Un observateur peu attentif négligera facilement ces petites taches, qui ne s'élèvent guère au-dessus de la conjonctive, et fixera beaucoup plus son attention sur l'injection qu'offre cette membrane et sur la turgescence des papilles qui l'accompagne. Plus ces granulations acquièrent de hauteur, plus elles prennent une coloration d'un gris sale, et finissent par devenir légèrement transparentes; alors elles ne peuvent guère échapper à l'observation.

Si nous rencontrons ces taches blanchâtres ou ces petites élévations d'un gris sale sur une conjonctive fortement injectée et relativement peu turgescente, nous pouvons être sûrs d'avoir affaire à une conjonctivite granulaire aiguë. La sécrétion nous montrera aussi des différences; elle est très faible, vu l'injection de la conjonctive, et comparée à la sécrétion de la conjonctivite purulente. Si la conjonctivite granulaire aiguë, au lieu de devenir chronique, en formant ce que l'on appelle un *trachome*, montre plutôt une tendance à la résorption des granulations, résorption qui ne peut avoir lieu que par une vascularisation beaucoup plus forte de la conjonctive et par un véritable état purulent, il est alors très difficile de distinguer cette phase purulente d'une véritable conjonctivite purulente. Nous dirons plus: quand toutes les granulations ont disparu dans la conjonctive vascularisée, dont les papilles sont maintenant très turgescentes, il est impossible d'établir une différence entre les deux maladies. On ne peut se prononcer sur l'origine de cet état purulent que lorsqu'il reste encore çà et là quelques petites granulations, que l'on voit entre les papilles gonflées. Quand l'état purulent s'est bien établi, nous aurons une véritable conjonctivite purulente, qui peut suivre les phases que nous avons indiquées plus haut; elle peut guérir soit spontanément, soit par un traitement convenable, ou bien dégénérer en état chronique.

Il faut observer qu'il reste quelquefois, après la guérison, des cicatrices sur la conjonctive, qui sont la conséquence d'un dépôt en masse de granulations (la même chose a lieu après la conjonctivite diphthéritique); ces cicatrices peuvent alors nous prouver que nous n'avons pas eu affaire à une simple conjonctivite purulente, car celle-ci ne laisse pas de cicatrices, mais bien à l'état purulent d'une conjonctivite granulaire aiguë ou d'une diphthérite.

Pronostic. — Dans la plupart des cas d'une conjonctivite purulente, l'œil abandonné à lui-même est exposé à de grands dangers; mais le pronostic est beaucoup moins grave lorsque le malade est soumis à un traitement convenable, surtout quand il n'y a pas de complication avec la diphthérite. Les dangers de la conjonctivite purulente sont de deux sortes. Les uns sont plus spéciaux au commencement de la maladie ; ils consistent dans la possibilité d'une complication avec la diphthérite, ou même d'une transformation en véritable conjonctivite diphthéritique. Aussitôt que les paupières deviennent un peu roides, que la conjonctive est moins turgescente et devient pâle, en même temps que les papilles ne sont que peu développées, et que la sécrétion purulente n'atteint pas un degré assez prononcé, il faut être sur ses gardes.

Ce danger ne disparaîtra que lorsque la conjonctive aura repris l'état de vascularisation inflammatoire, avec sécrétion abondante de pus que nous avons si souvent indiquée (1).

Les ophthalmies purulentes consécutives à l'inoculation du pus d'une gonorrhée ont, en général, un pronostic peu favorable, parce que, comme nous aurons occasion de l'exposer encore, elles se compliquent facilement avec la diphthérite conjonctivale.

L'autre sorte de danger qui peut menacer l'œil regarde la cornée. Le pronostic devient naturellement plus inquiétant, aussitôt qu'il survient une affection de cette membrane, surtout si elle a lieu au début de la maladie ; nous n'avons alors à espérer un arrêt dans la course de cette complication, que lorsque nous aurons maîtrisé l'excès d'inflammation de la muqueuse. Un petit abcès, une légère infiltration au bord de la cornée, ne sont pas très dangereux. Mais ce qui est beaucoup plus grave, c'est quand cette infiltration a lieu sur différents points qui, en se réunissant, donnent lieu à un ulcère. Dans ces cas, nous avons à craindre une perforation, sur une grande étendue, avec toutes les suites fâcheuses que nous avons indiquées.

Si l'infiltration s'est faite sur différents points, à la périphérie de la cornée, qui, par leur réunion, ont donné lieu à un ulcère en arc plus ou moins étendu, les parties encore saines de ladite membrane sont en danger par l'obstacle que l'ulcère porte à leur nutrition. Nous voyons alors assez facilement ces parties centrales être subitement infiltrées, prendre

(1) Quoique M. Desmarres ne reconnaisse pas la conjonctivite diphthéritique comme maladie distincte, cet habile observateur a cependant bien su comprendre le danger de cette complication. Dans son *Traité des maladies des yeux*, nous lisons les lignes suivantes : « La rougeur vive est un caractère de bon augure dans l'ophthalmie purulente, et pourtant le praticien s'en effraye quand elle est portée à un haut degré. On doit craindre au contraire de la voir disparaître, et faire place à la décoloration de la muqueuse, à une couleur blafarde des tissus ; car c'est à ce moment que la cornée court assurément le plus grand danger. » (T. II, 2e édition, 1855, p. 99.)

une couleur jaunâtre, et se nécroser aussitôt que la nutrition leur est enlevée dans une grande étendue. Ce sont là naturellement les cas les plus tristes.

Une perforation de peu d'étendue et périphérique peut se faire sans beaucoup de danger; elle est déjà beaucoup plus à craindre, si elle a lieu au centre de la cornée, où elle peut laisser après sa guérison une cataracte capsulaire centrale. Des perforations qui se font en même temps sur différents points sont très redoutables; mais, dans ces cas mêmes, il ne faut pas désespérer, car avec un traitement convenable on peut encore avoir un résultat assez favorable pour la vision. La vascularisation des parties attaquées de la cornée doit toujours être regardée comme un symptôme très heureux.

La deuxième espèce d'affection de la cornée, celle où il survient une facette, ce qui se rencontre heureusement peu souvent dans les cas de conjonctivite purulente, donne lieu à un pronostic encore plus défavorable, et cela surtout quand cette facette se montre dès le début de la maladie. Il est très rare alors de voir survenir une vascularisation avec régénération du tissu. Elle amène presque toujours une perforation centrale, après laquelle la capsule du cristallin s'accole au pourtour de la partie perforée, et même, dans les cas heureux de guérison, où la cornée conserve assez de transparence, il en résulte très souvent une cataracte capsulaire centrale. Dans les cas moins favorables, il peut se faire qu'après une perforation brusque, la capsule du cristallin éclate et qu'il se forme alors une cataracte, qui, par son gonflement et l'augmentation de la pression intra-oculaire, cause par elle-même une autre série de dangers pour l'œil. Des hémorrhagies abondantes au fond de cet organe, ou une inflammation des membranes internes, comme nous l'avons déjà dit, peuvent être la conséquence de la perforation. Tels sont les dangers que peut causer une facette de la cornée, et c'est pourquoi il faut donner un si fâcheux pronostic de cette aggravation.

Thérapeutique. — Nous devons surtout à M. de Graefe (1) d'avoir établi une théorie exacte du traitement de la conjonctivite purulente; c'est lui qui est arrivé à fixer sur des bases sûres la méthode thérapeutique de cette maladie. Par un emploi intelligent et convenable du caustique, et surtout du nitrate d'argent, nous pouvons, presque à coup sûr, maîtriser cette affection tant redoutée; mais il faut agir à temps.

Si des voix s'élèvent encore çà et là contre ce traitement si simple et si puissant, la cause en est que l'on n'a pas su appliquer le caustique au moment convenable ou avec les ménagements nécessaires. Cherchons

(1) *Archiv für Ophthalmologie*, t. I, Abth. 1.

maintenant à voir comment le caustique agit, et comment il faut s'expliquer le résultat de cette action.

Autrefois on employait les caustiques, et surtout des solutions concentrées d'azotate d'argent, en partant de l'idée qu'il fallait transformer l'affection originelle ou inoculée, en une affection traumatique. On pensait que cette ophthalmie traumatique pouvait plus facilement guérir spontanément ou par l'application d'un traitement convenable, particulièrement des réfrigérants. On instillait une forte solution de nitrate d'argent (20 à 30 centigrammes sur 10 grammes d'eau distillée), après quoi la conjonctive se couvrait d'une légère eschare blanchâtre, qui occupait aussi bien la surface de la conjonctive palpébrale que celle du bulbe. Si la sécrétion purulente était abondante, elle décomposait facilement le collyre et empêchait l'action du nitrate d'argent sur la conjonctive. Une fois que l'on avait bien obtenu cette eschare, elle était facilement éliminée de la conjonctive palpébrale très turgescente, tandis qu'elle se maintenait plus longtemps sur la conjonctive du bulbe, moins riche en vaisseaux. Ce dernier fait tient à l'exsudation séreuse, moins prononcée sur la conjonctive bulbaire que sur celle des paupières, qui a lieu après la cautérisation. La douleur, provoquée par cette dernière manipulation, est beaucoup prolongée par la persistance de l'eschare, sur la conjonctive bulbaire; elle aurait duré moins longtemps si l'on n'avait cautérisé que la conjonctive palpébrale. La régénération de la couche épithéliale, après l'élimination de l'eschare, a déjà lieu sur la conjonctive palpébrale pendant que celle du bulbe n'a pas encore pu se débarrasser de son eschare.

Outre l'inconvénient qu'avait l'irrégularité de l'action du caustique appliqué de cette manière sur les différentes parties de la conjonctive, on courait de plus le risque d'enlever l'épithélium de la cornée et de favoriser ainsi les complications du côté de cette membrane. Aussitôt que l'on avait cette complication, on s'abstenait rigoureusement de toute cautérisation, qui semblait alors très dangereuse.

La manière dont nous nous servons aujourd'hui du caustique diffère considérablement de l'ancienne méthode. D'abord, nous nous contentons de cautériser seulement la conjonctive palpébrale et celle du cul-de-sac. La conjonctive bulbaire n'étant affectée que d'une manière secondaire dans la conjonctive purulente, nous voyons disparaître de plus en plus son gonflement et son injection, aussitôt que les phénomènes diminuent du côté de la conjonctive des paupières. C'est là la raison pour laquelle nous nous bornons, dans la grande majorité des cas, à cautériser ces dernières parties, et nous sommes sûr qu'aussitôt que nous aurons maîtrisé la conjonctivite palpébrale, l'affection qui s'est propagée sur le bulbe disparaîtra d'elle-même. Nous employons un caustique solide, composé d'un tiers d'azotate d'argent fondu avec deux tiers de nitrate de potasse (selon la prescription de M. Desmarres). Par ce procédé, nous avons l'avantage de localiser parfaitement la cautérisation, ce qui est très difficile à obtenir au moyen d'un caustique liquide; nous avons aussi la faculté de cautériser avec le nitrate d'argent mitigé par sa mixtion avec la potasse, plus ou moins fortement, suivant la turgescence et le gonflement des différentes parties de la conjonctive.

Indiquons maintenant le procédé pour appliquer le caustique. Nous renversons les paupières, soit en même temps, soit séparément; nous touchons avec le crayon indiqué la conjonctive palpébrale, et autant qu'il nous est possible, en écartant les paupières renversées, la conjonctive du cul-de-sac. Avec un pinceau trempé dans une solution de chlorure de odium, nous neutralisons le superflu du caustique, et nous lavons alors avec le pinceau trempé dans de l'eau pure et pas trop froide la membrane que nous venons de cautériser. De cette manière, nous localisons parfaitement l'action du caustique; la conjonctive est recouverte, après cette application, d'une eschare blanchâtre proportionnée au temps pendant lequel nous avons fait agir le caustique.

Après une cautérisation peu forte, nous voyons bientôt, en même temps qu'il se fait une exsudation abondante mêlée de mucus, cette eschare s'éliminer en lambeaux. L'élimination se fait déjà sur le tarse, si la conjonctive est très turgescente, au bout de 10 à 15 minutes; sur la conjonctive du cul-de-sac, l'eschare reste attachée, en se roulant, un peu plus longtemps, mais après une demi-heure ou une heure, l'élimination est entièrement accomplie. Pendant ce temps, la température de l'œil est considérablement augmentée; il se fait une abondante sécrétion de larmes et de mucosités, la douleur est assez forte, et les paupières ne peuvent être ouvertes qu'avec une grande difficulté.

Après cette première période d'élimination de l'eschare, il s'ensuit une seconde, celle de la régénération de l'épithélium; la turgescence de la muqueuse diminue, la sécrétion séro-muqueuse s'affaiblit en même temps que la sécrétion morbide. Cette diminution, dans la sécrétion et dans les symptômes inflammatoires, dure jusqu'à ce que la couche épithéliale soit tout à fait régénérée, et se prolonge même quelquefois un peu après. Nous pourrions encore appeler cette deuxième période, *période de rémission*. Une troisième succède à celle-ci, c'est la période de recrudescence.

Aussitôt que la couche épithéliale est formée, si une nouvelle cautérisation n'intervient pas, la turgescence de la muqueuse reparaît, comme avant la cautérisation; la sécrétion se rétablit, et la maladie revient au point où elle se trouvait avant notre traitement. Il n'y a donc pas moyen de couper la maladie par une seule cautérisation appliquée d'une telle manière;

notre méthode de guérir doit donc se fonder sur d'autres bases. Nous devons, après la cautérisation, empêcher que la maladie ne reprenne, dans sa troisième période de traitement, son intensité première; il faut couper cette troisième période par une nouvelle cautérisation. Ainsi, nous voyons la deuxième période de rémission, après des cautérisations répétées, gagner de plus en plus en longueur; la diminution dans le gonflement et la turgescence de la muqueuse devient de plus en plus prononcée, de sorte que la tendance à la recrudescence diminue d'autant, et finit par cesser entièrement.

Demandons-nous maintenant comment la cautérisation parvient à produire cet effet : la conjonctive, dans l'état purulent, montre une muqueuse très congestionnée et très gorgée de sang ; les vaisseaux en sont dilatés et offrent un ralentissement de la circulation, ralentissement qui ne va pas cependant jusqu'à la stase ; en même temps, la muqueuse est imbibée de sérosité. Il est vrai que par la cautérisation nous provoquerons momentanément une augmentation dans la congestion ; mais la transsudation séreuse nécessitée par l'élimination de l'eschare, et l'excitation directe que la cautérisation a produite sur les vaisseaux causeront une tendance à la contraction des parois de ces derniers, et immédiatement une accélération dans la circulation.

Aussitôt après la cautérisation, la congestion de la muqueuse augmente considérablement, une transsudation séreuse abondante a lieu, suivie d'un collapsus de la conjonctive, période de rémission pendant laquelle la régénération de l'épithélium a lieu. La contraction des vaisseaux est aidée d'une manière remarquable par l'emploi des réfrigérants, qui doivent être appliqués immédiatement après la cautérisation ; le froid, à lui seul, a une action très énergique pour provoquer la contraction des vaisseaux congestionnés.

D'autres moyens d'excitation que les caustiques provoquent aussi momentanément une augmentation dans la congestion des vaisseaux, mais ils nous privent de la transsudation séreuse nécessaire pour l'élimination de l'eschare et si importante pour accélérer la circulation. Nous arrivons bien, par exemple, avec des acides dilués, ou des dissolutions d'alcalis faibles, à augmenter la congestion, mais nous ne parviendrons pas, par là, à obtenir une réaction apte à diminuer le gonflement de la muqueuse. La production d'une eschare et la transsudation séreuse qu'elle amène sont donc indispensables. Il est nécessaire de faire varier l'emploi de la cautérisation d'une manière proportionnelle au gonflement et à la turgescence de la conjonctive. Nous pouvons modifier ainsi, selon l'épaisseur de l'eschare, la transsudation qui doit l'éliminer et qui est si favorable à la contraction des vaisseaux, et par suite au dégonflement de la muqueuse. Les réfrigérants doivent aussi être appliqués de la même manière, avec plus ou moins d'intensité et pendant plus ou moins longtemps.

Quand, par ces moyens, nous sommes arrivé à accélérer la circulation, le sang, par la plus grande rapidité de sa marche, peut devenir un stimulus plus ou moins énergique pour la contraction des vaisseaux.

Quant à ce qui regarde la manière d'appliquer le caustique, il faut éviter deux fautes, qui peuvent compromettre le succès de ce traitement : la première faute, serait de faire succéder trop rapidement les cautérisations ; la cautérisation ne doit être faite qu'au commencement de la troisième période, et elle est appliquée beaucoup trop tôt, si elle a lieu peu de temps après l'élimination de l'eschare, avant que la régénération de l'épithélium soit terminée. Dans ce dernier cas, nous cautériserions une surface dénudée et nous attaquerions immédiatement le tissu de la conjonctive. Il n'y a pas de doute que nous pourrions guérir la maladie en agissant comme cela, et même assez promptement, mais ce serait toujours en sacrifiant une partie de la conjonctive ; il resterait des cicatrices plus ou moins considérables qui laisseraient un état d'irritabilité des yeux très gênant pour le malade. C'est aussi la raison pour laquelle nous ne nous servons pas du nitrate d'argent pur ; ce caustique agit d'une manière trop vive, cause une eschare trop épaisse, qui est difficilement éliminée, et l'on risque, même avec tous les ménagements possibles, de détruire les couches superficielles de la conjonctive. Nous ne pourrons nous servir du nitrate d'argent que dans des cas exceptionnels, et encore seulement pour une ou deux cautérisations : c'est quand le gonflement et l'engorgement sanguin de la muqueuse purulente sont excessifs. Il faut le rejeter comme remède unique pendant tout un traitement, et il faut le remplacer par le nitrate d'argent mitigé.

Une autre faute serait de trop espacer les cautérisations, d'attendre que la troisième période fût arrivée à son plein développement. Si nous attendions que la maladie, après une première cautérisation, eût repris son intensité, il est évident que la deuxième cautérisation produirait le même effet que la première, et que nous n'avancerions pas vers la guérison ; au contraire, il faut cautériser au commencement de la troisième période ou même avant qu'elle ait commencé, aussitôt que la couche d'épithélium s'est rétablie, mais avant que le gonflement de la conjonctive ait reparu, et qu'avec l'augmentation dans la sécrétion, les phénomènes inflammatoires se soient montrés comme avant la première cautérisation. Ce n'est que par des cautérisations appliquées précisément avant cette période de recrudescence que l'on arrive à un résultat favorable, sans attaquer le moins du monde le tissu conjonctival.

Les cautérisations, qui sont d'une efficacité si puissante et si assurée contre la conjonctivite purulente, ne doivent être appliquées qu'après un diagnostic parfaitement certain. Au commencement de la maladie, s'il existe le moindre doute qu'une transformation en conjonctivite diphthéritique puisse avoir lieu, on fait beaucoup mieux d'attendre ; ce n'est que lorsque la muqueuse a perdu toute dureté, qu'elle est devenue turgescente et très gorgée de sang, ce n'est qu'alors que l'on peut sans crainte appliquer le caustique. Chez les nouveau-nés cette précaution est moins nécessaire, parce qu'ils ne sont jamais attaqués d'une véritable conjonctivite diphthéritique. Il ne peut y avoir chez eux que des complications diphthéritiques passagères, qui disparaissent facilement, même après une cautérisation.

Il faut agir avec la même réserve pour la cautérisation au début de la maladie, si l'on n'est pas sûr de son diagnostic et si l'on peut avoir affaire à une conjonctivite granulaire aiguë. Alors même que, par prudence, on retarde les cautérisations, il faut employer avec énergie les réfrigérants, remède excellent qui ne peut faire de mal en aucun cas.

Un point important sur lequel il faut fixer son attention, c'est de bien cautériser toute la surface de la conjonctive palpébrale et de celle du cul-de-sac; très souvent les cautérisations n'échouent que parce que ce point a été négligé, et surtout qu'on n'a pas cautérisé le cul-de-sac supérieur, qui est plus difficile à atteindre. Pour éviter cet inconvénient, on renverse chaque paupière l'une après l'autre, et l'on fait regarder le malade dans une direction opposée à celle de la paupière qu'on a renversée; de cette manière, la muqueuse du cul-de-sac fait une proéminence en avant et est plus facilement atteinte par le caustique. La cautérisation successive des deux paupières est aussi très recommandable, dans la conjonctivite purulente des nouveau-nés, pour arriver à cautériser exactement le cul-de-sac conjonctival.

Si l'on veut faire une deuxième cautérisation, l'eschare de la première doit être entièrement éliminée; il en reste facilement des lambeaux, si l'on a cautérisé d'une manière inégale, si l'on attaque quelques parties avec plus d'énergie, ou bien si la conjonctive sur quelques points est moins vascularisée que dans d'autres, et si l'on n'a pas tenu compte de ce fait, en ne les cautérisant que très superficiellement, ou même pas du tout.

Quant au moment où la nouvelle cautérisation doit avoir lieu, le dégonflement de la conjonctive ne peut pas nous donner une indication suffisante : d'un côté, il est assez difficile de constater ce dégonflement, et ce n'est que par une observation très attentive qu'on peut l'apercevoir ; d'un autre côté, la plupart des cas ne sont pas assez à notre portée pour nous permettre ces observations. Il vaut mieux se rattacher à l'augmentation dans la sécrétion et dans la congestion de l'œil, qui a lieu après la deuxième période de rémission. Le malade, qui, immédiatement après la cautérisation, s'est plaint de vives douleurs, accompagnées de chaleur et de cuisson, dont les yeux ont fortement larmoyé, qui ne pouvait que difficilement ouvrir les paupières, indique qu'il y a eu, après un temps plus ou moins long, une rémission dans ces symptômes. Peu de temps après la cautérisation, l'œil offre encore une abondante sécrétion muco-purulente, qui contient des lambeaux blanchâtres de l'eschare ; cette sécrétion continue jusqu'à ce que l'eschare soit entièrement éliminée, et fait alors place à une sécrétion purulente beaucoup moins abondante qu'avant la cautérisation. Pendant ce temps de rémission le gonflement diminue, les paupières sont un peu moins enflées, le malade peut ouvrir les yeux avec plus de facilité, les douleurs ont presque entièrement disparu, et il ne lui reste qu'une sensation de faiblesse dans les paupières.

Après cette période de rémission plus ou moins longue, le malade indique que la sécrétion a de nouveau augmenté, que le gonflement des paupières est revenu comme auparavant, et qu'il n'éprouve plus le mieux momentané dont il vient de jouir. Il nous faut renouveler la cautérisation avant que cette phase de recrudescence ait pris son développement, dès que la sécrétion commence à augmenter de nouveau. C'est cette augmentation dans la sécrétion que les malades peuvent le mieux nous signaler, et qui nous donne la meilleure indication sur le moment où il nous faut cautériser de nouveau.

Généralement, il suffira de cautériser une fois toutes les vingt-quatre heures ; mais il ne faut pas oublier qu'il existe des cas où la chute de l'eschare, la régénération de l'épithélium et la phase de recrudescence, se succèdent avec une telle rapidité, que, pour arriver à une guérison, on est obligé de cautériser deux fois dans les vingt-quatre heures. Il faut bien observer la congestion et la vascularisation dans les différents cas pour pouvoir en quelque sorte juger d'avance de quelle manière et avec quels intervalles les cautérisations doivent être appliquées. Nous observons aussi des malades chez lesquels, à cause d'une moindre vascularisation de la muqueuse, l'élimination de l'eschare se fait moins vite, et où il ne faut appliquer le caustique qu'après trente-six à quarante-huit heures.

On peut poser en règle que dans la plupart des cas de conjonctivite purulente aiguë, les cautérisations doivent avoir lieu au commencement de la maladie toutes les vingt-quatre heures ; lorsque, dans le courant de l'affection, les symptômes d'inflammation ont diminué les cautérisations peuvent être plus espacées.

Une question importante se présente maintenant : faut-il cautériser quand il y a complication du côté de la cornée ? Il n'y a aucun doute qu'aussi longtemps que la conjonctivite purulente restera dans sa période de plein développement, il n'y a pas à espérer que l'affection de la cornée puisse rétrograder. C'est pour cette raison qu'il nous faut d'abord maîtriser la conjonctivite purulente, pour parvenir à une guérison de l'affection qui occupe la cornée. Comme nous ne possédons aucun moyen plus sûr et plus efficace contre la conjonctivite purulente que la cautérisation, c'est ce moyen qu'il nous faut employer dans ce cas, malgré l'affection de la cornée, et précisément pour la guérir ; mais la cautérisation doit être faite avec précaution, et il faut bien neutraliser l'excès du caustique. Il est bien vrai que le frottement de l'eschare sur la cornée affectée est un inconvénient, mais on peut le négliger, vu l'éminent avantage que la cautérisation nous procure pour cette affection même. C'est alors surtout qu'il faut bien proportionner l'énergie de la cautérisation avec la turgescence de la conjonctive, pour ne pas risquer d'avoir une trop grande persistance de l'eschare, ce qui aurait assez d'inconvénient pour la cornée ; en même temps, il faut chercher, par l'emploi des scarifications et par l'application des réfrigérants, à accélérer l'élimination de l'eschare. Quant au traitement des affections de la cornée, nous y reviendrons sous peu.

Énumérons brièvement quelles sont les objections que l'on a faites à propos des cautérisations dont l'excellente efficacité dans la conjonctivite purulente est pour nous un fait incontestable. On a prétendu (1) que ces cautérisations exigeaient d'abord une grande dextérité de la part du médecin, pour être appliquées avec succès ; c'est là un inconvénient qui ne nous semble pas prouvé, car même après un petit nombre d'applications du caustique, on parvient à le manier avec sûreté et d'une façon convenable.

On a dit encore que les enfants réagissaient de toutes sortes de manières, soit par leurs cris, soit par leurs mouvements, contre l'application du caustique, ce qui pourrait occasionner une congestion prolongée de l'œil malade. Il est vrai que les cautérisations sont très pénibles pour les enfants, mais ils se calment en général assez vite, et nous pensons que ces derniers sont moins tourmentés par des cautérisations répétées toutes les vingt-quatre heures, que par des instillations caustiques qu'il faudrait renouveler beaucoup plus souvent. Nous proscrivons surtout les solutions assez concentrées de nitrate d'argent, instillées toutes les heures ou toutes les deux heures.

Un dernier reproche que l'on a fait à l'emploi des cautérisations avec le nitrate d'argent mitigé, c'est qu'elles facilitaient une complication de la conjonctivite purulente par la diphthérite. Ceci est entièrement faux, car la cautérisation la plus mal faite ne parviendrait jamais à transformer une

(1) *Lehrbuch der praktischen Augenheilkunde*, von Dr Karl Stellwag von Carion. Wien, 1861, p. 354.

véritable conjonctivite purulente en diphthérite. Une telle cautérisation pourra bien produire des eschares profondes, et par suite des cicatrices, mais là se borneront ses effets. Nous avons dit combien il fallait être prudent avec les cautérisations, si la muqueuse offrait une prédisposition à la diphthérite ; c'est dans ces cas seulement qu'une imprudence pourrait être suivie de cette affection.

M. Mackenzie, si connu comme habile praticien, recommande de toucher la conjonctive malade, après avoir renversé séparément les paupières, avec une solution de 50 centigrammes de nitrate d'argent pour 30 grammes d'eau distillée ; ces attouchements doivent être répétés toutes les cinq ou six heures, et il faudrait varier la concentration du caustique (de 10 à 50 centigrammes de sel pour 30 grammes d'eau distillée), selon l'abondance ou la diminution de la sécrétion purulente. Nous ferons observer que pour les médecins qui ne voudraient pas se servir, sous un prétexte quelconque, du nitrate d'argent mitigé, les attouchements avec la susdite solution nous paraissent être le moyen le plus rationnel pour combattre l'ophthalmie purulente. Il sera toutefois indispensable de bien neutraliser l'excès du caustique par le chlorure de sodium, surtout dans le cas de complication du côté de la cornée, afin de ne pas l'aggraver.

Un deuxième moyen d'une très grande importance pour le traitement de la conjonctivite purulente, c'est le froid. Au début de la maladie, il faut faire un emploi continu de compresses trempées dans de l'eau glacée, et chercher, par un renouvellement suffisant, à obtenir que ces compresses ne s'échauffent pas sur l'œil, ce qui produirait un effet opposé.

Une fois que les symptômes de congestion et de gonflement de la conjonctive ont diminué, il ne faut appliquer ces compresses que toutes les heures ou toutes les deux heures, pendant vingt à trente minutes ; plus tard on peut se borner à ne les appliquer qu'immédiatement après la cautérisation, et les discontinuer aussitôt que les douleurs ont cessé. Ces compresses, fréquemment répétées, ont encore l'avantage de nettoyer l'œil ; lors même que nous ne croyons pas à un effet corrosif de la sécrétion purulente, nous pensons néanmoins qu'il faut, autant que possible, éviter que la cornée ne soit baignée continuellement dans ce liquide chaud. C'est aussi la raison pour laquelle, lorsque la sécrétion est trop abondante, nous cherchons à nettoyer de temps en temps le cul-de-sac conjonctival : le meilleur procédé consiste à faire couler, au moyen d'une éponge trempée dans de l'eau tiède ou dans une infusion légèrement aromatisée, un filet d'eau entre les paupières écartées. Nous rejetons l'usage des seringues, parce que les injections faites par ce moyen peuvent irriter inutilement l'œil, et qu'elles font courir un grand danger de contagion à la personne qui les emploie et à son entourage.

Si la sécrétion n'est pas trop abondante, nous pouvons nous abstenir de ces moyens de nettoyage, qui irritent toujours plus ou moins l'œil, car les cautérisations répétées et les compresses froides, employées avec persévérance, nettoient suffisamment la conjonctive. Les compresses trempées dans de l'eau glacée sont un moyen tellement efficace, qu'on parvient quelquefois à guérir la maladie uniquement par ce moyen, surtout quand on s'adresse à une conjonctivite purulente de nouveau-né.

Un troisième moyen de traitement, ce sont les scarifications par lesquelles nous tirons directement le sang de la conjonctive ; nous pouvons enlever, par ce moyen, du sang en assez grande abondance pour causer une diminution de la turgescence et un collapsus de la conjonctive. Les scarifications doivent être faites immédiatement après la cautérisation, car c'est alors que la congestion de la conjonctive est la plus forte et que nous pouvons en obtenir le plus de sang ; elles ont de plus l'avantage de raccourcir la période d'élimination de l'eschare, et par suite les douleurs qui accompagnent cette période. Il n'est pas nécessaire de les faire profondément, parce qu'on risquerait alors, à une deuxième cautérisation, de faire pénétrer trop fortement le caustique et d'amener des cicatrices ; il n'y a qu'à toucher légèrement la conjonctive avec le scarificateur, en plusieurs endroits, pour inciser l'épithélium, les papilles et les vaisseaux superficiels.

Pour entretenir l'hémorrhagie, il faut souvent étancher le sang avec une éponge trempée dans de l'eau tiède ; en même temps il faut accélérer la circulation dans les vaisseaux et l'écoulement du sang, en faisant mouvoir avec les doigts les paupières renversées l'une contre l'autre. Ces scarifications sont surtout très efficaces là où il existe une conjonctive très congestionnée et cyanosée, comme nous la rencontrons fréquemment dans la conjonctivite purulente des nouveau-nés. Dans ces cas, la circulation est très lente, et au commencement de la scarification, il ne s'écoule que peu de sang ; ce n'est qu'en faisant les mouvements des paupières que nous venons d'indiquer et en épongeant fréquemment le sang, que nous excitons le cours de ce liquide et que nous amenons une hémorrhagie suffisante. De cette manière, nous obtenons du sang en assez grande quantité, et après le traitement nous voyons la circulation s'améliorer notablement.

Nous ne croyons pas utile d'employer les scarifications avant la cautérisation, car elles faciliteraient la pénétration du caustique dans l'épaisseur du tissu conjonctival, et par suite la formation des cicatrices. Il faut suspendre les scarifications, qui sont devenues inutiles aussitôt que la turgescence et le gonflement de la muqueuse ont diminué et que les symptômes d'inflammation ont perdu de leur intensité.

Outre ces scarifications, on a proposé d'exciser plus ou moins largement le chémosis quand il est bien prononcé. C'est là un mauvais procédé ; car, quoique la conjonctive, grâce à la facilité avec laquelle elle se déplace, puisse aisément suffire à remplacer la perte de substance, cependant ce serait enlever inutilement une partie de la muqueuse qui n'est rien moins qu'inutile, et l'on risquerait de provoquer des cicatrices fâcheuses. Ce procédé présente encore un autre inconvénient, c'est de donner lieu, là où la conjonctive a été excisée, à une production de bourgeons charnus qui entravent singulièrement une guérison rapide.

Nous parvenons à faire disparaître le chémosis, et cela sans aucun inconvénient pour l'œil, en scarifiant fréquemment la conjonctive soulevée. Comme nous n'avons là qu'une infiltration séreuse, il nous est facile de faire sortir le liquide par les scarifications, afin d'empêcher une nouvelle collection, en répétant ces dernières. Pour les pratiquer, nous employons les ciseaux de Cooper, et nous faisons plusieurs incisions rayonnant vers la cornée. Tous les chémosis n'ont pas besoin d'un tel traitement ; assez souvent nous voyons cesser le gonflement de la conjonctive bulbaire, aussitôt qu'après une cautérisation suffisante la période de rémission a commencé. Nous regardons comme nuisibles toutes les excisions faites dans la conjonctive.

Il faut attacher la plus grande attention au traitement de la conjonctivite purulente, lorsqu'il se présente une complication du côté de la cornée. On doit avoir soin d'examiner l'œil avec de grandes précautions de ne pas faire subir aux paupières des tiraillements inutiles, et de ne pas exercer une pression sur le globe de l'œil, comme cela a si facilement lieu par l'emploi des élévateurs. Néanmoins il est absolument nécessaire de se rendre bien compte de l'état de la cornée, en examinant l'œil ; s'il se présente un abcès, un ulcère ou une facette de cette membrane, il faut instiller immédiatement une goutte d'une solution de sulfate neutre d'atropine :

Sulfate neutre d'atropine..........	5 centigrammes.
Eau distillée......	10 grammes.

et répéter cette instillation six à huit fois par jour. Notre intention est, en agissant ainsi, de diminuer la pression intra-oculaire, et en même temps de relâcher la cornée ; ce relâchement est surtout dû à la paralysie momentanée des muscles intrinsèques de l'œil. Nous avons ainsi plus de chances d'obtenir la guérison, en facilitant la régénération.

Le cas où il est surtout important de diminuer la pression intra-oculaire est celui où nous avons des ulcères de la cornée; alors la partie amincie de l'ulcère est soumise à la même pression que les parties normales, et ne peut naturellement pas offrir la même résistance. La pression intra-oculaire, beaucoup trop forte pour l'amincissement de ces parties, entrave leur nutrition et facilite leur destruction. Aussitôt que l'ulcère a atteint une certaine profondeur, son plancher est soumis à une telle pression qu'il est impossible que la régénération ait lieu, sans que cette pression cesse pendant quelque temps; et cela n'arrive qu'après une perforation. L'humeur aqueuse s'écoule alors et la pression intra-oculaire est réduite à peu de chose. Mais au moment où la fistule qui s'était formée se ferme, l'humeur aqueuse se reproduit, et la pression recommence à agir contre le plancher de l'ulcère, qui peut, ou résister, parce qu'il a gagné assez en épaisseur, ou nécessiter une deuxième perforation.

Quand nous sommes en droit de supposer que l'ulcère, ayant acquis une profondeur considérable, ne peut se guérir que par une perforation, il vaut beaucoup mieux la faire directement que d'attendre qu'elle ait lieu spontanément. Nous faisons alors la paracentèse avec une aiguille (à paracentèse), dans le fond de l'ulcère même, et nous cherchons à faire sortir l'humeur aqueuse aussi lentement que possible. Nous obtenons ainsi une ouverture très petite; l'humeur aqueuse s'écoule progressivement, ce qui a très rarement lieu dans la perforation spontanée, qui est le plus souvent brusque. Une perforation spontanée a encore l'inconvénient d'amener une perte de substance trop considérable, car elle n'a lieu que lorsque le fond de l'ulcère s'est excessivement aminci, et alors les parties qui entourent la fistule se nécrosent le plus souvent et sont perdues pour la régénération; il en résulte une opacité qui aurait été beaucoup réduite par la paracentèse. Aussitôt que l'humeur aqueuse s'est écoulée par le trou de cette dernière, la régénération commence ordinairement sur les bords de l'ulcère.

Après la fermeture de la fistule qui s'est établie, il faut répéter la paracentèse, si l'on voit le plancher de l'ulcère de nouveau poussé en avant par une pression trop forte. Il est nécessaire de répéter plus souvent encore ce procédé opératoire, si nous l'avons appliqué dans un cas où l'ulcère, sans présenter une profondeur menaçante, s'étendait trop rapidement, et que nous ayons opéré dans le but d'arrêter ce progrès dangereux. Dans ce cas, à cause de la plus grande épaisseur des parois du plancher de l'ulcère, la fistule se ferme beaucoup plus facilement et nécessite de plus fréquentes paracentèses. On réussit ainsi à guérir souvent les ulcères de la cornée sans donner d'opacités importantes; tandis que si nous laissons à la nature même le soin de faire ces perforations, et surtout si elles sont répétées, il reste toujours des cicatrices opaques plus ou moins considérables.

Le lendemain du jour où nous avons fait une paracentèse, il nous est possible, en pressant légèrement avec un stylet les parties voisines de la fistule, qui s'est fermée contre notre gré, de l'ouvrir de nouveau et de donner issue à l'humeur aqueuse. Il est vrai que l'iris s'applique, après la paracentèse, contre le trou fistuleux, et qu'il en résulte, par accolement, une synéchie antérieure ; mais cette synéchie n'est d'aucune importance, elle disparaît d'elle-même après la production et l'accumulation d'une nouvelle quantité d'humeur aqueuse, et, si cela n'a pas lieu, nous la faisons disparaître par l'application des mydriatiques.

Il n'y a donc pas à hésiter à pratiquer la paracentèse lorsqu'il se présente un ulcère d'une certaine profondeur et d'une certaine étendue, même si la perforation naturelle ne devait pas avoir lieu ; par là nous plaçons l'ulcère dans des conditions beaucoup plus favorables, et nous évitons souvent de grandes opacités. Des expériences comparées ont prouvé la vérité de ce que nous venons d'avancer.

Si nous avons à traiter un œil où une perforation ait déjà eu lieu et où il y ait prolapsus de l'iris, il est nécessaire de l'enlever, aussitôt que sa réduction par l'instillation de l'atropine n'est pas possible ; il faut le piquer avec une aiguille et couper la partie proéminente avec des ciseaux. Dans les cas assez fréquents où l'on apporte des enfants au médecin, quand une grande perforation centrale de la cornée s'est déjà opérée, perforation par laquelle le cristallin est poussé et fait hernie, il ne faut pas hésiter à faire sortir le cristallin, et même une petite partie de l'humeur vitrée, pour réduire complétement la pression intra-oculaire. Si, dans ces cas, l'inflammation ne se propage pas sur les parties internes de l'œil, nous pouvons encore obtenir une guérison de l'affection cornéenne, qui laisse assez de transparence à la cornée pour justifier la formation d'une pupille artificielle. Il est très intéressant de voir ces petits yeux, vidés en partie, se remplir peu à peu, et donner encore, après qu'on a pratiqué la pupille artificielle, une vision assez satisfaisante.

Il ne nous reste que peu à ajouter à la description du traitement de la conjonctivite purulente. Nous avons indiqué qu'il faut s'efforcer de bien nettoyer l'œil, soit par des cautérisations et l'application de compresses glacées, soit par des instillations répétées d'eau tiède ou d'une infusion légère aromatique. Quant aux déplétions sanguines par des saignées ou par des sangsues, nous ne leur donnons pas une très grande importance dans le traitement; nous leur préférons les scarifications, qui enlèvent directement le sang à la conjonctive. On peut bien appliquer un certain nombre de sangsues à la tempe, et l'on sera souvent forcé d'agir ainsi, vu la grande foi que le public accorde généralement à ce mode de thérapeutique, mais on n'exercera pas de la sorte une grande influence sur le cours de la maladie ; si l'on veut appliquer les sangsues, on fait bien de ne pas les placer trop près de l'œil, pour ne pas augmenter inutilement le gonflement des paupières.

Pour obtenir un dégonflement de ces dernières et pour diminuer la compression qu'elles exercent sur le globe, on peut cautériser la peau avec du nitrate d'argent pur, après qu'on l'a humectée avec de l'eau. On peut employer ainsi, dans le même but, la teinture d'iode ou le sous-acétate de plomb liquide ; mais c'est là un procédé auquel il ne faut pas ajouter une trop grande importance.

Il est bon, au début de la conjonctivite purulente, d'agir d'une manière dérivative sur le canal intestinal, et le meilleur moyen est d'employer les purgatifs salins. Nous ne prescrivons le calomel comme purgatif que lorsque les paupières présentent une certaine roideur et que nous craignons une attaque de diphthérite. Il faut aussi en user dans les cas mixtes où il y a mélange de conjonctivite purulente et de conjonctivite diphthéritique, pour faciliter la transformation en état purulent.

Quant aux caustiques que nous employons dans le traitement de la conjonctivite purulente, le meilleur, sans contredit, est le nitrate d'argent mitigé. Le nitrate d'argent pur ne doit être employé que rarement et d'une manière transitoire ; on pourrait même presque toujours le remplacer par un nitrate d'argent mitigé, composé de parties égales de nitrate d'argent et de nitrate de potasse. Le nitrate d'argent mitigé a le grand avantage de pouvoir être parfaitement dosé dans son application, et de donner une eschare solide et régulière.

Dans la conjonctivite purulente chronique, où les cautérisations doivent être répétées moins souvent, selon l'état inflammatoire de la muqueuse, nous croyons devoir encore donner au nitrate d'argent mitigé la préférence sur tout autre caustique ; mais on peut aussi, dans ces cas, alterner avec le sulfate de cuivre, ou se servir d'une solution forte de sous-acétate de plomb :

Sous-acétate de plomb...........	āā 5 grammes.
Eau distillée...................	

Après une application consciencieuse et exacte de nitrate d'argent mitigé, il ne nous sera le plus souvent pas nécessaire d'avoir recours à un autre caustique.

Résumons encore, en peu de mots, le traitement de la conjonctivite purulente.

Dans les premiers jours, au début de la maladie, il faut être très prudent dans l'application des caustiques ; tant qu'il y a quelque roideur dans les paupières, et que le boursouflement de la muqueuse et le développement des papilles ne sont pas encore prononcés, on peut redouter d'avoir affaire à une conjonctivite diphthéritique commençante, et il est sage d'attendre quelques jours avant d'employer les cautérisations. Dans cet intervalle, il faut agir énergiquement en appliquant les compresses glacées, donner du calomel à dose purgative, et placer des sangsues à la tempe ou à l'angle interne de l'œil; en même temps il est bon de faire des frictions au front avec de l'onguent mercuriel simple; mais, aussitôt qu'une sécrétion purulente s'est faite en abondance, et que la maladie s'est clairement manifestée, il faut agir avec le caustique, scarifier, si la turgescence de la conjonctive est bien prononcée, et appliquer les réfrigérants avec persévérance, surtout immédiatement après les cautérisations. S'il survient un chémosis trop fort, il faut l'inciser avec les ciseaux. La chose à laquelle il faut apporter le plus d'attention dans le courant du traitement, c'est de bien préciser à quels intervalles et avec quelle énergie il faut appliquer le caustique.

Si la cornée est attaquée, il faut néanmoins continuer les cautérisations; on doit instiller les mydriatiques et surtout le sulfate d'atropine, et faire la paracentèse de la cornée, si nécessité il y a.

Il nous reste maintenant à dire quelques mots sur la conjonctivite purulente des nouveau-nés et sur la conjonctivite gonorrhéique.

A. — Conjonctivite purulente des nouveau-nés (ophthalmie des nouveau-nés).

Le plus grand nombre des cas de cette maladie est provoqué par l'inoculation; nous en avons en quelque sorte une preuve dans la manière régulière avec laquelle cette maladie apparaît le troisième ou le quatrième jour après la naissance. Quand la tête de l'enfant passe par le vagin, il peut rester quelques traces du pus blennorrhagique entre les paupières, et cela suffit pour l'infection. Mais nous ne voulons pas dire par là que toute femme attaquée de blennorrhée du vagin doive, par cela même, donner à son enfant une conjonctivite purulente, ce qui augmenterait singulièrement le nombre de ces affections; d'un autre côté, nous voyons attaqués de conjonctivite purulente des enfants dont les mères n'ont montré aucun signe de blennorrhée du vagin. Dans ces derniers cas, nous avons une conjonctivite purulente spontanée, qui peut attaquer aussi bien un nouveau-né qu'un adulte (1). Il ne faut pas oublier aussi combien sont nombreuses les causes d'irritation auxquelles les yeux d'un nouveau-né sont exposés.

(1) La note suivante, que M. Mackenzie publie à ce sujet, nous semble assez importante pour ce qui concerne l'étiologie de cette maladie. Afin de constater jusqu'à quel point l'ophthalmie des nouveau-nés pouvait être occasionnée par un écoulement

C'est avec raison qu'on a fait remarquer que les ophthalmies des nouveau-nés peuvent souvent être le résultat d'attouchements avec les mains sales ou de nettoyage avec des substances irritantes (l'eau-de-vie, par exemple, en Angleterre). Les asiles destinés aux enfants trouvés renferment une foule d'agents nuisibles propres à rendre fréquente cette maladie; il est de fait que l'ophthalmie des nouveau-nés est beaucoup moins rare chez les personnes pauvres que dans la classe aisée, où les enfants sont moins exposés à l'action nuisible de la lumière et de la malpropreté.

Toutefois c'est un fait curieux de voir combien le nombre de ces ophthalmies des nouveau-nés augmente à certaines époques, de sorte que l'on est bien tenté de leur attribuer un caractère épidémique.

Au début de la maladie, les cils sont légèrement accolés, les paupières un peu gonflées, leurs bords rougis, et il apparaît une sécrétion muqueuse. Ces symptômes s'arrêtent quelquefois là, et nous n'avons affaire qu'à une irritation catarrhale de la conjonctive qui passe sans laisser de suites; mais, aussitôt que ces signes se montrent chez un nouveau-né, il faut être bien sur ses gardes, et ne pas oublier qu'ils peuvent être les précurseurs d'une conjonctivite purulente. Dans des cas assez rares nous rencontrons, avec cette irritation catarrhale de la conjonctive, une prédisposition à des hémor-

provenant des organes génitaux de la mère, le docteur Lederschold fit interroger, pendant le courant de l'année 1832, toutes les femmes qui se présentèrent pour accoucher à la Maternité de Stockholm, sur la question de savoir si elles étaient ou non atteintes d'écoulement. 360 femmes furent accouchées; après avoir déduit les enfants mort-nés, ou ceux qui moururent quelques jours après la naissance, il resta 328 femmes dont les enfants purent être observés. 137 étaient affectées d'un écoulement des parties génitales et 181 en étaient exemptes; 30 enfants furent atteints d'ophthalmie purulente: 20 provenaient de mères ayant des écoulements et 10 de mères qui n'en avaient pas. Il résulte de là que les écoulements des parties génitales sont très communs chez les femmes enceintes, que toutes celles qui en sont atteintes ne communiquent pas nécessairement l'ophthalmie à leurs enfants, et qu'enfin l'ophthalmie peut survenir chez des enfants dont les mères n'avaient pas d'écoulement, preuve que la maladie peut reconnaître d'autres causes. Mais si l'on considère que 20 enfants sur 137, provenant de mères ayant des écoulements, ou environ 1 sur 7, ont eu l'ophthalmie, tandis que 10 seulement sur 181, ou 1 environ sur 18, provenant de mères sans écoulement, ont eu la même affection, et que la proportion des premiers est par conséquent près de trois fois plus considérable que celle des seconds, on peut affirmer que le fait d'un écoulement génital chez la mère est une cause très fréquente de cette maladie, bien qu'elle n'en soit pas la cause unique. (*Medical Gazette*, vol. XXVII, p. 382. London, 1840.—*Traité pratique des maladies des yeux*, par W. Mackenzie, traduit par MM. Warlomont et Testelin. Paris, 1856, p. 758.)

rhagies spontanées, particularité que l'on a décrite sous le nom de *larmoiement sanguin.* Dans le petit nombre de cas que nous avons observés, il ne s'agissait que d'une mixtion du sang avec les larmes et la sécrétion de la muqueuse, ce qui produisait un larmoiement rouge couleur de sang. Aucune particularité ne put être signalée, soit dans l'état général du malade, soit dans la muqueuse.

Lorsque nous avons réellement affaire à une affection purulente, nous observons, vers le troisième ou quatrième jour, tous les symptômes que nous venons d'indiquer : l'accolement des cils, un léger gonflement et une rougeur du bord des paupières ; de plus, si nous ouvrons ces dernières, nous trouvons la conjonctive rouge et légèrement gonflée.

Les symptômes se montrent d'abord sur un œil, et ne tardent pas à gagner l'autre.

Le sac conjonctival est rempli d'un liquide citrin, résultant du mélange de quelques traces du pigment sanguin avec une sécrétion claire, dans laquelle nagent quelques flocons de mucosité. Le gonflement et la rougeur de la conjonctive augmentent de plus en plus, et si nous écartons alors les paupières, il s'en échappe une ou plusieurs gouttes d'une sécrétion purulente ; alors le diagnostic devient certain. Au bout de peu de jours, le gonflement, le boursouflement de la conjonctive, et la turgescence des vaisseaux, se manifestent clairement, et une sécrétion purulente a lieu en abondance.

Chez les nouveau-nés la conjonctive palpébrale et celle du cul-de-sac sont beaucoup plus atteintes que celle du globe, aussi le chémosis n'aura-t-il guère un développement capable de cacher la cornée. Le gonflement de la muqueuse des paupières et de celle du cul-de-sac sera souvent tel, que soit spontanément, soit par suite d'une légère contraction des paupières à la suite des cris et des pleurs de l'enfant, un ectropion se produit très facilement. L'étroitesse de la fente palpébrale sera aussi, chez les nouveau-nés, une cause fatale d'aggravation de la maladie.

Les paupières des enfants sont rouges, surtout sur les bords : elles sont lisses et souvent extrêmement gonflées ; la sécrétion du pus peut être quelquefois si abondante, que ce dernier s'écoule sur les joues des petits malades.

Nous attirons ici l'attention sur un point important. Dans les premiers jours de la maladie, on observe quelquefois une certaine roideur dans les paupières ; la muqueuse est gonflée, mais plutôt cyanosée, et elle ne présente pas le développement des papilles qu'on voit dans la conjonctivite purulente. On voit à l'état cyanosé de la conjonctive se joindre une disposition à la stase du sang dans les vaisseaux congestionnés. Jamais il ne survient ici une véritable conjonctivite diphthéritique ; et quant à nous,

nous n'avons jamais eu l'occasion d'observer chez des nouveau-nés cette conjonctive lisse, pâle, infiltrée, fortement gonflée, et dépourvue de sang, qui est propre à cette affection. Ce que l'on a considéré comme conjonctivite diphthéritique des nouveau-nés n'était autre chose que la complication que nous venons d'indiquer, ou une méprise causée par la présence dans la sécrétion d'éléments fibrineux qui, au contact de l'air, se coagulaient et formaient, au lieu d'une couche de pus, une sorte de membrane sur la conjonctive. Si, dans ces cas, nous écartons les paupières, nous voyons la muqueuse couverte d'une couche d'un gris jaunâtre, qui, à la première vue, simule parfaitement une conjonctivite diphthéritique. Mais cette sécrétion peut, au moyen d'une pince ou souvent par un léger frottement avec le doigt, être enlevée en totalité ou en lambeaux, et la muqueuse apparaît alors rouge, boursouflée, et avec des papilles bien développées.

Nous avons eu l'occasion d'observer des cas où cette sécrétion coagulable était très abondante, et où la muqueuse rouge et turgescente se recouvrait bientôt d'une nouvelle couche de sécrétion coagulée, après qu'on l'avait enlevée une première fois. Nous n'avons pas affaire ici à une infiltration fibrineuse dans le tissu de la conjonctive (ce qui caractérise la diphthérite) ; car, quoique souvent, en enlevant la couche coagulée, il s'ensuive une légère hémorrhagie, cela ne prouve pas que cette masse fibrineuse ait pénétré dans le tissu de la muqueuse : souvent en effet la muqueuse d'une conjonctivite purulente présente de ces hémorrhagies au moindre attouchement. Nous ne pouvons pas regarder cette tendance à la coagulation de la sécrétion comme étant une preuve de diphthérite ; il n'y a ici ni stase dans la circulation, ni appauvrissement du sang dans la muqueuse, et les scarifications donnent assez de sang aussitôt que l'on fait subir aux paupières les mouvements indiqués plus haut. Aussi nous voyons ces maladies guérir par un traitement convenable et quelquefois même spontanément, sans laisser de cicatrices.

La roideur des paupières, que nous observons quelquefois dans les premiers jours de la maladie, de même que l'état cyanosé et lisse de la conjonctive, qui n'est pas encore boursouflée, ne suffit pas pour nous faire croire à une véritable diphthérite ; néanmoins il faut bien tenir compte de cet état pendant le traitement.

La conjonctivite purulente des nouveau-nés ne nous offre rien de bien important qui puisse la séparer de celle des adultes. Le gonflement des papilles est quelquefois énorme, et elles ont été décrites souvent par les auteurs comme étant des granulations. S'il se produit dans ces cas un ectropion des paupières, il nous faut le combattre par une pression externe ; le moindre tiraillement peut alors reproduire cet ectropion.

L'état général des enfants n'offre pas ordinairement d'altération ; l'agitation et l'insomnie que l'on rencontre chez eux sont probablement dues à l'énergie du traitement qu'on leur fait subir.

Pour ce qui regarde la fréquence des complications d'affections de la cornée et leur mode d'apparition, nous ne pouvons non plus trouver de différence entre la conjonctivite purulente des nouveau-nés et celle des adultes. Nous ne partageons pas l'opinion de beaucoup d'auteurs que l'ophthalmie purulente des nouveau-nés soit plus souvent compliquée d'affection de la cornée que cela n'a lieu chez les adultes. On a souvent prétendu que les enfants faibles et cachectiques étaient plutôt exposés à une issue fatale de la maladie, à cause de la facilité avec laquelle survenaient les affections du côté de la cornée. Il est impossible de poser son pronostic sur l'état général, car nous voyons des enfants faibles et cachectiques échapper assez fréquemment aux dangers de l'ophthalmie purulente, tandis que des enfants forts et vigoureux perdent la vue. Les premiers y sont souvent plus exposés, non à cause de leur état général, mais parce que les parents de ces enfants mal nourris se trouvent ordinairement dans une position malheureuse, qui ne leur permet pas de leur donner les soins nécessaires.

Il est impossible de préciser le moment où ces complications arrivent le plus facilement. Plus fréquemment que chez les adultes, les nouveau-nés nous présentent la complication qui débute par de petites infiltrations vers le bord de la cornée; les infiltrations se réunissent et forment un ulcère en arc. Lorsque cet arc a pris une certaine étendue, la partie centrale de la cornée tend à se nécroser; il survient une grande perforation; le cristallin s'échappe, et un staphylôme en est la conséquence presque inévitable. Heureusement ces abcès multiples avec nécrose de la cornée sont très rares, si l'on applique à temps un traitement convenable.

Les cataractes centrales (ou capsulo-lenticulaires) que l'on rencontre à la suite de l'ophthalmie des nouveau-nés, sont dues à une perforation de la cornée, et ne peuvent pas être, comme le dit M. Mackenzie, la conséquence d'une inflammation de la capsule, sans que la perforation de la cornée infiltrée ait eu lieu.

On voit souvent l'ophthalmie des nouveau-nés produire des taches plus ou moins considérables de la cornée qui, selon leur épaisseur et leur étendue, donnent lieu à des amblyopies plus ou moins fortes, à la myopie, au strabisme, etc.

Thérapeutique. — Nous n'avons pas grand'chose à ajouter à ce que nous avons dit de la conjonctivite en général. Dans les premiers jours, si nous observons une certaine roideur des paupières, il est prudent d'attendre un peu pour cautériser. Dans cet intervalle, il faut appliquer des réfrigérants, qui sont très bien supportés par les petits malades; inutile de dire qu'il faut prendre les précautions nécessaires pour qu'ils ne se refroidissent pas.

Malheureusement les enfants pauvres, tels que ceux que l'on rencontre dans les crèches, sont souvent confiés à des nourrices grossières qui, par le peu de délicatesse de leurs soins, font échouer l'efficacité de ces réfrigérants. Dans tous les cas il faudra s'assurer avec soin que l'œil soit tenu dans un grand état de propreté. A cet effet, nous recommandons de faire passer toutes les heures, ou même toutes les demi-heures, entre les paupières, à l'aide d'une éponge, une filet d'eau tiède. Pour éviter l'accolement palpébral nous prescrivons la pommade suivante, que nous faisons appliquer sur le bord des paupières closes à l'aide d'un pinceau : précipité rouge, 5 centigrammes ; huile d'amandes douces, 1 gramme ; axonge, 3 grammes.

Pour accélérer la disparition de la roideur des paupières et la cyanose de la muqueuse, qu'on observe quelquefois au début de l'ophthalmie des nouveau-nés, il faut donner 1 demi-centigramme de calomel trois ou quatre fois par jour, et faire appliquer sur le front de l'onguent mercuriel simple en petite quantité. Ce traitement sera discontinué aussitôt que l'état purulent de la conjonctivite se sera très clairement manifesté. Il faut alors employer le caustique et le faire suivre de l'application des compresses glacées ; on peut aussi donner en même temps quelque faible laxatif.

Nulle part l'effet souverain des cautérisations n'éclatera plus manifestement que dans le traitement de la conjonctivite purulente des nouveau-nés ; en les appliquant avec exactitude, nous pouvons presque toujours éviter ces complications dangereuses du côté de la cornée, et nous voyons cette maladie tant redoutée prendre entre nos mains un caractère relativement assez bénin. Mais il faut bien appliquer ces cautérisations, et lorsque le gonflement et la sécrétion sont très prononcés, il deviendra quelquefois urgent de les répéter deux fois par jour.

Dans les cas moins graves, on peut renverser les deux paupières en même temps et les cautériser ensemble ; après quoi on aura soin de bien neutraliser.

Dans les cas graves, il faut cautériser successivement les paupières, et faire attention de bien atteindre avec le caustique le fond du cul-de-sac.

On a encore dernièrement conseillé (M. Stellwag de Carion) d'appliquer les caustiques sous forme de solution ou de pommade, en maintenant appliquée sur les paupières, au moyen d'un bandeau compressif, de la charpie imbibée avec le susdit médicament. Ce pansement serait renouvelé selon l'urgence des cas, de deux à cinq fois par jour. Quoique nous ayons une grande confiance dans l'occlusion palpébrale comme remède, néanmoins nous ne nous familiariserons pas avec un semblable procédé, dans les cas où il y aura une sécrétion abondante de la muqueuse.

En traitant ces ophthalmies, nous n'aurons aussi que rarement l'occasion de cautériser avec le nitrate d'argent pur ; et si nous avons besoin d'agir énergiquement, nous nous servirons du nitrate d'argent mitigé par portions égales de nitrate de potasse. Nous nous élevons également contre tout caustique liquide, et surtout contre les instillations d'une dissolution forte de nitrate d'argent ; il est impossible de bien localiser leur effet, et elles n'attaquent que trop facilement la cornée d'une manière fâcheuse.

Si nous avons une turgescence de la muqueuse avec engorgement sanguin très prononcé, il faut scarifier après la cautérisation, et tâcher d'entretenir l'hémorrhagie aussi longtemps que possible. Il faut agir de même dans les cas d'affection de la cornée, pour accélérer l'élimination de l'eschare. Le chémosis disparaît presque toujours avec l'amélioration de l'état inflammatoire de la conjonctive palpébrale, et n'exige pas un traitement direct. S'il ne cède pas assez rapidement, on peut accélérer sa disparition en cautérisant légèrement la partie périphérique de la conjonctive bulbaire, ou en la scarifiant ; mais encore ici il faut rejeter absolument toute excision de la conjonctive, qui, dans son exécution même, ne serait pas bien facile.

Dans tous les cas de conjonctivite purulente, il est nécessaire de se rendre toujours compte de l'état de la cornée. Pour cela l'examen des yeux, chez les nouveau-nés et chez beaucoup d'enfants, doit être fait, à l'aide des élévateurs, parce que le gonflement des paupières ne permet que rarement un examen direct suffisant.

Quand il y a affection de la cornée, il faut continuer les cautérisations, bien neutraliser, et scarifier.

L'efficacité d'un semblable procédé nous a encore été prouvée tout récemment par les observations suivantes :

Observation I. — Un enfant âgé de trois semaines nous fut présenté après avoir été pris d'ophthalmie purulente dès le troisième jour qui suivit la naissance. Il avait été traité au début de la maladie par un confrère très versé dans le traitement des maladies des yeux. Comme probablement les symptômes de la maladie avaient toujours été en diminuant de plus en plus, le médecin commit l'imprudence de permettre aux parents de mettre l'enfant en nourrice une semaine après le commencement de son traitement. L'enfant fut rapporté de la campagne huit jours après, avec un écoulement très abondant de pus, et les cornées prises d'une infiltration profonde, de couleur gris jaunâtre, qui occupait au centre de cette membrane une étendue de 3 à 4 millimètres. Le médecin de la maison, auquel l'enfant fut de nouveau présenté, déclara que ce dernier avait perdu toute faculté de voir, et par suite conseilla d'abandonner tous les traitements que l'on mettait en usage.

C'est à ce moment que l'enfant nous fut apporté par les parents désespérés : quoique les cornées fussent gravement compromises, nous n'hésitâmes pas un instant à cautériser fortement les paupières renversées séparément et à les scarifier après, en tâchant d'entretenir l'écoulement du sang aussi longtemps que possible. Nous conseillâmes en même temps d'instiller toutes les trois heures une goutte de solution d'atropine, et de maintenir, pendant trois heures après la cautérisation, des compresses froides, pour accélérer l'élimination de l'eschare. (Un emploi plus exagéré de compresses froides, lorsque la cornée est fortement atteinte, ne nous paraît pas favorable, vu qu'il pourrait faciliter la nécrose du tissu cornéen.)

Ce traitement dont nous venons de parler fut immédiatement suivi d'une notable diminution de la sécrétion purulente ; après quatre semaines l'écoulement purulent avait entièrement cessé ; la muqueuse, encore un peu veloutée, avait repris sa coloration normale, et il ne restait sur les cornées que de légères taches de 3 millimètres de diamètre, qui sont actuellement en bonne voie de disparition.

Nous avons eu occasion de présenter l'enfant dont il s'agit à plusieurs confrères à notre clinique, en insistant sur la nécessité qu'il y a de ne pas discontinuer les cautérisations, dans l'ophthalmie purulente, voir même avec des complications graves du côté de la cornée.

Observation II. — Pendant que nous traitions l'enfant dont nous venons de parler, un autre, âgé de douze jours, nous fut amené par les parents qui avaient consulté un de nos spécialistes M. D....t ; ce médecin déclara que les yeux de l'enfant, dont le sac conjonctival laissait échapper du pus en abondance, étaient en pleine suppuration, et qu'il n'y avait pas moyen de lui rendre la vue (1). J'examinai les yeux de l'enfant à l'aide d'élévateurs, et je trouvai, quoiqu'il existât une ophthalmie des plus violentes, la cornée de l'œil droit parfaitement intacte et celle de l'œil gauche atteinte d'une infiltration légère, qui occupait le centre de cette membrane. Je consolai les parents autant que cela me fut possible et j'entrepris le même traitement que j'avais mis en œuvre pour l'enfant dont je viens de parler ; toutefois j'appliquai ici les réfrigérants avec plus de persévérance, vu que les cornées n'exigeaient pas une trop grande réserve dans l'usage du froid. L'emploi

(1) On conseilla aux parents de placer une compresse de guimauve et de pavot sur les yeux, pour n'avoir pas le triste spectacle de les voir se crever.

du nitrate d'argent mitigé, suivi de scarifications, et les compresses glacées, parvinrent, dans l'espace de trois semaines, à faire cesser tout écoulement purulent. Les cornées étaient en parfait état ; à peine pouvait-on voir encore, sur celle de gauche, un léger nuage. Je priai les parents de vouloir me permettre de présenter cet enfant à ma clinique, non-seulement afin d'insister sur les excellents résultats qu'on pouvait obtenir de la thérapeutique que nous avons exposée avec tant de détails, mais, d'un autre côté, pour engager mes jeunes confrères à ne jamais porter imprudemment un pronostic qui mettrait le désespoir dans les familles, et qui pourrait singulièrement ébranler la considération dont un bon praticien doit toujours jouir.

Lors de complication de la cornée, on peut, pour éviter le frottement de l'eschare sur la membrane malade, se servir, pour nettoyer l'œil, de lait tiède que l'on instille entre les paupières. S'il y a des ulcères de la cornée, outre l'application de l'atropine, il faut employer la paracentèse pour éviter les opacités étendues de cette membrane, qui entraîneraient plus ou moins la perte de la vision. On enlève avec les ciseaux les trop grands prolapsus de l'iris, et l'on cherche à diminuer la pression intra-oculaire ; on peut même être obligé de faire sortir le cristallin pour conserver la substance de la cornée. Il n'y a aucun doute que là où l'on a pu, au commencement de la maladie, bien appliquer les cautérisations, on évite presque toujours ces accidents si redoutables.

Malheureusement, on donne encore aujourd'hui les nouveau-nés à soigner à des sages-femmes ignorantes, et l'on n'apporte que trop souvent les enfants au médecin lorsqu'il y a déjà une affection grave de la cornée ou même de grandes perforations.

Nous devons considérer la conjonctivite purulente des nouveau-nés comme une affection locale. Il est rare de voir survenir des symptômes généraux, comme par exemple des convulsions ; mais ils sont plus fréquents lorsque la perforation de la cornée s'est faite sur une grande étendue, et surtout si l'inflammation gagne l'intérieur de l'œil.

B. — Ophthalmie gonorrhéique ou blennorrhagique des auteurs.

Il n'y a aucun doute que la sécrétion gonorrhéique ne soit inoculable sur la conjonctive ; le grand nombre de cas malheureux où l'infection a lieu de cette manière, de même que les expériences directes, ont bien démontré ce fait. Voici une observation très curieuse, qui tend à établir l'inoculabilité du pus et qui ne se prêterait que difficilement aux suppositions de métastase que l'on aime encore tant à invoquer dans l'ophthalmie gonorrhéique. Cette observation se trouve dans les *Leçons cliniques sur les affections blennorrhagiques* du docteur Cullerier (1). « Un malade, dit-il, » qui a séjourné longtemps dans mes salles, entra pour une blennorrhagie; il » avait un œil d'émail : un de ses yeux, en effet, avait été perdu dans son » tout jeune âge, je ne sais par suite de quelle affection; il ôtait cet œil ar- » tificiel chaque soir et le mettait dans un verre d'eau, qui lui servait à » laver sa verge. Tout à coup il est pris d'une inflammation très intense du » moignon de son œil et de toute la membrane qui tapissait l'orbite avec » écoulement jaune verdâtre et douleurs affreuses. On en cherchait la » cause, quand il nous donna les renseignements précédents. Ce fait m'ayant » frappé, j'en parlai à M. Ricord, qui me dit en avoir observé un sem- » blable. » Nous avons appris par communication orale que dans les deux cas, la maladie ne gagna pas l'autre œil.

Le plus souvent, quand un malade affecté de gonorrhée est attaqué de conjonctivite purulente (ophthalmie gonorrhéique), surtout si un seul œil se trouve pris, il est possible de démontrer qu'une inoculation a eu lieu; d'un autre côté, on voit souvent l'inoculation de pus gonorrhéique se faire sur des personnes saines.

Dans les cas où, chez des personnes attaquées de gonorrhée, l'inoculation sur la conjonctive n'est pas démontrée, on n'a nullement besoin d'avoir recours, pour l'expliquer, à une métastase; ces sujets peuvent, aussi bien que d'autres, être atteints d'une conjonctivite purulente spontanée sans qu'il existe aucun rapport entre cette maladie et la gonorrhée des organes génitaux.

On a prétendu qu'au début de l'ophthalmie gonorrhéique, l'écoulement diminuait considérablement du côté des organes génitaux, ou même cessait complétement. Ces observations sont très rares, et nous croyons que, là où elles ont été faites, on a commis une erreur, en attribuant une relation inverse entre la maladie des yeux et celle des organes génitaux. En effet, la sécrétion d'une gonorrhée qui va disparaître peut produire une inoculation de l'ophthalmie ; d'un autre côté, la gonorrhée peut bien se guérir spontanément au début d'une ophthalmie purulente, sans qu'il y ait relation entre elles.

Quand est-ce que l'on cessera enfin d'établir des théories sur des faits isolés, théories qui ne peuvent être démontrées que par de longues suites d'observations bien consciencieuses et bien exactes ! Il est triste de voir que, par suite de ces idées purement théoriques de métastase, on est allé jusqu'à vouloir combattre l'ophthalmie gonorrhéique en provoquant un écoulement

(1) Publiées par le Dr Eugène Royet. Paris, 1861, p. 164.

de l'urèthre, soit par inoculation directe, soit par l'usage prolongé d'une sonde à demeure. A supposer que nous admettions la métastase, comment peut-il se faire qu'un écoulement de l'urèthre réagisse sur la sécrétion purulente de la muqueuse oculaire? N'est-ce pas déjà trop pour le malade de souffrir d'une si grave maladie de l'œil, sans aller la compliquer d'un écoulement gonorrhéique, dont les suites ne sont déjà pas tellement heureuses. En thérapeutique, la première condition doit être, sinon de guérir la maladie, du moins de ne pas l'aggraver.

Nous avons déjà indiqué pourquoi, malgré le grand nombre de gonorrhées, les conjonctivites gonorrhéiques sont relativement assez rares; ajoutons encore les raisons suivantes: la sécrétion gonorrhéique, de même que celle de la conjonctivite purulente, perd la faculté d'être inoculée, si elle est délayée dans une grande quantité d'eau (avec 50 ou 100 fois son volume d'eau); elle n'est pas inoculable non plus, si elle a été desséchée sur du linge ou des habits et exposée pendant trente-six ou quarante-huit heures à l'air. Il est intéressant d'observer que l'inoculation se fait le plus souvent à l'œil droit. Un fait qui milite encore contre l'idée d'une métastase, c'est que, le plus souvent, quand l'un des yeux est attaqué par la maladie, on peut éviter la contagion à l'autre œil par une simple application d'un bandeau compressif.

L'ophthalmie gonorrhéique est une maladie extrêmement rare chez la femme, de telle sorte que, même dans les grands services de maladies vénériennes (Lourcine), on ne la rencontre que très exceptionnellement. Nous ne l'avons vue nous-même que deux fois, chez M. Sigmund, dans le service des vénériennes au grand hôpital de Vienne.

Il faut cependant ne pas prendre toute irritation de la conjonctive pour le début d'une conjonctivite purulente, si les sujets que nous observons sont atteints de gonorrhée, et surtout ne pas appliquer immédiatement des cautérisations.

Un point important à savoir, c'est que la sécrétion de la gonorrhée peut produire par inoculation la conjonctivite diphthéritique; nous dirons plus, les cas foudroyants d'ophthalmie gonorrhéique qui ont été observés étaient presque toujours des cas de conjonctivite diphthéritique. Ce n'est que la diphthérite qui peut, avec une rapidité si effrayante, détruire un œil dans l'espace de douze à vingt-quatre heures, car c'est par la strangulation des vaisseaux et l'absence complète de nutrition que la cornée tombe nécrosée. Il faut toujours avoir en vue que l'inoculation peut produire une conjonctivite diphthéritique, et régler son pronostic selon le boursouflement et la richesse de sang que la conjonctive présente dans les premières trente-six heures.

Nous croyons trouver la raison pour laquelle l'inoculation du pus d'une gonorrhée est à juste titre si fortement redoutée, dans cette particularité, que le pus d'une gonorrhée, surtout quand elle est à l'état aigu, donne beaucoup plus souvent naissance à l'ophthalmie diphthéritique qu'à l'ophthalmie purulente.

Les statistiques que l'on a faites jusqu'à ce jour viennent à l'appui de cette assertion ; une seule de ces statistiques sera suffisante pour démontrer la fâcheuse malignité de l'ophthalmie consécutive à l'inoculation du pus gonorrhéique. Sur 14 cas observés par M. Lawrence (1), dont 9 malades étaient pris par un seul œil, et les autres par tous les deux, six des neuf premiers sujets ont perdu l'œil, 3 l'ont conservé, l'un d'eux avec une synéchie antérieure, l'autre avec un leucome. Des cinq personnes malades des deux yeux, quatre ont perdu l'œil, et la cinquième est devenue entièrement aveugle.

Si, au début de la maladie, les paupières, fortement gonflées, deviennent roides, si la conjonctive pâlit de plus en plus, qu'elle présente, au lieu d'une sécrétion purulente, une sécrétion séreuse, grisâtre, mêlée de lambeaux fibrineux, nous avons alors le commencement d'une diphthérite, et le pronostic est des plus graves ; mais au contraire, si les paupières sont molles, la conjonctive boursouflée, rouge, si elle contient du sang en abondance, si de plus les papilles sont bien développées, nous n'avons affaire qu'à une simple ophthalmie gonorrhéique, qui ne diffère en rien d'une conjonctivite purulente. Dans la plupart des cas, il est impossible, dans les premières vingt-quatre à trente-six heures, de préciser quel caractère la maladie prendra, et il est prudent de différer le pronostic jusqu'à ce moment.

Thérapeutique. — Le traitement de l'ophthalmie gonorrhéique doit être aussi prompt qu'énergique.

Au commencement de la maladie, si les paupières sont roides et si la conjonctive pâlit, il faut poser vingt-quatre à trente-six sangsues à l'angle interne de l'œil, sur le dos du nez ou à la tempe, et les placer l'une après l'autre, pour obtenir un courant sanguin constant ; pendant ce temps il faut appliquer avec persévérance les compresses glacées. Nous donnons, toutes les heures ou toutes les deux heures, 5 à 10 centigrammes de calomel, et faisons faire toutes les deux heures une friction avec l'onguent napolitain alternativement sur la poitrine, les bras ou les cuisses ; en même temps, il faut frictionner le front avec ce même onguent. Ce procédé doit être continué jusqu'à ce qu'il se fasse un boursouflement visible de la conjonctive ou qu'il apparaisse quelques traces de salivation ; aussitôt que la salivation se montre, la vascularisation de la muqueuse ne tarde pas à la

(1) Mackenzie, *loc. cit.*, p. 177.

suivre. Nous n'avons pas besoin d'ajouter qu'il faut proportionner un traitement si héroïque avec les forces et le tempérament de l'individu.

Les malades atteints d'ophthalmie gonorrhéique doivent absolument être traités dans un service ou à domicile, une affection aussi grave ne pouvant être guérie facilement dans de simples consultations publiques.

Il est nécessaire de bien prendre garde de ne pas cautériser avant que les symptômes qui font craindre une diphthérite aient complétement disparu ; on risquerait de provoquer une stase complète de la circulation là où elle n'était que débutante, et de causer une diphthérite là où elle ne se serait peut-être pas développée. C'est la raison qui a porté quelques auteurs (M. Stellwag de Carion) à supposer que les cautérisations à l'aide du nitrate d'argent pourraient provoquer des complications de diphthérite.

On n'aura le droit d'employer les cautérisations que lorsque la conjonctivite purulente sera évidente, et alors elles seront d'un effet souverain. C'est pour cela que nous ne croyons pas devoir recommander la méthode de cautériser dès le début toutes les ophthalmies gonorrhéiques (Ricord) ; c'est là une méthode dangereuse et qui n'amène au succès que dans un nombre de cas limité. Les cautérisations et le traitement des affections de la cornée ont déjà été décrits.

Aussitôt qu'un seul œil a été envahi par la maladie, on s'efforcera de préserver l'autre œil par le bandeau compressif, ou par des bandelettes de taffetas d'Angleterre imbriquées et recouvertes de collodion (1).

ARTICLE IV.

CONJONCTIVITE DIPHTHÉRITIQUE, OU DIPHTHÉRITE DE LA CONJONCTIVE.

La conjonctivite diphthéritique est une maladie qui n'a été bien reconnue et décrite que dans ces dernières années. Il est vrai que depuis longtemps on a par é d'une conjonctivite membraneuse, mais sans préciser les caractères qui appartiennent à la diphthérite. M. le professeur Bouisson (de Montpellier) a décrit dans le *Compte rendu de la clinique chirurgicale*, 1846, un cas de conjonctivite membraneuse, et a fixé l'attention sur la grande malignité de cette maladie.

Dans ces derniers temps, le même auteur, après avoir observé plusieurs cas de ce genre, a publié un travail sur la conjonctivite diphthéritique (2),

(1) Voyez le mode d'occlusion palpébrale dans le but de préserver l'œil resté sain au commencement d'une ophthalmie gonorrhéique, par M. Warlomont (*Annales d'oculistique*, t. XXXII, p. 27).

(2) *Montpellier médical*, 1859, et *Tribut à la chirurgie*, 1861, t. II.

dans lequel il donne une trop grande importance à la sécrétion fibrineuse et coagulable qui forme des membranes sur la conjonctive, mais où il ne définit pas le véritable caractère de la diphthérite.

Peu de temps après la première publication de M. Bouisson, M. Chassaignac a fixé l'attention des médecins sur la formation de membranes muqueuses ou fibro-muqueuses sur la conjonctive des nouveau-nés (1), mais sans indiquer des cas de véritable diphthérite. Jusqu'à présent même, la description de la conjonctivite diphthéritique n'a pas été donnée dans les traités d'ophthalmologie français. M. Desmarres (2) n'indique, en parlant de couches fibrineuses dans l'ophthalmie des nouveau-nés, qu'une complication désignée par lui sous le nom de *forme diphthéritique*. Malheureusement nous sommes forcé de dire que la véritable diphthérite ne se rencontre jamais chez les nouveau-nés.

En 1857, M. Gibert (3) a publié un intéressant travail sur la diphthérite conjonctivite, en donnant un certain nombre d'observations qu'il avait recueillies étant interne à l'hôpital Sainte-Eugénie (4).

En 1858, M. Magne a fait un mémoire sur la diphthérite conjonctivale, portant sur quatre observations : des conclusions qu'il a émises, cinq sont l'expression des opinions généralement reçues à cette époque, et la sixième, qui tend à mettre en doute l'inoculabilité de la diphthérite conjonctivale, a été combattue par de nombreuses observations qui établissent le contraire.

En Angleterre, M. Wharton Jones (5), dans son manuel, fait mention de la même conjonctivite membraneuse. M. Prichard (6) a publié un travail sur la diphthérite, mais après que des travaux importants ont été faits sur ce sujet en Allemagne. C'est M. de Graefe (7) qui a le mérite d'avoir le premier donné et précisé les caractères de cette maladie, et de l'avoir séparée de la conjonctivite membraneuse, qui, dans la plupart des cas, n'a rien à faire avec la diphthérite.

Nous trouvons un résumé de ce travail dans la précieuse traduction du *Traité des maladies de l'œil* de Mackenzie, par MM. Warlomont et Testelin (8). Dans les derniers temps, M. Jacobson (de Kœnigsberg) a pu-

(1) *Annales d'oculistique*, 1847.

(2) *Traité des maladies des yeux*, t. II, p. 91.

(3) *Archives générales de médecine*, 1847, vol. II, p. 225.

(4) *Comptes rendus de l'Académie des sciences*, 1858, p. 1260.

(5) *Principles of ophthalmic. medic. and surgery*, édit. 1835. Voyez la traduction du *Traité* de M. Wharton Jones par M. Foucher. Paris, 1862, p. 184.

(6) *British medical Journal*, nov. 1857.

(7) *Archiv. für Ophthalmologie*, 1854, t. I, Abth. 1.

(8) Mackenzie, *Traité pratique des maladies de l'œil*, traduit sur la 4e édition et augmenté d'annotations par MM. les docteurs Warlomont et Testelin. Paris, 1857.

blié un intéressant travail sur une épidémie de conjonctivite diphthéritique (1).

Symptômes anatomiques. — M. de Graefe est le premier qui ait tracé une image exacte et fidèle de cette maladie, la plus pernicieuse de toutes les affections de la conjonctive; c'est à lui que nous devons un diagnostic différentiel bien précis entre la conjonctivite diphthéritique et la conjonctivite purulente. Il a surtout bien su séparer l'infiltration fibrineuse dans le tissu de la conjonctive, associé ou non à la formation de fausses membranes à sa surface, de la simple sécrétion muqueuse ou muco-fibrineuse formant des membranes sur la conjonctive, qui est beaucoup moins importante, et qui, depuis lontemps, a été décrite sous le nom de *conjonctivite membraneuse.* Nous chercherons à faire ressortir ces caractères essentiels que M. de Graefe a si bien indiqués.

M. Stromeyer (2) se plaint que M. de Graefe, négligeant tout principe de nomenclature, ait appelé diphthérite ce qui autrefois, comme aujourd'hui, portait en Angleterre le nom d'*inflammation phlegmoneuse.* Une bonne nomenclature a cela de particulier qu'elle indique dans le mot employé le caractère de la maladie qu'il désigne; aussi M. Stromeyer se tromperait gravement en croyant préciser davantage les caractères de la maladie en l'appelant inflammation phlegmoneuse.

La conjonctivite diphthéritique débute à peu près avec les mêmes symptômes que la conjonctivite purulente. Les paupières sont fortement gonflées, luisantes; les plis de la peau sont effacés; elles sont souvent rouge foncé, surtout vers leur bord. La paupière supérieure est abaissée, et il est presque impossible au malade de la relever. Si nous cherchons à examiner les yeux, nous observons une très grande difficulté à écarter les paupières, ce qui ne se rencontre pas dans la conjonctivite purulente. Ceci est surtout très marqué pour la paupière inférieure, tandis que dans la conjonctivite purulente elle se laisse facilement renverser, et la muqueuse du cul-de-sac fait une proéminence rouge et gonflée. On a de même beaucoup de peine à renverser la paupière supérieure, qui est dure au toucher, et l'on cause, par cette exploration, de fortes douleurs au malade.

Si nous étudions la conjonctive, nous la voyons fortement épaissie, mais peu rouge, lisse et luisante; il manque même cette rugosité produite par la proéminence des papilles, qui se trouvent à l'état normal. Dans les cas bien prononcés, la conjonctive présente une couleur jaunâtre. Par-ci par-là on observe des vaisseaux plus étendus, qui, après un court trajet, se perdent dans la profondeur de la muqueuse. En regardant de plus près,

(1) *Archiv. für Ophthalmologie*, t. IV, Abth. 2.

(2) *Maximen der Krigsheilkunde*, von Dr L. Stromeyer, 1861, p. 55.

on peut apercevoir un grand nombre de petites ecchymoses, plus faciles à voir dans ce lieu ; on observe aussi quelquefois un réseau à mailles vasculaires peu serrées et souvent assez distendues. Après que la maladie a pris plus de développement, la vascularisation diminue de plus en plus, et la couleur jaune sale de la conjonctive devient de plus en plus prononcée. Il semble que cette couleur jaunâtre soit due à une dissolution du pigment sanguin et à une imbibition de celui-ci dans le tissu même de la conjonctive. Cette couleur n'est pas due à une vascularisation profonde, comme on pourrait le croire.

Nous ne voyons qu'un petit nombre de vaisseaux, qui sont en général d'un certain calibre et se perdent bientôt dans les profondeurs de la conjonctive. Si la paupière supérieure est renversée, il est facile de négliger l'épaississement de la conjonctive, et celle-ci, avec son aspect luisant et si peu rouge, impressionnera beaucoup moins un observateur peu attentif que la muqueuse boursouflée et sanguinolente de la conjonctivite purulente ; et cependant ces symptômes, qu'on pourrait croire si insignifiants, sont beaucoup plus menaçants pour l'œil que l'état de gonflement, de rougeur et de turgescence de la muqueuse, dans l'état purulent. Aussi un observateur attentif, mais peu versé dans l'étude des maladies des yeux, n'hésitera pas à prendre les symptômes de la conjonctivite purulente comme étant dus à une inflammation beaucoup plus forte et beaucoup plus grave que celle de la conjonctivite diphthéritique ; il se tromperait étrangement en faisant un tel diagnostic.

Il y a certains cas de conjonctivite diphthéritique où l'exsudation fibrineuse n'a pas lieu seulement dans le tissu de la muqueuse, mais encore à sa surface. Les couches d'exsudat qui se forment alors sont en rapport direct avec la fibrine coagulable qui est dans le tissu lui-même. Dans ces cas, la couche épithéliale est détruite et il ne nous sera pas possible d'enlever aisément une couche entière d'exsudat fibrineux, comme on l'observe dans la conjonctivite membraneuse (Chassaignac). Les exsudations de la fibrine lors d'une diphthérite n'ont jamais cet aspect floconneux que l'on rencontre dans les membranes de fibrine coagulée de la conjonctivite purulente. Il est facile d'enlever ces dernières à l'aide d'une pince ou tout simplement par un frottement du doigt, car elles jouissent d'une certaine élasticité à cause du mucus dont elles sont imprégnées, et ne sont que peu solidement attachées sur la couche épithéliale de la muqueuse, tandis que les véritables fausses membranes de la diphthérite ne se laissent détacher qu'avec une certaine difficulté ; elles représentent souvent la moulure du cul-de-sac, et se déchirent aisément en lambeaux, à cause de leur manque d'élasticité ou parce qu'elles sont presque tout à fait composées de fibrine coagulée.

La muqueuse de la conjonctivite purulente ne nous offrait qu'un boursouflement prononcé, une infiltration séreuse du tissu de la conjonctive; les vaisseaux en étaient fortement gonflés et congestionnés; les anses vasculaires qui forment les papilles, entourées d'une transsudation séreuse, proéminaient beaucoup; la circulation dans ces vaisseaux congestionnés était bien un peu ralentie, mais nullement arrêtée; nulle part il ne se présentait des signes de stase et de coagulation du sang. Il en est tout autrement dans la conjonctivite diphthéritique : au lieu de la transsudation séreuse dans le tissu conjonctival, nous avons ici une exsudation fibrineuse et coagulable; cette exsudation, une fois coagulée, pénètre quelquefois tout le tissu de la muqueuse et enveloppe les vaisseaux d'une masse solide. La circulation est très empêchée par cette exsudation coagulée; c'est pourquoi nous ne trouvons, en examinant la conjonctive, que quelques vaisseaux superficiels assez distendus, qui ne nous offrent qu'un trajet court. Le grand nombre de petites ecchymoses contraste avec les grandes ecchymoses, très étendues, mais peu nombreuses, qu'on rencontre quelquefois dans la conjonctivite purulente, et c'est aussi une preuve de la gêne de la circulation dans la conjonctivite diphthéritique; dans beaucoup de vaisseaux, cette gêne de la circulation va jusqu'à une stase complète et même à la coagulation du sang.

L'exsudation fibrineuse dans le tissu de la conjonctive et la stase dans la circulation, donnent à cette membrane un aspect gonflé et pâle; sur le bulbe, où, par suite de la transparence de la sclérotique, les ecchymoses sont vues avec plus de facilité, elles produisent un aspect marbré de la muqueuse. En scarifiant la conjonctive, même profondément, nous obtenons une section jaunâtre, qui donne très peu de sang; quelquefois la section reste tout à fait sèche.

Ce n'est qu'en pratiquant ces incisions que l'on peut se rendre compte du grand épaississement que la conjonctive a subi. La scarification du chémosis, dans la conjonctivite diphthéritique, n'en fait pas écouler une masse séreuse, et ne lui permet pas de s'effacer comme dans la conjonctivite purulente; au contraire, elle fait voir qu'il contient une masse jaunâtre, gélatineuse, résultant d'une infiltration de fibrine coagulée.

Souvent cette infiltration diphthéritique ne s'arrête pas à la muqueuse, mais elle gagne même le bord intra-marginal des paupières ou une partie de ces dernières : l'exsudation se présente alors sous forme de taches grisâtres en saillie, qui couvrent quelquefois toute leur étendue. Après son élimination la suppuration gagne ces parties, et il peut alors arriver facilement qu'un symblépharon plus ou moins étendu vienne à se produire.

Si nous suivons la marche de la maladie dans un cas de diphthérite bien prononcée, nous voyons, au bout de cinq à six jours, les phénomènes changer. Nous pouvons considérer, comme appartenant à une première période, cette infiltration fibrineuse, période qu'il faudra bien séparer de la suivante, et qui montre une grande différence avec la conjonctivite purulente. Pendant cette première période, la sécrétion nous offre aussi des caractères bien différents de ceux de cette dernière maladie. Elle ne présente pas au commencement cet aspect clair et citrin, puis purulent ; elle est au contraire très peu abondante, fluide, séreuse, d'un gris sale, et renferme des lambeaux de fibrine. Cette couleur grisâtre est due à un détritus de masses fibrineuses, en partie probablement aussi à du pigment sanguin décomposé. Ce pigment sanguin semble être enlevé aux ecchymoses par le courant de transsudation séreuse. Comme toutes les sécrétions qui contiennent des corps albuminoïdes en décomposition, celle-ci encore est très facilement sujette à la fermentation et à la putréfaction; c'est pourquoi elle peut avoir une action nuisible sur les tissus qu'elle atteint, ce que la sécrétion purulente ne présente pas.

Après que cette première période d'exsudation fibrineuse a persisté quelque temps, il survient des changements considérables en quelques points. La conjonctive, pâle et lisse, devient rouge, et il se développe des vaisseaux pendant que la muqueuse commence à se boursoufler. Dans ces points, l'infiltration fibrineuse liquéfiée est résorbée ou éliminée d'une manière insensible ou en lambeaux ; la conjonctive est alors pendant quelque temps dépourvue de son épithélium, et présente des anses vasculaires gonflées, turgescentes, et facilement saignantes. Tout à côté de ces parties boursouflées, on peut trouver des plaques où cette élimination de l'infiltration fibrineuse, avec boursouflement de la muqueuse, n'a pas encore eu lieu; ces plaques proéminent sur les parties déjà vascularisées et donnent à la conjonctive un aspect irrégulier. Peu à peu elles deviennent plus rares, se couvrent souvent de papilles vasculaires assez prononcées ; elles apparaissent encore sous forme de nodosités et ne tardent pas à se vasculariser entièrement. La muqueuse est alors vascularisée, boursouflée, très rouge, facilement saignante et analogue à celle de la conjonctivite purulente. En même temps, il se fait un changement dans la sécrétion, qui devient de plus en plus purulente. Nous nommerons *période purulente* cette deuxième période de boursouflement de la conjonctive.

Une fois cette deuxième période bien développée, il ne nous reste aucun caractère qui sépare momentanément l'affection diphthéritique d'une véritable conjonctivite purulente; mais cette séparation pourra bien se faire aussitôt que la troisième période aura commencé.

Cette troisième période est celle de la *cicatrisation* et du rétrécissement de la conjonctive; elle est en rapport très complet avec la première période. Si cette dernière a été forte et bien prononcée, si elle a duré pendant quelque temps, la troisième période sera aussi très importante ; au contraire, si la première période n'a été que passagère, et si l'infiltration fibrineuse n'a été que superficielle et peu forte, la troisième sera aussi très amoindrie. C'est dans ces cas-là que la période purulente aura le plus de développement et d'intensité. Les cas les plus graves de la conjonctivite diphthéritique sont ceux où, après une infiltration fibrineuse très prononcée dans le tissu de la conjonctive, la cornée a été détruite à la suite de la stase presque complète de la circulation, où une phthisie du globe en est résultée, et où nous observons outre cela un rétrécissement cicatriciel très prononcé du sac conjonctival. Le rétrécissement cicatriciel et la déviation en dedans des cartilages tarses seraient encore plus accusés dans ces cas-là, qu'ils ne l'auraient été après un trachome très fort.

Nous avons séparé d'une manière très nette les trois périodes de la conjonctivite diphthéritique, pour les bien faire comprendre et les bien distinguer ; mais il faut convenir que dans beaucoup de cas, une séparation aussi précise serait impossible. Quant à la première période, il peut se faire qu'elle soit d'une durée très courte ; l'infiltration fibrineuse dans le tissu conjonctival peut n'être que très superficielle. Elle est vite résorbée ou éliminée : cela peut se faire d'une manière si rapide, que, outre une certaine roideur dans les paupières et un défaut dans la circulation, persistant jusqu'au troisième ou quatrième jour, rien ne nous indique, après ce moment, ce qui pourrait séparer cette affection d'une véritable conjonctivite purulente. Ce sont là les formes mixtes de conjonctivite purulente et de diphthérite, comme on a l'occasion de les observer parfois chez les nouveau-nés, et qui se change très vite en ophthalmie purulente.

Dans ces cas mixtes, comme dans les cas de véritable diphthérite, on peut observer cette sécrétion fibrineuse, qui, en se coagulant, mêlée avec des plaques muqueuses que la sécrétion contient, forme des membranes plus ou moins épaisses et cohérentes, qui couvrent la conjonctive. Ces membranes fibro-muqueuses doivent être bien distinguées des symptômes que la diphthérite produit dans cette dernière maladie ; si une exsudation fibrineuse a lieu, elle se fait dans le tissu même de la conjonctive et au-dessous de la couche épithéliale. Il peut se faire qu'après l'élimination de cette dernière, une partie de l'exsudat se présente à découvert à la surface sous forme de fausse membrane.

Les membranes fibro-muqueuses de la conjonctivite purulente qui se voient quelquefois, ne sont nullement suffisantes pour faire considérer ces cas comme étant des cas de diphthérite ; elles peuvent être enlevées, et la conjonctive rester parfaitement intacte, ayant même une assez notable conservation de la couche épithéliale : ce qui n'arriverait pas si l'on cherchait à soulever les exsudations fibrineuses de la conjonctivite diphthéritique. Il ne faut néanmoins pas oublier que ces membranes fibro-muqueuses se rencontrent aussi dans de véritables cas de diphthérite ; mais alors, si l'on enlève les membranes, on ne trouve pas la muqueuse rouge, boursouflée et facilement saignante ; au contraire, elle est pâle, peu vasculaire, et fortement épaissie par l'infiltration fibrineuse. Aussi, dans ces derniers cas, ce ne sont pas les membranes qui nous font croire à une diphthérite de la conjonctive, mais bien l'infiltration fibrineuse au-dessous des membranes elles-mêmes.

Notre opinion, à nous, est qu'on ferait peut-être mieux de ne pas considérer les cas où l'exsudation fibrineuse a été si superficielle et si passagère, comme des cas de véritable diphthérite; ce n'est qu'un terme transitoire entre la conjonctivite purulente et la conjonctivite diphthéritique.

Quant à ce qui regarde la durée de la première période, elle varie entre trois et huit jours; généralement, l'état purulent se montre vers le cinquième ou le sixième. Au contraire, il y a des cas où l'infiltration fibrineuse est très considérable et où son élimination et le boursouflement de la muqueuse ne se font que vers le huitième ou le dixième jour.

La période purulente (deuxième période) peut aussi montrer dans sa durée des variations assez considérables ; là où l'infiltration fibrineuse a été vite éliminée, cette période sera plus longue et mieux marquée, tandis que si la première a duré très longtemps, si elle a été intense, et si l'élimination ne s'est faite que très difficilement, le tissu conjonctival sera tellement atteint, que la deuxième période n'aura que peu d'importance. Dans les cas les plus graves de diphthérite, où toute la conjonctive a été transformée en croûte fibrineuse, l'élimination ne peut se faire qu'avec une destruction presque complète du tissu conjonctival, de sorte que la période purulente ne trouvera plus de terrain pour se développer et sera presque nulle; mais alors, dans la troisième période, la maladie reprendra ses droits, et la phase de cicatrisation sera d'autant plus prononcée.

Les globules de pus que nous trouvons dans la sécrétion d'une conjonctivite diphthéritique à l'état purulent sont souvent dus à une transformation des nucléoles des cellules du tissu cellulaire, et non à la formation de pus sur la surface de la muqueuse. Nous avons ici une véritable suppuration du tissu qui laissera des cicatrices.

Il est important de noter que pendant la deuxième période, une récidive de la première peut se faire, et une nouvelle exsudation fibrineuse l'interrompre.

Quant à la troisième période, elle offre un caractère des plus importants qui la sépare positivement de la conjonctivite purulente : celle-ci peut se guérir sans laisser de traces, tandis qu'une conjonctivite diphthéritique bien prononcée sera toujours suivie d'une cicatrisation plus ou moir étendue.

Nous avons déjà eu occasion de faire ressortir la facilité avec laquelle l cornée peut être atteinte dans la conjonctivite purulente; cette complicatio se fera encore avec bien plus de facilité dans les cas de conjonctivite diph théritique. On peut dire hardiment que là où l'infiltration fibrineuse, da un cas de diphthérite, est bien prononcée, la cornée ne tardera pas à êt attaquée. A la suite de l'étranglement auquel les vaisseaux qui courent ve la cornée sont soumis, une mortification du tissu cornéen arrive bientôt, cela quelquefois dans l'espace de douze à vingt-quatre heures, sans que thérapeutique puisse le moins du monde s'y opposer.

Là où des complications du côté de la cornée surviennent, cette membra prend tout d'abord un aspect légèrement terne ; l'iris se dessine avec moi de netteté. Cette légère opacité générale se concentre de plus en plus ve un point, une infiltration grisâtre lui succède, et l'épithélium ne tar pas à disparaître au-dessus de cette infiltration, qui prend bientôt une co leur jaunâtre. C'est là qu'il se forme un ulcère avec nécrose du tissu cor néen ; cet ulcère gagne rapidement en profondeur et en étendue, et, obser à l'éclairage oblique, on peut reconnaître que sa couleur jaunâtre est d à des masses nécrosées du tissu cornéen. Il n'est pas facile de bien rendre compte de la profondeur de l'ulcère ; car, quand il a gagné u certaine profondeur, son plancher est poussé en avant. Il arrive aussi q quand les couches les plus profondes de la cornée viennent d'être atteinte l'ulcère se débarrasse des parties nécrosées, et il peut devenir complète ment transparent. On ne peut préciser la profondeur de l'ulcère et danger d'une perforation qu'en examinant bien son bord, qui, dans ces ca est nettement tranché, et qui se distingue bien du plancher bombé d l'ulcère. Outre cela, il manque à ces ulcères qui sont sur le point de perforer, et qui ont gagné cette transparence passagère, l'infiltration gr sâtre des bords que nous avons dit appartenir à la période de réparatio Chez les enfants, ces ulcères transparents sont moins fréquents que ch les adultes, et l'on voit plus souvent chez eux des ulcères d'un blanc ja nâtre avec destruction lamelleuse de la cornée.

Quelquefois la destruction de cette membrane se fait avec une rapidi telle que l'ayant vue encore claire et même plus brillante qu'à l'état norm quelques heures auparavant, on la trouve tout à coup trouble et deven aussi terne que si elle avait été brûlée par de la chaux vive.

Nous avons déjà dit qu'il ne faut pas se laisser induire en erreur, si, à cau de la transparence de l'ulcère de la cornée, le malade accuse une amélior tion considérable de la vue.

Une autre affection de cette membrane, très fréquente dans les cas d diphthérite, a été déjà décrite quand nous avons parlé de la conjonctivite purulente : c'est cette forme insidieuse de facettes de la cornée, où une véritable exsudation au pourtour de l'ulcère n'a guère lieu et où la cornée ne perd presque pas sa transparence. Voilà pourquoi il faut examiner cette membrane avec la plus grande attention dans les cas de diphthérite.

Un signe caractéristique des affections de la cornée dans la diphthérite, qui est surtout lié à la première période, c'est la facilité avec laquelle se ferment les perforations de cette membrane ; il est indifférent qu'elles aient eu lieu spontanément ou artificiellement. Le trou de la perforation s'oblitère très rapidement par une exsudation agglutinante, qui permet bientôt à une nouvelle accumulation d'humeur aqueuse d'avoir lieu; une fistule ne se forme pas même, si l'on fait subir à la cornée une perte de substance assez considérable, comme cela a été tenté (M. Desmarres). C'est là la cause pour laquelle les résultats si favorables de la paracentèse ne sont pas appréciables ici.

Si une perforation a eu lieu avec prolapsus de l'iris, celui-ci se couvre très rapidement d'une couche d'exsudation, et ses bords s'agglutinent avec la cornée; ce caractère singulier, qui se présente surtout dans la première période de la maladie, semble être dû à cette tendance à l'exsudation fibrineuse que l'on trouve dans la diphthérite. Plus tard, quand la seconde période est bien développée, les plaies de la cornée ne nous offrent plus ce caractère.

Symptômes physiologiques. — Nous trouvons une assez grande différence entre les symptômes de la diphthérite et ceux de la conjonctivite purulente. Dans cette dernière maladie, nous n'avons observé qu'au début des douleurs d'une certaine importance ; aussitôt que la sécrétion purulente s'était bien manifestée, elles cessaient, et les yeux pouvaient se perdre à la suite d'une destruction purulente, sans que le malade accusât de grandes souffrances. Il n'en est point ainsi dans la conjonctivite diphthéritique : les douleurs que les malades éprouvent sont bien marquées, leurs plaintes sont vives et continuelles ; l'examen des yeux cause des souffrances quelquefois insupportables ; le renversement de la paupière supérieure est ordinairement accompagné de douleurs tellement fortes, que les malades, même les plus courageux, ne peuvent les supporter. On peut être obligé, pour éviter des accidents sérieux assez inquiétants, comme des convulsions chez les enfants, d'avoir recours au chloroforme ; il semble que les nerfs sensitifs, si nombreux dans la conjonctive, soient soumis par la compression de l'exsudation fibrineuse qui les entoure à ce même étranglement que nous avons observé pour les vaisseaux. Aussitôt que la seconde période d'élimination a lieu, les douleurs disparaissent généralement de plus en plus.

Un autre symptôme caractéristique de la conjonctivite diphthéritique est l'augmentation considérable de la température dans les paupières, que nous avons rencontrée, mais seulement très passagère, au début de la conjonctivite purulente. Dans la diphthérite, la chaleur est très prononcée dès le début de la maladie, et reste très sensible au toucher pendant toute la première période. Cela se manifeste aussi par la manière rapide avec laquelle les compresses glacées sont échauffées; de sorte qu'on est obligé de les changer à chaque instant, ce qu'on n'avait pas besoin de faire dans les cas de conjonctivite purulente.

Quant au gonflement des paupières, il est très développé, mais il n'offre pas de différence avec celui de la conjonctivite purulente. Ce gonflement n'est pas dans un rapport direct avec l'intensité de l'exsudation fibrineuse qui se fait dans le tissu conjonctival; il peut être très prononcé, pendant que l'infiltration diphthéritique ne l'est que peu; on peut observer de même une diminution dans le gonflement des paupières, sans que l'on puisse conclure à une diminution dans l'exsudation fibrineuse.

Marche de la maladie. — La conjonctivite diphthéritique est une maladie des plus malignes qui attaquent l'œil; une fois qu'elle est bien prononcée, elle ne tarde généralement pas à amener la destruction de cet organe. Si l'infiltration dans le tissu de la conjonctive s'est faite d'une manière considérable, si le gonflement de la muqueuse et la diminution de la circulation sont bien prononcés, une opacité générale de la cornée avec nécrose rapide ne tardera pas à s'effectuer. Une fonte purulente du bulbe peut avoir lieu même avant que l'élimination de l'exsudation fibrineuse soit arrivée à sa fin; il survient alors une courte période purulente, suivie d'un rétrécissement très prononcé du sac conjonctival. Très probablement, dans ces cas-là, une grande partie des vaisseaux conjonctivaux, comprimés pendant quelque temps, se sont oblitérés; le tissu conjonctival, qui était nourri par eux, s'est nécrosé et a été éliminé avec les masses fibrineuses.

Si l'infiltration fibrineuse n'a pas été très prononcée, et si, au bout de quelques jours, le boursouflement de la muqueuse a eu lieu, l'état de la cornée donnera l'indication de la gravité de la maladie. Quand les affections de cette membrane se montrent pendant que le boursouflement de la muqueuse n'est pas encore prononcé, il faut très mal pronostiquer de cet accident; jusqu'à ce que la vascularisation de la conjonctive se soit faite, vascularisation que nous ne pouvons que très difficilement déterminer, nous n'avons pas à espérer de voir un arrêt dans la destruction de la cornée. Toutes les tentatives de remèdes ont échoué dans ces cas, car l'affection de la cornée n'est que l'expression du manque de nutrition qui est causé par la compression des vaisseaux.

Dans une conjonctivite diphthéritique, après l'élimination même des exsudats diphthéritiques, nous ne pouvons rien annoncer des accidents subséquents ; une semblable exsudation peut se répéter deux et même plusieurs fois ; de là la difficulté du pronostic.

Si l'infiltration du tissu conjonctival est peu prononcée, si le boursouflement de la muqueuse s'est fait d'une manière rapide, et si alors une affection de la cornée a lieu vers la fin de la première ou au commencement de la seconde période, nous n'avons pas à augurer plus mal de cet accident que nous ne l'avons fait dans les cas semblables de conjonctivite purulente.

Un fait très fâcheux qui se présente à la suite de la conjonctivite diphthéritique, c'est que, même après sa guérison, elle laisse des cicatrices ; ces cicatrices sont alors une source d'irritation pour l'œil, car assez fréquemment, à la suite de ces cicatrices et de l'irritation qu'elles causent, il survient des affections chroniques de la cornée, contre lesquelles notre thérapeutique est impuissante, parce qu'elle ne peut en enlever la cause première. Si au contraire la première période a été bénigne, les cicatrices seront presque imperceptibles, et il n'y aura que de faibles symptômes pour séparer ces cas de la conjonctivite purulente.

Etiologie. — Tandis que nous considérons la conjonctivite purulente comme une affection simplement locale, qui n'attaque guère la constitution générale, nous ne pouvons pas dire cela de la conjonctivite diphthéritique. La diphthérite de l'œil, comme toutes les affections diphthéritiques, est l'expression d'un changement dans la composition du sang et le signe d'une diathèse qui nous est encore inconnue. Cette diathèse se manifeste par la production d'une exsudation fibrineuse dans le tissu des muqueuses et parfois dans leur tissu et sur leur surface ; ces muqueuses s'enflamment (si elles n'ont été enflammées auparavant), et l'exsudation fibrineuse a une tendance très prononcée à se gangrener, et à faire participer à cette gangrène les membranes dans lesquelles elle s'est faite.

Si cette diathèse se manifeste chez un individu, les muqueuses, simplement attaquées d'une congestion inflammatoire, montrent tout à coup une exsudation de produits coagulables dans leurs tissus, et quelquefois en partie sur leur surface, produits qui n'ont aucune tendance à s'organiser ; mais qui, au contraire, se nécrosent facilement, donnent lieu à la formation d'ulcères, et ne se guérissent qu'avec une perte de substance plus ou moins forte des parties où la maladie a éclaté. Dans d'autres cas, on trouve qu'une cause d'irritation inflammatoire, qui aurait produit chez des sujets non soumis à cette diathèse un simple état catarrhal ou purulent de la muqueuse, donne lieu à une diphthérite bien prononcée. C'est ce qui nous explique pourquoi nous voyons quelquefois l'inoculation du pus de la conjonctivite purulente produire une conjonctivite diphthéritique ; d'un autre côté, la sécrétion d'une conjonctivite diphthéritique, inoculée sur un sujet peu disposé à la diphthérite, ne provoque souvent qu'une conjonctivite purulente.

Pour ce qui est d'admettre cette diathèse générale dans les cas de conjonctivite diphthéritique, nous y sommes engagé de plus par ce fait, que nous voyons souvent cette affection des yeux coïncider avec une affection diphthéritique des autres muqueuses, et surtout des muqueuses des voies aériennes. M. de Graefe a vu, de quarante malades atteints de diphthérite, trois d'entre eux mourir d'angine couenneuse. Nous avons nous-même traité un enfant âgé de cinq ans, qui, pris d'une conjonctivite diphthéritique, fut enlevé par le croup, trois semaines après ; d'un autre côté, l'âge qui est surtout favorable aux affections diphthéritiques, nous offre le plus grand nombre de conjonctivites diphthéritiques. Chez les enfants entre deux et huit ans, nous observons fréquemment cette maladie ; les cas où, après la huitième année, une conjonctivite diphthéritique spontanée (sans inoculation et sans cause épidémique) se produit, sont certainement très rares.

C'est aussi la raison pour laquelle l'inoculation, au moyen de la sécrétion de l'ophthalmie purulente des nouveau-nés, provoque si facilement la conjonctivite diphthéritique chez les enfants de deux à huit ans ; tandis que, si cette inoculation se fait sur un adulte, comme, par exemple, chez la mère, le plus souvent il n'en résulte qu'une simple conjonctivite purulente.

Une autre raison qui plaide pour faire considérer la diphthérite comme dépendant d'une affection générale, c'est qu'elle n'attaque que rarement un seul œil. Les cas sont malheureusement peu fréquents où un bandeau compressif arrive à garantir l'autre œil, quand le premier est affecté, comme cela se fait facilement dans la conjonctivite purulente ; néanmoins il ne faut pas négliger le bandeau compressif, car il est nécessaire de préserver autant que possible l'œil encore sain de toute cause irritante, qui ne tarderait pas à provoquer une éruption de diphthérite. Jamais on n'observe la diphthérite bien prononcée sur un œil, tandis que l'autre ne serait attaqué que par une conjonctivite purulente. (Il ne faut pas confondre la seconde période purulente avec une véritable conjonctivite purulente.) Suivant nous, il s'agit donc ici d'une affection générale.

Une observation de M. Gibert (1) fera ressortir la grande part que prend tout l'organisme à cette affection de diphthérite bien limitée. Des cinq sujets sur lesquels porte son observation, quatre ont succombé : chez un d'entre eux la mort peut bien être attribuée à la diphthérite, tandis que les trois

(1) *Loc. cit.*

autres ont subi en même temps l'influence de maladies différentes. Les cas de mort par diphthérite conjonctivale étant assez rares, nous nous permettons de reproduire la première observation.

OBSERVATION. — *Résumé: chez un enfant de vingt et un mois, développement d'une diphthérite de l'œil gauche dans le cours d'une bonne santé; tuméfaction, dureté et sécheresse des paupières; fausses membranes; opacité complète de la cornée survenue rapidement; fonte de l'œil. Mort.*

« L'enfant Magnier (Jules), âgé de vingt et un mois, a été placé à la crèche depuis un mois; la mère l'en a fait sortir le 22 avril 1856. A ce moment, l'œil gauche était un peu rouge et les paupières tuméfiées. Cette tuméfaction de la paupière augmente et effraye tellement la mère, qu'elle nous amène son enfant le 25 avril, à deux heures de l'après-midi.

L'œil gauche forme une véritable tumeur de la grosseur d'un petit œuf. La paupière supérieure, rouge, luisante, tendue, sans aucun pli, recouvre complétement l'inférieure et descend sur la joue. Elle est dure au toucher, chaude, comme phlegmoneuse. On a beaucoup de peine à la soulever, et quand on y est parvenu, on est surpris de ce qu'il ne s'écoule pas une goutte de liquide. L'œil est sec, sans sécrétion purulente. L'épaisseur de la paupière est considérable, il semble qu'elle est infiltrée d'une matière solide. La paupière inférieure rouge aussi, est cependant moins épaissie que la supérieure.

En cherchant à renverser les paupières, ce qui est difficile et très douloureux, on voit que la muqueuse est recouverte d'un dépôt grisâtre que je ne puis enlever en plaque continue. La cornée est entourée d'un chémosis séreux, jaunâtre, qui l'encadre complétement; elle est elle-même transparente, quoique, comparée à celle de l'œil sain, sa transparence soit évidemment diminuée.

L'état général n'est pas mauvais; l'enfant joue sur son lit et ne paraît pas trop souffrir de son œil, quand on ne le touche pas. Il dort bien sans crier.

Le jour même je cautérise les deux paupières avec le crayon au nitrate d'argent en neutralisant l'excès du caustique. Dans la soirée, la cornée examinée me paraît saine, sans aucune ulcération.

Le 26, à la visite, on constate le même état des parties externes de l'œil, mais la cornée est complétement opaque et présente la même coloration d'un blanc mat déjà observé chez deux des enfants dont l'observation est donnée plus loin.

Les fausses membranes bien organisées recouvrent les deux paupières et s'étendent manifestement sur le chémosis jusqu'au bord de la cornée. L'œil est toujours sec.

Injections répétées d'eau froide, compresses d'eau fraîche, sinapismes aux extrémités.

Le 27, la paupière supérieure semble augmenter encore de volume. Elle est dure, très chaude au toucher, très difficilement mobile, écoulement d'un peu de sérosité sale. La réaction générale commence à se prononcer. Fièvre, peau chaude, inappétence.

Le 28, l'écoulement prend l'aspect purulent pour la première fois. La muqueuse palpébrale est rouge par place, moins grisâtre.

La cornée se ramollit et paraît poussée en avant. A partir du 29 avril tous les symptômes observés se rapportent plus à l'ophthalmie qu'à la diphthérite; l'écoulement devient franchement purulent; la muqueuse devient très vasculaire et granuleuse, et le chémosis tellement exubérant qu'il entr'ouvre les paupières. A plusieurs reprises M. Marjolin, appelé par M. Barthez, fait des incisions du chémosis et des scarifications de la paupière, mais rien n'empêche la fonte complète de l'œil qui s'est achevée vers le 15 mai.

Pendant tout ce temps, l'état général s'est aggravé; une fièvre ardente, à laquelle s'est joint de la diarrhée, n'a pas quitté l'enfant qui succombe le 17. Depuis trois jours, une stomatite ulcéro-membraneuse empêchait de le nourrir. »

Les symptômes généraux qui accompagnent l'inflammation de l'œil militent bien en faveur d'une diathèse. Très souvent les malades sont atteints d'une fièvre ardente, accompagnée d'une anorexie complète; la peau est brûlante, un manque absolu de sommeil et une grande agitation les tourmentent. Ces symptômes disparaissent généralement de plus en plus quand la première période tend à se terminer. L'observation que nous venons de citer fait exception.

Un fait étiologique très important, c'est l'influence épidémique qui caractérise quelquefois cette maladie. Les épidémies de diphthérite surviennent surtout au printemps ou à l'automne; alors, outre les cas de diphthérite spontanée que l'on observe, l'inoculation avec le pus d'une conjonctivite purulente produit presque toujours une diphthérite. De plus, des cas de simple catarrhe ou de conjonctivite purulente se transforment en diphthérite. Pendant ces épidémies, on a même vu éclater la conjonctivite diphthéritique à la suite de plaies de la conjonctive (comme dans l'opération du strabisme), et ce fait est important à noter. Comme dans toute épidémie, les premiers cas sont d'une gravité extrême, tandis que, vers la fin de l'épidémie, ce caractère malin se perd de plus en plus, et l'on ne rencontre enfin que des cas mixtes de conjonctivite purulente et de diphthérite.

Les épidémies de conjonctivite diphthéritique éclatent assez facilement, en même temps que des épidémies d'angine couenneuse ou de fièvre puerpérale. (Trousseau.)

L'âge du malade est aussi important à considérer pour l'étude de l'étiologie.

Nous avons déjà dit que le plus grand nombre des conjonctivites diphthéritiques se rencontrent chez les enfants de deux à huit ans, âge auquel toutes les affections diphthéritiques sont les plus fréquentes. Avant la deuxième année, il est rare d'observer un cas de diphthérite de la conjonctive ; il se produirait tout au plus une des formes mixtes que nous avons indiquées. Il ne faut jamais oublier cette disposition à la diphthérite chez les enfants en bas âge, et régler la thérapeutique en prévision de ce danger.

La syphilis héréditaire semble être d'une influence assez prononcée pour disposer les enfants à gagner la diphthérite.

Nous pourrions indiquer encore une foule de causes qui peuvent provoquer dans certains cas la diphthérite, mais elles n'ont agi le plus souvent que comme causes inflammatoires ; la disposition du sang et les changements dans sa composition, qui font alors éclater la diphthérite, nous sont complétement inconnus. La simple inflammation de la conjonctive prend, par suite de la diathèse, le caractère de la diphthérite ; d'un autre côté, il faut accorder que, si nous cherchons le nombre des inoculations faites avec la sécrétion diphthéritique, nous voyons survenir plus souvent des cas de diphthérite que des cas de conjonctivite purulente ; mais ce fait peut aussi provenir de ce que les sujets infectés sont généralement soumis aux mêmes conditions nuisibles, par exemple aux influences épidémiques.

Il semble que les observations tendent à faire croire que cette maladie est plus ou moins fréquente suivant les pays, qu'il en est même où elle n'est pas observée (en Belgique) ; mais nous devons dire que nous avons eu occasion d'observer des cas de conjonctivite diphthéritique dans les hôpitaux de Vienne, de Berlin et de Paris ; de même, pendant notre séjour en Russie, dans le gouvernement de Smolensk et de Moscou.

Une conjonctivite diphthéritique locale, et non liée à des causes constitutionnelles, se manifeste à la suite de brûlures de la conjonctive ; ce sont surtout les cautérisations avec la chaux et la potasse caustique qui ont cet effet. Il est plutôt question ici d'une coagulation de masses fibrineuses et albuminoïdes dans le tissu de la conjonctive et à sa surface, provoquée par l'action directe de l'agent chimique. Néanmoins ces cas de diphthérite ont toutes les suites fâcheuses que nous avons indiquées, surtout si la cautérisation a été faite sur une grande étendue. On observe alors, au-dessous de l'eschare que le caustique a provoquée, une infiltration diphthéritique bien caractérisée dans le tissu de la conjonctive. L'élimination, les accidents du côté de la cornée, et la cicatrisation, suivent la marche que nous avons indiquée pour la conjonctivite diphthéritique en général. Comme il se fait ici, plus fréquemment que dans les autres cas de diphthérite, une plaie ulcérée après l'élimination de l'exsudation fibrineuse, il survient plus facilement des adhérences entre le bulbe et les paupières, qui produisent des symblépharons plus ou moins étendus.

Diagnostic différentiel. — Nous n'avons pas besoin de revenir longuement sur les différences qui existent entre la conjonctivite diphthéritique et la conjonctivite purulente. Quant au diagnostic différentiel entre la seconde période de la diphthérite (période purulente) et une véritable conjonctivite purulente, nous l'avons indiqué en parlant de cette dernière maladie. Il n'y a de difficulté que pour séparer la conjonctivite diphthéritique des cas de conjonctivite purulente où une sécrétion fibro-muqueuse a lieu et forme des membranes sur la conjonctive. Ces membranes peuvent être composées simplement de mucus épaissi par le contact de l'air et, examinées au microscope, elles présentent une foule de cellules de nouvelle formation; ou bien elles sont formées de masses fibrineuses coagulées, où la fibrine se présente sous forme de filaments ou en masses grumeuses, entremêlées avec une plus ou moins grande quantité de cellules de pus ; les fausses membranes de la véritable diphthérite soumises au microscope ne diffèrent pas essentiellement des précédentes, si ce n'est que le nombre de globules de pus ou de mucus y est beaucoup moins considérable.

Une fois qu'on aura enlevé les membranes de muco-pus avec une pince, en observant les caractères que la muqueuse présente, il sera bien facile de se rendre compte de la nature de l'affection qu'on étudie. Dans un cas de conjonctivite purulente, après avoir enlevé les membranes, la conjonctive se montrera à l'observateur, boursouflée, très vascularisée, et facilement saignante ; le plus souvent on trouvera la couche épithéliale assez bien conservée, comme on peut le voir facilement en plaçant un tout petit lambeau de la muqueuse sous le microscope, après l'avoir enlevée à l'aide des ciseaux de Cooper : c'est ce que nous avons eu occasion de faire quelquefois; au contraire, dans la diphthérite, la muqueuse sera pâle, blafarde, fortement épaissie par l'infiltration fibrineuse : dans ce dernier cas les membranes peuvent être détachées, mais avec plus de difficulté ; ici la couche épithéliale manque. Il ne faut pas croire cependant qu'il soit possible d'enlever l'exsudation qui s'est faite dans le tissu même, sous forme de membrane ; il peut bien arriver qu'une couche de l'exsudation fibrineuse soit éliminée en masse, en donnant le moule du sac conjonctival avec le trou circulaire de la cornée, mais il en reste toujours une partie qui laisse à la conjonctive tous les caractères de la diphthérite.

Nous accordons que le diagnostic différentiel entre la conjonctivite diphthéritique au début de sa deuxième période, et la conjonctivite purulente est très difficile ; il n'y aura souvent que la formation de cicatrices qui pourra nous montrer à quelle maladie nous avons affaire. Il faut naturellement exclure dans le diagnostic toute cicatrice causée par une application trop forte des caustiques.

Pronostic. — Toutes les fois que la diphthérite est assez prononcée, le pronostic sera des plus inquiétants. C'est surtout dans les cas de conjonctivite diphthéritique chez les adultes qu'il faudra pronostiquer si mal, tandis que chez les enfants la maladie aura un caractère moins malin. Les premiers cas de diphthérite qui signalent le début d'une épidémie sont le plus souvent très dangereux, tandis que, vers la fin de l'épidémie, la première période de la maladie sera moins développée, alors le pronostic sera plus favorable.

Les cas de diphthérite causée par l'inoculation de la sécrétion d'une conjonctivite diphthéritique ou purulente, ou d'une gonorrhée, sont en général très graves et ont une marche rapide, avec une première période très développée ; il faut ajouter que, lorsque les deux yeux sont affectés, généralement l'œil qui est attaqué le second est le plus fortement atteint.

Les considérations suivantes doivent guider notre pronostic :

1° L'énergie de l'exsudation fibrineuse dans le tissu de la conjonctive et l'épaississement qui en résulte pour cette membrane ;

2° La manière plus ou moins rapide avec laquelle la vascularisation se fait ;

3° L'apparition plus ou moins précoce des complications du côté de la cornée.

Si l'exsudation fibrineuse est très considérable, on peut s'attendre à ce que la vascularisation ne se fasse que très difficilement, quels que soient les moyens thérapeutiques employés. Malheureusement dans ces cas les accidents du côté de la cornée sont très imminents et offrent les plus grands dangers.

La troisième période peut encore aggraver le pronostic. La production d'une foule de cicatrices, avec rétrécissement du sac conjonctival, offre de grands dangers pour l'œil ; il peut aussi se faire que, lorsque l'élimination de l'exsudation fibrineuse aura eu lieu, et que le tissu de la conjonctive aura été dénudé, il survienne des adhérences entre les paupières et le bulbe, et même entre une partie du bord libre des paupières, qui participe quelquefois à cette diphthérite. Il faut prendre en considération tous ces graves accidents avant de poser un pronostic. Si les paupières sont très roides et dures, offrant une conjonctive lisse, pâle, et fortement gonflée, si outre cela nous voyons un chémosis gélatineux, d'un gris jaunâtre, le pronostic sera très fâcheux.

Les affections de la cornée sont d'autant plus redoutables qu'elles arrivent dans la première période de la maladie. Si cet accident survient dans les premières vingt-quatre heures, l'œil sera presque toujours perdu, sans que le médecin y puisse remédier en rien. La complication sera aussi très grave si elle se fait avant le troisième ou quatrième jour, avant que la vascularisation soit encore assez prononcée. Aussitôt que la deuxième période de la diphthérite sera bien développée, les complications du côté de la cornée perdront beaucoup de leur gravité. Il ne faut pas oublier, en posant le pronostic, que, tant que l'infiltration diphthéritique persiste, l'œil peut être détruit très rapidement par une telle complication; le danger ne diminuera que lorsque la vascularisation de la muqueuse aura commencé.

Le début de cette vascularisation est marqué par une légère rougeur de la conjonctive; près des grands vaisseaux fortement dilatés, de petits vaisseaux se montrent en plus ou moins grand nombre, ce qui s'observe avec plus de facilité près des vaisseaux du chémosis. Ce dernier, après avoir perdu sa couleur gris jaunâtre, prend une teinte rougeâtre et est légèrement affaissé. Le commencement de la vascularisation s'indique aussi par une augmentation dans la transsudation à la surface de la muqueuse, qui est couverte d'une épaisse couche de liquide et a une apparence fortement miroitante. Une fois que quelques parties de la conjonctive se sont vascularisées, et qu'il ne reste plus que de grandes plaques infiltrées, il n'est pas difficile de se rendre compte de la marche de la vascularisation; mais il ne faut pas oublier qu'elle peut s'être faite entièrement, et qu'une récidive peut survenir en présentant de nouveau l'exsudation fibrineuse redoutable. Heureusement ce sont des cas exceptionnels, et la récidive offre généralement moins de gravité que la maladie première.

Thérapeutique. — La thérapeutique de la conjonctivite diphthéritique n'a pas les succès éclatants dont nous pouvions nous flatter en parlant de celle de la conjonctive purulente.

Nous voyons échouer tous nos remèdes, dans les cas graves de diphthérite, car nous ne possédons aucun moyen qui puisse enlever l'exsudat fibrineux dans le tissu de la conjonctive, et qui puisse éviter les influences pernicieuses de la compression et de l'étranglement auxquels sont soumis les vaisseaux courant vers la cornée. D'un autre côté, nous sommes incapables de remédier à la destruction d'une partie plus ou moins grande du tissu conjonctival, qui est causée par cette infiltration, et par la suppuration qui lui succède.

Si, dans une autre partie du corps, nous avons affaire à une diphthérite, nous cherchons, par des cautérisations énergiques, à limiter la maladie en sacrifiant une partie de la muqueuse atteinte, et nous tâchons ainsi de garantir autant que possible les parties voisines. Mais, dans la diphthérite de la conjonctive, les conditions sont tout autres ; il faut chercher à conserver la muqueuse.

Nous avons vu, en traitant de l'ophthalmie purulente, que nous faisions la cautérisation pour amener momentanément une congestion plus forte, que cette congestion était suivie d'une sécrétion séreuse abondante pendant l'élimination de l'eschare, et que le stimulus que le sang affluant en abondance exerçait sur les parois des vaisseaux dilatés les faisait contracter et produisait par là une accélération dans la circulation.

Qu'obtiendrions-nous en cautérisant une conjonctive atteinte de diphthérite? Dans cette maladie, il y a stase plus ou moins complète de la circulation, le sang est coagulé dans une partie des vaisseaux conjonctivaux ; si nous cautérisons, nous verrons augmenter la congestion vers ces vaisseaux, et la stase gagner en étendue. L'élimination de l'eschare ne se fera pas d'une manière rapide, comme dans la conjonctivite purulente, où la circulation dans les vaisseaux était libre ; au contraire, l'eschare persistera pendant un temps assez long et ne sera éliminée qu'avec les masses fibrineuses de l'exsudation.

Cette élimination peut se faire d'une manière insensible, de sorte que les masses fibrineuses sont enlevées et sortent des paupières sous forme de petits lambeaux ou de détritus. Quelquefois aussi l'on voit se détacher des lambeaux d'assez grande étendue, mais sans que la conjonctive soit alors tout à fait débarrassée de l'exsudation. Les cautérisations, pendant la première période de la diphthérite, ne tendent qu'à augmenter la congestion et à étendre la stase et la coagulation du sang. En outre, on favorise, par ce procédé, l'étranglement des vaisseaux qui courent vers la cornée, et la nutrition est de plus en plus gênée dans cet organe ; l'eschare aussi, qui persiste très longtemps, sera, par son frottement, nuisible à la cornée.

Si nous rencontrons encore tant d'opposition pour la cautérisation dans le traitement de la conjonctivite purulente, il faut certainement en chercher la cause dans la méprise que des praticiens ont faite en cautérisant la muqueuse dans des cas de diphthérite. Quand M. Desmarres, dans son *Traité des maladies des yeux*, parle du danger de la cautérisation dans certains cas de conjonctivite purulente (1), cela doit être évidemment rapporté à

(1) « Si on la (la conjonctive) cautérise avec la pierre infernale, au lieu de produire une eschare superficielle qui sera bientôt éliminée, et sous laquelle on trouvera des tissus très vifs et très vasculaires, le caustique produira une eschare des plus profondes, qui demeurera longtemps attachée à la conjonctive, et sous laquelle on trouvera une surface pâle, jaunâtre, et à peu près entièrement dépourvue de vaisseaux. » (2e édit., t. II, p. 93, 1855.)

des cas de conjonctivite diphthéritique ; nous ne comprenons seulement pas pourquoi M. Desmarres indique ces cas dans la description de l'ophthalmie des nouveau-nés, que nous n'avons jamais vus attaqués par la diphthérite.

Si l'on a vu survenir des accidents après la cautérisation, c'est qu'on a commis l'imprudence de cautériser au début d'une ophthalmie, sans être sûr de n'avoir pas affaire à une diphthérite. Quand on avait le malheur de cautériser une conjonctive qui venait d'être attaquée par une diphthérite, on voyait les symptômes augmenter en gravité d'une manière effrayante. Dans d'autres cas, on avait méconnu la diphthérite et l'altération commençante de la cornée; alors, après la cautérisation qui augmentait fortement la stase, l'affection de la cornée gagnait considérablement en étendue et prenait un caractère très pernicieux. C'est en se fondant sur ces bases qu'on a proscrit toute cautérisation aussitôt qu'apparaissait une affection de la cornée; et pourtant les cautérisations appliquées d'une manière intelligente, dans un cas de véritable conjonctivite purulente, non-seulement n'aggravent pas la complication, mais l'amènent à la guérison.

Nous avons dit qu'il faut rejeter les cautérisations appliquées au début de la conjonctivite gonorrhéique; on risquerait d'éprouver des échecs décourageants en généralisant trop un tel traitement, et cela surtout dans les cas où l'inoculation de la sécrétion gonorrhéique aurait produit une conjonctivite diphthéritique.

Les grands inconvénients de la cautérisation au début d'une ophthalmie ressortiront davantage par les faits suivants. Quelquefois, au début d'une conjonctivite pustulaire ou d'une conjonctivite granulaire aiguë, nous observons une certaine roideur dans les paupières, roideur qui nous fait croire à une prédisposition à une exsudation fibrineuse dans le tissu de la conjonctive. Si l'on a commis l'imprudence de cautériser dans ces cas ou d'appliquer un traitement trop irritant, on peut voir éclater soudainement une diphthérite qui en est la suite. C'est du reste un mauvais système que d'employer les caustiques au début des maladies que nous venons d'énumérer.

La question se pose maintenant, devant nous, de savoir si, dans le traitement de toute conjonctivite diphthéritique, les cautérisations doivent être prohibées. Notre opinion est que l'on doit les abandonner presque absolument pendant la première période de la maladie ; une fois que la deuxième période sera bien développée, on pourra se servir du nitrate d'argent, mitigé comme nous l'avons indiqué. Il faut seulement ne pas oublier que l'état purulent est ici en quelque sorte un mode de guérison ; aussi ne faut-il cautériser que si cet état purulent est trop intense. On devra surtout appliquer le caustique dans les cas où il y a complication du côté de la cornée, cas dans lesquels un état bien établi de purulence sera très désavantageux. Il faut appliquer la cautérisation avec la prudence que nous avons recommandée, et en observant toujours avec grand soin l'état de gonflement et de boursouflement de la muqueuse; si ces symptômes, et avec eux la sécrétion, ne sont pas bien prononcés, il faudra mettre un plus long intervalle entre les cautérisations.

Nous avons une autre question importante à résoudre. Ne nous est-i pas possible d'abréger par les cautérisations la première période, si dangereuse, de la diphthérite? Nous sommes surtout tenté d'essayer ce moyen, quand une complication du côté de la cornée est survenue pendant cette période; si cette complication n'existe pas, il faut bien se garder d'un tel procédé, qui est beaucoup trop dangereux pour être employé quand il n'y a pas urgence. Mais, même dans les cas où l'on aurait une affection grave de la cornée et où la vascularisation de la conjonctive n'aurait encore paru nulle part, il faut rejeter absolument les cautérisations, qui ne feraient qu'aggraver la situation. Nous n'avons le droit d'appliquer ces essais de cautérisation que quand nous sommes en présence d'une affection de la cornée, et en même temps d'un commencement de vascularisation de la muqueuse. Comme la circulation se rétablit alors dans une partie des vaisseaux conjonctivaux, la congestion et l'exsudation séreuse qui suivent la cautérisation peuvent accélérer la circulation et amener une vascularisation plus rapide. En même temps, on favorisera par ce procédé l'élimination de l'exsudat fibrineux.

Nous serons engagé à faire ces cautérisations, si çà et là nous voyons la conjonctive commencer à se vasculariser, si une transsudation séreuse survient dans la masse exsudée, et si nous observons une couche de liquide sur la conjonctive, qui a perdu sa couleur blafarde pour reprendre une légère teinte rougeâtre. C'est alors que la chaleur des paupières diminue un peu et que le malade commence à éprouver des souffrances moins fortes. Il peut arriver que dans quelques cas, quoique les symptômes du début de la vascularisation se soient montrés, elle tarde à apparaître; c'est alors seulement qu'on peut tenter une cautérisation très prudente.

Dans d'autres cas, nous avons une vascularisation bien prononcée sur quelques points, tandis que de grandes plaques d'exsudation diphthéritique persistent et tardent à s'éliminer. Si cette persistance semble nuisible pour l'état de la cornée, on peut de même tenter une cautérisation; mais on fera toujours bien d'observer les règles suivantes :

1° Il ne faut faire les cautérisations que sur une étendue très limitée, et là où la conjonctive est le plus vascularisée. On cherchera alors à obtenir que le frottement de l'eschare soit aussi peu défavorable que possible pour la cornée, en cautérisant la conjonctive du cul-de-sac et surtout celle de la paupière inférieure.

2° Il est absolument nécessaire de bien observer l'effet de la cautérisation et de la suspendre immédiatement, si, au lieu d'augmenter la vascularisation, elle rend la muqueuse plus pâle et fait rétrograder l'état de vascularisation.

3° Il faut toujours faire suivre ces cautérisations d'essai de scarifications et d'une application très énergique des réfrigérants ; ceci dans le but d'éliminer le plus vite possible l'eschare et d'accélérer la circulation.

Quelles que soient les précautions que l'on apporte dans ce traitement, il faut accorder que ce procédé est des plus dangereux ; il faut une grande expérience et une étude bien consciencieuse pour se servir de ce remède avec succès. Aussi ne sera-t-il applicable que sur des malades que l'on pourra surveiller continuellement, et chez lesquels on pourra bien apprécier les effets de la cautérisation. Lorsque le danger n'est pas urgent, on fera certainement mieux d'attendre que la vascularisation de la conjonctive soit bien établie.

On peut tenter d'accélérer une vascularisation qui débute trop lentement, par un autre moyen beaucoup moins dangereux, par l'application de compresses chaudes pendant un temps bien limité. De cette manière, on évitera du moins le danger de provoquer, par une cautérisation trop précoce, une nouvelle rechute de diphthérite, qu'on voulait justement éviter.

Nous imbibons des compresses en plusieurs doubles avec de l'eau de 40 à 45 degrés centigrades ; cette eau sera tenue en assez grande quantité dans une cuvette renfermant un thermomètre afin de pouvoir entretenir une température à peu près constante par de petites additions d'eau bouillante (1).

Un des remèdes les plus puissants contre la conjonctivite diphthéritique, c'est le froid. Les compresses glacées doivent être appliquées continuellement, et il faut les renouveler très fréquemment, parce qu'elles se réchauffent avec une grande rapidité. Le froid a ici le grand avantage de lutter contre la stase en contractant les vaisseaux ; mais en outre il soulage beaucoup le malade, et l'humidité des compresses contribue à nettoyer l'œil. Quant à ce qui regarde leurs propriétés sédatives, elles agissent beaucoup mieux qu'aucun narcotique pris à l'intérieur. Lorsque la maladie s'approche de la deuxième période, et quand la vascularisation commence à se prononcer, on peut espacer petit à petit l'application des compresses.

(1) Voir le *Bulletin général de thérapeutique* du 30 mars 1862 : *De l'emploi de l'eau chaude en compresses, dans le traitement des maladies des yeux*, par l'auteur.

La deuxième période une fois bien établie, on n'a plus à les appliquer qu'immédiatement après avoir cautérisé, et l'on n'en prolongera la durée que si l'état purulent est trop intense.

Dans la phase de passage de la première période à la deuxième, si cette dernière tarde à apparaître, on pourra essayer si le boursouflement de la muqueuse ne serait pas accéléré par l'application de compresses chaudes; mais il faut alors bien observer quel caractère la conjonctive prend après quelques heures de leur application, et ne les continuer que si elles contribuent à vasculariser cette membrane. Nous craignons aussi l'application des compresses glacées dans les cas d'ulcères étendus de la cornée avec tendance à la nécrose ; il faudra les remplacer par les compresses chaudes aussitôt qu'on pourra espérer d'obtenir par leur emploi une accélération dans la vascularisation de la conjonctive.

Un autre moyen important pour soulager le malade et pour accélérer la vascularisation de la conjonctive, ce sont les émissions sanguines. Malheureusement il ne nous est pas possible d'appliquer ici les scarifications, que nous avons trouvées si salutaires pour la conjonctivite purulente. En scarifiant une conjonctive atteinte de diphthérite, on n'obtiendra que très peu de sang ou même pas du tout; on observe aussi que là où on a fait les incisions, il se fait une infiltration fibrineuse plus considérable.

Les scarifications ne sont applicables que quand la conjonctive commence à se vasculariser, et quand elle montre déjà cette transsudation séreuse du tissu qui signale un retour de la circulation. Il faut faire les scarifications un peu plus profondément que dans la conjonctivite purulente, et entretenir l'écoulement du sang par un mouvement convenable des paupières, en épongeant fréquemment le liquide qui sort; les scarifications peuvent alors accélérer beaucoup la vascularisation de la muqueuse. On a le droit d'appliquer ce procédé là où l'infiltration fibrineuse ne s'est manifestée que dans la couche superficielle de la conjonctive avec conservation d'une circulation suffisante dans les parties profondes.

Nous avons déjà parlé de l'utilité des scarifications dans les formes mixtes de conjonctivite purulente et diphthéritique; quand la deuxième période de la diphthérite est bien marquée, on fera toujours bien de faire succéder à la cautérisation les scarifications, s'il y a complication du côté de la cornée.

Pour accélérer la circulation, on doit employer d'autres émissions sanguines, surtout chez les adultes. Chez les enfants, la diphthérite est malheureusement si souvent combinée avec un état d'anémie, qu'on a tout droit d'être aussi circonspect que possible dans l'emploi de ce remède; l'émission sanguine doit être faite de manière à entretenir un écoulement constant de sang.

On obtiendra ce résultat en appliquant trois à quatre sangsues à l'angle interne de l'œil, sous la racine du nez, ou bien au-dessus de l'arcade zygomatique à la tempe, mais pas trop près de l'œil. L'application des sangsues près de l'angle interne de l'œil est préférable chez les adultes ; les enfants se tiennent trop peu tranquilles pour en supporter l'application dans ce point. Si l'on parvient à bien appliquer les sangsues sur l'os nasal, on ne risque pas d'augmenter le gonflement des paupières, et l'on n'aura pas à redouter de grandes ecchymoses, qui défigureraient momentanément le malade; aussitôt qu'une des sangsues tombe, il faut la remplacer par une autre. On peut appliquer jusqu'à vingt-cinq ou trente sangsues, et même aller plus loin s'il y a urgence ; nous obtenons par là un écoulement de sang suffisant, car c'est en ce point que convergent les veines palpébrales.

Mais il faut chercher à remédier à la congestion qui a été provoquée momentanément par la succion des sangsues, en entretenant après leur application l'écoulement sanguin aussi longtemps que possible. Nous rejetons l'application des sangsues chez les enfants faibles ; ce ne sont que les tempéraments vigoureux et sanguins qui peuvent bien les supporter.

Malheureusement c'est surtout chez les enfants anémiques nés de parents cachectiques (syphilis) que nous rencontrons la diphthérite avec le triste cortége de ses complications.

Quant au nombre de sangsues, il faut le proportionner à la gravité de la maladie et à la constitution du sujet.

Pour ce qui regarde les émissions sanguines qui enlèvent subitement une grande quantité de sang au corps, comme les saignées, leur efficacité n'est que très faible dans le traitement de la diphthérite. On peut, par des saignées répétées, mettre le malade dans un état d'anémie assez marqué, sans changer pour cela le caractère de la conjonctivite; elles n'accélèrent ni la vascularisation, ni le boursouflement de la muqueuse. Nous croyons qu'en entretenant un courant de sang constant dans une partie voisine de l'œil, et en provoquant vers ce point une congestion, nous agissons d'une manière dérivative, et nous facilitons le retour de la circulation dans les vaisseaux conjonctivaux ; mais ne nous fions pas trop à ce remède, car il ne produit un effet sensible qu'en diminuant un peu la congestion vers l'œil et en soulageant momentanément le malade.

De tous les remèdes qui, donnés à l'intérieur, facilitent la vascularisation de la conjonctive, le plus efficace est le mercure. Aussitôt qu'une certaine quantité de ce remède pénètre dans l'organisme, et que les symptômes de salivation se montrent, presque immédiatement commence la vascularisation de la conjonctive ; mais il ne faut pas attendre de ce remède ce qui est impossible, et croire qu'il puisse immédiatement amener la dissolution de grandes masses fibrineuses. Ce n'est pas d'une manière rapide que cela se fait, même quand on obtient la salivation, car il y a des résistances mécaniques à vaincre qui nécessitent un certain temps. Le mercure ne peut produire un effet assez rapide et assez satisfaisant, en contribuant à dissoudre et à éliminer le produit de l'exsudation, et à vasculariser la conjonctive, que là où l'exsudat n'a pas pénétré trop profondément dans le tissu de la muqueuse; quand l'infiltration a été très forte, s'il s'est formé une véritable croûte de fibrine, l'action de ce remède tarde malheureusement trop et ne peut pas empêcher la perte complète de l'œil. C'est dans ces cas malheureux qu'il faut s'adresser la question si l'on doit soumettre encore le malade aux chances d'un traitement mercuriel, dont le résultat viendra trop tard pour lui conserver la vue. On pourra de même se trouver dans cette triste position vis-à-vis de malades qui se sont inoculé le pus d'une gonorrhée, et qui, atteints d'une conjonctivite diphthéritique, n'ont pas consulté le médecin dès le début de la maladie.

Dans tous les cas moins graves, on fera bien d'employer le mercure, dans l'espérance de raccourcir autant que possible la première période de la diphthérite et de préserver l'œil d'un danger imminent. Le plus souvent, dans ces cas, on peut espérer d'obtenir le boursouflement de la muqueuse deux ou trois jours après que les premiers signes de la salivation ont paru, salivation qui est généralement facile à obtenir par un emploi suffisant du mercure.

On donne aux adultes, toutes les deux heures, 5 à 10 centigrammes de calomel, et l'on ordonne une friction de 2 à 4 grammes d'onguent mercuriel simple, à faire toutes les deux heures, alternativement sur la poitrine, les bras ou les jambes ; il faut en outre frictionner le front toutes les deux heures, avec le volume d'un pois de l'onguent suivant :

Extrait de belladone	5	grammes.
Onguent mercuriel simple	10	—

Aux enfants, on donne, suivant leur âge, 1/2 à 2 centigrammes de calomel, et l'on fait faire les frictions avec l'onguent mercuriel toutes les deux heures (1/2 à 1 gramme). On se servira pour les frictions sur le front, de l'onguent indiqué.

En continuant cette médication, dans des cas urgents, jour et nuit (tout en employant avec énergie les compresses glacées), on peut obtenir rapidement les symptômes ordinaires du mercure, et voir commencer la salivation au bout de vingt-quatre à quarante-huit heures ; en même temps, apparaissent les premières traces de vascularisation sur la conjonctive.

Chez les enfants, où la salivation tarde généralement beaucoup plus à apparaître, on ne peut pas continuer ce traitement jusqu'à ce qu'elle arrive.

Néanmoins il ne faut suspendre l'emploi des mercuriaux que lorsque se montrent les premiers symptômes de vascularisation, et que tout annonce que celle-ci et le boursouflement de la muqueuse marchent d'une manière satisfaisante; sans cela, on fait la triste expérience qu'après avoir discontinué trop tôt le remède, une rechute de la diphthérite a lieu : celle-ci ne cède encore qu'à un nouvel emploi de mercure. Qu'on ne cesse donc pas de donner ce remède avant d'être sûr de se trouver à l'abri de tous les dangers de la première période. Nous n'avons pas besoin d'ajouter qu'il faut avoir égard à la constitution du malade, agir prudemment, et cela surtout chez les enfants faibles et anémiques.

Les émétiques, que l'on donne (et surtout le tartre stibié) à petites doses, souvent répétées, peuvent agir d'une manière favorable ; nous pouvons dire la même chose de l'emploi des remèdes qui agissent sur la peau en facilitant la transpiration.

Bien plus que dans la conjonctivite purulente, il faut avoir soin de bien nettoyer l'œil. Nous nous servons du procédé indiqué plus haut en instillant de l'eau tiède ou du lait; mais l'on peut aussi faire usage d'une faible dissolution de tannin ou de borate de soude (50 centigrammes pour 300 grammes d'eau). Ces instillations doivent être répétées très fréquemment, car sans contredit la stagnation du liquide sécrété en décomposition est nuisible pour la cornée. Nous conseillons, encore une fois, de bien se garder de l'usage si dangereux des seringues.

Tandis que nous ne mettons aucune importance à faire garder la diète dans la conjonctivite purulente, nous soumettons le malade à un régime assez rigoureux dans les cas de diphthérite. La diète doit être sévère, surtout pendant la première période de la maladie ; mais, même quand celle-ci est passée, nous ne permettons que des aliments légers et en petite quantité. Si l'on ne prend pas ces précautions, on peut voir survenir une aggravation des symptômes ou même une récidive.

Il n'est guère nécessaire d'ajouter que le malade, pour se soumettre à un traitement aussi rigoureux, doit garder le lit. Si l'on ne veut pas traiter les malades à domicile, on n'obtiendra que des résultats très peu satisfaisants.

Aussitôt qu'un malade entre en traitement, quand il n'offre qu'un œil attaqué, il faut appliquer un léger bandeau compressif sur l'œil sain. Pour mettre ce bandeau, il faut placer d'abord une petite compresse ou un morceau de toile fine sur les paupières fermées, et remplir la fosse entre la racine du nez et le rebord sourcilier avec de petites rondelles de charpie douce ; quand cela sera fait, on appliquera quelques tours de bande de flanelle autour de la tête. La pression doit être faible, car on ne peut pas espérer ici, comme dans la conjonctivite purulente, de faire avorter les premiers symptômes de diphthérite par une compression suffisante. Il est nécessaire de renouveler ce bandage deux fois par jour pour s'assurer que l'œil n'a pas été atteint au-dessous du bandeau, et pour l'enlever aussitôt que la maladie aurait éclaté.

De même que dans la conjonctivite purulente, on peut, pour diminuer le gonflement des paupières, appliquer sur la peau qui les recouvre le nitrate d'argent pur, la teinture d'iode ou le sous-acétate de plomb liquide.

Quant aux affections de la cornée, nous n'avons pas grand'chose à ajouter. Si cet accident survient pendant la première période, il ne faut pas pratiquer la paracentèse, quand même on serait tenté de le faire; il faut se contenter de l'atropine. Aussitôt qu'il s'agit d'affections de la cornée pendant la deuxième période, on doit les traiter suivant les mêmes règles que nous avons indiquées en parlant de la conjonctivite purulente.

Une fois que la troisième période de la maladie est en plein développement, presque toutes les tentatives thérapeutiques sont inutiles. On voit parfois, et cela surtout là où l'infiltration diphthéritique n'a été que partielle et localisée en quelques points, ces parties présenter des cicatrices qui les couvrent comme un voile léger. Cela n'offre pas d'inconvénient pour l'œil; mais si la cicatrisation est générale et profonde, il n'en est plus ainsi : la sécrétion de l'humeur qui humecte l'œil est notablement diminuée, et de plus en plus on voit se développer les symptômes d'une xérophthalmie. En pareil cas, il faut tâcher de suppléer à ce défaut de liquide.

Le lait est encore le meilleur moyen d'enlever la sensation pénible de sécheresse et de frottement que les malades éprouvent; nous conseillons de laver, si nécessité il y a, plusieurs fois par jour, les yeux avec du lait, et de les mouiller avec une compresse trempée dans ce liquide.

S'il y a complication d'un symblépharon de plus ou moins grande étendue, développé dans la troisième période, nous ne pouvons y remédier par une opération; car, dans la plupart des cas, la conjonctive est détruite sur une grande étendue, et la réunion du tarse avec le bulbe s'est effectuée.

Si nous résumons en quelques mots les procédés thérapeutiques contre la conjonctivite diphthéritique, nous voyons que l'emploi du mercure occupe la première place; à côté de lui, les réfrigérants doivent être employés énergiquement. La plus grande difficulté dans le traitement sera de déterminer le moment précis où il faudra cautériser. On est bien embarrassé pour cela s'il y a complication d'une affection de la cornée pendant la première période; on désire alors que la seconde apparaisse le plus vite possible.

Les formes mixtes de diphthérite et de conjonctivite purulente exigent aussi un traitement bien prudent et bien circonspect. Là où il n'y a pas d'accidents urgents du côté de la cornée, on fera toujours bien d'attendre pour cautériser jusqu'à ce que le boursouflement de la muqueuse se soit bien montré. Il ne faut essayer de faire des cautérisations localisées, avant que ce boursouflement ait eu lieu, que là où il y a des affections de la cornée. On fait alors la cautérisation d'une manière très superficielle avec du nitrate d'argent mitigé, ou, si l'on craint son action encore trop forte, avec une solution de nitrate d'argent qu'on applique avec de grandes précautions, à l'aide d'un pinceau :

Nitrate d'argent........	25 centigrammes.
Eau distillée...............	10 grammes.

Les cautérisations avec ce liquide peuvent être aussi essayées avec avantage dans les cas où l'on a une infiltration diphthéritique très superficielle, et où la stase veineuse et l'état cyanosé de la conjonctive sont les symptômes qui l'emportent.

Il ne faut faire ces cautérisations, comme nous l'avons dit, que partiellement, bien neutraliser, et scarifier après avec soin ; l'eschare produite par cette solution sera moins épaisse et sera plus facilement éliminée.

Dans les cas où l'on n'a qu'une vascularisation incomplète avec des plaques diphthéritiques qui tardent à se vasculariser, si l'on désire leur élimination, vu l'état de la cornée, il faut employer le nitrate d'argent mitigé, en observant toutes les précautions indiquées; dans tous les cas, ce sera un jugement habile, guidé par une grande expérience, qui donnera les meilleurs conseils pour l'emploi des cautérisations.

Espérons que l'étude attentive et consciencieuse de cette maladie parviendra à nous donner un remède qui en limitera les ravages, et ne laissera plus le médecin dans la position si triste où il se trouve, d'assister à la destruction d'un œil sans pouvoir en aucune manière l'arrêter.

ARTICLE V.

GRANULATIONS DE LA CONJONCTIVE. — TRACHOME.

Anatomie pathologique. — Nous abordons maintenant une des questions les plus délicates en oculistique, question longtemps agitée par de nombreuses discussions qui, loin de l'éclairer, n'ont fait que l'obscurcir davantage.

Deux points principaux motivent la dissidence des auteurs au sujet des granulations de la conjonctive : on n'a pas pu d'abord préciser ce que l'on doit entendre par granulations, en excluant les complications qui peuvent les accompagner ; en second lieu, relativement à la constitution anatomo-pathologique des granulations, on a presque toujours étudié ces dernières à une époque de la maladie où il était impossible de suivre leur marche et leur développement progressif.

C'est donc un double but que nous nous proposerons d'atteindre dans l'étude qui va suivre ; savoir :

1° Isoler la granulation de tous les changements opérés dans la conjonctive ;

2° Étudier comment elle se développe dès le début.

Les granulations ont été le plus souvent, et sont encore confondues avec un état d'hypertrophie des papilles de la conjonctive.

Nous avons vu, en parlant de la conjonctivite purulente, et de la diphthérite conjonctivale qu'il se produit un gonflement et un soulèvement considérable des papilles.

Ces papilles forment des tubercules de $0^{mm},5$ à $1^{mm},5$ de hauteur, elles sont aplaties latéralement à cause de la pression qu'elles exercent les unes contre les autres. Leur base n'a pas de pédicule, elle se confond, au contraire, insensiblement dans le tissu de la conjonctive. Les papilles sont disposées en rangées, et en écartant ces dernières, on voit se former des fissures assez profondes qui le séparent les unes des autres, et qui restent béantes tant que les paupières sont maintenues renversées.

La couleur de ces tubercules varie : tantôt ils sont d'un rouge foncé allant, chez les sujets scorbutiques, jusqu'au rouge bleuâtre ; tantôt on les voit colorés en rouge vif. — Après un certain temps, les papilles perdent, à la suite d'un épaississement de la couche épithéliale, la couleur rouge vif qu'elles ont dans certains cas, et on les trouve colorées en rouge grisâtre, quelquefois avec une nuance brune assez prononcée.

Cette hypertrophie papillaire du tissu conjonctival est limitée surtout à la portion palpébrale de la conjonctive ; elle commence à 2 millimètres du bord des paupières et dépasse le tarse de 2 millimètres également ; c'est en ce dernier point, et surtout vers le bord orbitaire du tarse que l'on trouve souvent les papilles tellement serrées qu'il devient impossible de distinguer la conjonctive sur laquelle elles sont implantées. Vers les angles de l'œil, ces papilles ont leur plus haut point de développement : on les y voit assez souvent prendre la forme des condylomes, avec une tête ronde et gonflée, et atteignant 2 ou 3 millimètres de hauteur, quelquefois même davantage. C'est encore à ce moment que les papilles ont quelque ressemblance avec les granulations que l'on rencontre sur les plaies suppurantes. En examinant attentivement la surface de ces papilles, nous ne trouvons pas de petits vaisseaux qui puissent motiver la coloration rouge foncé : cette dernière est l'effet d'un engorgement sanguin des papilles elles-mêmes. Aussi est-il impossible, au début du développement de ces dernières, de voir, à travers les intervalles qui les séparent, le réseau vasculaire de la conjonctive. Les vaisseaux dont il s'agit ne circulent pas sur les papilles qui s'allongent de plus en plus, atteignent souvent une hauteur considérable, saignent facilement au toucher, et changent tout à fait l'aspect de la muqueuse.

En examinant les papilles au microscope nous trouvons une couche plus ou moins épaisse d'épithélium dont les cellules les plus profondes sont cylindriques et contiennent un noyau ovale reposant au sein d'une masse granuleuse. M. Stellwag dit que l'extrémité de ces cellules cylindriques s'amincit de plus en plus et se perd dans un filet qui pénètre dans l'intérieur de la papille, ce que nous n'avons pas pu constater.

Au-dessous de cette couche épithéliale peu nettement limitée et dont les cellules ont de plus en plus disparu vers l'intérieur des papilles, nous trouvons une masse intercellulaire plus ou moins granuleuse, sous laquelle nous voyons çà et là des fibres et cellules à fibres du tissu conjonctival. Cette masse entoure une foule de vaisseaux qui se ramifient et forment un réseau assez épais vers la base de la papille, présentant des couches de fibres-cellules entremêlées de beaucoup de noyaux, et de cellules de nouvelle formation. Ces diverses parties sont couvertes d'une foule de globules de sang, ce qui a fait dire à M. Stellwag que ce pouvait bien être là le contenu de vaisseaux néoplastiques n'ayant pas encore de parois.

La grande quantité de noyaux et de nouvelles cellules qu'on y rencontre, nous fait supposer que nous avons affaire ici à une hyperplasie du tissu cellulaire de la papille. Le gonflement n'est pas dû seulement à une exsudation séreuse, mais probablement à une augmentation des éléments du tissu cellulaire même qui entoure les vaisseaux de la papille.

En même temps que les cellules du tissu conjonctival augmentent, la masse intercellulaire gagne en proportion. Cette altération de chaque papille se perd insensiblement vers la conjonctive, et il n'est pas possible d'en fixer la limite : nous constatons l'altération d'un élément préexistant de la conjonctive avec hyperplasie du tissu cellulaire qui la forme; il n'y a pas, dans ce cas, de néoplasie, chose importante à noter.

Les changements dont nous avons parlé, relatifs aux papilles conjonctivales, se rencontrent surtout à la suite de la conjonctivite purulente; on les trouve aussi dans la muqueuse boursouflée d'une diphthérite conjonctivale après l'élimination de l'infiltration fibrineuse : on donne à tort à cet état de la muqueuse le nom de *granulaire*, on a même parlé de la transformation de la conjonctivite purulente en trachome. Nous ne pouvons partager cette manière de voir parce qu'elle ne nous permettra jamais de nous bien rendre compte de ce que sont les granulations.

M. Stellwag nomme ces papilles altérées par une inflammation aiguë ou chronique, *granulations* ou *trachomes papillaires*, et quand elles se combinent avec de véritables granulations, il signale un *trachome mixte*.

En quoi diffère notre manière de voir ? Les papilles gonflées et hypertrophiées se rencontrent très fréquemment avec les altérations de la muqueuse que nous désignons sous le nom de *véritables granulations*, c'est même la règle générale de trouver cette combinaison, aussitôt qu'un état inflammatoire un peu prononcé gagne la muqueuse, où s'est opérée la formation de véritables granulations néoplastiques. La dénomination de *trachome mixte* pourra, à la rigueur, être acceptée, si toutefois on n'oublie pas qu'il ne s'agit pas ici, quant à l'altération morbide des papilles, du même procès morbide qui a causé la production des véritables granulations. Car, comme nous l'avons déjà dit, ces dernières sont un tissu néoplastique, tandis que l'état papillaire de la conjonctive (trachome papillaire de M. Stellwag) n'est dû qu'à une hyperplasie d'un élément préexistant de la muqueuse.

M. Thiry (1), dans ses recherches sur les granulations, donne également à ces papilles hypertrophiées la plus haute importance. C'est pour lui le principal caractère de l'ophthalmie granuleuse, nous ne comprenons pas comment M. Thiry fait intervenir une élimination de la couche épithéliale, dans cette circonstance. Nous avons toujours vu le contraire ; non-seulement les papilles n'étaient pas dépourvues de leur couche épithéliale, mais encore dans des cas d'inflammation chronique, la couche épithéliale s'épaississait, ce qui donnait à ces papilles une couleur d'un rouge brun sale tirant vers le jaune.

La question que nous soulevons ici de bien fixer ce qu'on doit entendre par granulation, n'est pas sans importance, parce que nous pouvons déjà en augurer notre pronostic. En effet, si nous rencontrons une muqueuse qui nous offre un développement considérable de ses papilles, mais sans complication de véritables granulations, nous pouvons poser un pronostic assez favorable, vu qu'il nous est possible de maîtriser un pareil état de la muqueuse, et cela en un laps de temps assez restreint (quatre à huit semaines). Le pronostic sera tout autre si la conjonctive se trouve hérissée de véritables granulations. Il ne nous sera possible alors de rendre à la muqueuse son état normal qu'après un traitement excessivement long, et nous ne pouvons que très rarement remédier à la production d'une foule de cicatrices qui sont la conséquence de *véritables granulations*.

Que faut-il entendre par cette dernière expression?

En abordant ce sujet délicat, il ne nous semble pas inutile de rappeler combien de difficultés a offertes et offre encore la question du tubercule. Combien de choses ont été et sont confondues encore aujourd'hui avec le

(1) *Compte rendu du Congrès de Bruxelles*. Paris, 1857.

véritable tubercule? Ce n'est que depuis notre maître, M. Virchow, qu'on est parvenu à élucider la question. Cet auteur a démontré qu'il fallait étudier le développement du néoplasme à son début, et sur des membranes qui puissent surtout se prêter facilement à l'examen microscopique, comme la pie-mère, la plèvre, le péritoine, etc. Le long espace de temps qui s'est écoulé jusqu'à ce qu'on ait pu se rendre compte de l'organisation du tubercule, peut-être attribué à ce qu'on recherchait l'organisation de ce néoplasme lorsqu'il s'était déjà parfaitement développé, ou plutôt lorsqu'il était en pleine métamorphose régressive. On faisait alors des recherches dans le parenchyme des différents organes, comme le poumon, le cerveau, etc.

La question des granulations de la conjonctive a subi selon nous le même sort. La plupart des recherches microscopiques ont été faites et se font sur des conjonctives en plein développement de granulations, combinées le plus souvent avec un état d'hypertrophie des papilles, et où la métamorphose régressive des granulations est déjà commencée.

Je défie le plus habile micrographe, examinant une pareille muqueuse, de dire ce qui a produit les changements survenus. Il ne sera pas plus avancé que celui qui examine un tubercule du poumon ou du cerveau en pleine phase de dégénérescence graisseuse, et à qui l'on demanderait comment le tubercule s'est développé.

Si l'on veut suivre la production des granulations, et comprendre comment elles se développent, il faut étudier leur première naissance et tâcher, comme dans l'étude du tubercule, de se procurer des pièces très aptes à l'examen. La meilleure chose sera d'étudier les granulations sur la conjonctive bulbaire, où cette membrane très fine et translucide se prête parfaitement à l'examen microscopique. Il sera mieux encore d'examiner les cas où une production granulaire s'est opérée sur la cornée même. Malheureusement cela ne se rencontre que très rarement, il ne m'a été possible qu'une seule fois d'examiner une partie granulaire de la cornée, qu'on avait extirpée, parce que son développement énorme avait porté le médecin à diagnostiquer un cancer de cette membrane.

Les granulations se développent assez fréquemment sur la conjonctive bulbaire, de sorte qu'on peut se procurer des pièces pour l'examen microscopique en excisant un petit pli de la conjonctive. L'examen de la granulation sur la conjonctive palpébrale est beaucoup plus difficile, parce qu'à son début, la muqueuse est très peu soulevée au-dessus du tarse, et il n'est pas facile d'en exciser une légère portion. La conjonctive du cul-de-sac serait très convenable pour ces recherches, si elle ne renfermait pas des éléments qui pourraient facilement jeter de la confusion, par exemple, les follicules lymphatiques et les glandules de Krause.

S'il ne se présentait pas de granulations de la conjonctive bulbaire pour étudier leur développement, on ferait bien de choisir des cas de granulations débutant avec une inflammation de la muqueuse. On les trouverait alors sous forme de petites taches blanchâtres, nettement dessinées sur la conjonctive vascularisée du tarse supérieur. Chaque petite tache gagne peu à peu en étendue, et en même temps elle se soulève un peu au-dessus du niveau de la muqueuse. A cette époque, elle devient transparente, et sa couleur blanche dégénère en gris sale. Aucun vaisseau ne traverse cette tache grise qui n'est pas plus volumineuse qu'un grain de millet. Souvent nous voyons une petite branche d'un vaisseau courir vers cette tache et se diviser en la contournant. Quelquefois même on distinguera, à l'éclairage oblique, de petites ecchymoses tout près de la granulation.

Peu à peu les taches gagnent en étendue, prennent l'aspect de tapioca cuit ou de frai de grenouille (comparaison qu'on a souvent employée, en parlant des granulations). De même qu'on rencontre le développement des taches et des élévations sur la conjonctive palpébrale, on les voit aussi apparaître sous forme de petites éminences, d'un gris jaunâtre, sur la conjonctive injectée du cul-de-sac, et une fois que la maladie gagne d'étendue, elles se développent dans quelques cas sur la conjonctive bulbaire et même sur la cornée.

Si nous examinons une de ces taches ou de ces élévations de la conjonctive palpébrale ou bulbaire, nous voyons qu'elles sont composées d'une masse de noyaux, souvent tellement serrés les uns contre les autres qu'il est presque impossible de distinguer une substance intercellulaire. Dans d'autres cas, cette substance est plus abondante ; nous voyons çà et là des fibres de tissu cellulaire et des fibres-cellules. Là où ces noyaux sont moins serrés, ces derniers éléments deviennent plus fréquents ; le tissu cellulaire se trouve souvent condensé vers cette partie. (Dans le cas où une masse gélatineuse haute de 3 millimètres est formée sur le bord même de la cornée, la substance dont la petite tumeur est composée ne présente qu'une foule de noyaux, quelques cellules à fibres, et très peu de masse intercellulaire.)

En examinant les granulations à une époque un peu plus avancée, nous trouvons que la substance intercellulaire a de beaucoup augmenté, elle forme une masse semi-transparente gélatineuse et légèrement grumeuse. Le nombre des noyaux diminue de plus en plus, de sorte qu'après quelque temps, nous n'en rencontrons que très peu avec des fibres-cellules et des fibres de tissu cellulaire dispersées ; la granulation même est formée par une masse grumeuse semi-transparente qui n'offre pas d'éléments cellulaires distincts. Voilà pourquoi, en examinant la conjonctive atteinte de granulations d'ancienne date, il n'est guère possible de voir d'abord quelle a été l'affection morbide qui s'est développée.

La question est maintenant de savoir comment cette formation de groupes à noyaux se fait dans le tissu conjonctival. Avons-nous affaire ici à une exsudation plastique, exsudation où prend naissance cette foule de noyaux? C'est là l'opinion généralement adoptée que, dans les granulations, on a une exsudation plastique dans laquelle il se produit du tissu cellulaire de nouvelle formation, n'arrivant pas à un développement parfait; ce dernier s'organise en formant un tissu fibreux très dense qui, en se contractant, détruit le tissu dans lequel il a pris naissance.

Notre opinion sur le développement des granulations et celle qui est généralement acceptée, diffèrent en ce que nous considérons la production des noyaux de la granulation comme le résultat d'une répullulation des noyaux de cellules de tissu cellulaire. M. Virchow a démontré que les éléments qui composent le tubercule ne sont pas dus à une exsudation inflammatoire organisée, mais à un néoplasme composé, dès son origine, de cellules résultant d'une répullulation de cellules du tissu cellulaire, dans lequel le néoplasme s'est développé. Nous croyons que la granulation a une même origine: ce n'est pas pour nous un exsudat organisé, mais un néoplasme qui est dû à une répullulation et à une division des noyaux des cellules du tissu cellulaire qui compose la conjonctive.

La forme ronde que prend la granulation ne doit pas ainsi être attribuée à la désorganisation d'un élément de même configuration, préexistant dans la muqueuse; c'est ce qu'on est facilement tenté de faire; le tubercule accuse toujours par lui-même la forme sphérique, comme cela a lieu pour la granulation.

Voici les raisons qui nous font croire à une pareille origine des granulations :

1° Nous trouvons, dès que nous pouvons distinguer les premières traces d'une granulation, qu'elle est composée d'une foule de noyaux qui ne peuvent provenir que d'une répullulation de ceux que renferment les cellules du tissu cellulaire.

2° Nous ne pouvons croire, après les progrès que l'anatomie pathologique a faits, à l'organisation d'un exsudat où de nouvelles cellules se forment sans le concours d'autres cellules préexistantes; nous n'y croyons pas plus qu'à une génération spontanée.

3° Il ne nous est pas possible de bien distinguer une enveloppe qui entoure ces amas de noyaux et de la rapporter à la désorganisation d'un élément préexistant de la conjonctive, tel qu'une glande, un follicule (tout ce que, à une époque plus avancée, on pourra distinguer comme enveloppe, n'est produit que par une condensation du tissu cellulaire qui entoure la granulation et qui est l'effet d'une réaction inflammatoire). La production, sur la cornée, de granulations sans condensation des tissus circonvoisins, s'élèverait de même contre cette idée.

Nous avons déjà plusieurs fois fait ressortir la ressemblance entre le développement des tubercules et des granulations ; nous en trouvons encore un caractère assez frappant ; le tubercule composé, à son début, de cellules et de noyaux, ne tarde pas à subir une dégénérescence graisseuse, qui, commençant au centre du tubercule, gagne bientôt le néoplasme entier et se change en une masse de détritus graisseux à la vue desquels il est bien difficile de reconnaître la transformation antérieure.

La granulation subit un sort assez semblable ; la foule de noyaux qui la composent diminue et fait place à une masse semi-transparente et grumeuse, contenant une petite quantité de graisse. Peu à peu la granulation entière n'est composée que de cette masse gélatineuse résultant d'une décomposition des noyaux. M. Arlt a observé des cas où des granulations se sont transformées en une masse caséeuse, semblable à celle des tubercules. M. Stellwag prétend avoir vu, après les cautérisations à l'aide du sulfate de cuivre, une transformation pareille. Nous ne pouvons que signaler ce fait essentiellement exceptionnel. La transformation dans une masse semi-transparente et gélatineuse, où il n'y a que peu de molécules graisseuses, et que quelques fibres-cellules et fibres dispersées de tissu cellulaire, ne présentant pas d'ailleurs d'autre organisation, c'est là ce qu'on observe généralement.

De même que le tubercule cause la destruction de l'organe où il prend naissance, ou qu'il se forme aux dépens des cellules qui le composent, ainsi la granulation fait le plus souvent subir le même sort aux tissus dans lesquels elle naît. Il existe, néanmoins, bien des différences entre ces deux néoplasmes. Le tubercule, après avoir détruit une partie du tissu en se développant, et après être réduit à une masse de détritus graisseux, agit en quelque sorte comme corps étranger ; il provoque facilement de la suppuration, des ulcères ; il se trouve éliminé de cette manière au double détriment du tissu qu'il occupait. Il n'en est pas de même des granulations. La masse gélatineuse, à une époque avancée, n'a pas de tendance à causer une suppuration des tissus environnants ; au contraire, nous la voyons plutôt disparaître insensiblement et se transformer en un tissu dense, fibrillaire, analogue au tissu cellulaire de nouvelle formation, avec tendance à une contraction très prononcée. Ce tissu, en se rétractant de plus en plus, tend encore à détruire le reste du tissu conjonctival, en oblitérant les vaisseaux sanguins. Peu à peu la masse gélatineuse disparaît en faisant place à un tissu dense, fibreux, qui se rétracte de plus en plus et donne naissance à un tissu cicatriciel très ferme.

Les différentes phases que les granulations parcourent, et cette circonstance qu'elles ne se développent pas à une même époque, sont les causes de la difficulté que nous éprouvons à porter un diagnostic. Dès que la transformation gélatineuse commence et que les parties cicatricielles se forment, tout examen microscopique devient difficile; ce n'est qu'à son début qu'on peut bien étudier la maladie.

Une autre cause des complications habituelles dans l'étude des granulations, c'est qu'il existe dans la conjonctive d'autres éléments qui sont faciles à confondre avec cette formation néoplastique. Elle a même motivé une catégorie particulière connue sous le nom de *granulations vésiculeuses*.

Que devons-nous entendre par là ? Il existe dans la conjonctive, à l'état normal, un grand nombre de petites vésicules avec un contenu grumeux, et beaucoup de cellules semblables aux corpuscules de la lymphe, entourées d'une masse de vaisseaux capillaires, que nous désignons sous le nom de *follicules de la conjonctive* (voy. page 5, pl. I, fig. 5), et qui ne sont rien autre chose que des glandes lymphatiques isolées.

A l'état normal la conjonctive ne nous montre guère ces glandes bien prononcées, mais il en est tout autrement dans les cas d'irritation chronique de la muqueuse. Alors on les voit apparaître très distinctement sous forme de vésicules, qui sont surtout bien développées sur la conjonctive des culs-de-sac et vers les angles de l'œil. Elles ne se rencontrent que très rarement sur la conjonctive du tarse et presque jamais sur la conjonctive bulbaire. A l'état normal, il n'est guère possible d'observer ces glandes qui ne causent qu'une très minime élévation de la muqueuse; elles ne deviennent visibles que lorsque cette dernière se trouve dans un certain état d'irritation; c'est alors qu'elles forment de petites vésicules semi-transparentes, qui sont surtout visibles vers les angles internes de l'œil, dans le cul-de-sac inférieur ou en haut près de la caroncule. M. Stromeyer (1) les a étudiées avec grand soin, non-seulement sur l'homme, mais aussi sur les animaux domestiques. M. Benz (2) les a recherchées de même et en a donné une description exacte. Sous le microscope ces follicules offrent une membrane de tissu condensé; cette dernière n'est pas revêtue d'une couche épithéliale vers sa cavité. Il est impossible de distinguer un canal, qui fasse communiquer les follicules avec l'extérieur. Ces petites glandes ressemblent parfaitement aux glandes solitaires de l'intestin grêle ou aux glandules des plaques de Peyer; elles ont à peu près la même structure que les corpuscules de Malpighi qu'on trouve dans la rate.

M. Stromeyer fait ressortir avec raison la ressemblance de ces follicules de la conjonctive avec les premiers dépôts tuberculeux qui n'ont pas encore subi la métamorphose régressive. La question bien importante et la plus difficile à résoudre, c'est de savoir si nous avons affaire ici à une produc-

(1) *Deutsche Klinik*. N° 55, 1859.

(2) *Compte rendu du Congrès de Bruxelles*, p. 236.

tion morbide, ou si ces follicules sont physiologiques et ne sont gonflés que par l'irritation de la muqueuse. En second lieu, les follicules sont-ils le point de départ des véritables granulations, comme le prétendent quelques auteurs (Stromeyer, Benz, etc.)?

Quant à la première question, nous croyons que les follicules sont des organes physiologiques qui appartiennent à la muqueuse normale, ils sont peu développés et peu nombreux, presque pas ou nullement visibles quand la conjonctive est saine ; au contraire, ils deviennent très évidents et très nombreux aussitôt que la muqueuse se trouve dans un état d'irritation chronique. On voit le développement de ces follicules accompagner le plus souvent une irritation, une hypérémie chronique de la conjonctive, et souvent un catarrhe de la muqueuse.

Nous conseillons vivement de combattre cet *état folliculaire* de la conjonctive, quand même il n'y aurait pas encore d'autres altérations. C'est là une question de haute importance pour nos confrères militaires, et nous croyons que M. Stromeyer (1) a parfaitement raison quand il dit que les troupes chez lesquelles les médecins croient que cet état de la conjonctive est normal, auront beaucoup à souffrir pendant la campagne.

Revenons à la seconde question, à savoir si les follicules gonflés et hypertrophiés sont le point de départ des véritables granulations. Nous avons longuement exposé l'histoire du développement de cette néoplasie, que nous croyons être l'effet d'une répullulation des cellules du tissu cellulaire. C'est ce que nous avons constaté, en examinant leur développement sur la conjonctive du tarse et sur celle du globe, où les follicules manquent plus ou moins complétement, tandis que le développement des granulations s'y opère abondamment. Un autre point qui nous fait croire que les granulations ne proviennent pas d'une transformation des follicules, c'est que nous ne leur avons vu qu'exceptionnellement et à une époque avancée, une enveloppe de tissu conjonctival condensé, comme cela a lieu pour les follicules ; il est possible que ces derniers subissent, à la suite d'une longue irritation, une métamorphose qui les fasse ressembler assez aux granulations en voie de transformation gélatineuse.

M. Stromeyer qui a bien examiné les follicules chez les animaux domestiques, et surtout chez le porc, n'est pas de notre avis, il soutient qu'il a pu constater cette transformation en tissu cicatriciel résultant d'une altération des follicules mêmes. Il sera nécessaire que des recherches microscopiques faites avec beaucoup de soin éclaircissent encore cette dernière question.

Nous avons à dire un mot sur des vésicules qu'on rencontre dans cer-

(1) *Maximen der Krigsheilkunst.* Hanovre, 1861, p. 51.

tains cas de catarrhe conjonctival. Elles sont bien différentes des follicules; ce sont des vésicules cristallines avec contenu très transparent produit par des épanchements de liquide sous l'épithélium de la muqueuse ; elles peuvent occuper toute la surface conjonctivale et disparaître assez vite. On peut très bien les comparer, quant à leur forme, avec les sudamina de la peau, sauf qu'elles ne sont pas aussi grandes. Ces vésicules ne s'observent pas souvent et diffèrent trop des véritables granulations et même des follicules pour être confondues avec eux.

Les granulations offrent une marche tellement variable et se compliquent si facilement avec un état purulent de la muqueuse, que leur étude devient des plus difficiles. D'après ce qu'on observe généralement, on fera bien de diviser les caractères de la marche de cette maladie en deux groupes bien distincts, c'est-à-dire en *granulations aiguës* et en *granulations chroniques* ou *trachome*.

Les *granulations aiguës* représentent le mode d'apparition de ce tissu néoplastique, dans lequel leur développement se fait avec une inflammation plus ou moins intense de la conjonctive. Le début des granulations a lieu alors au bout d'un temps nettement limité. Mais ce mode d'apparition de la maladie est loin d'être la règle générale ; au contraire, le plus souvent, les granulations se développent lentement sans provoquer de signes inflammatoires de la conjonctive, et ce n'est qu'après qu'une production assez considérable a eu lieu, qu'une inflammation plus ou moins intense, plus ou moins intermittente, gagne la muqueuse et change par cette complication l'aspect de la maladie. Lorsque nous avons ce deuxième mode d'apparition, nous sommes en présence de *granulations chroniques* (*trachome*).

A. — Granulations aiguës.

Cette maladie débute avec une injection très prononcée de la conjonctive et du tissu sous-conjonctival. Le gonflement de la muqueuse n'est pas en proportion avec l'injection des vaisseaux et ne produit pas, d'ordinaire, un soulèvement de la conjonctive bulbaire sous forme de chémosis. Le limbe de la cornée, dès le début de la maladie, est gonflé et vascularisé ; un réseau vasculaire circule sur le globe en formant des mailles ; nous voyons le plus souvent les vaisseaux sous-conjonctivaux injectés, présentant un réseau linéaire assez serré et s'irradiant vers la cornée.

Si nous renversons la paupière supérieure, nous trouvons à 2 ou 3 millimètres du bord libre, une masse de petites taches blanchâtres, non vascularisées, qui sont séparées les unes des autres par des papilles gonflées se terminant en petites pointes très serrées. Le soulèvement de la muqueuse est peu prononcé sur le tarse et diffère bien de celui qu'on rencontre dans l'ophthalmie purulente. Ces petites taches rondes peu soulevées sont de véritables granulations, qui occupent surtout la conjonctive palpébrale et celle du cul-de-sac. Si ces taches ne se trouvent pas en très grand nombre, il est facile de les négliger et de porter principalement son attention sur le développement des papilles qui donne à la muqueuse une apparence sèche et veloutée, comme on le voit quelquefois au début du catarrhe aigu.

Tandis que ce développement des granulations a lieu, sur la muqueuse, souvent de petites ulcérations se produisent sur l'anneau conjonctival de la cornée. La sécrétion de la muqueuse n'est pas abondante; il se fait plutôt une hypersécrétion de larmes que de mucosités; en écartant les paupières, nous trouvons le cul-de-sac rempli de larmes claires, dans lesquelles nagent des filaments de mucus.

Cet état dure à peu près huit à dix jours, après quoi nous voyons survenir un changement : les taches blanchâtres se perdent insensiblement, et les papilles qui les environnent augmentent de volume, de sorte qu'elles occupent bientôt le lieu où ces taches se trouvaient auparavant. Les papilles gagnent de plus en plus en hauteur et deviennent plus rouges. Autour de la petite tache lenticulaire qui est peu développée en hauteur et qui semble comme enfoncée entre les papilles, il se montre des vaisseaux ténus qui rampent sur la granulation et celle-ci disparaît peu à peu entre les papilles gonflées; il ne reste alors qu'une muqueuse rouge et boursouflée. Le gonflement de la conjonctive et de ses papilles augmente, en même temps que les granulations disparaissent et que la sécrétion devient de plus en plus purulente, de sorte que, peu à peu, nous voyons se manifester cet état que nous avons décrit en parlant de la conjonctivite purulente aiguë.

Au début de la maladie, l'injection sous-conjonctivale très prononcée, les petites taches blanchâtres et la sécrétion peu abondante, permettent de distinguer cet état d'un catarrhe aigu très intense ou d'une conjonctivite purulente; mais plus tard, quand la vascularisation s'est emparée de ces taches, que le boursouflement de la muqueuse a eu lieu et que la sécrétion a augmenté, il nous est bien difficile de nous rendre compte à quelle maladie nous avons eu affaire.

Cet état purulent peut durer jusqu'à trois et quatre semaines, cependant l'injection se perd peu à peu sur la conjonctive bulbaire, et les petits ulcères, ou les abcès de la cornée, s'il s'en est formé, rétrogradent, tandis que l'inflammation reste fixe sur la conjonctive palpébrale. La maladie peut se terminer de deux manières :

1° L'état de purulence se perd graduellement, les granulations se sont résorbées et l'état normal de la conjonctive ne tarde pas à reparaître;

2° L'inflammation de la conjonctive cesse, mais en même temps les granulations reparaissent sous forme de grains de tapioca cuit, grains qui sont souvent placés entre des papilles gonflées, formant à leur tour des tubercules rouges et saillants. Dans ce cas-là, les granulations aiguës se sont transformées en granulations chroniques ou trachome, c'est qu'alors l'inflammation n'aura pas été très prononcée et qu'elle aura été insuffisante pour parvenir à éliminer la nouvelle production.

Nous voyons, en effet, que c'est l'état d'inflammation et de purulence de la muqueuse qui réussit à faire rétrograder les granulations, et que celles-ci se développent beaucoup plus abondamment quand l'inflammation de la muqueuse est moins prononcée.

Il faut excepter une série de cas dans lesquels, avec une inflammation générale et bien prononcée de la muqueuse, il se fait une production abondante de granulations : l'inflammation qui débute avec la production du tissu morbide en augmente la quantité, au lieu de parvenir à en faciliter la résorption. Aussi ne voit-on pas apparaître des granulations non vascularisées, des taches blanchâtres, dans le tissu qui se vascularise de plus en plus. Nous trouvons, au contraire, qu'un boursouflement plus ou moins prononcé s'empare de la muqueuse, et que des taches grisâtres se soulèvent et forment bientôt de véritables masses granuleuses.

On a désigné cette dernière forme de granulations sous le nom de *trachome aigu*. Dans leurs deux modes d'apparition, ces granulations ont cela de commun qu'il se fait une production granuleuse aiguë accompagnée d'inflammation intense de la muqueuse. D'un côté, l'inflammation en gagnant en intensité, parvient à résorber le tissu néoplastique; de l'autre, l'inflammation ne fait qu'en augmenter la production. Ces derniers cas sont de beaucoup les plus rares et nous n'y reviendrons plus, parce qu'il suffira d'avoir fixé l'attention sur ceci, que l'inflammation de la muqueuse, le plus souvent si salutaire pour la résorption des granulations, peut dans des cas exceptionnels en faciliter la production.

Symptômes physiologiques. — Les malades sont le plus souvent tourmentés d'assez vives douleurs ciliaires; leurs yeux larmoient beaucoup et une photophobie bien prononcée survient, surtout si la cornée est affectée. Ils éprouvent la sensation d'un corps étranger qui se trouverait entre les paupières. Les douleurs et la photophobie les rendent bientôt inaptes à tout travail qui exige un peu de fixité dans la vue. L'état général n'est pas altéré et il est bien rare de voir survenir de la fièvre au début de la maladie.

Complications. — Nous voyons assez fréquemment des complications du côté de la cornée, soit qu'il se forme de petits ulcères sur le limbe conjonctival, soit qu'il se produise de petits abcès, mais plus fréquemment encore on rencontre une propagation du mal sur la cornée elle-même. Il se forme des granulations sur la muqueuse qui couvre le bulbe, et plus tard sur la cornée, ce qui donne lieu à la production d'un pannus. Ce pannus n'est pas dû, comme nous aurons occasion de le voir pour les granulations chroniques, à une cause mécanique, au frottement des aspérités de la conjonctive contre la cornée, il est dû à une production néoplastique qui se forme sur cette dernière membrane, aussi n'est-il pas limité à la partie supérieure de la cornée qu'il dépasse assez souvent.

Nous voyons, en examinant la cornée à l'aide de l'éclairage oblique, que ce pannus se compose de petites taches grisâtres sur lesquelles la couche épithéliale semble soulevée et vers lesquelles se dirigent de petits vaisseaux. On observe des cas où la production des granulations se renouvelle à plusieurs reprises successives, alors on peut voir envahir la conjonctive palpébrale, celle du cul-de-sac et la cornée, sans qu'on puisse observer la production morbide sur la conjonctive bulbaire. Le pannus aigu disparaît le plus souvent aussitôt qu'un état assez prononcé de purulence s'empare de la muqueuse.

Étiologie. — Nous voyons le plus fréquemment apparaître cette maladie chez les militaires, dans des casernes, dans des orphelinats, des colléges, etc. Un air mal renouvelé, chargé d'exhalations animales, semble surtout favoriser le développement des granulations. Il ne faut pas oublier que la conjonctive se trouve dans des conditions particulières, et qu'elle est étrangement influencée par les divers états hygrométriques de l'air, c'est ce que chacun a occasion d'observer en examinant un grand nombre d'yeux normaux, à différentes époques.

Les granulations apparaissent le plus souvent d'une manière épidémique et se propagent rapidement, surtout parmi les militaires. Un autre mode de propagation de la maladie c'est l'inoculation. La sécrétion des granulations aiguës est inoculable, mais elle ne produit pas toujours la même maladie. En prenant la sécrétion muco-purulente d'un malade atteint de granulations aiguës, nous pouvons, en la transportant sur une conjonctive saine, voir survenir une simple conjonctivite purulente, une diphthérite de la conjonctive, ou un développement de granulations aiguës. Réciproquement, la sécrétion d'une ophthalmie purulente peut donner lieu à l'apparition de granulations. La matière dont on se sert pour ces inoculations, agit simplement comme cause irritante, elle provoque une inflammation de la muqueuse qui, selon la disposition de l'individu, la constitution physiologique de la conjonctive et le caractère épidémique, peut produire une ophthalmie purulente, une diphthérite, ou des granulations aiguës. Cela nous expliquera la variété des cas qu'on rencontre pendant l'éruption des granulations aiguës chez les militaires, parmi les internes d'un orphelinat, etc. Outre cela, les granulations mêmes offrent déjà une grande variété dans leur aspect, selon le degré de purulence qui gagne la muqueuse, de sorte qu'il est bien difficile, pour quelqu'un qui n'est pas bien versé dans le diagnostic et l'étude de la marche de ces différentes maladies, de se rendre compte à quelle maladie il se trouve avoir affaire.

Les granulations accompagnent aussi d'autres affections de l'œil; on les voit survenir à la suite d'une irritation de la conjonctive qui est associée à des affections de la cornée, des kératites, des infiltrations chroniques de cette membrane, etc.

De même, on observe le développement des granulations après avoir longtemps employé l'atropine. Il n'est pas rare de voir qu'après qu'on s'est servi de l'atropine pour un cas d'iritis, par exemple, pendant quelques semaines, l'œil la supporte très mal. Si l'on n'est pas alors assez prudent pour discontinuer l'atropine en la remplaçant par un autre médicament, on s'expose à voir survenir le développement de granulations. Ces granulations de même que celles qui surviennent à la suite d'affections chroniques de la cornée, n'offrent pas la persistance des autres et disparaissent assez vite aussitôt qu'on enlève la cause nuisible et qu'on emploie un traitement convenable.

Pronostic. — Le pronostic des granulations aiguës n'est pas généralement sérieux, surtout si la maladie a été reconnue dès son début. Cette dernière risque d'être mal traitée parce qu'elle peut être confondue au commencement avec une conjonctivite catarrhale aiguë, ou une ophthalmie purulente à l'état naissant, et qu'on pourrait alors être tenté d'employer des caustiques. La cautérisation combattrait l'inflammation salutaire qui accompagne cette production morbide, et qui en est le remède le plus efficace. Les cautérisations, au début des granulations aiguës, peuvent agir encore d'une manière très fâcheuse, en favorisant le développement d'une infiltration diphthéritique de la muqueuse; une certaine prédisposition à cette dernière maladie caractérise quelquefois des épidémies de granulations aiguës. Aussitôt qu'on a bien reconnu la maladie, et qu'on a remarqué qu'une disposition à des dépôts fibrineux, dans le tissu de la muqueuse, ne prédomine pas, on peut porter un bon pronostic. Ce pronostic devrait naturellement être modifié, à supposer que l'inflammation consécutive au dépôt de granulations eût rétrogradé, et que ces dernières se fussent de plus en plus développées, car alors nous aurions toujours affaire à une maladie longue et difficile à guérir.

Traitement. — Il s'agit ici surtout de bien surveiller les différents cas, et de ne pas trop agir : les granulations aiguës constituent une maladie qui, lorsque l'inflammation est bien en proportion avec le dépôt néoplastique, guérit très bien sans aucun agent thérapeutique. Le concours de l'art peut être nécessité dans deux circonstances différentes; il faut combattre un excès d'inflammation qui serait surabondant pour la résorption des granulations ; dans une autre série de cas, au contraire, l'inflammation tombe et la production du tissu néoplastique augmente, de sorte que nous serons obligés d'exciter l'irritation de la muqueuse. Ces différents modes de traitement démontrent suffisamment combien il serait funeste d'apporter un même traitement dans les différents cas d'une épidémie de granulations aiguës. Et pourtant cela se rencontre encore souvent, surtout chez nos confrères militaires, où la foule de malades à traiter ne permet souvent pas de séparer soigneusement les différents cas. Il n'est pas rare d'observer que pendant une épidémie de granulations aiguës, les malades qu'on traite le moins, guérissent le mieux et avec le plus de promptitude. C'est qu'alors l'affection amène son remède avec elle, c'est-à-dire l'inflammation de la muqueuse, de sorte qu'on ferait bien mal de vouloir intervenir dans ce travail curatif naturel.

La chose principale pour le traitement, c'est de placer le malade dans les circonstances hygiéniques les plus favorables, de bien surveiller la proportion de l'état inflammatoire de la muqueuse et le dépôt de granulations qui s'y fait. Aussitôt que l'inflammation ne dépasse pas les limites voulues, que la purulence de la conjonctive ne devient pas trop prononcée, il faut s'abstenir de tout traitement actif. Nous conseillons alors aux malades (qui sont, bien entendu, séparés des personnes saines, surtout dans les casernes et les orphelinats) de se tenir tranquilles, de reposer, le plus possible, leurs yeux, d'appliquer de temps en temps des compresses d'eau froide pour calmer les douleurs qui les tourmentent parfois. On garantira les yeux d'un excès de lumière, et l'on fera porter aux personnes qui sont obligées de se livrer à leurs occupations, des lunettes bleues. On agira en même temps d'une manière dérivative sur les intestins, et l'on tâchera que le malade jouisse d'un air pur. Le rassemblement de beaucoup de personnes atteintes de la même maladie est très défavorable et facilite une production rapide des granulations.

Aussitôt qu'on voit que le boursouflement de la conjonctive devient très considérable, que la sécrétion prend des caractères purulents, qu'elle est très abondante, qu'un chémosis se produit, on fera bien alors de combattre cet excès d'inflammation. Nous y parviendrons de la même manière que nous avons indiquée pour le traitement de l'ophthalmie purulente, par des cautérisations répétées, avec le nitrate d'argent mitigé, et l'application de compresses glacées. Il faut remarquer ici que les cautérisations n'auront pas besoin d'être renouvelées aussi fréquemment que nous l'avons dit pour l'ophthalmie purulente, et l'on n'oubliera pas qu'un certain degré d'inflammation de la muqueuse est nécessaire pour faire résorber les produits néoplastiques déposés dans la muqueuse. En général, une cautérisation répétée toutes les quarante-huit heures, avec un emploi bien continu des compresses glacées, maîtrisera bientôt l'excès inflammatoire.

Notre manière d'agir devient tout autre aussitôt que nous voyons diminuer l'inflammation qui accompagnait le début des granulations. Alors les petites taches blanchâtres se soulèvent au-dessus du niveau de la conjonctive, deviennent plus grandes et légèrement transparentes, en prenant une couleur d'un gris sale. Le nombre de ces granulations s'accroît de plus en plus, il se forme de véritables grains sphériques, et les papilles, pointues d'abord, disparaissent en même temps que la vascularisation de la conjonctive diminue. Notre but doit être alors de ranimer l'inflammation et de combattre cette tendance à la production du tissu néoplastique. Nous y parviendrons en cautérisant de temps en temps la muqueuse par des caustiques qui ne forment pas des eschares solides, mais qui causent de la vascularisation, par l'irritation qu'elles produisent. Le but sera surtout atteint par des cautérisations avec le sulfate de cuivre ; on les répétera jusqu'à ce qu'on voie survenir un développement assez considérable des papilles conjonctivales, les taches grisâtres disparaître et un état léger de purulence gagner la muqueuse.

Les affections de la cornée ne nécessitent généralement aucun traitement spécial, du reste elles disparaîtront, le plus souvent, aussitôt qu'on aura pu éliminer la production néoplastique de la conjonctive. Si elles sont survenues à la suite d'un excès de purulence de cette muqueuse, il faudra observer toutes les règles que nous avons indiquées, en parlant des complications du côté de la cornée qu'on rencontre dans cette maladie.

Nous ne pouvons, avant de terminer le traitement des granulations aiguës, nous abstenir de faire remarquer aux praticiens combien, surtout dans le traitement de cette maladie, il serait prudent de s'abstenir d'un excès de zèle thérapeutique. Il serait bien préférable de surveiller la maladie et de placer ceux qui en sont affectés dans de bonnes conditions hygiéniques ; le travail inflammatoire qui accompagne les granulations aiguës sera souvent plus puissant pour les faire disparaître que tous nos moyens curatifs.

B. — GRANULATIONS CHRONIQUES ; TRACHOME.

Symptômes anatomiques. — Les granulations chroniques diffèrent de la maladie que nous venons de décrire, en ce que l'inflammation de la muqueuse n'est pas en proportion avec sa production néoplastique, qu'elle peut même manquer tout à fait pendant les premiers temps de la maladie. Si nous examinons des malades atteints depuis peu de temps, nous trouvons sur la conjonctive palpébrale (surtout sur celle de la paupière inférieure) ces petites élévations d'un blanc grisâtre, qui ne sont visibles sur la conjonctive peu irritée, qu'en observant cette dernière avec beaucoup d'attention. Le mieux est de se servir de l'éclairage oblique et d'un grossissement à la loupe. Ces taches ou petites élévations qu'il faut examiner sur la muqueuse du cul-de-sac, ou mieux encore sur le tarse même, sont irrégulièrement rangées ; quelquefois on les trouve formant des colonnes parallèles aux bords de la paupière ; elles ne commencent sur la conjonctive palpébrale qu'à 2 ou 3 millimètres du bord libre de cette dernière, et se propagent de là sur la conjonctive du cul-de-sac. Peu à peu elles s'élèvent au-dessus du niveau de la muqueuse et deviennent remarquables surtout vers les angles de l'œil, à la partie supérieure et inférieure du tarse, où la pression des paupières s'oppose le moins à leur développement. Ces taches ou petites élévations sont lenticulaires, surpassent très peu, au début, le niveau de la muqueuse, et, en gagnant en hauteur, prennent une couleur jaune grisâtre en devenant légèrement transparentes.

Il est toujours bien remarquable que le développement des granulations ait pu avoir lieu sans que le malade se soit aperçu du changement morbide qui s'est opéré dans sa muqueuse. La paupière supérieure commence à s'abaisser un peu, les yeux sont moins ouverts, et une légère sécrétion qui s'accumule pendant la nuit dans le grand angle de l'œil, et colle les cils du malade, lui indique enfin qu'un état maladif s'est emparé de ses yeux.

Après un certain laps de temps, les granulations gagnent davantage en hauteur, on les voit prendre la forme de grains de tapioca cuit ; elles sont pressées les unes contre les autres, et disposées vers le bord orbitaire du tarse en rangées irrégulières. Nous désignons ce mode d'apparition sous le nom de *granulations simples*.

Il y a des cas où, à cette époque même, on trouve très peu de sécrétion, et où l'œil ne larmoie que très faiblement. Mais généralement nous voyons survenir des inflammations périodiques de la muqueuse qui accompagnent une nouvelle production de tissu néoplastique, et donnent lieu, en même temps, au développement des papilles de la conjonctive ; ces dernières forment de petits tubercules rouges non pédiculés qui sont entremêlés avec les véritables granulations.

C'est là ce que M. Stellwag a nommé *trachome mixte* ou *granulations mixtes*. Nous pouvons dire que la plupart des cas présentent ce caractère. Il faut avoir bien observé le mode de développement granulaire pour pouvoir distinguer la véritable granulation de la papille gonflée.

Aussitôt que les granulations ont persisté pendant quelque temps, qu'elles ont atteint un certain développement, une infiltration plus ou moins considérable gagne le tissu sous-conjonctival. En se transformant en cette masse gélatineuse dont nous avons parlé, elles perdent peu à peu leur forme globuleuse; nous voyons alors des parties de la muqueuse envahies, sur une étendue considérable, par le tissu néoplastique, et c'est à peine si l'on pourrait encore observer des grains isolés. Cet état, joint au développement des papilles, porte, à juste titre, le nom de *trachome diffus* ou de *granulations diffuses.*

Quoique nous n'adoptions pas la classification des maladies en différents degrés ou phases (classification qui n'en impose que trop souvent à la vérité, et qui attribue à la nature des lois qui lui sont étrangères), nous croyons néanmoins bien faire en distinguant trois ordres de granulations, ce qui facilite le moyen de les reconnaître dans leurs différentes périodes de développement.

Nous basons notre classification sur celle de M. Stellwag, en y apportant toutefois quelques modifications. Elle est établie sur une grande expérience, et comme nous avons eu occasion de nous en convaincre nous-même pendant un long séjour à Vienne, M. Stellwag jouit à l'hôpital militaire (hôpital destiné à l'enseignement des médecins militaires) d'un champ d'observation très considérable et qui ne se rencontre pas facilement autre part.

M. Stellwag distingue quatre formes de granulations ou de trachomes; ce sont: 1° le *trachome granulaire*, 2° le *trachome papillaire*, 3° le *trachome mixte*, et 4° le *trachome diffus.* Nous acceptons de cette classification les trachomes granulaire, mixte et diffus. Le trachome papillaire (granulations charnues de M. Desmarres (1)), comme nous avons déjà eu occasion de l'observer, doit être rejeté. M. Stellwag lui-même accorde qu'il ne s'agit, pour le trachome papillaire, que d'une hypertrophie des papilles; cette hypertrophie peut se rencontrer après chaque ophthalmie purulente ou diphthéritique; quelle confusion n'engendrerait-on pas en accordant que ces maladies se transforment en trachome. Comme nous l'avons déjà dit, nous insistons sur ceci, qu'on entend par granulations une production de tissu néoplastique, et non le simple gonflement ou l'hypertrophie d'un tissu préexistant de la conjonctive.

Partant de cette idée, nous allons exposer brièvement ce que nous désignons par *granulations simples*, par *granulations mixtes* et par *granulations diffuses.*

1° Nous avons des *granulations simples*, si nous trouvons la production

(1) Si M. Desmarres demande pourquoi les granulations charnues sont rangées avec symétrie et par bandes longitudinales, et s'il n'y aurait pas dans cette symétrie quelque raison anatomique inconnue, nous pouvons lui répondre que les granulations charnues, n'étant que des papilles hypertrophiées, doivent garder la place que ces dernières occupaient, c'est-à-dire être en partie rangées en bandes longitudinales.

de granules de tissu néoplastique, sans que la muqueuse se prenne d'inflammation. La conjonctive est peu injectée, et les granulations se développent en formant des grains dispersés, grisâtres, et ressemblant à du tapioca cuit, sans que le malade se ressente beaucoup des changements qui se sont faits dans sa conjonctive. Il est bien plus fréquent d'observer les granulations simples lorsqu'elles n'ont pas une date trop ancienne et qu'elles forment sur la muqueuse du cul-de-sac, surtout vers les angles des yeux, des taches lenticulaires peu élevées et d'une couleur gris sale ; mais on trouve aussi des cas où le développement des granulations est très considérable, où, en renversant la paupière supérieure, elles forment des grains ronds, semi-transparents, qui semblent comme pédiculés au bord orbitaire du tarse, sans que la muqueuse montre une réaction inflammatoire accentuée. Ce mode d'apparition est loin d'être fréquent; au contraire, une fois que les granules ont acquis un certain développement, la muqueuse s'enflamme, les papilles commencent à se gonfler, à devenir plus proéminentes, et nous avons alors la seconde forme dite *granulations mixtes*.

2° *Granulations mixtes*. — Elles se caractérisent en ce qu'elles sont formées en partie par du tissu néoplastique, et en partie par les papilles gonflées. Il n'est nullement nécessaire que les granulations mixtes aient succédé aux granulations simples, c'est-à-dire que la formation néoplastique ait existé seule pendant quelque temps, et que plus tard l'inflammation réactive de la muqueuse ait donné lieu au gonflement des papilles, et par là à la production des granulations mixtes. Il est beaucoup plus fréquent qu'une poussée inflammatoire peu intense accompagne le développement du tissu néoplastique, dès son début, qu'elle favorise l'accroissement des papilles hypertrophiées qui s'entremêlent avec les granulations, et forment ce que nous avons désigné sous le nom de *granulations mixtes*. D'un autre côté, il ne faut pas croire que les granulations simples doivent absolument se transformer en granulations mixtes.

Il se trouve des cas où toutes les granulations simples, après avoir persisté quelque temps, produisent une réaction inflammatoire lente, qui toutefois n'est pas apte à produire le gonflement papillaire, mais qui suffit à la résorption du tissu néoplastique. Si les granulations simples se sont développées en grande abondance, si la réaction inflammatoire est vive et que les papilles aient gagné un grand développement, que des granulations mixtes se soient formées et que l'infiltration par le tissu morbide envahisse les couches profondes de la muqueuse, nous voyons après quelque temps se dessiner la troisième forme des granulations.

3° *Granulations diffuses*. — Ici une infiltration générale semble s'être emparée de la muqueuse ; les granulations ont perdu leur forme ronde, bien circonscrite; elles sont plutôt diffuses, et se distinguent à peine par une couleur plus claire des papilles; ces dernières forment des tubercules, ou des rangées d'élévations avec des pédicules larges, se perdant dans la muqueuse dégénérée. Peu à peu les granulations abandonnent cette couleur grisâtre et deviennent plus rouges; les papilles, en se couvrant d'une forte couche d'épithélium, se colorent en rouge grisâtre ou brunâtre, de manière qu'il devient, à la fin, tout à fait impossible de dire si les élévations qu'on trouve sur la conjonctive sont des granulations ou des papilles gonflées. L'examen microscopique ne peut pas élucider la question, parce que à cette époque le tissu néoplastique des granulations s'est transformé en cette masse gélatineuse dont nous avons parlé, masse qui semble comme infiltrée dans le tissu de la muqueuse. Les papilles ont aussi changé à la suite de leur gonflement et de l'infiltration séreuse, dans leur structure normale, et cette masse gélatineuse, n'étant pas limitée, semble se propager dans les tissus des papilles gonflées.

Il y a deux signes qui nous permettent de distinguer ces *granulations diffuses* d'un simple état d'hypertrophie des papilles, signes que nous avons décrits à propos de l'ophthalmie purulente.

1° Les cicatrices qui résultent d'une production abondante de granulations ne tardent pas à caractériser cet état par leur présence.

2° L'aspect de la cornée : un pannus plus ou moins prononcé se fera voir, et nous démontrera la différence entre l'état chronique de purulence et les granulations diffuses.

Souvent aussi la sécrétion sera beaucoup moins abondante qu'elle ne l'est pour les cas d'ophthalmie purulente chronique. Outre cela l'hypertrophie papillaire qui accompagne l'ophthalmie purulente tend, par le relâchement de la muqueuse et du tissu sous-muqueux, à donner lieu à l'élargissement des paupières, à la formation d'un ectropion, tandis que le contraire se passe pour les granulations diffuses, où la production des cicatrices rétrécit de plus en plus la fente palpébrale, courbe le tarse, et produit un entropion avec inversion des cils.

Complications. — A la suite du développement abondant des granulations, nous voyons très souvent survenir des complications du côté de la cornée. La pression et le frottement que ces dernières exercent sur cette membrane y provoquent des altérations, avec un développement vasculaire que nous désignons sous le nom de *pannus.* Ce pannus occupe presque toujours la partie supérieure de la cornée, de sorte qu'en observant cette vascularisation limitée, on peut être sûr d'avoir affaire aux granulations, sans avoir encore examiné la conjonctive. L'opacification de la cornée est produite par une exsudation entre l'épithélium et la couche transparente de Bowman. Elle disparaît aussitôt que l'action nuisible du frottement exercé par les granulations est elle-même enlevée. Ce pannus diffère de celui qui est causé par la production des granulations sur la cornée même.

Dans certains cas, nous voyons la conjonctive bulbaire envahie par le développement des granulations qui forment de petites bosselures grisâtres, non vascularisées, mais entourées de petits vaisseaux. Ces granules se développent de même sur le limbe conjonctival; plus tard, on les rencontre sur la cornée où elles se présentent sous forme de petites infiltrations grisâtres, entre lesquelles courent des branches de vaisseaux. Le pannus dû à cette production morbide diffère du premier en ce que, plus tard, la surface de la cornée est très irrégulière et offre beaucoup de petites facettes. Le pannus n'est pas si bien limité sur la partie supérieure de la cornée, il peut envahir toute cette membrane. Une exsudation considérable se fait entre la couche épithéliale et la membrane de Bowman, et beaucoup de vaisseaux marchent de la conjonctive sur la cornée. A la suite de cette transformation morbide nous voyons que la cornée perd bientôt sa consistance antérieure et qu'elle est incapable de résister à la pression intra-oculaire; elle cède et prend une courbure beaucoup plus forte. C'est là une modification très fâcheuse, car à supposer qu'on parvienne à guérir les granulations et à faire disparaître le pannus, on ne pourra pas remédier à l'amblyopie et à la myopie excessive qui en sont le résultat.

Aussitôt que la purulence s'associe aux granulations chroniques, nous pouvons voir survenir sur la cornée des ulcères et des abcès qui peuvent causer une perforation de la membrane, avec toutes ses suites fâcheuses, telles que nous les avons énumérées pour l'ophthalmie purulente.

Le pannus résultant du frottement des granulations et de l'irritation chronique produite par ce dernier, quand il a pris un développement considérable et qu'il a gagné toute étendue de la cornée, semble la garantir des dangers que l'état purulent de la muqueuse suscite d'ordinaire contre elle.

Symptômes physiologiques. — Au commencement du développement des granulations, les malades sont si peu tourmentés, qu'ils ne se doutent souvent pas de l'état de leurs yeux. Il n'est pas rare de diagnostiquer l'affection dont il s'agit chez les parents d'un sujet granulé, après les avoir soumis à l'examen sur un simple soupçon d'être atteints de cette maladie. Aussitôt que les granulations ont acquis un certain degré de développement, elles ne tardent pas à mettre l'œil dans un état d'excitabilité qui ne lui permet plus de se livrer aux exercices continuels de la vue. Les yeux deviennent très sensibles à tout excès de lumière, à la poussière et à l'air vicié. C'est alors que les malades se plaignent de ne pouvoir bien supporter la lumière le soir, d'être embarrassés et d'avoir la vue troublée aussitôt qu'ils se livrent à une occupation qui exige une fixation prolongée des yeux.

Quand l'inflammation a gagné la muqueuse, les malades accusent tous les symptômes qui sont dus à une ophthalmie purulente. La purulence peut être accompagnée d'une récente production de tissu néoplastique dans la conjonctive, et des douleurs ciliaires très intenses tourmentent alors le malade; une injection sous-conjonctivale bien prononcée accompagne cet état, et une augmentation dans la sécrétion de la muqueuse ne tarde pas à se manifester.

Marche de la maladie. — La complication d'un état inflammatoire n'est pas généralement favorable au développement des granulations; elle ne caractérise pas ce que nous désignons sous le nom de *granulations chroniques*. La plupart des malades présentent des phases inflammatoires qui sont passagères et qui interrompent de temps en temps le cours de la maladie; elles disparaissent d'ordinaire insensiblement.

Les granulations perdent leur forme sphérique, le tissu néoplastique semble occuper la muqueuse, avec des apparences d'une infiltration; on voit çà et là des cicatrices, qui, par la traction qu'elles exercent sur le tarse, provoquent une autre série de phénomènes. En même temps que le tissu cicatriciel augmente et qu'il se contracte, le tarse gagne en courbure, le bord des paupières est attiré davantage, par cette traction, contre le globe, et les cils se tournent vers la fente palpébrale. Le frottement des cils produit une irritation fort désagréable et très nuisible pour l'œil. Celui qui s'exerce sur la cornée suffit pour donner lieu à un pannus. Les yeux ne cessent alors d'être dans un état d'irritation continuelle, qui produit souvent un larmoiement assez intense.

Ce dernier phénomène a encore une autre cause, c'est que par la rétraction cicatricielle, une éversion des points lacrymaux s'effectue et s'oppose à un écoulement normal des larmes. Mais ces phénomènes n'appartiennent qu'aux granulations qui sont en voie de développement et où la formation des cicatrices n'est pas encore bien avancée; car plus tard les cicatrices, en oblitérant les conduits de la glande lacrymale, de même qu'en détruisant de plus en plus le tissu de la conjonctive, feront tarir les sources d'où proviennent les larmes, et une sécheresse de l'œil, une xérophthalmie, se développera progressivement. Les cicatrices occupent non-seulement la conjonctive du tarse, mais elles gagnent surtout celle du cul-de-sac, qui diminue bientôt de profondeur, et présente des plis s'irradiant vers la cornée. Peu à peu ces plis croissent en nombre, ils se raccourcissent de plus en plus, et finissent par disparaître. Le cul-de-sac n'existe plus, et la conjonctive qui couvre le tarse se continue dans la conjonctive bulbaire qui a pris l'aspect d'une cire jaunâtre, étant le plus souvent peu injectée. Cette disposition de la conjonctive a été désignée par M. Ammon comme symblépharon postérieur; il peut même se faire que le bord libre de la paupière touche la cornée et qu'il ne reste guère d'espace entre le tarse et le globe oculaire.

Si la rétraction de la conjonctive va jusqu'à donner lieu à la réunion du bord libre de la paupière avec le globe, on désigne cet état sous le nom de *lagophthalmos*.

Les cicatrices qu'on trouve sur la conjonctive du tarse varient beaucoup dans leur forme. Le plus souvent on voit, quand il en existe déjà un certain nombre, qu'elles décrivent une ligne parallèle au bord libre du tarse et à 2 ou 3 millimètres de distance de ce dernier d'où partent des branches cicatricielles multiples, allant vers le cul-de-sac rétréci. Une fois que la formation des cicatrices a pris un certain développement, nous trouvons que le tarse change de courbure et devient plus convexe. Par ce changement le bord palpébral s'arrondit et se tourne en dedans. On voit d'abord survenir un déplacement des cils qui ne forment plus une seule, mais deux ou trois rangées ; il se produit un *distichiasis* ou un *trichiasis*. Ce changement du bord palpébral peut aussi être la conséquence d'une infiltration morbide qui l'a occupé et qui se rencontre fréquemment avec un dépôt considérable de tissu néoplastique dans la conjonctive, joint à une hypertrophie du corps papillaire. Aussitôt que la muqueuse commence à se dégonfler, le bord des paupières qui se rétracte devient rond; sa partie interne, aiguë, s'est effacée, et une position fausse des cils en est la conséquence (M. Arlt). Dès que les cils déplacés se tournent vers le globe, à la suite de l'augmentation de la courbure du tarse, nous avons affaire à un entropion.

La production des cicatrices dépend du dépôt de tissu néoplastique dans la conjonctive et le tissu sous-conjonctival. Comme celui-ci s'organise aux dépens des cellules du tissu cellulaire et qu'en s'organisant il forme un tissu fibreux, dense et cicatriciel, il est bien naturel que si cette transformation s'est opérée sur une large échelle, les cicatrices se forment en proportion. Quelquefois la production de tissu morbide a pénétré jusque sur le tarse lui-même, de sorte que par l'oblitération des vaisseaux consécutive à la rétraction cicatricielle, celui-ci disparaît en partie et ne forme qu'une bande roulée de très peu d'épaisseur. Il est naturel que la rétraction cicatricielle, en oblitérant un certain nombre de vaisseaux de la conjonctive, contribue aussi par là à détruire la muqueuse, de manière que peu à peu il ne reste qu'un tissu fibreux très dense, peu vascularisé (tissu privé de toute faculté de sécrétion), et que l'œil manquant tout à fait d'humectation, un xérophthalmos se développe. Les larmes ne peuvent plus humecter l'œil, car les conduits de la glande lacrymale sont oblitérés à la suite de la cicatrisation de la muqueuse.

Nous venons de tracer les principales phases des granulations, sans avoir beaucoup insisté sur la grande différence qu'on rencontre dans la marche de cette maladie. Presque toujours les deux yeux sont atteints de cette affection, qui débute généralement sur le cul-de-sac de la paupière inférieure ou supérieure. Il dépendra beaucoup de la masse de tissu néoplastique déposée dans la conjonctive, quelle tournure la maladie prendra et quelles en seront les suites. S'il n'y a qu'un dépôt peu considérable, si les granulations sont situées peu profondément dans la couche superficielle de la muqueuse, elles peuvent disparaître après quelque temps, même sans qu'on ait employé un traitement ; la conjonctive restera parfaitement intacte. Ces dépôts peu considérables de granulations ont été désignés comme premier degré de la maladie (M. Arlt.) Aussitôt que la quantité de tissu néoplastique a été plus considérable, que les granulations ont envahi la conjonctive sur presque toute son étendue, nous voyons survenir des complications du côté de la cornée ; la marche de la maladie devient alors excessivement longue. Des accès d'inflammation purulente et de nouveaux dépôts de tissu néoplastique se succèdent, et même en apportant tous les soins favorables, on ne parviendra pas facilement à guérir cette maladie sans y consacrer un temps fort long. Ce deuxième degré de la maladie ne se guérira pas non plus facilement sans laisser des traces, comme cela avait lieu pour des granulations du premier degré.

On signale encore un troisième degré : si le tissu morbide occupe non-seulement la conjonctive, mais s'il a envahi le tissu sous-jacent jusqu'au tarse même. Une destruction presque complète de la muqueuse en sera le résultat ; le tarse ne formera plus qu'une bande ronde et ferme, les glandes de Meibomius seront détruites, on ne trouvera que de petits sacs contenant une masse grumeuse, remplie de sels calcaires. Il est impossible que, si la muqueuse a perdu une quantité notable de sa substance pour donner lieu à la formation d'une masse considérable de tissu néoplastique, une régénération parfaite puisse s'opérer. Après un long traitement hérissé de difficultés, on arrive bien à guérir la maladie, mais il reste une conjonctive le plus souvent impropre aux fonctions qu'elle doit remplir. Une foule de cicatrices s'opposeront à la restitution de la transparence de la cornée par le frottement continuel qu'elles exercent sur cette membrane.

Étiologie. — Les causes étiologiques sont à peu près les mêmes que celles que nous avons indiquées pour les granulations aiguës. Un air impur, résultant du rassemblement de beaucoup de personnes dans un même local, auquel les yeux seront exposés pendant longtemps, disposera surtout à cette maladie. Voilà pourquoi les casernes, les pensionnats, les orphelinats, etc., sont très favorables au développement de cette triste maladie.

La contagion, sans contredit, est une seconde raison étiologique, qui ne se rencontre malheureusement que trop souvent. Les granulations sont contagieuses parce qu'elles sont très fréquemment accompagnées d'une sécrétion purulente, et cette sécrétion est d'autant plus facilement inoculable qu'elle se rapproche davantage du pus par ses propriétés physiques. Les granulations sèches, qui ne sont accompagnées que d'une faible irritation de la muqueuse, ne donneront guère lieu à la transmission par contagion.

Que faut-il croire de la transmission de la contagion au moyen de l'air, comme on l'accepte jusqu'à présent? Dans les cas où l'on s'est décidé à admettre un pareil mode de transmission, nous rencontrons beaucoup d'autres voies assez naturelles pour qu'on n'ait pas besoin d'invoquer un moyen si peu sûr. Dans les casernes surtout, où le nettoyage et la toilette se font en commun, il n'est que trop difficile d'éviter que des personnes saines ne se servent des mêmes objets de nettoyage que les personnes granulées. Voilà, d'ailleurs, une des raisons pour lesquelles il est indispensable de séparer tout de suite les granulés des personnes saines qui les entourent.

On admet que les granulations sont basées sur une dyscrasie, la tuberculose, la scrofule. M. Artl défend surtout cette manière de voir. Il est vrai qu'une foule de malades atteints de granulations offrent des symptômes de scrofules, et souvent même des tubercules ; mais combien de malades ne rencontre-t-on pas parmi les militaires qui ne doivent leur ophthalmie qu'aux conditions fâcheuses dans lesquelles leur gouvernement les a placés, et qui ne présentaient et ne présentent aucun symptôme de scrofule ni de tubercules! M. Goulz (1), dans son excellent travail sur l'ophthalmie égyptienne, exprime la même opinion. En Russie, où les granulations sont énormément répandues, elles sont intimement liées à la manière de vivre des paysans qui restent dans des cabanes misérables, au milieu des animaux domestiques, et exposés pendant l'hiver à une fumée continuelle, comme nous avons souvent eu occasion de le voir.

Si les granulations ont persisté pendant quelque temps, les souffrances que les malades éprouvent, de même que les troubles moraux qu'une telle maladie ne tarde pas à produire, peuvent très facilement altérer la santé, et donner aux malades un aspect cachectique qui ne leur est pas du tout habituel. D'autres fois, on rencontre, et cela surtout parmi les militaires, des personnes atteintes de granulations très étendues ; ces personnes étant, d'ailleurs, d'une santé excellente et excluant par leur tempérament toutes les complications que les granulations pourraient avoir avec la scrofule et les tubercules.

Les granulations sont une maladie qui règne principalement parmi les pauvres et les personnes exposées à beaucoup de privations. Il est évident

(1) *Die sogenannte egyptische Augenentzündung*. Wien, 1850.

que dans cette classe, les causes qui favorisent le développement de cette maladie sont beaucoup plus fréquentes. Néanmoins on rencontre aussi les granulations parmi les riches, où l'on est alors bien embarrassé pour trouver une cause étiologique rationnelle.

L'âge a une influence incontestable sur la fréquence de la maladie. On ne la rencontre pas chez les enfants au-dessous de cinq ans. Si M. Stellwag prétend l'avoir trouvée à cet âge, il l'a décrite sous le nom de *granulations papillaires*, dues seulement à un gonflement des papilles, qui peut suivre toute conjonctivite purulente et qui se trouve dès lors chez les nouveau-nés. Il sera encore bien rare de voir les granulations chroniques chez des enfants âgés de moins de huit ans. Cette maladie attaque surtout les sujets de quinze à trente ans, elle devient beaucoup plus rare de cinquante à soixante, et à partir de soixante-dix ans, nous ne la trouvons que par exception. Les granulations aiguës ne montrent pas cette prédisposition marquée pour les jeunes adultes, et nous les rencontrons déjà chez des enfants à peine âgés d'un an.

Pronostic. — Le pronostic dépendra de la masse et de l'étendue du tissu néoplastique déposé dans la conjonctive. Outre cela, il sera dépendant de l'époque à laquelle le malade se soumettra au traitement et des conditions hygiéniques dans lesquelles il se trouvera. Il est évident que si la production des granulations a été très peu abondante, le malade pourra se guérir après un certain laps de temps, sans l'intervention d'un traitement; d'un autre côté, si la production du tissu néoplastique a été très abondante, si l'infiltration par ce tissu a gagné les parties profondes de la muqueuse, il ne nous sera pas possible, même avec le traitement le plus soigné, de rétablir un état normal, parce qu'une certaine partie du tissu de la conjonctive qui a fourni la production morbide sera irrévocablement perdue. On guérira plus facilement la maladie quand elle sera soumise au traitement peu de temps après son début.

Les complications du côté de la cornée, telles que le pannus, seront surtout à redouter si elles sont dues à une production de granulations sur cette membrane, car un simple pannus de la partie supérieure de la cornée se dissipe aussitôt qu'on peut faire disparaître les granulations et éviter le frottement qu'elles exercent sur le globe oculaire. Il n'en sera pas de même pour la production néoplastique dans la cornée, production qui facilite un ramollissement du tissu cornéen, auquel il est impossible de remédier. Cette membrane aura perdu pour toujours sa courbure normale, et une amblyopie très considérable due à la conicité de la cornée persistera, quand même la muqueuse serait revenue à un état normal. Outre le grand danger que présente cette complication, il peut se faire des ulcères sur la cornée pendant que les granulations sont en voie de propagation, et une perforation suivie d'une perte plus ou moins complète de la vue peut en être la conséquence.

Aussitôt que nous rencontrons une conjonctive hérissée de granulations avec peu de tendance à la purulence de la muqueuse, nous devons toujours être prudents dans le pronostic. Nous avons affaire à une maladie qui est excessivement lente à guérir, qui, pendant le traitement, peut présenter des phases de purulence très pernicieuses pour la cornée, de manière que nous ne sommes jamais entièrement sûrs de la tournure qu'elle prendra définitivement.

Thérapeutique. — Il y a peu de maladies pour lesquelles une foule de remèdes si nombreux aient été d'abord proposés, puis vantés outre mesure et peu de temps après abandonnés ; cela nous prouve que les granulations sont bien difficiles à combattre, et que le succès ne dépend pas autant du médicament que de la manière dont est faite son application.

Nous partageons tout à fait la manière de voir de M. Stromeyer (*Maximen der Kriegsheilkunde*), qui croit que l'idée qui existe encore chez une foule de praticiens de vouloir détruire les granulations par des caustiques est plus dangereuse que la maladie elle-même. Il faut suivre pour le traitement le chemin que la nature nous indique, qui, moyennant un certain degré de vascularisation et de purulence de la muqueuse, parvient à faire disparaître le tissu néoplastique déposé dans cette membrane.

Notre but sera donc de provoquer par des cautérisations réitérées un pareil état de boursouflement de la muqueuse, de bien surveiller le degré d'inflammation préexistant ou produit par la cautérisation, et de le proportionner à la masse du tissu néoplastique. Selon cette manière d'envisager le traitement, il ne pourra être le même pour tous les cas de granulations chroniques. Comme nous l'avons déjà indiqué en parlant des granulations aiguës, nous pouvons voir un état de purulence se répandre spontanément sur la conjonctive granulée, et qui, sans qu'aucun traitement spécial intervienne, fasse disparaître la production du tissu morbide en laissant une conjonctive parfaitement saine. Chez d'autres personnes, la conjonctivite purulente qui s'associe aux granulations peut être tellement prononcée, que nous devons avoir recours aux compresses froides et aux cautérisations avec le nitrate d'argent mitigé, ou à une solution de nitrate d'argent (50 centigrammes sur 30 grammes d'eau distillée), pour combattre cet excès de purulence.

Dans une troisième série de cas, et celle-ci sera la plus grande, nous trouverons que l'inflammation qui accompagne le dépôt de granulations dans la conjonctive est loin d'être assez prononcée pour donner lieu à la résorption du tissu morbide. C'est alors qu'un traitement irritant par des cautérisations réitérées doit être appliqué. La grande difficulté, c'est que les granulations sont si intimement liées au tissu de la conjonctive, qu'il sera absolument impossible de les détruire par des cautérisations sans transformer une partie de la muqueuse en tissu cicatriciel. Les caustiques qui parviennent le mieux à provoquer un degré favorable de vascularisation qui à son tour fera résorber les granulations, sont le sulfate de cuivre, le sous-acétate de plomb et le nitrate d'argent. Les acides tels que l'acide nitrique dilué, l'acide citrique, de même que l'alcool rectifié, ont également pour effet de vasculariser la muqueuse, mais leur action est difficile à limiter, et le plus souvent, si on ne les fait pas agir très profondément, elle se perd après peu de temps. Les caustiques métalliques en général ont l'avantage d'être plus facilement limités dans leur action.

Avant d'entrer dans plus de détails sur l'application des caustiques, nous croyons utile de suivre le conseil que M. Arlt donne en parlant du traitement du trachome, c'est-à-dire de relever le moral du malade. Dans la plupart des cas, les malades viennent nous consulter lorsque la production des granulations est déjà fort avancée, lorsqu'un pannus plus ou moins considérable les prive en partie de la vue, et les force à chercher du secours. Dans une autre série de cas, les malades ont déjà subi une foule de traitements, ils ont été soulagés pendant quelque temps, mais des rechutes réitérées leur ont fait abandonner tel ou tel traitement, et ont fini par les rendre pusillanimes et abattus. Il faut faire comprendre aux malades que ce n'est que par une grande persévérance dans le traitement à commencer, qu'ils peuvent trouver la guérison, et qu'il ne faut pas désespérer si cette guérison est parfois retardée par quelque rechute plus ou moins inévitable.

Un second point capital, c'est de placer le malade dans des conditions hygiéniques favorables, de lui procurer autant d'air pur que possible. Les malades doivent sortir et se promener tant que leur état sanitaire et les conditions atmosphériques le permettent. Ils doivent éviter autant que possible l'air vicié, la fumée, les exhalations ammoniacales (urine, excréments), enfin tout excès de lumière. En relevant le moral abattu du malade, ce qui entrave ses fonctions nutritives et en le plaçant dans de bonnes conditions hygiéniques, on aura déjà fait un grand pas vers la guérison.

Lorsque la conjonctive granulée est peu vascularisée et qu'il faut augmenter le boursouflement de la muqueuse, nous nous servons d'abord des cautérisations avec le sulfate de cuivre solide. On prend un cristal bien arrondi, qui ne puisse pas blesser la muqueuse par ses aspérités, et on touche la conjonctive granulée dans toute son étendue. Pour bien atteindre la conjonctive du cul-de-sac supérieur, nous renversons la paupière et nous promenons la pointe du cristal sous les plis hérissés de granulations qui trouvent entre la paupière renversée et le globe. Le malade se lavera bien les yeux avec de l'eau fraîche pour calmer les douleurs qui accompagnent toujours les premières cautérisations (1). Il est remarquable de voir comme les malades se familiarisent bientôt avec ces cautérisations si douloureuses dans le principe.

La question capitale pour ces cautérisations, c'est de savoir quand est-ce qu'il faut les répéter. On commet très souvent une grande faute en les répétant trop souvent ; elles ne doivent être renouvelées que lorsque l'irritation produite par la précédente aura complétement disparu.

Il faut même qu'après la cautérisation il y ait une période de calme dans les douleurs et dans la sécrétion avant de s'adresser à une nouvelle. Selon les différents cas, on sera obligé de répéter les cautérisations tous les jours ou tous les deux ou trois jours. On veillera surtout à ne pas surexciter les yeux par des cautérisations trop souvent répétées, car il vaut encore mieux, en traitant cette maladie, rester en arrière que de trop agir. Si des douleurs très vives accompagnent des rechutes, des granulations, on pourra avoir recours aux applications prolongées des réfrigérants.

Dans le traitement des granulations chroniques qui exige autant de patience du côté du malade que du côté du médecin, la règle principale à observer, c'est de varier le traitement et de ne pas s'arrêter à un seul médicament. C'est une observation qu'on n'a que trop souvent occasion de faire que les caustiques employés pendant un certain temps semblent perdre toute influence sur la conjonctive granulée. Les cautérisations ne provoquent alors que très peu de réaction, sont très peu douloureuses, et quelque temps après l'état de la muqueuse malade est tel qu'avant l'application du caustique.

Pour varier le traitement nous faisons succéder aux cautérisations avec le sulfate de cuivre de nouvelles cautérisations par une solution de nitrate d'argent ou de sous-acétate de plomb. La solution de nitrate d'argent (50 centigrammes sur 30 grammes d'eau distillée) sera surtout employée quand nous remarquerons un soulèvement et un gonflement assez prononcés des papilles, quand il se sera formé des *granulations mixtes* ou plus tard des *granulations diffuses*, et qu'un état de purulence se sera déclaré. Les cautérisations avec le nitrate d'argent en solution (ou bien, si le boursouflement de la muqueuse est considérable, avec le nitrate d'argent mitigé) parviendront bientôt à maîtriser l'excès d'inflammation, et à laisser une vascularisation suffisante pour que les granulations se résorbent spontanément.

(1) Dans ma clinique, je fais suivre les cautérisations d'une douche, qu'on donne à l'aide d'un pulvérisateur. La grande fraîcheur produite par la pulvérisation de l'eau, arrivant sur l'œil sans action propulsive, soulage beaucoup les malades.

Si les granulations mixtes ou diffuses sont moins hypérémiées, qu'une couche assez épaisse d'épithélium les couvre et leur donne cette couleur caractéristique d'un rouge brun avec une nuance de gris, et si la sécrétion muco-purulente n'excède pas, nous employons les cautérisations avec le sous-acétate de plomb liquide (sous-acétate de plomb liquide, eau distillée, à parties égales). On applique ce médicament sur les paupières renversées; on le laisse pendant quelques instants, après quoi on lave l'œil avec de l'eau pure. Ces cautérisations sont répétées tous les jours ou tous les deux jours. Une légère couche de plomb couvre alors la muqueuse et s'élimine assez facilement sans causer beaucoup de gêne au malade; la sécrétion morbide de la conjonctive ne tarde pas à diminuer considérablement.

Comment faut-il agir s'il y a complication du côté de la cornée, s'il se forme un pannus? Le plus souvent nous n'avons pas du tout à nous en occuper, car tout pannus qui sera dû au simple frottement des granulations ou des cils sur la cornée disparaîtra aussitôt qu'on sera parvenu à enlever la cause nuisible qui l'a produit. Quand le pannus est dû à la production morbide des granulations sur la cornée même, nous nous bornons encore à traiter la muqueuse malade, et nous ne tardons pas, avec la disparition des granulations, à la voir revenir à l'état normal; elle s'éclaircit, et les opacités grisâtres, de même que les vaisseaux, disparaissent le plus souvent entièrement. Contre les changements dans la convexité de la cornée, nous sommes incapables de remédier d'aucune manière par le traitement direct. Une fois les granulations guéries, nous pouvons, par une opération qui déplacera la pupille vers les parties les moins coniques de la cornée (sur son bord), remédier à la réfraction anormale de la lumière causée par la conicité cornéenne. On exécutera ce déplacement papillaire en pratiquant l'opération de l'*iridodesis*.

Si le pannus persiste même après la guérison des granulations, on essayera d'éclaircir la cornée par des cautérisations avec une faible solution de nitrate d'argent (10 à 15 centigrammes sur 15 grammes d'eau distillée). La section des vaisseaux du pannus ne sera exécutée que si l'on voit que se soit surtout des vaisseaux sous-conjonctivaux qui se propagent sur cette membrane. On procédera à cette section des vaisseaux en soulevant un pli de la conjonctive qui en contient une partie, et en le coupant avec des ciseaux de Cooper. Cette section pourra s'exécuter sur deux ou trois points différents à la fois, mais nous nous opposons aux circoncisions de la cornée qu'on a tant vantées, et qui, loin de donner les résultats qu'on a préconisés, ne sont nullement inoffensives pour la cornée, dont elles entravent singulièrement la nutrition en donnant lieu, en outre, à des cicatrices très gênantes.

Si nous avons des ulcères de la cornée qui compliquent les granulations, nous suivrons en général les règles indiquées pour l'ophthalmie purulente compliquée de pareilles affections. Dans ce cas il règne généralement un état de purulence assez prononcé ; nous cautériserons avec le nitrate d'argent mitigé, mais nous nous bornerons à cautériser seulement le cul-de-sac, et généralement le cul-de-sac supérieur. En même temps nous scarifierons la muqueuse là où un excès de gonflement des papilles sera manifeste, et, après l'avoir bien fait saigner, nous appliquerons des compresses froides pendant quelque temps pour faciliter l'élimination de l'eschare. En même temps on emploiera l'atropine dans le but de diminuer la tension de la cornée.

Les scarifications ne doivent, en général, être employées que sur les points où un gonflement des papilles est bien manifeste, où il y a des granulations mixtes ou diffuses avec un boursouflement assez prononcé de la muqueuse. Dans ces cas les scarifications seront aptes à combattre avec énergie et rapidité l'excès d'inflammation qui accompagne le dépôt de tissu morbide dans la muqueuse. Nous trouvons absurde de vouloir faire de ce procédé une méthode générale pour le traitement des granulations, car à quoi bon scarifier une conjonctive pâle, peu enflammée et couverte de granulations ? Ces scarifications qu'on fait souvent suivre d'une cautérisation avec le nitrate d'argent ou le sulfate de cuivre, ne peuvent que faciliter une pénétration profonde du caustique dans le tissu de la muqueuse, et donner lieu à la formation de cicatrices.

Nous rejetons de même les excisions des granulations, que nous ne croyons applicables que dans des cas bien exceptionnels. Si le développement de ces dernières a été tellement abondant, qu'il se soit formé sur différents points de la muqueuse des masses gélatineuses, semi-transparentes, pédiculées, comme les polypes de la conjonctive, nous pouvons alors les exciser avec les ciseaux de Cooper, parce que notre traitement prendrait trop de temps pour faire disparaître le tissu néoplastique déposé en si grande abondance. Les excisions doivent être toujours bien limitées sur le tissu morbide, et ne pas s'étendre sur une trop grande échelle. On évitera surtout d'exciser une partie saine de la muqueuse, ce que le malade nous indiquerait par une vive douleur, les masses de granulations étant insensibles.

Les cautérisations avec les caustiques forts, tels que le nitrate d'argent pur, l'acide nitrique, etc., sont tout à fait à rejeter, parce que nous ne pouvons pas les employer sans donner lieu à la formation de cicatrices. Nous parviendrions bien à détruire ainsi les granulations, mais en même temps nous verrions se produire une foule de cicatrices qui formeraient sur la muqueuse du tarse un voile à mailles plus ou moins serrées, plus ou moins élevées, et qui mettrait l'œil dans un état d'irritation continuelle, lui rendant toute fonction normale impossible.

On a bien recommandé l'emploi, que l'on fait encore, surtout en Belgique, de l'acétate de plomb en poudre appliqué sur la muqueuse (M. Buys). Cette substance forme graduellement une couche métallique qui couvre les granulations. Quand ils se trouvent dans cet état, on considère les malades sinon comme guéris, du moins comme inoffensifs quant au danger de transmettre la maladie.

L'acétate de plomb a plusieurs désavantages : d'abord il adhère très fortement à la muqueuse et exerce un frottement nuisible sur la cornée. Il est de notre devoir d'éviter autant que possible toute complication du côté de cette membrane. Outre ce grand inconvénient, l'acétate de plomb, même quand il s'est déjà bien incorporé à la muqueuse et qu'il forme une couche assez étendue, n'empêche nullement la production de nouvelles granulations ; il ne combat pas les rechutes auxquelles les granulés sont si exposés. Ce médicament n'a pas une action aussi rapide qu'on a bien voulu le lui attribuer, et il ne permet pas de se tenir toujours parfaitement au courant de l'état de la muqueuse que l'on traite. Ce sont les raisons pour lesquelles ce médicament, qu'on a tant vanté, a été peu à peu abandonné, car on lui a trouvé des avantages médiocres, unis à beaucoup d'inconvénients.

Lorsque les malades se présentent avec une cicatrisation plus ou moins prononcée, que le tarse a changé de courbure, que le bord des paupières est arrondi et que les cils sont en partie tournés en dedans, que nous avons enfin un entropion plus ou moins prononcé, nous devons remédier à cet état par une opération. Nous rencontrons dans ces cas un pannus plus ou moins développé ; l'œil est continuellement irrité par le frottement des cils ; les contractions du muscle orbiculaire des paupières, excitées par cette irritation, contribuent à exercer une pression très défavorable sur le globe. On a proposé une foule d'opérations pour remédier à ces inconvénients : en enlevant le bord des paupières, en excisant des plis de la peau et en redressant par différents procédés opératoires la position fausse du tarse et des cils. Nous nous abstenons d'énumérer ces différents procédés opératoires, parce que nous aurons occasion d'y revenir, en parlant du traitement de l'entropion. Nous indiquerons seulement un procédé, qui par sa simplicité et la facilité de son exécution mérite d'être appliqué dans les cas d'entropion causés par les granulations. Ce procédé a été indiqué par M. Pagenstecher (1). Il consiste dans la combinaison de l'opération de l'entropion de M. Gaillard, avec l'opération du blépharophimosis.

(1) *Klinische Beobachtungen, aus der Augenheilanstalt zu Wiesbaden*, 1861. (Voy. les *Annales d'oculistique*, mars et avril 1862.)

On pratique une section de la commissure externe dans toute son épaisseur et dans la direction de ce qu'on appelle le ligament palpébral externe, de manière que la plaie de la conjonctive ait une étendue de 4 à 6 millimètres, tandis que celle de la peau présente 6 à 8 millimètres de longueur. Par une traction modérée des bords de la plaie, exercée en haut et en bas, on transforme la section horizontale en une section perpendiculaire, et il est facile alors de réunir les bords correspondants de la muqueuse avec ceux de la peau et d'éviter ainsi la réunion des lèvres de la plaie. Par ce procédé on obtiendra les avantages suivants :

1° La fente palpébrale sera allongée de 2 à 4 millimètres.

2° On aura produit un ectropion modéré, occupant un espace de 2 à 4 millimètres.

3° Par l'interposition de la muqueuse entre les fibres du muscle orbiculaire on aura diminué l'énergie de son action.

Des ligatures seront alors placées sur les paupières légèrement renversées, et l'on aura soin de les mettre là où la position vicieuse des cils sera le plus prononcée. On soulèvera dans ce but la peau de la paupière qui est devenue plus lâche, de manière à avoir dans un pli parallèle au bord palpébral un grand nombre de fibres du muscle orbiculaire. Une aiguille munie d'un fil bien ciré sera enfoncée à la base de ce pli. En entrant par le bord orbiculaire, on fera glisser l'aiguille tout près du tarse, et l'on choisira le point de sortie en dehors des orifices des glandes de Meibomius. Le fil sera fortement serré et on le laissera s'éliminer par la suppuration : c'est ce qui aura lieu dans l'espace de six à dix jours. Dans la plupart des cas, deux ou trois ligatures suffiront pour faire dévier le bord de la paupière ; aussi pourra-t-on se rendre compte d'avance de l'effet que produira chaque ligature en soulevant le pli qu'elle doit traverser.

Les avantages que M. Pagenstecher revendique pour ce procédé, et que nous pouvons pleinement confirmer, sont les suivants :

1° La pression que la paupière exerce sur le globe sera diminuée par l'élargissement de la fente palpébrale, de même que par la diminution de l'énergie du muscle orbiculaire des paupières ;

2° On remédiera au frottement des cils contre la cornée ;

3° On conservera les cils et l'on favorisera leur croissance normale.

Les autres procédés opératoires qui tendent à enlever la partie de la paupière portant les cils possèdent non-seulement le désavantage de défigurer le malade, mais la cicatrice qu'on produit par l'ablation de la peau est souvent raccourcie par les contractions énergiques du muscle orbiculaire et par l'augmentation de la courbure du tarse ; elle se tourne vers la cornée, ce qui provoque un frottement analogue à celui qui existait avant l'opération. Le procédé de M. Pagenstecher a l'avantage de conserver les cils, de diminuer l'énergie des contractions du muscle orbiculaire, et de remédier par l'élargissement de la fente palpébrale au frottement et à la pression que le tarse, anormalement recourbé, exerce sur le globe. Il faut avoir vu les bons effets qui se manifestent peu de temps après l'opération, c'est-à-dire les changements favorables dans la transparence et l'aspect de la cornée, pour bien apprécier l'opération elle-même.

Dans le but de calmer les douleurs et de combattre le gonflement qui suit l'opération, on appliquera continuellement, pendant deux à trois jours, des compresses froides ou glacées. Quant aux traces que les ligatures laissent après elles, elles ne tarderont pas à disparaître. Une fois le frottement des cils supprimé et la pression des paupières sur le globe diminuée, la cornée gagne vite en transparence, et les malades éprouvent un grand soulagement à être débarrassés de ces causes d'irritation continuelle.

Il y a des formes de pannus où, à la suite d'un frottement prolongé des paupières sur la cornée, il s'est produit sur cette membrane une sorte de cal, en bande longitudinale, à travers la cornée, et correspondant à la partie sur laquelle le frottement des bords des paupières était le plus prononcé. Ce cal ne disparaîtra pas et s'opposera à tout traitement, car il semble que le tissu de cette partie de la cornée se soit transformé assez profondément en tissu cicatriciel.

Il y a des cas de granulations conjonctivales qui, étant très développées, n'offrent pas beaucoup de boursouflement et de vascularisation de la muqueuse. La conjonctive est hérissée de granulations sèches, gélatineuses, qui sont plus ou moins entremêlées de cicatrices ; la cornée est couverte de vaisseaux ; un pannus s'est développé. Il peut se faire ici que la tendance à une réaction inflammatoire de la muqueuse soit si peu prononcée, que des cautérisations énergiques avec le sulfate de cuivre ne parviennent pas à vasculariser la conjonctive et à produire un état suffisant de purulence. Il nous reste alors deux moyens capables de ranimer la vascularisation, ce sont : 1° l'application de l'eau chaude sous forme de compresses, et 2° l'inoculation d'une ophthalmie purulente, comme elle a été recommandée par MM. Fr. Jaeger et Piringer.

Les compresses chaudes ont été indiquées par M. de Graefe (1) le premier, comme moyen de provoquer, dans les cas de granulations chroniques, un état de purulence très salutaire à la décomposition et à la résorption du tissu néoplastique. On emploie dans ce but (2) de l'eau de 40 à 45 degrés centigrades et des compresses de quatre à six doubles. Selon le manque plus ou moins prononcé de vascularisation, on appliquera les

(1) *Archiv für Augenheilkunde*, Bd. VI, Abth. 2, 1860.

(2) *Bulletin de thérapeutique*, 30 mars 1862.

compresses pendant huit à douze heures par jour, et on laissera reposer le malade toutes les deux à trois heures pendant quinze ou trente minutes. Aussitôt qu'on aura vu une vascularisation suffisante se déclarer, qu'une sécrétion purulente se sera montrée, on discontinuera les compresses, et on ne les reprendra que lorsque cette vascularisation disparaîtra. L'application de la chaleur sous cette forme est un remède excellent, qui peut, sans offrir aucun danger, faciliter cette vascularisation si nécessaire à la résorption du tissu de nouvelle formation déposé dans la conjonctive. Si toutefois les compresses ne parviennent pas à provoquer un état purulent de la muqueuse, elles la rendront du moins plus apte à répondre aux médicaments caustiques par une réaction vive.

Malheureusement il y a des cas où la transformation morbide de la muqueuse a pénétré si profondément, où la cicatrisation est déjà tellement avancée, que nous ne parviendrons pas même avec les compresses chaudes à ranimer la vascularisation, et il faudra avoir recours à un moyen plus énergique. MM. Fr. Jaeger et Piringer (1) ont recommandé dans ces cas, où un pannus complet recouvre la cornée, d'inoculer le pus d'une ophthalmie purulente, pour transformer l'ophthalmie granulaire (ou plutôt les résidus de cette maladie) en ophthalmie purulente, dans le but de faire disparaître le pannus consécutif.

Ce procédé a été depuis les premières recommandations bien souvent employé, et jouit encore en quelques pays (Belgique) d'une grande vogue. Il est certain qu'une purulence assez prononcée, consécutive à l'inoculation du pus d'une ophthalmie purulente aiguë, peut non-seulement faire disparaître les granulations, mais parvient en même temps à faire cesser le pannus; ces inoculations ont malheureusement le grand inconvénient de ne pas permettre de limiter l'inflammation qu'on veut produire. Dans des pays où les maladies diphthéritiques sont fréquentes, où, à l'époque d'une épidémie de diphthérite, il peut facilement se faire que nous voyions l'inflammation consécutive à notre inoculation prendre tous les caractères de la diphthérite et devenir funeste pour l'organe qu'on voulait débarrasser d'une maladie moins dangereuse, il ne sera permis de se servir de l'inoculation du pus blennorrhagique que lorsqu'un pannus couvrira la cornée tout entière.

C'est un fait remarquable que les complications du côté de la cornée ne se rencontrent pas lorsqu'un réseau complet de vaisseaux couvre cette membrane; alors l'état purulent de la muqueuse la laisse intacte. Aussitôt que le pannus est incomplet et qu'une partie de la cornée manque de vaisseaux, l'opthhalmie purulente qui suit l'inoculation présente tous les dan-

(1) *Die Blennorrhoe am Menschenauge.* Gratz, 1851.

gers de cette maladie. Des ulcérations profondes et étendues peuvent survenir et avoir toutes les suites funestes que nous avons énumérées lors de la description de l'ophthalmie purulente.

On aura bien soin de s'abstenir de l'inoculation d'une ophthalmie purulente dans les cas de granulations, si un œil seulement est pris de pannus, tandis que l'autre, quoique présentant des granulations, soit sans complications du côté de la cornée. Comme il est très difficile de garantir l'œil non inoculé d'une inoculation spontanée, et qu'il n'est pas possible de faire porter un bandeau compressif pour préserver cet organe pendant des semaines entières, on fera mieux de renoncer à un remède qui offre tant de dangers pour l'œil qui est le moins atteint.

Lorsque nous avons à traiter des malades chez lesquels la cicatrisation est déjà bien avancée et où une sécheresse de la muqueuse est manifeste, alors nous ne pouvons agir que très peu énergiquement. Il faudra se contenter de faire laver fréquemment les yeux avec du lait, d'ordonner de temps en temps les compresses chaudes, pour ranimer un peu la vascularisation de la muqueuse, et l'on cautérisera, dans ce but, à de fréquents intervalles, avec le sulfate de cuivre. Malheureusement nous sommes ici tout à fait impuissants à maîtriser le mal, car le frottement continuel des cicatrices, la sécheresse des yeux seront une source intarissable de tourment pour le malade. On s'efforcera d'atténuer la douleur par l'opération de M. Pagenstecher, en enlevant du moins l'excès de pression que les paupières déformées exercent sur le globe, et en faisant disparaître le frottement des cils sur la cornée prise de pannus ou présentant un aspect calleux.

Après avoir indiqué ces différentes méthodes de traitement qui, dans leur choix, exigent souvent un tact particulier et une expérience bien approfondie, demandons-nous maintenant s'il ne serait pas possible d'agir par des médicaments sur la constitution des granulés, et de remédier ainsi à leur triste maladie.

Nous avons déjà dit que nous n'étions pas d'avis que les granulations fussent l'expression d'une diathèse liée à une constitution scrofuleuse, arthritique, syphilitique, etc., néanmoins nous ne voulons pas par là engager les praticiens à négliger le traitement général, mais nous leur conseillons de fixer principalement leur attention sur les soins qui regardent directement l'organe affecté. Qui voudrait nier que les différents états d'anémie, d'hypérémie et de cachexie ne se fassent principalement remarquer par l'influence qu'ils exercent sur les muqueuses? Celles des intestins, des voies aériennes, en présentent des exemples chaque jour. Il en sera de même pour la conjonctive, sur laquelle non-seulement les mêmes effets se feront remarquer, mais qui sera de plus soumise aux influences atmosphériques et hygrométriques. Nous ne croyons pas qu'on puisse traiter convenablement les affections des muqueuses sans une médication générale, et nous sommes convaincu qu'en faisant disparaître des états maladifs généraux, nous exercerons une heureuse influence sur la marche de la maladie. C'est dans ce but que nous combattrons les scrofules, les symptômes de tubercules, de syphilis, là où ils se présenteront, et que nous tâcherons surtout de placer les malades dans de bonnes conditions hygiéniques. En même temps que la constitution du malade se remontera, nous verrons l'affection oculaire prendre sous le traitement direct une tournure plus favorable et marcher plus rapidement vers la guérison.

Très souvent on a occasion d'observer que le déplacement d'un malade dans un autre pays, dans un autre climat, exerce un heureux effet sur l'état morbide de la conjonctive, sans qu'on puisse se rendre compte pourquoi l'air dans lequel le malade se trouvait auparavant avait pu produire un effet nuisible sur ses yeux, ou comment le nouveau climat a pu agir sur eux si favorablement. Quiconque a observé beaucoup de cas de ce genre, se rappelle en avoir vu dans lesquels l'affection oculaire offrait tant d'obstacle au traitement, qu'on désespérait de pouvoir réussir à maîtriser le mal. En déplaçant le malade, en le mettant dans des conditions hygiéniques favorables et en lui procurant de l'air pur en abondance, on voit la maladie changer de caractère, céder bientôt aux médicaments, qui d'abord semblaient tout à fait inactifs.

Avant de terminer ce chapitre, il faut que nous nous occupions encore d'une question bien importante, à savoir, s'il est permis de laisser les granulés dans une famille ; s'il est bon, par exemple, de congédier des militaires atteints de granulations chroniques, de renvoyer les enfants granulés d'un pensionnat chez leurs parents, pour évacuer un établissement où cette maladie est devenue endémique.

Nous avons déjà indiqué que les granulations chroniques, le trachome, sont inoculables. Ils le seront d'autant moins que la sécrétion sera elle-même peu abondante, et l'on peut dire que les granulations chroniques non enflammées, la muqueuse étant presque sèche, ne le sont pas du tout. Pour ces derniers cas, il n'y aurait donc pas d'inconvénients à congédier les malades, s'ils sont militaires, ou de faire rentrer les jeunes gens d'un pensionnat dans leur famille. Mais il y a un point essentiel qu'il ne faudra pas perdre de vue, c'est que ces malades peuvent bien présenter à une certaine époque une conjonctive granulée qui n'offre aucun danger quant à l'inoculabilité, mais cet état peut changer à chaque instant : la muqueuse se prend spontanément ou à la suite d'un nouveau dépôt de granulations, d'une inflammation vive avec sécrétion purulente, et alors le sujet atteint devient dangereux pour son entourage. Voilà pourquoi des militaires qu'on a congédiés pour leur faire respirer l'air de la campagne et leur procurer des conditions hygiéniques meilleures, deviennent si souvent une source de désastres, non-seulement pour leur propre famille, mais aussi pour toute la contrée dans laquelle ils sont revenus.

Si cette dernière observation a déjà été faite assez souvent pour les militaires, on a lieu de la faire encore plus fréquemment chez des enfants, ou des jeunes gens ; à l'époque où l'on renvoie ces derniers dans leur famille, ils peuvent être dans un état tel que le manque de sécrétion de la muqueuse rende leur contact tout à fait exempt de danger. Mais chez eux la tendance à la transformation du trachome en état purulent est encore beaucoup plus prononcée, et alors ces sujets peuvent infecter toute une famille. Ce sont là les raisons démontrées par l'expérience journalière qui nous engagent d'empêcher autant que possible la cohabitation des granulés avec des personnes saines.

Une seconde question bien difficile à traiter, c'est de savoir si l'on fait bien de réunir un grand nombre de granulés dans la même salle, comme cela a lieu, par exemple, en Belgique. Il est certain qu'il vaut mieux réunir les militaires affectés de cette maladie, afin d'éviter par là que le mal ne se propage ; mais, sans aucun doute, la réunion de beaucoup de personnes granulées dans une même salle rend le traitement bien plus difficile et donne lieu aux rechutes. Dans la pratique civile, on fera bien, autant que cela se pourra, d'isoler les malades, et d'éviter que plusieurs d'entre eux n'habitent la même pièce. On aura de meilleurs résultats, surtout dans les cliniques et les hôpitaux, en isolant les personnes atteintes de granulations.

C. — OPHTHALMIE MILITAIRE.

Après avoir passé en revue un certain nombre de maladies conjonctivales, nous pouvons nous demander ce qu'il faut entendre par *ophthalmie militaire*. Cette expression si journellement employée désigne-t-elle une maladie spéciale? Non, elle peut varier de la manière la plus étrange, et en entendant parler d'une épidémie ou d'une endémie d'ophthalmie militaire, nous ne pouvons nullement nous rendre compte, par cette simple dénomination, à quelle maladie nous avons affaire.

Avant d'entrer dans de plus grands détails, voyons un peu ce qui contribue tant à faciliter les maladies des yeux chez les soldats. Le régime des militaires et l'obligation qu'ils ont de cohabiter en grand nombre dans des pièces qui trop souvent ne répondent pas aux exigences hygiéniques, la fumée de tabac, la poussière, les rayons ardents du soleil, contribuent singulièrement à faciliter les maladies conjonctivales.

Aussi ne sera-t-il pas surprenant que la muqueuse, exposée à tant de causes nuisibles, ne souffre bientôt dans sa nutrition et qu'un état d'hypérémie, de gonflement des glandes folliculaires, qui dispose énormément à une ophthalmie quelconque, ne vienne à se déclarer.

Rien n'est plus facile que de voir survenir parmi les militaires des épidémies de catarrhe conjonctival se transformant en ophthalmie purulente chez quelques sujets disposés à cela. Il peut alors se faire qu'une tendance à la diphthérie accompagne ces épidémies catarrhales, ou même qu'on voie, parmi des militaires pris de catarrhe et d'ophthalmie purulente, se manifester tout à coup une véritable diphthérite de la conjonctive.

S'il s'agit d'une ophthalmie épidémique chez les militaires, le plus souvent nous verrons l'éruption en masse de granulations aiguës, qui, selon les individus, se transformera vite en ophthalmie purulente, ou prenant peu à peu les caractères des granulations chroniques, se changera en trachome.

Le gonflement des glandes folliculaires apparaissant sous forme de petites vésicules semi-transparentes vers les coins de l'œil dans la conjonctive du cul-de-sac prédisposent singulièrement au développement des granulations aiguës, et M. Stromeyer a parfaitement raison quand il conseille de bien surveiller cet état d'hypertrophie des follicules de la conjonctive, qu'il considère comme le début et le germe des granulations.

Ayant vu quelle variété les granulations aiguës et chroniques présentaient dans leur marche, il sera maintenant facile de comprendre comment cette maladie se montrera sous des aspects différents chez certains sujets.

Nous trouvons les uns avec les symptômes bien marqués des granulations aiguës, formant des taches blanchâtres, lenticulaires, peu élevées au-dessus du niveau de la conjonctive. Une hypérémie conjonctivale et sous-conjonctivale bien prononcée, peu de chémosis, et une faible sécrétion muco-purulente caractérisent la maladie. Chez d'autres, la transformation des granulations aiguës sera déjà tellement avancée, que nous chercherions en vain ces taches blanchâtres ; un boursouflement considérable avec gonflement des papilles aura gagné la conjonctive ; elle sécrétera beaucoup de pus, et présentera tous les caractères d'une conjonctivite purulente. Les paupières seront fortement gonflées ; un chémosis considérable entourera la cornée, qui participera facilement à la maladie par des ulcères.

Une troisième série de cas, bien différents de ceux que nous venons de décrire, ne montre que peu de signes inflammatoires. L'inflammation qui avait débuté lors du dépôt des granulations, a disparu, ou les granulations se sont développées sans avoir produit une réaction inflammatoire. Ici les masses semi-transparentes des granulations couvriront la conjonctive, et dans beaucoup de cas un pannus aura envahi la cornée.

Il faut convenir que lorsque de grandes épidémies d'ophthalmie militaires viennent à éclater, on voit le plus souvent des granulations aiguës, avec une tendance prononcée à la purulence. Cette maladie essentiellement inoculable se propage très rapidement et peut affecter les formes les plus variées. L'inoculation sera suivie chez un sujet d'un simple catarrhe conjonctival, chez un autre une ophthalmie purulente très intense se déclarera, chez un troisième on pourra voir les symptômes funestes d'une diphthérite de la conjonctive. Enfin chez bon nombre de sujets l'inoculation provoquera la même maladie, c'est-à-dire des granulations.

Selon la disposition des ophthalmies purulentes très intenses à une complication de diphthérite conjonctivale, les différentes épidémies varieront et présenteront plus ou moins de gravité. Nous trouverons des épidémies dans lesquelles les granulations aiguës produiront un état purulent nécessaire pour la résolution de la maladie. Les inoculations qui se feront ne provoqueront que des affections catarrhales ou des ophthalmies purulentes peu intenses, tandis que dans d'autres épidémies la purulence de la conjonctive se présentera sous une forme très grave, souvent avec tendance à la diphthérite, et les inoculations ne produiront que trop fréquemment des ophthalmies purulentes d'une intensité formidable; une diphthérie conjonctivale pourra également en être le résultat. Il y aura d'autres épidémies avec une tendance des granulations à devenir chroniques, à prendre les formes persistantes du trachome, avec complication fréquente de pannus.

Envisageant de cette manière l'ophthalmie militaire, il ne sera pas difficile, en ayant quelque expérience, de désigner le caractère qu'une épidémie aura pris d'abord ou prendra par la suite; de même, le plus souvent, ne nous sera-t-il pas difficile de distinguer les différents cas d'ophthalmie qui se présentent dans les services militaires. Il ne suffira pas de caractériser ces divers cas pour poser un diagnostic et un pronostic exacts; l'important, c'est de pouvoir bien régler notre thérapeutique et de ne pas traiter l'ophthalmie militaire, comme cela se fait malheureusement encore si souvent, selon une même méthode. Il faudra varier le traitement avec les différents cas, et disons-le encore une fois, on fera généralement bien de ne pas forcer les choses en surveillant les différentes catégories et en ne les traitant pas avec trop de vigueur. Que les médecins militaires étudient comment ils peuvent le mieux procurer les meilleures conditions hygiéniques à leurs malades, plutôt que d'avoir trop recours aux caustiques; qu'on ne détruise pas, avec les granulations, la muqueuse si intimement liée avec elles, en faisant usage de ce dernier mode de traitement.

ARTICLE VI.

CONJONCTIVITE PUSTULEUSE.

(Conjonctivite phlycténulaire, aphtheuse, scrofuleuse, lymphatique ; herpès de la conjonctive).

La conjonctivite pustuleuse est une inflammation de la conjonctive, caractérisée par des exsudations circonscrites sous la couche épithéliale de la muqueuse, exsudations qui peuvent se présenter sous forme de petites vésicules, de pustules ou de boutons. L'inflammation de la conjonctive est le plus souvent partielle, occupe la conjonctive bulbaire, se propage facilement sur la cornée et laisse ordinairement la conjonctive palpébrale tout à fait intacte. Nous pouvons distinguer trois modes principaux sous lesquels se présente la conjonctivite pustuleuse, et qui se distinguent non-seulement par une marche bien différente, mais qui exigent encore souvent une variation dans le traitement.

1° La première forme de conjonctivite pustuleuse se caractérise par l'apparition de simples petites vésicules semi-transparentes ou de petits boutons d'une couleur gris jaunâtre. Cette petite vésicule, ou ce bouton, gros comme une tête d'épingle ou un grain de millet, est accompagné d'une injection partielle des vaisseaux de la conjonctive et du tissu sous-conjonctival, qui se présente sous forme de triangle dont le sommet est occupé par la vésicule ou le bouton. Les vaisseaux sous-conjonctivaux, qui vont en s'irradiant et se pressant les uns contre les autres vers cette infiltration, seront d'autant plus accusés que cette dernière se trouvera située plus près de la cornée. Les vaisseaux conjonctivaux sont tortueux, et tout le triangle est un peu soulevé au-dessus du niveau de la conjonctive, à cause d'un léger état œdémateux de cette partie.

Après que la vésicule ou le bouton ont persisté pendant quelque temps, ils peuvent se résorber complétement sans laisser de traces ; c'est ce qui s'annoncera par une disparition des vaisseaux sous-conjonctivaux qui partiront de la périphérie vers l'infiltration, tandis que les vaisseaux conjonctivaux se perdront plutôt de la vésicule ou du bouton vers la périphérie. Cela s'opère très fréquemment dans l'espace de huit à quinze jours, et la maladie cesse complétement, toutefois, d'une façon momentanée. D'un autre côté, il peut se faire que la petite vésicule semi-transparente prenne une couleur jaunâtre, qu'une pustule se produise, que par la perte de sa couche épithéliale le contenu purulent s'échappe, de sorte qu'il se forme un petit ulcère un peu élevé au-dessus du niveau de la conjonctive avec un fond grisâtre et des bords irréguliers. La même chose peut avoir lieu pour le bouton. Les ulcères se recouvrent bientôt d'une couche épithéliale et disparaissent le plus souvent assez vite.

L'éruption de l'ophthalmie pustuleuse peut se faire de manière qu'une seule petite pustule ou un seul bouton apparaisse, ou que ces infiltrations sous-épithéliales se présentent sur différents points en même temps. Il arrive alors assez fréquemment que ces vésicules se forment sur la cornée même, ou que des infiltrations situées près du bord cornéen gagnent ce dernier et se propagent sur la membrane. Alors la maladie durera un temps beaucoup plus long.

Il arrive assez souvent qu'une vésicule ou un bouton ait disparu, ou soit sur le point de disparaître, et qu'il se produise sur un autre point une nouvelle infiltration, qui à son tour sera bientôt suivie d'autres vésicules ou de petits boutons.

Les vésicules semi-transparentes ne persistent que très peu de temps sur la cornée, et il se forme des pustules avec un contenu jaunâtre, qui dépassent un peu le niveau de cette membrane ; dans une autre série de cas nous trouvons que ces infiltrations se transforment vite en petits ulcères grisâtres qui peuvent gagner en profondeur, et prendre alors une couleur jaune. Quand la pustule est située près du bord de la cornée et qu'elle s'avance vers cette membrane, nous voyons les vaisseaux sous-conjonctivaux s'y propager; en même temps l'infiltration qui siége alors sur la cornée semble comme boursouflée; elle est d'un gris jaunâtre et comme poussée par des vaisseaux en forme de bande qui se propagent de l'anneau conjonctival vers cette partie infiltrée. On voit aussi quelquefois l'infiltration se courber sous forme d'un fer à cheval, ou (ce qui arrive rarement) elle se partage en deux parties, chacune étant accompagnée d'une moitié des vaisseaux. Les deux bandes vasculaires avec leur exsudat prennent alors en s'écartant une direction différente et se courbent de deux côtés opposés. Après que cette exsudation est arrivée vers le centre de la cornée ou qu'elle a déjà dépassé ce centre, elle perd sa couleur jaunâtre, devient grise, moins proéminente; les vaisseaux sous-conjonctivaux pâlissent de la périphérie vers l'exsudation, et disparaissent peu à peu. Il reste une petite infiltration opaque qui présente un arc et conserve souvent pendant longtemps la forme en fer à cheval. L'opacité de la cornée persistera très souvent, elle sera très prononcée vers la pointe de l'exsudation, et la partie à laquelle touchaient les vaisseaux sera échancrée, de sorte que nous pourrons dire à peu près la direction que l'exsudation a parcourue.

Il arrive assez rarement que ces exsudations connues sous le nom de *kératite pustuleuse* ou *kératite en forme de bandelette*, donnent lieu à un ulcère de la cornée, ulcère qui provoquerait une perforation de cette membrane ; il est beaucoup plus fréquent de voir prendre à cette exsudation jaunâtre et boursouflée une couleur grisâtre, de la voir s'affaisser, les vaisseaux disparaître, et une tache plus ou moins forte rappeler les phases que la maladie a parcourues. Tant que l'exsudation est jaune et boursouflée, et que les vaisseaux sont bien développés sous forme de bande, la photophobie est très prononcée ; elle cessera tout à fait avec l'affaissement de l'exsudat et la disparition des vaisseaux.

2° Voici une deuxième forme sous laquelle la conjonctivite pustuleuse peut se présenter. Une partie beaucoup plus considérable de la conjonctive s'injecte, l'injection sous-conjonctivale est surtout bien prononcée autour de la cornée, et l'exsudation sous-épithéliale est plus considérable, de sorte qu'il se forme un ou plusieurs boutons aplatis siégeant souvent tout près du bord de la cornée, ou sur ce bord lui-même. Il peut se faire que six ou huit boutons aplatis entourent cette membrane comme une couche de perles grisâtres, moitié placée sur la cornée et moitié sur la sclérotique. Ces boutons ont souvent de 1 à 2 millimètres de diamètre, ils sont peu élevés au-dessus du niveau de la conjonctive, leur surface s'excorie très facilement. Après l'exfoliation de la couche épithéliale il se forme un ulcère avec un fond grisâtre et des bords irréguliers. Ce fond de l'ulcère est souvent rempli de lambeaux de tissus en décomposition purulente. Ces ulcères, qui prennent déjà huit à quatorze jours pour se développer, persistent un temps beaucoup plus long que les simples pustules que nous venons de décrire. Souvent nous les voyons durer quatre à six semaines ; ils ont peu de tendance à passer sur la cornée ; très fréquemment ils sont répandus à moitié sur cette membrane, mais ils restent stationnaires, sans s'avancer davantage.

Il n'est pas rare que ces phlyctènes ulcérées gagnent en profondeur, et que la sclérotique participe à l'inflammation, de sorte que par cette complication la maladie peut traîner considérablement en longueur. Quelquefois une perforation partielle se fait au bord de la cornée, perforation qui plus tard donne lieu à la formation d'un staphylôme partiel.

Cette deuxième forme est très souvent accompagnée d'une photophobie très considérable qui se manifeste surtout, lorsque les exsudats conjonctivaux sont excoriés et forment des ulcères. Néanmoins il se présente des cas où plusieurs ulcères de ce genre entourent la cornée, sans qu'il survienne la moindre photophobie. Nous traitons en ce moment à notre clinique un petit garçon de huit ans, chez lequel quatre ulcères pustuleux occupent le bord de la cornée, et sont à moitié situés sur cette membrane; l'injection sous-conjonctivale est très prononcée, néanmoins le malade n'a présenté dès le début aucune marque de photophobie. Il est du reste curieux de voir comme ce symptôme manque dans quelques cas de pustules qui sont situées tout à fait sur la cornée, tandis que chez d'autres personnes la lumière provoque les plus vives douleurs. Un fait presque constant, c'est que les simples pustules de la conjonctive bulbaire ne causent pas de photophobie, mais seulement de la gêne semblable à celle qui produit la sensation d'un corps étranger.

3° La troisième forme sous laquelle l'ophthalmie pustuleuse se rencontre est caractérisée en ce que la maladie est presque tout à fait localisée sur le bord de la cornée et sur l'anneau conjonctival. Nous trouvons dans ces cas une injection assez prononcée de l'œil, produite par l'hypérémie des vaisseaux sous-conjonctivaux qui se prolongent dans l'anneau conjonctival, et lui font faire saillie en forme de bandelette. Cette bandelette présentera bientôt une foule de petites élévations, de petites pustules, souvent tellement serrées, que l'anneau conjonctival semblera comme couvert de sable très fin. Ces pustules peuvent disparaître complétement dans l'espace de quelques jours, et avec la disparition des vaisseaux sous-conjonctivaux la maladie aura gagné son terme. Dans d'autres cas, il arrivera que ces pustules s'excorieront, et qu'une série d'ulcères de très peu d'étendue se développera sur l'anneau conjonctival. Cette dernière transformation n'est pas très fréquente. Les ulcères se couvrent bientôt d'une nouvelle couche épithéliale, l'injection sous-conjonctivale disparaît peu à peu, et la maladie se termine au bout de deux à trois semaines.

Symptômes physiologiques. — La conjonctivite pustuleuse se caractérise, comme nous avons déjà eu occasion de le dire, par la facilité avec laquelle elle se complique d'une photophobie très intense aussitôt que la formation de pustules se fait sur la cornée. Cette photophobie n'est nullement en rapport avec l'extension que la maladie a prise ; elle peut manquer chez des personnes dont la conjonctive bulbaire et la cornée sont en partie couvertes de pustules, tandis que dans d'autres cas la moindre pustule cornéenne provoque une photophobie des plus intenses. Cette action réflexe des nerfs ciliaires sur le nerf optique, comme elle se présente dans les cas de conjonctivite pustuleuse, a beaucoup de ressemblance avec la photophobie qu'on rencontre, après la pénétration d'un corps étranger dans le sac conjonctival, et qui se fixe sur la conjonctive palpébrale ou sur la cornée. De même que dans ces derniers cas, la conjonctivite pustuleuse est quelquefois accompagnée d'assez vives douleurs lancinantes dans le pourtour de l'orbite, de névralgies ciliaires.

Un blépharospasme s'associe souvent à la photophobie, et l'on éprouve quelquefois bien des difficultés à écarter les paupières sans se servir des élévateurs. Il s'échappe alors une grande quantité de larmes chaudes, et le malade s'oppose énergiquement à l'entrée de la lumière dans les yeux. Un fait assez curieux à constater, c'est que tous ces symptômes s'aggravent le matin, et que vers le soir une rémission assez prononcée se manifeste.

Quant à ce qui regarde la sécrétion de la conjonctive, nous la trouvons peu ou pas du tout altérée, il n'y a qu'une augmentation considérable dans la sécrétion des larmes, augmentation qui est presque toujours proportionnée à la photophobie.

Complications. — Nous avons déjà exposé combien fréquemment la conjonctivite pustuleuse se complique d'affections de la cornée; ces affections se caractérisent, en général, par le peu de tendance qu'elles ont à gagner les couches profondes de cette membrane, elles se limitent le plus souvent à sa partie superficielle. C'est l'exception de voir se former des ulcères profonds qui mènent à la perforation, et l'on ne rencontrera cela que chez des personnes où de grandes pustules occupent la cornée, ou lorsque, méconnaissant la maladie, on a employé une méthode de traitement trop irritante.

Nous avons décrit cette forme de *kératite en bandelette* qui représente une pannus partiel de la cornée, elle est assez fréquemment la suite de la conjonctivite pustuleuse. Outre ce pannus partiel nous voyons encore se former un pannus superficiel plus ou moins complet, connu sous le nom de *pannus scrofuleux*. Lorsque les pustules s'affaissent pour disparaître, et que les vaisseaux pâlissent, nous en voyons un certain nombre se propager sur la cornée, qui devient légèrement trouble. Les intervalles entre les vaisseaux sont ordinairement assez larges, et le pannus ne présente qu'une opacification peu considérable, opacification qui, très probablement, est due à une exsudation entre la membrane de Bowman et la couche épithéliale. Ce pannus, souvent accompagné d'une photophobie assez prononcée, cède généralement assez vite à un traitement convenable. Toutes ces complications du côté de la cornée peuvent être évitées par un traitement bien appliqué, et ce ne sera que dans les cas négligés ou mal traités qu'on aura occasion de les observer.

Nous avons indiqué comme un signe caractéristique de la conjonctivite pustuleuse, sa limite sur une partie circonscrite du sac conjonctival; la conjonctive des paupières est presque toujours intacte. Cela n'est vrai que tant qu'il s'agit de cas peu anciens où des rechutes n'ont pas été très fréquentes et ne se sont pas succédé rapidement. Aussitôt qu'un certain nombre de pustules apparaissent, en même temps que des rechutes et la formation de nouvelles pustules suivent la disparition des anciennes, de manière que chaque partie de la conjonctive bulbaire se prenne successivement d'inflammation, nous voyons alors la conjonctive palpébrale participer à l'inflammation, un état catarrhal de la muqueuse se développer et se manifester bientôt par une sécrétion muco-purulente assez prononcée. Dans ces cas-là ce ne seront souvent que des pustules en voie de disparition, ou des parties circonscrites de la conjonctive offrant une injection sous-conjonctivale très prononcée qui nous rappelleront que nous avons affaire à une ancienne conjonctivite pustuleuse, et non à un simple catarrhe ou à un état purulent de la conjonctive.

Une complication bien fréquente de la conjonctivite pustuleuse, c'est l'apparition d'éruptions cutanées des paupières ou de la peau environnante de l'œil, qui ont précédé ou suivi l'ophthalmie. Ces éruptions peuvent se présenter sous forme de blépharite, d'eczéma ou de zona au pourtour de l'œil; elles sont tellement fréquentes, que bien des auteurs ont été engagés par cette coïncidence à envisager la conjonctivite pustuleuse comme une maladie exanthématique de la muqueuse, et de lui donner le nom d'*herpes conjonctival* (Stellwag de Carion, de Hasner, Pilz). M. Stellwag surtout veut faire ressortir la ressemblance qu'il y a entre l'éruption des pustules conjonctivales avec celles d'un zona, et croit que les nerfs ciliaires joueraient un grand rôle dans l'éruption, semblable à celui des nerfs cutanés dans le zona. Nous accordons une certaine ressemblance des pustules qui occupent la conjonctive bulbaire avec celles du zona, car elles prennent très souvent une marche bien semblable, mais la deuxième et la troisième forme de conjonctivite pustuleuse se prêteraient bien difficilement, sans forcer les choses, à une comparaison avec l'éruption d'un herpès cutané.

Pronostic. — La conjonctivite pustuleuse est une maladie assez bénigne qui disparaîtra souvent dans l'espace de huit à quinze jours, sans laisser de traces. Sa marche sera rapide et bonne, aussi longtemps que la maladie restera fixée sur la conjonctive. Elle traînera beaucoup plus en longueur quand la cornée sera prise, ou, ce qui peut arriver pour la deuxième forme, qu'une sclérotite s'y associe. La troisième forme de conjonctivite pustuleuse, localisée sur l'anneau conjonctival, est celle qui, en général, disparaîtra le plus vite et le plus facilement.

La conjonctivite pustuleuse ne devient longue et embarrassante que par les complications du côté de la cornée, qui peuvent persister assez longtemps, et laisser non-seulement des taches très fâcheuses, parce qu'elles occupent fréquemment le centre de la cornée (kératite en forme de bandelette), mais d'un autre côté elles peuvent aussi donner lieu, par un ramollissement de la partie infiltrée de la cornée, à un changement partiel de courbure de cette membrane. Nous éviterons facilement ces conséquences fâcheuses par un traitement convenable.

Etiologie. — La conjonctivite pustuleuse est l'ophthalmie la plus fréquente et celle qui frappe surtout les enfants. Elle s'observe aussi chez des jeunes gens à l'époque de la puberté, mais nous la trouverons bien moins souvent chez des personnes qui auront passé l'âge de vingt-cinq ans. Pendant mon séjour à Vienne, j'ai vu bon nombre de militaires atteints de cette maladie, et présentant d'ailleurs les apparences d'une santé florissante. Assez souvent on la rencontre chez des enfants mal nourris et faibles, qui offrent l'image des altérations nutritives dans les fonctions du système ganglionnaire, que nous désignons sous le nom de *scrofules*. Cette coïncidence si fréquente a décidé bon nombre de praticiens à donner à cette maladie le nom d'*ophthalmie scrofuleuse*. Quoiqu'il faille convenir qu'elle se rencontre très fréquemment chez des enfants présentant les symptômes de scrofules, d'éruptions cutanées, il serait néanmoins téméraire d'accepter le début de cette maladie comme signe pathologique d'une dyscrasie. Il arrive très souvent que nous soignons des enfants parfaitement bien nourris, au teint coloré, et qui néanmoins souffrent d'une ophthalmie pustuleuse. Une statistique bien faite ne ferait certes pas ressortir cette prépondérance des enfants scrofuleux parmi le nombre des personnes atteintes de conjonctivite pustuleuse. Malheureusement la définition d'état scrofuleux (strumeux) est encore tellement vague, qu'il serait bien difficile d'exécuter un pareil compte rendu avec assez d'exactitude, car nous ne sommes pas d'avis que si un enfant se présente avec une coloration un peu pâle et les glandes du cou légèrement gonflées, on le considère comme scrofuleux.

Les enfants véritablement scrofuleux présentent plus souvent la kératite en bandelette que les autres formes de conjonctivite pustuleuse; il est de fait que ces enfants ont la peau excessivement tendre et facile à irriter, ce qui les dispose aux affections cutanées de même qu'à la conjonctivite pustuleuse.

On signale comme causes étiologiques de cette maladie, un air mauvais, le séjour dans des chambres humides et peu exposées au soleil. Toutes ces causes sont bien aptes à entraver la nutrition des enfants, et surtout si à cela s'associe une nourriture mal saine et défectueuse. On n'a qu'à suivre les consultations de M. Marjolin à l'hôpital Sainte-Eugénie, à Paris, hôpital destiné aux enfants, qui est situé dans un quartier pauvre (Saint-Antoine), pour voir comment la misère et le manque de toutes bonnes conditions hygiéniques rendent cette affection fréquente. Une bonne moitié des enfants, et même plus, souffrent de cette ophthalmie. Néanmoins on ne verra pas cette proportion considérable d'enfants scrofuleux, si l'on ne désigne pas chaque enfant qui présente une glande du cou engorgée comme strumeux.

Une raison étiologique qui a souvent été exagérée, c'est la coïncidence de l'ophthalmie pustuleuse avec la dentition; elle ne se rencontre pas très fréquemment.

Les autres causes, comme la poussière, le vent, etc., ne provoquent pas plus souvent la conjonctivite pustuleuse qu'elles ne le font pour le catarrhe. Il est évident que les enfants en général, en s'exposant à une cause nuisible comme celles que nous venons d'énumérer, gagneront plus facilement une conjonctivite pustuleuse que d'autres ophthalmies, car c'est l'ophthalmie la plus fréquente à cet âge. Au printemps et à l'automne, nous voyons cette maladie se présenter plus fréquemment; ce sont les époques où les enfants sont plus exposés à une température humide et orageuse et à bien d'autres influences délétères.

Thérapeutique. — Il y a beaucoup de formes de conjonctivites pustuleuses limitées sur la conjonctive bulbaire, de même que celle que nous avons décrite en troisième lieu, où l'anneau conjonctival est le siége de la maladie, qui guérissent sans qu'on ait besoin d'un traitement; pour accélérer la disparition des pustules dans ces cas, nous pouvons nous servir de deux remèdes qui jouissent d'une grande réputation : le calomel et le précipité rouge à doses élevées.

On se sert du calomel à la vapeur dont on charge un pinceau bien sec, et, après l'avoir dégagé des particules un peu trop grosses de calomel en le secouant contre le médius, on jette par le même mouvement une couche très fine de calomel sur la conjonctive, en écartant les paupières et en renversant par cet écartement la paupière inférieure. Le calomel séjourne très longtemps dans le sac conjonctival, et l'on peut encore en trouver les traces après vingt-quatre heures ; il est alors roulé en forme de bandelette dans un pli du cul-de-sac inférieur, et ne cause pas la moindre gêne au malade. La question est de savoir comment il agit ; se dissout-il ou a-t-il simplement une action mécanique? Les expériences qu'on a faites à la clinique de Berlin, avec d'autres poudres porphyrisées, n'ont pas pu produire les mêmes effets que le calomel. Il n'y a rien de bien étonnant qu'une partie du calomel se transforme en séjournant longtemps dans le liquide du sac conjonctival, en un produit soluble (bichlorure), et agisse comme caustique sur la muqueuse.

Les insufflations de calomel seront répétées tous les jours ; ce médicament abrége non-seulement la maladie, mais il doit, selon M. Donders et bien d'autres auteurs, avoir la faculté de prévenir les récidives. Dans ce dernier but, il ne faut pas se contenter de faire les insufflations tant que les pustules et l'injection existent, mais il faut encore les continuer au moins quinze jours après la disparition de l'inflammation. M. Donders a constaté que la conjonctive des personnes traitées de cette façon pâlissait considérablement à la suite de l'oblitération d'un certain nombre de vaisseaux conjonctivaux, et qu'il faudrait attribuer à cet effet la faculté que possédait le calomel de prévenir les récidives. Ce médicament, qui est d'une action très salutaire dans les cas de phlyctènes conjonctivales, et dans la troisième forme de conjonctivite pustuleuse, ne doit pas être employé lorsque, à la suite de cette dernière maladie, il s'est formé des exsudations boursouflées ou des ulcères jaunes à bords irréguliers sur la cornée; le calomel serait alors trop fortement irritant et pourrait facilement donner lieu à une aggravation de l'affection cornéenne. En pareil cas on emploiera la méthode antiphlogistique, en instillant de l'atropine, en frottant la région sus-orbitaire avec l'onguent mercuriel simple belladoné ou avec la pommade suivante :

Précipité blanc (oxychlorure ammoniacal de mercure). Extrait de belladone..	āā 2 grammes.
Axonge (ou pommade rosat).......	8 grammes.

Cette pommade sera discontinuée aussitôt qu'il se montrera une éruption de pustules sur les parties de la peau enduites plusieurs fois par jour. Outre les médicaments indiqués, nous nous servons souvent avec grand avantage, dans ces derniers cas, de l'occlusion de l'œil à l'aide d'un bandeau compressif.

Aussitôt que l'exsudat boursouflé de la cornée commence à s'affaisser, à prendre une couleur grisâtre, ou que le petit ulcère qui s'était formé est en voie de guérison, qu'il devient gris avec des bords lisses, on peut avoir recours au calomel, ou, ce qui est bien préférable, à la pommade au précipité rouge.

Cette pommade a été surtout recommandée par MM. Pagenstecher et A. de Graefe : elle se compose d'une partie de précipité rouge, ou, ce qui vaut bien mieux, de précipité jaune (bioxyde de mercure hydraté) qu'on obtient en précipitant une solution de bichlorure de mercure par la potasse. Le précipité jaune a le grand avantage, à cause de sa ténuité, de se mêler beaucoup mieux avec les corps gras et d'être par son extrême division beaucoup plus actif (1).

M. A. Pagenstecher a le premier attiré l'attention des praticiens sur l'action presque spécifique des hautes doses de précipité rouge, dans les cas de conjonctivite pustuleuse et dans les affections cornéennes qui accompagnent si fréquemment cette maladie. La formule de la pommade que nous employons est la suivante :

Bioxyde de mercure hydraté (obtenu par précipitation)......	1 gramme.
Cold-cream (sans huile volatile) ou glycérolé d'amidon.......	8 grammes.

On introduit gros comme une tête d'épingle de cette pommade, à l'aide d'un petit pinceau ou d'une curette, dans le sac conjonctival, en essuyant l'instrument sur la paupière inférieure renversée. Le médicament reste de

(1) Toutes les pommades au bioxyde de mercure hydraté sont beaucoup plus faciles à faire que celles avec le précipité rouge (bioxyde de mercure anhydre), qui, pour être bonnes, exigent beaucoup de soin et un temps considérable.

deux à trois minutes dans le sac conjonctival; après ce temps on l'enlève avec soin en essuyant la conjonctive de la paupière inférieure avec un linge, ou simplement en faisant bien laver les yeux des malades. Par son séjour plus prolongé dans les yeux, la pommade pourrait agir comme caustique et donner lieu à des cicatrices. Voilà pourquoi son application doit être faite par le médecin lui-même, et telle est la raison pour laquelle il serait très imprudent de confier un remède aussi actif à des mains inhabiles (1).

Dans tous les cas de conjonctivite pustuleuse où il ne s'est pas formé une exsudation boursouflée et profonde ou une ulcération également profonde et atonique de la cornée, la pommade de précipité jaune sera appliquée avec un avantage très prononcé, comme j'ai occasion de le démontrer journellement à ma clinique. Il est merveilleux de voir comment la photophobie disparaît rapidement après qu'on a appliqué deux ou trois fois cette pommade; les enfants, qui se cachaient et se débattaient avec acharnement quand on essayait de leur ouvrir les yeux, se présentent alors avec assurance et sans craindre la lumière. La pommade de précipité jaune sera surtout bien applicable dans les cas de conjonctivite pustuleuse, où les pustules occupent le bord de la cornée, avec tendance à s'étendre sur cette membrane. Ici la photophobie, souvent très prononcée, cédera à l'emploi du médicament appliqué à deux ou trois reprises; de même les pustules, loin de se propager sur la cornée, disparaîtront en même temps que l'injection sous-conjonctivale. On donnera la pommade chaque jour jusqu'à ce que tout signe d'injection morbide ait disparu.

Lorsque cette complication de conjonctivite pustuleuse que nous avons décrite sous la forme de kératite en bandelette s'est produite, on voit, bientôt après l'application réitérée de la pommade, l'exsudation s'arrêter dans sa marche, s'affaisser et cesser peu à peu avec la disparition des vaisseaux qui formaient la bandelette. On n'aura pas besoin de recourir à la scarification des vaisseaux, procédé indispensable aussitôt qu'on veut arrêter les progrès du mal sans se servir de la pommade. Dans ce dernier cas, on n'aura qu'à soulever le pli conjonctival, qui contient les vaisseaux courant vers la cornée; on les coupera avec les ciseaux, ou l'on donnera simplement une moucheture avec le scarificateur sur cette partie de la conjonctive bulbaire, tout près du bord cornéen.

Si la complication que nous avons désignée sous le nom de *pannus scrofuleux* s'est manifestée, la pommade fera vite disparaître la vascularisation de la cornée, de même que l'opacification de cette membrane.

La pommade de précipité jaune préparée avec le glycérolé d'amidon, qui

(1) *Du bioxyde de mercure hydraté, ou précipité jaune, et de son action dans les cas de conjonctivite pustuleuse et de kératite superficielle*, par l'auteur (*Bulletin de thérapeutique*, 15 janvier 1862).

se dissout facilement dans la sécrétion conjonctivale et les larmes, est encore plus active que la pommade préparée avec des corps gras, aussi faudra-t-il n'en introduire qu'une très petite quantité entre les paupières. Ce qu'on pourrait reprocher à la pommade mercurielle, c'est qu'elle est plus douloureuse que le calomel, dans son application. Néanmoins elle est généralement très bien supportée par les petits malades, qui, une fois habitués à l'introduction d'un corps étranger entre les paupières, ne s'opposent pas plus à l'application de la pommade qu'à celle du calomel; de plus, l'action d'éclaircir les parties infiltrées de la cornée est beaucoup plus propre au précipité jaune qu'au protochlorure. On doit employer l'un et l'autre dans les cas d'opacités consécutives à la conjonctivite pustuleuse, où souvent une partie infiltrée entoure une cicatrice cornéenne.

Pour tous les cas de complication du côté de la cornée dans l'ophthalmie pustuleuse, nous pouvons sans crainte appliquer la pommade, s'il y a vascularisation dans la partie affectée de cette membrane; au contraire, avons-nous affaire à des exsudations profondes boursouflées ou à des ulcères indolents avec peu de symptômes inflammatoires du côté de la muqueuse, nous ferons bien d'employer pendant quelque temps les compresses chaudes, pour ramener la nutrition de la cornée, et d'instiller pendant ce temps une solution d'atropine. L'occlusion de l'œil, comme nous l'avons dit, sera très favorable, et on l'indiquera quand les compresses ne pourront pas facilement être appliquées.

Si l'irritation de l'œil est très prononcée, on placera quelques sangsues à la tempe; on frictionnera avec l'onguent mercuriel belladoné, et l'on donnera du calomel en petites doses. Des compresses froides ne seront mises en usage que lorsqu'un développement considérable de chaleur se sera fait sentir et que des douleurs vives tourmenteront le malade. Ces deux traitements si différents des affections de la cornée peuvent cependant se motiver; le premier (la chaleur) sera le plus souvent mis en œuvre chez des enfants lymphatiques, pâles et cachectiques, tandis qu'on aura quelquefois besoin de recourir à la médication antiphlogistique chez des enfants sanguins et d'un tempérament robuste.

Pour prévenir les récidives de la conjonctivite pustuleuse, nous croyons qu'il faut s'adresser plutôt au traitement général, qui surtout ici doit être fait avec grand soin. La pommade au précipité rouge ne possède pas la faculté d'empêcher les récidives, et assez souvent nous les voyons survenir même après l'administration bien dirigée du calomel pendant deux ou trois semaines; toutefois conseillons-nous de continuer les insufflations de calomel après la disparition de la conjonctivite pustuleuse, même lorsqu'on s'est servi de la pommade, parce que ces insufflations ne présentent aucun inconvénient et ne causent aucune douleur.

Un point important dans le traitement de la conjonctivite pustuleuse, c'est de combattre autant que possible les symptômes généraux, soit qu'il y ait de la scrofule, soit que l'enfant ne présente que des signes d'anémie. Malheureusement nous sommes souvent impuissants à faire exécuter nos ordonnances. Où prendre une bonne nourriture, une habitation saine, l'exercice dans un air pur, de la propreté et une culture bien soignée de la peau ? Combattez la misère et vous guérirez vos malades ; mais c'est là un problème bien difficile à résoudre. En pareil cas, il faudra du moins tâcher d'obtenir des améliorations dans l'hygiène. Qu'on ordonne surtout la propreté la plus rigoureuse ; qu'on fasse souvent prendre des bains froids, qui seront remplacés par des lotions froides si la température ne permet pas les bains. Les enfants, autant que possible, feront de l'exercice à l'extérieur ; qu'on abandonne enfin cette méthode si peu salutaire d'enfermer les enfants dans des chambres sombres, de les priver d'une nourriture substantielle, ou de les purger outre mesure, pour combattre la photophobie entretenue par ce régime absurde.

Malheureusement on voit encore assez souvent employer ce mode de traitement réuni à l'usage des vésicatoires, dont l'application produit sur des peaux délicates un eczéma assez étendu. Les enfants qui, au commencement d'un pareil traitement, n'avaient qu'une conjonctivite pustuleuse, que le médecin croyait *scrofuleuse*, lui présenteront alors des signes sur lesquels il basera facilement son étiologie.

La propreté, nous le répétons encore, un air vif et frais, un régime tonique et nourrissant, feront mieux que bien des médicaments pour empêcher les récidives. On tâchera de tenir le ventre libre et l'on administrera, si nécessité il y a, de légers purgatifs. Trouvons-nous des symptômes de scrofule, nous prescrivons l'huile de foie de morue, et chez les enfants d'une digestion difficile le sirop d'iodure de fer. Le régime doit surtout alors être bien surveillé, et l'on conseillera une nourriture substantielle.

ARTICLE VII.

CONJONCTIVITE EXANTHÉMATIQUE.

Les conjonctivites morbilleuse, scarlatineuse, érysipélateuse et celle qui accompagne la petite vérole, sont des affections catarrhales de la muqueuse, qui, n'ayant rien de spécifique, doivent être envisagées, sous tous les rapports, comme la conjonctivite catarrhale aiguë. Ces différentes conjonctivites se compliquent fréquemment de pustules, et se caractérisent par une photophobie souvent très intense.

La *conjonctivite morbilleuse* est très fréquente, et se manifeste, soit sous la simple forme d'une hypérémie conjonctivale, soit comme véritable catarrhe avec sécrétion muco-purulente. Dans les cas de conjonctivite morbilleuse accompagnée d'une photophobie considérable, nous observons quelquefois une injection sous-conjonctivale autour de la cornée, se présentant sous forme d'un anneau rouge qui entoure cette membrane plus luisante qu'à l'ordinaire. Après quelque temps, on peut dans ces cas observer l'éruption de petites vésicules transparentes sur le bord de la cornée ou même sur ses parties centrales. Elles disparaissent assez vite et ne laissent que rarement de petits ulcères superficiels d'une courte existence.

La *conjonctivite morbilleuse* n'a le plus souvent pas besoin d'être traitée ; elle disparaît comme le catarrhe des muqueuses des voies aériennes qui accompagne presque constamment la rougeole. La seule attention qu'on puisse y porter sera de bien nettoyer les yeux, et, si la photophobie est considérable, de frictionner plusieurs fois par jour le front avec un peu d'onguent mercuriel belladoné.

La *conjonctivite scarlatineuse* présente les mêmes symptômes que l'ophthalmie que nous venons de décrire ; elle ne diffère en rien du catarrhe conjonctival aigu, si ce n'est que par la sécrétion muco-purulente, qui est bien moins abondante dans la conjonctivite scarlatineuse.

La *conjonctivite érysipélateuse* se rencontre très souvent à la suite d'un érysipèle de la face, siégeant spécialement sur les paupières. Le gonflement de ces dernières est parfois très considérable et empêche de procéder à un examen minutieux de l'œil. A cela peut se joindre un chémosis. Néanmoins le plus souvent l'inflammation de la conjonctive disparaît graduellement avec la guérison de l'affection cutanée, et n'exige aucun traitement spécial. Ce n'est que par exception qu'après cette maladie, de même qu'à la suite des précédentes conjonctivites exanthématiques, des ulcères profonds se forment sur la cornée, accompagnés d'un hypopyon et suivis de la perte de l'œil ; nous aurons occasion d'y revenir lors de la description des maladies de la cornée. Ces complications rares ne se rencontrent qu'après que des ophthalmies ont persisté longtemps, et le plus souvent lorsque l'affection cutanée a tout à fait disparu.

Conjonctivite varioleuse. — La petite vérole sera d'autant plus souvent accompagnée d'une inflammation de la conjonctive, que les pustules occuperont les paupières, ou, ce qui arrive assez souvent, lorsqu'elles siégeront sur la partie intermarginale de ces dernières. Cette éruption est, par ses suites, très nuisible pour l'œil, car nous voyons qu'à l'occasion de la cicatrisation les cils sont détruits, les conduits des glandes de Meibomius oblitérés. Il se forme un distichiasis ou un trichiasis, et souvent il s'ensuit une callosité de la marge des paupières, connue sous le nom de *tylosis*. Par le frottement qu'exercent le bord calleux des paupières ou les cicatrices renversées vers le globe, il survient une irritabilité des yeux qui rend le plus souvent impossible toute application de la vue.

Il peut se faire que l'éruption des pustules varioleuses ne s'arrête pas sur la marge des paupières, mais qu'elle avance aussi sur la conjonctive occupant la partie la plus proche du bord de ces dernières. Dans d'autres cas, l'éruption des pustules se fait sur l'anneau conjonctival (ce qui a été nié par plusieurs auteurs). La pustule varioleuse ne persiste que très peu de temps sur la conjonctive et échappe ainsi facilement à l'observation, d'autant plus qu'un examen attentif est rendu bien difficile par le gonflement des paupières couvertes de pustules.

Les pustules varioleuses du bord de la cornée ont cela de caractéristique qu'elles sont immédiatement accompagnées d'une exsudation considérable de la partie cornéenne environnante, exsudation qui présente une couleur jaune-paille très prononcée. La pustule disparaît souvent très vite, et avec elle l'exsudation jaunâtre. Quelquefois cette dernière avance de plus en plus vers le centre de la cornée; il s'agit alors, si une vascularisation assez prononcée gagne cette membrane, de la préserver d'une destruction plus ou moins complète. Aussitôt que la cornée se vascularise, nous la voyons gagner peu à peu en transparence et revenir à l'état normal. Au contraire, s'il y a défaut de vascularisation de cette membrane, si l'infiltration jaunâtre reste permanente, il semble que la cornée se transforme peu à peu en tissu cicatriciel, et la vue est perdue à jamais.

Dans une autre série de cas, les pustules peuvent donner lieu à une destruction de la cornée sur une grande étendue ; une perforation est suivie de la perte de l'organe malade. Cette dernière forme se rencontre souvent combinée avec l'inflammation du sac conjonctival, qui laisse échapper du muco-pus en abondance.

Pour ce qui regarde le traitement de l'ophthalmie varioleuse, il faut s'abstenir de toute thérapeutique active et énergique. On tâchera d'éviter, lors du début de la petite vérole, l'éruption des pustules sur les paupières, ce qui s'effectuera en les couvrant d'une forte couche de glycérine pure (anglaise), ou, ce qui vaut encore mieux, en appliquant sur les yeux des compresses imbibées de glycérolé d'amidon (amidon, 1 partie ; glycérine, 5 parties). Ce même pansement sera indiqué lorsque l'éruption des pustules se sera déjà effectuée sur les paupières, et nous rejetons les cautérisations des pustules avec la pointe d'un crayon de nitrate d'argent, ce qui irrite inutilement la peau sans hâter l'avortement de ces dernières.

Aussitôt que nous avons vu que la formation des pustules a eu lieu sur le bord de la cornée, et que l'infiltration jaunâtre occupe une partie de cette membrane, nous couvrons l'œil d'une petite compresse imbibée de glycérine, et nous appliquons un bandeau compressif, dans le but d'accélérer la vascularisation de cette partie de la cornée par la légère congestion que l'œil subit sous le bandeau. Tout traitement antiphlogistique est contre-indiqué ; il s'agit surtout de garantir les yeux de la lumière, de bien les nettoyer, et là où il y a complication du côté de la cornée, d'amener aussi vite que possible la vascularisation par l'occlusion palpébrale.

ARTICLE VIII.

PTÉRYGION (πτερύγιον, de πτερὸν, aile), ONGLET CELLULEUX.

Caractères. — On entend par *ptérygion* une partie épaissie, un pli de la conjonctive en forme de triangle, dont le sommet repose sur l'anneau conjonctival ou sur la cornée même, et dont la base est tournée vers le cul-de-sac conjonctival. Cet épaississement de la conjonctive est dû à une inflammation lente et chronique d'une partie de la muqueuse qui est attirée vers la cornée pour couvrir une perte de substance qui s'est faite sur le bord de cette membrane.

A la suite des petits ulcères de la cornée qui siégent surtout vers son bord près de l'anneau conjonctival, nous voyons qu'à l'époque de la cicatrisation, la conjonctive est attirée vers cette partie et forme de petits plis rayonnant vers le centre de la cornée. Comme d'un côté le tissu ferme et dense de cette membrane ne peut pas recouvrir la perte de substance, il est évident que la rétraction cicatricielle du tissu cellulaire qui remplit cette perte de substance causée par l'ulcère se fera principalement sentir vers la conjonctive mobile et facile à déplacer : s'il survient des pertes de substance de la couche épithéliale entre les petits plis de la conjonctive altérée, soit par le frottement de corps étrangers, soit par l'action de substances irritantes ou caustiques, ces plis s'unissent entre eux et forment alors une partie triangulaire et épaissie de la muqueuse; ils surpassent le niveau de cette dernière, et convergent vers le bord cornéen, au point où le petit ulcère et la perte de substance ont eu lieu, tandis que la base se perd insensiblement dans la conjonctive bulbaire, vers le cul-de-sac.

Selon les différents degrés d'inflammation ou d'irritation que cette partie tiraillée de la conjonctive nous présente, nous la voyons plus ou moins injectée, gonflée, pourvue d'une masse de vaisseaux rayonnant vers la cornée, tandis que dans d'autres circonstances le ptérygion est pâle, sec, peu saillant et peu injecté. Dans le premier cas, on a un *ptérygion vasculaire*, *charnu*, *sarcomateux*, *crassum*, tandis que l'autre forme est désignée sous le nom de *ptérygion ténu* ou *membraneux*. Au début du procès inflammatoire qui a causé le ptérygion, nous trouverons ce dernier plus ou moins enflammé, sarcomateux ou charnu, comme on se plaît à le dire, tandis qu'une fois l'état inflammatoire passé, les vaisseaux qui se trouvaient dans le pli attiré vers la cornée s'oblitéreront en partie, le ptérygion pâlira, et il ne nous présentera qu'un tissu dense et peu vasculaire (ptérygion ténu, membraneux ou graisseux). Sa couleur sera d'un gris jaunâtre. L'observation suivante que nous trouvons dans le traité de M. Desmarres appuiera davantage notre assertion (t. II, p. 164).

« Un homme portant depuis une année environ un ptérygion membraneux qui n'avait, pendant tout ce temps, fait aucun progrès, reçoit sur la paupière une goutte d'acide nitrique qui brûle profondément cet organe, et produit un trichiasis léger avec un coloboma. A partir de ce moment, le ptérygion prend une activité nouvelle ; il arrive à présent sur la cornée et il ne tardera pas, très probablement, à forcer le malade à subir l'opération du trichiasis devant laquelle il recule. Chaque fois que les cils déviés sont un peu longs, le ptérygion s'enflamme et présente tous les caractères d'un ptérygion sarcomateux ; le malade accuse alors une certaine sensation de gêne qui pourrait aussi bien être attribuée aux cils qui frottent le globe qu'au développement des vaisseaux ; et après l'extraction de ces poils il ne reste plus que quelques rares vascularités pâles et tous les caractères du ptérygion membraneux. »

L'onglet membraneux a très peu de tendance à avancer sur la cornée; il reste le plus souvent stationnaire, tandis que les causes qui mettent l'onglet dans un état inflammatoire le rendent sarcomateux, charnu, et facilitent sa propagation sur la cornée.

Le ptérygion a une forme triangulaire ; son sommet est arrondi et repose sur le bord de la cornée, ou avance plus ou moins vers le centre de cette membrane qu'il dépasse très rarement. Au début de l'affection, nous pouvons encore voir la partie exulcérée du bord cornéen qui l'a provoquée, surtout en faisant miroiter la cornée. La raison qui fait que le ptérygion s'avance vers le centre de cette membrane, c'est qu'un ulcère en voie de cicatrisation tiraille la conjonctive vers son bord externe, tandis que la partie de l'ulcère tournée vers le centre de la cornée se propage et avance vers le milieu de ladite membrane. La tête du ptérygion repose alors sur une partie plus ou moins opacifiée de la cornée, de même qu'une partie du corps de cette production morbide ; en sorte qu'après l'avoir enlevé, nous voyons dans la cornée une rainure tapissée d'un tissu opaque. Les bords du ptérygion, à partir de la tête, forment avec son col, qui repose fréquemment sur l'anneau conjonctival, des lignes légèrement courbées ; à partir du col, elles se perdent dans la conjonctive bulbaire, sont assez élevées au-dessus du niveau de la muqueuse, de manière qu'il nous est possible d'introduire une sonde entre les bords du ptérygion et la conjonctive bulbaire, souvent jusqu'à une profondeur de 2 millimètres. A partir du col, le ptérygion est plus ou moins mobile sur la conjonctive bulbaire; sa base se perd insensiblement, quelquefois en atteignant une largeur très considérable. Nous parlons ici d'un ptérygion assez avancé sur la cornée; au début de la maladie, ce n'est que la tête qui repose sur le bord cornéen.

Le ptérygion s'observe le plus fréquemment dans la direction du muscle droit interne; il est bien plus rare de le voir en dehors, en haut ou en bas, et quand on le rencontre, il se tient toujours dans la direction des muscles droits. Il occupe probablement cette position, parce que le tissu sous-conjonctival et la conjonctive sont bien plus mobiles et plus faciles à déplacer dans la direction que nous venons d'indiquer. Selon Middelmore (1), le ptérygion se rencontrerait ordinairement dans l'ordre suivant:

1° Un ptérygion interne à un seul œil;

2° Un ptérygion interne à chaque œil;

3° Un ptérygion interne et un externe, situés sur le même œil;

4° Un ptérygion interne associé à un autre, situé en haut ou en bas.

Le plus souvent nous ne trouvons qu'un seul ptérygion sur un œil, néanmoins on a observé des cas où il en existait jusqu'à cinq sur le même organe (Beer, trois; M. Velpeau, cinq). Il est bien difficile de s'expliquer pourquoi le ptérygion se rencontre si fréquemment du côté interne de la cornée, et comment le ptérygion en dehors est comparativement si rare.

L'onglet situé en haut de la cornée peut être la conséquence d'une ophthalmie purulente ou d'une ulcération formée sur le bord supérieur de cette membrane; il peut provenir de ce qu'un chémosis séreux a soulevé la conjonctive bulbaire qui cachait en partie la cornée par des bourrelets séreux, et qu'un de ces bourrelets se soit réuni avec l'ulcère en voie de cicatrisation.

Si nous examinons un ptérygion au microscope, nous trouvons qu'il ne présente que les éléments préexistants de la conjonctive avec un épaississement plus ou moins considérable du tissu sous-conjonctival; souvent nous y voyons beaucoup de fibres élastiques, tandis qu'on n'y rencontre que très peu de graisse, et c'est à tort qu'on a désigné une forme du ptérygion à cause de sa couleur jaunâtre, sous le nom de *ptérygion graisseux*. Nous ne trouvons dans le ptérygion aucun élément que la conjonctive normale ne contienne pas (MM. Warlomont et Testelin (2) sont du même avis).

Les raisons que M. Desmarres croit devoir opposer à cette explication si simple sur l'origine du ptérygion, émises en premier lieu par M. Artl,

(1) *A Treatise on the diseases of the eye and its appendages*. London, 1835, t. I.

(2) Annotations à la traduction du *Traité* de M. Mackenzie.

nous semblent très peu fondées. M. Desmarres dit, dans son traité, que la plupart des ptérygions se développent sans inflammation préalable, les ptérygions membraneux particulièrement. Si M. Desmarres avait dit sans inflammation préalable bien prononcée et bien visible, il aurait été dans le vrai, car les petites ulcérations, ou les pertes de substance, qui causent l'onglet, sont le plus souvent très peu suivies d'injection de l'œil et d'autres signes inflammatoires; il peut même arriver qu'elles passent sans avoir causé assez de gêne au malade pour être l'objet de son attention.

Une autre raison que M. Desmarres avance contre l'opinion de M. Arlt, c'est que dans le cas où l'onglet serait produit par un tiraillement de la muqueuse vers une partie ulcérée du bord de la cornée, il faudrait que la conjonctive fût raccourcie. Nous voyons que la conjonctive bulbaire est tellement mobile, qu'elle peut subir des pertes de substance assez considérables, comme les excisions l'ont prouvé, sans présenter un rétrécissement bien prononcé. D'un autre côté, les ptérygions qui ont une très grande étendue, qui avancent fortement sur la cornée, et dans lesquels le tissu sous-conjonctival est épaissi dans une étendue considérable, offrent un certain raccourcissement de la conjonctive.

Si M. Desmarres demande pourquoi les ptérygions ne se développent pas plus souvent à la suite des pustules qui encadrent si fréquemment la cornée pendant l'enfance et l'adolescence des sujets lymphatiques, nous ne croyons pas, avec M. Arlt, que ce soit parce que la réaction inflammatoire manque ou ne soit pas assez persistante pour permettre la formation du ptérygion.

La conjonctivite pustuleuse est une maladie qui appartient essentiellement à l'enfance : à cet âge la conjonctive et son tissu sous-muqueux jouissent d'une grande élasticité, de sorte que si une partie de la conjonctive est tiraillée vers l'anneau conjonctival ou sur le bord de la cornée, les plis qui se forment sont très vite effacés ; ils ne persistent pas pendant quelque temps, et ne peuvent pas, par les excoriations qu'ils subissent, s'accoler entre eux, comme nous le voyons chez des personnes plus avancées en âge. Du reste, comme M. Stellwag l'observe avec raison, si la conjonctivite pustuleuse débute chez des personnes assez âgées, elle peut facilement donner lieu au développement d'un ptérygion.

On pourrait se poser cette question, à savoir, pourquoi tous les ulcères et toutes les pertes de substance du bord de la cornée ne donnent pas lieu à la formation d'un onglet. D'abord toutes les affections de ce genre, qui sont accompagnées d'une inflammation forte, avec exsudation préalable dans le tissu sous-conjonctival, accolent la conjonctive au bulbe et s'opposent ainsi à son déplacement. Ce ne sont que les lésions superficielles de la cornée siégeant sur l'anneau conjonctival, ou tout près de lui, accompagnées de peu de réaction inflammatoire, qui peuvent être suivies d'un ptérygion. Mais pour que l'onglet se forme, il faut que la conjonctive présente un certain degré de relâchement, que les plis de la partie tiraillée vers la cornée persistent pendant quelque temps, et que le malade soit exposé à des causes nuisibles facilitant des pertes de substance de la couche épithéliale entre ces plis de la conjonctive, et donnant lieu ainsi à leur accolement. Nous voyons donc qu'il faut un certain concours de circonstances, et qu'on ne doit pas trop s'étonner de ne rencontrer le ptérygion que peu fréquemment.

Marche de la maladie. — Le ptérygion une fois à l'état chronique est ce qu'on désigne sous le nom de *ptérygion membraneux*. Il peut rester bien longtemps stationnaire sans causer de gêne au malade, et ne faire de progrès que lorsqu'une nouvelle inflammation gagne le globe : c'est alors qu'il redevient sarcomateux; la partie de la cornée où repose la tête de l'onglet s'ulcère, ce qui est facile à constater en faisant miroiter cette membrane. Le ptérygion avance alors vers le centre de la cornée, qu'il peut atteindre, dépasser même, et provoquer ainsi des troubles considérables pour la vue. Pendant que l'onglet est enflammé et qu'il fait des progrès sur la cornée, il cause au malade une gêne analogue à celle d'un corps étranger qui se serait glissé entre les paupières. Aussitôt que cet état disparaît, que le ptérygion devient membraneux, cette gêne cesse, et l'onglet ne cause des embarras que par la défiguration qu'il produit et par les troubles de la vision auxquels il peut donner lieu.

Pronostic. — Le ptérygion n'est pas une maladie dangereuse. Si l'onglet est à l'état membraneux, s'il ne présente pas une base très large, et s'il s'avance peu sur la cornée, on peut le considérer comme assez inoffensif, et l'on fera fort bien de ne pas y toucher, si toutefois le malade ne le réclame pas trop.

Il faut mal augurer des ptérygions qui occupent un grand espace de la cornée, qui sont fortement avancés sur cette membrane, ou qui ont même dépassé son centre; quant à un rétablissement parfait de la vue sur cet œil, même en exécutant l'opération, la partie de la cornée occupée par l'onglet restera toujours plus ou moins trouble, et cela surtout au point où se trouvait le sommet du ptérygion. Les onglets dont la base est très large, et qui, lorsqu'elle est placée en dedans, embrasse tout à fait la caroncule lacrymale, sont difficiles à traiter par l'opération, parce qu'ils donnent facilement lieu à une récidive, et que l'épaississement du tissu conjonctival sur une étendue aussi considérable, présente fréquemment une gêne assez prononcée dans les mouvements de l'œil.

Étiologie. — Le ptérygion est une maladie qu'on ne rencontre que très rarement chez des enfants ou des jeunes gens; elle ne s'observe ordinairement que chez des personnes d'un certain âge. Presque toutes les statistiques ont démontré que le ptérygion se déclare surtout chez les personnes qui sont beaucoup exposées à la poussière, aux exhalations ammoniacales, chez les ouvriers maçons, les journaliers, les cochers et les palefreniers. Comme ces sujets subissent facilement de petites pertes de substance, soit sur l'anneau conjonctival, soit sur la conjonctive, la production d'un onglet est bien plus facile chez eux. Ce n'est pas à dire qu'ils aient souffert d'une inflammation préalable de l'œil ; les irritations prolongées auxquelles cet organe a été exposé peuvent avoir été suffisantes pour produire un ptérygion, sans avoir pour cela causé une grande gêne aux malades.

On peut voir se développer un ptérygion après une cautérisation par des agents chimiques, tels que les acides, qui ont pu attaquer le bord de la cornée.

M. Stellwag insiste surtout sur la fréquence des ptérygions produits par les pustules siégeant sur le bord de la cornée, et cet auteur prétend avoir pu suivre ainsi le développement de cette maladie.

L'ophthalmie purulente et d'autres inflammations conjonctivales, avec un chémosis considérable ou des bourrelets séreux cachant le bord de la cornée, peuvent donner lieu à la formation d'un ptérygion par une adhérence de ces parties ulcérées avec le bord cornéen. On a désigné cette dernière forme de ptérygion, qui offre surtout une tête très large, sous le nom de *faux ptérygion*. Les *faux ptérygions* se rencontrent assez souvent combinés avec un symblépharon, c'est-à-dire avec l'accolement d'une partie de la conjonctive palpébrale avec celle du bulbe, accolement qui peut devenir très solide et avancer jusque sur le bord de la cornée.

Tous les auteurs prétendent que les climats chauds prédisposent au développement du ptérygion. On le rencontre principalement dans l'Inde (Lawrence), en Égypte, à Madère, en Espagne et en Italie. Nous avons vainement cherché une cause fondée à laquelle les auteurs pussent attribuer la fréquence de cette maladie dans ces contrées.

Thérapeutique. — Un traitement médical ne sera indiqué que pour les cas où le ptérygion ne serait pas ancien et n'avancerait pas trop sur la cornée. On pourra tâcher alors, par le sulfate de cuivre, par le nitrate d'argent ou en l'humectant de temps en temps avec la teinture d'opium, de faire disparaître l'onglet. M. Decondé recommande chaleureusement l'application de l'acétate de plomb en poudre fine sur le ptérygion ; il se base pour ce mode de traitement sur les bons résultats qu'il a obtenus en traitant de cette manière l'ophthalmie militaire. Nous reproduisons l'observation suivante, rapportée par cet auteur :

OBSERVATION. — Le 17 février 1832 (1), le nommé Dupriez, soldat au 6e de ligne, est en traitement à l'hôpital de Mons pour diverses lésions de l'œil qui ont amené la cécité. Le malade est en même temps porteur d'un ptérygion membraneux et vasculaire à l'angle interne de l'œil gauche; l'extrémité de l'onglet s'étend sur la cornée, à une ligne de la circonférence. M. Decondé applique sur toute l'étendue du ptérygion une couche d'acide plombique, l'y laisse pendant quelques secondes, puis enlève le sel au moyen d'un pinceau imbibé d'eau. Même opération les 18, 19, 23 et 27 février. Le 1er mars, le retrait du ptérygion est tellement considérable, qu'il n'en reste plus qu'une sorte de papule séparée d'une ligne de la cornée; la base du ptérygion est complétement effacée, de même que son onglet ou pointe cornéale. Nouvelle application. Le 6, le ptérygion a complétement disparu, et la vue s'est en même temps remarquablement améliorée.

Une fois que le ptérygion est fortement avancé sur la cornée, qu'il occupe par sa base une large partie de la conjonctive bulbaire, on fera bien de s'abstenir d'un traitement médical dont le succès serait trop chanceux. On a recommandé un grand nombre d'opérations tendant autant que possible à éviter des récidives malheureusement trop fréquentes. Un point essentiel, c'est de conserver la conjonctive et de ne pas en exciser une partie. Le procédé qui consiste à enlever le ptérygion dans sa totalité est tout à fait à rejeter. On a essayé d'abord d'arrêter les progrès du ptérygion, de le faire disparaître en scarifiant sa base à différentes reprises ou en y plaçant une suture pour le priver ainsi de sa nutrition. Malheureusement ces procédés si simples n'aboutissent que rarement à faire disparaître la difformité. On peut encore enlever la partie du ptérygion située sur la cornée, et quelques praticiens cautérisent alors la place qu'occupait primitivement l'onglet, pour s'opposer aux récidives si fréquentes dans ce mode d'opération.

Après avoir eu de fréquentes rechutes, on a taché d'exciser non-seulement la partie du ptérygion située sur la cornée, mais aussi celle qui occupait la conjonctive bulbaire, après avoir d'avance bien détaché le sommet et le col de l'onglet. La forme de la partie excisée du ptérygion est celle d'un triangle ou d'un losange : on tâche alors de réunir les lèvres de la plaie, en y plaçant une suture. Ce procédé est déjà moins sujet aux rechutes, mais il présente le désavantage de donner lieu, par l'excision d'une partie de l'onglet, surtout si la base de ce dernier est large, à un rétrécissement de la conjonctive. M. Desmarres, qui insiste sur le désavantage que

(1) Warlomont et Testelin, trad. du *Traité* de Mackenzie.

présentent les excisions dans un ptérygion à large base, a indiqué un procédé dont le grand avantage est de conserver la muqueuse, et cela en déplaçant simplement le ptérygion détaché de la cornée et en partie aussi de la conjonctive bulbaire.

« On pratique, dit l'auteur, sur le bord inférieur de la plaie faite à la conjonctive (par le détachement du ptérygion), une incision suivant une direction parallèle à la circonférence de la cornée, dans l'étendue de 6 à 8 millimètres. Cette incision longe la cornée en bas à 4 millimètres environ, et doit être assez large pour que l'extrémité du ptérygion, devenue libre par la dissection, puisse y être introduite. Les choses ainsi disposées, le lambeau formé par le ptérygion est fixé dans l'incision de la conjonctive par quelques points de suture. »

Ce mode opératoire a l'avantage de conserver la conjonctive, mais d'un autre côté on laisse une partie de la muqueuse à découvert là où l'on a dévié le ptérygion, place vers laquelle la conjonctive sera attirée pendant la période de cicatrisation ; ce qui facilite les récidives, qui, comme l'a dit l'auteur lui-même, se rencontrent quelquefois après cette opération.

Une méthode propre à remédier à ce dernier inconvénient, est celle qui est employée à l'Institut ophthalmique de Wiesbaden, par M. Pagenstecher (1). Voici la manière de procéder. Après avoir détaché le ptérygion de la cornée et de la sclérotique jusqu'à sa base, on le renverse ; on détache alors la conjonctive qui touchait au ptérygion jusque sur l'autre moitié du globe, pour la faire glisser avec plus de facilité et pour bien réunir les lèvres de la plaie, en y plaçant une suture. Après la réunion, une partie de la cornée, en haut et en bas, est couverte par la conjonctive, qui, après quelques jours, se retire et reprend sa place normale. Le ptérygion renversé s'atrophie très vite, faute de nutrition.

Ce procédé, outre le grand avantage qu'il a de ne retrancher aucune partie de la conjonctive, présente encore ceci, que toute la plaie faite par le détachement du ptérygion est couverte tout de suite par la muqueuse. Après l'opération on applique des compresses froides pour calmer les douleurs et pour combattre un excès de réaction inflammatoire. Nous considérons cette dernière opération, qui par sa simplicité l'emporte sur toutes les autres, comme la meilleure et la plus sûre pour garantir des récidives. Qu'on ait surtout bien soin de ne pas exciser une partie de la conjonctive dans les cas de ptérygion à large base ; le tissu sous-conjonctival est ici épaissi dans une grande étendue, le manque de liberté des mouvements est déjà assez prononcé, sans l'augmenter en retranchant une partie de la muqueuse.

(1) *Observations cliniques*, 1861.

ARTICLE IX.

LÉSIONS DE LA CONJONCTIVE (CORPS ÉTRANGERS).

Les lésions de la conjonctive sont le résultat d'un contact avec un corps étranger solide ou elles sont consécutives à l'action d'un agent chimique. Les corps étrangers peuvent occasionner une lésion par un passage rapide, ou séjourner dans le sac conjonctival et causer une série de symptômes d'irritation, tels que des douleurs vives, un larmoiement considérable accompagné de photophobie et de blépharospasme; dans d'autres cas, la présence du corps étranger sera signalée par une hypertrophie partielle du corps papillaire de la muqueuse autour du siége de la cause irritante. Le corps étranger peut par sa présence provoquer à la longue tous les symptômes d'une conjonctivite catarrhale ou d'une ophthalmie purulente.

Les blessures résultant du contact plus ou moins rapide de ce corps étranger avec la muqueuse, sont quelquefois suivies d'un épanchement sanguin très considérable sous la conjonctive, et donnent lieu, là où une perte de substance assez étendue s'est faite, à des ulcères plus ou moins considérables, fréquemment suivis d'une réunion anormale des plis ou des deux plans de la muqueuse qui se touchent.

Parmi les agents chimiques aptes à provoquer des lésions de la conjonctive, nous aurons à citer les corps alcalins, la chaux, la potasse, la cendre, etc., ou les corps acides, l'acide sulfurique, l'acide acétique, etc. Le contact même très passager de ces agents provoque le plus souvent des cautérisations profondes suivies d'ulcérations avec rétrécissement considérable de la muqueuse. Elles sont non-seulement funestes pour la conjonctive et le libre mouvement des paupières, mais encore, si elles sont étendues, pour la cornée elle-même.

Il ne faut pas croire que l'entrée des corps étrangers dans le sac conjonctival doit nécessairement provoquer une vive réaction. Très souvent la poussée inflammatoire manquera et cela surtout si le corps étranger s'est logé entre les plis du cul-de-sac. Il y peut séjourner pendant très longtemps et ne provoquer de symptômes qu'en causant une irritation lente et chronique traduite par un catarrhe ou une ophthalmie purulente chronique. Aussitôt qu'on se trouvera en présence d'un pareil cas, on sera guidé dans le diagnostic par l'injection et l'hypertrophie partielles de la conjonctive du cul-de-sac nettement dessinées, en général, sur le reste de la muqueuse malade. En écartant alors les plis de cette partie, rouge et tuméfiée, on parviendra à extraire le corps étranger qui est d'un volume souvent surprenant. Il n'est pas rare de rencontrer des personnes qui ont porté des morceaux de bois, de paille, etc., de 1 à 3 centimètres de longueur.

Après avoir extrait le corps étranger, les réfrigérants parviennent facilement à faire disparaître les symptômes inflammatoires de la muqueuse. Si l'hypertrophie partielle du corps papillaire a été très considérable, on peut exciser la partie la plus proéminente ou la toucher légèrement avec la pierre infernale, en neutralisant avec soin l'excès du caustique.

Il est bien rare de trouver que les corps étrangers s'entourent par suite d'inflammation d'une membrane les enfermant comme dans une capsule; c'est alors qu'ils peuvent être supportés sans gêne pendant un temps indéfini. M. Wardrop rapporte qu'un petit morceau de pierre (basalte) fut trouvé dans une capsule tout près de la sclérotique, dans le tissu sous-conjonctival, et que le malade avait porté pendant des années.

Quelquefois l'entrée d'un corps étranger dans le sac conjonctival est suivie d'une réaction fort vive. L'œil s'injecte aussitôt, un larmoiement considérable avec un blépharospasme et une photophobie des plus intenses se manifestent incessamment, et le malade est tourmenté à chaque mouvement de l'œil par de fortes douleurs. Il s'agit dans ces cas d'éloigner le plus tôt possible le corps étranger, ce qui peut offrir bien des difficultés et cela surtout chez les enfants. Le blépharospasme peut même aller quelquefois jusqu'à exiger l'emploi du chloroforme pour l'examen de l'œil.

On enlèvera le corps étranger, en appliquant un bandeau sur l'œil sain, on tâchera de renverser les paupières séparément, en conseillant au malade de regarder du côté opposé à la paupière qu'on veut examiner. Pour bien mettre à jour le cul-de-sac supérieur, il faut légèrement presser le tarse sur le globe et dire au malade de regarder en bas. Généralement on trouve le corps étranger à une distance de 2 à 3 millimètres du bord de la paupière, et c'est par le frottement continuel exercé par lui sur la cornée et la conjonctive bulbaire, qu'il a pu provoquer cette série de symptômes d'irritation. Dans d'autres cas, ce ne sera qu'en écartant soigneusement les plis du cul-de-sac supérieur ou inférieur qu'on parviendra à découvrir le corps étranger et à en débarrasser le malade. Si l'on ne réussit pas à bien écarter les plis du cul-de-sac supérieur, et qu'on y soupçonne l'existence d'un corps étranger, on injectera, à l'aide de la seringue d'Anel, un jet d'eau tiède entre ces plis de la muqueuse.

La plupart de ces corps étrangers adhèrent très peu à la conjonctive, de sorte qu'il sera bien facile de les enlever avec un linge (le mouchoir du malade) ou, s'ils adhèrent plus solidement, on les éloignera avec la curette de Daviel. S'il arrive qu'un corps étranger se soit implanté dans la muqueuse de manière à résister à la curette ou même à la traction d'une pince, on fera bien d'exciser le petit pli de la muqueuse où le corps se trouve contenu, car une si petite perte de substance n'aura aucun effet fâcheux et sera vite remplacée par la muqueuse attirée vers ce point.

Le plus souvent, après avoir enlevé le corps étranger, le blépharospasme, la photophobie et les douleurs se calment rapidement et les réfrigérants suffisent pour faire disparaître tous les symptômes d'irritation. Exceptionnellement on aura recours aux émissions sanguines, ou à quelques doses de calomel.

Parmi les corps étrangers les plus curieux qui puissent se loger dans le cul-de-sac conjonctival, nous les énumérerons en citant quelques observations extraites de la traduction du *Traité des maladies des yeux* de M. Mackenzie, par MM. Warlomont et Testelin.

« On m'amena, dit M. Mackenzie, un enfant atteint à l'un des yeux, d'une inflammation intense avec sécrétion puriforme de la conjonctive. On voyait saillir de dessous la paupière supérieure un corps étranger, arrondi, que je pris à première vue pour une portion de l'iris faisant hernie à travers un ulcère de la cornée. Les parents croyaient l'œil perdu, et en cela ils avaient l'opinion qui me passa à moi-même dans l'esprit, lorsque je fis disposer l'enfant afin de pouvoir examiner soigneusement l'état des choses. Mais quelle ne fut pas ma surprise lorsqu'en soulevant avec précaution la paupière supérieure, je m'aperçus que j'avais affaire à un cas de myocéphalie, non pas en figure, mais en toute réalité ! Une mouche commune s'était parfaitement logée entre la paupière supérieure et le globe de l'œil, et il y avait huit jours qu'elle occupait cette situation ; sa tête seule faisait saillie de la façon que nous avons décrite. L'œil paraissait désorganisé. »

Quelquefois des œufs d'insectes sont déposés dans le sac conjonctival, sans occasionner des désordres graves, comme les deux observations suivantes le prouveront :

OBSERVATIONS. — *Ophthalmies occasionnées par des insectes existant sous les paupières* (1).

« Le 24 juin 1844, je fus consulté par une jeune femme de la campagne qui se plaignait d'une vive inflammation de l'œil droit : cet organe était, en effet, très rouge, tuméfié et larmoyant. Ce désordre datait du 22 : le 23, elle avait consulté son chirurgien qui avait pratiqué une saignée qui ne produisit aucun effet. Une seconde évacuation sanguine fut proposée, mais la malade ne voulut pas s'y soumettre, et vint me trouver. Sur la demande que je lui fis, si aucun coup n'avait pu déterminer le mal, elle me dit que

(1) *Annales d'oculistique*, t. XV, p. 135 (Obs. par A. Bouilhet).

le 22, vers neuf heures du matin, étant occupée à couper du seigle, elle avait ressenti un coup assez léger, à la vérité, dans l'œil, et qu'aussitôt elle avait commencé à souffrir. Je crus alors avoir affaire à un corps étranger, et je me mis en devoir de m'en assurer. Après avoir écarté les paupières, j'aperçus un point blanchâtre ; je l'enlevai et le mis sur l'ongle pour le faire voir à la malade. En le lui faisant remarquer, quel fut mon étonnement de voir ce corps en mouvement ! Je l'examinai avec attention et je reconnus que c'était un petit ver. Me rappelant alors que certaines espèces de mouches déposent leurs larves sur diverses parties des animaux, je pensai que ce petit insecte n'était peut-être pas seul : je fis couler trois gouttes d'huile d'olive sur le globe de l'œil et je pus bientôt retirer dix vers successivement. Ces petits animaux se mouvaient avec une vitesse incroyable, ils étaient ronds, assez allongés et plus petits que ceux qui sont déposés par la grosse mouche sur les viandes : il y en avait dont la tête paraissait avoir un point noir, ceux-ci semblaient plus vigoureux que les autres.

» Vers la fin du même mois de l'année 1845, une dame conduisit chez moi son fils âgé de dix à onze ans, et qui se plaignait d'une vive démangeaison à l'œil depuis la veille, cette démangeaison étant survenue tout à coup après le contact d'une mouche qui marqua à peine un temps d'arrêt sur l'organe. Cette fois le malade étant sûr qu'un insecte l'avait touché, j'examinai attentivement et je découvris de petits vers tout au fond de la paupière supérieure : j'employai le même procédé que la première fois, et je retirai six vers. Je crus avoir fini ; l'enfant s'en alla sans souffrir. Comme on parla de ce fait comme de quelque chose d'extraordinaire, un médecin eut l'occasion de voir l'enfant, et, examinant l'œil, il aperçut d'autres vers ; il me le renvoya aussitôt et j'enlevai encore deux vers. Depuis lors, l'enfant est bien guéri et n'a plus rien ressenti à l'œil. »

Les agents chimiques qui viennent en contact avec la conjonctive, tels que les alcalis ou les acides, peuvent causer des lésions très graves. Nous trouvons surtout après les brûlures par la chaux qui sont relativement assez fréquentes, que la conjonctive présente tous les symptômes d'une diphthérite partielle bien prononcée. Les parties atteintes par l'agent chimique forment des plaques blanchâtres, épaissies et soulevées au-dessus du niveau de la muqueuse. Souvent ces plaques sont couvertes de petits filaments composés de fibrine coagulée par l'action de la chaux. Ces brûlures sont d'autant plus à craindre qu'elles ont eu lieu sur une grande étendue, parce qu'alors, non-seulement la cornée peut en souffrir de la manière que nous avons décrite pour la diphthérite, mais encore les suites de la cicatrisation de la plaie seront funestes pour l'œil. Un *symblépharon*, c'est-à-dire une réunion plus ou moins complète des paupières avec le globe, sera le résultat d'une destruction des couches superficielles des deux feuillets de la muqueuse qui se trouvent en contact. Dans d'autres cas, si les bords des paupières ont été atteints, ils pourront se réunir et former un *ankyloblépharon* d'une étendue plus ou moins grande.

Immédiatement après que l'accident a eu lieu, on tâche d'éliminer autant que possible l'agent chimique du sac conjonctival, soit par des injections avec du lait ou, si l'on ne peut pas en avoir assez tôt, avec de l'eau tiède. Nous rejetons les instillations d'huile dans les yeux : dans presque tous les manuels, on trouve ce moyen recommandé, comme capable de calmer et d'adoucir les suites immédiates de la brûlure. Il n'y a pas d'agent aussi irritant et aussi douloureux pour la conjonctive que l'huile, et même l'huile la plus douce et la plus pure (huile d'olives et d'amandes douces).

On conseille aux malades, après un nettoyage minutieux des yeux, de se tenir bien calmes et d'appliquer constamment des compresses glacées. On tâchera dans des cas graves de combattre un excès d'inflammation par des émissions sanguines et l'emploi du calomel. A l'époque de la guérison l'attention du médecin doit se porter sur un point essentiel, c'est de prévenir autant que possible la formation d'un symblépharon ou d'un ankyloblépharon. Dans ce but, on pourra être obligé d'appliquer un appareil composé de bandelettes de diachylon pour produire un ectropion passager, afin de s'opposer à la réunion anormale de la conjonctive palpébrale avec celle du globe oculaire. Dans une autre série de cas où les brûlures ont eu lieu sur une étendue très grande, on pourra avoir recours pendant la période de la cicatrisation à l'emploi d'un œil artificiel ou du moins à un moule très mince de plomb, qui, interposé entre les paupières et le globe, s'opposera à la formation d'un symblépharon.

Il faut convenir que dans ces cas le médecin se trouve en présence de difficultés quelquefois insurmontables. Néanmoins on tâchera de gagner du terrain entre les paupières et le globe, car, comme nous aurons occasion de le voir tout à l'heure, le symblépharon une fois développé est très difficile à faire disparaître, même avec le procédé opératoire le plus ingénieux.

Dans les cas d'ankyloblépharon non compliqué d'une réunion anormale de la conjonctive palpébrale avec le globe, on n'aura qu'à diviser la réunion des paupières et tenir pendant la cicatrisation la paupière inférieure dans un certain degré d'ectropion.

ARTICLE X.

SYMBLÉPHARON.

Selon que la réunion de la conjonctive palpébrale avec celle du globe est incomplète ou complète, nous distinguons un *symblépharon incomplet* et un *symblépharon complet*. Le premier se présentera sous forme d'un pont plus ou moins large réunissant la conjonctive palpébrale au globe, mais laissant le cul-de-sac intact, de manière qu'on puisse passer avec une sonde, par le cul-de-sac, d'un côté à l'autre du symblépharon. Dans la deuxième forme, ou symblépharon complet, le cul-de-sac participera à la fausse réunion, et ce sont là les cas les plus difficiles à combattre.

Cette réunion anormale des deux feuillets de la conjonctive peut être le résultat des brûlures comme nous l'avons vu dans le précédent chapitre, ou elle peut être l'effet d'ulcérations qui ont leur siége sur la conjonctive palpébrale et sur celle du globe oculaire, telles, en un mot, qu'on les rencontre après des cas de diphthérite conjonctivale des pustules exulcérées et mal soignées. Le symblépharon peut être survenu après une destruction des couches les plus superficielles des deux feuillets de la muqueuse qui, en outre, peut avoir été gonflée et dont le corps papillaire a été hypertrophié; il se présentera alors sous forme d'une couche épaisse réunissant les paupières au globe, ce qu'on a désigné sous le nom de *symblépharon sarcomateux*. Dans d'autres cas, la réunion des paupières au globe s'est effectuée après une destruction presque complète ou entièrement complète de la conjonctive et on aura alors affaire à un *symblépharon membraneux* ou *fibreux*. Cette distinction n'est pas sans importance quant au pronostic.

Un symblépharon est d'autant plus sérieux que son étendue est plus grande, qu'il descend plus profondément dans le cul-de-sac conjonctival, et que le tissu sous-muqueux de la conjonctive s'est épaissi en formant un tissu cicatriciel d'une densité variable.

Thérapeutique. — On ne soumettra le symblépharon à un traitement, c'est-à-dire à une opération, que dans les cas où celui-ci couvrirait une partie de la cornée, et occasionnerait ainsi des troubles de la vue, ou que par son étendue et sa position l'œil serait gêné dans ses mouvements. Si le malade est peu tourmenté de la réunion partielle des feuillets de la conjonctive, on s'abstiendra d'entreprendre un traitement qui souvent n'aboutit qu'à un résultat très incomplet ou qui échoue entièrement.

Si l'on a affaire à un *symblépharon incomplet*, on peut simplement procéder à l'ablation et tâcher, par l'interposition d'un corps étranger, tel qu'un œil artificiel très mince, de s'opposer à la réunion de la plaie. Dans les cas où le symblépharon est très peu large, on peut enlever la partie attachée au globe par lambeau en forme de V, et détacher largement avec les ciseaux la conjonctive palpébrale (comme on l'avait indiqué pour l'opération du ptérygion) ; on placera alors deux points de suture pour réunir la plaie qu'on a faite sur le globe oculaire. Assez souvent la simple division suffira pour guérir des symblépharons de peu d'étendue. Dans les cas où celui-ci présente une certaine épaisseur en formant un pont assez large, on pourra exécuter l'opération en deux temps. On divisera le pont tout près du globe et on attendra pour l'enlever de la conjonctive palpébrale que la réunion de la conjonctive bulbaire se soit effectuée et s'oppose à une récidive.

Dans les cas de *symblépharon complet*, l'opération rencontrera bien plus de difficulté; car, comme M. Goulz l'a surtout fait ressortir, le tout est de s'opposer à la réunion de la plaie qu'on a dû pratiquer dans le fond du cul-de-sac. On a conseillé depuis très longtemps de transformer en quelque sorte le symblépharon complet en un symblépharon incomplet; pour cela on ferait passer un fil de plomb par le fond du symblépharon, où on le laisserait séjourner assez longtemps pour qu'il se formât un canal ou une sorte de fistule. Déjà Fabric von Hilden (*Observat. chir.*, centur. VI, p. 503, Frankofurti ad Moenum, 1646) prétend que, pour remédier à la réunion des paupières avec le globe, il faut introduire un fil de soie qui aille d'un coin de l'œil à l'autre; on attachera ce fil à un poids pour faire disparaître dans l'espace de huit jours, la réunion des parties. (Traité de M. Arlt.)

Le fil de plomb qu'on emploie encore aujourd'hui sera attaché de manière qu'on recourbe les deux bouts sortant de la fente palpébrale de façon qu'ils forment deux crochets s'appliquant nettement à la paupière. D'autres opérateurs croisent le fil de plomb avant de courber les bouts, dans le but de serrer un peu le symblépharon entre le fil de plomb et de le comprimer. (Himly.)

Après avoir ainsi obtenu un symblépharon incomplet, on peut se servir du procédé opératoire de M. Ammon, si le symblépharon présente une étendue peu large. Dans ce cas-là on sépare la réunion à l'aide de ciseaux ou avec le bistouri, de manière à avoir une plaie de forme triangulaire dont la pointe soit tournée vers le cul-de-sac. On tâchera alors de réunir la plaie de la conjonctive palpébrale en laissant intacte la partie du symblépharon attachée au globe. Aussitôt que la conjonctive palpébrale sera bien prise, on pourra sans crainte enlever cette dernière partie du symblépharon. Il sera souvent plus facile de détacher le symblépharon du globe et de réunir les lèvres de la plaie triangulaire, surtout si on divise la conjonctive bulbaire sur une grande étendue à l'aide des ciseaux courbes (pour qu'elle puisse glisser plus facilement). Qu'on ne se préoccupe pas si des plis latéraux de la conjonctive altérée cachent en partie la cornée, car la muqueuse se retirera en peu de temps pour reprendre sa place normale. Très souvent on aura des récidives à regretter, car la réunion de la paupière avec le globe se fera très facilement à partir du cul-de-sac, dans l'angle du trigone qu'on a excisé et qui restera facilement écarté, aussitôt qu'une traction considérable pour réunir la plaie sera exercée.

On aura occasion d'opérer le symblépharon sur des yeux dont la cornée est détruite par des brûlures, etc., les malades n'exigeant l'opération que dans le but de pouvoir porter un œil artificiel. On trouvera alors une réunion étendue des paupières avec le globe que les tentatives opératoires ne feront disparaître que très difficilement.

On ne pourra pas combattre cet état par l'énucléation du globe selon le procédé de Bonnet, en conservant toute la conjonctive, car il résulterait de la cicatrisation une telle rétraction des paupières vers la cavité orbitaire que l'usage d'un œil artificiel serait impossible.

Le procédé de Diffenbach ne sera pas non plus applicable; il consiste à diviser la réunion anormale de la paupière avec le globe et à renverser en dedans la paupière privée de ses cils, de manière que la plaie de la conjonctive bulbaire touche la peau, le renversement s'effectue à l'aide d'un fil en forme d'anse qu'on passe par la paupière. Pareil procédé ne sera applicable que si la paupière présente assez de mobilité, et si elle n'est pas raccourcie, comme on a si souvent occasion de l'observer dans des cas de ce genre.

Si le symblépharon est très étendu, on fera mieux de se contenter de détacher la partie adhérente à la cornée, et d'empêcher par un bandeau et un pansement convenablement appliqués, que la conjonctive n'adhère de nouveau en cet endroit.

Dans des cas d'ankyloblépharon combinés avec un symblépharon d'une étendue considérable, le mieux sera de s'abstenir de toute opération; on n'obviera à cette première difformité que lorsqu'il y aura un espace assez large entre les paupières et le globe, de manière qu'on puisse espérer de pouvoir tenir ouverte la fente palpébrale.

ARTICLE XI.

HYPERTROPHIE DE LA CONJONCTIVE.

L'hypertrophie conjonctivale n'est due qu'à un développement anormal du corps papillaire de la muqueuse auquel s'associe quelquefois un épaississement de la couche épithéliale. Ce développement peut occuper la conjonctive palpébrale et celle du cul-de-sac en totalité, et se rencontrera, comme nous avons eu occasion de l'exposer, à la suite de la conjonctivite purulente chronique. Cette hypertrophie peut être limitée sur une partie circonscrite de la muqueuse, et elle est alors produite par la présence d'un corps étranger. Elle peut atteindre, dans ces derniers cas, un tel développement qu'on croirait avoir affaire à des tumeurs, mais en écartant soigneusement les plis de cette partie de la muqueuse, ou en enlevant une partie de cette membrane avec des ciseaux, on ne tardera pas à découvrir la cause qui a produit l'altération dont elle est affectée.

L'hypertrophie de la conjonctive n'exige aucun traitement spécial : qu'on s'abstienne surtout de pratiquer des excisions sur une large échelle, car on est tout simplement en présence d'une muqueuse qui est parfaitement apte à fonctionner, et qu'un traitement convenable ramènera facilement à l'état normal. Nous n'approuvons des excisions partielles que dans les cas où les papilles de la conjonctive se seraient énormément développées autour d'un corps étranger, et qu'il faudrait un temps trop long pour les voir s'affaisser.

L'hypertrophie périkératique que M. Desmarres a décrite, doit être attribuée à un état œdémateux chronique de l'anneau conjonctival ou de la partie de la conjonctive bulbaire la plus proche de la cornée. « Cet anneau conjonctival, dit l'auteur, n'est pas adhérent à la cornée (?), mais la couvre seulement, et se confond par son bord externe avec la conjonctive bulbaire. Il est ordinairement pâle, cependant avec un peu d'attention on y voit toujours quelques petits vaisseaux qui le traversent. Ces vaisseaux sont courts et serrés les uns contre les autres. J'ai vu cette disposition sur des enfants un peu lymphatiques ; ils m'ont paru plus sensibles peut-être que d'autres à l'action de la lumière, et chez quelques-uns j'ai constaté une véritable disposition aux ophthalmies. »

L'état œdémateux de l'anneau conjonctival se rencontre chez des enfants faibles et anémiques, et à l'état aigu dans les cas de conjontivite pustuleuse de la troisième forme. L'œdème chronique de cette partie de la conjonctive s'observera surtout chez des personnes qui ont souffert pendant longtemps et à différentes reprises de conjonctivites pustuleuses.

ARTICLE XII.

ATROPHIE DE LA CONJONCTIVE, XÉROPHTHALMIE, XÉROSIS DE LA CONJONCTIVE, CUTISATION DE LA CONJONCTIVE.

L'atrophie de la conjonctive est la conséquence d'une ophthalmie granulaire intense, qui s'est développée aux dépens des éléments de la muqueuse ou d'une diphthérite conjonctivale ayant détruit plus ou moins complétement la muqueuse. La destruction de cette membrane peut cependant être aussi le résultat de brûlures, de l'action d'agents chimiques ou de cautérisations exécutées avec imprudence. Selon que l'atrophie conjonctivale n'occupe qu'une partie de la muqueuse ou sa totalité, nous désignons cet état sous le nom de *xerosis glabra* ou de *xerosis squamosa*.

Le *xerosis glabra* se présente sous forme de taches d'une couleur blanchâtre, avec un reflet particulier semblable à celui du satin, taches qui ne sont qu'une atrophie ou plutôt une cicatrisation de la conjonctive. Ces taches sont plus ou moins évidentes selon l'épaisseur du tissu cicatriciel qui les compose, les larmes et la sécrétion conjonctivale n'y adhèrent souvent en aucune façon, elles restent sèches et comme couvertes d'une couche mince d'un corps gras. Nous ne pouvons distinguer des aspérités au *xerosis glabra* que lorsque, par la formation d'un ectropion, il est exposé pendant quelque temps à l'action de l'air et que la couche épithéliale qui couvre ces plaques cicatricielles se dessèche et s'élimine d'une manière irrégulière.

Le *xerosis squamosa*, ou atrophie générale de la conjonctive, se rencontre là où une destruction presque complète des éléments sécréteurs de la muqueuse s'est effectuée. Il faut pour que cela se produise qu'une grande quantité de vaisseaux du corps papillaire de la muqueuse soient oblitérés et que l'exsudation à la surface de cette membrane ait considérablement diminué. La conjonctive ne manquera en aucune manière d'une humectation convenable, quand même elle serait complétement privée de larmes et de la sécrétion des glandes palpébrales. (Nous ne partageons pas en ce point la manière de voir de M. Krause, voy. page 9.) C'est aussi à tort qu'on a considéré la xérophthalmie comme le résultat d'ophthalmies ayant produit une oblitération des conduits lacrymaux (voy. Ammon, Chelius, Schmidt). Il faut qu'une ophthalmie chronique ait détruit une partie considérable du tissu de la muqueuse, pour provoquer cette sécheresse désignée sous le nom de *xerosis*. Les seules ophthalmies capables de produire un pareil effet sont la conjonctivite granulaire et la diphthérite conjonctivale. Le trichiasis et l'ectropion ne sont donc pas des causes suffisantes pour produire une xérophthalmie, on les trouvera souvent associés à cette dernière maladie, vu qu'ils peuvent facilement résulter des accidents qui amènent le xérosis lui-même.

Dans des cas bien prononcés de xérophthalmie, nous trouvons la conjonctive sèche, pâle, souvent d'une couleur blanchâtre ; elle est couverte de petites écailles résultant d'une élimination irrégulière des couches épithéliales les plus superficielles. Le cul-de-sac raccourci présente beaucoup de plis perpendiculaires ; dans quelques cas il manque même complétement.

La conjonctive atrophiée des paupières se continue alors plus ou moins directement dans la conjonctive bulbaire qui, elle-même, est considérablement raccourcie : il s'est produit un symblépharon postérieur (Ammon). Cette dernière partie de la muqueuse forme assez souvent des plis circulaires autour de la cornée qui se trouve opaque et fréquemment phthisique et raccourcie dans tous ses diamètres. La caroncule lacrymale manque ou est réduite à un état rudimentaire ; le pli semi-lunaire s'est effacé.

En examinant au microscope la conjonctive ainsi atrophiée, nous trouvons qu'elle est complétement privée de tout appareil glandulaire, voire même de papille ; cette membrane si riche en vaisseaux n'en présente plus qu'un nombre bien limité. Le tissu sous-conjonctival est fortement condensé et transformé en tissu cicatriciel.

A la suite de l'oblitération des conduits lacrymaux, l'afflux des larmes est rendu impossible, ce qui contribue à augmenter la sécheresse de l'œil. Les points lacrymaux sont souvent oblitérés de même que le sac lacrymal; dans d'autres cas, l'entrée du sac est encore libre, et ce dernier renferme en petite quantité un contenu épais et visqueux.

Si la xérophthalmie a atteint son plus haut degré de développement, nous trouvons la conjonctive fortement raccourcie, couverte d'une foule d'écailles entremêlées d'une masse farineuse blanchâtre ; toute sécrétion a cessé, les mouvements de l'œil sont excessivement gênés, de manière que l'occlusion des paupières est rendue impossible, qu'une partie du globe se trouve continuellement exposée à l'influence dessiccatrice de l'air (*lagophthalmus*). La cornée a été déjà détruite, dans la plupart des cas, par l'ophthalmie qui a transformé la conjonctive en tissu cicatriciel, sur une grande étendue : si cela n'avait pas lieu, elle deviendrait opaque par l'élimination imparfaite de sa couche épithéliale, et peu à peu se transformerait en tissu cicatriciel, faute de nutrition, car par l'atrophie du tissu sous-conjonctival, elle serait en grande partie privée de ses vaisseaux nourriciers.

Nous ne rencontrerons la xérophthalmie sur des yeux phthisiques que lorsque cet état sera la conséquence d'une ophthalmie qui aura directement attaqué le tissu de la conjonctive (granulation, diphthérite), tandis qu'après une ophthalmie purulente qui aura produit une phthisie de l'œil, ou si cet organe s'est perdu après l'opération de la cataracte, le sac conjonctival, quoique raccourci, ne présentera nullement les caractères de la xérophthalmie, et la muqueuse fonctionnera encore parfaitement.

On observe quelquefois le développement d'un xérosis de la conjonctive après l'usage prolongé de pièces artificielles mal choisies. Dans ces cas, l'atrophie de la muqueuse se développe par compression.

Une observation bien curieuse c'est celle d'une xérophthalmie congénitale dont M. Wardrop (1) fait mention, et que nous reproduisons ici.

« Au lieu de trouver le globe oculaire humecté de larmes, dit l'auteur, toute la conjonctive paraissait convertie en une membrane sèche semblable à une pellicule mince et desséchée, suffisamment transparente pour laisser entrevoir la sclérotique et la cornée, mais assez opaque pour empêcher la vision au point que le sujet pouvait à peine distinguer les gros objets. En poursuivant la conjonctive du globe oculaire à la paupière, elle présentait le même aspect ridé et desséché ; mais, au lieu de s'étendre postérieurement comme dans l'œil normal, il y avait une solution de continuité de cette membrane, de sorte que les paupières adhéraient au globe et ne pouvaient se séparer ni se rapprocher assez pour le couvrir. On m'observa que la malade dormait constamment les paupières ouvertes et que, lorsqu'elle s'efforçait de les fermer, elle éprouvait un certain malaise, parce que les essais d'occlusion produisaient une tendance à l'entropion de la paupière supérieure. La sensibilité naturelle de la conjonctive cornéo-scléroticale était tellement émoussée, que la surface de l'œil ne ressentait plus qu'une très faible sensation de gêne quand on la touchait. Les points lacrymaux de chaque œil étaient ouverts, et je pus faire sortir du sac lacrymal une petite quantité de fluide sébacé. Les deux globes oculaires paraissaient avoir une forme normale, et présentaient ce mouvement d'oscillation si commun aux yeux des aveugles-nés (nystagmus). Le sens de l'odorat était suffisamment développé ; toutefois, quoique l'application de stimulants produisît sur ce nerf olfactif l'effet ordinaire, elle n'y avait pas pour effet de faire humecter la conjonctive de l'un ou de l'autre œil. » La sécheresse de la conjonctive avait été remarquée le lendemain de la naissance de la jeune personne alors âgée de quatorze ans.

Traitement. — Dans la maladie qui vient de nous occuper, il faudra seulement songer à soulager le malade. Nous lui recommanderons dans ce but, des lotions fréquentes avec du lait tiède. Ce liquide remplira assez bien l'absence de la sécrétion conjonctivale, et il sera bien préférable aux humectations avec l'huile fraîche recommandées par M. Depré (2).

Dès que nous rencontrerons le xérosis combiné avec un entropion, nous tâcherons de combattre l'état d'irritation continuelle par une opération, le malade ne dût-il y trouver aucun avantage pour la vue. On procédera dans ces cas, à l'opération de l'entropion par l'application des sutures et à celle du blépharophimosis indiquée par M. Pagenstecher (voy. page 130).

(1) James Wardrop, *An essay on the morbid anatomy of the human eye* (traduction de Mackenzie, par MM. Warlomont et Testelin).

(2) *Essai sur le xérosis de la conjonctive*, thèse, par J. M. V. Depré. Paris, 1836.

ARTICLE XIII.

RELACHEMENT DE LA CONJONCTIVE.

A la suite d'inflammations chroniques de la conjonctive accompagnées de fréquents épanchements séreux dans le tissu sous-conjonctival (chémosis), nous observons un état de relâchement de la conjonctive bulbaire qui peut aller jusqu'à produire une difformité assez prononcée. Ce même relâchement de la muqueuse se rencontre chez des vieillards qui ont en même temps la peau flasque et ridée. Il est excessivement rare d'observer cela chez des jeunes gens, et si on l'y trouve, il est caractérisé par une disposition de la conjonctive à former des plis dans les mouvements latéraux de l'œil.

M. Middlemore (1) est un des premiers qui aient décrit cet état particulier de la conjonctive qui peut avoir différents degrés de développement. Chez quelques personnes, la conjonctive forme des plis, quand elles meuvent les yeux, tandis que chez d'autres l'état de relâchement est déjà devenu permanent, de sorte que la conjonctive présente un pli horizontal au-dessus de la cornée, quand le sujet regarde droit devant lui. Lorsque ce pli gagne en étendue, il peut se faire qu'il soit pincé de temps en temps par l'occlusion des paupières, de façon à causer de la gêne aux personnes qui en sont affectées.

Traitement. — On n'aura recours à un traitement que lorsque le relâchement de la conjonctive sera assez prononcé pour être apparent au dehors, ou pour gêner le malade. Dans ces cas on tâchera par des astringents de combattre cette atonie des tissus, et l'on se servira dans ce but, ou de la solution de zinc (indiquée pour le traitement de la conjonctive catarrhale), ou de la teinture d'opium mêlée avec parties égales d'eau distillée. Si ce traitement n'aboutit pas à faire disparaître le relâchement, on peut avoir recours à l'excision d'un pli de conjonctive. On tâchera de faire l'excision de la conjonctive bulbaire le moins près possible de la cornée, de sorte qu'elle soit couverte par la paupière. La guérison se fera alors rapidement. Si l'on fait l'excision près du bord supérieur de la cornée, ce que l'on sera tenté de pratiquer, vu que c'est en ce point que se trouve le pli produit par le relâchement conjonctival, on aura une plaie qui sera continuellement frottée et irritée par le clignotement des paupières et dont la guérison sera très retardée.

(1) *Loc. cit.*, t. 1, p. 421. London, 1835.

ARTICLE XIV.

ÉPANCHEMENTS SOUS-CONJONCTIVAUX.

Épanchements séreux. Œdème de la conjonctive. — Cette affection, si fréquente dans les maladies inflammatoires de la muqueuse, se rencontre très rarement comme maladie spontanée. Nous trouvons facilement un état œdémateux de la conjonctive lorsqu'il se présente de l'inflammation des tissus voisins de cette membrane, surtout des paupières. L'érysipèle, le furoncle, l'orgelet, l'inflammation du sac lacrymal, peuvent occasionner un épanchement séreux sous la conjonctive, et cela nous indique quelquefois qu'une inflammation avec suppuration doit siéger dans les parties environnantes de l'œil. L'œdème conjonctival sera de même très prononcé quand le tissu cellulaire du fond de l'orbite sera enflammé à l'occasion d'une périostite ou d'une tumeur développée dans cette cavité, etc.

Il est remarquable de voir comme les vieillards sont quelquefois sujets aux infiltrations œdémateuses de la conjonctive, lorsque cette membrane se prend d'une inflammation catarrhale ; il se forme alors des bourrelets d'une couleur jaunâtre comme gélatineux et peu injectés, qui sont surtout prononcés vers le cul-de-sac conjonctival de la paupière inférieure. Cet état n'exige aucun traitement spécial, si ce n'est qu'on fera bien de s'abstenir des réfrigérants pour employer les astringents et surtout le nitrate d'argent en solution appliqué avec le pinceau. On neutralisera l'excès du caustique comme nous l'avons indiqué en parlant du catarrhe conjonctival.

Les cas d'œdème spontané de la conjonctive sans complication inflammatoire des tissus profonds de l'œil (sclérotique, iris, etc.) sont très rares, et ne se rencontrent que chez des personnes faibles, anémiques, et, le plus souvent, très âgées. On peut aussi l'observer chez des femmes anémiques à la suite de couches, ou chez des jeunes filles chlorotiques. Dans ces circonstances un régime fortifiant, le fer, une légère compression des yeux pendant la nuit, ne tarderont pas à remettre les choses dans leur état normal.

Si chez des sujets âgés l'œdème est joint à un relâchement considérable de la muqueuse, on aura recours à la compression par l'occlusion des yeux (faite le soir), et si cela ne suffit pas, on pratiquera quelques mouchetures sur les bourrelets œdémateux, à l'aide de ciseaux courbes. Une excision d'un pli horizontal situé vers le cul-de-sac inférieur de la conjonctive ne sera que fort rarement nécessitée. Il faudra surtout s'abstenir de pratiquer de fortes excisions, afin de ne pas occasionner des cicatrices plus gênantes pour le malade que le chémosis lui-même.

Toutes les fois que des épanchements séreux sous-conjonctivaux se présenteront, on tâchera, par un examen attentif, de se rendre compte s'ils ne sont pas liés à une affection générale du cœur ou des reins par exemple, et si l'on se convainc qu'il faut les attribuer principalement à de la faiblesse, on tâchera de combattre l'œdème localisé sur la conjonctive par le régime et le traitement général, toutefois en se servant du traitement direct que nous venons d'indiquer.

Épanchements sanguinolents. Ecchymoses sous-conjonctivales. — On les rencontre assez fréquemment, parce que la défiguration qu'ils produisent engage les malades à consulter le médecin. Les ecchymoses peuvent être le résultat d'une lésion qui a atteint l'œil même ou l'orbite, de ce que le sang s'est porté en grande quantité vers cet organe, ou que son reflux a été entravé. Les coups portés sur l'œil, les fractures de l'orbite, sont souvent accompagnés d'épanchements sanguinolents sous-conjonctivaux. Il est bien reconnu que les ecchymoses conjonctivales qui surviennent vingt-quatre heures après une chute sur le crâne, sont pathognomoniques d'une fracture de la base crânienne. Les efforts qu'on fait pendant la toux, en vomissant, en soulevant un poids considérable, peuvent facilement donner lieu à ces ecchymoses. On les rencontre encore souvent chez des enfants qui souffrent de la coqueluche.

Les épanchements de sang dans le tissu sous-conjonctival se présentent sous forme de taches, ou d'une coloration rouge foncé qui entoure toute la cornée. Quelquefois la muqueuse est soulevée sous forme d'un bourrelet, vers le cul-de-sac inférieur. Ces épanchements sont sans aucune importance. Ce n'est que dans les cas où ils se répètent fréquemment, qu'ils peuvent être le symptôme d'un état maladif général (scorbut) ou signaler la disposition des membranes profondes de l'œil aux congestions. M. Desmarres (1) rapporte une observation où des ecchymoses sous-conjonctivales se sont produites dès la jeunesse, presque tous les mois. La personne dont il s'agit fut plus tard atteinte d'un glaucome avec apoplexies rétiniennes.

Les épanchements de sang sous la conjonctive n'exigent, le plus souvent, aucun traitement. Pour calmer les malades effrayés par la difformité qui en est la conséquence, on peut leur faire appliquer des compresses avec de l'eau mêlée de teinture d'arnica sur les paupières closes. L'occlusion des yeux (qu'on fera le soir pour ne pas gêner le malade) à l'aide d'un bandeau compressif, accélérera considérablement la résorption du sang. On ne fera des mouchetures de la conjonctive que lorsque l'épanchement sanguin sera assez considérable pour former un bourrelet.

(1) *Loc. cit.*, t. II, p. 216.

Épanchements gazeux. Emphysème de la conjonctive. — Cet état s'observe à la suite de fractures qui mettent le tissu sous-conjonctival en communication directe avec les fosses nasales, les sinus frontaux ou les cellules ethmoïdales ; l'emphysème peut encore être le résultat d'une déchirure des conduits lacrymaux ou du sac lacrymal, déchirure qui laissera échapper l'air dans le tissu sous-conjonctival, aussitôt que le malade se mouchera. Il sera facile de constater l'existence d'un emphysème de la conjonctive par la sensation particulière de crépitation qu'on éprouvera; d'un autre côté, il sera caractérisé immédiatement après l'accident, par la facilité avec laquelle il disparaîtra par une légère compression. Le plus souvent on rencontrera l'emphysème conjonctival à la suite de coups portés sur l'œil, ou consécutivement à des chutes; on éprouvera souvent bien des difficultés pour localiser la solution de continuité qui aura donné lieu à la production de l'emphysème.

Tandis que l'épanchement de l'air sous la conjonctive peut être de la plus haute importance pour le diagnostic des fractures, surtout si elles ont leur siége vers les parties profondes de l'orbite, l'emphysème occasionné par la déchirure des voies lacrymales sera sans importance. Une compression bien faite sur les paupières closes fera le plus souvent disparaître cet emphysème, et l'on n'aura guère besoin de pratiquer des mouchetures pour faire échapper l'air contenu. L'épanchement de l'air dans le tissu sous-conjonctival occasionné par des fractures, sera généralement un symptôme de trop peu d'importance pour être pris en considération, vu la gravité de l'affection qui l'a produit.

Épanchements purulents, abcès de la conjonctive. — C'est une maladie rare. M. Arlt l'a observée quelquefois chez des enfants scrofuleux, dans le tissu sous-conjonctival, vers l'angle externe de l'œil. L'auteur considère ces abcès comme semblables à l'orgelet des paupières. L'abcès disparaît sans se percer, dans l'espace de quelques jours. La conjonctive ne participe d'ordinaire que très peu à cette suppuration localisée du tissu sous-conjonctival.

M. Stellwag (1) rapporte un cas d'infiltration purulente de ce tissu, consécutive à une pyémie qui était survenue à la suite d'une blessure par un instrument pointu, près de la caroncule lacrymale, et qui pénétrait dans la paroi interne de l'orbite. La conjonctive des deux yeux fut prise d'infiltration purulente.

(1) *Loc. cit.*, t. I, p. 870.

ARTICLE XV.

LITHIASE DE LA CONJONCTIVE (DACRYOLITHES).

On entend par lithiase de la conjonctive un état d'infarctation des glandes conjonctivales ou des glandes de Meibomius, c'est-à-dire que le contenu des glandes s'épaissit, des sels calcaires s'y déposent, et finalement il en résulte une petite concrétion de forme arrondie. Celle-ci peut agir comme corps étranger en provoquant une inflammation des tissus environnants, suivie d'une perforation de la muqueuse, alors la petite concrétion fait hernie dans le sac conjonctival ou peut même s'y loger complétement. Ces masses calcaires n'ont généralement que la grosseur d'une tête d'épingle et présentent une couleur jaunâtre. Comme nous avons eu occasion de l'observer, en parlant de l'hypérémie de la conjonctive, les aspérités que forment les glandes infarctées de Meibomius et le frottement qu'elles exercent, lorsque les paupières glissent sur le globe, occasionnent assez souvent un état hypérémique ou catarrhal de la muqueuse.

Quand une petite concrétion glandulaire s'est échappée dans le sac conjonctival, elle peut agir comme corps étranger et provoquer brusquement une série de phénomènes d'irritation très vive. D'un autre côté, si le contenu calcaire de la glande fait hernie à la surface de la conjonctive, et s'il est placé de manière à toucher la cornée, il peut occasionner des ulcères de cette membrane qui n'entreront en voie de guérison que lorsqu'on aura supprimé la cause irritante. En renversant la paupière, on ne tardera pas à découvrir la petite pierre entourée d'une partie hypérémiée et tuméfiée de la muqueuse. Les douleurs vives et la photophobie disparaîtront immédiatement après qu'on aura enlevé le corps étranger.

Il y a des personnes sujettes à cette maladie chez lesquelles on trouvera toujours un certain nombre de glandes de Meibomius remplies d'un contenu calcaire, se présentant sous la forme de grains de millet d'un blanc jaunâtre et situées sous la conjonctive palpébrale. Une fois que ces personnes ont éprouvé les désagréments que ces corps étrangers occasionnent, lorsqu'ils tendent à perforer la muqueuse, elles ne tardent pas à se présenter à certains intervalles au médecin, pour se faire débarrasser de ces concrétions glandulaires.

Le plus souvent l'infarctation des glandes se borne sur la conjonctive palpébrale, mais on observe encore parfois que les glandes de la caroncule lacrymale sont prises et donnent lieu, par l'irritation qu'elles provoquent, à un gonflement de cette partie de la conjonctive (*encanthis calculosa*).

La raison pour laquelle le contenu des glandes s'épaissit n'est pas connue, car il n'est nullement démontré qu'une oblitération du conduit excréteur de la glande précède cet état ; comme dans l'*acné sébacée* le contenu des follicules sébacés se condense et finalement le conduit excréteur peut s'oblitérer. Cette oblitération est plus souvent le résultat d'une anomalie dans la consistance de la sécrétion glandulaire que de l'épaississement du contenu de la glande. Il est facile chez des personnes qui souffrent de cette affection des glandes de Meibomius, de faire sortir là où le dépôt des sels calcaires n'est pas encore avancé, par une légère pression de la paupière entre les doigts, des masses semi-transparentes, assez denses et ayant la forme cylindrique, correspondant au conduit de la glande, ce qui peut nous prouver que ce dernier n'est pas oblitéré.

Quant au traitement, il n'y a rien de si facile que de faire sortir avec la pointe d'une aiguille à cataracte, ou celle d'un petit bistouri, le contenu des glandes après avoir renversé la paupière. Le traitement n'exige quelque surveillance, que lorsque les glandes infarctées se trouvent en grand nombre, et ont provoqué une kératite accompagnée d'une photophobie intense. Il faut alors tâcher de débarrasser le malade, le plus vite et le plus soigneusement possible, de la présence de ces corps irritants.

Dacryolithes. — A part l'entrée du contenu des glandes infarctées de la conjonctive dans le sac conjonctival, il peut se faire qu'une concrétion calcaire, résultant d'une précipitation lente des sels renfermés dans les larmes et déposés dans les conduits lacrymaux, s'échappe par hasard dans le sac conjonctival. On ne doit pas s'étonner quand on a vu des concrétions calcaires dans les conduits lacrymaux, surtout dans celui de la paupière inférieure, qu'une petite concrétion semblable s'échappe par le point lacrymal, et que ce phénomène puisse se répéter de temps en temps. Ces concrétions sont identiques avec celles que nous venons de décrire.

Néanmoins les observations sérieuses de ce genre qu'on a recueillies, sont rares, et il est bien souvent arrivé que le médecin s'est trompé en prenant un corps étranger, ou le contenu d'une glande infarctée, pour un dacryolithe ; d'autre part, il y a bon nombre de malades qui, pour se rendre intéressants ont tâché d'en imposer au médecin. Nous admirons la persévérance que quelques auteurs (M. Desmarres) ont portée dans l'étude de cette affection qui, au fond, est plutôt un objet de simple curiosité que d'une grande importance scientifique. Aussi les publications sur cette matière ont-elles presque complétement disparu depuis une dizaine d'années.

ARTICLE XVI.

ENTOZOAIRES DE LA CONJONCTIVE.

Parmi les entozoaires siégeant dans le tissu conjonctival, qu'on rencontre le plus fréquemment dans notre pays, le *cysticerque du tissu cellulaire* (*cysticercus cellulosæ*) occupe le premier rang. Voici comment M. Sichel (1) qui a observé plusieurs fois cette affection singulière, s'exprime sur ses caractères pathognomoniques :

« On pourra se prononcer sans hésitation sur la présence d'un cysticer- » que sous la conjonctive, toutes les fois qu'on trouvera, vers l'un des » angles plus ou moins rapprochés du diamètre transversal de l'hémi- » sphère antérieur de l'œil, une tumeur recouverte par la conjonctive, » arrondie, rose pâle, semi-diaphane au centre, où l'on reconnaîtra pres- » que toujours son disque blanchâtre ou jaunâtre, circonscrit ; que cette » tumeur sera d'un rouge plus foncé et plus vascularisée à sa circonfé- » rence, élastique, mais plus dure, se déplaçant latéralement dans une cer- » taine étendue, mais adhérente par le centre de la face postérieure à la » sclérotique. Il n'existe aucune douleur spontanée ; quelquefois seulement » le malade accuse la sensation d'une légère pression ou d'une gêne lors- » que les paupières se rapprochent. Au toucher, la tumeur ne montre que » la sensibilité ordinaire de la conjonctive. La vision n'éprouve point de » trouble réel, accompagné de changement dans la forme et dans la mobi- » lité de la pupille, mais seulement dans quelques cas exceptionnels, une » gêne plus ou moins grande dépendant de la position du kyste. »

M. Sichel a publié un cas dans lequel le cysticerque se trouvait sous la conjonctive palpébrale (2). Cet auteur regarde la tache arrondie, blanchâtre ou jaunâtre, au centre de la face antérieure de l'élévation de la conjonctive, comme un signe pathognomonique des plus importants et des plus décisifs. Le diagnostic ne sera incontestable que lorsqu'on aura enlevé l'hydatide, et démontré à l'aide de l'examen microscopique l'existence de la couronne à crochet et des quatre suçoirs arrondis qui garnissent la tête de l'animalcule.

MM. Arlt, Baum (3), Hæring (4) ont rapporté des cas de cysticerques placés dans le tissu sous-conjonctival ; ils ont constaté une certaine mobilité de l'hydatide qui n'a pas été entourée d'une capsule solide, sous la con-

(1) *Iconographie ophthalmologique*, 1852-1859, p. 704, pl. LXXII, fig. 1 et 2.

(2) *Revue médico-chirurgicale de M. Malgaigne*, avril 1847, p. 224.

(3) Voy. *Ammon's Monatschrift*, 1838, H. 1.

(4) *Ibidem*, 1839, H. 5.

jonctive, comme cela s'observe quelquefois. Il fut impossible de trouver chez les sujets qui étaient presque tous jeunes, une disposition particulière à cette affection. L'animalcule n'avait pas produit des phénomènes inflammatoires bien prononcés, et la guérison fut facilement obtenue par l'opération, en énucléant le petit kyste.

Un autre entozoaire qu'on rencontre dans le tissu sous-conjonctival, mais seulement dans les climats chauds, c'est la *filiaire de Médine* (*filaria medinensis*). On l'a de même observé dans la caroncule lacrymale. Ce ver qu'on trouve aussi dans le tissu graisseux de l'orbite, peut se transporter de là sous la conjonctive et y causer des inflammations très intenses. Les mouvements de l'animalcule sont très rapides; il est blanc, de 25 à 30 millimètres de largeur, et à peu près d'un demi-millimètre d'épaisseur. Les douleurs que la présence de ce ver provoque sont très intenses, et souvent l'inflammation qu'il cause est fort grave. On n'a observé dans la plupart des cas qu'un seul ver sur le même sujet.

ARTICLE XVII.

AFFECTIONS SYPHILITIQUES DE LA CONJONCTIVE.

Les affections syphilitiques intéressant la conjonctive, sont le plus souvent localisées sur les paupières, et occupent plus ou moins le bord intermarginal de ces dernières, en sorte que nous aurons occasion d'y revenir lorsque nous traiterons les maladies de ces organes. Il est excessivement rare de trouver une affection syphilitique localisée et bien circonscrite sur la conjonctive seule.

Le chancre de la conjonctive ne se distingue en rien de celui qu'on rencontre sur d'autres muqueuses, c'est un ulcère à bords taillés à pic, avec un fond grisâtre, rempli d'une masse pultacée de même couleur.

Nous reproduisons ici une observation de chancre conjonctival qui se trouve dans le traité de M. Desmarres, dans laquelle l'affection syphilitique semble avoir été localisée sur la conjonctive seule.

« OBSERVATION. — Madame G..., sage-femme, âgée de trente ans, d'une » constitution lymphatique, d'une bonne santé habituelle, bien réglée, n'a, » nous assure-t-elle, jamais été malade. Elle n'est pas sujette aux rhuma» tismes et ne porte aucune trace de ganglions engorgés ou suppurés. Elle » se présente à la Clinique, pour la première fois, le 2 février 1852. Son œil » gauche est malade depuis quinze jours. La conjonctive palpébrale infé» rieure est très gonflée depuis cette époque. Il n'y a pas eu de douleurs, et » il n'en existe pas encore aujourd'hui.

» Sur le milieu de la conjonctive, dans le cul-de-sac inférieur, on voit

» une tumeur un peu allongée, du volume d'un pois vert environ et au » sommet de laquelle existe une ulcération à bords déchiquetés, et taillés » à pic, donnant un peu de pus. Cette tumeur allongée, disons-nous, fait » corps avec la conjonctive, sous laquelle elle est couchée en forme de » fuseau; elle adhère complétement à la muqueuse. Elle offre absolument » l'aspect que présenterait une ulcération spécifique primitive sur la » muqueuse préputiale. L'œil est très rouge et sécrète un peu, surtout la » nuit (conjonctivite palpébro-bulbaire).

» Un ganglion pré-auriculaire volumineux, de la grosseur d'une forte » aveline, se fait sentir sous le doigt et vient à l'aide du diagnostic; cependant, comme la malade n'a pas souvenir d'avoir accouché récemment » de femmes infectées et qu'elle affirme n'avoir pas eu de rapports suspects, je l'adresse à M. Ricord qui, après un examen attentif, me la » renvoie avec le diagnostic suivant : chancre de la conjonctive, avec son » adénopathie.

» Suivant le conseil de notre savant confrère et ami, je cautérise l'ulcération le 3 février avec le nitrate d'argent ; le 4, au matin, des sangsues sont appliquées sur le ganglion pré-auriculaire. Dans la soirée, on » administre un purgatif salin ; le 5, le ganglion est moins tuméfié ; la » tumeur conjonctivale n'a pas éprouvé de diminution.

» J'ignore comment s'est terminé ce cas, la malade n'étant pas revenue » à la clinique. »

ARTICLE XVIII.

TUMEURS DE LA CONJONCTIVE.

On peut séparer les tumeurs de la conjonctive en deux catégories : tumeurs bénignes et tumeurs malignes. Parmi les premières nous compterons : les *polypes conjonctivaux*, le *pinguecula*, les *verrues de la conjonctive* ou le *dermoïde conjonctival*, le *lipome de la conjonctive* et les *kystes conjonctivaux*. La série des tumeurs malignes comprendra ; le *cancroïde* ou *épithéliome conjonctival* et le *cancer de la conjonctive*.

A. — POLYPES DE LA CONJONCTIVE.

On entend par polypes de la conjonctive de petites tumeurs pédiculées, d'une couleur pâle, rosée, rarement d'un rouge foncé, qui sont mamelonnées et ressemblent beaucoup à un amas de végétations. Ces tumeurs peuvent atteindre un assez grand volume ; elles présentent toujours un pédicule de peu de largeur, pédicule qui s'implante rarement dans les tissus profonds de la paupière, mais qui reste attaché au tissu sous-conjonctival.

Au microscope, ces tumeurs montrent assez de ressemblance avec des papilles hypertrophiées : on trouve une masse de fibres de tissu cellulaire formant un lacet à mailles larges, beaucoup de fibres-cellules entremêlées de nucléoles, et le tout recouvert d'une couche épaisse de cellules épithéliales dont les plus internes ont souvent conservé leur structure polygonale.

L'étiologie de ces polypes est peu connue, nous croyons devoir les rapporter à une hypertrophie locale du corps papillaire.

On rencontre souvent ces polypes conjonctivaux sur la caroncule lacrymale ou près du pli semi-lunaire. M. Arlt, qui a observé trois cas de polypes, signale chez deux de ses malades une grande prédisposition aux récidives, de sorte qu'il fut obligé pour l'un d'eux d'avoir recours à des ablations et à la cautérisation des pédicules des polypes qui repullulaient en diverses places, et cela pendant dix-huit mois. Chez un autre malade cette disposition aux récidives persista pendant deux ans, en sorte qu'après des opérations souvent répétées, toute la partie comprise entre les points lacrymaux, le pli semi-lunaire et la caroncule se présente sous un aspect lisse et comme tanné.

Les tumeurs pédiculées dont il s'agit ne causent que rarement de la gêne aux malades, si elles n'atteignent pas un grand développement, de manière à altérer les mouvements, ou à cacher une partie de la pupille. Il y a peu de temps que j'ai opéré un jeune homme de trente-quatre ans, qui portait depuis six mois une petite tumeur pédiculée de 8 millimètres de longueur sur 5 millimètres de largeur. Le pédicule, assez étroit, était implanté à 1 millimètre de distance en dedans du point lacrymal supérieur. Cette tumeur, d'une couleur rosée, à surface mamelonnée, était assez lisse et glissait sur la conjonctive bulbaire sans gêner le malade, si ce n'est depuis peu de temps qu'elle commençait à se placer par moments sur la cornée et cachait ainsi une partie de la pupille. L'ablation de ce polype n'offrit aucune difficulté ; la petite plaie saigna beaucoup, elle fut touchée avec le nitrate d'argent et il n'est survenu jusqu'à présent aucune récidive. Examiné au microscope, le polype présentait les caractères anatomiques que nous venons d'indiquer.

M. de Graefe (1) rapporte un cas dans lequel le développement du polype fut beaucoup plus considérable :

« Une jeune fille de dix-huit ans, d'une bonne santé, fut engagée à consulter le médecin pour une tumeur à peu près de la grosseur d'une noisette, occupant l'angle interne de l'œil. Cette tumeur avait mis deux ans à se

(1) *Archiv für Augenheilkunde*, t. I, Abth. I, p. 289.

développer et commençait à gêner la malade depuis plusieurs mois, en ce qu'elle occasionnait une sensation de pression fort désagréable quand la malade fermait les paupières. La tumeur siégeait sur la face antérieure de la caroncule, était nettement limitée, couverte d'une enveloppe muqueuse rouge et lisse. La partie à laquelle la tumeur fut attachée présenta un amincissement en forme de col, composé, comme le prouva l'ablation ultérieure, d'un tissu cellulaire très dense. Une section de la tumeur démontra qu'elle était composée d'un tissu cellulaire lâche parfaitement homogène et un peu fibrillaire. En le comprimant il n'en sortait rien qu'un peu de liquide transparent. Au microscope la tumeur présenta une couche uniforme de noyaux allongés et de cellules à fibres. La caroncule lacrymale située sous la tumeur, paraissait complétement saine, et en peu de jours la petite plaie fut complétement cicatrisée. »

Il est rare que ces polypes conjonctivaux soient disposés par leur grande vascularisation à saigner spontanément lorsqu'ils sont comprimés ou blessés par le mouvement des paupières. Dans ces cas, l'opération peut être accompagnée d'une hémorrhagie assez abondante, mais facile à maintenir. M. Seitz (1) rapporte un cas chez un employé portant une petite tumeur de la forme d'une lentille aplatie et sarcomateuse, implantée à la face interne de la paupière supérieure, qui donnait fréquemment et très facilement lieu à des hémorrhagies spontanées. Lorsque cet homme se baissait ou faisait quelque effort, sa figure se couvrait immédiatement de sang, provenant de cette excroissance polypeuse. L'opération débarrassa complétement le malade.

Il ne faudra pas confondre ces tumeurs polypeuses, molles, présentant une certaine élasticité, avec des tumeurs dures, quelquefois pédiculées comme on les rencontre dans certains cas de cancer ou de cancroïde de la conjonctive, sur lesquels nous aurons occasion de revenir tout à l'heure.

Nous rencontrons sur la conjonctive, outre les polypes déjà décrits, des excroissances charnues ou des végétations consécutives à des blessures de la conjonctive. On a souvent occasion de voir ces végétations lorsqu'on a coupé la muqueuse pour pratiquer la ténotomie dans l'opération du strabisme. On les rencontre de même sur la conjonctive palpébrale après l'opération du chalazion, ou lorsque celui-ci ou un orgelet s'est ouvert à la surface de la conjonctive. Dans ces derniers cas, il est quelquefois possible d'introduire un petit stylet dans la cavité de l'abcès ; on fera bien d'attendre, pour l'ablation de ces végétations, qu'elles soient devenues pédiculées, car si on les enlève plus tôt, on risque des récidives, même en cautérisant assez énergiquement.

(1) *Handbuch der ges. Augenheilkunde*. Erlangen, 1855, p. 90.

Le traitement des polypes conjonctivaux consiste dans leur ablation; elle s'effectuera facilement avec des ciseaux courbes. Une petite précaution à prendre c'est, comme cela a lieu pour l'extirpation des végétations en général, d'enlever avec les ciseaux une petite partie de la conjonctive sur laquelle est implanté le pédicule. En observant cette recommandation et en cautérisant avec le nitrate d'argent, on évitera le plus souvent des récidives.

B. — PINGUECULA (PTÉRYGION PINGUÉ).

On entend par pinguecula une petite tumeur de couleur jaunâtre peu élevée au-dessus du niveau de la conjonctive, siégeant à peu de distance de la cornée, à peu près dans la direction de l'insertion des muscles droits internes ou externes. Le pinguecula occupe constamment l'espace de la conjonctive bulbaire laissé à découvert, lorsque les paupières sont entr'ouvertes. C'est une petite élévation peu vasculaire, assez nettement limitée, qui offre l'aspect d'un lobule graisseux, siégeant dans le tissu sous-conjonctival. Lorsque la tumeur est située très près de l'anneau conjonctival, un observateur peu attentif pourrait la considérer comme un ptérygion commençant, surtout quand le pinguecula est assez vasculaire. De même cette petite tumeur peut être prise pour une pustule ou un bouton tels qu'on les rencontre dans la conjonctivite pustuleuse, si la conjonctive se prend d'une inflammation et qu'alors la petite élévation jaune contraste fortement avec le reste de la muqueuse injectée.

Il est bien rare que le pinguecula prenne un développement assez considérable pour gêner les mouvements de l'œil, et je crois que les observations qu'on a rapportées pour constater cette gêne, doivent être considérées comme des cas de lipomes de la conjonctive. Le pinguecula reste le plus souvent stationnaire, siége presque toujours dans la partie interne ou externe du méridien horizontal de la conjonctive bulbaire, quelquefois on trouve sur le même œil deux petites tumeurs de ce genre, une en dedans et l'autre en dehors de la cornée. Il est bien rare de rencontrer le pinguecula chez des jeunes gens, tandis que les personnes âgées en sont souvent affectées. Himly est le seul auteur qui prétende avoir constaté le pinguecula chez des enfants peu de temps après la naissance.

Il semble que des irritations répétées de la conjonctive bulbaire (sous l'action de petits corps étrangers par exemple) ne soient pas sans influence sur la production de cette tumeur, car il est constant que ce n'est que la partie de la conjonctive exposée à l'air qui est sujette à cette affection. Peut-être que le relâchement de la conjonctive et la pression à laquelle cette partie de la muqueuse est exposée pendant l'occlusion des paupières ne sont pas sans influence sur cette production morbide.

Le pinguecula est tout simplement une condensation du tissu sous-conjonctival avec épaississement de la couche épithéliale. Il ne contient pas de graisse, comme l'a déjà dit Weller, et ce n'est que la couleur jaunâtre qui lui a valu cette dénomination.

Nous reproduisons une recherche microscopique que M. Robin a faite sur la structure d'un pinguecula qui lui avait été remis par M. Desmarres (1). Selon cette recherche isolée de M. Robin, le pinguecula représenterait une tumeur épithéliale ; voici la description que cet habile micrographe en donne :

« La tumeur est dure, arrondie et brillante, à sa surface, de couleur jaunâtre. Elle est composée exclusivement d'épithélium pavimenteux de la conjonctive un peu hypertrophiée ; elle manque complétement de vaisseaux. Le tissu du derme, ou chorion de la muqueuse qui la porte, est à peine épaissi, la surface de celui-ci est lisse, sans papilles, mais l'épithélium qui le recouvre lui adhère très fortement, comme aussi toutes les cellules de la masse de la tumeur adhèrent entre elles plus fortement qu'à l'état normal. Ces cellules appartiennent toutes à l'épithélium pavimenteux. Elles augmentent assez régulièrement de volume à partir des couches profondes (où les cellules sont très petites, ainsi qu'on le voit normalement, c'est-à-dire 12 millièmes de millimètre) jusqu'à la surface. Là elles sont plus grandes du double ou de moitié qu'à la surface de la conjonctive saine. Du reste, ces cellules sont remarquables par leur régularité pavimenteuse, leur élégance et leurs fines granulations qui sont un peu plus grosses autour du noyau ovoïde que dans le reste de la cellule ; nulle de celle-ci ne renferme de granulations graisseuses, ni d'excavations ou d'autres altérations qui sont communes sur les éléments des tumeurs épithéliales. Ainsi, le pinguecula est une forme de tumeur épithéliale et non une tumeur graisseuse ; il est donc mal nommé. »

Le pinguecula ne peut être embarrassant pour le malade que par la légère difformité qu'il provoque, et parce qu'il reste le plus souvent stationnaire, il ne sera que très exceptionnellement le sujet d'un traitement. Si cette tumeur causait par son développement quelque gêne au malade, on n'aurait qu'à la saisir avec des pinces et à l'enlever avec des ciseaux courbes.

C. — VERRUES DE LA CONJONCTIVE. DERMOÏDE CONJONCTIVAL.

On a désigné sous le nom de *verrues de la conjonctive* une foule de petites élévations de la muqueuse qui, le plus souvent, n'étaient qu'une

(1) *Traité*, t. II, p. 233.

hypertrophie limitée et circonscrite du corps papillaire. Il n'existe qu'une seule altération de la conjonctive méritant le nom de verrue, c'est le dermoïde de la conjonctive, parce qu'il présente le plus de ressemblance avec un genre de verrues qu'on rencontre sur d'autres parties du corps (*nœvus pilosus*).

Ces petites tumeurs occupent constamment le bord de la cornée, et siégent à moitié sur cette membrane en s'insérant d'autre part sur la sclérotique. Le dermoïde, ainsi désigné par M. le professeur Ryba (1), a une couleur gris jaunâtre, il est d'une grandeur variable, le plus souvent égale la moitié d'une lentille : sa surface est lisse et présente un grand nombre de petites sinuosités ; on la trouve assez fréquemment garnie de poils. La conjonctive couvre une partie de la tumeur, et s'y perd insensiblement dans la moitié qui repose sur la cornée. Le plus souvent le dermoïde conjonctival se rencontre sur le bord externe et inférieur de la cornée. La couleur gris jaunâtre de ces tumeurs avait fait supposer qu'elles étaient une production morbide contenant surtout de la graisse ; voilà pourquoi on les avait aussi désignées sous le nom de *nœvus lipomatodes*, *lipoma crinosum*, etc. M. Ryba en a le premier signalé la structure particulière, et a reconnu qu'elles ressemblaient au derme par leur structure, qu'elles ne contenaient aucune accumulation graisseuse. Cet auteur insiste sur l'identité de structure de ces tumeurs (auxquelles il a donné le nom de *dermoïdes*) avec la peau ; on y rencontre tous les éléments de cette dernière, jusqu'aux glandes sudorifères (M. Heyfelder).

Le dessin que M. Ryba donne d'un dermoïde enlevé sur une jeune fille d'à peu près sept ans, représente des poils avec leurs follicules garnis de glandes sébacées, ces dernières sont entourées d'un pannicule graisseux. M. Ryba croit qu'il ne faut pas comparer le dermoïde conjonctival avec les verrues de la peau, altération consistant essentiellement dans une hypertrophie localisée des papilles de ce tégument avec allongement de ces dernières, le tout recouvert d'une couche d'épithélium épaissi et boursouflé. Le dermoïde ne présente aucunement cette structure ; on ferait beaucoup mieux de le comparer aux *nœvi materni* qui représentent un changement de la peau caractérisé par des dépôts anormaux de pigment, de graisse ou de tissu cellulaire, de sorte qu'on pourrait aussi donner à cette tumeur le nom de *nœvus spilus* ou *trichosis congenita conjonctiva* comme cela a été fait par quelques auteurs (de Graefe père).

Dans ces derniers temps, plusieurs recherches microscopiques ont été faites sur la structure du dermoïde conjonctival. Elles ont démontré son identité plus ou moins complète avec la peau, mais d'un autre côté, la pré-

(1) *Prager Vierteljahrschrift*, t. III, 1853.

sence de poils que M. Ryba croit constante n'a pas toujours pu être constatée (encore moins celle des glandes sudorifères). Il semble que ces petites tumeurs soient essentiellement composées de tissu cellulaire, entremêlé de très peu d'éléments graisseux. Voici une observation que M. Virchow (1) a publiée sur la structure du dermoïde :

« Au mois de juin 1846, il se présente à la clinique d'oculistique de la Charité, un jeune homme pâle qui porte sur l'œil gauche une petite tumeur ronde aplatie, d'un blanc nacré, d'une consistance très solide. Elle était un peu plus grande qu'une forte lentille, s'implantant à la partie supérieure de la cornée, moitié couchée sur cette membrane, moitié sur la sclérotique. On ne pouvait constater aucune altération évidente dans l'entourage de la tumeur, si ce n'est que la conjonctive était un peu pliée au-dessus de cette dernière. Sur l'œil droit, juste au même endroit, moitié sur la cornée, moitié sur la sclérotique, se trouvait une tumeur semblable, d'une couleur blanche, tendineuse, grosse comme une forte cerise. Cette tumeur présentait une rainure peu profonde allant de haut en bas, dans laquelle venaient aboutir des bosselures légèrement rondes, faiblement bleues transparentes et donnant une fluctuation incertaine. La conjonctive se trouvait aussi plus boursouflée de ce côté, au-dessus de la tumeur, en formant des plis épais. Les deux tumeurs n'étaient pas douloureuses et la vision n'était affaiblie qu'à droite par le développement de la production morbide.

» Le malade ne pouvait donner des renseignements sur l'origine de ces néoplasmes, et ne se rappelait plus depuis combien de temps ils avaient débuté : il disait cependant que le mal s'était développé pendant son enfance, à la suite d'une chute ou d'une blessure. La tumeur de l'œil droit se serait lentement agrandie, tandis que celle de l'œil gauche serait restée stationnaire après que le malade eut été traité par un menuisier. Sa santé avait toujours été parfaite.

» A part ces altérations, on trouve un changement particulier de la peau au-dessus de l'œil droit. De la portion externe du sourcil part une élévation ovalaire d'une étendue d'un pouce environ qui s'étend vers la partie supérieure et postérieure de la tête environ jusqu'à la tubérosité pariétale, en se rétrécissant peu à peu. Cette partie de la peau n'est nulle part couverte de cheveux, elle est de couleur gris sale (tache de souris) ; sa surface est légèrement bosselée et inégale; la consistance de cette partie de la peau est très prononcée, elle est dure au toucher. Des productions semblables ressemblant à des élévations verruqueuses, de la grandeur d'une lentille ou d'une fève, se trouvaient dispersées sur le front depuis le côté droit jusque vers le côté gauche.

(1) *Archiv für pathologische Anatomie und Physiologie*, 1854, t. VI, p. 555.

» Le 12 juin, M. Jüngken pratiqua l'ablation de la tumeur de l'œil droit. Pendant l'opération il s'écoula du liquide aqueux et un lambeau d'iris fut enlevé avec ses membranes. La partie enlevée présentait une substance épaisse d'une consistance semi-cartilagineuse qui devenait moins solide vers les parties internes de la tumeur. La couleur était d'un blanc légèrement bleuâtre. La couche la plus interne de cette tumeur était composée d'un tissu cellulaire onduleux de formation ordinaire et lâche. Les couches les plus fermes présentaient une structure analogue à celle de la peau, des faisceaux de fibres très fermes, dans lesquelles on ne distinguait pas de noyaux même après avoir ajouté de l'acide acétique, mais seulement quelques éléments élastiques. Le tout était couvert d'une couche épaisse d'épiderme composée d'un grand nombre de couches séparées.

» En dehors, on trouvait plusieurs couches de cellules aplaties contenant en partie des noyaux; au-dessous de ces couches, on voyait des cellules aplaties, longues, présentant un noyau bien distinct, au-dessous desquelles des cellules à noyau de nouvelle formation, rondes, serrées les unes contre les autres, qui touchaient à une masse de noyaux paraissant libres à leur tour (non contenus dans une membrane cellulaire). Il me fut impossible de distinguer ni poils, ni glandes. »

M. de Graefe (1) a publié l'observation suivante que nous reproduisons ici :

« Un garçon de douze ans, d'une santé parfaite, me fut amené à cause d'un strabisme et d'une tumeur de l'œil droit qu'il portait, selon les indications données, sans aucun changement de volume. Cette tumeur occupait le bord de la cornée du côté temporal, un peu au-dessous du diamètre horizontal, elle n'était placée qu'à moitié sur cette membrane, la plus grande partie siégeait sur la sclérotique. La base ronde de la tumeur, d'un diamètre de 6 millimètres à peu près, était solidement attachée aux parties sous-jacentes, elles-mêmes d'une hauteur de 2 millimètres, ressemblait à la moitié d'une lentille nettement divisée. La partie de cette tumeur située vers la tempe était recouverte de la conjonctive évidemment facile à déplacer de la tumeur, mais qui s'amincissait considérablement sur la partie située au-dessus de la cornée et n'y était pas mobile. La couleur de la tumeur était d'un gris jaunâtre, de la surface sortaient de nombreux poils de 1 à 3 millimètres de longueur et comparables à des cils mal développés. Quoique la tumeur ne fût pas du tout mobile sur la cornée et se laissât à peine déplacer sur la sclérotique, je ne croyais pas néanmoins, à cause de sa structure, qu'elle pénétrât profondément ni dans l'une ni dans l'autre de ces membranes ; je consentais ainsi à l'opération qu'on dési-

(1) *Archiv für Angenheilkunde*, 1855. t. I, Abth. 287.

rait d'autant plus, qu'à part la difformité, la tumeur occasionnait quelque gène lors de l'occlusion des paupières, et qu'elle provoquait ainsi des irritations réitérées de la conjonctive par la présence des petits poils.

» Je saisis la tumeur avec des pinces à crochet pour pouvoir détacher sa base de la cornée vers la sclérotique. Dans cette manœuvre, on trouve le tissu cellulaire résistant, il pénétrait tellement dans les couches les plus externes de la cornée, que celle-ci était amincie d'un quart de son épaisseur dans toute l'étendue de la tumeur. La tumeur était moins attachée sur la sclérotique, quoiqu'il s'y trouvât encore un tissu cellulaire assez dense. Après l'opération, la partie amincie de la cornée contrasta par un bord net des parties environnantes et parfaitement claires. La guérison se fit sans accidents, de sorte que huit jours après on put pratiquer l'opération du strabisme. La partie de la cornée qui avait été occupée par la tumeur était, après quelques mois, entrée dans le niveau du reste de cette membrane, elle présentait néanmoins encore une légère opacification, produite par une couche mince de tissu cicatriciel, ce qui, vu l'excentricité de cette partie et son peu de volume, n'occasionnait aucun inconvénient.

» L'examen de la tumeur montra qu'elle était couverte de la conjonctive se perdant vers la cornée et ne laissant vers les parties les plus centrales qu'une couche épaisse d'épithélium solidement attachée. La substance de la tumeur se présenta à l'œil nu sous forme d'une masse jaunâtre, complétement et uniformément solide, si ce n'est que peut-être les couches inférieures étaient plus solides encore que le reste ; cette substance ne se déchirait que difficilement. Elle se montrait, sous le microscope, composée de tissu cellulaire onduleux, sans noyaux (même après avoir ajouté de l'acide acétique), contenant une grande quantité de fibres élastiques. Implantés dans cette substance, se trouvaient un grand nombre de follicules pileux, dans le voisinage desquels les vaisseaux peu nombreux de la tumeur semblaient plus accumulés. Autour de ces follicules on observait des cellules de graisse en groupe, cellules qu'on ne rencontrait pas du tout dans le reste de la tumeur. Les fibres élastiques prédominaient surtout vers la base. La couleur uniforme, d'un gris jaunâtre, ne semblait pas dépendre autant des cellules de graisse, mais des éléments du tissu élastique et cellulaire. Il paraît que de véritables tumeurs lipomateuses se rencontrent beaucoup moins fréquemment dans cette région de l'œil que quelques auteurs semblent le croire. Si le pinguecula, qui est complétement dépourvu de graisse, porte toujours son ancien nom, cela doit être considéré comme une grande concession de la part de la terminologie, si portée aux réformes en d'autres occasions. »

Au mois d'avril dernier j'assistais M. de Graefe pour une opération qu'il pratiqua à Paris sur une jeune fille d'environ huit ans, consistant dans l'ablation d'un dermoïde de l'œil gauche. M. de Graefe eut la complaisance de me remettre la tumeur pour l'examen au microscope. Ce dermoïde était d'une couleur gris jaunâtre, sa surface lisse présentait beaucoup de petits enfoncements semblables à des piqûres d'aiguille, sa hauteur était de 2 millimètres à peu près, le diamètre, 6 à 7 millimètres. La tumeur était recouverte d'une couche épaisse d'épithélium pavimenteux, solidement attaché, surtout dans les parties qui avaient adhéré à la cornée. La substance de la tumeur était composée essentiellement de tissu cellulaire, dont les fibres et les faisceaux des cellules se trouvaient rangés avec beaucoup de symétrie, parallèlement à la surface de la tumeur, de sorte que la partie du dermoïde présentait sur des sections très fines une image qui rappelait assez celle qu'on perçoit en examinant sous un grossissement faible des tranches minces de la cornée. Il ne me fut pas possible de distinguer des noyaux dans les cellules du tissu cellulaire. La tumeur ne montrait dans sa partie supérieure que très peu de vaisseaux ; celle-ci était complétement dépourvue de tout élément graisseux. Aussi fut-il impossible de trouver ni un follicule pileux, ni une glande. Vers la base de la tumeur on rencontrait un réseau riche de capillaires entremêlés de fibres élastiques. C'est seulement dans ces parties-là que je parvins à distinguer quelques cellules de graisse.

Ce qui m'avait surtout frappé dans cet examen, c'était le manque complet de poils (comme d'ailleurs M. Virchow l'a aussi constaté dans le cas rapporté par nous), l'absence presque complète de graisse et l'arrangement si régulier des élémens du tissu cellulaire.

Le dermoïde de la conjonctive siége constamment sur le bord de la cornée et les parties environnantes de la sclérotique. Jusqu'à présent on ne l'a pas encore rencontré sur la conjonctive palpébrale. Cette tumeur a de la tendance à s'agrandir lentement et à donner lieu à des récidives lorsqu'elle a été enlevée incomplétement. Le dermoïde est non-seulement gênant pour le malade par la difformité très évidente qu'il occasionne, mais il provoque encore une disposition aux ophthalmies par le frottement et l'irritation qu'il cause, surtout lorsqu'il est garni de poils. Il prend même quelquefois des dimensions qui peuvent gêner les mouvements de l'œil.

Quant à l'*étiologie* du dermoïde conjonctival, nous devons l'attribuer à un vice de conformation, du moins la plupart des cas se rapportent à des affections congénitales, et nous ne connaissons aucune observation dans laquelle on ait vu se développer cette tumeur sur un œil parfaitement sain.

Voici ce que M. Ryba (1) rapporte sur l'origine probable du dermoïde congénital.

(1) *Loc, cit.*, p. 28.

« Il est bien connu que la conjonctive a dans les premiers temps de son développement fœtal une structure complétement identique avec celle des téguments en général, et qu'avant le développement des paupières elle est lisse et tendue sur les yeux. Cette partie de la peau s'amincit peu à peu et après la dixième semaine, il se forme à la périphérie supérieure et inférieure, des bourrelets lisses (rudiments des paupières) qui, vers la fin du troisième mois ou au commencement du quatrième se touchent, s'accolent et se réunissent. Il s'ensuit que la partie horizontale de l'œil, où le dermoïde conjonctival a été observé exclusivement jusqu'à présent, se trouve plus longtemps sans être recouvert des paupières. Toutes les parties du système cutané, qui, jusqu'au parfait développement du fœtus, restent exposées à la surface du corps, acquièrent peu à peu la structure connue des téguments cutanés bien développés, tandis qu'au contraire les parties de la peau, renversées en dedans, se transforment en membrane muqueuse.

» Supposons maintenant que les paupières qui doivent se toucher dans la partie médiane ne se ferment pas complétement, en sorte, qu'après le quatrième mois, il reste encore une partie de la conjonctive à découvert, il en résultera que cette partie prendra la propriété des téguments externes, et que le vide laissé par la réunion incomplète des paupières sera rempli comme par une troisième paupière isolée sur le globe. C'est pourquoi j'ai déjà, en 1858 (1), soumis à l'attention des observateurs la question de savoir s'il n'y a pas une concordance du dermoïde avec le colobome congénital des paupières. Une pareille relation semble avoir été constatée dans un cas observé par M. Ammon (2), où le colobome de la paupière supérieure correspondait dans sa position et sa direction à un dermoïde conjonctival implanté à la partie supérieure du globe. »

Un cas semblable, c'est-à-dire dans lequel un colobome congénital fut combiné avec une altération et un épaississement de la conjonctive, est rapporté par Mayor (3) : « Il y avait à la partie intermédiaire (de la conjonctive d'un enfant), dit l'auteur, un paquet vasculaire placé sur le globe de l'œil, il se prolongeait jusqu'à la cornée transparente et faisait l'office d'un tendon qui rapprochait les deux parties de la paupière lorsque cet enfant voulait fermer l'œil. »

La théorie de M. le professeur Ryba, quoique nécessitant encore quelques observations pour être plus solidement appuyée, nous semble être la plus apte à faire connaître l'origine du dermoïde congénital.

(1) Voy. *Ammon's Monatschrift*, t. I, p. 658.

(2) *Walther's u.* von. *Ammon's Journal*, t. XXXI, p. 96.

(3) F. Mayor, *Thèse sur quelques maladies congénitales des yeux*. Montpellier, 1808, p. 11.

Thérapeutique. — Le dermoïde doit être toujours enlevé, et il sera prudent d'exécuter l'opération le plus tôt possible. Il est de fait que cette tumeur a une tendance à faire des progrès lents et incessants, et qu'une fois qu'elle a atteint un certain développement, elle devient une source d'embarras et de gêne pour le malade. Outre cela, il est désirable que la tumeur n'occupe pas un trop grand espace de la cornée, parce que la partie de cette membrane, sur laquelle elle repose, ne recouvre jamais sa transparence antérieure.

Quant à ce qui regarde l'opération, elle ne présente pas de difficultés, il s'agit toutefois de ne pas enlever la tumeur dans sa totalité, car on risquerait de perforer la cornée et de voir l'opération suivie de la perte de l'œil (M. Jünken). On commencera par détacher la tumeur de la cornée en laissant la partie qui pénètre dans le tissu cornéen, on l'enlèvera alors de la sclérotique, en observant la même précaution de ne pas entamer le tissu de cette membrane. Pour pouvoir bien nettement pratiquer cette ablation, on fera jeter de temps en temps par un aide une petite quantité d'eau sur les parties saignantes au moyen d'une seringue d'Anel.

Dans le but de combattre la disposition aux récidives, on peut toucher quelquefois le restant de la tumeur avec des caustiques, mais assez souvent on a observé qu'elle s'atrophiait sans qu'on eût besoin d'avoir recours à ces cautérisations.

D. — LIPOME DE LA CONJONCTIVE.

Les tumeurs proprement graisseuses de la conjonctive sont assez rares, depuis qu'on a reconnu que le pinguecula et grand nombre de dermoïdes étaient plus ou moins dépourvus de graisse. La plupart des observations de tumeurs lipomateuses qu'on a rapportées, pèchent par l'absence de l'examen microscopique. On s'est fié à la couleur, à l'aspect général et à la consistance de la tumeur pour la classer (1).

Dans ces derniers temps, M. de Graefe (2) a publié quelques observations sur les tumeurs lipomateuses que nous reproduirons en partie: selon cet auteur, le lipome conjonctival a pour siége principal l'espace compris entre les muscles droit supérieur et droit externe à quelque distance de la cornée. Sa couleur est jaune, il est recouvert de la conjonctive saine. La tumeur est plate, de 1 à 2 millimètres de hauteur, s'étend vers la région de la glande lacrymale légèrement gonflée. Elle a tout à fait les caractères

(1) Voy. M. Kanka, *Tumeurs lipomateuses de la conjonctive oculaire* (*Annales d'oculistique*, t. XXXI, p. 105).

(2) *Archiv für Augenheilkunde*, t. VI, Abth. II, p. 6.

du lipome qu'on rencontre sur d'autres parties du corps, comme les recherches microscopiques l'ont démontré. Il semble qu'elle constitue une émanation du tissu graisseux du fond de l'orbite.

Dans un cas de ce genre, où la tumeur s'était rapidement agrandie, et où elle exerçait évidemment une influence fâcheuse sur l'écoulement de la sécrétion lacrymale, M. de Graefe en pratiqua l'ablation jusque vers le bord de la glande lacrymale. La conjonctive restée parfaitement intacte fut réunie à l'aide de sutures. Tous les symptômes fâcheux que la tumeur avait produits cessèrent rapidement, ainsi que la tuméfaction de la glande lacrymale, la sécheresse de l'œil et la pression désagréable que le malade avait éprouvées.

Il semble que ces tumeurs lipomateuses soient toujours congénitales, et ce n'est que dans un temps ultérieur que cette émanation du tissu graisseux du fond de l'orbite commence à grandir, et peut devenir une source d'embarras pour le sujet qui en est porteur.

Dans une autre observation rapportée par M. de Graefe, un homme de vingt-trois ans présentait une tumeur lipomateuse qui ne laissait qu'une petite partie de la conjonctive à découvert. La tumeur était composée d'une masse de proéminences globuleuses d'une couleur jaune bien accusée, sa consistance était molle et elle penchait un peu en bas à cause de son poids. En dehors de la cornée et en dedans de cette membrane, les proéminences de la tumeur gagnaient de 5 à 6 millimètres de hauteur, au-dessus de la cornée la pression de la paupière les avait aplaties.

La tumeur s'était un peu agrandie selon les renseignements incertains du malade, qui présentait, en outre, une ectopie pupillaire du même côté.

Comme la tumeur ne causait pas de gêne au malade et qu'elle occupait une si grande étendue de la conjonctive, on se contenta d'en exciser une petite partie pour pouvoir constater, à l'aide du microscope, sa nature lipomateuse.

Le lipome sous-conjonctival caractérisé par sa couleur jaune et sa structure lobuleuse est généralement couvert par la conjonctive parfaitement saine. Pour enlever cette tumeur, lorsqu'elle cause de la gêne au malade, on tâche de conserver la muqueuse qu'on réunit après l'opération par quelques points de suture.

E. — KYSTES CONJONCTIVAUX.

Les kystes conjonctivaux sont assez rares, ils présentent une enveloppe membraneuse résistante pouvant atteindre une certaine épaisseur. Ordinairement ces tumeurs n'acquièrent pas un grand développement et ne dépassent pas la grosseur d'une fève. Leur forme ronde et circonscrite, de même que leur couleur rose semi-diaphane, les laissera facilement distinguer d'autres tumeurs. A l'aide de l'éclairage oblique, on se convaincra aisément qu'elles ont un contenu séreux. Il ne sera pas toujours facile de les distinguer d'une hydatide ; pour bien faire le diagnostic il faudra procéder à un examen microscopique.

L'observation suivante de M. Wharton Jones, rapportée par M. Mackenzie (1) fera connaître la structure de ce genre de tumeurs :

« M. Wharton Jones m'a communiqué le cas d'un malade qui vint le consulter pour une petite tumeur vésiculaire située sous la conjonctive, entre le repli semi-lunaire et le bord interne de la cornée. On pouvait la faire glisser au milieu du tissu cellulaire sous-conjonctival. M. Jones souleva, à l'aide d'une petite pince, un pli de la conjonctive, au-dessus de la tumeur qu'il retrancha d'un coup de ciseaux. La petite vésicule s'échappa et fut reçue sur le bord de la paupière inférieure. En la plaçant sur la paume de la main et en l'examinant, il reconnut qu'elle avait la forme ovoïde, son plus grand diamètre avait environ 2 lignes, elle était blanchâtre comme une hydatide, mais n'avait pas de tête. Un examen au microscope lui fit connaître que le tissu ne ressemblait pas à celui d'une hydatide. Ses parois étaient constituées par une membrane finement granulée ; elle contenait un fluide dans lequel on voyait des cellules plates à noyaux, ressemblant à des cellules épithéliales, les unes libres, les autres réunies de façon à former une sorte de membrane. »

M. Sichel nous offre dans son *Iconographie* (2), deux excellentes gravures de kystes séreux de la conjonctive, l'une lui a été communiquée par le docteur Sœmmering (de Francfort), et se rapporte à un cas fort rare où la petite tumeur se trouvait placée autre part que dans le repli conjonctival, c'est-à-dire qu'elle siégait tout près du bord inférieur de la cornée. On ignore si le kyste ne contenait pas un cysticerque.

Quant à l'étiologie des kystes conjonctivaux, elle est tout à fait inconnue: il semble que dans beaucoup de cas le kyste ait été congénital, chez d'autres personnes ils auraient pris naissance à la suite d'un coup porté sur l'œil.

Lorsque le kyste est peu volumineux, M. Sichel (3) conseille de l'enlever dans sa totalité en le soulevant et coupant la conjonctive derrière la petite tumeur. Dans ce cas, on fera mieux de laisser, selon cet auteur, une partie aussi petite que possible de la paroi postérieure qu'on enlèvera après

(1) Traduction de MM. Warlomont et Testelin, p. 462.

(2) Planche LXXI, figures 1 et 2.

(3) *Mémoire sur les kystes séreux de l'œil et des paupières* (*Archives générales de médecine*, août 1846).

l'ablation du kyste, en l'attirant avec des pinces à dents; si cette dernière partie était fortement retenue par des adhérences nombreuses, on en exciserait le plus possible, sauf à appliquer plus tard des caustiques pour éviter les récidives.

F. — CANCROÏDE DE LA CONJONCTIVE. ÉPITHÉLIOMA CONJONCTIVAL.

Le cancroïde, ou l'épithélioma de la conjonctive, est une production néoplastique composée essentiellement de cellules épithéliales. Ces dernières se rencontrent souvent entassées en forme de cônes ou de cylindres pénétrant dans le tissu envahi par le néoplasme; ces cônes ressemblent beaucoup aux masses caséeuses qu'on trouve dans les conduits des glandes sébacées résultant d'un épaississement des éléments épithéliaux, sécrétées par la glande. Une légère pression parvient assez souvent à faire sortir cette production morbide.

Les cellules qui composent le cancroïde résultent d'une transformation des cellules du tissu cellulaire et, comme M. Virchow l'a démontré, le cancroïde est un produit hétéroplastique composé d'éléments de l'épiderme qui se sont développés aux dépens des cellules du tissu cellulaire.

L'épithélioma de la conjonctive se trouve généralement lié à une production morbide du même genre qui occupe les paupières. Une fois que le néoplasme a envahi les tissus profonds des paupières, il ne tardera pas à se propager sur la conjonctive. On rencontre des cas d'épithélioma des paupières qui ont complétement envahi ces organes et la conjonctive palpébrale, et où la conjonctive bulbaire et celle du cul-de-sac ne présentent, outre une vascularisation anomale, aucun changement.

Les cas dans lesquels la production morbide débute sur la conjonctive seule, et surtout sur celle du globe, sont assez rares et bien moins fréquents que les derniers, dont nous venons de parler. Dans le cancroïde de la conjonctive bulbaire, le premier début de la maladie se présente sous forme d'un petit bouton, situé plus ou moins près du bord de la cornée; couvert de la conjonctive vascularisée, il peut facilement être confondu avec un bouton de conjonctivite pustuleuse. Lorsque l'affection est plus avancée, on trouve une petite tumeur rougeâtre, bosselée, dont la surface est le plus souvent excoriée et sécrète à peine un peu de liquide purulent. Le reste de la conjonctive ne présente aucun changement, si ce n'est un peu d'hypérémie.

Les observations suivantes publiées par M. de Graefe (1), feront bien ressortir les caractères que nous offre cette production néoplastique.

(1) *Archiv für Augenheilkunde*, t. VII, Abth. II.

OBSERVATION I. — « Un officier d'un âge moyen, jouissant apparemment d'une excellente santé, avait été traité depuis plusieurs mois par un oculiste érudit pour une ophthalmie phlycténulaire très persistante et d'un caractère particulier. Moi-même j'avais vu ce malade il y a quelque temps, mais d'une manière très passagère, et j'avais cru qu'il s'agissait d'une infiltration étant du domaine de l'ophthalmie phlycténulaire.

» A ce second examen les choses avaient bien changé. Il existait une injection en forme de faisceau allant de la périphérie de l'œil vers le bord externe de la cornée où siégeait une petite élévation à peu près de 1 millimètre de hauteur et à peine de 2 millimètres de diamètre; cette élévation différait néanmoins beaucoup quant à sa forme, de celles qu'on rencontre à l'occasion d'une infiltration ordinaire et bien circonscrite du tissu conjonctival. Elle était taillée à pic, le bord de cette partie élevée était couvert d'un épithélium lisse qui se perdait vers le milieu de celle-ci; examinée avec la loupe, on voyait sa surface irrégulière et remplie d'aspérités papillaires ; elle était complétement sèche et nulle part recouverte de lambeaux de tissu en décomposition purulente, comme on le voit dans des infiltrations conjonctivales ulcérées. L'élévation formée par la tumeur était entourée d'une injection artérielle peu prononcée, ce qui contrastait avec les phlyctènes de la conjonctive ; on ne trouvait aucun gonflement inflammatoire de la muqueuse, seulement quelques veines tortueuses et très peu d'infiltration séreuse. Je n'hésitai pas à dire que cette production morbide était un néoplasme, quoique cette injection en forme de faisceau allant jusqu'à l'angle externe de l'œil me parût bien singulière. Après l'ablation de cette tumeur, la guérison s'effectua en peu de jours et l'injection anomale cessa complétement.

» M. le professeur Virchow qui avait bien voulu se charger de l'examen de cette tumeur, n'hésita pas à déclarer que c'était un cancroïde, comme elle présentait une foule de cônes épithéliaux serrés les uns contre les autres et implantés dans un tissu cellulaire très peu abondant qui les entourait.

» La tumeur avait aussi des masses épithéliales agglomérées qui étaient sans aucune continuité avec la surface ; en un mot, elle possédait tous les caractères d'un cancroïde.

» Jusqu'à présent (une année) le malade n'a pas été pris de récidive, mais il est douteux qu'il ne s'en manifeste pas, même après une ablation faite si peu de temps après le début de la maladie. »

OBSERVATION II. — « Madame Léonore P..., âgée de cinquante-sept ans, privée de ses règles depuis six ans, s'apercevait pendant l'été 1858 qu'une rougeur se montrait à son œil droit dans l'angle externe. Cette rougeur se propageait de plus en plus vers le bord de la cornée et y causait un gonflement pour lequel elle venait me consulter le 5 novembre. Le quart externe de la cornée était occupé par une tumeur plate d'environ 3 millimètres de hauteur. Cette tumeur se limitait nettement par un bord tranchant et presque vertical. Elle s'étendait à peine sur la sclérotique, était d'un gris brun, et se perdait en dehors dans la conjonctive sillonnée de veines grosses près de la cornée et se rétrécissant vers les angles de l'œil. La conjonctive de toute cette partie semblait bien un peu gonflée, mais sans être dégénérée.

» L'opération montra que la tumeur n'adhérait entièrement qu'avec une partie circonscrite de 2 millimètres d'étendue carrée au tissu de la cornée, et cela un peu au-dessous du diamètre horizontal de cette membrane. Le reste de la tumeur n'était que très peu attaché à la cornée et put être facilement et entièrement enlevé. L'injection anomale de la conjonctive se perdait complétement et l'œil présenta dix jours après l'opération un aspect parfaitement sain.

» M. le professeur Virchow, qui s'était chargé de l'examen de la tumeur et avait bien voulu me faire voir le résultat final de cet examen, démontra la nature typique d'un cancroïde.

» J'ai reçu des nouvelles de la malade, m'informant qu'elle avait été prise d'une récidive avant qu'une année entière fût passée. Le mal renaissant occupait le bord inférieur de la cornée. »

Nous avons reproduit cette seconde observation parce qu'il est fort probable que le premier développement du néoplasme s'était fait dans le tissu de la conjonctive, c'est-à-dire dans l'anneau conjonctival.

Je me rappelle avoir assisté, en 1859, M. Sichel pour l'ablation d'un cancroïde siégeant sur la conjonctive bulbaire et sur la cornée (1). M. Sichel eut la bonté de me remettre une partie de la tumeur pour l'examen microscopique par lequel je pus constater l'existence évidente d'un épithélioma de la conjonctive. M. Robin confirma ce diagnostic. Cette tumeur, dont le diamètre vertical mesurait à peu près 4 millimètres, siégeait sur le bord interne de la cornée qu'elle cachait en partie, en s'étendant vers le grand angle de l'œil. La surface de la tumeur était excoriée, d'un aspect papillaire et d'un rouge pâle. Elle n'était le siége d'aucune sécrétion anomale ni d'hémorrhagies. Quoique cette tumeur fût enlevée avec les plus grands soins possibles, une rechute ne tarda pas à se manifester.

Ce n'est qu'au début du cancroïde conjonctival que le diagnostic peut présenter des difficultés. On verra à une époque plus avancée que plu-

(1) L'observation de ce cas se trouve dans l'*El Eco de Paris*, 1859, publié par M. Valdès.

sieurs boutons composés du tissu néoplastique se réunissent, deviennent plus pâles et se gonflent davantage ; leur surface s'excorie et il se forme un ulcère avec des bords irréguliers. Le fond de cet ulcère est bosselé, comme infiltré par une masse pultacée et d'une couleur rouge pâle. Ces ulcères peuvent quelquefois persister fort longtemps avant de faire de grands progrès. Dans d'autres cas, la marche sera plus rapide ; bientôt la cornée sera prise de l'infiltration morbide, une perforation avec destruction du globe en résultera. Il est remarquable comment, en général, la sclérotique résiste longtemps à cette dégénération morbide. Le mal pourra facilement marcher jusqu'au fond de l'orbite, atteindre les os après avoir détruit les paupières, sans qu'on trouve pour cela la sclérotique de l'œil phthisique prise de la maladie.

Une chose importante c'est de reconnaître l'épithélioma aussitôt que possible, car c'est alors que par une opération on aura encore les meilleures chances d'arrêter le mal. Celle-ci devient de plus en plus délicate et incertaine lorsque la production morbibe s'est localisée près de la cornée, dans le tissu sous-conjonctival très dense qui attache la muqueuse à la sclérotique, ou lorsque le néoplasme a déjà envahi la cornée. L'ablation de l'épithélioma sera de même chanceuse lorsqu'il aura déjà gagné une grande partie de la conjonctive bulbaire, et qu'on sera obligé de faire subir à la muqueuse une large perte de substance qu'il sera impossible de couvrir après l'opération.

Quand l'épithélioma débute sur la conjonctive des paupières, on fera bien de sacrifier une partie de ces dernières en se maintenant autant que possible dans le tissu sain. On tâchera de remplir la perte de substance par une opération plastique, de même si l'on excise une partie de la conjonctive bulbaire, on détachera la muqueuse sur une grande étendue en facilitant son glissement pour pouvoir bien la réunir aussitôt que la perte de substance qu'elle vient de subir ne sera pas trop considérable.

Lorsque l'épithélioma a récidivé, qu'il occupe une grande étendue du globe, on fera bien de sacrifier cet organe, même s'il est parfaitement sain, car il nous sera impossible d'arrêter autrement la marche funeste du mal une fois qu'il se sera propagé dans le tissu sus-sclérotical, au delà de l'insertion des muscles droits.

G. — CANCER DE LA CONJONCTIVE.

Moins souvent encore que pour l'épithélioma on verra débuter un cancer de la conjonctive sans qu'il ait envahi le tissu des paupières ou les membranes profondes de l'œil, en se faisant jour par la cornée. Il arrive alors assez souvent que le cancer laisse fort longtemps la muqueuse intacte, comme on a occasion de le voir pour les tumeurs de ce genre qui se développent dans le tissu cellulaire de l'orbite ou des paupières. Ce n'est que lorsqu'une ulcération se produit que la conjonctive est rapidement prise et détruite par le cancer.

Le cancer conjonctival se présente soit comme cancer médullaire, soit sous une forme gélatineuse, soit riche en pigment, comme cancer mélanique.

Parmi les formes de cancer médullaire, nous devons citer le cas d'Albernethy (1) dans lequel il s'agit d'une tumeur qui se développa au-dessous de la conjonctive ; elle avait 7 pouces de long et 3 pouces et demi de circonférence. Après l'avoir enlevée, elle pesait 2 livres et demie.

Nous avons dernièrement eu occasion d'observer un cas de cancer conjonctival dans le service de M. Morel-Lavallée, qui, à cause de sa position localisée sur la muqueuse, offrait beaucoup d'intérêt.

M. Morax, interne dans le susdit service, a eu la bonté de nous communiquer l'observation suivante :

« Pélagie Pigeon, cinquante-six ans, couturière, a toujours joui d'une excellente santé ; mère de neuf enfants, elle n'a cessé d'être réglée qu'à cinquante-cinq ans. Il y a six mois environ, à la suite de grands chagrins, cette femme s'aperçut que son œil droit pleurait continuellement et que la vision était fort gênée de ce côté par l'abaissement de la paupière supérieure. Ces phénomènes se prononçaient de plus en plus sans s'accompagner de douleurs, quand la malade vint à la consultation de M. Morel-Lavallée, à l'hôpital Beaujon. Voici ce que l'on constata à cette époque (15 avril 1862) :

» L'œil droit est caché par la paupière supérieure, dont la couleur est normale et qui présente dans sa partie moyenne une saillie très évidente, dépassant le niveau du bord sourcilier. La fente palpébrale est très restreinte quand la malade laisse son œil en repos. En écartant les voiles palpébraux, on voit deux tumeurs, l'une volumineuse supérieure, adhérente à la paupière supérieure, l'autre petite, sur le bord externe de la cornée. Cette dernière tumeur se trouve entre la commissure externe et le bord de la cornée, sur laquelle elle empiète de quelques millimètres. De la grosseur et de la forme d'un pois, elle a une couleur rosée, presque transparente ; à sa surface courent de très nombreux petits vaisseaux, très apparents à cause de leur couleur d'un rouge vif. Cette tumeur est immobile, adhérente à la sclérotique et à la cornée sur une large base. La conjonctive n'est rougeâtre et injectée que sur les bords de cette tumeur ; la cornée est saine et la vision parfaite.

(1) *Surgical observations on tumours, etc.* London, 1811 (MM. Warlomont et Testelin, *loc. cit.*).

» La tumeur principale a des dimensions bien plus considérables ; elle s'enfonce dans la partie supérieure de l'orbite. On la fait saillir en retournant la paupière. De la grosseur d'une petite noix, bilobée à sa surface libre, elle s'attache au bord supérieur du cartilage tarse par un pédicule très mince, formé par les deux feuillets réunis de la conjonctive. On mesure facilement le peu d'épaisseur de ce pédicule en le comprimant entre deux stylets. La hauteur et la largeur de la tumeur sont presque égales et sont de 2 centimètres. La coloration n'est pas la même partout : rosée et transparente dans la plus grande étendue, elle est d'un rouge foncé, violacée dans certains points. La consistance est molle, la pression n'est pas douloureuse, mais produit de l'hémorrhagie à cause de la très grande vascularité. Quelques parties de la tumeur sont recouvertes d'une sécrétion puriforme ; il n'existe pas d'ulcération.

» On diagnostique un polype (fongus) de la conjonctive, tumeur de mauvaise nature.

» M. Bauchet, remplaçant M. Morel-Lavallée pendant une maladie grave de celui-ci, pratique l'opération le 8 mai. La tumeur supérieure fut facilement enlevée avec les ciseaux courbes ; pour extirper la petite tumeur, il fallut disséquer avec le bistouri en enlevant la lame superficielle de la cornée. L'hémorrhagie fut insignifiante ; la cicatrisation se fit très rapidement. M. Bauchet cautérisa à deux reprises les parties occupées autrefois par les tumeurs. La malade quitta l'hôpital le 20 mai, les plaies étaient parfaitement guéries.

» M. Cornil, qui avait bien voulu se charger de l'examen microscopique, nous communiqua le résultat suivant : le parenchyme de cette tumeur est uniquement composé de cellules ; ces cellules, étudiées à un grossissement de 500 diamètres, se présentaient sous forme de larges plaques arrondies ou ovalaires, mesurant de $0^{mm},020$ à $0^{mm},046$ dans leur diamètre. Les contours étaient parfaitement nets et ombrés. Elles renfermaient un ou deux noyaux, ces noyaux, eux-mêmes ovalaires ou ronds, mesuraient $0^{mm},013$ à $0^{mm},016$ et contenaient un ou deux nucléoles saillants et brillants de $0^{mm},002$ à $0^{mm},003$. Le plus grand nombre d'entre eux étaient transparents et finement granulés, mais quelques-uns commençaient à s'infiltrer de granulations graisseuses.

» Au centre de la tumeur on ne voyait rien autre chose que ces cellules et ces noyaux cancéreux, mais à la périphérie de la tumeur principale, et surtout dans la petite portion enlevée, il était facile de s'assurer que ces éléments nouveaux s'étaient développés au milieu et aux dépens du tissu cellulaire. Là, en effet, on apercevait tout d'abord une grande quantité de fibres allongées et ondulées du tissu cellulaire. Entre ces fibres existaient les noyaux du tissu cancéreux. En écartant et dilacérant les préparations, on voyait l'union intime des éléments de nouvelle formation avec le tissu cellulaire préexistant. Plusieurs cellules contenant un noyau cancéreux avec son nucléole, avaient une forme allongée et se prolongeaient sur leurs bouts en pointes effilées, justifiant ainsi l'hypothèse que les éléments nouveaux se seraient dévoloppés dans les cellules du tissu cellulaire décrite par M. Virchow. »

La seconde forme de cancer conjonctival a un aspect gélatineux avec des excroissances polypeuses, comme il a été décrit par M. Chelius (1) et Mackenzie (2). Voici comment ce dernier auteur s'exprime sur cette forme de cancer, dont il ne semble pas connaître bien exactement la structure microscopique.

« La seconde variété de fongus de la conjonctive a une consistance presque gélatineuse, elle est d'un jaune clair ou brun. On la rencontre principalement à la face interne des paupières, surtout à la supérieure, et dans le repli supérieur de la conjonctive. Elle atteint quelquefois un volume considérable, et bien qu'elle soit molle et privée de vaisseaux rouges, elle détermine parfois la destruction du globe de l'œil, par suite de la pression qu'elle exerce sur lui... Lors même que l'œil a été détruit par la pression qu'elle exerce, elle peut encore continuer à s'accroître, attaquer les os de l'orbite et user le malade par la douleur et la fièvre. J'ai quelquefois été amené à soupçonner que cette variété pourrait bien être de nature cancéreuse. »

Les observations de cette forme polypeuse de cancer ressemblant aux polypes gélatineux du nez, sont assez rares, nous nous bornons à un cas publié par M. Chélius :

« On observa, dit cet auteur, chez un homme de cinquante ans, d'une bonne santé selon son extérieur, dans la conjonctive bulbaire, plusieurs tumeurs indolentes et mobiles, ressemblant parfaitement aux polypes muqueux ; les tumeurs n'occasionnaient aucun changement dans les fonctions de l'œil, si ce n'est qu'un peu de gêne que le malade éprouvait quand il mouvait les paupières. On les enlevait à l'aide de pinces et de ciseaux ; les plaies se guérissaient vite et sans aucun accident. Peu de temps après, même production de tumeurs sur la conjonctive, accompagnées cette fois d'un gonflement de l'amygdale gauche et de gêne pour la déglutition.

» Après avoir cette fois enlevé les tumeurs, on soumit le malade à des frictions mercurielles et à un régime des plus sévères, parce qu'on avait reconnu les symptômes affligeants de la maladie. Cette cure affaiblit beaucoup le malade, il maigrissait considérablement, et l'engorgement de

(1) *Handbuch der Augenheilkunde*. Stuttgard, 1859, t. II.

(2) *Loc. cit.*

l'amygdale disparut. Le malade se remit bientôt. On lui appliqua un séton à la nuque qu'on discontinua de lui faire porter après qu'il eût joui longtemps d'une parfaite santé. Bientôt de nouvelles tumeurs semblables aux premières se développèrent dans les fosses nasales, gagnèrent rapidement en extension, de manière que les masses enlevées avec des pinces à polypes remplissaient le creux de la main. Peu de temps après, la racine du nez se gonfla, il survint une perforation des os et il se développa un fongus de la grandeur de la paume de la main. Il saignait fréquemment et s'élimina tout d'un coup en causant de vives souffrances. Le malade se remit et l'on aurait cru que la plaie en suppuration se cicatriserait, mais la répullulation du fongus commença de nouveau et le malade succomba à la suite d'accidents cérébraux. »

La troisième forme du cancer conjonctival, c'est le cancer mélanique, caractérisé par un aspect plus ou moins noirâtre, dû à une accumulation de pigment dans les cellules du néoplasme. Un cas intéressant de ce genre a été rapporté par MM. Warlomont et Testelin. La production cancéreuse resta dans ce cas longtemps confinée dans le tissu de la conjonctive.

Ordinairement le cancer mélanique, de même que le cancer médullaire, débute beaucoup plus fréquemment au fond de l'orbite, dans la cavité du globe ou dans l'épaisseur des paupières, que dans le tissu de la muqueuse.

Néanmoins on a observé le cancer mélanique débutant sur la conjonctive et nous reproduisons une de ces observations que nous empruntons à l'excellent manuel de M. Seitz (1).

« Un paysan, de cinquante et un ans, d'une constitution parfaite, s'aperçoit depuis un an qu'il est porteur d'une petite tache d'un rouge noirâtre au coin interne de l'œil, tache qu'il ne savait attribuer à aucune cause. Cette tumeur indolente était à peine visible au début, n'augmentait rapidement que depuis dix-huit mois. L'œil était un peu irrité et il y avait une augmentation dans la sécrétion. Lorsque le malade se présenta la première fois à l'hôpital de Tübingen, on constata dans l'angle interne de l'œil une tumeur mélanique de la grosseur d'une petite fève, d'un bleu noirâtre, semblable par la couleur à une rate foncée. La structure était un peu lobuleuse, avec un bord concave qui touchait la cornée lorsque le malade regardait droit devant lui. La tumeur adhérait déjà à la sclérotique et était réunie avec la partie interne de la paupière supérieure, en sorte qu'elle obstruait le point lacrymal supérieur. Ce ne fut que cette dernière partie de la tumeur qui, se propageant assez loin en haut sous la paupière supérieure, causa des difficultés pour l'opération. On parvint néanmoins à enlever complétement la tumeur.

(1) *Loc. cit.*, p. 99.

» Déjà dans les huit premiers mois après l'opération, trois récidives survinrent : la première se présenta sous forme de deux grains noirâtres de la grandeur d'une tête d'épingle, siégeant à la face interne de la paupière supérieure ; la seconde récidive montrait une tumeur grande comme une fève, située entre le globe et la paupière. Pour enlever cette dernière, il fallut fendre la paupière au milieu jusqu'à son bord orbitaire et la renverser en dehors, non-seulement pour mettre la sclérotique à découvert sur une grande étendue, mais aussi pour enlever une mince couche de cette membrane, vu qu'elle montrait déjà des points noirâtres.

» A l'occasion de la troisième récidive, il repoussa une petite tumeur au même endroit, qui fut facilement enlevée. Dans toutes ces opérations, le globe oculaire n'avait nullement souffert, et il n'en résulta d'autres inconvénients qu'un symblépharon partiel. On avait réussi à combattre le mal, mais il semble bien douteux qu'on puisse être sûr du succès pour l'avenir. L'examen microscopique du néoplasme démontrait de grandes cellules rondes composant la tumeur et contenant une quantité variable de molécules de pigment, ce qui donnait à la tumeur une couleur d'un ronge brun, d'une intensité variable sur différents points. »

Quant à ce qui regarde le traitement des affections cancéreuses de la conjonctive, nous n'avons qu'à insister sur ceci : que l'opération soit pratiquée le plus tôt possible, et qu'on tâche, autant que cela se pourra, de cacher la perte de substance pratiquée à la muqueuse par la réunion de la conjonctive attirée des deux côtés.

ARTICLE XIX.

AFFECTIONS DE LA CARONCULE ET DU PLI SEMI-LUNAIRE. ENCANTHIS

Dans le grand angle de l'œil on trouve un amas de glandes de Meibomius contenues dans une partie épaissie de la muqueuse, formant une petite bosselure rugueuse, garnie de cils très fins ; c'est ce qu'on nomme la caroncule lacrymale. A cette élévation située entre les points lacrymaux et le ligament palpébral interne vient aboutir un repli de la muqueuse connu sous le nom de pli ou membrane semi-lunaire. La caroncule contient quelquefois des glandes en acinus ; les follicules des poils implantés dans cette élévation de la muqueuse sont garnis de glandes sébacées d'un diamètre de $0^{mm},1$ à $0^{mm},15$ qui les entourent en forme de rosette. La sécrétion de cette partie de la muqueuse est très riche en graisse, destinée à empêcher l'écoulement des larmes.

Nous avons eu occasion de voir que la caroncule lacrymale de même que la membrane semi-lunaire, participe plus ou moins aux inflammations de la muqueuse dont elle constitue une partie intégrante; c'est aussi à tort qu'on a tenté de séparer leurs maladies de celles de la conjonctive en général. Le plus souvent l'état de la caroncule, son injection plus ou moins prononcée, son gonflement peuvent nous permettre de conclure sur l'état général de la muqueuse.

Nous avons vu que la caroncule et la membrane semi-lunaire sont les parties de la conjonctive sur lesquelles on rencontre principalement les végétations décrites sous le nom de polypes de la conjonctive.

Cette partie peut être prise d'un état infarcté de ses glandes et présenter alors une prédisposition à des inflammations réitérées (*encanthis calculosa*).

Le développement excessif des poils placés sur la caroncule a été quelquefois observé et décrit sous le nom de *trichosis carunculæ*. Il faut les arracher fréquemment pour débarrasser le malade d'une irritation permanente des yeux.

Après des inflammations chroniques de la muqueuse on peut observer un engorgement de la caroncule, décrit sous le nom d'*encanthis*. Cet engorgement cède facilement à un traitement convenable par des cautérisations légères et l'attouchement répété avec la teinture d'opium. On a distingué cette forme d'inflammation chronique de la caroncule comme *encanthis bénin* d'un *encanthis malin* produit par le développement de tumeurs (le plus souvent de mauvaise nature) dans cette partie de la muqueuse. M. Sichel (1) a publié une observation sous le titre d'*encanthis fongueux*, où il s'était formé une tumeur sanguine bien circonscrite sur la caroncule lacrymale.

L'aspect de la caroncule présentant souvent un gonflement très considérable, la possibilité de distinguer plus ou moins nettement les contours d'une tumeur, nous permettra facilement de séparer l'encanthis malin d'un simple état d'engorgement ou d'hypertrophie de cette partie de la muqueuse.

Nous avons à ajouter quelques mots sur un état inflammatoire localisé sur la caroncule lacrymale qu'on a désigné sous le nom d'*encanthis inflammatoire*. Cette maladie est fort rare et nous n'avons eu occasion de l'observer qu'une seule fois chez un homme âgé de quarante ans. Sa caroncule fut subitement prise d'une injection et d'un gonflement assez considérables; après deux jours il se forma un petit abcès qui s'ouvrit et l'inflammation disparut très vite. Comme nous n'avons pas observé le malade dès le début de la maladie, il nous fut impossible de savoir si cette inflammation localisée sur la caroncule n'avait pas été la suite de l'inflammation d'une glande infarctée.

(1) *Iconographie ophthalmologique*, p. 590 (pl. LIX, fig. 3).

M. Arlt (1) également remarque le peu de fréquence de l'encanthis inflammatoire. Cet auteur n'a observé qu'un seul cas de ce genre : « Une » jeune fille de neuf mois, en apparence d'une bonne santé, mais apparte- » nant à une mère très scrofuleuse, présenta, vingt-quatre heures après » une promenade, une rougeur de l'angle interne, de la photophobie et » du larmoiement. L'enfant accusait de vives douleurs. Le troisième jour, » l'œil gauche était fortement poussé en dehors, on trouvait dans le grand » angle une élévation d'un rouge clair de la grandeur d'une fève qui » atteignit plus tard le volume d'une noisette. Cette élévation occupait la » place de la caroncule et de la membrane semi-lunaire.

» Comme à cette époque je ne croyais pas à l'existence d'un encanthis, » vu que pendant six ans je n'en avais observé aucun cas, mon diagnostic » se porta sur le développement d'une tumeur cancéreuse dans cette » région, et je ne prescrivis aucun traitement, si ce n'est un régime sévère. » Après cinq jours la tumeur disparaissait, il semblait que du pus se fût » écoulé en partie. Le globe rentra à sa place normale et il ne restait » plus trace de la maladie. »

Un traitement antiphlogistique fera vite disparaître les symptômes d'inflammation. Quand on se sera convaincu qu'il y a suppuration de la partie enflammée, on pratiquera une ponction de la tumeur pour abréger le cours de la maladie.

(1) *Loc. cit.*, p. 172.

EXPLICATION DE LA PLANCHE I.

Fig. 1 et 2. — Corpuscules terminaux claviformes de la conjonctive bulbaire fraîche du veau, sans addition; grossissement, 350. *a.* fibre terminale; *b.* extrémité de cette fibre renflée en forme de massue ; *c.* noyau de l'enveloppe cellulaire : entre cette dernière et la fibre terminale se trouve la substance finement granulée, d'un aspect mat, qui forme le contenu principal du corpuscule terminal claviforme.

Fig. 3. — Corpuscule claviforme de la conjonctive bulbaire de l'homme, examinée trois heures après la mort, sans addition ; grossissement, 350. Les fibrilles nerveuses à double contour (*c*) marchent les unes à côté des autres, et après avoir formé un nœud entrelacé plusieurs fois, entrent dans le gros corpuscule. Des fibres terminales qui proviennent des fibrilles nerveuses à double contour, une se termine en *a* par un léger renflement, *bb.* sont des fibres latérales.

Fig. 4. — Corpuscule terminal claviforme de la conjonctive bulbaire de l'homme examinée huit heures après la mort, sans addition; grossissement 350. Dans ce corpuscule vient se terminer une seule fibrille nerveuse à double contour, sans donner d'autres embranchements : *a.* fibre terminale tortueuse ; *b.* terminaison de cette fibre en forme de massue ; *c.* substance finement granulée de corpuscule ; *d.* noyau de l'enveloppe cellulaire.

Fig. 5. — Follicule lymphatique de la face postérieure de la troisième paupière du cochon, examinée à l'état frais, sans addition, sous un grossissement de 120 diamètres.

Fig. 6. — Glande en acinus du cul-de-sac conjonctival de la paupière supérieure de l'homme. Le conduit excréteur (*a*) a une direction légèrement tortueuse et s'abouche en (*bb*) sur la surface libre de la conjonctive. Grossissement, 80.

Fig. 7. — Section perpendiculaire de l'anneau conjonctival du bord supérieur de la cornée chez l'homme ; grossissement, 250. L'œil avait séjourné pendant quelques semaines dans une solution aqueuse de bichromate de potasse, dans la proportion de 0,5 pour 100. La préparation est traitée par la soude, les tractus de tissu cellulaire de la conjonctive divisée (découverts par M. Manz) qui se prolongent sur le bord de la cornée, paraissent sous forme de papilles (*a*), entre lesquelles se trouve une couche épaisse d'épithélium pavimenteux stratifié (*bb*).

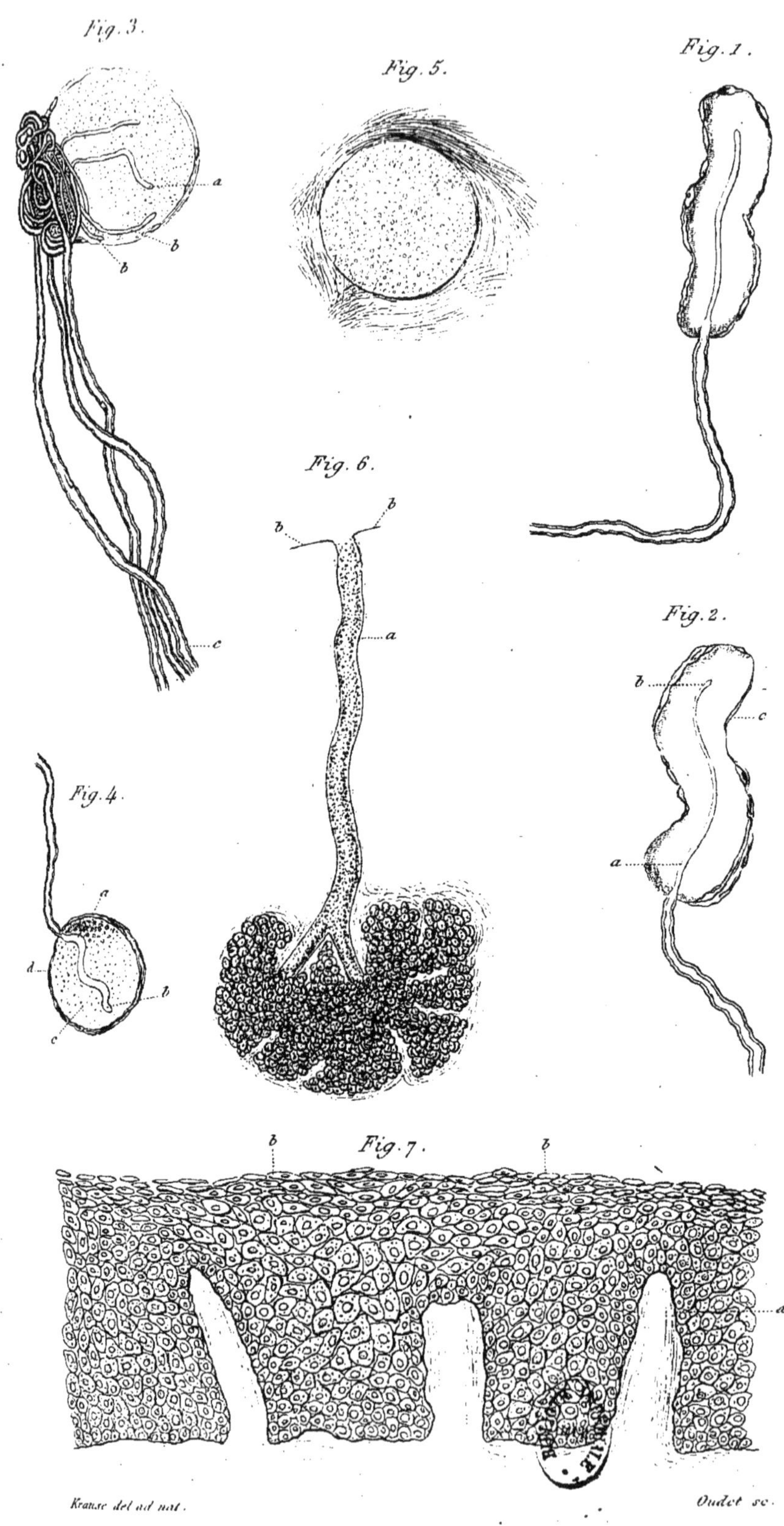

Fig. 3.
a
b
b
c
Fig. 5.
Fig. 1.
Fig. 6.
b
b
a
Fig. 2.
b
c
a
Fig. 4.
a
d
b
c
Fig. 7.
b
b
a
Krause del ad nat.
Oudet sc.

MALADIES DE LA SCLÉROTIQUE, DE LA CORNÉE, DE L'IRIS ET DE LA CHOROIDE.

ANATOMIE ET PHYSIOLOGIE

PAR M. W. MANZ, PROFESSEUR AGRÉGÉ A LA FACULTÉ DE FRIBOURG.

SCLÉROTIQUE ET CORNÉE.

Si l'œil doit sa forme sphérique aux milieux réfringents qui le constituent essentiellement, c'est surtout aux membranes qui l'enveloppent que revient le rôle de lui conserver cette forme. Parmi ces membranes, la plus externe est celle qui, par ses qualités physiques, est le plus propre à remplir ce but.

Depuis longtemps, les anatomistes et les physiologistes y ont considéré deux parties distinctes : l'une antérieure et transparente, la cornée ; l'autre postérieure, opaque et plus grande que la première, la sclérotique. L'ensemble de ces deux parties constitue pour les milieux de l'œil une enveloppe entièrement close, sauf dans le point où elle est traversée par le nerf optique. Toutefois, même en ce point, elle n'est pas, à proprement parler, perforée, car la sclérotique fournit là une expansion au travers de laquelle s'exprime, pour ainsi dire, le nerf optique, et elle se confond, d'autre part, avec la gaîne fibreuse de ce nerf. C'est pour ce motif que quelques auteurs ont pu, sans trop s'aventurer, regarder la sclérotique comme un épanouissement de la gaîne du nerf optique. Des deux parties de l'enveloppe extérieure, la cornée est la seule qui soit exposée, presque sans protection, à l'air libre, quand les paupières ne la recouvrent pas. La sclérotique est au contraire doublée, antérieurement par la conjonctive, puis lorsque cette dernière l'abandonne pour se réfléchir sur les paupières, par les annexes de l'œil et les parois de l'orbite.

Les attaches qui unissent la sclérotique aux parties voisines sont généralement très-lâches : elles n'offrent de résistance qu'au niveau de l'insertion des muscles extrinsèques et à l'entrée du nerf optique. Il ne faut pas attribuer cette résistance à l'interposition d'un tissu spécial, mais bien à la suraddition des éléments fibreux appartenant à la terminaison des muscles de l'œil et à la gaîne du nerf optique.

Le globe de l'œil est comme enchâssé dans une sorte de capsule fibreuse dont l'existence, parfaitement démontrée dans presque toute son étendue, reste néanmoins virtuelle en quelques points. Elle est formée, d'un côté, par la gaîne celluleuse qui accompagne le nerf optique dès son entrée dans l'orbite ; de l'autre, par le ligament tarso-orbitaire qui sera décrit avec les annexes de l'œil.

La face interne de cette capsule est lisse, et son aspect rappelle celui des synoviales. Elle adhère à la sclérotique par un tissu lâche qui ne se condense que vers la périphérie de la cornée. Elle est depuis longtemps connue sous le nom de capsule de Tenon. On décrit la slérotique comme une membrane fibreuse, et nous acceptons cette dénomination, si l'on nous accorde qu'elle n'est pas prise ici dans son acception la plus rigoureuse ; en effet, abstraction faite du nombre considérable des éléments élastiques qui s'y rencontrent, nous trouvons que la texture fibrillaire de la sclérotique est très-incomplète, et que sur différents points elle est à peine indiquée.

Les fibres qui constituent cette membrane diffèrent peu de l'élément fondamental du tissu cellulaire. L'épaisseur en est variable : à l'état frais, elles sont homogènes, un peu luisantes. Si on les déchire et qu'on les soumette à l'action des réactifs, de l'acide acétique par exemple, elles se fendillent aisément et se décomposent en un grand nombre de fibrilles. Cette décomposition n'est sans doute réelle qu'aux extrémités de la fibre déchirée, où se voient distinctement des fibrilles inégales ; il est probable qu'au centre de la préparation, la disposition fendillée qu'elle paraît affecter est due à une sorte de plissement du faisceau fibreux, en vertu d'une illusion d'optique assez fréquente.

Quant à leur direction, les faisceaux fibreux de la sclérotique sont le plus souvent rectilignes, sans flexuosités. Ces faisceaux se touchent et s'anastomosent sous des angles très-aigus. Ils forment ainsi des mailles plus ou moins grandes occupées tantôt, et c'est le cas le plus rare, par des vaisseaux, tantôt par d'autres faisceaux plus petits entrecroisés de la même façon. Ces amas de fibres que l'on pourrait, vu leur largeur, prendre sur quelques points pour des couches distinctes, suivent particulièrement deux directions qui sont parallèles l'une au méridien, l'autre à l'équateur du globe oculaire (en admettant pour l'œil un pôle à chaque extrémité de son axe antéro-postérieur). La première de ces dispositions n'est bien accusée que sur quelques parties de la sclérotique ; c'est principalement au second de ces modes d'arrangement qu'obéissent les fibres. Les couches équatoriales, dont les fibres ne suivent pas mathématiquement, il faut l'avouer, la direction que nous avons indiquée, sont en nombre prédominant au voisinage de la cornée et de l'insertion des muscles obliques dont les extrémités tendineuses s'enfoncent dans l'épaisseur de la sclérotique. Le point de départ des couches méridiennes se trouve au voisinage de l'orifice destiné au nerf optique, et de l'insertion des muscles droits.

D'après M. Lœwig, il ne faut pas, comme l'ont fait quelques auteurs, admettre l'existence d'agglomérations de fibres disposées en spirales. En général, il est impossible de suivre soit une couche, soit un faisceau de fibres sur toute une zone, ou même sur une étendue un peu notable de la sclérotique ; en sorte qu'on ne saurait isoler complétement un de ses éléments, ou, ce qui revient au même, le poursuivre depuis sa naissance jusqu'à sa terminaison.

En pratiquant des sections suivant les méridiens de la sclérotique, on voit que les fibres de cet ordre sont d'autant plus courtes et d'autant plus souvent interrompues par les faisceaux équatoriaux qu'on se rapproche plus du pôle postérieur. Comme on peut, en quelque sorte, prendre l'insertion du nerf optique pour origine de la sclérotique, il n'est pas surprenant que les éléments de cette enveloppe offrent en ce point leur plus haut degré de concentration, en sorte qu'elle atteigne à ce niveau son maximum d'épaisseur. Là cette épaisseur est de $1^{mm},26$; elle diminue à mesure qu'on l'envisage plus près du cercle équatorial du globe, derrière lequel elle n'est plus que de $0^{mm},45$; au delà elle augmente de nouveau, car la sclérotique est bientôt pénétrée par les tendons des muscles et le ligament tarso-orbitaire, ce qui ramène son épaisseur à $0^{mm},9$. Outre les fibres ou éléments fondamentaux du tissu cellulaire que nous présente la sclérotique, nous devons y signaler deux autres éléments anatomiques ; l'un accessoire constant du tissu cellulaire, l'autre qu'on y trouve fréquemment. Entre les faisceaux de fibres et dans ces faisceaux même se voient, en grand nombre, des corpuscules de tissu cellulaire pourvus de prolongements assez étendus qui s'anastomosent avec les prolongements des corpuscules voisins. Leur arrangement est loin d'être aussi régulier que dans la cornée. Ils semblent même manquer complétement sur quelques points. Ils n'ont d'importance en histologie que par leur rapport avec les réseaux de fibres élastiques qu'on trouve dans la sclérotique et dont ils constituent les points nodaux.

Les fibres élastiques de la sclérotique sont, en général, de la petite espèce, et forment le réseau à larges mailles dont il vient d'être question et dont sont enveloppés les faisceaux de fibres du tissu cellulaire. Ces fibres élastiques, au moins au voisinage de leurs points nodaux, semblent creusées d'un canal, ce que démontre leur aspect nacré quand on les examine par transparence, et leur couleur noire quand on les observe à l'aide de la lumière réfléchie (corpuscules couleur craie de Huschke). Sans doute, pendant la vie, ces réseaux élastiques servent de conduit à un plasma et représentent en quelque sorte des conduits nourriciers de la sclérotique. Cela est d'autant plus probable que cette membrane se caractérise par sa pauvreté en vaisseaux sanguins.

Les rares *vaisseaux* de la sclérotique naissent des vaisseaux ciliaires antérieurs et des musculaires : ceux-ci courent sur la face interne et sur la face externe de la sclérotique, en n'y fournissant que des branches grêles et disséminées. La rapidité surprenante avec laquelle guérissent les plaies de la sclérotique et se réparent les pertes de substance de cette enveloppe prouve suffisamment que la nutrition y est active ; mais ce fait ne s'expliquerait pas si l'on ne tenait compte que du réseau capillaire à larges mailles dont nous venons de parler. Il faut donc admettre l'existence d'organes de nutrition pluscomplets, et l'on peut considérer comme tels les corpuscules du tissu cellulaire et leurs prolongements anastomosés.

La sclérotique est encore moins pourvue de *nerfs* que de vaisseaux. Il y a plus : depuis que, récemment, la découverte de ces nerfs par M. Bochdalek a été contestée par plusieurs anatomistes (Arnold, Kölliker), l'existence n'en est pas démontrée. Toutefois l'absence complète d'éléments nerveux dans la sclérotique, au voisinage de laquelle il y en a tant, nous semble peu probable.

Le mode de réunion de la gaîne du nerf optique avec la sclérotique est digne d'arrêter notre attention (fig. 1). On sait que le nerf optique possède

Fig. 1 (*).

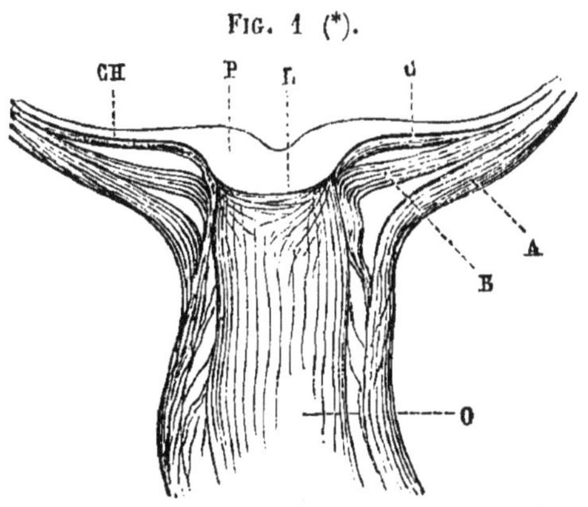

deux enveloppes : l'une externe, très-dense, composée de faisceaux de tissu cellulaire entrelacés ; l'autre interne, composée de mailles lâches

(*) Fig. 1. — O, nerf optique ; CH, choroïde ; P, papille ; L, lame criblée ; A, couche externe ; B, couche moyenne ; C, couche interne constituant essentiellement la lame criblée, bien que la choroïde participe par quelques fibres à la formation de la partie antérieure de cette lame. Les trois couches sont fournies par la gaîne externe du nerf.

semblables à celles du tissu cellulaire sous-cutané. Celle-ci naît de la face interne de la première par des faisceaux qui s'en détachent, et dont les fibres se désunissent pour pénétrer dans le nerf optique lui-même et se confondre avec le névrilème des faisceaux nerveux. La gaîne externe est la seule qui abandonne le nerf optique à son entrée dans l'œil, pour s'épanouir sur la face postérieure de la sclérotique et y former en s'épanouissant une sorte de zone (fig. 1, A); mais toutes les fibres de cette gaîne ne suivent pas ce trajet. Il en est qui se relient plus intimement au nerf optique (fig. 1, B), traversent avec lui l'orifice sclérotical externe, puis, se recourbant sous un angle plus ou moins droit, se perdent dans la sclérotique en y formant une seconde couche. Enfin les fibres les plus internes de la gaîne externe du nerf optique constituent sur la couche précédente une dernière couche (fig. 1, C), en même temps qu'elles donnent naissance à une bandelette tendue transversalement dans le nerf optique et représentant la membrane criblée.

La sclérotique et la cornée se continuent l'une avec l'autre sans interruption. Leur différence intime de texture est, comme le microscope le démontre, aussi faible qu'est grande leur différence d'aspect extérieur, et celle-ci est telle qu'on a longtemps regardé la cornée comme enchâssée dans la sclérotique à la façon d'un verre de montre. Tandis que l'histologie et l'embryogénie nous engagent à voir dans la cornée et dans la sclérotique une membrane unique, leurs différences physico-chimiques en font supposer de pareilles au point de vue de la structure. De cette discordance naîtra une étude remplie d'intérêt. Les relations qu'on a voulu trouver entre les fonctions optiques de la cornée, la texture de cette membrane et les singularités qu'elle présente, sont cause que la cornée est depuis longtemps l'objet des études les plus assidues et même d'une polémique ardente.

Nous distinguons, d'avant en arrière, dans la cornée, trois couches facilement séparables et de nature différente : 1° l'épithélium; 2° le tissu cornéen propre; 3° la membrane de Descemet, pourvue elle-même d'un épithélium à sa face postérieure. La couche propre de la cornée, de toutes la plus épaisse, est composée essentiellement de substance amorphe et des éléments de tissu cellulaire connus sous le nom de corpuscules de la cornée. La disposition qu'affectent ces corpuscules a été décrite par les uns comme lamelleuse, comme fibrillaire par les autres. On peut bien résoudre cette question sur une coupe pratiquée perpendiculairement à la surface de la cornée, mais il faut que cette coupe soit faite sans le moindre tiraillement. On voit alors nettement la substance homogène intercellulaire, puis les cellules et les prolongements anastomotiques qu'elles envoient. Ces cellules se présentent dans la section sous forme de stries ou de lignes ponctuées parallèles aux faces de la cornée. L'action des réactifs ou des moyens mécaniques qui altèrent l'un ou l'autre des éléments dont nous venons de parler, en en modifiant l'aspect, facilite singulièrement cette étude. Mais si l'on change les procédés de préparation, on obtient sous le microscope les figures les plus variées. La grande difficulté de ces recherches consiste à faire abstraction des altérations qu'on a dû faire subir aux éléments anatomiques de la cornée, pour saisir leur véritable arrangement. De là la divergence qu'on remarque dans les opinions des auteurs.

Si, par exemple, nous laissons la cornée se dessécher lentement, et si, après y avoir pratiqué des sections perpendiculaires, nous la soumettons à l'action de l'eau qui la gonfle, nous trouvons la cornée composée de bandelettes égales en largeur, claires et transparentes, qui, presque toutes, courent parallèlement à ses surfaces. Entre ces bandelettes sont des intervalles qui apparaissent sous forme de lignes fines et nettement accentuées, ou de fissures assez larges. Ces espaces sont ou complétement vides, ou occupés par de petits corpuscules ronds ou ovalaires, réfractant fortement la lumière, et quelquefois finement granuleux, sur la nature desquels on ne peut pas se prononcer. Les bandelettes claires ayant, suivant M. Kölliker, une largeur de $0^{mm},0045$ à $0^{mm},009$, peuvent représenter des fibres (faisceaux de fibres) ou des sections de lames. Cette dernière supposition s'appuie sur le parallélisme exact que ces bandelettes offrent sur la coupe, mais un examen plus attentif vient la combattre.

On voit, en effet, sur différents points, ces bandelettes se rapprocher les unes des autres, et se confondre de telle sorte que les supérieures viennent se perdre dans celles qui sont au-dessous, et inversement. La cornée n'a donc pas une structure lamelleuse telle qu'elle soit composée d'un certain nombre de couches faciles à isoler ou à distinguer les unes des autres. Quand on examine attentivement des sections faites sur une cornée desséchée, on observe çà et là, surtout vers les bords de la préparation, des lignes plus fines que les espaces interlamellaires, mais parallèles à ces derniers, et qui subdivisent les bandelettes dont il a été question. On les rencontre surtout vers la circonférence de la cornée où elles suivent une direction spéciale en formant des arcs obliquement dirigés de bas en haut vers la membrane de Bowman, dont nous aurons à parler et où elles semblent se perdre. Ce sont ces lignes que dernièrement M. J. Arnold (1) a, mais à tort, considérées comme des canaux, et nommées « fibres réticulées ». Elles n'ont assurément rien qui puisse les faire distinguer des autres éléments fibrillaires de la cornée.

(1) *Die Bindehaut der Hornhaut u. der Greisenbogen*. Heidelberg, 1860.

S'il faut avouer que ces diverses apparences dénotent une tendance de la substance intercellulaire à se fendiller horizontalement ; d'un autre côté, l'irrégularité des fissures du premier et du second ordre que nous avons signalées, et l'influence que le mode préparatoire employé exerce sur leur existence, nous démontrent qu'elles sont, au moins en partie, des produits artificiels et non des éléments constitutifs du tissu (fibrilles).

En effet, si l'on traite la cornée par certains réactifs, l'acide acétique ou l'acide pyro-acétique, par exemple, on obtient des résultats tout différents. Sur les coupes on ne voit alors ni lamelles, ni fibrilles, ou bien ces dernières sont à peine indiquées ; mais on observe, au sein d'une substance qui réfracte peu la lumière, des traînées de fibres courtes souvent interrompues, et présentant, d'espace en espace, des épaississements où se voient, dans un milieu finement granuleux, des noyaux fortement réfringents. Ce sont là les corpuscules de la cornée (1), commentés de bien des manières différentes ; mais dont l'existence n'est plus révoquée en doute par personne. Des sections horizontales donnent de leur forme une idée plus exacte. Sur de pareilles coupes on voit assez régulièrement disposées sur différents points de nombreuses cellules dont le corps est rempli d'une matière finement granuleuse (aspect dû peut-être à l'action du réactif), et contient un noyau assez grand. De ces cellules partent des prolongements plus ou moins longs, anastomosés avec ceux du voisinage, et qui forment des réseaux dont les points nodaux sont occupés par les cellules. Ces cellules sont en séries assez exactement parallèles, mais rattachées entre elles par les prolongements dont nous avons parlé. Parmi ces séries, celles qui traversent obliquement une coupe perpendiculaire pratiquée sur la cornée sont, il faut le reconnaître, bien moins nombreuses que celles qui la parcourent dans la direction de la surface. L'opinion des auteurs qui donnent à la cornée une structure lamelleuse, est fondée, non sans quelque raison, sur l'arrangement que nous venons de décrire.

Le nombre des cellules de la cornée varie selon que l'on considère tel ou tel point de son étendue : ainsi, au voisinage de ses surfaces, il est plus considérable que dans la partie moyenne. Selon M. Langhans, la circonférence de la cornée serait très-riche en cellules, et elles enverraient là plus de prolongements ascendants et descendants que partout ailleurs.

De nouvelles recherches basées sur l'action des sels d'argent ont donné naissance à de nouvelles vues sur la composition intime du tissu cornéen,

(1) W. His, *Beiträge zur normalen und pathologischen Histologie der Cornea*. Bâle, 1856.

mais non sans augmenter encore la divergence des opinions sur cette matière. La figure 2 de la planche II représente une section horizontale de la cornée, traitée, selon la méthode de M. de Recklinghausen, par une solution très-diluée de nitrate d'argent. La masse intercellulaire de la cornée a pris ainsi une teinte brunâtre due à un dépôt d'argent réduit dans son épaisseur. Au contraire, les cellules, où le dépôt ne s'est pas produit, ont conservé leur transparence et leur forme exacte, ainsi que celle de leurs prolongements.

Selon M. de Recklinghausen, ces figures, demeurées transparentes, ne seraient pas, comme M. His l'a proclamé tout d'abord, les cellules de la cornée, mais elles composeraient un système canaliculaire très-développé qui traverserait la cornée dans toutes les directions, et qui contiendrait lui-même les cellules. Les dernières publications de M. His (1), qui, après avoir étudié soigneusement l'action du nitrate d'argent, a démontré expérimentalement qu'il n'existe aucune paroi séparée du corps de la cellule, ont fortement ébranlé les assertions de M. de Recklinghausen, et nous sommes en droit de repousser un « système canaliculaire » différent de celui que constituent les cellules et leurs émanations.

Quant aux caractères chimiques du tissu de la cornée, nous signalerons ce fait, qu'il donne par la coction une chondrine caractéristique facile à différencier des autres variétés, en ce qu'elle se redissout, selon M. His, dans un excès de tous les réactifs qui la précipitent. La sclérotique, au contraire, donne de la gélatine comme le tissu cellulaire.

Entre la face antérieure de la cornée et son épithélium se trouve la lame élastique antérieure (Reicher et Bowman). Aujourd'hui encore, on doute que cette membrane ait une existence indépendante : elle est, tout au moins, bien plus rudimentaire que la membrane de Descemet. Sur des sections perpendiculaires de la cornée, et qui n'ont subi l'action d'aucun réactif, cette couche apparaît sous la forme d'un contour très-délié, lisse, net et immédiatement sous-jacent à l'épithélium ; elle n'est pas séparée du tissu cornéen qu'elle recouvre ; mais quelquefois sur les bords de la préparation elle apparaît avec l'aspect d'un lambeau hyalin isolé. Plusieurs auteurs la rangent parmi les membranes élastiques ; mais M. Arnold, qui l'a traitée par l'acide nitrique concentré, la regarde comme analogue à la « *basement membrane* » des muqueuses. Selon lui, son épaisseur mesure $0^{mm},0045$ ou $0^{mm},0011$. Comme il l'indique, son bord se perd dans le tissu propre (*tunica propria*, *basement membrane*) de la conjonctive bulbaire. Mes propres recherches m'ont montré cette même membrane se perdant, au

(1) *Ueber die Einwirkung des salpetersauren Silberoxydes auf die Hornhaut* (*Schweiz. Zeitschr. f. Heilkunde*, t. II).

moins, vers les bords supérieur et inférieur de la cornée, d'une manière analogue à la membrane de Descemet, en se dissociant au sein du tissu cellulaire de la conjonctive.

Son rôle physiologique paraît borné à la vie intra-utérine, pendant laquelle elle constitue pour la cornée une véritable conjonctive qui la recouvre complétement. Peu après la naissance, il n'en reste plus que l'épithélium et la trame élastique, trame dont l'union avec le tissu de la cornée est intime.

La membrane qui forme le feuillet postérieur de la cornée (membrane de Demours ou de Descemet) est bien plus indépendante. Non-seulement, sur des sections faites perpendiculairement à une cornée fraîche, on voit cette membrane limitée par un double contour très-nettement accusé, mais encore on peut, vers les bords, l'isoler par petits lambeaux qui se recroquevillent rapidement. La concavité de ces lambeaux est alors tournée en sens inverse de la concavité de la cornée. On voit donc que cette membrane a une grande tendance à revenir sur elle-même en portant ses bords en avant. Cette propriété contribue singulièrement à la maintenir tendue. A sa surface et sur les sections qu'on y pratique perpendiculairement, la membrane de Descemet est luisante, transparente et parfaitement homogène, bien qu'elle puisse offrir des rides. Son épaisseur varie entre 0mm,012 et 0mm,018. Nous devons la ranger parmi les membranes vitrées. Elle présente une certaine roideur et assez de fragilité; sa transparence résiste à tous les réactifs; mais si l'on soumet la cornée à une coction prolongée ou à l'action des alcalis, la membrane de Descemet s'en détache facilement. Souvent, par suite d'une altération sénile, on voit s'y produire une sorte d'excroissances verruqueuses, caractère qu'elle partage d'ailleurs avec la plupart des membranes vitrées.

Vers la circonférence de la cornée, la disposition de cette membrane nous offre à signaler quelques particularités. Là, elle s'épaissit et paraît sillonnée de lignes et de fentes qui correspondent sans doute à une structure lamelleuse et fibrillaire. C'est sur sa face antérieure que cette disposition est le plus remarquable; sa face postérieure, en effet, reste homogène dans une plus grande étendue. Elle doit la structure que nous venons de signaler à des fibres formant un réseau dont les mailles sont plus ou moins larges, fibres sensiblement polyédriques, plus rarement arrondies. On en distingue deux sortes. Les unes sont larges, luisantes, à contour inégal, çà et là onduleuses et s'adossant assez souvent presque perpendiculairement les unes aux autres, par des surfaces triangulaires. Ces surfaces triangulaires d'insertion sont souvent amincies, quelquefois comme interrompues, et l'on dirait que l'extrémité de la fibre est divisée au niveau de son adossement à la fibre voisine. En ce point, on aperçoit souvent une cellule épithéliale isolée. Les fibres de la seconde espèce sont fines, forment un lacis à mailles plus étroites en se rencontrant sous des angles aigus, et affectent plus souvent que les précédentes une disposition flexueuse.

Lorsqu'on examine l'origine de ces fibres à la surface de la membrane de Demours (pl. II, fig. 1), elles forment d'abord dans la couche épithéliale de très-faibles reliefs, de plus en plus sensibles, qui rayonnent vers la circonférence de la cornée, puis s'anastomosent en augmentant d'épaisseur. En ce point la couche épithéliale cesse : les plus volumineuses de es fibres sont les postérieures, les antérieures sont plus fines. Toutes les fibres que nous venons d'étudier et de voir former au pourtour de la cornée un double réseau, traversent une sorte d'anneau tendineux (*annulus tendinosus* de Döllinger) (pl. II, fig. 1, *b*), lui-même formé de fibres circulaires inégales provenant de la membrane de Demours, et adossé à la paroi profonde du canal de Schlemm, qu'il constitue en partie. Sur un grand nombre de points, les fibres radiées se réunissent aux fibres de cet anneau. Dans ce cas, des fibres voisines de l'un ou l'autre bord de cet anneau s'en détachent et cessent d'être circulaires pour devenir radiées. Une partie des fibres rayonnées qui naissent, comme nous l'avons vu, sous l'épithélium de la membrane de Descemet, traversent l'anneau tendineux pour se réfléchir sur l'iris. Elles sont plus fortes et plus épaisses que celles qui se perdent dans l'anneau tendineux lui-même pour en augmenter la résistance.

Au niveau de l'iris et jusqu'à une certaine distance de l'anneau tendineux, il s'ajoute à ces fibres des cellules à noyau qui constituent pour cette portion de l'iris une sorte d'épithélium. Toutes ces fibres, nées, soit du pourtour de la membrane de Descemet, soit de l'anneau tendineux, qui se terminent à la surface de l'iris, composent ce qu'on a nommé *ligament pectiné iridien* (pl. II, fig. 1, *c*). On discute encore sur sa nature histologique, car les uns veulent y voir du tissu cellulaire simple, et les autres du tissu élastique. Il en est enfin qui lui attribuent un caractère *sui generis*. MM. Bowman et Henle prétendent, mais sans doute à tort, que la portion iridienne du ligament pectiné est composée de tissu cellulaire, tandis que tout le reste est formé de fibres élastiques. La réunion intime de ces deux portions ne saurait justifier leur manière de voir. On accepterait plus volontiers l'opinion mixte de M. Kölliker, pour lequel les éléments du ligament pectiné sont intermédiaires aux fibres des tissus cellulaire et élastique. Sans doute l'existence et la structure particulière de ce ligament pectiné sont de la plus haute importance dans le mécanisme de l'accommodation, surtout si l'on arrive à démontrer qu'il est composé de fibres élastiques. En faveur de cette hypothèse plaident fortement des recherches récentes d'anatomie comparée, grâce auxquelles l'existence d'éléments élastiques dans ces parties a été péremptoirement démontrée chez les oiseaux et les amphibies.

La face postérieure de la membrane de Descemet n'est couverte que d'une simple couche d'épithélium pavimenteux, dont les cellules très-exactement hexagonales forment des séries régulières. Leur diamètre est de $0^{mm},012$ à $0^{mm},02$. Le contenu en est clair et transparent, et elles renferment un noyau central de $0^{mm},007$ à $0^{mm},011$. Comme nous l'avons dit, la couche épithéliale cesse d'être continue au niveau de la circonférence où la membrane de Descemet commence à fournir les fibres du ligament pectiné. On trouve encore çà et là des cellules épithéliales rondes et fusiformes sur ce ligament et à la surface de l'iris où elles se perdent.

L'*épithélium* de la face antérieure de la cornée n'est que la continuation de celui de la conjonctive bulbaire et en conserve tous les caractères. Il est pavimenteux, épais de $0^{mm},046$ à $0^{mm},12$. Les cellules les plus profondes de cet épithélium, c'est-à-dire celles qui sont situées directement au devant de la lame élastique antérieure, sont allongées sans être parfaitement cylindriques; les moyennes sont arrondies, enfin les plus superficielles aplaties et en forme de paillettes. Cette couche présente sa plus grande épaisseur vers la circonférence de la cornée, et l'on y voit, en haut et en bas de cette circonférence, les tractus cellulaires que nous avons décrits (pl. I, fig, 7), et qui vont de la conjonctive bulbaire à la cornée.

Si l'on examine au microscope la jonction de la sclérotique avec la cornée, on est loin de trouver entre ces deux membranes autant de différence que pourrait en faire supposer l'aspect extérieur qu'elles présentent. On remarque d'abord que les fibres méridiennes de la sclérotique deviennent de plus en plus parallèles entre elles, tandis que les fibres équatoriales se rapprochent de plus en plus de la face profonde, en formant des faisceaux très-déliés et très-nombreux qui s'entrecroisent avec les premiers. Sur des sections très-fines faites perpendiculairement à la surface du globe oculaire, on remarque que la cornée, en passant à l'état de sclérotique, perd insensiblement de sa transparence, diminue assez brusquement d'épaisseur, et souvent se charge, comme il arrive chez beaucoup d'animaux, de corpuscules de tissu cellulaire pigmentaire. Au reste, la sclérotique et la cornée se confondent fréquemment suivant une ligne oblique très-nette.

Dès que la cornée se détache de la sclérotique, on y voit apparaître un grand nombre de corpuscules cornéens qui bientôt affectent des dispositions linéaires, mais c'est sur l'*homogénéité parfaite de la substance intercellulaire* que reposent la différence essentielle du tissu cornéen et du tissu sclérotical et la parfaite transparence du premier. Au voisinage de l'union que nous venons de décrire, et un peu en arrière, est le canal de

Schlemm, canal vasculaire, probablement veineux et quelquefois incomplétement fermé.

Ce canal, dont parle Albinus, a été oublié ou confondu avec d'autres canaux du voisinage (canal de Fontana, canal d'Hovius), puis de nouveau tiré de l'oubli par Schlemm (1): sur des sections perpendiculaires, il nous offre une fente ovale souvent très-étroite, sans trace d'épithélium (pl. III, fig. 1, *cs*). D'après les recherches les plus récentes de M. Lœwig, ce canal serait creusé dans l'épaisseur de la sclérotique même, tandis que la plupart des auteurs veulent que sa paroi postérieure en reste indépendante et soit formée d'une membrane particulière qui représenterait l'anneau tendineux dont nous avons parlé. D'un côté, l'existence dans ce canal de la tunique interne des veines et l'absence d'épithélium plaident contre ceux qui n'y veulent voir qu'un produit artificiel, mais d'un autre côté, la part qu'il peut prendre à la circulation de la sclérotique et de l'iris, en recevant les veines qui en sortent, n'est pas encore démontrée. La description de ce canal est importante à cause des rapports qu'il affecte avec le muscle ciliaire et l'iris, sur lesquels nous aurons à revenir.

La grande question des *vaisseaux* de la cornée, qui a fourni la matière de discussions interminables, est entrée dans une phase nouvelle, depuis que nous savons que cette membrane se nourrit, en partie, aux dépens de ses éléments cellulaires propres. En effet, c'est par ces cellules et par l'humeur aqueuse qu'y arrivent les matériaux de nutrition. La croyance à des vaisseaux séreux a été bien ébranlée depuis que M. His a démontré que dans un espace de temps très-limité, les cellules peuvent subir une transformation qui les constitue en vaisseaux. L'impulsion donnée aux études qui avaient pris pour objet la recherche de ces vaisseaux séreux s'est donc singulièrement ralentie.

D'après la plupart des auteurs, les vaisseaux sanguins de la cornée étaient trop peu nombreux pour nourrir cette membrane. On admettait donc l'existence d'autres vaisseaux communiquant directement avec les premiers, mais dont le calibre ne permettait pas le passage des globules rouges. Cette opinion s'appuyait sur des injections incertaines et sur des faits anormaux, et était, par conséquent, très-discutable ou entièrement fausse. Des différentes couches vasculaires qu'on admettait pour la cornée deux seulement nous paraissent acceptables, et encore leur séparation ne s'effectue qu'en dehors de cette membrane. L'une, superficielle, émane de la conjonctive bulbaire, l'autre de la sclérotique. Celle-ci naît des vaisseaux musculaires et en partie des vaisseaux ciliaires antérieurs. A l'état normal, on ne voit de vaisseaux dans la cornée que dans le tiers antérieur, ou au

(1) H. J. Halbertsna, *Zur Geschichte des Can. Schlemmii.*

plus dans la moitié antérieure de son épaisseur, et chez l'homme ils ne pénètrent pas au delà de 3 millimètres. Ces vaisseaux ont la structure des capillaires et se recourbent en anses après une certaine étendue de leur trajet. Chez quelques animaux et chez l'embryon, le parcours qu'ils fournissent dans la cornée, avant de former des anses, est plus considérable que chez l'adulte. En outre, à l'épaisseur de la conjonctive cornéenne, chez l'embryon, correspond un réseau vasculaire important qui chemine à la surface de la cornée. Ces vaisseaux disparaissent plus tard avec la conjonctive cornéenne elle-même, non que l'afflux du sang y diminue, mais par suite du rétrécissement de leur calibre et d'une métamorphose rétrogressive qui, comme l'indique M. His, coïncide avec la production du pigment. L'existence des lymphatiques de la cornée est encore une question pendante, attendu que les observations, soit anciennes, soit récentes, n'ont pu la mettre hors de doute (Kölliker, His, Teichman).

Au contraire, nous possédons sur les *nerfs* des connaissances exactes, grâce aux travaux de M. His (1) et aux recherches plus nouvelles encore de M. Sämisch (2). Selon ces auteurs, dont les indications concordantes ont été contrôlées par d'autres observateurs (Kölliker, Coccius, Arnold), les nerfs de la cornée viennent, soit de la conjonctive bulbaire, soit des nerfs ciliaires, et forment des filets très-nombreux dont le contour, d'abord double, devient unique après leur première division, comme sur d'autres points du corps (tunique sous-muqueuse du tube intestinal). Ces filets nerveux, très-pâles, présentent, à l'origine de leur parcours, de nombreux noyaux placés dans l'épaisseur d'un névrilème extrêmement mince. Ces noyaux deviennent de plus en plus rares ; la fibre pâlit, se divise dichotomiquement, en sorte que les deux branches de bifurcation courent en en sens inverse l'une de l'autre. Les filets nerveux secondaires s'anastomosent entre eux, formant ainsi un réseau placé très-superficiellement dans la cornée, et où M. His et quelques auteurs voient la terminaison des nerfs qui le composent.

M. Sämisch a observé que non-seulement ces filets secondaires s'anastomosent entre eux, mais qu'il y a déjà des communications entre les filets du premier ordre. Il pense que le plexus terminal n'est pas constitué par les filets à noyaux de M. His, mais bien par un réseau formé de divisions encore plus petites. Déjà nous avons cru devoir repousser l'opinion qui regarde ces réseaux comme la terminaison des nerfs, car nous en avons vu émaner des filaments pâles et très-déliés qui ne s'ana-

(1) *Beiträge*, etc.

(2) *Beiträge zur normalen u. pathologischen Anatomie des Auges*. Leipzig, 1862.

stomosent pas et cessent après un certain trajet. Cette assertion est encore appuyée des observations de M. Krause (1). Enfin M. Kühne (2) se prononce aussi contre des plexus terminaux. Il regarde les extrémités libres comme appartenant à l'ordre des nerfs moteurs et communiquant avec les émanations des corpuscules de la cornée. Les renflements triangulaires qui forment les points nodaux des plexus nerveux, et que M. Coccius a regardés comme de véritables ganglions, ne sont pour M. Sämisch que des renflements des fibres primitives.

Les nerfs de la cornée sont, suivant la plupart des auteurs, peu abondants et leur répartition est limitée à la moitié antérieure de l'épaisseur de cette membrane. M. Kühne est le seul qui croie en avoir observé dans toute son étendue. Cette opinion semble repoussée par ce fait, que dans l'opération de la cataracte la section n'est douloureuse qu'au moment où l'instrument commence à pénétrer dans la cornée.

Entre l'étude histologique de la cornée et la description de sa forme, nous placerons quelques considérations générales et pratiques sur la conformation et les dimensions du globe oculaire envisagé dans sa totalité.

On peut dire, sauf à faire ensuite certaines réserves, que l'œil est sphérique ; mais cette indication n'est réellement exacte que pour l'œil de l'enfant. Les sections longitudinales et transversales donnent chez lui une circonférence, tandis que chez l'adulte la cornée se sépare nettement de la sclérotique ; et, pour nous servir d'une comparaison qu'on a vulgarisée, s'y trouve enclavée à la façon d'un verre de montre. Il faut donc que le développement de la sclérotique surpasse sensiblement celui de la cornée; en effet, la sclérotique est celle des deux membranes qui s'accroît le plus, et cet accroissement est en rapport avec l'augmentation de volume du contenu de l'œil et le développement considérable des muscles extrinsèques.

C'est aux muscles intrinsèques (muscle ciliaire, etc.) qu'est due la séparation nette des deux membranes et la correspondance exacte de cette séparation physique avec le point où la sclérotique et la cornée se fusionnent l'une dans l'autre (pl. III, fig. 1, *f*).

La mensuration des diamètres du globe oculaire est fort difficile, car l'œil a perdu, après la mort, sa tension naturelle, par l'évacuation de ses vaisseaux sanguins et par l'évaporation de ses humeurs. Il faut donc opérer, comme M. Krause l'a fait, sur des yeux très-frais, ou, à l'exemple de M. Brücke, en rendant aux yeux une tension artificielle. Pour cela, ce physiologiste introduit par le nerf optique une canule qu'il met en commu-

(1) W. Krause, *Die terminalen Körperchen*. Hanover, 1860.

(2) *Gazette hebdomadaire*, IX, 15.

nication avec un tube perpendiculaire à sa direction, et dans lequel il verse une colonne d'eau d'environ $0^m,4$.

Les diamètres de l'œil, d'après M. C. Krause, sont les suivants :

	Millim.
Axe de l'œil. Prolongement de l'axe du cristallin jusqu'à la cornée en avant et jusqu'à la sclérotique en arrière	24,37
Diamètre transversal..................................	24,6
Diamètre vertical.....................................	23,8

Nous n'avons pas besoin d'ajouter que ces dimensions subissent des variations personnelles très-notables. Après un grand nombre de mensurations, M. Sappey a trouvé qu'il faut pour l'œil de la femme, déduire de ces différents diamètres 1 millimètre ou $1^{mm},5$.

A côté de ces détails sur la conformation extérieure de l'œil, il en est qui concernent la cornée et qui nous intéressent à cause de leurs rapports avec les fonctions optiques. On a longtemps regardé comme impossible d'apprécier sur le vivant la configuration précise de la cornée, et de se rendre compte des variations individuelles qu'elle présente, variations non moins importantes. Après bien des essais plus ou moins infructueux, M. Helmholtz est parvenu, à l'aide de son ophthalmomètre, à déterminer rigoureusement la forme de la cornée pour un cas donné. S'il faut avouer que cet instrument a principalement servi à élucider les questions « d'optique physiologique », il a, d'un autre côté, comme le démontrent les recherches récentes de M. Knapp (1), rendu d'excellents services, pour bien déterminer des anomalies pathologiques d'un examen très-difficile. La méthode de M. Helmholtz a sur les autres le triple avantage d'être plus précise, indépendante de la distance de l'objet que l'on fait réfléchir sur la cornée, et des mouvements inévitables de la tête du sujet.

Le bord de la cornée se rapproche, chez l'enfant, d'une circonférence ; mais elle s'en éloigne bien chez l'adulte, et cela par suite de la diminution du diamètre vertical, causée par un développement en largeur du limbe conjonctival. Voici, selon M. Krause, les diamètres de la cornée.

	Millim.	Millim.
Diamètre transversal...............	11,28	11,85
Diamètre vertical..................	9,6	11,2

Les recherches de M. Helmholtz sur la courbure de la cornée ont prouvé qu'elle est à peu près celle d'un ellipsoïde, dont le demi-grand axe mesurait, chez un sujet, $13^{mm},027$, et le demi-petit axe, $9^{mm},777$.

(1) *Archiv für Augenheilkunde*, t. VIII, A. 2.

Dans plusieurs cas, le centre de la surface externe de la cornée coïncidait avec le point culminant de l'ellipsoïde, tandis que l'axe visuel tombe toujours un peu en dedans de l'extrémité du grand axe. Au voisinage du centre les deux faces de la cornée sont sensiblement parallèles, et en cet endroit le rayon de courbure mesure $7^{mm},338$. Les deux faces s'éloignent rapidement à mesure qu'on se rapproche de la circonférence de la cornée, au point que son épaisseur peut augmenter de $0^{mm},903$ à 1 millimètre.

Chez l'enfant, ces rapports sont bien variables ; en sorte que la cornée peut être aussi épaisse et même plus épaisse au centre qu'à la circonférence.

IRIS ET CHOROIDE.

La seconde enveloppe des milieux de l'œil est incomplète et représente une membrane vasculaire. On y distingue, à la simple inspection, deux parties : l'une postérieure, appliquée sur la sclérotique, la choroïde ; l'autre antérieure, qui se dégage des enveloppes externes, l'iris. Les éléments anatomiques de ces deux parties ont une si grande analogie, que, même en négligeant toute notion embryogénique, on peut les considérer comme constituant une membrane unique. Cependant l'arrangement de ces éléments et la proportion suivant laquelle ils sont répartis, y ont fait admettre des différences notables. La trame ou stroma de la choroïde est un tissu intermédiaire au tissu cellulaire et au tissu élastique. Sur les divers points de cette membrane, soit l'un, soit l'autre de ces caractères prédomine.

Ce tissu se compose de cellules pourvues de prolongements multiples (pl. II, fig. 3), qui forment des réseaux à mailles étroites et élégantes, comme on en rencontre dans d'autres parties du tissu cellulaire. Toutefois ces cellules se distinguent des cellules ordinaires du tissu cellulaire, en ce qu'elles sont pigmentaires. Outre un noyau, on y trouve des granulations de pigment, noirâtres ou brunâtres, en quantité variable : quelquefois la cellule en semble complétement remplie de manière à ne laisser de libre que l'espace destiné au noyau ; tandis que dans d'autres cas, la cellule, vue par transparence, semble presque complétement incolore, et ne contient que très-peu de granulations pigmentaires. Les cellules de cette dernière variété sont intermédiaires aux précédentes et aux cellules du stroma de la choroïde complétement dépourvues de pigment, chez lesquelles nous distinguerons encore deux espèces différentes. La première offre la même configuration que les cellules pigmentaires ; mais ne contient pas de pigment : elle est donc très-voisine de la cellule ordinaire du tissu cellulaire; la seconde, beaucoup plus rare, affecte une forme arrondie, manque de prolongements et de noyaux et offre un contenu finement granuleux. Ces derniers éléments de la choroïde, dont le caractère histologique est encore inconnu, et qu'on a longtemps regardés comme des produits pathologiques, sont constants, si l'on s'en rapporte aux travaux les plus récents ; mais n'ont pas de rapport visible avec les autres éléments de la choroïde. La dimension moyenne des cellules pigmentaires du stroma est de $0^{mm},018$ ou de $0^{mm},045$ dans leur plus grand diamètre. Il faut remarquer que les plus grandes cellules de cette espèce se trouvent dans la choroïde au voisinage de la sclérotique. Les émanations des cellules, multiples pour chacune d'elles, et qui, nous l'avons vu, forment des réseaux qui s'anastomosent, possèdent, malgré leur finesse excessive, une certaine rigidité qui les rapproche, pour l'aspect, des fibres élastiques. Il faut avouer que ces réseaux de la choroïde, observés sur des préparations obtenues au moyen du chromate de potasse, font l'effet de réseaux élastiques. La réunion des fibres sous un angle le plus souvent très-aigu est pour beaucoup dans cet aspect. Tandis que ces fibres paraissent pleines, il est probable qu'elles sont creuses, au moins au voisinage des cellules. En faveur de cette opinion plaident : 1° des observations curieuses faites sur les animaux, où l'on voit dans ces émanations un mouvement évident des granulations pigmentaires ; 2° l'existence chez l'homme des mêmes granulations dans ces prolongements.

Quelquefois l'aspect pigmenté qu'ils présentent s'interrompt brusquement, comme si la fibre cessait tout à coup d'être canaliculée. La répartition des cellules et les anastomoses de leurs émanations se font, en général, dans un même plan, de sorte qu'on peut détacher plusieurs couches du stroma de la choroïde. C'est par suite de cette particularité de structure, qu'est nécessaire la présence de la substance intercellulaire, autre élément du tissu choroïdien. Lorsqu'on observe le réseau des cellules avec un grossissement considérable, sur les replis formés par l'extrémité d'un lambeau de ce réseau, on voit, d'après la régularité de l'entrelacement et la courbure des fibres, qu'elles sont maintenues par une substance homogène interposée entre elles, et que les mailles du réseau ne sont pas libres. Çà et là apparaît dans l'une d'elles une ligne très-fine due certainement au plissement de cette membrane amorphe ; ou bien on y voit l'extrémité d'une fibre qui s'y perd insensiblement, mais reste fixée dans le plan du réseau. Cette trame à laquelle sont accolées les cellules est donc formée d'une substance intercellulaire très-mince, tout à fait dépourvue de structure particulière et parfaitement homogène. Elle gagne en épaisseur vers les couches internes de la choroïde. C'est là qu'elle acquiert complétement les caractères et surtout les propriétés chimiques d'une membrane élastique; tandis que les éléments cellulaires, surtout les cellules pigmentaires réticulées perdent de leur nombre et de leur volume, et sont remplacées par de petites cellules à noyaux et à prolongements très-courts. Ces dernières disparaissent elles-mêmes bientôt, et il ne reste à la face interne qu'une masse homogène, offrant çà et là des noyaux, et sillonnée par des vaisseaux.

D'après les dernières recherches de M. H. Müller, la choroïde contiendrait du tissu cellulaire type. Il l'a rencontré sous la forme habituelle de faisceaux entrelacés, et présentant les réactions caractéristiques. Nos propres recherches nous ont montré que ce tissu se trouve ordinairement au voisinage des gros vaisseaux, à la tunique adventice desquels il paraît s'appliquer. Vers la face externe, près de la sclérotique, le stroma de la choroïde conserve son caractère. Les cellules seules deviennent moins nombreuses; les fibres plus longues, plus fines, et résistant moins à l'action des réactifs, forment des mailles plus larges. Autrefois on désignait cette partie de la choroïde sous le nom de *lamina fusca*, mais à tort; car l'histologie nous apprend qu'elle n'est pas indépendante. Il arrive cependant que ses couches externes offrent, dans un certain nombre de cas, l'apparence d'une membrane continue et non celle d'une simple couche de tissu cellulaire lâche. Elle constitue, si nous pouvons nous exprimer ainsi, le lit des vaisseaux et des nerfs qui se rendent à l'iris, et varie d'épaisseur suivant les sujets. Cette couche se termine, en avant, au muscle ciliaire, et, en arrière, se perd insensiblement vers l'insertion du nerf optique.

Dans ce tissu que nous venons de décrire comme prédominant dans la choroïde, et dont les caractères oscillent entre ceux du tissu cellulaire et du tissu élastique, se trouvent d'autres éléments, des vaisseaux, des nerfs et des muscles. Les premiers s'y rencontrent en si grand nombre, et y offrent un arrangement si singulier, qu'ils lui ont valu la dénomination de membrane vasculaire (*tunica vasculosa*). Selon la répartition et la disposition de ces *vaisseaux*, on les distingue en deux, trois ou plusieurs couches. Nous en restreindrons le nombre à trois. Les artères émanent des ciliaires courtes postérieures, qui, au nombre de vingt et plus, émanent de l'artère ophthalmique. Elles se groupent autour du nerf optique, et à une distance plus ou moins grande de son entrée dans le globe oculaire, elles perforent la sclérotique pour se diviser dichotomiquement et se distribuer rapidement. Leur première division est déjà située dans la choroïde. Les branches qu'elle fournit n'ont pas toutes la même distribution. Les unes, après s'être plusieurs fois divisées, se transforment directement en veinules, c'est le plus petit nombre; la plupart forment de leurs ramuscules une couche particulière dont nous aurons encore à parler et d'où naissent les capillaires. Elles fournissent enfin une troisième couche vasculaire nommée chorio-capillaire ou *membrana ruyschiana.*

Comme nous avons déjà eu occasion de le dire, la couche la plus interne du stroma de la choroïde a perdu presque tous les caractères distinctifs du tissu choroïdien. Elle n'est plus formée que d'une membrane homogène, douée d'une grande rigidité, dans laquelle les capillaires circulent comme s'ils étaient creusés dans son épaisseur. Il peut même arriver que, dans certaines conditions pathologiques, survienne la destruction de la paroi de ces vaisseaux. Le nombre des vaisseaux de la chorio-capillaire est tel, que l'espace qu'ils occupent l'emporte sur celui qu'ils laissent entre eux; leur diamètre est généralement de $0^{mm},009$ et plus, tandis que les interstices ne mesurent que $0^{mm},006$ ou $0^{mm},001$. Ainsi la chorio-capillaire injectée et observée à un très-faible grossissement a une teinte rougeâtre uniforme; avec un grossissement plus considérable, les interstices laissés par les capillaires apparaissent entre eux sous forme de petits îlots.

Quant à la structure des vaisseaux, on y remarque des noyaux ovalaires situés à des intervalles assez réguliers dans leur paroi même. Beaucoup de ces vaisseaux laissent apercevoir dans leur tunique moyenne des stries circulaires, qui, chez quelques-uns, peuvent être dues à des noyaux alignés transversalement (noyaux des fibres musculaires), et chez d'autres ne proviennent sans doute que des rides de la tunique adventice; mais il ne paraît pas que toutes les artères présentent ces noyaux transversaux, car quoiqu'on puisse admettre que le nombre des veines égale, dans cette couche, celui des artères, les vaisseaux striés sont loin de correspondre à la moitié de la somme des uns et des autres. D'un autre côté, les veines de la couche vasculaire externe offrent souvent des stries; ce sont ces veines qui forment les figures particulières si élégantes et depuis si longtemps connues sous le nom de « *venæ vorticosæ.* » Elles doivent leur aspect étoilé à ce que plusieurs veinules convergeant de points différents se réunissent en une petite branche qui perfore la sclérotique. On trouve généralement quatre ou six de ces étoiles, quelquefois plus; elles ne donnent pas seules issue au sang veineux du globe oculaire; les veines ciliaires postérieures courtes qui percent le globe vers l'entrée du nerf optique y concourent aussi.

Une troisième partie, peu considérable, des vaisseaux de la choroïde, provient des artères ciliaires courtes, et après s'être plusieurs fois divisés, ils affectent une direction rectiligne, pour se porter d'arrière en avant vers les procès ciliaires, s'y répandent et prennent encore part à la nutrition de l'iris. Ce sont là les vaisseaux choroïdiens assez volumineux qu'on voit, au moyen de l'ophthalmoscope, dans la généralité des yeux, près de l'*ora serrata.*

En outre des vaisseaux sanguins contenus dans la choroïde, M. Henri Müller et en même temps M. Schweigger y ont découvert des fibres musculaires lisses et des fibres nerveuses pâles avec leurs cellules ganglionnaires. D'après ces travaux qui, comme le dit M. Schweigger sont hérissés de difficultés, on trouve le long des artères les plus volumineuses, c'est-à-dire près des ciliaires courtes, des bandelettes d'un tissu opaque qui peuvent avoir une largeur égale à la moitié de celle des artères ou à cette largeur même. Le vaisseau décrit quelquefois des sinuosités entre les deux bandelettes qui l'avoisinent. En traitant ces bandelettes par l'acide acétique, on y reconnaît une foule de noyaux longitudinaux parfaitement semblables à ceux des fibres-cellules du muscle ciliaire. Une partie de ces noyaux appartient, comme M. Müller le dit lui-même, au tissu cellulaire de la choroïde, et particulièrement à celui de la tunique adventice des vaisseaux dont il est question; une autre appartient à une couche de fibres musculaires lisses encore bien plus difficiles à isoler en cet endroit que dans le muscle ciliaire, où cette préparation offre déjà, sur l'homme, bien des difficultés. M. Müller établit la distinction qui vient d'être signalée, principalement d'après la forme des noyaux des fibres lisses, bien différents des noyaux étroits et fusiformes du tissu cellulaire. Comme cet observateur le remarque avec raison, une pareille distinction ne peut s'appuyer que sur la comparaison de quantités considérables de noyaux, et non de quelques noyaux isolés. Un fait anatomique vient fortement à l'appui du caractère musculaire des bandelettes satellites des vaisseaux, contre l'opinion qui veut n'y voir qu'une simple tunique adventice, c'est que les artères ciliaires n'ont, hors de l'œil, qu'une tunique adventice beaucoup moins développée et ne contenant guère que des noyaux cellulaires fusiformes (1).

A l'appui de la découverte des fibres musculaires par M. Müller est venue la démonstration d'une grande quantité d'éléments nerveux dans la choroïde; ils se trouvent surtout répandus dans la partie postérieure du globe; ils sont formés, non-seulement des fibres nerveuses à double contour émanant des nerfs ciliaires après leur passage au travers de la scléro-

(1) Mes propres recherches sur cette matière ont eu pour objet la couche vasculaire moyenne de la choroïde, c'est-à-dire les ramuscules des vaisseaux les plus fins. Il m'a été possible d'y voir deux différentes formes de noyaux, les uns dans les fibres circulaires lisses, les autres placés suivant l'axe du vaisseau, granuleux et à pointes mousses. En me fondant essentiellement sur leurs altérations pathologiques, je suis porté à les considérer comme des noyaux de tissu cellulaire; mais je n'entends pas pour cela nier la présence des noyaux cellulaires au pourtour des gros vaisseaux de la choroïde.

tique, mais encore d'un plexus de fibres pâles, extrémités de cellules ganglionnaires. Les émanations de ce plexus semblent se perdre dans les parois des vaisseaux et dans les bandelettes signalées plus haut. Quant à la distribution de ces éléments nerveux, MM. Müller et Schweigger, qui en ont fait la découverte, ne sont pas du même avis. Tandis que le premier les place entre les vaisseaux choroïdiens et la sclérotique, M. Schweigger trouve ces ganglions et ces fibres pâles, ainsi que les fibres musculaires lisses, dans la couche vasculaire la plus interne, près de la chorio-capillaire. C'est lui qui prétend avoir vu des fibres nerveuses pâles, émanées d'une cellule ganglionnaire, s'anastomoser avec des fibres voisines. La présence de cellules ganglionnaires dans les petits troncs et les premières ramifications des nerfs ciliaires avait déjà été observée par MM. Ch. Krause et Henry Müller. Dernièrement elle a encore été constatée par M. W. Krause. Les renflements particuliers qu'on observe dans ces fibres nerveuses à double contour, signalés d'abord par M. Müller, et pris plus tard par M. W. Krause pour des cellules ganglionnaires, n'en sont certainement pas, mais représentent, ou bien des produits pathologiques, ou bien des accumulations de substance médullaire nerveuse altérée.

Nous n'avons jusqu'ici que des hypothèses sur les fonctions physiologiques des nerfs de la choroïde. Ce qu'il y a de plus probable, c'est qu'ils sont dans un rapport déterminé avec les vaisseaux, et peuvent exercer une influence régulatrice sur la circulation. Reste à savoir si ces nerfs concourent à l'accommodation par l'intermédiaire des fibres musculaires lisses de M. Müller, en sorte qu'ils agissent comme antagonistes du muscle ciliaire.

Tandis que la couche externe de la choroïde, la *lamina fusca* des anciens auteurs, unit, quoique d'une manière peu intime, la choroïde à la sclérotique, la surface interne est nettement séparée de la rétine par la *lame élastique* (pl. II, fig. 5, *b*). Celle-ci appartient aux membranes vitrées, est plus ou moins facile à isoler de la chorio-capillaire avec laquelle elle est en contact, et elle-même est munie d'un épithélium à sa face interne. Elle est, pour l'aspect, identique avec la membrane de Descemet; seulement elle est beaucoup plus mince, son épaisseur est de $0^{mm},0012$. Dans sa plus grande étendue, elle est homogène, et elle n'offre les traces d'une structure dont nous parlerons plus tard que vers les procès ciliaires. Cette fine pellicule semble avoir gagné d'importance aux yeux des anatomistes depuis qu'on y a découvert des épaississements verruqueux d'une nature particulière qu'on observe aussi ailleurs (pl. II, fig. 4). D'après mes observations, il s'agirait ici primitivement d'une altération de la couche épithéliale, dont les points altérés s'uniraient postérieurement avec la lamelle sous-jacente.

La *couche épithéliale* de la choroïde, qu'on a appelée à tort *tapetum*, est simplement composée d'une couche de cellules aplaties, assez régulièrement hexagonales, qui contiennent un noyau arrondi, transparent, et un nombre considérable de granulations pigmentaires brunâtres. Là où le noyau se trouve situé, et dans toute la partie du contenu qui avoisine la paroi, les molécules pigmentaires manquent généralement (voy. pl. II, fig. 5, *a*). La quantité et la couleur des granulations pigmentaires offrent des variations peu sensibles dans la cellule isolée, mais très-prononcées dans la masse des cellules.

Ces variations sont en rapport avec la couleur des cheveux et de l'iris. Dans l'œil de l'albinos, cet épithélium manque de pigment, quoique le reste de la choroïde puisse en montrer des traces. Les cellules pigmentaires qui composent cette couche se détachent très-facilement de la lame élastique sous-jacente, se rompent aisément, et le contenu qu'elles laissent alors échapper prend, à cause de son extrême ténuité, les mouvements signalés par Brown. Le diamètre de la face d'une cellule mesure $0^{mm},01$ ou $0^{mm},015$; son épaisseur est de $0^{mm},008$. Vers l'*ora serrata*, ces cellules deviennent plus petites, plus rondes, et se trouvent superposées en plusieurs couches irrégulières. La structure générale de la choroïde, que nous venons d'étudier, est sujette à des variations à ses parties antérieure et postérieure. Là, quelques-uns de ses éléments gagnent considérablement en épaisseur, tandis que d'autres diminuent ou disparaissent complétement.

Au voisinage du nerf optique, la choroïde est assez solidement fixée à la sclérotique, et si l'on étudie plus à fond cette attache, on voit, d'après M. H. Müller, qui l'a le premier décrite, que le nerf optique, un peu avant son épanouissement, se trouve entouré d'un anneau mince et étroit, développé essentiellement aux dépens de la membrane vitrée et de la chorio-capillaire. Lorsqu'on regarde cet anneau de face, on y observe quelques stries irrégulièrement concentriques. Son bord interne et tranchant fournit quelquefois plusieurs émanations fibrillaires fines qui se perdent entre les faisceaux du nerf, où elles constituent la couche antérieure de la lame criblée. Ces stries concentriques se montrent rarement, au delà du nerf optique, à une distance de plus de $0^{mm},25$; la choroïde ne prend que peu de part à la formation de la lame criblée. Celle-ci est une membrane peu épaisse, offrant une légère concavité en avant, et distendue dans la section du nerf optique ; elle reçoit, comme nous l'avons dit, la plupart de ses éléments de la gaîne interne de ce nerf. Les fibres du stroma de la choroïde, qui, pour s'y porter, se recourbent en arrière, sont fines et isolées. Çà et là on y voit aussi quelques cellules pigmentaires, avec leurs prolongements ramifiés.

La structure de la choroïde subit, vers la partie antérieure, des modifications bien autrement importantes. C'est essentiellement une augmentation considérable dans sa masse. La ligne suivant laquelle la rétine cesse, ou, du moins, perd la plupart de ses caractères propres, porte le nom d'*ora serrata*, dénomination qu'elle doit aux zigzags qu'on y remarque. C'est de cette ligne que naît la partie de la choroïde désignée depuis longtemps sous le nom de *corps ciliaire* (pl. III, fig. 1). On y distingue deux parties histologiquement différentes : l'une interne, l'autre externe. La première se présente sous l'aspect de plis qui gagnent rapidement en hauteur, et constituent à la face interne une couronne de saillies assez également prononcées, et connues sous le nom de procès ciliaires. Leur nombre varie de 70 à 80. Leur plus grande hauteur mesure $0^{mm},9$. Elles suivent généralement la direction des méridiens, et présentent un bord tantôt tranchant, tantôt obtus. A l'œil nu ou à un grossissement faible, ce bord paraît lisse ; mais l'examen microscopique nous montre qu'il est garni de festons, quelquefois ne tenant que par un petit pédicule, et dirigés soit en avant, soit en arrière. Ce bord tranchant d'un procès ciliaire, qui, nous l'avons vu, s'accroît en hauteur jusqu'à un certain point, ne diminue pas insensiblement à partir de ce point pour rentrer dans le niveau de la choroïde; mais il se courbe brusquement pour s'implanter à l'insertion de l'iris, de telle sorte qu'entre les sommets des procès ciliaires et la base de l'iris, il existe une rainure assez profonde. C'est le fond de cette rainure qu'on a décrit comme paroi externe de la chambre postérieure.

La structure générale des procès ciliaires est la même que celle de la choroïde; néanmoins tous les éléments qui les composent offrent, par rapport à ceux de cette membrane, quelques particularités à noter. Ainsi le stroma des procès ciliaires est plutôt composé de véritable tissu cellulaire, qu'il reçoit en partie du muscle ciliaire, en partie de la tunique adventice des vaisseaux. En outre, ces procès sont, comparativement au reste de la choroïde, pauvres en cellules pigmentaires anastomosées; celles-ci y sont plus petites, et leurs émanations moins développées ; ils sont, au contraire, riches en vaisseaux, et en vaisseaux d'un certain calibre, car la chorio-capillaire manque comme couche distincte. Les vaisseaux proviennent, soit des premiers rameaux des ciliaires postérieurs, soit des couches vasculaires de la choroïde ; ils suivent une direction assez rectiligne jusqu'à la base des procès ciliaires, puis s'entrelacent singulièrement pour former des pelotes épaisses qui constituent presque seules la totalité des procès. Parfois une ou plusieurs artérioles courent le long du bord libre d'un procès, et, parvenues au sommet de ce bord, fournissent des divisions qui reviennent en sens inverse de leur direction primitive.

Le pigment, peu abondant dans ces parties, se propage généralement suivant une traînée au voisinage du bord libre des procès ciliaires; il ne faut pas confondre cette traînée avec la couche épithéliale, qui, dans ce point, n'est ni aussi simple, ni aussi régulière que dans le reste de la choroïde. Outre la traînée de pigment, qu'on peut, le plus souvent, suivre jusque dans l'iris, une section perpendiculaire pratiquée sur un procès ciliaire nous y montre encore quelques amas pigmentaires développés dans le procès lui-même, et formant quelquefois des anneaux complets.

La propagation de la lame élastique de la choroïde aux procès ciliaires a été démontrée par MM. Bruch et H. Müller. Nous empruntons à ce dernier la description des particularités qu'elle y présente. A partir de l'*ora serrata*, la lame élastique perd ses caractères de membrane vitrée. Elle pâlit, devient moins résistante, et ne se laisse que difficilement détacher du tissu sous-jacent en petits lambeaux. Une modification bien autrement importante est la production à sa face interne des saillies et des sillons élégants qu'elle montre sous le microscope. Déjà on peut, à la lampe, observer des plis horizontaux vers la naissance des procès ciliaires, qui, par suite de cette disposition, prennent, ainsi que les intervalles qui les séparent, l'aspect d'un grillage. Un grossissement plus fort permet de voir des plis et des sillons d'une assez grande régularité, et dont l'ensemble a été désigné par M. Müller sous le nom de *reticulum*. Il y distingue, d'arrière en avant, plusieurs zones d'un dessin différent : la première assez lisse, la seconde à larges mailles, la troisième à mailles étroites. Enfin une quatrième zone offre dans la direction des méridiens de l'œil une série de petites saillies dont le nombre surpasse bien celui des procès ciliaires. Ces élévations, dont la répartition est assez irrégulière, montrent à leur point culminant d'autres saillies et d'autres sillons secondaires qui constituent, de leur part, un dessin que l'on peut suivre jusqu'au sommet des procès ciliaires. Ce réticulum susceptible de variations individuelles très-considérables, correspond à une modification de la membrane élastique, modification qu'elle cesse de présenter au moment où elle se réfléchit sur la face postérieure de l'iris.

Le corps ciliaire est, comme l'iris, dans sa plus grande partie, une émanation directe de la choroïde. Dans toute l'étendue de sa surface externe, il est séparé de la partie avoisinante de la sclérotique par un tissu qui, tout en se confondant intimement avec lui, en diffère profondément par ses caractères histologiques. Ce tissu, autrefois désigné sous le nom d'anneau ciliaire ou de ligament ciliaire, a reçu, depuis que MM. Bowman et Brücke ont reconnu son caractère musculaire, le nom de *muscle ciliaire* ou *tenseur de la choroïde*. Ses fonctions relatives à l'accommodation sont évidentes ; mais offrent encore divers points à éclaircir.

Le muscle ciliaire est composé de fibres-cellules lisses analogues à celles de la vie organique, très-difficiles à isoler. Leur noyau est plutôt ovalaire que cylindroïde, et elles sont très-peu résistantes à l'action des réactifs. Ces fibres lisses forment de petits faisceaux entre lesquels sont interposés du tissu cellulaire, des vaisseaux, des nerfs et même des ganglions. Elles sont dirigées d'avant en arrière et convergent légèrement vers l'axe antéro-postérieur de l'œil par leur extrémité postérieure. Les recherches les plus minutieuses ont démontré que ces fibres prennent naissance à la paroi interne du canal de Schlemm. Ajoutons qu'une couche de tissu cellulo-élastique contribue à augmenter la solidité de leur insertion. Des fibres provenant de la membrane de Descemet et de la sclérotique, et qui pénètrent dans l'anneau tendineux, concourent aussi à la résistance que nous présente le tendon du muscle ciliaire.

Les fibres musculaires vont, en s'entremêlant et en divergeant, se perdre dans le corps ciliaire. Une coupe pratiquée perpendiculairement au muscle ciliaire donne une section triangulaire. La base du triangle est constituée par le corps ciliaire lui-même, et des deux autres côtés l'un est tourné vers l'iris, l'autre vers la sclérotique, tandis que le sommet répond au canal de Schlemm. Les fibres radiées ou méridiennes du muscle ciliaire en constituent la majeure partie (pl. III, fig. 1, *mc*[1]) : on y trouve pourtant des fibres circulaires, surtout dans sa partie antérieure et interne (pl. III, fig. 1, *mc*[2]). Tout près de l'insertion de l'iris on aperçoit des fibres circulaires qui croisent les fibres radiées. Quelques auteurs admettent même que les fibres de ce muscle ont trois directions différentes et suivent : 1° les méridiens du globe oculaire, 2° un cercle parallèle à l'équateur de l'œil, 3° des lignes obliques. Ces dernières se répandent dans les procès ciliaires ou se recourbent dans l'iris. Toutefois les micrographes nient le passage réel des fibres de cet ordre dans l'iris. Ces recherches démontrent qu'on aurait tort de considérer ces différentes directions de fibres comme appartenant à des couches séparées. Tout ce qu'on peut affirmer, c'est que dans certains points, telle ou telle direction prévaut, bien que les fibres de toutes les directions s'entremêlent intimement. M. Moleschott porte la longueur des fibres-cellules du muscle ciliaire à 0^{mm},053, et attribue la même longueur aux éléments musculaires de l'iris.

Le muscle ciliaire constitue la partie la plus antérieure de la choroïde. Appliquée à la sclérotique au niveau du point de jonction de cette membrane avec la cornée, la choroïde abandonne les enveloppes externes du globe, et forme une bandelette d'une largeur variable, proéminant vers le cristallin, sur la surface duquel elle repose. Cette partie antérieure libre de la choroïde et presque complétement appliquée sur le cristallin, si ce n'est à sa naissance, c'est l'*iris*. Les dimensions du trou rond qu'elle limite sont évidemment variables et liées à celles du prolongement choroïdien. Il résulte d'un nombre assez grand d'observations que la pupille n'est pas centrale, mais qu'elle est déviée un peu en dedans et en haut, en sorte que l'iris est plus large en dehors qu'en dedans. Ce déplacement de la pupille peut être, chez certains sujets, poussé si loin, qu'on le prend quelquefois pour un fait pathologique. Sa couleur, généralement d'un gris bleuâtre ou d'un brun noirâtre, est sujette à mille variations dans sa nuance; mais elle est le plus souvent en rapport avec celle des cheveux. Sur la face antérieure de l'iris, on observe à l'œil nu, mieux encore à la loupe, un dessin qui varie individuellement, mais où l'on trouve toujours ceci de constant que, près de son bord, la pupille, généralement encadrée par un dépôt circulaire de pigment noirâtre, est entourée, au delà de ce cadre, de lignes et de bandes concentriques, disposition que l'on retrouve vers le bord adhérent de l'iris. Ces lignes et ces bandes forment donc deux cercles entre lesquels est un espace tantôt lisse et n'offrant çà et là que quelques saillies généralement plus riches en granulations pigmentaires, tantôt occupé par un dessin régulier en zigzag, lui-même point de départ de nouvelles lignes qui rayonnent surtout vers la pupille. Cette ligne en forme de zigzag, toujours plus rapprochée du cercle *pupillaire* (*circulus minor*) que du cercle ciliaire (*circulus major*), est parfois tellement accentuée, qu'elle limite sur ses côtés de petites excavations de forme rhomboïdale; sur quelques yeux, et principalement lorsque l'iris est d'une coloration peu foncée, on peut y observer tout à fait à la périphérie un troisième cercle très-étroit et immédiatement situé derrière le bord de la cornée. L'iris semble s'amincir vers son bord libre, surtout quand la pupille se contracte, en sorte que, un peu au delà de cette ouverture, il se renfle circulairement.

Sa couleur dépend en partie des vaisseaux, en partie du pigment qu'il renferme. Dans les yeux gris ou bleus, le pigment que contient la trame iridienne est très-peu abondant, d'où il résulte que l'on voit bien plus facilement celui des parties profondes. L'influence que la couleur des vaisseaux de l'iris a sur sa coloration est surtout apparente à la suite d'hypérémie ou d'inflammations. En effet, dans un espace de temps très-limité, cette coloration peut varier du bleu au verdâtre, du brun au rougeâtre.

Si nous étudions l'iris dans sa structure, nous y rencontrons à peu près les mêmes élements que dans la choroïde. Leur mode d'arrangement et leur proportion quantitative varient seuls.

La trame essentiellement réticulée de la choroïde, voisine alors du tissu élastique, et que nous avons vue déjà plus homogène dans les procès ciliaires, est surtout formée dans l'iris de tissu cellulaire. Ce tissu siége au voisinage des vaisseaux, ou bien forme des faisceaux légèrement onduleux qui courent de la petite circonférence de l'iris à la grande, ou encore affectent entre elles une direction circulaire. Les corpuscules fusiformes ou pourvus de prolongements anastomosés que renferme le tissu cellulaire de l'iris, contiennent plus ou moins de pigment, selon que l'iris est plus ou moins coloré. Ils peuvent n'en pas contenir du tout.

A la face antérieure de l'iris courent, sans toutefois gagner sa petite circonférence, des fibres particulières du ligament pectiné dont il a été question. Ce sont, d'après M. Kölliker, les seuls éléments élastiques que renferment l'iris. Il n'existe donc pas sur l'iris une membrane complète et munie d'une couche épithéliale, comme l'ont prétendu certains auteurs, en lui donnant le nom de membrane de Zinn ou de membrane antérieure de l'iris, et en la considérant comme une continuation en arrière de la membrane de Descemet.

Les cellules épithéliales éparses sur les fibres iridiennes qui proviennent de la membrane de Descemet ne se propagent nullement jusqu'au bord pupillaire, comme quelques-uns l'ont assuré. Ils affirment qu'elles forment chez l'enfant une couche simple et continue. Dans ces cellules, particulièrement sur les yeux bruns, on trouve un pigment propre qui se distingue du pigment noir visible aussi dans l'iris, en ce qu'il est formé de granulations plus grandes parmi lesquelles on en trouve d'un brun clair ou même d'un jaune d'or qui rappelle la coloration merveilleuse que l'on observe dans le pigment iridien de certains animaux. Ce pigment existe aussi à l'état de liberté entre les éléments du tissu, et même, comme l'indique M. Kölliker, dans les fibres musculaires.

Les éléments de l'iris les plus importants, au point de vue de ses fonctions, sont les fibres musculaires qu'il contient et qui appartiennent, chez l'homme, aux fibres-cellules. Ces fibres sont si difficiles à isoler et diffèrent tellement de la fibre type, qu'on a longtemps nié qu'elles pussent composer pour la pupille un muscle dilatateur, tandis qu'on acceptait avec aussi peu de raison un sphincter pupillaire externe. Le seul sphincter qui existe est placé près du bord pupillaire, surtout à la face postérieure de l'iris, et constitue un cercle assez épais de $0^{mm},5$ de largeur. Les éléments qui le constituent ont entre eux une cohésion intime; néanmoins on les sépare assez facilement à l'aide des réactifs ordinaires. Un peu en dehors de ce muscle, et plus près de la face antérieure, on en trouve quelquefois un second, mais beaucoup moins fort, décrit pour la première fois par M. Kölliker. Le dilatateur de la pupille n'est pas constitué par des fibres musculaires réunies en une couche, mais il est composé d'un certain nombre de faisceaux musculaires étroits et rayonnés. Ces faisceaux naissent peut-être de l'anneau tendineux et courent avec les vaisseaux, mais surtout vers la face postérieure de l'iris, jusque dans sa petite circonférence, pour se perdre dans le sphincter.

L'union de l'iris avec le corps ciliaire s'effectue essentiellement par l'intermédiaire des *vaisseaux* qui s'y répandent en grand nombre. Les uns proviennent de la choroïde et particulièrement des procès ciliaires; les autres, destinés exclusivement à l'iris, des artères ciliaires postérieures longues, ainsi que des artères ciliaires antérieures. Celles-ci, après avoir traversé la sclérotique près du nerf optique, courent directement dans la « *lamina fusca* », vers le muscle ciliaire, et fournissent là deux branches, l'une ascendante, l'autre descendante. Elles-mêmes sont situées latéralement et dans un plan horizontal; elles communiquent avec les artères ciliaires provenant des muscles de l'œil, et, après s'être bifurquées et anastomosées selon le mode indiqué, elles forment le grand cercle artériel de l'iris, qui est un cercle incomplet. Un grand nombre de vaisseaux s'en détachent pour suivre une direction radiée et légèrement flexueuse, en fournissant çà et là des ramifications qui s'anastomosent et se portent vers le petit cercle de l'iris, où elles ont des terminaisons différentes. Les unes se changent rapidement en capillaires, et le système qu'elles forment ainsi est immédiatement situé contre la couche épithéliale pigmentaire postérieure (M. Arnold). Les autres, c'est le plus grand nombre, se réunissent près du petit cercle, en formant une autre sorte de cercle artériel dont les ramuscules courent vers le bord pupillaire, se recourbent en anses et prennent le caractère de veines, sans que pour cela tous subissent antérieurement la transformation capillaire.

Ces veines ont aussi entre elles de fréquentes communications, sans former pour cela un cercle veineux complet, et quittent le globe directement sous le nom de veines ciliaires antérieures, ou, selon une opinion très-répandue, mais insuffisamment démontrée, se déversent dans le canal de Schlemm, puis de là dans les veines ciliaires antérieures.

Le sang veineux trouve encore une issue dans les veines ciliaires postérieures longues qui suivent le trajet des artères du même nom. — Les veines qui sont généralement situées à la face postérieure de l'iris, l'abandonnent pour communiquer avec les veines étoilées (*vasa vorticosa*) de la choroïde. Une particularité remarquable du mode de vascularisation de l'iris, c'est sa pauvreté en capillaires opposée au nombre considérable d'artères et de veines qu'il contient. Ce contraste n'est nulle part aussi frappant, et nous semble en rapport avec les nombreux mouvements que l'iris doit constamment exécuter sans accélérer ni ralentir sa circulation.

Les fonctions de l'iris, sa sensibilité, qui faisait autrefois tant redouter la blessure de cette membrane, donnaient à supposer un système nerveux très-développé. L'histologie a confirmé cette manière de voir.

Les *nerfs* de l'iris proviennent en partie du ganglion ophthalmique, en partie du nerf naso-ciliaire. Les premiers, les nerfs ciliaires courts, au nombre de quatorze ou de vingt, perforent la sclérotique près du nerf optique, fournissent à la choroïde les branches que nous avons décrites, et donnent les premières et les plus importantes de leurs ramifications.

Dans le muscle tenseur de la choroïde, comme M. H. Müller l'a indiqué, et M. W. Krause confirmé, beaucoup de ces branches nerveuses sont entourées de cellules ganglionnaires ou de petites agglomérations de ces cellules. Les nerfs ciliaires longs, nés directement du nerf naso-ciliaire, pénètrent le plus souvent, au nombre de deux, la sclérotique derrière l'insertion du grand oblique, atteignent, après un assez long trajet, le muscle ciliaire dans lequel ils se divisent et s'anastomosent avec les nerfs ciliaires courts. Ils contribuent donc aussi à former l'important réseau nerveux que loge ce muscle. C'est de ce réseau que proviennent les nerfs de l'iris. Ils suivent à peu près la marche des vaisseaux, forment comme eux des anastomoses en arcades et en cercles incomplets, dont l'un correspond au petit cercle, et l'autre est un peu plus en dehors.

On a fortement combattu l'opinion qui voyait la terminaison même des nerfs de l'iris dans les dernières anses des filets provenant du cercle nerveux le plus interne. On est plus disposé à admettre que cette terminaison se fait par des extrémités libres. Comme ces nerfs sont essentiellement moteurs, il est, en effet, bien probable qu'ils vont se perdre dans les éléments musculaires; c'est-à-dire dans les fibres lisses. Avouons toutefois qu'il serait nécessaire d'étudier plus à fond ce mode de terminaison. Au reste, c'est une question générale pour l'étude de laquelle la trame de l'iris offre un champ peu convenable. En attendant, l'opinion de M. Kölliker semble la plus rationnelle. Cet auteur admet pour les nerfs de l'iris des anses, des anastomoses réticulées, et des terminaisons libres, avec les modifications qu'on rencontre dans d'autres tissus, et avec cette restriction, que les anses et les réseaux ne doivent pas être envisagés comme limite extrême des nerfs.

Le stroma de l'iris est limité en arrière par l'*uvée* des anciens auteurs. Celle-ci représente un épithélium en partie simple, en partie formé de couches superposées. Elle continue la couche pigmentaire de la choroïde et ne se propage pas seulement jusqu'au bord de la pupille; elle le déborde et le recouvre. Sur des sections perpendiculaires, l'uvée apparaît comme une bande très-foncée, d'une largeur assez régulière et extrêmement sinueuse. Elle court à la face postérieure de l'iris à partir du fond du sillon que les procès ciliaires forment à l'insertion de cette membrane. De là cet épithélium se répand jusqu'à la pupille au voisinage de laquelle il augmente notablement d'épaisseur. Les cellules pigmentaires de cette couche sont plus petites que les cellules analogues de la choroïde. Elles sont arrondies, et, en général, si complétement remplies de pigment, que leur noyau est invisible ou difficile à apercevoir. Comme celles de la choroïde, ces cellules reposent sur une trame de substance amorphe qui paraît rattachée, bien que par des tractus très-fins, à la lame élastique de la choroïde.

Tandis que plusieurs auteurs considèrent cette trame pigmentée de l'iris comme une membrane propre (*membrana pigmenti* de Krause, *membrane limitante* de Pacini), M. Kölliker y voit une agglomération de cellules pigmentaires, comme cela s'observe dans d'autres épithéliums (villosités intestinales, par exemple).

L'iris forme la paroi postérieure de la chambre antérieure. L'espace vide que la pupille laisse dans cette paroi est rempli par le cristallin. Comme l'iris est appliqué contre le cristallin dans toute son étendue, sauf vers son bord ciliaire, c'est la grandeur, la courbure et la position du cristallin qui déterminent exactement la position de ce diaphragme membraneux. Les dimensions de la chambre antérieure ne peuvent donc pas être données avant qu'on ait traité du cristallin. Voici pourquoi nous nous bornerons ici à quelques indications pratiques.

L'iris nous semble plus rapproché de la cornée qu'il ne l'est en réalité; c'est un effet de la réfraction des rayons lumineux dans leur trajet au travers de la cornée et de l'humeur aqueuse. C'est aussi pour ce motif que le bord de la pupille nous paraît plus voisin de la surface antérieure de l'œil et l'iris tout entier plus bombé qu'il n'est réellement. Cette illusion se dissipe aussitôt qu'on place l'œil sous l'eau. Dans ce but, M. Czermak a construit un instrument auquel il a donné le nom d'*orthoscope*. Avec cet instrument, on voit la chambre antérieure bien plus profonde et l'iris presque entièrement plan, ou très-peu bombé en avant, si ce n'est à son bord pupillaire, où il est, surtout chez les myopes, légèrement convexe. Le plan de l'iris est assez exactement perpendiculaire à l'axe optique. Prolongé, il couperait la sclérotique à peu près à 2 millimètres en arrière de la cornée, d'où il résulte qu'on peut pénétrer à travers le sclérotique dans la chambre antérieure sans léser l'iris.

MALADIES DE LA SCLÉROTIQUE.

ARTICLE PREMIER.

HYPÉRÉMIE (PÉRIKÉRATIQUE).

L'hypérémie du tissu épiscléral ne constitue pas, à proprement parler, une maladie, ce n'est qu'un symptôme associé à diverses affections, mais qu'on a souvent envisagé comme une entité pathologique.

Les artères ciliaires antérieures, arrivées à une distance de 2 à 3 millimètres de la circonférence de la cornée, perforent la sclérotique pour se rendre à l'iris. Au moment où elles pénètrent ainsi dans le globe oculaire, ces artères fournissent au tissu épiscléral, à la capsule de Ténon et à la conjonctive, parties intimement liées à la naissance de la cornée. Le réseau vasculaire destiné à la nutrition de la sclérotique, de la cornée et de l'iris, doit évidemment refléter les troubles qui s'opèrent dans la circulation de l'une et de l'autre de ces membranes.

Dans l'hypérémie du tissu épiscléral, on observe au pourtour de la cornée un cercle violacé, formé par un réseau serré de vaisseaux très-déliés s'irradiant en convergeant vers le centre de la cornée. Ces vaisseaux reposent sur un fond d'une teinte bleuâtre, due à l'injection des capillaires les plus fins du tissu épiscléral et la sclérotique même. Cette injection ne s'étend guère au delà de 6 à 8 millimètres de circonférence de la cornée, car bientôt la capsule de Ténon acquiert assez d'épaisseur pour la dissimuler. Si l'hypérémie du tissu épiscléral voisin de la cornée est bien prononcée, fait que les auteurs désignent sous le nom d'*injection périkératique*, on remarque un léger soulèvement de la conjonctive, quelquefois elle-même hypérémiée, causé par un gonflement du tissu épiscléral. Les vaisseaux conjonctivaux se distinguent sans peine du réseau sous-jacent, en ce qu'ils forment un lacis à larges mailles et qu'ils suivent la muqueuse dans ses déplacements.

L'injection périkératique peut varier de nuance selon qu'elle est plus ou moins intense. Mais elle se caractérisera toujours par une teinte violacée due au défaut de transparence du tissu qui recouvre les vaisseaux profonds injectés. C'est donc bien à tort qu'on a voulu attribuer cette teinte à une prépondérance de l'injection des vaisseaux veineux.

De tout temps l'hypérémie du tissu épiscléral qu'on retrouve dans les affections de la cornée, de l'iris (irido-choroïdite), ou dans les maladies graves de la conjonctive ou de la sclérotique même, a été rattachée à quelque diathèse (rhumatismale, scrofuleuse, etc.): on est allé jusqu'à la décrire sous le nom d'*ophthalmie goutteuse*, *rhumatismale*, *scrofuleuse*, etc., et à considérer les affections coexistantes de la cornée et de l'iris comme de simples complications. Depuis que l'anatomie pathologique a servi de guide dans la classification des maladies, et que la tendance qu'on avait à voir dans toutes les inflammations de l'œil des manifestations diathésiques a diminué, nous sommes forcés de rejeter l'injection périkératique comme maladie distincte, pour n'y plus voir qu'un symptôme.

L'*ophthalmie rhumatismale*, dans laquelle cette injection joue un si grand rôle, doit être principalement rapportée à une inflammation chronique de l'iris. Les douleurs ciliaires, les troubles fonctionnels de l'iris et l'exsudation qu'on y observe (synéchies) démontrent d'une manière évidente que l'iritis est l'élément principal de cette ophthalmie. Il ne faut pas croire pour cela que les observations de ce genre, observations recueillies par des hommes très-habiles, soient appuyées uniquement sur des erreurs de diagnostic ou sur le préjugé d'une époque; il existe en réalité des cas d'iritis où cette inflammation s'est dès son début accompagnée d'une hypérémie intense du tissu épiscléral, celui-ci étant en même temps un peu tuméfié. Il arrive même qu'avec des symptômes inflammatoires peu prononcés du côté de l'iris, on a une injection et une tuméfaction notables du tissu épiscléral. La coexistence de ces accidents avec l'iritis ne doit pas étonner, si l'on se rappelle que les parties intéressées reçoivent leur sang d'une source commune; mais ce qu'il faut remarquer, c'est que l'hypérémie épisclérale n'est pas proportionnée à l'inflammation de l'iris et qu'elle persiste plus longtemps que dans les cas ordinaires d'iritis.

Toutefois les symptômes suivants nous prouveront que l'iritis est le point de départ de l'injection périkératique. Il se manifeste dans l'iris une paresse inaccoutumée, ses mouvements se ralentissent et finissent par cesser complétement. En même temps il survient dans l'humeur aqueuse un léger trouble, surtout appréciable au moyen de l'éclairage oblique. Peu à peu l'iris change de couleur, des altérations surviennent dans la couche pigmentaire, principalement au pourtour de la pupille, dans le champ de laquelle il apparaît un exsudat qui dissipe tous les doutes sur la nature de la maladie.

Dans un autre ordre de cas, l'injection périkératique a été regardée à tort comme *ophthalmie scrofuleuse*, compliquée ou non d'altérations de la cornée. Une photophobie plus ou moins intense accompagne cette maladie et est cause de l'erreur où l'on est tombé. En effet, en examinant rapidement ces yeux si difficiles à tenir entr'ouverts, on se bornait à fixer son attention sur l'injection périkératique, et l'on négligeait de remarquer les altérations commençantes de la cornée, d'ailleurs peu prononcées dans leur début.

ARTICLE II.

SCLÉROTITE, ÉPISCLÉRITIS.

Les inflammations de la sclérotique, membrane pauvre en vaisseaux, sont assez rares. Le cadre en sera plus restreint encore, si l'on en élimine les affections que l'on a regardées à tort comme des inflammations de la sclérotique. En effet, on a souvent considéré comme telles des inflammations plus profondes, auxquelles la sclérotique ne participait que secondairement. Aussi ne sommes-nous pas d'avis qu'il faille distinguer deux variétés de sclérotite, l'une superficielle, l'autre profonde. Les données de l'anatomie pathologique nous engagent à séparer l'inflammation primitive de la sclérotique (sclérotite superficielle), sous le nom d'*épisclérilis*, de l'inflammation de cette membrane consécutive à celle de la choroïde (sclérotite profonde), et que nous décrirons sous le nom de *scléro-choroïdite antérieure*.

L'*épisclérilis* mérite une attention spéciale, car il est très-facile de la confondre avec d'autres inflammations de l'œil.

Symptômes anatomiques. — On observe une tache rougeâtre à une distance de 3 à 4 millimètres du bord de la cornée, le plus souvent dans la moitié externe du globe et dans l'espace laissé libre par les insertions des muscles. Cette tache gagne peu à peu en hauteur, devient plus foncée, et l'on y distingue aisément les vaisseaux conjonctivaux des vaisseaux plus profonds appartenant au tissu épiscléral. A cette période, il semblerait qu'il se développe une pustule conjonctivale, mais la partie injectée proémine de plus en plus, s'élargit et forme un bouton aplati de 1 à 2 millimètres de hauteur et de la grandeur d'une demi-lentille ou même d'une petite fève.

La couleur de ce bouton est, à son sommet, d'un rouge jaunâtre, tandis que ses bords qui se perdent insensiblement dans les parties saines sont d'un rouge écarlate. A cette époque, l'élevure atteint son plus grand développement, et l'on dirait qu'elle est le résultat du soulèvement de la sclérotique par un exsudat; mais en y regardant de plus près, on voit qu'on n'a affaire qu'à un boursouflement considérable du tissu épiscléral dans lequel on distingue parfois de petites nodosités d'une couleur jaune. Le plus souvent il n'y a qu'un seul bouton sur la sclérotique, le reste de cette membrane n'offre aucun symptôme d'inflammation, et la conjonctive elle-même, en dehors du point malade, est presque entièrement intacte.

On confond très-facilement le bouton de l'épisclérilis avec la pustule large et aplatie que l'on trouve parfois dans la conjonctivite pustuleuse, mais celle-ci n'est pas aussi élevée, n'est pas complétement encadrée d'un bord rouge foncé, et, peu après son apparition, elle s'excorie pour laisser voir une surface remplie de tissu en voie de décomposition purulente, phénomène tout à fait exceptionnel dans l'épisclérítis.

Les cas dont parle M. Bowman (1), et dans lesquels l'épisclérítis a donné lieu à des ulcérations, et même à des perforations de la sclérotique, membrane, on le sait, très-résistante, sont extrêmement rares. Pour nous, nous n'avons été qu'une fois témoin d'un fait de ce genre. Il s'agissait d'une malade opérée du strabisme par un confrère. S'étant exposée à toutes les intempéries d'une mauvaise saison, elle fut prise d'une sclérotite suivie de perforation.

Quand l'épisclérítis est très-rapprochée de la cornée, nous voyons cette membrane devenir opaque au voisinage de la partie malade. Cette opacification présente, comme M. Mackenzie l'a si bien indiqué, toute l'apparence d'un arc sénile partiel, et fort avancé vers le centre de la cornée. Il s'agit ici probablement d'un simple gonflement des corpuscules du tissu cornéen. De même le bouton de l'épisclérítis n'est constitué que par une hypergénèse avec hypertrophie des éléments du tissu cellulaire, phénomènes auxquels s'associe une transsudation séreuse. Il est extrêmement rare que l'hypergénèse s'effectue avec assez de rapidité, pour qu'on puisse observer, en même temps que la formation de nouveaux éléments du tissu cellulaire, la production de globules de pus aux dépens des cellules du même tissu.

Une question intéressante de l'histoire de l'épisclérítis est de savoir si elle se complique souvent de l'inflammation des enveloppes sous-jacentes, de la choroïde par exemple. M. Sichel (2), qui a donné le premier une excellente description de l'inflammation dont nous nous occupons, l'a décrite sous le nom d'*inflammation partielle de la choroïde et du tissu cellulaire sous-conjonctival*. Voici comment ce savant auteur s'exprime sur le siége que la maladie affecte à son début. « Jusqu'à présent je n'ai pas eu » occasion de disséquer des yeux affectés de cette maladie; néanmoins, » comme très-fréquemment j'ai été à même d'étudier l'anatomie patholo- » gique du staphylôme de la choroïde, et que l'affection qui nous occupe, » négligée ou traitée trop tard, se termine assez souvent par cette espèce » de staphylôme, je puis affirmer avec une certitude presque entière que le » point de départ du mal est dans la choroïde, que le tissu cellulaire sus- » sclérotical ne s'enflamme que secondairement par la pression qu'il subit à » la suite de la tuméfaction inflammatoire de la choroïde. »

(1) *Lectures on the parts concerned in the operations on the eye*, by William Bowman. London, 1849, p. 109. *Annales d'oculistique*, t. XXX, p. 9.

(2) *Bulletin général de thérapeutique*, 1847, p. 209.

Cette manière de voir s'explique par la confusion que l'on a faite entre l'épisclérilis et la maladie que nous aurons à étudier tout à l'heure, la scléro-choroïdite antérieure. Une terminaison de l'épisclérilis en staphylôme est très-rare, et l'on pourrait dire exceptionnelle. D'ailleurs, d'après le siége de la maladie, on est porté à repousser l'opinion qui en place le point de départ dans la choroïde, car nous la voyons très-souvent se localiser tout près de la circonférence de la cornée, en sorte que le bouton rougeâtre de l'épisclérilis n'avance guère jusqu'au niveau de la naissance de la choroïde.

Comment s'expliquer, du reste, qu'une inflammation restreinte à une partie de la choroïde puisse soulever la sclérotique, cette membrane si dense, sans produire très-manifestement des phénomènes d'augmentation dans la pression intra-oculaire? Comment s'expliquer, en outre, qu'une inflammation locale de la choroïde, capable de soulever la sclérotique, laisse intacte la partie voisine de l'iris, et n'en trouble pas les fonctions? Les vaisseaux et les nerfs de l'iris émanent, en effet, pour la plupart, de la choroïde, et la compression qu'ils subiraient si la maladie siégeait dans cette membrane, devrait se manifester visiblement dans l'iris.

Symptômes généraux. — L'épisclérilis se caractérise par la longueur de sa durée et par le peu de malaise qu'elle occasionne au malade. A peine si celui-ci accuse quelque gêne dans les mouvements de l'œil, et ce n'est que lorsque le bouton de l'épisclérilis a atteint son plus grand développement. La vue n'est généralement pas troublée, l'accommodation s'effectue sans difficulté, et l'iris ne présente aucun phénomène morbide. Le trouble de la vue ne pourrait survenir que si l'opacité de la cornée débordait le champ pupillaire.

Il est bien rare de voir des personnes atteintes d'épisclérilis se plaindre de douleurs sourdes dans la région sus-orbitaire. Le sac conjonctival participe à peine à l'inflammation ; quelquefois il est le siége d'une légère sécrétion catarrhale ou d'un afflux exagéré des larmes.

Marche de la maladie. — Elle met, en général, de quatre à six mois à disparaître complétement : encore arrive-t-il assez souvent que l'inflammation ne cesse sur un point que pour réapparaître bientôt sur un autre, vers la circonférence de la cornée. Il peut se faire ainsi que la maladie traîne des années. Généralement, deux ou trois mois après son apparition, le bouton s'aplatit ; l'injection de son bord pâlit peu à peu, le trouble de la cornée se dissipe et il ne reste finalement qu'une tache foncée de couleur ardoisée. Cette coloration est due au pigment déposé dans la trame même de la sclérotique, car nous voyons les ramuscules des vaisseaux ciliaires courir au-dessus de la tache pigmentaire.

Étiologie. — L'étiologie de l'épisclérilis est bien peu connue. Il semble ressortir des statistiques qu'elle est plus fréquente chez les hommes que chez les femmes. On a considéré comme causes déterminantes les diathèses scrofuleuse et rhumatismale. Quant à cela, ce que nous pouvons dire, c'est que l'épisclérilis se rencontre plus souvent dans l'âge adulte que dans l'enfance, et que les personnes qui en sont affectées se plaignent assez souvent de rhumatismes (?).

Pronostic. — En général, l'épisclérilis n'offre pour l'œil aucun danger, c'est une maladie qui n'embarrasse le malade et le médecin que par sa durée. Il est donc indispensable de fixer tout d'abord l'attention du malade sur ce point, et de lui faire comprendre qu'un traitement très-actif serait inutile ou même nuisible.

Traitement. — Il y a peu de maladies de l'œil où le traitement soit aussi peu efficace que dans celle-ci. Toutes les médications locales (collyres, cautérisations, insufflations de calomel) sont plutôt nuisibles qu'utiles. Les purgatifs, le calomel, les frictions avec l'onguent mercuriel belladoné ne parviennent par à accélérer la marche si lente de la maladie. On se bornera à prescrire au malade de se garantir autant que possible des variations de la température, d'un air froid et humide, et de ne point fatiguer ses yeux par une application trop suivie; on lui fera porter, dans ce but, des lunettes bleues, et on lui ordonnera de temps à autre des frictions avec l'onguent au précipité blanc, ainsi que de légères purgations, afin d'éviter les congestions vers la tête.

L'application des compresses chaudes pendant plusieurs heures par jour, ou l'occlusion de l'œil à l'aide d'un bandeau compressif, semble quelquefois agir en abrégeant la durée de la maladie. Toutefois il ne faut pas s'exagérer l'importance de ces moyens, mais juger si l'intérêt que le malade en retirera peut contre-balancer l'ennui qu'ils lui causent.

Les effusions sanguines locales ne seront employées que dans les cas où l'inflammation manifestera une tendance à se propager et à gagner les parties plus profondément situées. Une médication interne ne donne pas, dans l'épisclérilis, de meilleurs résultats que le traitement local.

ARTICLE III.

SCLÉRO-CHOROÏDITE ANTÉRIEURE.

Cette maladie a été souvent confondue avec la précédente, quoiqu'elle s'en distingue par des symptômes assez nettement tranchés.

Symptômes anatomiques. — Selon que la maladie offrira à son début plus ou moins d'acuité, l'injection périkératique sera plus ou moins prononcée. Souvent il existe un point voisin de la circonférence de la cornée, où la rougeur est plus accentuée et s'étend davantage vers l'équateur du globe oculaire, de manière à simuler l'injection qu'on trouve au début de l'épisclérilis. Cette partie injectée se dessine de plus en plus nettement, se soulève même légèrement; mais l'injection ne disparaît pas sur le reste du pourtour de la cornée qui offre ordinairement dans l'épisclérilis son aspect normal.

En même temps, d'autres symptômes nous indiquent que la maladie ne siége pas dans la sclérotique, mais plus profondément. L'iris perd insensiblement sa contractilité; la pupille est moyennement dilatée et son bord s'échancre vers la partie la plus injectée du pourtour de la cornée. Si, outre l'injection périkératique générale, on observe plusieurs centres de vascularisation, analogues à celui dont nous venons de parler, on verra sur le bord pupillaire autant d'échancrures correspondant à ces points. En fixant son attention sur l'état de l'iris, il est possible d'y remarquer, au niveau de chacune des échancrures en question, des vaisseaux gorgés de sang, par suite de l'embarras que l'affection choroïdienne cause dans la circulation de l'iris. Quelquefois il apparaît des synéchies vers la partie échancrée, l'humeur aqueuse se trouble légèrement, et la chambre antérieure semble avoir augmenté en profondeur. Si l'on observe alors la tension du globe, on le trouve plus dur et plus résistant par suite de l'augmentation de la pression intra-oculaire.

Quand les symptômes inflammatoires ont persisté quelque temps, on voit l'injection périkératique disparaître peu à peu, sauf au point où elle s'était montrée avec le plus d'intensité, et où elle était accompagnée d'une légère proéminence des parties. Celle-ci augmente même lorsque l'injection abandonne le point qu'elle occupait. Il se forme donc autant de bosselures qu'il y a eu de centres d'injection autour de la cornée, et souvent les diamètres de celle-ci semblent en être augmentés. Les bosselures sont plus ou moins larges, siégent toujours à une distance de 4 à 6 millimètres au moins du bord de la cornée. Leur sommet est peu élevé et leurs bords, mal limités, se perdent insensiblement dans les parties saines. En les observant avec soin dans leur développement, on remarque qu'elles siégent surtout là où les vaisseaux ciliaires antérieurs perforent la sclérotique, car à ce niveau cette membrane offre son minimum d'épaisseur.

Lorsqu'une fois ces élévations ont atteint une hauteur de 2 à 3 millimètres et quand les enveloppes de l'œil se sont assez amincies pour que la sclérotique présente par transparence une couleur bleuâtre ou même bleu foncé, les signes inflammatoires disparaissent de plus en plus. On a alors affaire à des staphylômes, triste conséquence de la scléro-choroïdite antérieure.

Le portrait que nous venons de tracer ne répond qu'aux cas où cette maladie se développe avec beaucoup de rapidité. Dans certains autres cas l'inflammation, tout en procédant avec bien moins de violence, aboutit à la même terminaison. Tandis que parfois l'injection rouge foncé plus ou moins circonscrite sur la sclérotique, en même temps que l'élévation qui l'accompagne, et l'opacité du bord de la cornée peuvent faire songer à une simple sclérotite, d'autres fois l'inflammation est si légère à l'extérieur que l'attention se porte aussitôt sur l'état des membranes profondes.

Anatomie pathologique. — La scléro-choroïdite antérieure est une maladie dont on ne peut observer que bien rarement les premières lésions. Nous devons la ranger dans le groupe des *maladies hydrophthalmiques* (choroïdites ectatiques, atrophiques). Elles sont caractérisées dès leur début par une exsudation séreuse dans la cavité de l'œil, par l'augmentation du corps vitré, de la pression intra-oculaire qui en résulte, et par la distension d'une partie ou de la totalité des parois de l'œil.

Il se peut que la scléro-choroïdite fournisse au début une exsudation plastique dans le tissu de la sclérotique, de la choroïde et même de la rétine. Mais l'anatomie ne l'a pas démontré, et nous ne trouvons, une fois le staphylôme produit, que les signes d'une atrophie plus ou moins avancée des parties affectées des enveloppes. Si l'on examine des ectasies de la sclérotique, on rencontre presque constamment une adhérence anormale entre la partie de la choroïde atrophiée et la sclérotique considérablement amincie. L'atrophie de la choroïde est quelquefois portée au point de ne respecter que les éléments élastiques de cette membrane. Dans ces cas, les cellules pigmentaires de la choroïde se sont décolorées et ont disparu, la couche des cellules pigmentaires est détruite, et le pigment, irrégulièrement dispersé, produit sur divers points de petits amas. La chorion-capillaire fait défaut, la lame vitrée offre plus de résistance, et dans certains cas où l'atrophie n'est pas très-avancée, se conserve assez intacte. Le stroma de la choroïde est détruit, il n'en reste plus que la trame élastique adhérente à la sclérotique. Celle-ci, fortement amincie, laisse voir sur quelques points entre ses fibres entrecroisées et distendues des espaces libres. Il n'est pas possible de trouver des exsudations plastiques anciennes épanchées dans la trame de la sclérotique, là même où elle regagne son épaisseur, c'est-à-dire vers les parties déclives du staphylôme.

La rétine peut, dans le staphylôme antérieur, présenter différents états. Tantôt elle adhère au pourtour du staphylôme, et se prolonge, considérablement atrophiée, dans la cavité staphylomateuse, où elle flotte comme un voile très-mince sans adhérer à la choroïde. Tantôt la rétine a suivi la choroïde dans ses métamorphoses et, fixée aux parois du staphylôme, elle est réduite à ses éléments de tissu cellulaire.

Il va sans dire que les nerfs et les vaisseaux ciliaires qui se répandent dans les parties malades participent à leur altération.

Le corps vitré change aussi de structure. Il se liquéfie dans toute la partie antérieure du globe, et cette liquéfaction est surtout apparente dans la cavité staphylomateuse. Au commencement de la maladie, il est quelquefois possible d'observer une légère opacification du corps vitré, se manifestant par un trouble général de ce milieu; mais une fois la maladie à son terme, le corps vitré retrouve le plus souvent une transparence parfaite.

L'ectasie de la sclérotique se présente, nous l'avons dit, plus particulièrement là où les vaisseaux ciliaires la perforent, mais le staphylôme peut affecter encore une autre forme : alors la partie amincie de la sclérotique qui tapisse le canal de Schlemm, vers la chambre antérieure, cède à l'augmentation de la pression interne, et se distend circulairement en ne laissant que la paroi externe du canal en question. L'ectasie est dans ce cas presque toujours annulaire. Elle occupe le voisinage du limbe conjonctival qui lui-même semble distendu (Stellwag). Les procès ciliaires restent en arrière. Il peut arriver que l'iris fixé au cristallin par une exsudation plastique se détache du corps ciliaire, ou encore que le cristallin échappe en se portant en arrière et latéralement, par suite de la déchirure de la zone de Zinn.

Il est évident que le staphylôme antérieur présentera, suivant son siége, de nombreuses variétés; mais nous croyons peu pratique et peu conforme aux données de l'anatomie pathologique de séparer les ectasies en staphylôme antérieur et staphylôme du corps ciliaire, comme l'a fait M. Sichel (1). Selon cet auteur, le staphylôme du corps ciliaire serait plus rapproché de la cornée que le staphylôme antérieur, et se caractériserait par des stries ou des rainures régulières, en rapport avec la disposition anatomique de la partie distendue. De plus, comme les procès ciliaires représentent un repli de la choroïde, l'ectasie ne pourrait se produire en ce point avec autant de régularité, en sorte qu'au début, le staphylôme du corps ciliaire devrait toujours être composé de petites élevures bleuâtres courant parallèlement d'avant en arrière.

Les différences d'épaisseur que la sclérotique présente influent beaucoup sur l'emplacement du staphylôme qu'on rencontrera pour cette raison plus facilement entre les espaces laissés libres par les muscles droits internes.

En résumé, pour nous, l'ectasie antérieure peut varier de la manière suivante : 1° elle siégera au niveau du canal de Schlemm, et par la distension de la sclérotique, le point culminant des procès ciliaires s'éloignera du pôle cornéen.

(1) *Archiv für Augenheilkunde*, t. III, A. 1, p. 216.

2° Elle occupera les parties antérieures de la choroïde et le corps ciliaire lui-même, en sorte que le sommet des procès ciliaires reste en place, ou même soit repoussé vers le centre de la cornée.

3° Enfin elle sera située plus à la périphérie, et laissera le corps ciliaire plus ou moins intact. Ces trois formes ne sont que des variétés du staphylôme antérieur.

L'éclairage oblique permet, dans les cas où le staphylôme antérieur a pris un développement considérable, d'en préciser exactement le siége. Pour cela, il faut dilater la pupille et prescrire au malade de regarder autant que possible dans le sens de l'ectasie; alors, avec une lentille convexe à court foyer (un pouce et demi ou deux), on fait arriver vers l'équateur de l'œil, à travers la pupille dilatée, un cône lumineux que l'on promène d'arrière en avant sur les parties distendues. Un changement particulier dans la coloration des points successivement éclairés annonce que les rayons lumineux ont atteint l'ectasie, on juge qu'ils l'ont dépassée pour atteindre les procès ciliaires, quand réapparaît, toutefois bien plus prononcée, sous forme d'une bande foncée, la teinte observée en premier lieu. On doit attribuer ce changement de nuance à l'altération pigmentaire. Cet examen ne sera fructueux que si l'on observe une ectasie fort étendue.

Symptômes généraux.—En parlant de l'épisclérítis, nous avons fait remarquer combien le malade en était peu incommodé, on peut en dire autant pour les cas de scléro-choroïdite à marche lente; mais il n'en est pas ainsi quand la maladie se développe rapidement. Des douleurs ciliaires très-intenses, une sensation de tension fort désagréable, des troubles notables de la vision sont accusés par les malades. Le globe oculaire lui-même est assez sensible, quand on touche à travers les paupières la circonférence de la cornée. Les douleurs sont d'autant plus vives que les symptômes inflammatoires sont plus manifestes, et que l'ectasie se produit plus rapidement. On peut même voir dans certains cas exceptionnels survenir des vomissements opiniâtres. Les nerfs ciliaires antérieurs sont, dans ces cas extrêmes, fortement comprimés et distendus avant de s'atrophier.

La compression de la rétine et du nerf optique occasionne souvent des sensations lumineuses subjectives. Les malades sont tourmentés par l'apparition d'éclairs ou d'étincelles. L'augmentation de longueur de l'axe antéro-postérieur provoque une myopie qui peut devenir excessive; à cette altération de réfringence s'associe peu à peu une amblyopie due au tiraillement et à la destruction des éléments nerveux de la rétine, par suite de la compression qu'ils subissent. On observe parfois une cécité rapide et complète, consécutive à l'excavation de la papille du nerf optique.

Les troubles visuels qui se produisent au début de la maladie, proviennent essentiellement des épanchements formés dans l'humeur aqueuse et dans la partie antérieure du corps vitré. A ce moment, les malades se plaignent quelquefois d'une photophobie assez intense.

Marche de la maladie.— Une fois l'ectasie développée, on voit presque toujours les phénomènes inflammatoires perdre de leur intensité et même disparaître peu à peu. Il est rare que la distension partielle ou totale de la moitié antérieure de la sclérotique survienne rapidement au bout de quelques semaines; bien plus fréquemment on voit l'inflammation persister un certain temps, et n'être suivie de la distension scléroticale qu'un mois ou deux après qu'elle a diminué d'intensité. Les staphylômes peuvent même se développer si lentement et s'accompagner de symptômes inflammatoires si peu accusés que le changement de courbure de la sclérotique et l'augmentation qui survient dans la tension du globe oculaire peuvent seuls mettre le médecin sur la voie du diagnostic. Ce sont ces variétés de staphylôme qui présentent le plus de ressemblance avec la scléro-choroïdite postérieure.

On pourrait se demander comment il se fait que la choroïde dont tous les points semblent devoir se distendre également, consécutivement à l'hypersécrétion, ne présente cette distension qu'à sa partie antérieure et au voisinage du nerf optique. Cela s'explique par ce fait anatomique qu'en avant et en arrière, la choroïde est plus adhérente à la sclérotique que dans le reste de son étendue. Par suite de cette disposition, la tension intra-oculaire devant tirailler principalement les parties les moins mobiles de la choroïde, c'est-à-dire celles qui avoisinent la cornée et la papille, c'est là que l'inflammation sera le plus manifeste et sera suivie d'adhérences anomales, d'atrophie du tissu, et enfin d'ectasie.

Une particularité remarquable de la scléro-choroïdite antérieure est la rémittence qu'on y observe souvent. En effet, les phénomènes inflammatoires ayant cessé, et une partie de la sclérotique s'étant distendue, on croit la maladie à son terme; mais bientôt, sans cause appréciable, il survient une nouvelle poussée inflammatoire, suivie d'une nouvelle ectasie, ou d'une augmentation de l'ancienne. Le staphylôme, lors de sa première apparition, varie pour sa dimension entre un grain de millet et une fève. Dans le cas où il se développe très-lentement, il peut échapper à un examen superficiel, caché par la paupière supérieure.

Nous ne devons pas passer sous silence une autre forme de scléro-choroïdite antérieure bien plus rare que la précédente, et où l'exsudation séreuse paraît remplacée par une exsudation plastique. Les symptômes inflammatoires sont les mêmes, mais l'iris y participe bien davantage. Des exsudats plastiques se forment dans le champ de la pupille et le remplissent. L'injection périkératique et le gonflement du tissu épiscléral sont très-prononcés, et se prolongent jusque vers l'équateur de l'œil. Le bord de la cornée se trouble dans toute sa circonférence; mais ce trouble ne reste pas borné, comme dans l'épisclérítis, à cette circonférence même, il avance vers le centre. La limite qui sépare la sclérotique et la cornée s'efface complétement, et après que l'inflammation s'est lentement dissipée, la cornée reste sclérosée et transformée en tissu cicatriciel, et à jamais impropre à la vision. Grâce au dépôt plastique que nous avons vu s'épancher sur ces membranes aux dépens de la choroïde et de l'iris même, la tension interne exagérée est sans action sur elles, et ne peut donner lieu à des ectasies.

Étiologie. — Souvent la scléro-choroïdite se rencontre dans des yeux myopes, et d'autant plus facilement que la myopie est plus prononcée. Elle s'observe surtout de huit à seize ans, tandis qu'elle se rencontre bien plus rarement chez les adultes dont la sclérotique a perdu beaucoup de son élasticité et gagné en résistance. Faute de connaissances précises, on l'attribue, chez les jeunes sujets, à une diathèse lymphatique ou scrofuleuse.

Pronostic. — La scléro-choroïdite antérieure est toujours une maladie fort grave qui ne pourra être traitée avec succès que dans ses débuts et par une méthode très-énergique. Une fois que la distension des membranes de l'œil a atteint un certain degré, les tentatives thérapeutiques échouent presque constamment. La durée de la maladie est longue, et même après que l'inflammation est tombée, il faut toujours prévoir des suites funestes ou des rechutes, et, pour les éviter autant que possible, soumettre le malade à une surveillance continuelle. Il est fort rare qu'un staphylôme reste isolé et circonscrit sans s'agrandir et troubler notablement les fonctions visuelles. Il arrive plus rarement encore qu'un staphylôme sclérotical se guérisse spontanément. Au contraire, on a vu la distension du globe assez grande pour amener une rupture de ses enveloppes, suivie de suppuration et d'atrophie de l'œil. Cette triste terminaison a au moins l'avantage de débarrasser le malade d'une difformité souvent affreuse (buphthalmie).

Traitement.—Nous ne devrons pas trop nous arrêter au traitement de la scléro-choroïdite antérieure, afin d'éviter les redites quand il sera question d'une maladie bien plus fréquente, de la scléro-choroïdite postérieure. Au commencement de la maladie, on cherchera à combattre l'inflammation par des applications réitérées de sangsues à la tempe ; ces applications se feront le soir, le malade étant couché. Le lendemain, celui-ci devra éviter le grand jour pour obvier aux suites fâcheuses de la congestion choroïdienne consécutive à cette déplétion sanguine.

Si la maladie est aiguë, on prescrira en même temps le calomel à la dose de 5 à 10 centigrammes, deux fois par jour; quand les symptômes inflammatoires seront moins intenses, on ordonnera, pour chaque jour, deux pilules contenant chacune de 5 milligrammes à 1 centigramme de sublimé corrosif. Des frictions d'onguent mercuriel belladoné sur le front et sur les tempes, seront prescrites. En même temps on fera bien d'administrer des sudorifiques, et dans ce but on ordonnera des infusions chaudes de salsepareille, de gaïac, puis, chaque matin, on cherchera à obtenir pendant plusieurs heures une transpiration abondante. Pour éviter les congestions passives vers la tête, il faudra combattre activement toute constipation, soit par des purgatifs, soit par des lavements froids. Chez un certain nombre de malades les eaux minérales qui activent la sécrétion urinaire seront très-utiles, surtout dans les cas de scléro-choroïdite chronique.

Il importe d'observer attentivement la pression intra-oculaire, et si l'on voit qu'elle augmente, que l'humeur aqueuse commence à se troubler, et que l'iris perde une partie de sa mobilité, on instillera plusieurs fois par jour une solution d'atropine, en même temps qu'on fera à diverses reprises la paracentèse de la chambre antérieure. Si l'on arrive à se convaincre qu'on ne pourra pas, par ce procédé, atteindre un résultat satisfaisant, et si l'on aperçoit un commencement de staphylôme, on pratiquera largement l'iridectomie dans le but de diminuer considérablement pour quelque temps la pression intra-oculaire. C'est le seul moyen qui, dans ces cas, puisse être couronné de succès. Aussi doit-on y recourir même quand il s'est développé des staphylômes peu étendus, consécutivement à la disparition des phénomènes inflammatoires. Nous avons pu souvent nous-même nous convaincre du fruit que l'on peut retirer de cette opération en pareille circonstance. Une fois que plusieurs élévations staphylomateuses d'une certaine hauteur se sont formées, ou que toute la partie antérieure du globe s'est transformée en un staphylôme annulaire, l'iridectomie et les paracentèses réitérées de la cornée demeurent souvent inefficaces. L'œil est détruit et l'on n'a plus en conséquence qu'à remédier à la gêne qu'il cause au malade en empêchant l'occlusion des paupières, et à la difformité souvent hideuse qui en résulte.

On a proposé dans ce but divers modes d'intervention. Ainsi on a conseillé de traverser l'œil d'un fil de soie qu'on laisse à demeure; on a excisé une partie du staphylôme, ou pratiqué l'ablation de la moitié antérieure de l'œil. Ces procédés ont été abandonnés par beaucoup de praticiens à cause des accidents fâcheux qui peuvent en être le résultat. Les douleurs souvent insupportables qui accompagnent la suppuration du globe, et la perte de temps considérable qu'elles entraînent pour le malade, font, non sans raison, hésiter le médecin. Outre ces inconvénients, la résection du staphylôme amène souvent des hémorrhagies très-abondantes, produites par la diminution brusque de la pression intra-oculaire, comme nous avons eu l'occasion de l'observer. Aussi, en Angleterre, a-t-on cherché à prévenir toutes ces complications en combinant la ligature avec la résection partielle des parois distendues (Critchett), ou en sacrifiant complétement l'œil en l'énucléant selon le procédé de Bonnet. Cette dernière opération est de toutes la plus simple et la plus inoffensive. La seule objection sérieuse qu'on puisse y opposer est que le moignon formé par les muscles détachés du globe, est moins propre à faciliter les mouvements d'une pièce artificielle, que celui que fournit l'œil le plus atrophié. Néanmoins cette considération ne doit pas arrêter lorsque la distension de l'œil est très considérable et que le procédé de Bonnet peut conjurer des accidents redoutables.

Si les staphylômes antérieurs sont peu développés, mais que les rechutes inflammatoires nécessitent une opération, ou si la distension de cet œil déformé et perdu pour la vue est portée assez loin pour s'opposer à l'adaptation d'une œil artificiel, on peut s'adresser à un autre procédé opératoire. Par ce dernier, on s'appliquera à déterminer la phthisie de l'œil sans avoir à craindre une inflammation suppurative. On pratiquera largement l'iridectomie et puis après une quinzaine de jours la paracentèse de la sclérotique. En répétant cette dernière opération, on verra l'œil s'atrophier peu à peu sous le bandeau compressif que l'on aura soin d'appliquer immédiatement après chaque paracentèse, dans le but d'éviter, s'il est possible, les hémorrhagies intra-oculaires. On peut encore déterminer l'atrophie d'un œil hydrophthalmique en traversant le corps ciliaire d'un fil de soie qu'on retire au bout de vingt-quatre heures ; généralement on évite ainsi la suppuration de l'œil malade qui fournit alors un moignon favorable à l'application d'une pièce artificielle.

ARTICLE IV.

SCLÉRO-CHOROÏDITE POSTÉRIEURE, STAPHYLOME POSTÉRIEUR.

Considérations générales. — Tandis que dans l'affection qui vient de nous occuper, la situation des parties affectées les dérobait, au début, à l'examen du médecin, l'ophthalmoscope permet d'observer sans peine les lésions primitives de la scléro-choroïdite postérieure. Cette maladie, comme la précédente, fait partie de la classe des affections hydrophthalmiques, intimement liées à une augmentation de la sécrétion séreuse intra-oculaire, en particulier à une augmentation de volume du corps vitré.

L'ophthalmoscope fait voir les premières atteintes de la maladie même avant qu'elle ait pu produire des ectasies des enveloppes de l'œil, celles-ci ne se développent que quand la résistance des membranes de l'œil n'est plus en rapport avec la distension du globe par le liquide épanché anormalement dans sa cavité.

Il est important, en abordant cette étude, de séparer nettement la scléro-choroïdite postérieure, comme maladie inflammatoire et progressive, du staphylôme postérieur constituant un état stationnaire, et dans certains cas probablement congénital. Si l'on examine un grand nombre d'yeux sains, on rencontre parfois une terminaison particulière de la choroïde, au pourtour du nerf optique. Dans cette disposition, la choroïde ne s'étend pas jusqu'à la papille dans toute la circonférence de cette dernière, mais en reste distante d'un côté et laisse là sur la sclérotique un espace libre en forme de croissant dont la largeur égale à peine le rayon de la papille même, et qui est le plus ordinairement situé entre elle et la tache jaune. Les bords de ce croissant sont nettement accusés et presque constamment encadrés d'un pigment foncé. Lui-même reste toujours en dehors de la papille et la déborde rarement en bas et très-peu en haut, de manière à comprendre en étendue plus du diamètre de cette dernière. On trouve quelquefois dans cet espace libre des dépôts de pigment irrégulièrement disséminés dans sa surface qui, grâce au reflet particulier de la sclérotique, contrastent fortement avec le reste du fond de l'œil. Par conséquent, on peut dans cet espace voir très-nettement se dessiner les vaisseaux rétiniens.

Cette disposition de la choroïde au pourtour du nerf optique, associée quelquefois, au même niveau, à une légère ectasie scléroticale, paraît être congénitale et doit sans doute se rapporter à l'hiatus sclérotical dont parle de Ammon (1), et à la saillie qui résulte de l'occlusion de cet hiatus par une sorte de membrane. Cette particularité anatomique commune à la choroïde et à la sclérotique, et que nous avons nommée staphylôme postérieur congénital, se rencontre souvent sur l'œil myope où l'axe optique est plus long que dans l'œil normal (enmétrope). Néanmoins elle s'observe aussi sur des yeux dont la réfringence est normale, et elle reste complétement stationnaire.

Outre cette disposition que nous avons signalée comme congénitale, il n'est pas rare d'apercevoir autour de la papille, surtout chez les myopes, des variétés d'aspect que nous devons rapporter à une distension pathologique des membranes, mais qui, elles aussi, peuvent être de même stables. L'ophthalmoscope fait voir vers la tache jaune, en dehors de la papille (en dedans, dans l'image renversée), une zone blanche, plus ou moins large, à bords foncés et assez réguliers. Cet arc peut dépasser en largeur le diamètre de la papille, s'étendre en bas (bien plus rarement en haut) autour de celle-ci, et même embrasser, sous forme d'un second arc moins large, le bord interne de la papille. Celle-ci est alors complétement circonscrite par une figure blanchâtre, tournée par sa partie la plus large vers le pôle postérieur.

(1) *Archiv für Augenheilkunde*, t. IV, A. 1.

En ce point, on peut quelquefois, si l'atrophie de la choroïde n'est pas trop avancée, distinguer, outre les vaisseaux très-accusés et tendus de la rétine, quelques vaisseaux choroïdiens tiraillés, et des taches grisâtres mal circonscrites qui sont le reste du tissu choroïdien. Dans cet espace, la choroïde est, en effet, plus ou moins atrophiée. Les cellules hexagonales de la couche pigmentaire ont disparu ou ont perdu leur forme régulière et leur pigment ; les cellules pigmentaires du stroma manquent en grande partie ou sont décolorées. La choroïde très-amincie adhère à la sclérotique distendue ; les bords du staphylôme sont souvent délimités par du pigment noirâtre, qui peut aussi se trouver disséminé dans toute son étendue en petits amas. Cette délimitation tranchée, unie à un état stationnaire de la réfringence, est un des principaux traits du staphylôme stable. Quoiqu'il puisse présenter maintes variétés dans son développement, il est rare que son étendue dépasse une ou deux fois le diamètre de la papille, qu'il s'étende beaucoup en dedans et en bas, encore plus rare qu'il se porte en haut.

La façon dont cette sorte de staphylôme se développe est environnée d'une grande obscurité. Il est possible qu'il soit consécutif à une inflammation ayant produit une distension lente et légère, et cela surtout sous l'influence des efforts trop continus qui accompagnent l'accommodation; mais les recherches anatomiques ne l'ont jusqu'à présent pas démontré. M. Edouard de Jaeger (1) est porté à regarder cette forme de staphylôme comme presque toujours congénitale et même héréditaire. Ce que nous voudrions faire ressortir de cette description, c'est qu'il existe des distensions de la sclérotique et de la choroïde qui présentent tous les caractères du staphylôme postérieur consécutif à la scléro-choroïdite, mais qui restent stationnaires pendant toute la vie sans la moindre apparence d'inflammation progressive.

Symptômes anatomiques. — La scléro-choroïdite postérieure est une maladie qui entraîne avec plus ou moins de rapidité la distension des membranes de l'œil, surtout vers le pôle postérieur de cet organe. Par cet effet, l'axe optique s'allonge, en sorte qu'un œil enmétrope ou normal devient myope, qu'un œil hypermétrope, c'est-à-dire qui présente un axe optique trop court, se rapproche de l'état normal, ou même le dépassant, devient myope. Ces divers changements qui s'opèrent avec plus ou moins de rapidité dans la réfringence de l'œil et amènent insensiblement le malade à une myopie souvent extrême, sont un caractère important de la scléro-choroïdite postérieure. L'allongement progressif de l'axe optique se manifeste même par l'aspect extérieur de l'œil qui devient ovoïde et

(1) *Ueber die Einstellung des dioptrischen Apparates*. Vienne, 1861.

proémine à fleur de tête. En ordonnant au malade de regarder en dedans, on voit que le repli conjonctival s'est effacé et que le globe s'est plus ou moins considérablement allongé.

Le développement progressif de la myopie est principalement ce qui porte le malade à s'adresser au médecin. Si on examine l'œil avec l'ophthalmoscope à une époque peu avancée de la maladie, on voit en dehors de la papille apparaître un arc semblable à celui que nous avons décrit à propos du staphylôme postérieur et ne différant de ce dernier que par l'irrégularité et le peu de netteté de ses bords. Les premières traces de la distension choroïdienne et scléroticale se manifestent de préférence du côté externe de la papille, parce que l'augmentation de la pression intérieure porte particulièrement, surtout dans les efforts accommodateurs, sur le pourtour du pôle postérieur de l'œil vers la tache jaune. La choroïde, poussée et tiraillée en ce point, peut se détacher à son insertion près du nerf optique, où elle adhère même par quelques fibres non pigmentées qui se perdent dans la membrane criblée, et subit des altérations notables de nutrition, surtout dans la partie voisine de la papille, entre celle-ci et la tache jaune (1).

Lorsqu'on examine la choroïde au voisinage de sa partie atrophiée, on y trouve des altérations peu accentuées, mais qui indiquent que la maladie est en voie de propagation. Souvent la couche épithéliale et le stroma ont plus ou moins perdu du pigment inclus dans leurs cellules, ce qui circonscrit l'arc formé par le staphylôme dans un autre arc bien moins nettement dessiné. Bientôt il y apparaît de petites plaques atrophiques séparées du staphylôme par des languettes de tissu à peu près sain. D'au-

(1) M. Schweigger (*Archiv für Augenheilkunde*, t. IX, A. 1, p. 196) croit en outre trouver dans les dispositions anatomiques suivantes la raison pour laquelle le staphylôme postérieur se produit presque constamment en dehors du nerf optique. « Le globe de l'œil ne rencontre, dit-il, pendant les mouvements qu'il accomplit dans la capsule de Tenon, de résistance notable qu'au niveau du nerf optique, et il y a là une disposition qui mérite de fixer l'attention. L'œil est forcé d'entraîner le nerf optique dans tous ses mouvements, ce qu'il ne peut faire sans vaincre une certaine résistance, quelque minime qu'elle soit. Comme le nerf optique s'insère en dedans du pôle postérieur, la résistance dont nous parlons est nécessairement d'autant plus grande que la convergence des axes optiques est portée plus loin et que par conséquent le pôle postérieur est plus déplacé en dehors. Si cet effet mécanique est insignifiant pour les yeux qui n'offrent pas d'anomalies, il n'en est pas ainsi lorsqu'il s'agit d'yeux myopes où la sclérotique est mince, extensible, et qui, lorsque le sujet s'applique, sont exposés à de fréquents efforts de convergence. Pour diminuer autant que possible l'énergie de ces efforts, il serait peut-être utile de donner aux myopes des verres prismatiques. »

tres fois, on observe de petites taches noirâtres qui ne sont autre chose que des accumulations de cellules pigmentaires anomalement conformées contenant un excès de pigment, et qui sont situées tantôt dans le staphylôme lui-même, tantôt près de ses bords.

Peu à peu le staphylôme gagne en étendue, et ne restant plus limité au côté extérieur de la papille, il la déborde supérieurement et inférieurement. Un second staphylôme plus petit ne tarde pas à se montrer à son côté interne. Les bords de la figure blanchâtre qui entourent la papille deviennent de plus en plus déchiquetés, en même temps qu'augmente le nombre des plaques atrophiques disséminées à l'entour. A cette époque la papille est quelquefois rougeâtre et contraste par sa coloration avec la tache staphylomateuse. Elle se présente sous forme d'un ovale dont le grand axe est perpendiculaire à la direction du staphylôme : ainsi quand celui-ci est en dehors, le grand axe de la papille est vertical. Dans les cas de staphylôme postérieur avancé, la papille est excavée dans le point où elle est en contact avec l'ectasie (M. Liebreich), disposition qui sera très-prononcée si elle succède à une excavation qui entoure physiologiquement en forme d'entonnoir les vaisseaux de la papille.

Quand le staphylôme a atteint un développement considérable, ou quand la scléro-choroïdite a suivi une marche très-rapide, on voit l'ectasie se produire sur la tache jaune et isolément. Il y apparaît alors une figure blanchâtre due à l'atrophie du tissu, et la tache jaune devient, comme la papille, un centre d'où la maladie se propage. Dans ce cas, les troubles de la vue sont portés au plus haut degré, et la fixation centrale devient impossible.

L'ectasie voisine de la tache jaune et celle qui entoure la papille se portent l'une vers l'autre, se réunissent et finalement envahissent tout le fond de l'œil. Assez souvent quand la maladie fait de tels progrès en peu de temps, il survient, près du staphylôme ou de la macula, des apoplexies choroïdiennes, et il est possible d'observer tous les phénomènes que présente la transformation du sang épanché entre la choroïde et la rétine. Ces épanchements apoplectiques peuvent, surtout s'ils occupent la macula, troubler tout à coup considérablement la vision. Ajoutons que toutes les ectasies un peu avancées ne prennent pas forcément un second point de départ de la macula, et qu'il arrive aussi souvent de voir le staphylôme se propager uniquement à partir du pourtour de la papille, et atteindre peu à peu le pôle postérieur.

Anatomie pathologique. — Au temps des premières recherches ophthalmoscopiques, on a attribué la tache blanche du staphylôme au produit d'une exsudation. Bientôt l'anatomie a démontré qu'il fallait la considérer comme résultant d'une choroïdite atrophique. Le staphylôme qui présente à l'examen ophthalmoscopique l'aspect d'une figure blanchâtre arciforme et irrégulière, montre souvent à la dissection une boursouflure des enveloppes de l'œil plus ou moins proéminente, et située en dehors du nerf optique. Cette proéminence est bien moins fréquente qu'on pourrait le croire, et pour qu'elle se montre, l'ectasie doit avoir déjà pris un développement considérable. Le globe est devenu ovoïde; son axe, de 24 à 25 millimètres qu'il mesurait à l'état normal, a atteint une longueur de 30 à 35 millimètres. Cette distension ne reste pas bornée à la partie postérieure du globe; la moitié antérieure y participe de son côté. Les procès ciliaires sont plus tendus et plus allongés, et le ligament pectiné situé entre la cornée et le corps ciliaire est lui-même tiraillé.

Si l'on porte son attention sur l'état de la sclérotique, dans l'hémisphère postérieur du globe, et principalement au sommet du staphylôme, on la trouve très-amincie. La choroïde fortement atrophiée y adhère dans toute la partie affectée d'ectasie : il ne reste souvent de cette membrane qu'une couche mince de tissu cellulaire et élastique, contenant çà et là des cellules pigmentaires. Les vaisseaux choroïdiens, la chorio-capillaire et la lame vitrée ont été détruits. La couche des cellules hexagonales a disparu, ou si elle existe encore, les cellules qui la composent ont changé de forme et perdu les granulations pigmentaires dont elles sont remplies. Des amas de pigment libre, restes, sans doute, d'anciennes apoplexies, s'aperçoivent surtout vers les points où les vaisseaux ciliaires perforent la sclérotique.

Tandis que quelques auteurs ont vu la choroïde manquer tout à fait dans une partie de l'ectasie scléroticale et n'y laisser qu'une couche très-mince de tissu cellulaire, les recherches de M. E. de Jaeger tendent à prouver que la choroïde, bien qu'atrophiée et très-amincie, persiste dans toute l'étendue du staphylôme. On s'accorde généralement à considérer comme exceptionnel le cas rapporté par M. Heymann, où une couche d'exsudat séparait la choroïde de la sclérotique, toutes deux fortement atrophiées.

Le seul indice qui puisse faire envisager le staphylôme postérieur comme résultant d'une maladie inflammatoire, c'est l'adhérence intime qui unit la choroïde à la sclérotique. Mais on ne devait pas s'attendre à trouver plus de traces inflammatoires de la maladie. Dès son début, en effet, la scléro-choroïdite se caractérise par une hypersécrétion intra-oculaire qui lutte constamment contre la résistance des membranes du globe et tiraille la choroïde. Une inflammation adhésive unit cette dernière à la sclérotique dans les points où, d'après la disposition anatomique signalée, le tiraillement se fait le plus sentir. C'est là que l'hypersécrétion aura son maximun d'effet quand elle sera portée assez loin pour vaincre la résistance des membranes, car c'est en cet endroit que l'inflammation adhésive les aura le plus affaiblies. L'ectasie et l'atrophie des tissus marchent de pair; il n'y a donc rien de bien surprenant à ce que la pression interne, en même temps qu'elle produit un amincissement aussi considérable des parois de l'œil, puisse faire presque entièrement disparaître les produits d'une inflammation ancienne.

Dans l'étude de la scléro-choroïdite en général, il reste toujours une grande question à résoudre, à savoir pour quelle cause est survenue l'hypersécrétion qui a déterminé tous ces accidents. On n'a pas encore démontré et l'on ne démontrera peut-être jamais que cette hypersécrétion soit consécutive à des changements anatomiques produits dans la choroïde. Comme pour les membranes séreuses, il peut exister pour la choroïde des anomalies fonctionnelles et nutritives, ne se manifestant que par l'altération de la fonction, sans produire un changement matériel et appréciable dans le tissu. D'ailleurs nous reviendrons sur ce point quand nous étudierons la plus importante des maladies hydrophthalmiques, c'est-à-dire le glaucôme.

Quand la scléro-choroïdite est peu avancée, la rétine est intacte; elle n'adhère pas au staphylôme et ses éléments semblent se prêter assez facilement à la distension qu'ils doivent subir. Cependant ils finissent par s'atrophier eux-mêmes, une fois que l'ectasie a atteint un développement considérable. Le punctum cæcum, correspondant à la papille du nerf optique, s'accroît à mesure que le staphylôme augmente d'étendue. En même temps, les malades accusent une amblyopie assez notable, surtout quand la scléro-choroïdite débute par la tache jaune ; car il semble que la rétine, en diminuant d'épaisseur près de cette tache, y soit bien moins capable de résister au tiraillement qu'elle subit. La distension de la rétine peut même s'étendre sur la papille et à l'entrée du nerf optique. La membrane criblée paraît refoulée vers la cavité de l'œil. Les fibres nerveuses à l'endroit où elles s'épanouissent, sont plus tendues du côté de l'ectasie que dans le reste de la rétine. S'il existe au centre de la papille une excavation physiologique en forme d'entonnoir, on comprend aisément qu'elle doive, sur la partie qui avoisine l'excavation staphylomateuse, se confondre facilement avec celle-ci.

L'ectasie scléroticale postérieure n'est pas sans influence sur la gaîne externe du nerf optique : elle la détache des faisceaux nerveux, de sorte qu'il se forme, entre ceux-ci et la gaîne où ils sont contenus, un espace qui n'est comblé que par du tissu cellulaire lâche. Dans les cas de scléro-choroïdite les plus avancés, la rétine participe à l'atrophie de la choroïde, y adhère et on la voit souvent infiltrée de pigment sur différents points.

Les changements du corps vitré qui surviennent fréquemment dans cette maladie consistent dans une liquéfaction de ce milieu, liquéfaction tantôt bornée à sa partie postérieure, tantôt générale. Quand la maladie est très-aiguë, ou qu'il se manifeste des poussées inflammatoires, il n'est pas rare de voir le corps vitré troublé en totalité, ou présentant des flocons dans sa masse. D'après la mobilité qu'ils affectent lorsqu'on fait mouvoir l'œil, on juge de la diminution qui s'est produite dans la consistance du corps vitré. Ces opacités sont d'autant plus appréciables et plus gênantes pour le malade, qu'elles sont plus proches de la rétine ; si elles siégent dans la partie antérieure du corps vitré, elles n'ont d'autre effet que celui de diminuer l'éclairage des images perçues. Il arrive assez souvent qu'une exsudation floconneuse du corps vitré se trouvant en contact avec la rétine, donne lieu, en se rétractant d'une manière analogue au tissu des cicatrices, à un décollement de cette membrane. (Henri Müller.)

Lorsqu'on examine avec soin le cristallin, on observe aussi, dans les cas de scléro-choroïdite intense, entre la capsule cristalline et la fosse hyaloïde, un exsudat particulier qui reste fixé à la membrane dont cette fossette est tapissée après l'ablation du cristallin. Celui-ci présente vers son pôle postérieur, dans sa couche corticale, une opacité à peu près immobile pendant les mouvements de l'œil, du centre de rotation duquel elle est très-voisine.

Symptômes généraux. — Outre l'augmentation progressive de la myopie que nous savons être si caractéristique dans la scléro-choroïdite, on voit l'œil devenir proéminent, quelquefois au point de constituer une difformité, très-apparente surtout quand un des yeux a été seul affecté. M. Arlt est le premier qui ait indiqué un moyen de mesurer approximativement l'allongement de l'axe optique. Il se sert pour cela d'un compas dont les pointes sont munies de petites boules de liége, ordonne au malade de regarder le plus qu'il peut en dedans, et, appliquant une pointe du compas au centre de l'œil, porte l'autre près de son angle externe. Pour obtenir un résultat plus précis, M. de Graefe a employé un fil de plomb qu'il appliquait exactement sur le globe, en suivant sa courbure. Bien que ces diverses mensurations ne puissent prétendre à des résultats rigoureusement exacts, elles suffisent toujours pour prouver d'une manière évidente l'allongement considérable que l'axe optique a subi. Lorsque l'ectasie des membranes de l'œil offre une étendue considérable, elle fournit l'occasion d'observer le plus haut degré que la myopie puisse atteindre. Les mouvements de l'œil sont alors plus difficiles, les muscles droits internes ne suffisent plus à maintenir une convergence en rapport avec l'entrecroisement des axes optiques qui est nécessaire à la vue des objets rapprochés, et l'on voit les malades ne plus se servir que d'un œil.

La rétine, très-délicate, comme on le sait, ne se prête plus à la distension que doivent subir les enveloppes de l'œil ; elle se décolle. Pour que ce décollement puisse s'effectuer, il est évidemment nécessaire qu'une partie plus ou moins notable du corps vitré se résorbe dans un espace de temps très-limité. Cet accident sera d'autant plus imminent, que l'extension des enveloppes de l'œil sera portée à un plus haut degré, que le corps vitré liquéfié présentera plus d'opacités dans sa masse, et que les malades auront été plus longtemps tourmentés par des sensations lumineuses subjectives. Le décollement rétinien est une des complications les plus fâcheuses de la scléro-choroïdite postérieure, car il est entretenu par la maladie elle-même, et favorisé de plus dans son extension par le liquide épanché entre la choroïde et la rétine. Une fois le décollement produit sur un œil, il est très à redouter pour l'autre, si celui-ci est atteint également de scléro-choroïdite. Aussi devra-t-on soumettre les malades à une surveillance des plus minutieuses.

Chez les personnes d'un certain âge, dont la choroïde a acquis quelque rigidité, on a fort à craindre une complication glaucomateuse. Les dangers de l'augmentation de la pression interne ne sont pas amoindris chez elles par la distension et l'ectasie de la sclérotique; cette dernière résiste, et l'on voit éclater des phénomènes de compression des nerfs intrinsèques du globe et de la rétine (1). C'est alors la papille du nerf optique qui cède à la pression. Il s'y forme une excavation qui se distingue de celle que nous avons décrite plus haut, en ce qu'elle comprend toute l'étendue de la papille, et que les vaisseaux semblent comme coupés et aplatis vers le bord de cette dernière. En même temps, le globe oculaire devient plus dur au toucher, et le champ visuel se restreint avec plus ou moins de rapidité. C'est une erreur de croire que la liquéfaction du corps vitré doive ramollir le globe. Ceci n'a lieu que quand survient le décollement de la rétine et au début de la phthisie de l'œil.

Non-seulement la scléro-choroïdite peut être suivie des tristes conséquences que nous venons de passer en revue, mais elle peut encore éclater sur d'autres points du globe oculaire, y produire des ectasies, et donner lieu aux derniers degrés de l'hydrophthalmie.

Etiologie. — Chez la plupart des malades il semble que la myopie ait préexisté à la scléro-choroïdite. L'hérédité n'y serait donc pas complétement étrangère. Des efforts prolongés d'accommodation pour la vue de près déterminent, postérieurement à la compression des veines due à la contraction des muscles ciliaires, une congestion passive qui peut être pour quelque chose dans la production de la maladie. On la rencontre plus fréquemment chez les hommes de lettres, graveurs, bijoutiers, impri-

(1) Ces faits se rapportent généralement à l'âge adulte, mais on peut les observer aussi chez les jeunes sujets.

meurs, etc. (1). Ainsi tout ce qui cause des efforts continus d'accommodation favorise le développement de la scléro-choroïdite ; par exemple de légères opacités de la cornée et du cristallin, des amblyopies modérées et stationnaires, etc.

Pronostic. — Peu grave quand la maladie affecte une marche lente, il doit être très-fâcheux toutes les fois que la myopie augmente rapidement et que la maladie occupe déjà une certaine étendue au fond de l'œil.

Traitement. — Il sera d'autant plus nécessaire d'insister sur le repos absolu des yeux qu'on verra les symptômes de la maladie en voie de progrès. En général, les personnes atteintes de scléro-choroïdite feront bien d'abandonner complétement l'usage des verres concaves, et n'appliqueront leur vue sur des objets rapprochés qu'à des intervalles assez éloignés et dans des espaces de temps très-limités. Dès que l'on aura constaté que la maladie suit les phases de son développement, il faudra recourir à un traitement énergique pour l'arrêter. C'est surtout des émissions sanguines locales au moyen de la sangsue artificielle de Heurteloup (2) qu'on obtiendra des résultats satisfaisants. Grâce à ces déplétions, il semble qu'on puisse dégager directement les vaisseaux du fond de l'œil, comme l'ont démontré les expériences de M. Schneller (3). Les saignés locales faites avec les sangsues ou les ventouses ordinaires sont lentes et ne paraissent pas agir contre la congestion des vaisseaux choroïdiens. Pour arriver à ce but, il faut que la déplétion soit rapide et que la succion soit énergique : c'est de cette manière qu'agit l'instrument de M. Heurteloup. Après la déplétion, on séquestre le malade dans le repos le plus absolu et dans une demi-obscurité, pour dissiper la congestion qui résulte immédiatement de cette émission sanguine, et qui, si elle persistait dans un tissu déjà malade, y pourrait produire des accidents redoutables (4).

(1) Voy. la thèse de M. Romain Noizet, *Du staphylôme postérieur*. Paris, 1858.

(2) *De la sangsue artificielle* (modèle du baron de Heurteloup), *et de son emploi dans le traitement des maladies des yeux par l'auteur* (*Bulletin de thérapeutique*, 1862, p. 107).

(3) *Archiv für Augenheilkunde*, t. III, A. II, p. 177.

(4) On appliquera la sangsue artificielle le soir, et selon la gravité des cas on tirera de un et demi à trois cylindres de sang ; le malade restera couché, passera toute la journée suivante dans une pièce sombre et se garantira autant que possible de toute lumière vive. La congestion consécutive à la déplétion sanguine se manifeste chez un certain nombre de malades par un affaiblissement de la vue qui se produit peu de temps après, tandis que trois ou quatre jours plus tard, on peut constater une amélioration assez sensible. Tous les praticiens qui ont traité par ce moyen nombre de cas de scléro-choroïdite, témoignent avec nous qu'après une seule émission sanguine locale, les malades peuvent quelquefois lire des caractères de Jaeger de 3 ou

Aux saignées locales on joint avec fruit l'emploi des diurétiques (acétate de potasse, eau minérale de Wildungen, etc.), ou, comme nous l'avons dit plus haut à propos de la scléro-choroïdite antérieure, des décoctions propres à activer la transpiration. Toutes les fois que nous avons affaire à une maladie progressive de la choroïde, nous nous servons en outre du sublimé corrosif qui semble avoir contre les altérations de la choroïde une influence très-marquée. Le sublimé sera bien préférable à l'iodure de potassium souvent recommandé contre les diverses formes de choroïdite.

Une indication formelle, en pareil cas, prescrit d'éviter soigneusement toute congestion vers la tête et indirectement vers les yeux. Aussi l'attention doit-elle se porter, s'il y a lieu, sur les flux menstruel et hémorrhoïdal. On emploiera avec succès plusieurs fois par semaine, comme dérivatifs, des pédiluves sinapisés ou à l'eau régale, des sinapismes aux mollets, des ventouses sèches à la nuque, etc.

Si l'on s'aperçoit que le mal fasse des progrès rapides et que les membranes profondes de l'œil soient congestionnées, on ajoutera au traitement l'emploi sur les paupières closes de compresses froides appliquées plusieurs heures par jour, afin que l'effet qu'on en attend puisse se faire sentir sur le fond de l'œil. Des compresses glacées ou même imbibées d'une eau trop froide doivent être négligées comme irritantes ; une fois la maladie stationnaire, on fera bien de continuer l'usage de l'eau fraîche en forme de douches avec un appareil à pulvérisation, dans le but d'éviter les rechutes auxquelles on est constamment exposé.

Quant aux précautions qui dépendent du malade même, elles consistent à s'abstenir des verres concaves et à porter des conserves bleues qui excluent les rayons les plus irritants du spectre (1). L'emploi des verres concaves pour la vue des objets rapprochés doit être absolument interdit; mais comme il sera, d'un autre côté, presque impossible d'y faire renoncer tous les malades pour la vue de loin, on tâchera d'en abréger autant que possible l'usage, en les faisant porter en forme de lorgnon.

4 numéros inférieurs à celui qu'ils lisaient auparavant. Dernièrement encore, nous avons traité à notre clinique un homme atteint de scléro-choroïdite qui ne distinguait avec l'œil gauche que le n° 16 de Jaeger (à droite la maladie avait envahi la tache jaune et la fixation centrale n'existait plus) ; après six applications de sangsues associées à un traitement par le sublimé, il put lire le n° 1 de Jaeger à une distance de 2 pouces (*myopie* 1/3).

(1) Les verres d'une teinte bleu de cobalt seront les plus propres à débarrasser le malade des éblouissements que lui cause une lumière trop intense, sans pour cela le plonger dans une demi-obscurité, comme c'est le défaut des verres gris (*London smokes*), qui éliminent indifféremment une quantité variable de tous les rayons du spectre solaire.

Les complications de la scléro-choroïdite exigent le plus souvent un traitement à part; c'est pour ce motif qu'il est indispensable de soumettre les malades à une surveillance très-attentive. Aussitôt qu'il se manifeste au toucher, ou que les malades accusent des phénomènes de tension intra-oculaire, que le champ de la vue se rétrécit, il faut, si l'on ne parvient pas à y remédier par l'emploi énergique du traitement que nous venons d'indiquer, recourir à une opération, c'est-à-dire à l'excision d'une large partie de l'iris. C'est par ce moyen seulement que dans nombre de cas on parvient à enrayer les progrès du mal. Il faudra s'y arrêter encore toutes les fois qu'on aura observé le développement d'une excavation glaucomateuse de la papille du nerf optique, ou une opacification floconneuse très-considérable du corps vitré qui fasse craindre un décollement de la rétine. Dans cette dernière condition, l'iridectomie est d'autant plus indiquée que l'opacité du corps vitré donne à supposer l'extension de la maladie à la partie antérieure de la choroïde et à l'iris. Assez souvent, on voit, après l'opération, la scléro-choroïdite cesser d'avancer, le corps vitré perdre son trouble, et s'il existait des opacités des couches postérieures du cristallin, celles-ci s'arrêter dans leur développement. Malheureusement l'iridectomie n'est pas toujours aussi efficace, et il est prudent de prévenir les malades ou leur famille qu'ils n'aient pas à attribuer à l'opération les progrès d'un mal qu'elle a seulement été impuissante à arrêter.

Quand les couches postérieures du cristallin se sont légèrement opacifiées par suite d'une scléro-choroïdite, et alors même que celle-ci s'est arrêtée, il n'est pas rare de voir la cataracte devenir complète dans un âge plus avancé du malade. La seule opération alors praticable sera l'extraction ; tout autre procédé, mais surtout l'abaissement, s'accompagnerait de dangers réels. Pour se bien renseigner et s'éclairer sur le pronostic de l'extraction de la cataracte, on aura la précaution de demander au malade si sa myopie a été considérable, et si elle a fait dans un espace de temps très-limité des progrès rapides. Si l'on fait abstraction des accidents inhérents à l'opération elle-même (perte considérable du corps vitré liquéfié, hémorrhagie intra-oculaire), on peut dire que, même dans ces conditions désavantageuses, l'extraction donne assez de bons résultats, surtout quand la scléro-choroïdite n'a pas été très-loin et date de la jeunesse.

Nous dirons, pour finir, quelques mots d'une complication très-fréquente de cette maladie, c'est-à-dire du décollement de la rétine. Divers procédés opératoires ont été tentés pour éliminer les produits anormalement épanchés entre la choroïde et la rétine. Ils ont eu, il faut l'avouer, des résultats peu encourageants. Lorsqu'on pénètre dans l'œil à travers la sclérotique, on risque d'augmenter encore le décollement de la rétine, en la poussant davantage vers le centre de l'œil. Pour cette raison, on a presque complétement abandonné ce mode de traitement pour suivre l'exemple que nous donne la nature dans la guérison spontanée du décollement de la rétine. C'est ainsi qu'on a été conduit à déchirer la rétine décollée à travers le corps vitré, et à vider dans la cavité de ce dernier les produits morbides sous-rétiniens. Nous ferons connaître cette opération en détail à propos du décollement de la rétine.

ARTICLE V.

BLESSURES ET RUPTURES DE LA SCLÉROTIQUE.

Les blessures de la sclérotique ne sont graves que par l'étendue qu'elles peuvent avoir et la facilité plus ou moins grande qu'elles donnent aux humeurs de l'œil de s'échapper au dehors. En effet, si plus d'un tiers du corps vitré est sorti par une plaie scléroticale, il est fort à craindre qu'il ne se fasse dans la cavité du globe un épanchement de sang considérable, que la rétine ne se décolle et qu'il n'en résulte l'atrophie de l'œil.

Le décollement rétinien consécutif aux plaies de la sclérotique peut s'observer alors même que ces plaies sont cicatrisées depuis longtemps. C'est ce qui constitue principalement la gravité de ces blessures. A l'époque où l'on observe une rétraction très-énergique du tissu sclérotical par suite de la cicatrisation, il se produit, sans autre cause, une diminution notable de la vue, et l'ophthalmoscope permet de voir la rétine décollée. Aussi les blessures de la sclérotique sont d'autant plus graves qu'elles intéressent les parties les plus voisines du pôle postérieur, car c'est là que l'écartement des lèvres de la plaie est le plus prononcé.

Le décollement de la rétine, cet accident si redoutable, peut encore résulter de la rétraction en quelque sorte cicatricielle, des opacités du corps vitré consécutives à la blessure de la sclérotique.

Quand la plaie scléroticale est au voisinage de la cornée, il est très-fréquent de voir l'iris faire un prolapsus. On doit en faire l'ablation, si la plaie est assez ancienne pour qu'on ne puisse plus songer à le réduire. En observant cette règle, on accélère de beaucoup la guérison. Si l'on voit la plaie de la sclérotique rester béante et donner issue à un flocon du corps vitré qui, au bout de quelques jours est jaunâtre et a tout l'aspect du pus, on appliquera sur les yeux un bandeau compressif qu'on laissera porter plusieurs jours. Grâce au repos complet qu'on donne à l'œil par ce moyen, non-seulement la plaie se guérit rapidement, mais encore on s'oppose aux dangers qui résulteraient d'une diminution considérable et trop prolongée de la pression intra-oculaire.

Si l'on était appelé à soigner une large blessure de la sclérotique, à la suite de laquelle l'atrophie de l'œil surviendrait presque sûrement si l'on abandonnait à elle-même l'ouverture béante, on devrait recourir à la ligature scléroticale.

On peut dire d'une manière générale que les plaies simples de la sclérotique guérissent avec une rapidité merveilleuse, et cela surtout sous le bandeau compressif; on a rarement besoin de recourir aux compresses froides pour combattre une inflammation traumatique. Il n'en est pas de même des plaies contuses. La suppuration de la plaie avec perte de l'œil a été souvent la suite de cette sorte de blessure.

Les *ruptures de la sclérotique* sont bien plus dangereuses que les accidents signalés plus haut. Ce n'est pas que la plaie occasionnée par la déchirure de la sclérotique ne se guérisse avec beaucoup de facilité, mais la force de propulsion qui a pu causer la rupture de ce tissu si dense et si résistant amène le plus souvent des lésions graves des parties profondes de l'œil. Au prolapsus iridien qu'on rencontre presque constamment dans les ruptures de la sclérotique, lesquelles se font généralement entre la circonférence de la cornée et l'insertion de l'un des muscles droits, on voit fréquemment s'ajouter une luxation du cristallin. Celui-ci peut même s'échapper par la plaie et se loger entre la sclérotique et la conjonctive, que son élasticité a préservée d'une déchirure. Il peut alors arriver que la plaie scléroticale se referme et que le cristallin se résorbe peu à peu au point de ne laisser à sa place qu'un petit dépôt de sels calcaires précipités en cet endroit. Dans d'autres cas, l'humeur aqueuse et le cristallin se résorbent pour la plus grande partie, et il ne reste qu'une petite poche contenant un liquide visqueux et ressemblant parfaitement à un petit kyste.

Les ruptures de la sclérotique ne se font presque jamais au delà de 6 millimètres de la circonférence de la cornée, ce qui s'explique par ce fait qu'à partir de là la sclérotique est doublée par les attaches tendineuses des muscles et la capsule de Ténon. Ainsi un coup porté avec beaucoup de violence sur l'œil produit facilement une rupture de la sclérotique près de la cornée, en laissant intacte la partie postérieure, bien qu'elle puisse étendre son action sur les membranes profondes de l'œil. On peut dans ces cas, observer la déchirure et le décollement de la choroïde et de la rétine, puis des épanchements sanguins très-considérables dans le corps vitré, où ils sont une nouvelle source de dangers pour l'organe blessé.

Il faut donc être toujours circonspect dans son pronostic, quoiqu'on ait signalé des cas où des blessures de ce genre se sont guéries avec une rapidité surprenante et sans la moindre complication. Ainsi nous avons vu un malade qui, dans une rixe, avait reçu un coup de poing qui lui avait rompu la sclérotique dans une étendue de 6 millimètres. La cornée offrait près de son bord supérieur une déchirure qui se continuait avec la plaie de la sclérotique et qui avait 4 millimètres de longueur. L'iris faisait hernie au dehors, et un épanchement sanguin considérable de la chambre antérieure cachait le fond de l'œil. Néanmoins, une fois le prolapsus iridien excisé, et après un traitement antiphlogistique très-énergique, la guérison arriva en quatre semaines. Quand le sang épanché fut résorbé, le malade recouvra assez bien la vue pour lire avec l'œil blessé des caractères de moyenne dimension.

Il est indispensable, dans le traitement des plaies par rupture de la sclérotique, de couper toute la partie de l'iris engagée dans la plaie. Ce n'est qu'en procédant ainsi qu'on pourra abréger la durée de l'inflammation à laquelle l'étranglement de l'iris donne si facilement lieu. L'emploi continu des compresses glacées et du mercure à haute dose sera souvent nécessaire pour prévenir la destruction imminente de l'œil. Mais cette triste terminaison sera souvent inévitable quand une partie trop considérable du corps vitré se sera échappée, et c'est sur cette considération qu'on s'appuiera pour ne pas faire suivre au malade un traitement inutile.

MALADIES DE LA CORNÉE.

CONSIDÉRATIONS GÉNÉRALES.

Avant de commencer la description des maladies de la cornée en particulier, nous dirons en peu de mots comment nous envisageons ces maladies d'une manière générale. M. Virchow a démontré que dans l'inflammation de la cornée, il ne se produit jamais une exsudation spontanée et diffuse dans le tissu de cette membrane. Nous devons aux excellentes recherches que M. His (1) a faites sur la cornée à l'état normal et à l'état pathologique, la confirmation de cette assertion.

Voici comment cet auteur s'exprime sur la nature des maladies inflammatoires de la cornée :

« Il est évident que les vues théoriques généralement acceptées sur les
» maladies de la cornée doivent être entièrement réformées. On doit tra-
» duire, si je puis ainsi dire, les lois auxquelles est soumise l'inflammation

(1) *Verhandlüngen der phys.-medic. Gesellschaft in Würzbourg*, t. IV, p. 90, et *Beiträge zur normalen und pathologischen Histologie der Cornea*. Basel, 1856.

» de la cornée par celles qui régissent la vie organique de la cellule. En » donnant cette idée pour base à des recherches assidues, on arrivera, je » l'espère, à ce qu'un observateur puisse déduire uniquement de l'examen » direct les altérations microscopiques, et acquérir ainsi des connaissances » bien plus approfondies de ces altérations. »

Cette nouvelle manière d'étudier les maladies de la cornée a-t-elle été observée par les cliniciens ? A-t-on fait quelques tentatives pour bannir ces termes vagues et faux d'*exsudation* et d'*infiltration* ? Il faut l'avouer, les recherches histologiques si exactes de MM. Virchow et His sont restées presque sans fruit pour les travaux cliniques qui ont pris pour objet les maladies de la cornée. Nous en trouvons la raison en ce que l'on n'abandonne que de très-mauvaise grâce une nomenclature répandue et généralement acceptée, et en ce qu'il est, d'un autre côté, fort aisé d'expliquer une altération dans la transparence et dans la nutrition d'une membrane telle que la cornée, en se servant des mots si flexibles d'*exsudation* et d'*infiltration*.

Dans l'étude que nous allons aborder, nous chercherons à nous en rapporter aussi strictement que possible aux seules donnés de l'anatomie pathologique : ainsi nous remplacerons dorénavant le mot d'*exsudat* par celui d'*opacification*, en rapportant les différents degrés de cette opacification aux changements de texture de la cornée. Il est certain que nous rencontrerons de grandes difficultés, et que, pour cette raison, ce premier essai sera loin d'être parfait, mais nous sommes entièrement convaincu qu'on ne saurait, sans suivre cette voie, arriver à une connaissance exacte et à de bonnes classifications des maladies de la cornée.

Les inflammations de cette membrane sont les plus propres à nous démontrer d'une manière générale que le trait caractéristique d'une inflammation ne doit pas être cherché dans les changements d'état qui s'opèrent aux dépens des vaisseaux et dans leur voisinage, mais que son caractère essentiel est une altération survenue dans les fonctions nutritives des éléments cellulaires qui constituent le tissu. La cornée ne présentant des vaisseaux que vers son bord, nous montre directement l'influence que leur voisinage exerce sur les cellules pendant les phases de l'inflammation, et les modifications qu'ils y produisent ; mais, d'un autre côté, elle nous présente les changements des cellules qui résultent d'une irritation des parties centrales comme tout à fait indépendants de l'action de ces vaisseaux.

Toutes les altérations inflammatoires qu'on rencontre dans la cornée ont pour siége principal la cellule ; on n'observe aucune exsudation dans la trame du tissu cornéen, de même qu'on ne voit aucun changement de la masse intercellulaire susceptible d'être rapporté à une infiltration. C'est aux excellents travaux de M. His (1) que nous empruntons les connaissances anatomiques qui sont le fondement de cette étude, car c'est à lui que nous devons principalement ce que nous savons sur cette matière.

Voici les différents changements que nous trouvons dans les cellules de la cornée, lorsqu'une irritation a agi sur cette membrane :

1° Une augmentation du volume des cellules (pl. III, fig. 5 et 6).

2° Un changement de leur noyau (multiplication par segmentation) (pl. III, fig. 5 et 6).

3° Séparation de la paroi de la cellule d'avec son contenu granuleux qui se divise (pl. IV, fig. 1).

4° Transformation de ces parcelles du contenu de la cellule en cellules endogènes (pl. IV, fig. 2 et 3).

5° Développement ultérieur des jeunes cellules (avec ou sans destruction de la cellule mère) (pl. IV, fig. 6).

6° Dégénérescence graisseuse des amas de ces jeunes cellules incapables de se développer (pl. IV, fig. 4).

7° Union nouvelle du contenu granuleux à la paroi de la cellule, avec gonflement de l'ancien noyau et apparition de nucléoles.

8° Rapetissement (mortification ?) des cellules de nouvelle formation.

Si nous faisions un retour sur ces différentes phases pour les rattacher aux idées anciennes concernant les différentes périodes de l'inflammation, nous trouverions que les n°s 1°, 2°, 3°, se rapportent à la période d'exsudation, 4° et 5° à la période d'organisation de l'exsudat, et 6°, 7°, 8° et 9° à la période de résorption.

Il faut à présent séparer ces différents changements suivant les points où ils se localisent, et nous avons alors à distinguer trois régions différentes :

1° La région sur laquelle a porté l'action irritante (dans les expériences de M. His, c'est le centre de la cornée);

2° La région des cellules superficielles du bord de la cornée;

3° La région des cellules des couches profondes, près de la membrane de Descemet.

Si l'on irrite sur un lapin le centre de la cornée, soit par la chaleur, soit par des agents chimiques, soit enfin par un traumatisme quelconque, on voit, au lieu même de l'irritation, s'opérer les changements qui suivent: Les cellules gagnent peu en volume, mais les nucléoles se partagent et

(1) Nous saisissons avec empressement l'occasion de remercier publiquement M. His pour l'extrême obligeance avec laquelle il nous a communiqué une partie de ses dessins inédits, qu'on trouvera réunis à quelques autres publiés dans ses *Beiträge zur normalen und pathologischen Histologie der Cornea*, sur les planches 3 et 4.

leur nombre augmente d'une manière prodigieuse. Le degré de division des noyaux est en rapport avec le degré d'intensité de l'irritation, et le mode suivant lequel s'opère la segmentation des noyaux décide du sort que subira la cellule elle-même. Quand cette segmentation n'est pas poussée très-loin, il ne se forme pas de nouvelles cellules endogènes, même alors que le contenu de la cellule s'est détaché de la paroi et s'est divisé. Si, au contraire, les noyaux se segmentent considérablement, il peut survenir une génération de cellules endogènes si abondante, que la cellule mère tout entière en soit envahie, et, se dilatant alors, semble déverser le trop-plein de son contenu dans ses prolongements ramifiés. Quant aux cellules endogènes de nouvelle formation, toutes n'ont pas le même sort : elles peuvent ou s'organiser davantage, ou se transformer en cellules de pus, ou enfin se mortifier en subissant la dégénérescence graisseuse (1).

Lorsque l'irritation de la cornée a été violente et la segmentation des noyaux excessive, il ne se produit guère de cellules endogènes. Le contenu nucléolaire de la cellule se transforme en une masse graisseuse, et la cellule elle-même se détruit. Elle subit à la vérité le même sort quand elle est devenue le centre de génération de cellules endogènes, mais dans ces cas elle n'a pas en quelque sorte cessé d'être, puisqu'elle peut être remplacée par les jeunes cellules développées à ses dépens. Les changements que les cellules de la cornée subissent quand elles appartiennent à des points moins rapprochés de celui où l'irritation a porté, ne ressemblent pas tout à fait à ceux que nous venons de passer en revue. Encore nous faut-il ici distin-

(1) Voici ce que M. His, d'après notre demande, a bien voulu nous communiquer sur la destination des cellules nouvellement formées. Il est impossible de reconnaître tout d'abord entre les cellules de nouvelle formation celles qui se transforment en globules de pus, et celles qui, par suite d'une évolution régulière, s'organisent plus complétement. Le sort qu'elles doivent avoir dépend des conditions nutritives dans lesquelles elles se trouvent, et non d'une différence essentielle, soit de forme, soit d'origine. Aussi on ne saurait prévoir si les cellules nouvellement nées dans un corpuscule de la cornée doivent conserver un noyau simple ou susceptible de segmentation. Il est tout aussi impossible de dire à l'avance si la jeune cellule doit persister, subir la dégénérescence graisseuse, ou enfin se transformer en cellule fusiforme et contribuer à la formation des parois des vaisseaux ou à la régénération du tissu de la cornée. Les conditions qui font varier dans leur développement et leur destination les jeunes cellules primitivement identiques sont fort difficiles à déterminer. Il est toutefois certain que la rapidité excessive avec laquelle se développent les cellules, et la distance qui les sépare des vaisseaux sanguins, constituent un état défavorable à leur organisation. Ainsi pourquoi celles qui avoisinent les vaisseaux du bord de la cornée se transforment-elles si facilement elles-mêmes en cellules fusiformes aux dépens desquelles se font les parois des vaisseaux? Cela tient à ce qu'elles trouvent en ce point les meilleures conditions nutritives.

guer, comme nous l'avons dit, ces cellules en celles qui avoisinent les vaisseaux et celles qui en sont plus éloignées et touchent à la membrane de Descemet. Il est vrai que si une irritation quelconque a intéressé le centre de la cornée, l'agrandissement des cellules qui occupent la circonférence de cette membrane, la segmentation de leurs noyaux, le détachement de leur contenu et sa division, sont des phénomènes qui restent proportionnés à l'intensité de l'irritation ; mais celui qui prédomine, est l'agrandissement des cellules ; la segmentation des noyaux, et la production de cellules endogènes sont bien moins accusées que dans les cellules centrales. Aussi dès le commencement, les cellules de la circonférence ont un développement bien plus considérable, et sont, pour ce motif, bien plus propres à donner naissance à la jeune génération de cellules et à leur permettre d'atteindre un degré plus avancé d'évolution.

Dans les parties les plus profondes de la cornée, près de la membrane de Descemet, les phénomènes d'irritation sont bien moins manifestes. L'agrandissement des cellules marche lentement et la segmentation des noyaux est tardive ; le contenu de la cellule ne s'en détache et ne se segmente qu'à la longue, et même ces deux phénomènes peuvent manquer complétement. Aussi la génération des cellules endogènes reste très-limitée, surtout quand l'irritation n'a pas été très-intense, ou d'assez longue durée pour agir sur les parties profondes elles-mêmes.

Ces considérations nous montrent que la segmentation des noyaux s'effectue principalement au point où l'irritation a porté. Elle est propre à la cellule, tandis que l'augmentation de cette dernière, qui se fait surtout au voisinage des vaisseaux, semble dépendre d'un envoi de matériaux nutritifs dus à ces derniers.

Nous distinguons, quant à la segmentation des noyaux et quant à l'agrandissement des cellules, deux régions différentes, dans chacune desquelles l'un ou l'autre de ces phénomènes est prédominant. Celle où la segmentation des noyaux est le plus prononcée, se trouve au centre de la cornée, près du point irrité; l'autre, où l'avantage est pour l'accroissement des cellules, occupe la périphérie. Mais tandis que les cellules s'agrandissent de moins en moins au fur et à mesure qu'on les considère plus près du centre, de telle sorte que le minimum d'accroissement des cellules se confond avec le maximum de segmentation, on ne peut dire que, réciproquement, le minimum de segmentation cellulaire coïncide avec le maximum d'accroissement; car, vers la circonférence, la segmentation des noyaux se montre plus accusée que dans les parties intermédiaires au centre et au bord de la cornée. Il semble que les phénomènes d'irritation qui se manifestent dans une direction centrifuge, à partir du point irrité, recouvrent, dans leur intensité, par suite du voisinage des vaisseaux, une recrudescence sans doute en rapport avec une activité plus grande dans la nutrition des parties.

L'expérimentation a aussi démontré que la propagation de l'irritation dans le tissu cornéen s'effectue beaucoup plus rapidement à sa surface que dans sa profondeur ; elle nous a fait voir de même que l'organisation ultérieure des cellules (formation de globules de pus ou de cellules d'un tissu nouveau) dépend aussi bien de la rapidité de leur développement que du degré de l'irritation à laquelle le tissu cornéen a été soumis et de la durée de cette irritation.

Ces différentes modifications des cellules s'annoncent dans la totalité de la cornée par l'aspect extérieur que celle-ci présente. Comme les noyaux, surtout quand ils sont petits et accumulés en grand nombre, réfléchissent très-bien la lumière, il en résulte une opacification du tissu proportionnée au nombre des noyaux contenus dans les cellules, et au nombre des cellules ainsi métamorphosées. La coloration de la cornée varie du gris clair au gris laiteux, tandis qu'elle est plus ou moins jaune quand les noyaux ou les cellules endogènes deviennent le siége d'une dégénérescence graisseuse. Lorsque les phénomènes d'irritation diminuent, les noyaux s'agrandissent, pâlissent, se ratatinent ; les uns reprennent leur aspect normal, mais la plupart disparaissent et le tissu redevient transparent.

L'augmentation de volume des cellules de la cornée, par suite de leur gonflement, détermine bien moins d'opacité que la segmentation des noyaux.

La *masse intercellulaire* présente assez fréquemment dans sa nutrition une altération qui se manifeste par un fendillement de cette substance. C'est à ce phénomène qu'il faut rapporter sans doute le défaut de transparence du bord de la cornée au début des kératites très-violentes, et tel qu'il existe au pourtour des cicatrices (leucomes de la cornée), où il donne aux parties un aspect luisant et nacré.

Le ramollissement et la mortification du tissu de la cornée dépendent de l'augmentation en nombre des éléments cellulaires, des différentes phases que parcourent ces derniers, et de la disparition consécutive de la masse intercellulaire. Il est en effet très-probable que cette dernière peut perdre insensiblement sa consistance, et favoriser ainsi la destruction lamelleuse qu'on rencontre si souvent dans la kératite.

La régénération du tissu cornéen s'effectue aux dépens des cellules endogènes : selon le développement plus ou moins prononcé que prennent ces dernières, les pertes de substance survenues dans la cornée sont comblées par du tissu transparent ou du tissu opaque. On peut dire que si cette formation de nouvelles cellules s'effectue très-rapidement et sur une grande étendue, le tissu qu'elles constituent prend les caractères du tissu cicatriciel et reste plus ou moins opaque; tandis que si le développement des mêmes cellules s'effectue assez lentement pour que chacune puisse atteindre des dimensions assez considérables, leur transparence peut être parfaite (1).

Fig. 2.

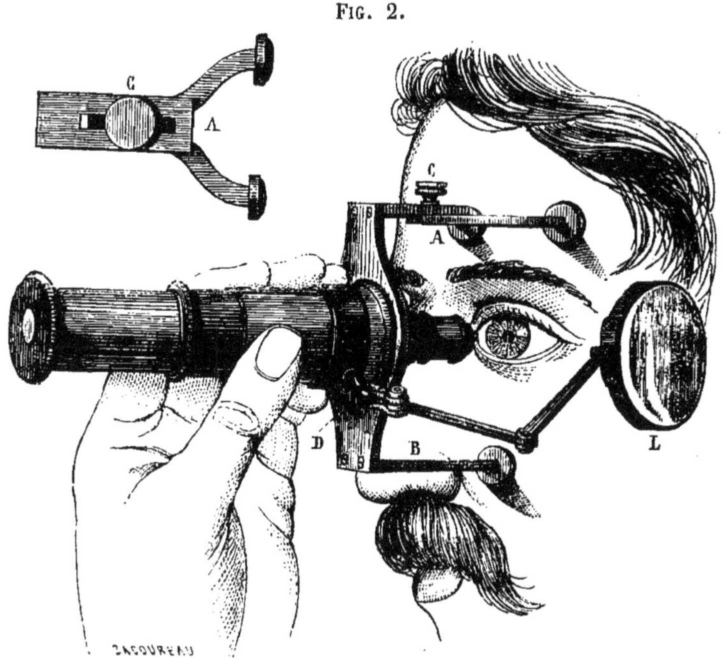

(1) Dans ces derniers temps, je me suis servi, pour des recherches minutieuses sur les affections de la cornée, d'un petit microscope représenté fig. 2, que j'ai fait construire par M. Hartnack, et auquel j'ai adapté une sorte de trépied dont la branche A, bifurquée, peut s'allonger et se déplacer latéralement, grâce à une vis C, tandis que la branche B, simple, est fixe. La première s'applique sur le front, la seconde sur la pommette. L'une et l'autre portent à leur extrémité un tampon de liége, et peuvent ainsi s'adapter très-exactement sur les parties sans pression douloureuse. La lentille L, ajustée au microscope au moyen d'un genou à coquille D, sert à l'éclairage direct fourni par une lampe, et permet d'examiner par transparence les parties superficielles de la cornée, en les traversant d'un cône lumineux dirigé très-obliquement. Il est indispensable, si l'on veut faire des recherches microscopiques sur le vivant, de renoncer à un fort grossissement, et d'immobiliser autant que possible le champ d'observation en appuyant, au moyen de l'instrument lui-même, la tête du malade renversée sur le dossier d'un siége. En substituant au grand ophthalmoscope de M. Liebreich un corps de microscope, comme l'a fait cet auteur (*Archiv für Augenheilkunde*, t. 1, A. I, p. 352), on n'arrive ni à immobiliser assez complétement le malade, ni à adapter assez facilement l'instrument pour ces délicates recherches. Elles sont au contraire très-faciles avec ce petit *ophthalmo-microscope*, dont on peut obtenir jusqu'à un grossissement de 80 diamètres, et dont le prix est des plus modiques. Un grossis-

ARTICLE I.

KÉRATITE VASCULAIRE SUPERFICIELLE (KERATITIS PANNOSA, PANNUS).

Symptômes anatomiques. — Selon la rapidité plus ou moins grande avec laquelle débute cette inflammation superficielle de la cornée, on peut la désigner sous le nom de *kératite vasculaire superficielle* (*kératitis pannosa*) ou de *pannus*. Il ne s'agit ici que d'une modification des cellules de la couche épithéliale ou des couches superficielles de la cornée, avec une perte de transparence et une vascularisation plus ou moins considérables.

A la suite d'une inflammation de la conjonctive, la couche épithéliale de la cornée devient inégale, surtout vers le limbe conjonctival; bientôt la cornée se ternit légèrement à la façon d'un verre dépoli, et des vaisseaux y serpentent en nombre variable de la périphérie vers le centre. A cette opacification se joint souvent une vive sensibilité des yeux à l'action de la lumière, un larmoiement considérable et des douleurs ciliaires intenses. Au contraire, si la kératite superficielle, le pannus se développe lentement, sous l'influence d'une irritation légère, mais prolongée (granulations chroniques) ; la transformation des cellules des couches superficielles et la vascularisation qui s'y observe peuvent se produire si insensiblement, surtout à la partie supérieure de la cornée, que c'est à peine si le malade s'en doute.

L'aspect de la cornée varie selon le degré de l'altération des couches superficielles. Si la maladie est aiguë, la cornée prend une coloration grise clair avec une nuance rougeâtre en rapport avec le nombre des vaisseaux qui s'y développent. Quand le pannus devient chronique, il peut présenter deux formes, d'après l'aspect qu'il présente. L'une (*pannus tenuis*) est constituée par une couche opaque et vasculaire assez mince pour permettre de distinguer sans peine le contour de la cornée et celui de la pupille. L'autre (*pannus crassus, sarcomatosus*) est formée d'une couche opaque plus ou moins vasculaire, bien plus épaisse que la précédente, et semblable

sement de 40 diamètres suffit en général pour étudier la circulation dans les vaisseaux de la conjonctive et dans ceux qui se sont anormalement formés à la surface de la cornée. Si l'on veut examiner les changements morbides de la couche épithéliale de la face postérieure de cette membrane, des opacités de la capsule du cristallin, etc., on fait bien d'aller jusqu'à un grossissement de 60. J'ai fait l'essai d'un grossissement plus fort, mais j'ai préféré m'en tenir à ceux que j'ai indiqués plus haut, vu les difficultés qui résultent alors de ce que les objets examinés se trouvent dans divers plans, et quittent le champ du microscope au plus léger mouvement de l'œil.

à une membrane fongueuse. Il est alors impossible de distinguer la cornée de la sclérotique souvent très-vascularisée elle-même. La cornée paraît tapissée d'une couche muqueuse, surtout dans les premiers temps de la maladie, et est absolument dépourvue de transparence. Quelquefois même, quand l'inflammation est portée au plus haut degré, cette membrane paraît couverte de bourgeons charnus. Peu à peu on voit disparaître la turgescence du tissu qui recouvre la cornée, de même que la couleur rose ou rouge foncé qu'il présente, et diminuer la vascularisation. La cornée se colore en un gris sale qui prend de plus en plus l'aspect tendineux, et à une époque encore plus avancée, elle devient nacrée et perd les vaisseaux dont elle sillonnée.

Anatomie pathologique. — L'opacification de la cornée repose sur une transformation des couches superficielles de cette membrane, caractérisée par une production abondante de cellules nouvelles et de vaisseaux. De nombreuses recherches faites sur cette matière ont, selon les auteurs, attribué à la maladie un siége différent. Tandis que MM. Donders et H. Müller ont observé que l'opacification de la cornée est localisée entre la couche épithéliale et la membrane de Bowman, M. Ritter (1) a démontré avec évidence que les couches de cellules situées immédiatement en arrière de la membrane de Bowman, peuvent être le siége de la maladie. D'autres (M. Wedl) ont vu la membrane de Bowman détruite dans sa totalité. Il est très-probable que dans les cas où une irritation peu intense agit sur la cornée et n'y produit qu'une inflammation peu prononcée, l'opacité tient à une transformation des cellules épithéliales dont le nombre est considérablement augmenté, surtout pour ce qui regarde la couche de cellules la plus voisine de la membrane de Bowman. Les vaisseaux naissant du limbe conjonctival et les matériaux nécessaires à la formation des cellules destinées à leurs parois sont fournis par la tunique adventice des vaisseaux conjonctivaux les plus proches, ou même ils se font aux dépens des éléments qui constituent les tractus de tissu cellulaire découverts par M. Manz (pl. I, fig. 7).

Dans les cas de *pannus crassus*, au contraire, les cellules de la cornée sont altérées jusqu'à une certaine profondeur, et la membrane de Bowman disparaît plus ou moins complétement. Parmi les cellules de nouvelle formation produites aux dépens des éléments de la cornée, ce sont les cellules fusiformes qui prédominent, et qui, tantôt vers la circonférence de la cornée concourent principalement à la constitution des vaisseaux anormalement développés, tantôt se prêtent à la production en masse de cellules endogènes.

M. His a étudié le développement des vaisseaux à la surface de la cornée;

(1) *Archiv für Augenheilkunde*, t. IV, s I, p. 365.

il l'attribue à une hypergénèse des cellules fusiformes de la tunique adventice des capillaires (pl. IV, fig. 7). Les nouvelles cellules fusiformes qui naissent des précédentes, affectent la disposition d'amas coniques rayonnant vers le centre de la cornée. Là où ces cônes touchent à la paroi du vaisseau capillaire par leur base, celle-ci éprouve probablement une perte de substance par laquelle le sang pénètre pour se creuser dans la masse des cellules un nouveau canal. Ces accumulations coniques de cellules fusiformes avancent de plus en plus vers les parties centrales de la cornée et finissent par y rencontrer des amas de cellules endogènes auxquelles elles apportent, après s'être organisées en canaux vasculaires, les matériaux d'un développement rapide. Au commencement, les vaisseaux morbides sont rectilignes, assez serrés et s'anastomosent sous des angles aigus. Plus tard ils deviennent flexueux. Lorsqu'on examine sur le vivant des cornées où débute un pannus, et surtout dans leur partie supérieure, comme l'étude des granulations en donne si souvent l'occasion, on peut, au moyen de l'éclairage oblique et d'un fort grossissement, voir parfaitement bien ces cônes opaques se dessiner sur le fond encore transparent de la cornée, et chaque vaisseau entouré d'une bandelette de tissu opaque qui le déborde à son extrémité d'une certaine étendue (1).

Le pannus sarcomateux ne diffère du *pannus tenuis* que par le dévelop-

(1) M. Coccius (*Ueber Glaucom, Entzündung u. die Autopsie mit dem Augenspiegel*, Leipzig, 1859) est le premier qui ait étudié avec soin, à l'aide d'un grossissement fort (40 fois environ), la circulation des vaisseaux du pannus, étude à laquelle les yeux faiblement pigmentés et affectés d'un pannus en voie de guérison sont les plus favorables. Cet auteur a trouvé que le sang coulait toujours dans les gros troncs de dedans en dehors, fait que nous avons pu pleinement confirmer à l'aide de l'ophthalmomicroscope. Nous avons trouvé que dans tous les vaisseaux visibles à l'œil nu le courant sanguin marche constamment de dedans en dehors, tandis que dans les vaisseaux fins et dans les plus profonds le sang se porte de dehors en dedans, et souvent avec des rémittences dans son cours. Ainsi l'on observe dans ces derniers des espaces vides dans une certaine longueur, et qui soudain disparaissent par l'afflux du sang pour réapparaître peu après. Il est fort rare d'observer un vaisseau d'un certain calibre dans lequel on puisse voir un courant continu se faire de la périphérie vers le centre, tandis que les vaisseaux moins nombreux qui ramènent le sang sont le siége d'une circulation rapide et ininterrompue. C'est principalement sur ces derniers qu'on peut observer les changements qui surviennent lorsqu'on irrite l'œil, et consistent, comme l'a déjà démontré M. Coccius, dans un retard apporté à la circulation, qui devient alors rhythmique, et dans un changement du courant qui se porte de dehors en dedans, d'abord avec des rémittences, puis d'une manière continue. Si l'irritation persiste, ou si elle a été très-forte, on peut même observer la stase du sang dans les vaisseaux, où le mouvement circulatoire ne réapparaît qu'au bout de quelques jours et ne revient que par degrés.

pement excessif des cellules nouvelles : tandis que ce dernier peut disparaître complétement par la mortification des cellules, le pannus sarcomateux est bien moins susceptible de guérison. En effet, les cellules de nouvelle formation, surtout les cellules fusiformes ont, grâce à l'activité de leur nutrition, favorisée par les nombreux vaisseaux qui se sont développés dans leur voisinage, bien plus de tendance à s'organiser davantage. On les voit fournir des prolongements filiformes, plus tard donner naissance à de véritable tissu cellulaire qui, finalement, se rétracte et donne un tissu cicatriciel et très-dense. D'après l'épaisseur à laquelle s'est produite cette transformation des cellules de la cornée, l'atrophie du tissu et l'opacité sont plus ou moins prononcées.

La couche épithéliale présente, dans presque tous les cas de pannus, des modifications assez notables. Elle disparaît souvent sur divers points; sur d'autres, le nombre des cellules augmente considérablement, leur contenu devient granuleux et la couche épithéliale augmente notablement d'épaisseur. M. Wedl (1), dans son excellent atlas, nous donne le dessin d'un pannus pigmenté chez un nègre : la coloration qu'on y observe est due essentiellement à une pigmentation des noyaux contenus dans les cellules épithéliales.

Marche de la maladie.— La kératite panneuse et le pannus, s'ils ne sont pas trop avancés, peuvent disparaître spontanément avec la cause qui les a produits. Ainsi dans la plupart des cas, cette maladie étant intimement liée à une inflammation de la conjontive cesse aussitôt que la muqueuse est revenue à l'état normal. Ce n'est qu'à la suite de granulations de la conjonctive qu'on peut voir les changements survenus dans la cornée persister et simuler les altérations d'une maladie primitive, quand la conjonctive n'offre plus de phénomènes d'inflammation. On a ainsi voulu séparer la kératite vasculaire superficielle du pannus en prétendant que la première constituerait une maladie inflammatoire plus ou moins aiguë, tandis que le pannus serait tout simplement le reste d'une inflammation ancienne. Une distinction aussi subtile ne nous paraît avantageuse ni au point de vue scientifique, ni au point de vue pratique.

Étiologie. — Les maladies qui produisent fréquemment le pannus sont la conjonctivite granuleuse, la conjonctivite pustuleuse et la conjonctivite purulente chronique. Il est fort rare que le catarrhe conjonctival donne lieu à la production d'un pannus, et cela ne s'observe que chez des sujets âgés où il se complique d'une blépharite, d'un ectropion ou de l'inversion des cils. La cornée est alors longtemps sujette à un frottement nuisible et à l'action irritante de l'air.

(1) *Atlas der pathologischen. Histologie des Auges*. Leipzig, 1861, pl. V, fig. 47.

La maladie qui, sans contredit, détermine le plus souvent le pannus est la conjonctivite granuleuse. Il peut résulter simplement du frottement déterminé par les granulations ou leurs cicatrices contre la cornée, ou d'un traitement trop irritant (pannus traumatique) ; d'un autre côté, il peut provenir de la production sur la cornée du tissu néoplastique qui constitue les granulations (vrai pannus trachomateux). La première de ces variétés affecte principalement la moitié supérieure de la cornée, et disparaît avec la cause de l'irritation, tandis que la seconde envahit toute la surface de cette membrane, se guérit très-lentement et laisse souvent des traces indélébiles.

Nous avons vu à propos de la conjonctivite pustuleuse que cette maladie se complique assez facilement d'un léger trouble de la superficie de la cornée et d'une vascularisation de cette partie. Cela est surtout vrai dans les cas où la conjonctivite pustuleuse se localise près du limbe conjonctival ou sur cette expansion de la conjonctive même (pannus scrofuleux). Cette forme de kératite panneuse est de courte durée et ne se complique que rarement d'affections plus graves de la cornée.

Nous devons signaler encore le pannus qui naît d'une irritation locale due au renversement des cils, au frottement des produits concrétés des glandes de Meibomius, etc.

Pronostic. — Le pronostic de la kératite panneuse est favorable quand la transformation ne s'est opérée que dans la couche épithéliale de la cornée ou dans les cellules les plus superficielles de cette membrane. Alors on peut s'attendre à une guérison parfaite. Mais si l'irritation de la cornée a été intense, et si elle a longtemps persisté, la production de véritable tissu cellulaire et une opacification plus ou moins complète en seront les conséquences.

La kératite panneuse est souvent sujette à des complications qui aggravent le pronostic. C'est ce qui arrive surtout pour le pannus trachomateux. Ainsi, on peut facilement observer la production d'un abcès, d'un ulcère sur une cornée affectée de kératite panneuse. D'un autre côté, si la transformation des cellules de la cornée a été très-considérable, la masse intercellulaire en souffre, devient plus molle ; la cornée perd de sa consistance et change de courbure en cédant à la pression intra-oculaire, conséquence des plus fâcheuses pour la vue.

Le pannus trachomateux offre encore un autre danger, car en même temps que la conjonctive s'atrophie à la suite d'une production très-abondante de granulations, les couches des nouvelles cellules qui sont à la surface de la cornée se ratatinent, se transforment en un tissu fibrillaire dense, la couche épithéliale s'élimine irrégulièrement et l'on voit insensiblement apparaître les phénomènes si caractéristiques de la xérophthalmie.

La kératite panneuse consécutive à la conjonctivite pustuleuse, n'entraîne un pronostic fâcheux que par la facilité avec laquelle elle récidive. Les autres formes de pannus qui résultent d'irritations prolongées de la cornée disparaissent le plus souvent avec ces irritations elles-mêmes, excepté une, difficile à guérir, celle qui vient d'un ectropion (comme cela s'observe souvent après une brûlure), une partie de la cornée étant restée longtemps exposée au contact de l'air. Il s'ensuit une altération de la surface de la cornée, accompagnée d'un épaississement de la couche épithéliale et qui persiste quelquefois même alors qu'on a guéri l'ectropion.

Il faut pour ne pas s'égarer dans le pronostic, séparer le pannus des cicatrices vascularisées consécutives à des kératites profondes. Ces dernières sont indélébiles et assez faciles à distinguer du pannus, par un aspect plus ou moins nacré, par l'épaisseur de l'opacification et par un contour le plus souvent assez net.

Thérapeutique. — Comme nous avons eu occasion de le dire, le pannus disparaît le plus souvent lorsqu'on a supprimé la cause irritante qui l'avait produit. Ainsi, en guérissant les différentes maladies de la conjonctive qui se compliquent de pannus, on voit ce dernier disparaître sans qu'il ait été nécessaire de soumettre la cornée à un traitement propre. Nous pouvons donc, dans ces cas, renvoyer au traitement des maladies de la conjonctive qui se compliquent de pannus, et ne nous occuper ici que du pannus qui persiste après la suppression de la cause qui l'a produit.

C'est au pannus trachomateux qu'on a le plus ordinairement affaire. Quand les granulations ont disparu, la conjonctive en garde souvent un nombre considérable de cicatrices. Les tarses ont changé de courbure, et les paupières exercent sur le globe de l'œil une pression anormale. Cette pression s'augmente par de fréquentes contractions de l'orbiculaire auxquelles elle excite le malade en irritant les yeux. Toute médication est impuissante si l'on ne parvient à se débarrasser de ces causes continuelles d'irritation. Il faut donc, dans ces cas, agrandir l'ouverture des paupières en coupant le ligament palpébral externe dans la direction de la fente et dans une étendue de 1/2 centimètre à 1 centimètre. Cette section doit être faite assez profondément pour couper le plus grand nombre possible des fibres de l'orbiculaire. La saignée locale, quelquefois assez abondante, qui résulte de cette opération ne peut qu'être favorable.

Si l'on s'aperçoit que ce simple débridement soit insuffisant, on peut y joindre la ligature de la conjonctive préalablement décollée dans une petite étendue, avec la peau voisine, au moyen d'une suture. On obtient ainsi un élargissement définitif de la fente palpébrale, semblable à celui que l'on pratique pour le blépharophimosis. Quand la pression des paupières contre le globe est assez prononcée pour que ce dernier procédé ne puisse seul y porter remède, on applique au-dessus des tarses quelques ligatures comme cela se fait dans l'opération de l'entropion d'après M. Pagenstecher. (Page 131.) La cornée ainsi délivrée du frottement et de la pression que les paupières exercent sur elle, regagne sa transparence, soit spontanément, soit par l'action des médicaments qui jusque-là étaient restés inefficaces.

On a recommandé contre les troubles de la cornée un certain nombre de caustiques qui presque tous coagulent l'albumine et semblent par ce fait contrarier la naissance d'une génération de nouvelles cellules ; ils amènent une congestion passagère des vaisseaux en activant ainsi la résorption des éléments morbides. Ces caustiques peuvent être employés à l'état solide ou en solution, nous citerons parmi eux le sulfate de cuivre dont on promène un cristal parfaitement poli, tous les deux ou trois jours, à la surface de la cornée. On peut encore se servir d'une solution de ce sel ou du sulfate de zinc (dans la proportion de 15 centigrammes pour 15 grammes d'eau distillée). Nous rejetons toute cautérisation par le nitrate d'argent pur ou mitigé, ainsi que par les sels de plomb ; car ces préparations donnent trop facilement lieu à des dépôts métalliques dans les cellules superficielles de la cornée ou dans leur substance intercellulaire, comme on en a eu trop souvent la preuve par les expériences pratiquées directement sur les animaux, ou même par les faits d'une pratique imprudente.

M. Furnari (1) a dernièrement encore recommandé l'abrasion de la conjonctive et du tissu sous-conjonctival périkératique. Cette abrasion se fait au bord de la cornée dans une étendue de 3 millimètres, comprend tout le tissu sous-conjonctival jusqu'à la sclérotique, dénudée elle-même autant que possible (2). Nous n'avons exécuté nous-même le procédé qu'une seule fois et avec succès, quoique nous nous soyons abstenu de cautériser au moyen du nitrate d'argent ; il faut convenir que l'entrave apportée par ce traitement à la nutrition des masses cellulaires morbides, ne peut qu'être d'un effet très-salutaire, mais d'un autre côté, il ne faudrait se décider à employer des moyens aussi énergiques que contre les pannus

(1) *De la tonsure conjonctivale et de son efficacité contre les lésions panniformes de la cornée.* Paris, 1862.

(2) « Dès que l'écoulement sanguin a bien diminué, dit l'auteur, on frotte légèrement contre un crayon d'azotate d'argent un petit pinceau préalablement mouillé avec un peu de salive (?) ; on trace de petites traînées superficielles sur la cornée en dirigeant le pinceau de la circonférence au centre. On promène ensuite ce pinceau circulairement sur l'anneau de conjonction de la cornée avec la sclérotique ; le pinceau rempli de sang et de caustique décomposé, devient inutile, aussi doit-on le remplacer par un autre chargé d'une solution un peu plus forte que celle qu'on a employée précédemment et l'on passe le pinceau sur toute la surface scléroticale dénudée. »

sarcomateux les plus rebelles, nous craindrions que cette abrasion et la circoncision profonde de la cornée qu'on a recommandée (Küchler) n'apportassent trop de troubles dans la nutrition de la cornée.

Une médication souvent employée avec succès, dans le traitement du pannus, est l'inoculation du pus fourni par une ophthalmie purulente ou une gonorrhée (Fr. Jaeger, Piringer). Cette inoculation a pour but d'amener une inflammation vive de la muqueuse qui, en vascularisant considérablement la conjonctive et le tissu voisin du pannus, dissipe le trouble de la cornée. De nombreuses et consciencieuses recherches faites sur ce sujet, principalement par nos confrères belges, ont mis hors de doute l'efficacité de ce procédé (Van Roosbroeck (1), Warlomont (2).)

Quoiqu'il ne donne guère d'appréhension à la plupart des médecins par les dangers qu'il présente (M. van Roosbroeck assure n'avoir pas eu à déplorer un seul accident sur plus de 100 cas), nous devons signaler les inconvénients qui peuvent résulter, pour cette méthode, d'une conjonctivite diphthéritique consécutive à cette inoculation. Les pannus sarcomateux très-avancés nous semblent seuls nécessiter l'emploi d'un remède aussi héroïque.

L'inoculation aura surtout chance de succès quand le pannus sera complet et ne datera pas de trop loin. Pour la pratiquer, on fera bien de prendre le pus provenant d'une ophthalmie purulente récente et intense que l'on transportera sur un petit pinceau ou une curette entre les replis du cul-de-sac. Le plus ordinairement l'ophthalmie se déclare dans l'espace de douze à vingt-quatre heures, et il ne faut pas combattre cette inflammation par un traitement antiphlogistique, si toutefois elle ne prend pas des proportions inquiétantes.

La complication constituée par une kératite panneuse, surtout quand elle se montre au milieu de l'évolution d'une ophthalmie granuleuse, hérisse souvent le traitement de difficultés. Ainsi les abcès et les ulcères qui siégent sur une cornée affectée de pannus, exigent l'emploi de l'atropine, des frictions mercurielles sur le front et un traitement direct consistant en paracentèses multiples, mais il ne faut pas être surpris de voir cette médication insuffisante, à cause de l'irritation continuelle que produit la maladie de la conjonctive. Si l'état de la muqueuse le permet, si les granulations ne se compliquent pas d'inflammation, on aura recours pendant quelques jours à l'application des compresses chaudes et du bandeau compressif, pour s'op-

(1) *Cours d'ophthalmologie*, t. I, p. 566.

(2) *Du pannus et de son traitement* avec trente observations de la cure radicale, de cette affection par l'inoculation blennorrhagique (*Annales d'oculistique*, t. XXXII, p. 149).

poser à la destruction souvent rapide de la cornée, et faciliter la réparation des pertes de substance qui s'y seront produites.

Quand il s'agit de ce ramollissement du tissu de la cornée, qui fait que cette membrane cède à la pression intra-oculaire, et dont la conséquence est, après la disparition de l'opacité, un staphylôme pellucide, nous n'hésitons pas à pratiquer le plus tôt possible une large iridectomie. On arrive par ce moyen à diminuer quelque temps efficacement la pression intra-oculaire. L'opération peut sans inconvénient se pratiquer alors même que les granulations existent encore, car on n'a pas observé que cette particularité ait une influence fâcheuse sur la cicatrisation de la plaie.

ARTICLE II.

KÉRATITE SUPERFICIELLE CIRCONSCRITE (SCROFULEUSE, LYMPHATIQUE).

Caractères anatomiques. —L'inflammation superficielle débute, soit au centre, soit à la périphérie de la cornée, par une opacification circonscrite d'une couleur grisâtre. En cet endroit, la couche épithéliale s'élimine souvent assez vite, et la cornée présente une inégalité à peine indiquée par une faible teinte grise. Dans d'autres cas, l'opacification de la partie enflammée ne se complique pas d'une perte de la couche épithéliale; la teinte de la couche cornéenne devient plus tranchée et prend une nuance jaunâtre. C'est alors que l'opacification gagne un peu en profondeur, mais elle reste néanmoins limitée, et ses bords se perdent insensiblement dans les parties saines.

Cette kératite superficielle et circonscrite est souvent accompagnée, dès son début, de douleurs ciliaires plus ou moins intenses et même d'une photophobie très-accusée. Ces derniers symptômes sont d'autant plus marqués que la couche épithéliale a plus souffert, et que les nerfs de la cornée sont plus directement soumis à l'action de l'air et des produits de sécrétion accumulés dans le sac conjonctival. Il est surprenant de voir certains enfants au teint pâle et d'une constitution faible atteints de cette forme de kératite sans montrer les moindres symptômes d'irritation et d'inflammation, tandis que chez d'autres les mêmes changements sont accompagnés de photophobie et de douleurs ciliaires très-prononcées.

Une injection sous-conjonctivale légère se rencontre dans ces formes de kératite, elle peut entourer la circonférence de la cornée ou se localiser sous forme d'un faisceau triangulaire et dont le sommet est tourné vers la partie malade. En général, la conjonctive ne participe que faiblement à ces sortes de kératite. On a assez souvent occasion d'observer des malades, surtout de jeunes enfants, qui présentent une injection périkératique modérée, une photophobie et des douleurs ciliaires assez intenses accompagnées d'un larmoiement considérable, et chez lesquels un examen attentif ne fait voir qu'une ou plusieurs petites pertes de substance de la couche épithéliale et une teinte grisâtre des points affectés par l'inflammation. Le tout est si peu prononcé que, surtout chez ces jeunes sujets qui se débattent avec acharnement contre tout examen, ces lésions si légères peuvent passer inaperçues : c'est dans des cas semblables qu'on a cru à une photophobie idiopathique (scrofuleuse) sans altération sensible de l'œil.

Anatomie pathologique. — Les changements qu'on observe dans cette variété de kératite consistent dans un gonflement des cellules de la cornée avec segmentation des noyaux. Cette hypergénèse des noyaux peut aller jusqu'à remplir complétement la cellule et ses émanations : une dégénérescence graisseuse, avec destruction d'un nombre variable de cellules, peut s'y ajouter. D'autres fois, cette hypergénèse des noyaux reste limitée et il s'y joint une production de cellules endogènes qui peuvent prendre les caractères des globules de pus ou continuer à se développer et remplacer les anciennes cellules. Ces différentes phases se caractérisent par la coloration de la partie malade ; tandis qu'une légère teinte grise est en rapport avec la segmentation des noyaux, une coloration jaunâtre signale la dégénérescence graisseuse et la production considérable de nouvelles cellules (cellules de pus).

Il serait difficile de dire à quoi l'on doit attribuer la perte de substance si variable qui se produit aux dépens de la couche épithéliale ; à moins que ce ne soit à l'action directe de l'irritation qui a produit la kératite. Toutefois, on doit ajouter que la destruction des cellules de la cornée, soit par dégénérescence graisseuse de leur contenu, soit par génération endogène, peut s'effectuer sans altérer l'intégrité de la couche épithéliale. Dans ces cas, les produits morbides sont résorbés et les cellules détruites remplacées par des cellules nouvelles.

Assez souvent la maladie suit toutes ses phases sans que la cornée se vascularise. Le limbe conjonctival est fortement injecté, surtout si la kératite est localisée près du bord de la cornée. Quand le foyer de l'inflammation est plus rapproché de la circonférence et que la maladie persiste quelque temps, on voit à l'éclairage oblique une traînée grisâtre légèrement opaque s'étendre de la partie la plus voisine de cette circonférence au foyer lui-même, et devenir le siége d'une génération nouvelle de vaisseaux serrés les uns contre les autres.

Nous avons décrit, en parlant de la conjonctivite pustuleuse, une variété de kératite qui affecte la forme de bandelettes. Ici une opacité circonscrite se développe au bord de la cornée en avançant de plus en plus vers le centre avec les vaisseaux, à mesure que la maladie progresse. L'extrémité de la bandelette est constituée par un relief de tissu opacifié proéminant sur le reste de la surface. Il semble que ce soit dans cette forme de kératite superficielle et circonscrite qu'il se développe le plus facilement de nouvelles cellules capables de s'organiser en tissu opaque, grâce à la présence d'un nombre considérable de vaisseaux. Aussi cette forme a très-peu de tendance à la destruction du tissu, mais elle laisse après elle des opacités très-accentuées et caractérisées par la proéminence qu'elles affectent pendant quelque temps, et qui permettent le plus souvent de reconnaître suivant quelle direction s'est étendue la bandelette inflammatoire.

Marche de la maladie. — Très-souvent la kératite superficielle circonscrite se termine sans laisser la moindre trace. C'est seulement dans les cas où l'opacité a pris une teinte gris franc, puis jaunâtre, que sa disparition complète nécessite plusieurs semaines et même des mois entiers. Il n'est pas extrêmement rare de voir cette kératite superficielle, surtout si elle a été combattue par un traitement irritant, s'étendre aux couches profondes de la cornée. Il apparaît alors plusieurs foyers inflammatoires qui, par la destruction des masses qui les séparent, se transforment en abcès ou en ulcères; nous reviendrons sur ce phénomène à propos de la kératite suppurative et de la kératite ulcéreuse. Une fois que la maladie a changé ainsi de caractère, il est possible qu'elle se complique d'une perforation de la cornée, d'un prolapsus de l'iris et de toutes les suites de ces accidents redoutables.

Étiologie. — Cette maladie se rencontre le plus souvent chez les enfants jusqu'à l'âge de puberté et s'observe moins fréquemment chez les sujets qui ont plus de vingt ans. Il eût été bien extraordinaire qu'on ne l'eût pas mise sur le compte d'une diathèse, et c'est à la scrofule qu'on l'a rapportée de préférence. Un examen exempt de prévention montre que la kératite dont il est question ne coïncide pas aussi souvent avec un vice scrofuleux qu'on l'a bien voulu dire, mais on s'explique que les auteurs en aient pensé autrement, tant il est facile de se laisser aller à chercher partout où en en trouve apparence, les symptômes d'une affection aussi mal définie. Tout ce que nous pouvons dire, c'est que de ces diverses variétés de kératite superficielle, celle dont les opacités affectent la forme de bandelettes, se rencontre encore le plus souvent chez les enfants scrofuleux.

La kératite superficielle et circonscrite qui reste longtemps sans s'accompagner d'un développement de vaisseaux a été surtout considérée comme kératite lymphatique. Cette dénomination a été tirée, soit de l'aspect chétif des enfants qu'on a vus atteints de cette maladie, soit d'une idée fausse qui regarde les opacités de ce genre de kératite comme le résultat d'une exsudation de lymphe dans la trame de la cornée.

La kératite superficielle provient très-souvent d'une lésion directe de la cornée, quoique cette dernière puisse passer inaperçue faute de renseignements. Ainsi la présence d'un corps étranger, les contusions, les brûlures superficielles, les égratignures, etc., sont souvent des causes de cette maladie.

Bon nombre de kératites superficielles sont dues à des inflammations de la conjonctive, telles que la conjonctivite pustuleuse, l'ophtalmie purulente chronique et le catarrhe chronique, surtout chez des personnes âgées. Plusieurs auteurs ont donné à la kératite qui accompagne la conjonctivite pustuleuse le nom de kératite pustuleuse, quoiqu'il soit rare d'observer sur la cornée une vraie pustule.

Le *pronostic* de cette maladie est en général favorable. Elle ne peut être grave que quand elle est négligée ou quand elle n'est pas convenablement traitée; alors elle traîne en longueur et est suivie d'opacités plus ou moins intenses et gênantes. En général, l'inflammation des parties périphériques de la cornée permet un pronostic plus favorable encore que celle des parties centrales; cela se comprend aisément, puisque la nutrition et la réparation trouvent plus de matériaux vers la circonférence qu'au centre.

Thérapeutique. — Le traitement de la kératite superficielle consiste essentiellement à mettre l'organe en repos et à placer le malade lui-même dans de bonnes conditions hygiéniques. La méthode débilitante des anciens, au moyen des émissions sanguines locales, des dérivatifs cutanés, des purgatifs fréquents, doit être complétement délaissée, car ce n'est pas avec cette thérapeutique qu'on modifiera la diathèse scrofuleuse, encore si généralement regardée comme cause première de la kératite. Il est très-rare que nous ayons recours à l'application de quelques sangsues derrière les oreilles et aux compresses froides employées pendant quelques jours. Cela ne nous arrive que quand les malades présentent une injection sous-conjonctivale très-prononcée, accompagnée de douleurs ciliaires assez intenses et une vive sensibilité de l'œil au toucher. Encore faut-il, dans ce cas, tenir compte du tempérament, et s'abstenir près des enfants débiles d'un pareil traitement. De même nous n'employons le calomel que rarement dans ces conditions, quoique nous ayons à traiter bon nombre d'enfants atteints de kératite superficielle.

On obtient d'excellents effets du bandeau compressif qu'on applique après avoir instillé dans l'œil une solution d'atropine. Quand la pupille se dilate difficilement et quand les phénomènes d'irritation sont assez prononcés, on peut, avant l'application du bandeau, couvrir l'œil d'un petit morceau de toile fine imbibée d'une couche épaisse de la pommade suivante : glycérolé d'amidon, 30 grammes; sulfate neutre d'atropine, 15 centigrammes.

Si la kératite manifeste une tendance à former des abcès, quand une teinte jaunâtre gagne les parties malades, ou lorsqu'une ulcération s'est déjà formée, on remplace le bandeau par des compresses chaudes qui restent appliquées de trois à douze heures par jour. Nous continuons pendant ce temps l'usage de la solution d'atropine dont nous faisons quatre ou cinq instillations par jour. Il semble que par la congestion locale résultant de l'emploi de l'eau chaude et par l'activité qui se produit dans les phénomènes nutritifs de la cornée, la destruction des éléments cellulaires par dégénérescence graisseuse s'arrête, en même temps que les cellules endogènes de nouvelle formation prennent un développement suffisant pour réparer la perte des anciennes cellules.

Quand les douleurs ciliaires sont violentes et la photophobie très-incommode, on peut faire des frictions avec l'onguent mercuriel belladoné, et badigeonner le pourtour de l'orbite avec de la teinture d'iode chez les enfants dont la peau n'est pas trop délicate. Aussitôt que la vascularisation a gagné la surface de la cornée, et si l'inflammation reste superficielle, on emploie avec beaucoup de succès les insufflations de calomel ou l'onguent au précipité jaune (bioxyde de mercure hydraté), de la manière que nous avons indiquée pour le traitement de la conjonctivite pustuleuse (page 147).

Quant au traitement général, l'attention doit se porter principalement sur des soins de propreté minutieux. Les enfants atteints de kératite superficielle ne sont que trop souvent sujets aux éruptions cutanées, eczéma, herpès, éruptions si fréquemment localisées chez eux aux paupières et au pourtour du nez et de la bouche. Qu'on évite surtout soigneusement d'irriter la peau par l'application de vésicants, et qu'on s'efforce au contraire de régulariser ses fonctions par des lotions froides. On prescrira aux enfants faibles l'huile de foie de morue, les dragées au lactate de fer et les préparations qui ont le quinquina pour base. Souvent on accélère beaucoup la marche lente de la maladie avec quelques doses de sulfate de quinine. C'est par une nourriture tonique, un air frais et pur qu'on prévient encore le mieux les rechutes auxquelles la kératite est si sujette.

ARTICLE III.

KÉRATITE VÉSICULEUSE.

Cette forme de kératite est fort rare et n'a été décrite que par peu d'auteurs (Bowman (1), de Graefe (2), Weber (3)). Le caractère principal de cette affection consiste dans un soulèvement de la couche épithéliale et des

(1) *Lectures*, etc., p. 114.
(2) *Archiv für Augenheilkunde*, t. II, A. 1, p. 206.
(3) *Ibid.*, t. VIII, A. 1, p. 60.

couches les plus superficielles de la cornée par un liquide très-limpide, qui y forme une ou plusieurs vésicules transparentes. Ces vésicules persistent quelque temps; puis leurs parois s'éliminent, et il reste à leur base une opacification grisâtre à peine perceptible qui disparaît rapidement.

La maladie est essentiellement caractérisée par des larmoiements, des douleurs ciliaires et une photophobie très-intenses qui accompagnent le développement des vésicules et rappellent l'éruption cutanée connue sous le nom de zona, précédée elles-même de douleurs névralgiques très-violentes. L'injection périkératique n'est souvent que peu accusée et le sac conjonctival n'y participe guère. Les douleurs ciliaires disparaissent à partir du moment où le contenu des vésicules s'échappe, pour réapparaître avec la même intensité, dès qu'une partie nouvelle de la cornée est affectée ou que les anciennes vésicules se remplissent de liquide une seconde fois.

On a quelquefois enlevé la paroi de ces vésicules et l'examen microscopique a démontré qu'elles se composent de trois parties, de l'épithélium, de la membrane de Bowman et d'une couche mince et nettement tranchée de tissu cornéen.

La *marche* de cette maladie est très-variable. Ainsi, chez quelques sujets, il ne se produit qu'un groupe de vésicules, et les malades sont débarrassés de leurs douleurs dès que le contenu s'en échappe, soit spontanément, soit par l'intervention du chirurgien, tandis que chez d'autres il peut survenir deux, trois, ou plusieurs générations de ces mêmes vésicules. Dans un troisième cas, on voit sur une assez grande étendue, la surface de la cornée se bomber, prendre une teinte grisâtre et former une large vésicule qui persiste longtemps et où s'efface par suite de l'inconstance des douleurs ciliaires le caractère typique de la maladie. M. Desmarres (1) signale un cas où le liquide contenu dans plusieurs petites bulles composées de la lame élastique antérieure et de l'épithélium, se laissait facilement déplacer grâce à la laxité des parois de ces vésicules. Le siége de cette étrange altération était un œil perdu par une choroïdite consécutive à une opération de cataracte. Il n'est pas fait mention, dans ce cas, de douleurs ciliaires.

L'*étiologie* de cette curieuse affection est très-obscure, elle se rencontre si rarement que M. de Graefe dit que sur 5000 malades traités dans l'année 1854, il ne l'a vue que quatre fois. On l'a observée sur des sujets atteints de conjonctivite catarrhale et de kératite parenchymateuse. M. Bowman l'a rencontrée chez une malade faible et décrépite qui avait perdu l'œil à la suite d'un glaucôme. La cornée était complétement trans-

(1) *Loc. cit.*, t. II, p. 378.

parente et les parois des vésicules se laissaient plisser par le frottement des paupières (1).

Thérapeutique. — Le traitement consiste à enlever la paroi des vésicules, l'expérience ayant démontré que cette petite opération hâte singulièrement la guérison. Il ne suffit pas d'évacuer par une simple piqûre le contenu des vésicules, car aussitôt le trou de la piqûre fermé et le liquide reproduit, les douleurs et l'irritation de l'œil, réapparaissent avec la même intensité. Il est donc nécessaire d'enlever avec des ciseaux courbes la paroi des vésicules préalablement piquées. Les douleurs et la photophobie cessent d'autant plus vite, qu'on se hâte alors de mettre l'œil malade à l'abri de toute cause irritante, en prescrivant au malade quelque temps de repos, ou en appliquant un bandeau compressif. Lorsque le malade ou le médecin recule devant cette petite opération ; on peut y suppléer par l'introduction dans l'œil, d'une pincée de calomel ou d'une autre poudre capable de détruire par le frottement la paroi peu épaisse des vésicules.

ARTICLE IV.

KÉRATITE PONCTUÉE, ALTÉRATIONS MORBIDES DE LA MEMBRANE DE DESCEMET.

Avant de nous occuper des affections qui siégent dans le parenchyme même de la cornée, nous ferons suivre l'étude qui a eu pour objet les altérations de la face antérieure de cette membrane de celle qui traite des changements morbides de sa face postérieure. En premier lieu, nous signalerons ici une affection désignée par les auteurs sous le nom de kératite ponctuée. Elle est caractérisée par la présence d'un grand nombre de petites taches à la face postérieure de la cornée, surtout à la partie inférieure. L'arrangement de ces petits points a ceci de particulier, qu'ils affectent souvent la forme d'un groupe triangulaire, dont la base est tournée en bas et composée des points les plus apparents, ce qui fait, à première vue, supposer un dépôt de l'humeur aqueuse. Le trouble de ce liquide, les changements survenus dans l'aspect et les fonctions de l'iris démontrent, comme nous aurons occasion de le répéter avec plus d'insistance, qu'il

(1) On voit quelquefois après des brûlures de la cornée un soulèvement analogue de la couche épithéliale, ainsi que nous l'avons observé chez un garçon de pharmacie, sur la cornée duquel il était tombé une gouttelette de cire fondue, au moment où il allumait le gaz avec cette sorte de bougie qu'on appelle vulgairement un rat. La couche épithéliale s'était soulevée en forme d'une boule grisâtre qui en avait imposé au malade en lui faisant croire qu'elle n'était autre que la cire fondue tombée dans son œil. La vésicule avait disparu dans l'espace de douze heures.

s'agit d'une inflammation particulière de l'iris (iritis séreuse) et non d'une inflammation de la cornée. Néanmoins, nous parlerons, en peu de mots, des altérations résultant pour la cornée de ces dépôts qui siégent sur la couche épithéliale de la membrane de Descemet.

Quand le dépôt y a séjourné quelque temps, on voit survenir dans cette couche des changements qui expliquent en quelque sorte la longue durée de ces taches persistant même lorsque l'humeur aqueuse s'est complétement éclaircie, et que les phénomènes inflammatoires ont presque disparu du côté de l'iris. Il survient d'abord à l'endroit où le dépôt a eu lieu une hypergénèse considérable des cellules épithéliales, constituant une hypertrophie locale de cette couche, de telle sorte qu'elle ressemble assez sous le microscope aux agglomérations épithéliales qu'on rencontre au début d'un épithélioma. Bientôt ces masses de cellules tombent en dégénérescence graisseuse ; la tache prend une teinte gris jaunâtre, et l'on peut, parfois, comme l'a fait M. Coccius (1), voir à l'aide de l'éclairage oblique et d'un grossissement considérable, ces groupes de cellules dégénérées se détacher sous forme d'une pellicule très-fine qui flotte dans l'humeur aqueuse. L'éclairage oblique est indispensable pour bien observer ces altérations. C'est en procédant ainsi qu'on voit que ces masses sont situées à la surface postérieure de la cornée, qu'elles font même quelquefois saillie dans la chambre antérieure et que la surface externe de la cornée est lisse et parfaitement intacte. Reste à savoir si, à la longue, par suite d'une telle altération, la membrane de Descemet ne change pas de structure et si les couches les plus profondes de la cornée ne souffrent pas. Un examen très-attentif sur le vivant nous a plusieurs fois suggéré cette idée, que l'anatomie pathologique ne nous a pas encore permis de confirmer. Les changements décrits disparaissent en général quelque temps après que l'iritis a disparu.

Une autre série d'altérations que l'on observe sur la membrane de Descemet, consiste dans la production, sur cette dernière, d'élevures transparentes ou de membranes vitreuses supplémentaires. Les saillies verruqueuses de la membrane de Descemet ont été signalées pour la première fois par Hasall et Henle, plus tard elles ont été étudiées avec beaucoup de soin par MM. Henri Müller (2) et Donders (3).

Avec l'âge, la membrane vitreuse qui tapisse la face postérieure de la cornée gagne assez en épaisseur pour atteindre des dimensions presque doubles de celles qu'elle avait chez le nouveau-né. En même temps, elle

(1) *Ueber Glaucom, Entzündung u. die Autopsie mit dem Augenspiegel*, v. Ad. Coccius. Leipzig, 1859, p. 23.

(2) *Archiv für Augenheilkunde*, t. II, A. 1, p. 48.

(3) *Ibid.*, t. III, A, 1, p. 150.

devient moins lisse et présente des ondulations. Lorsqu'on examine les yeux d'une personne âgée, on ne tarde pas à voir la membrane de Descemet parsemée de proéminences verruqueuses très-apparentes (1) qui, vers le bord de la cornée, se présentent sous forme de rides allongées correspondant aux dispositions anatomiques décrites (pag. 217).

Outre qu'elle change d'aspect, la membrane de Descemet perd son élasticité. Elle ne revient pas sur elle-même lorsqu'on parvient à en arracher un lambeau, elle se déchire très-facilement et montre une tendance manifeste à se fendiller. Ces changements d'ordre physique ne s'opèrent pas, à ce qu'il semble, avec la même intensité dans toute l'épaisseur de la membrane, en sorte que, sous l'action des réactifs, elle prend facilement un aspect stratifié; les altérations analogues à celles qu'on remarque chez les personnes âgées, sur la membrane vitreuse de la choroïde, ne sont pour ainsi dire anormales que si elles se produisent à une époque peu avancée de la vie. C'est ce qui s'observe principalement chez les personnes dont les yeux ont été longtemps exposés à des inflammations internes.

A côté de cet épaississement simple ou verruqueux de la membrane de Descemet chez les vieillards, M. Donders (2) a le premier décrit la production d'une nouvelle membrane vitreuse superposée à l'ancienne. Elle se compose de plusieurs couches qui paraissent s'être développées successivement, et s'observe non-seulement sur la cornée, mais aussi sur l'iris, sur des masses exsudatives, sur la capsule du cristallin et sur la choroïde. On ne l'a vue se développer que dans des yeux qui avaient été longtemps le siége d'inflammations internes, et on a mis le plus grand soin à étudier le mode de formation de cette étrange altération. M. Junge (3) ne croit pas à la formation d'une nouvelle membrane vitreuse. Pour cet observateur consciencieux, son existence s'explique, particulièrement si elle recouvre l'iris et la choroïde, par une atrophie des éléments cellulaires des tissus, avec sclérose de la masse intercellulaire. Aussi l'arrangement stratifié de ces membranes vitreuses serait, selon cet auteur, dû à la disposition normale des anciennes cellules. M. Coccius (4), au contraire, est porté par ses recherches à attribuer la formation de nouvelles membranes vitreuses dans l'œil à une production de nouvelles cellules qui, dégénérées, fourniraient cette masse homogène et translucide dans laquelle il

(1) Voy. l'*Atlas d'histologie pathologique de l'œil*, de M. Wedl, pl. Cornea sclera IV, fig. 29, et *Archiv für Augenheilkunde*, t. II, A. 2, pl. II, fig. 14.

(2) *Loc. cit.*, t. III, A. 1, p. 150.

(3) *Zur Histologie der Glashäute Med. Centralzeitung*, XXVII Jahrg, p. 301.

(4) *Ueber die Neubildung von Glashäuten im Auge*. Leipzig, 1858.

serait parfois possible de distinguer encore quelques noyaux isolés (1).

Ces changements ne sont pas d'un grand intérêt pratique pour le clinicien, néanmoins faut-il les connaître pour n'être pas induit en erreur dans les recherches anatomiques qu'on pourrait avoir occasion de faire sur ce sujet; l'étude en est d'ailleurs intéressante en ce qu'elle touche à ce problème : y a-t-il ou non une inflammation propre de la membrane de Descemet. (*Descemetitis*, *hydromeningitis* des anciens.) L'absence des vaisseaux n'est pas, on le sait, une raison de révoquer en doute une inflammation de cette nature. Pourtant on ne saurait, sans trop s'avancer, séparer les symptômes inflammatoires de la membrane de Descemet de ceux qui sont propres aux parties voisines, telles que la cornée et l'iris, et vouloir par une distinction aussi mal fondée que peu pratique créer une nouvelle maladie.

ARTICLE V.

KÉRATITE DIFFUSE (DISSÉMINÉE, PARENCHYMATEUSE).

Cette inflammation de la cornée se caractérise par une opacification grisâtre qui se répand plus ou moins rapidement sur toute l'étendue de la cornée, ou s'y propage de proche en proche pendant que les phénomènes inflammatoires sont très-peu accusés du côté de la cornée et du tissu cellulaire sous-conjonctival. L'opacification est uniforme ; c'est à peine si à l'éclairage oblique et avec un grossissement fort on peut y apercevoir un pointillé irrégulier ou des stries plus ou moins parallèles au diamètre horizontal de la cornée.

Au début de la maladie, le trouble dont nous parlons est si peu accusé qu'il ne se manifeste que par un changement de la coloration de l'iris et par la difficulté qu'on éprouve à voir distinctement les détails de cette membrane. Peu à peu l'opacification devient plus épaisse ; alors la cornée perd son brillant et, en la faisant miroiter, on voit que la couche épithéliale est devenue rugueuse et semble avoir été piquetée avec une pointe d'aiguille. La cornée elle-même augmente d'épaisseur dans certains cas, et

(1) Dans ces derniers temps M. Althof (*Archiv für Augenheilkunde*, t. VIII, A. I, p. 128) a trouvé plusieurs fois, à la surface antérieure de la membrane de Descemet, des cellules beaucoup plus grosses que les corpuscules de la cornée et offrant le type parfait de l'élément fondamental du tissu cellulaire. Cette altération, comme le fait remarquer M. His qui l'a observée sur le lapin, fait ressembler la couche qu'elle occupe à une couche de grandes cellules ganglionnaires. Ces cas se rapportent à des yeux qui ont été le siége d'inflammations prolongées.

quelques auteurs prétendent l'avoir vue céder à la pression intra-oculaire et changer de courbure pour devenir conique.

Très-souvent la kératite n'affecte d'abord qu'une partie de la cornée, située en général à la périphérie, et gagne insensiblement la membrane tout entière, mais quelquefois avec une lenteur telle, que les points pris les premiers ont recouvré leur transparence avant que l'opacité ait envahi toute de la cornée. Cette opacité. toujours assez peu nettement tranchée et se perdant insensiblement dans les parties saines, peut même parcourir une certaine étendue de cette membrane en laissant le reste complétement intact (1).

Lorsque la kératite diffuse n'occupe qu'une partie de la cornée, on peut aisément la confondre avec une altération connue sous le nom de kératite ponctuée et due à une iritis séreuse. L'opacité siége alors à la surface postérieure de la cornée, elle est composée de petits points dont les plus inférieurs sont les plus gros, mais on la diagnostique surtout d'après les troubles observés dans l'iris et sur lesquels nous reviendrons.

Les phénomènes inflammatoires sont peu prononcés sous la conjonctive, l'injection périkératique est modérée, aucune sécrétion conjonctivale morbide ne se manifeste, si ce n'est une augmentation dans l'afflux des larmes.

Quand l'opacité de la cornée tend à disparaître, on voit s'y développer des vaisseaux. Ils avancent de la périphérie vers le centre qui, lui-même, semble offrir une opacité plus complète que les parties excentriques. Le développement des vaisseaux est quelquefois assez considérable ; ils sont alors rectilignes et tellement serrés qu'à l'examen superficiel on pourrait

(1) L'observation suivante vient à l'appui de cette assertion. Madame R. de D... (de Madrid) vint me consulter, le 23 août 1862, pour un affaiblissement considérable de l'œil gauche qui lui était survenu peu de jours après son arrivée à Paris. En examinant cet œil j'observai une opacification grisâtre du quart inférieur et interne de la cornée. Là je trouvai la couche épithéliale rugueuse et comme piquetée ; à peine pouvais-je constater une légère injection sous-conjonctivale. L'iris était parfaitement sain, l'humeur aqueuse très-claire. La malade accusait très-peu de gêne, mais elle voyait trouble et éprouvait dans l'œil une légère sensation de pression. Je prescrivis l'eau chaude en compresses pendant six heures par jour, des instillations d'atropine et l'emploi de lunettes bleues. Plus tard j'y ajoutai des applications très-modérées d'onguent au précipité jaune. Pendant cette médication, l'opacité disparut du quart inférieur et interne de la cornée pour gagner son quart inférieur et externe. C'est à ce moment que M. de Graefe et moi vîmes la malade en consultation. Les applications prudentes de la pommade au bioxyde de mercure hydraté furent continuées, ainsi que les instillations d'atropine. Peu à peu l'opacité disparut et la malade quitta Paris, après trois mois de traitement, complétement guérie ; mais sans que la kératite se fût déclarée dans la moitié supérieure de la cornée.

croire à une extravasation de sang dans les couches superficielles de la cornée. Bientôt les vaisseaux pâlissent et les parties vascularisées reprennent leur transparence, mais la vascularisation visible à l'œil nu ne précède pas nécessairement la disparition de l'opacité.

Anatomie pathologique. — On a assez rarement occasion d'examiner des cornées atteintes de kératite diffuse. M. Virchow (1) rapporte un cas remarquable de cette maladie. L'opacification n'occupait que le tiers moyen de l'épaisseur de la cornée. Elle résultait d'un trouble survenu dans le contenu des cellules et d'une augmentation de volume (dégénérescence graisseuse). La masse intercellulaire était tout à fait intacte.

Si l'on examine les altérations presque identiques de la kératite produite artificiellement chez des animaux par un traumatisme quelconque, on voit qu'elle est constituée essentiellement par un gonflement des cellules qui se remplissent de noyaux, dont l'ensemble subit bientôt la dégénérescence graisseuse. Les cellules endogènes (cellules de pus) ne s'y forment qu'en petite quantité. Les changements qu'on trouve dans la couche épithéliale sont dus, soit à une hypergénèse des strata profonds de cette couche, soit à une élimination irrégulière résultant du tiraillement de la couche épithéliale, par suite du gonflement général de la cornée.

Notons ici un fait singulier, c'est que les troubles survenus dans la couche épithéliale disparaissent les premiers et nous indiquent la disparition prochaine des altérations situées plus profondément. Ainsi en faisant miroiter la surface de la cornée, on peut, si l'on voit que la couche épithéliale reprend son aspect normal dans une certaine étendue, prédire l'éclaircissement prochain des parties sous-jacentes.

L'exagération des phénomènes nutritifs qui suit, dans la kératite diffuse le développement des vaisseaux, est certainement pour beaucoup dans la résorption des produits graisseux déposés dans les cellules de la cornée.

Marche. — Cette maladie se caractérise par une marche extrêmement lente. Il faut de trois à six mois pour la voir complétement disparaître. Sa durée s'abrége quand les parties atteintes d'opacification ont partout une teinte grisâtre, tandis que si l'on y observe une coloration jaunâtre, la guérison s'en trouve fortement retardée.

Dans la plupart des cas, la kératite diffuse gagne les deux yeux; nous l'avons même vue éclater à la fois sur les deux cornées avec une égale intensité.

Il est bien rare de voir cette maladie se compliquer d'affections plus graves, comme d'un abcès, d'un ulcère, ou même d'une inflammation de l'iris ou de la choroïde; les complications résultent le plus souvent de

(1) *Die Cellularpathologie.* Berlin, 1862, p. 280.

l'emploi d'un traitement mal dirigé. Il est aussi exceptionnel qu'une partie de la cornée conserve son opacité et reste transformée en leucome.

Symptômes physiologiques. — On rencontre peu d'inflammations de l'œil où les malades éprouvent si peu de souffrance ou même de gêne que dans la kératite diffuse. Le trouble de la vue seul les tourmente et peut les mettre dans le plus grand embarras, quand les deux yeux sont pris en même temps. Les malades accusent à peine une sensation de pesanteur dans l'œil affecté, la photophobie est légère et n'augmente que pendant la période de vascularisation. Nous avons toujours recherché avec beaucoup de soin si les malades éprouvaient des désordres généraux qui pussent expliquer cette forme singulière de kératite, mais nous n'en n'avons pas pu trouver de bien accusés. Quand la kératite s'est jetée à la fois sur les deux yeux, et quand les malades sont atteints d'une cécité presque complète, ils tombent souvent dans un abattement tel, que même les encouragements les plus chaleureux ne sauraient les tranquilliser. Rien de plus naturel que leur santé se ressente de ces souffrances morales, et l'on aurait tort de chercher une autre relation entre la kératite et l'altération survenue dans la santé générale.

Étiologie. — La kératite diffuse, si singulière dans ses manifestations et dans sa marche, est tout à fait inconnue quant à son étiologie. On a surtout tenté d'attribuer cette maladie à la syphilis et principalement à la syphilis héréditaire. Ainsi nos confrères anglais veulent avoir assez souvent trouvé la kératite diffuse chez des personnes suspectes de syphilis héréditaire, surtout à cause de l'aspect de leurs dents (Hutchinson) (1). Une statistique suffisamment exacte, qui pourrait seule jeter un peu de lumière sur cette question, nous fait encore défaut. La seule chose qu'on puisse avancer, c'est que la maladie dont nous nous occupons atteint fréquemment des sujets faibles et mal nourris.

Le *pronostic* est généralement favorable, mais un traitement imprudent, une médication irritante, peuvent provoquer assez facilement des complications fâcheuses. Ces mêmes complications pourraient survenir si le malade s'exposait imprudemment aux intempéries d'une mauvaise saison, à l'action prolongée d'une lumière intense, d'une chaleur vive, etc. C'est la durée de la maladie elle-même qui pousse le malade à changer de traitement ou à commettre les imprudences que nous venons de signaler.

Thérapeutique. — Déjà Mackenzie et Lawrence ont loué les grands avantages qu'on peut retirer, dans le traitement de cette maladie, des compresses chaudes. Ce précieux remède, longtemps négligé, commence à

(1) Les incisives sont échancrées sur le tranchant, en forme d'un W dont les pointes se trouvent émoussées.

reprendre insensiblement sa place légitime dans le traitement des maladies de l'œil, et c'est surtout pour l'affection que nous venons de décrire qu'on doit en attendre des résultats satisfaisants. Nous employons des compresses pliées plusieurs fois, imbibées d'une eau portée à 40 degrés centigrades, que nous laissons, suivant les cas, appliquées de trois à douze heures par jour. On peut se servir, comme l'ont fait les auteurs que nous venons de citer, d'une infusion de camomille ou d'une autre infusion aromatique. Après s'être quelque temps servi de ces compresses, on voit l'injection périkératique augmenter, la cornée se vasculariser de la périphérie vers le centre et la maladie s'acheminer vers la guérison bien plus rapidement que si on l'eût abandonnée à elle-même. L'emploi des compresses chaudes pendant trois ou quatre semaines suffit en général ; ce n'est qu'exceptionnellement qu'on observe, dans le cours de cette médication, une hypersécrétion conjonctivale.

Il faut, pour le traitement de la kératite diffuse, s'abstenir autant que possible des médicaments irritants ; ce n'est que quand la couche épithéliale reprend son aspect lisse sur les parties périphériques de la cornée qu'on peut se servir des insufflations de calomel ou de la pommade au bioxyde de mercure, pour accélérer la marche si traînante de la maladie. Mais aussi faudra-t-il, dans ces cas, employer ce traitement avec précaution et à des intervalles de trois ou quatre jours ; il sera discontinué si les parties opaques prennent une légère teinte jaunâtre.

Toute instillation d'une solution astringente (teinture d'opium, etc.) doit être soigneusement évitée, car elle ne peut que produire un effet nuisible. Pendant tout le traitement on instillera dans l'œil malade une solution d'atropine, et on conseillera l'usage des lunettes bleues pour garantir les malades des éblouissements consécutifs à la diffusion des rayons lumineux à travers une cornée semi-opaque. Quand on voit apparaître de la photophobie ou d'autres phénomènes d'irritation, on fait sur le front des frictions mercurielles, et l'on a soin de discontinuer pendant quelques jours l'emploi des compresses chaudes. Il est excessivement rare que ces symptômes gagnent assez d'intensité pour nécessiter des déplétions locales ou l'emploi du calomel à l'intérieur.

ARTICLE VI.

KÉRATITE SUPPURATIVE (ABCÈS DE LA CORNÉE).

Symptômes anatomiques. — On peut généralement distinguer deux formes différentes de kératite suppurative, l'une accompagnée de phénomènes inflammatoires plus ou moins intenses avec une injection périkératique nettement accusée, l'autre presque complétement dépourvue de ces symptômes et présentant une marche très-insidieuse (infiltration purulente indolente de Graefe).

La première forme (*accès sténiques*) débute par des douleurs ciliaires souvent très-intenses, un larmoiement considérable et une injection sous-muqueuse très-accusée, surtout vers le limbe conjonctival qui lui-même est plus ou moins gonflé. On aperçoit alors sur la cornée, au centre ou vers la périphérie, un ou plusieurs petits points blanchâtres qui grandissent, prennent les dimensions d'un grain de millet, et font souvent un relief sur la cornée. La couleur de ces points varie du gris bleuâtre au jaune paille, leur bord se perd insensiblement dans les parties saines, et quand l'opacification augmente, elle résulte de l'élargissement de l'anneau grisâtre qui les entoure. Peu à peu, plusieurs de ces points peuvent se confondre et former ainsi une tache plus ou moins large; ou bien un seul d'entre eux se développe insensiblement; mais il est rare que l'opacité dépasse la moitié de l'étendue de la cornée. Quand la maladie prend son point de départ dans les couches profondes de la cornée, les points opaques ne proéminent pas nécessairement à sa surface, et, lorsqu'ils se sont réunis pour former un abcès, ils refoulent au contraire la membrane de Descemet vers la chambre antérieure.

L'aspect de ces abcès varie suivant la durée de la maladie et la tournure qu'elle prend. A son début, leur surface est complétement lisse; plus tard, en faisant miroiter la cornée, on y remarque de légères rugosités de la couche épithéliale qui offre sur différents points de petites pertes de substance. C'est quand l'inflammation siége à la surface de la cornée que sa couche épithéliale souffre le plus du gonflement des parties sous-jacentes malades. A une époque plus avancée, l'abcès peut se transformer en ulcère d'une étendue et d'une profondeur variables.

Anatomie pathologique. — Au commencement de la kératite suppurative, on remarque surtout dans les parties centrales, que les taches formées contiennent des globules de pus, tandis que leurs anneaux grisâtres ne présentent qu'un gonflement des cellules avec segmentation de leurs noyaux. Une fois que l'évolution de la maladie est avancée et que la formation des globules de pus s'est produite sur une large échelle, on voit par suite de la destruction d'un assez grand nombre des éléments celluleux de la cornée, la masse intercellulaire se détruire dans une certaine étendue. On peut alors observer la formation de cavités remplies d'un détritus composé de globules de pus, de nucléoles, de gouttelettes graisseuses et de filaments ou de petits lambeaux détachés du tissu cornéen. Tantôt le contenu des abcès est épais, pultacé et essentiellement composé de masses graisseuses; tantôt on y voit prédominer un liquide où flottent les globules de pus.

Nous ne connaissons aucun caractère propre à nous éclairer d'une manière certaine par l'examen direct, sur la consistance du contenu des abcès de la cornée.

Il est de fait que celle-ci n'est pas indifférente. Ainsi, lorsqu'elle est demi-solide, elle n'offre pas pour les parties avoisisinantes autant de danger que lorsqu'elle est complétement fluide : dans ce dernier cas, en effet, il peut survenir des épanchements inter-lamellaires. Si l'abcès est situé à la partie supérieure de la cornée, les globules de pus auront une certaine tendance à pénétrer dans les parties déclives, où ils pourront donner naissance à un épanchement interlamellaire particulier connu sous le nom de d'*onyx* ou d'*unguis*. Cet épanchement se présente sous l'aspect d'un arc plus ou moins large, et dont la concavité est tournée en haut. Il est moins fréquent que le bord supérieur de l'onyx soit convexe ; son bord inférieur ne touche pas la sclérotique, mais en reste distant de la largeur du limbe conjonctival. Cet épanchement reste immobile quand on fait mouvoir la tête du malade, ce qui le fait aisément distinguer de la plupart des accumulations purulentes situées dans la chambre antérieure (hypopion) où les globules de pus peuvent se déplacer avec assez de liberté. D'ailleurs l'éclairage oblique nous montre facilement que l'épanchement connu sous le nom d'*onyx* se trouve dans la cornée même, et presque toujours dans la partie moyenne de cette membrane. Par ce même moyen, on s'assure de ce fait que le bord supérieur de l'onyx est comme tranchant, tandis que la partie déclive est assez épaisse.

On a souvent occasion de remarquer des épanchements interlamellaires qui ressemblent parfaitement à de petits filets d'un liquide laiteux et qui mettent l'abcès en communication avec l'onyx. Pendant que ces épanchements se produisent, il n'est pas rare d'observer dans l'abcès une diminution notable de l'opacité ou même le retour complet de la transparence des parties qui en étaient le siége.

La masse intercellulaire de la cornée doit évidemment avoir perdu de sa consistance pour permettre ainsi aux produits de la suppuration de fuser dans les parties déclives, et il est tout aussi probable que les cellules cornéennes mises aussi brusquement en contact avec les globules de pus provenant d'un abcès voisin, doivent bientôt montrer elles-mêmes des altérations morbides. Il peut encore arriver que par suite du développement considérable d'un abcès et de la fusée purulente qui en résulte, une partie de la cornée s'isolant des voies qui lui apportent les matériaux de sa nutrition, se mortifie rapidement. C'est ce qu'on peut observer quelquefois quand des abcès multiples forment, par leur réunion, un anneau incomplet qui encadre les parties centrales encore intactes de la cornée (ophthalmie purulente).

L'éclairage oblique, si précieux pour l'étude des affections de la cornée, permet facilement de classer les abcès en deux catégories, suivant leur situation, ce qui est, en pratique, d'une assez grande utilité. C'est ainsi qu'on divise ces abcès en superficiels et profonds. Les premiers sont caractérisés par une coloration peu foncée, une teinte légèrement bleuâtre, tandis que les abcès profonds ont une coloration franche, le plus souvent jaunâtre. Les accumulations de pus dans la cornée ont en général une tendance à s'étendre en couches plus ou moins épaisses, caractère dépendant de la structure anatomique de cette membrane.

Complications. — Il est facile de comprendre que la gravité de la maladie et la facilité avec laquelle surviennent des complications sérieuses dépendent essentiellement de la profondeur à laquelle l'abcès s'est produit et de l'étendue qu'il occupe. Ainsi les abcès superficiels peu étendus peuvent s'acheminer sans peine vers la résolution, tandis que la génération d'éléments purulents en masse et dans une certaine profondeur, donne facilement lieu à la destruction totale ou partielle de la cornée, soit par voie d'ulcération, soit par la production d'une opacité indélébile. Outre ce danger, la suppuration des couches profondes de la cornée se complique souvent d'une inflammation de l'iris, ce qu'on n'a guère à craindre tant que les globules de pus ne naissent que dans les couches superficielles.

Quand l'inflammation gagne les parties immédiatement juxtaposées à la membrane de Descemet, on s'en aperçoit souvent à l'apparition de stries grisâtres qui partent en rayonnant du foyer purulent et sont placées au-dessous même de cet abcès. C'est alors qu'il arrive assez souvent de voir l'humeur aqueuse se troubler, l'iris hypérémié s'adapter difficilement aux variations d'éclairage et l'atropine n'avoir qu'une action lente et de courte durée. En même temps, l'injection périkératique, les douleurs ciliaires et le larmoiement augmentent d'intensité. Les troubles de l'humeur aqueuse sont dus essentiellement à une hypergénèse considérable des éléments de la couche épithéliale qui tapisse la membrane de Descemet. On peut y trouver des globules de pus ou des cellules épithéliales en voie de dégénérescence graisseuse. Cette production anomale d'éléments cellulaires est généralement insuffisante pour donner naissance à un hypopion. Pour que cette collection purulente se fasse dans les parties déclives de la chambre antérieure, il est nécessaire, dans la plupart des cas, que l'abcès s'y soit ouvert un passage, ou que l'iris ait été préalablement pris d'une inflammation assez intense pour donner naissance à des éléments de pus.

Il est assez fréquent de voir des épanchements purulents dans la chambre antérieure, et de distinguer par l'éclairage oblique le trajet que ces épanchements ont suivi. On observe souvent, à l'ouverture de l'abcès, des flocons purulents qui flottent au sein de l'humeur aqueuse sans cesser d'adhérer à l'embouchure de la fistule dans la chambre antérieure. Ils ont été décrits par M. Weber (1) comme des lambeaux du tissu cornéen voisin.

L'abcès ne perfore pas toujours la cornée directement en arrière du point où il s'est formé; souvent il fuse au-dessous de ce point, et c'est cet épanchement qui se fait jour dans la chambre antérieure. Alors il se forme un véritable trajet fistuleux dont l'ouverture peut déboucher au niveau même du plancher de la chambre antérieure et échapper ainsi très-facilement à l'observation la plus attentive. Il semble que ce phénomène se produise surtout quand l'abcès, en se développant avec lenteur, a gagné la membrane de Descemet et s'est creusé une sorte de canal le long de cette membrane en la décollant.

M. Weber prétend s'être rendu compte, au moyen de la sonde d'Anel, des diverses dispositions de l'abcès en question, relativement à son ouverture postérieure, et cela dans le cas où l'abcès, s'étant aussi ouvert à l'extérieur, présente une fistule complète traversant la cornée de part en en part. Nous devons dire que nous renonçons volontiers à ces moyens de préciser le diagnostic, car, outre le danger que ce sondage offre pour le malade, il ne saurait fournir des conclusions bien nettes. On comprend, en effet, facilement, que dans une cornée aussi malade il ne soit que trop aisé à la sonde de se creuser à elle-même un chemin.

L'abcès peut, comme nous venons de le voir, traverser très-obliquement les parties postérieures de la cornée, en sorte que la pression intra-oculaire détermine l'occlusion de cette ouverture, et qu'il ne tombe dans la chambre antérieure qu'une partie du pus, expulsée par l'élasticité du tissu cornéen distendu et revenant sur lui-même. Lorsque, dans ces cas, on pratique une paracentèse de la chambre antérieure pour vider l'hypopion, et qu'on diminue ainsi notablement la pression interne, une partie du contenu de l'abcès peut encore s'épancher, ce qui explique la reproduction si rapide de certains hypopions.

Quant à ce qui regarde les altérations que la kératite suppurative peut déterminer à la surface externe de la cornée, nous aurons occasion d'y revenir à propos de la kératite ulcéreuse.

La seconde variété de la maladie dont nous nous occupons est constituée par les *abcès indolents* de la cornée. L'absence presque complète de phénomènes inflammatoires les caractérise surtout. Chez les enfants au-dessous de huit ans (souvent après les affections exanthémateuses) ou chez les sujets affaiblis par des maladies graves, on voit apparaître sur la cornée un point jaunâtre. Il s'étend, dans l'espace de peu de jours, jusqu'à atteindre

(1) *Archiv für Augenheilkunde*, t. VIII, A. I.

la dimension d'une forte tête d'épingle ; ses bords tranchent sur les parties saines environnantes, sa coloration est d'un jaune paille, le cadre grisâtre et légèrement proéminent, si caractéristique des *abcès sthéniques*, manque absolument. On est surpris de voir les signes inflammatoires faire presque complétement défaut : à peine une légère teinte rosée indique-t-elle, à la périphérie de la cornée, une faible injection du tissu épiscléral. Les yeux ne larmoient pas, supportent parfaitement la lumière, et le malade n'accuse aucune douleur ciliaire. La marche insidieuse de cette maladie nous indique qu'elle a une grande tendance à se propager, aussi bien en étendue qu'en profondeur; quoiqu'elle puisse faire des progrès rapides, les parties malades ne cessent pas d'être très-nettement séparées des parties saines. La rapidité avec laquelle marche cette affection pernicieuse, qui débute, en général, par le centre de la cornée, est quelquefois surprenante.

Une fois les couches profondes atteintes, l'iris se décolore, il se produit dans ses gros vaisseaux une hypérémie très-prononcée, l'humeur aqueuse se trouble et un hypopion se développe avec une extrême facilité. Bientôt l'élimination des parties malades s'effectue, il en résulte des ulcères étendus, des perforations; et la kératite se termine, soit par un staphylôme considérable, soit par un leucome très-étendu; dans les cas les plus défavorables, l'inflammation peut même gagner la profondeur de l'œil et déterminer l'atrophie de l'organe.

La différence anatomique qui existe entre cette inflammation asthénique et la précédente consiste en ce que la production des globules de pus se fait directement dans la cellule, sans que celle-ci se soit préalablement gonflée et que ses noyaux se soient segmentés en masse. Telle est encore la raison pour laquelle ces abcès tranchent aussi nettement sur les parties saines et suivent une marche aussi rapide.

Cette maladie ne prend pas nécessairement une tournure aussi fâcheuse. Quand une guérison spontanée ou résultant d'un traitement convenablement dirigé tend à se faire, la kératite asthénique affecte tous les caractères de la kératite sthénique : un anneau grisâtre entoure l'abcès, il se fait une injection périkératique, et l'organe malade recouvre une grande sensibilité au toucher et à l'action de la lumière vive. La tendance que l'abcès montre à se propager rapidement à la surface de la cornée diminue, il perd peu à peu sa coloration jaune; quand un ulcère s'est formé, il se recouvre d'une couche épithéliale, se vascularise et guérit en laissant plus où moins d'opacité.

Une forme particulière de kératite suppurative est connue sous le nom de *kératite neuro-paralytique*. Elle se rencontre après les lésions ou les sections de la cinquième paire. Cette maladie s'observe quelquefois chez les enfants atteints d'affections cérébrales, de tumeurs intra-crâniennes (tubercules). Chez les adultes, on l'observe bien plus rarement; elle peut alors résulter de lésions directes et se complique le plus souvent de phénomènes paralytiques multiples. La kératite neuro-paralytique se caractérise comme la précédente par l'absence presque complète de phénomènes inflammatoires. La cornée se trouble en partie ou dans sa totalité, elle devient opaline et son centre prend bientôt une couleur jaunâtre assez tranchée, en proéminant quelquefois sur le reste de sa surface. En cet endroit, la couche épithéliale se perd et il se forme un ulcère à fond pultacé qui gagne rapidement en étendue. Un des principaux caractères de cet ulcère est le gonflement des éléments de la cornée qui sont en voie de suppuration. Cette forme de kératite ne diffère en rien de celle qui résulte des lésions directes de la cornée : on y observe aussi la segmentation des noyaux, la formation des cellules endogènes et même la production des vaisseaux précurseurs de la guérison. D'après les recherches de M. His, les nerfs de la cornée peuvent, dans la kératite neuro-paralytique, rester entièrement intacts, ou, s'ils deviennent le centre d'une dégénérescence graisseuse, les couches environnantes des cellules cornéennes offrent la même altération.

Quand toutes les fibres de la cinquième paire qui se rendent au globe ont perdu leur conductibilité, la cornée se détruit, tandis que si cette paralysie est incomplète, la cornée peut aussi montrer un trouble général, mais à mesure que la paralysie se dissipe, la kératite se guérit le plus souvent, en laissant un leucome simple ou adhérent d'une étendue variable. La cause directe qui produit cette forme de kératite n'est pas encore bien connue, il est probable qu'un trouble dans la nutrition est la conséquence immédiate d'une lésion des nerfs sensitifs de la cornée; mais les expériences de M. Snellen ont démontré que ce changement est insuffisant pour amener la kératite ; car si l'on garantit soigneusement les yeux de lapins sur lesquels on a pratiqué la section des nerfs de la cinquième paire, en les couvrant de leurs oreilles réunies par une ligature, on prévient l'affection de la cornée. Elle n'apparaît qu'au moment où des influences nuisibles (poussières, frottements, contusions) peuvent agir sur la cornée devenue insensible.

Symptômes physiologiques. — Peu de maladies provoquent une sensibilité aussi variable que les différentes formes de kératite suppurative. Tandis que la première s'accompagne de douleurs ciliaires et d'une grande sensibilité au toucher; les autres, tout en donnant naissance à des foyers purulents considérables, ne causent pas le moindre tourment aux malades. On peut observer des cas où des douleurs ciliaires très-intenses précèdent le développement d'un petit abcès circonscrit : elles disparaissent une fois l'abcès formé, pour réapparaître et précéder la production de nouvelles collections de pus. Quelquefois ces attaques prennent un caractère particulier d'intermittence, en se répétant, par exemple, toutes les nuits. On peut constater qu'il existe une certaine corrélation entre l'intensité des douleurs, la photophobie et l'injection sous-conjonctivale.

Marche. — Il arrive que la kératite suppurative s'arrête dans sa marche, et que le pus des abcès se résorbe entièrement. Dans ces cas, les abcès s'entourent constamment d'un anneau grisâtre, nettement accusé et légèrement soulevé au dessus du niveau des parties voisines. Peu à peu l'abcès lui-même prend la coloration de l'anneau en perdant sa teinte jaune.

Quand la collection purulente a été considérable ou qu'elle s'est produite près du bord de la cornée, on voit des vaisseaux se développer dans cette membrane et la partie malade regagner peu à peu sa transparence. La périphérie de la cornée réunit bien plus que le centre de cette membrane, les conditions favorables à cette réparation du tissu transparent, car pour qu'il se soit fait une génération abondante de cellules de pus dans la cornée, il a fallu que les cellules mères se détruisissent et pussent être remplacées par des cellules endogènes et susceptibles d'un développement plus complet. C'est du degré de ce developpement que dépend, soit l'opacité, soit la transparence du nouveau tissu. Non-seulement les opacités qu'on voit succéder aux abcès résultent de la réparation des pertes de substance par un tissu opaque, mais elles peuvent tenir en partie à des dépôts graisseux et calcaires, résidus de la maladie.

Quand la kératite suppurative débute avec une grande intensité, l'inflammation peut se propager aux parties profondes et entraîner la suppuration générale de l'organe. Cette terminaison est heureusement fort rare, n'atteint que des personnes affaiblies par de longues maladies, et n'arrive que comme symptôme de métastase ou après un violent traumatisme de la cornée.

L'*étiologie* de la kératite suppurative indépendante des affections de la conjonctive est très-obscure, surtout quand il s'agit de la kératite asthénique. Au contraire, les abcès résultant d'une inflammation aiguë proviennent presque toujours d'irritations directes et ne se distinguent pas essentiellement de ceux qu'on peut produire chez les animaux sur lesquels on expérimente. Aussi la kératite suppurative ne s'observe que trop souvent après les opérations, après la pénétration de corps étrangers dans la cornée (poussière ou éclats métalliques, paillettes d'avoine, débris d'insectes), consécutivement à l'action d'agents chimiques, physiques, ou à une variation brusque de la température.

Le cadre des kératites neuro-paralytiques n'est certainement pas aussi restreint qu'on le suppose en général, et bon nombre de kératites qu'on rencontre particulièrement chez les enfants, à la suite de maladies longues et débilitantes, doivent y être comprises. Il en est ainsi des formes les plus graves de kératite suppurative qu'on observe après la fièvre typhoïde, la scarlatine, les fièvres puerpérales, etc. L'insensibilité de la cornée à l'action de l'air, des poussières et de tout autre agent d'irritation, est chez ces malades le premier signe de la paralysie des nerfs sensitifs qui précède probablement l'affection localisée dans la cornée. Ces formes de kératite nous rappellent celles que Magendie a observées dans ses expériences, après avoir enlevé aux animaux qui en étaient l'objet toute alimentation azotée, en ne leur donnant que du sucre et de l'eau.

La kératite suppurative qui suit les inflammations du sac conjonctival telles que l'ophthalmie purulente et la conjonctivite diphthéritique, est très-fréquente et constitue un des principaux dangers de ces maladies. On l'observe aussi, mais moins souvent, après les granulations et la conjonctivite pustuleuse.

Thérapeutique. — Le traitement de cette maladie a subi, dans ces derniers temps, bien des modifications. Tandis qu'autrefois on employait exclusivement la méthode antiphlogistique, on n'y a plus recours qu'avec beaucoup de modération. Ainsi on n'appliquera des sangsues à la tempe, au nombre de six ou huit, que si les malades sont tourmentés de douleurs ciliaires très-intenses, offrent une injection sous-conjonctivale très-prononcée et une vive sensibilité de l'œil au toucher. On pourra revenir une ou deux fois à cette saignée locale, en même temps qu'on prescrira le calomel deux fois par jour, et des frictions mercurielles répétées sur le front. Tout le temps que durera ce traitement, on aura soin de faire dans l'œil malade des instillations répétées d'atropine.

Il est bien entendu qu'il ne faudra jamais chercher à combattre par les mêmes moyens les abcès indolents de la cornée; de même, aussitôt après la cessation des phénomènes inflammatoires, on abandonnera ce traitement pour le suivant, qui a pour but d'amener une congestion favorable aux fonctions nutritives, et qui a souvent pour effet immédiat d'enrayer la maladie dans son développement. Il consiste dans l'emploi des compresses chaudes, qu'on laissera d'autant plus longtemps appliquées, que la kératite suivra une marche plus insidieuse; ainsi tandis qu'il suffira dans certains cas de les conserver trois ou quatre heures par jour, il faudra dans d'autres en prolonger l'usage pendant toute la journée et même pendant une partie de la nuit. M. de Graefe qui a insisté sur les avantages de ce traitement, l'interrompt aussitôt que l'abcès s'est entouré d'un anneau grisâtre et proéminent parfaitement tranché. Nous n'avons trouvé aucun inconvénient à continuer plus longtemps l'application des compresses chaudes, qui paraissent avancer la guérison et favoriser la réparation des pertes de substance par un tissu transparent.

Le plus grand reproche qu'on ait trouvé à faire à cette médication, c'est qu'elle facilite les progrès de la suppuration. L'expérience seule plaiderait contre cette manière de voir, mais d'un autre côté, les essais faits directement sur les animaux ont prouvé que l'augmentation des fonctions nutritives de la cornée agit bien plus en faisant gonfler les cellules préexistantes et en aidant à la génération de nouvelles cellules capables de s'organiser, qu'en donnant lieu à la segmentation des noyaux, à la production des globules de pus et à la dégénérescence graisseuse du tissu. C'est de cette manière qu'il faut comprendre l'action des compresses chaudes.

Le sac conjonctival ne participe généralement pas beaucoup à la congestion produite par les compresses, contrairement aux opinions primitivement émises. C'est à peine s'il survient une légère sécrétion, comme cela ressort aussi des expériences de M. Sæmisch (1). Les infusions aromatiques peuvent remplacer l'eau simplement chauffée et on leur attribue plus d'efficacité qu'à cette dernière.

Quelquefois on voit succéder à l'emploi de la chaleur un développement rapide de vaisseaux dans la cornée, signe favorable en lui-même, mais à l'apparition duquel il faut modérer le traitement, en diminuant la durée de l'application des compresses.

Nous ne pouvons ici passer sous silence les dangers qui résultent de l'emploi des caustiques et des astringents, tels que le nitrate d'argent, le sulfate de zinc, le tannin, contre la kératite suppurative. Ce mode de traitement ne serait rigoureusement excusable qu'à la période de déclin de la maladie, alors qu'on veut hâter la réparation. Encore, même à ce moment, n'est-il pas exempt de périls.

Une question importante consiste à savoir s'il ne faut pas quelquefois tenter de traiter l'abcès par une intervention directe, soit en diminuant la tension de la cornée par une paracentèse, soit en vidant le contenu de l'abcès lui-même. Ce traitement n'est indiqué que quand l'abcès est profond, large, manifeste une tendance à former des épanchements interlamellaires ou une collection purulente dans la chambre antérieure. Un excellent moyen de ralentir les progrès rapides d'une suppuration étendue de la cornée est de diminuer la tension de cette membrane, comme on y arrive par une paracentèse de la chambre antérieure. On peut pratiquer la ponction vers la circonférence de la cornée, ou ce qui est bien préférable, à la partie la plus déclive de l'abcès. Le grand avantage de cette dernière méthode est que l'humeur aqueuse chassée avec une force de propulsion

(1) *Klinische Beobachtungen*. Wiesbaden, 1862, p. 98.

assez considérable, entraîne avec elle le pus, les parties mortifiées, et nettoie la cavité de l'abcès. On fera très-bien de recourir à cette opération, si une tendance visible du contenu de l'abcès à un épanchement interlamellaire témoigne que ce contenu est liquide, ou si la production réitérée d'une hypopyon signale l'existence d'un trajet fistuleux par lequel l'abcès ne saurait se vider définitivement dans la chambre antérieure.

On a soin d'enfoncer l'aiguille à paracentèse obliquement, en la faisant pénétrer au-dessous de l'abcès dans une partie encore transparente de la cornée, en sorte qu'elle effleure le bord inférieur de la collection purulente avant d'arriver dans la chambre antérieure. Aussitôt que la pointe de l'instrument a dépassé la face postérieure de la cornée, on en relève la pointe en abaissant le manche de l'aiguille, afin qu'elle n'aille pas blesser le cristallin projeté en avant à la suite de l'évacuation de l'humeur aqueuse. On doit parfois réitérer ces paracentèses pour s'opposer à la production de nouvelles collections dans la cavité de l'abcès, mais nous rejetons les tentatives téméraires de quelques auteurs trop enclins à l'intervention chirurgicale et qui veulent détacher la membrane dont ils croient tapissée la cavité de l'abcès. Ces efforts sont la plupart du temps inutiles et toujours dangereux par l'irritation qu'ils causent.

Lorsque la cornée malade a beaucoup augmenté d'épaisseur, on ne peut pratiquer l'ouverture avec une simple aiguille à paracentèse, car cet instrument n'aurait pas une longueur suffisante. On fait mieux alors de se servir d'un petit couteau lancéolaire, et, en le retirant, on a soin d'élargir la plaie proportionnellement à l'étendue de l'abcès, de manière que l'humeur aqueuse en chasse, en s'échappant, tout le contenu. Aussitôt qu'on a fait cette petite opération, on applique un bandeau compressif qu'on enlève au bout de quelques heures, pour revenir aux instillations d'atropine et à l'application des compresses chaudes, si l'on en voit la nécessité.

Quelquefois les abcès de la cornée deviennent en quelque sorte stationnaires, quand les phénomènes inflammatoires ont presque complétement disparu; c'est alors que les paracentèses et l'application continue du bandeau compressif montrent beaucoup d'efficacité.

Il est certain que le traitement chirurgical des abcès étendus de la cornée peut donner des résultats bien plus satisfaisants quant à la réparation et à la transparence de cette membrane ; mais, d'un autre côté, il ne faut pas perdre de vue que ce traitement n'est pas à la portée de tout praticien, et qu'il exige, pour réussir, une assez grande habileté. Encore est-il extrêmement difficile d'apprécier exactement la consistance du contenu des abcès de la cornée, et l'on n'arrive que par une longue observation à ne pas pratiquer la ponction des abcès dont le contenu s'est concrété et ne peut avoir d'issue.

Les dérivatifs cutanés, tant vantés par la plupart des auteurs, ne nous ont été d'aucune utilité ; il en est de même d'une médication débilitante, par exemple, de l'emploi réitéré des purgatifs.

Il va sans dire que le malade doit, dans tous les cas, se tenir le plus tranquille possible, ne jamais appliquer sa vue, porter des lunettes bleues, et éviter pour ses yeux toute cause d'irritation.

Quant à ce qui regarde le traitement général, nous devons signaler le sulfate de quinine dont on obtient de très-bons résultats, surtout contre les abcès indolents survenus chez les sujets affaiblis. On l'emploie avec avantage quand la kératite suppurative s'accompagne d'accès intermittents de douleur ; sous l'influence de ce médicament, les douleurs disparaissent et il ne se produit souvent plus de nouveaux abcès. Chez les sujets faibles et anémiques, un traitement tonique est indispensable.

Lorsque, une fois la maladie terminée, il reste des taches sur la cornée, on a recours aux insufflations de calomel ou même encore à l'emploi de la pommade au précipité jaune. Toutefois, il ne faut pas toujours compter sur la disparition complète des opacités produites ; elles ne sont sujettes à se dissiper qu'autant qu'elles résultent d'un gonflement des cellules ou d'un dépôt graisseux, tandis que les parties provenant de l'accumulation de cellules endogènes incomplétement développées et transformées en tissu cicatriciel, résistent presque toujours à toutes les tentatives qu'on peut faire contre elles.

ARTICLE VII.

KÉRATITE ULCÉREUSE. — ULCÈRES DE LA CORNÉE.

Symptômes anatomiques. — Cette maladie diffère de la précédente en ce qu'elle tend, dès son début, à l'élimination du tissu malade. La production des globules de pus dans les corpuscules de la cornée, se combine probablement dans cette kératite avec une altération, un ramollissement de la masse intercellulaire, d'où résulte l'élimination du tissu cornéen. Nous pouvons distinguer dans cette affection, comme dans la précédente, deux formes très-différentes. L'une, caractérisée par les phénomènes inflammatoires plus ou moins intenses qui l'accompagnent, portera le nom de kératite ulcéreuse sthénique, l'autre, où l'inflammation est très-peu accusée, s'appellera kératite ulcéreuse asthénique. La première forme a encore cela de particulier que sa marche est rapide, l'autre est bien plus lente dans son cours et présente assez souvent des temps d'arrêt presque complets dans son développement. Ces deux sortes de kératite ulcéreuse peuvent évidemment s'offrir à nous avec beaucoup de variétés de forme, d'étendue et de profondeur; mais à cause de la mobilité à laquelle elles sont sujettes, nous croyons superflu et peu conforme à un esprit pratique, de les classer en ulcères superficiels, profonds, annulaires (ulcères en coup d'ongle de Velpeau), etc.

A. — KÉRATITE ULCÉREUSE STHÉNIQUE, ULCÈRE AIGU DE LA CORNÉE.

Cette maladie débute souvent par des douleurs ciliaires intenses, un larmoiement, une injection périkératique et une photophobie assez considérables. La cornée soumise à un examen attentif montre une opacification grisâtre, peu accusée et occupant les parties centrales ou périphériques de cette membrane. En la faisant miroiter, on voit que la couche épithéliale fait défaut dans presque toute l'étendue de l'opacité. L'éclairage oblique montre que la teinte grisâtre de cet ulcère superficiel est plus prononcée vers son bord qui offre en même temps un léger gonflement. Le centre peut même, dans certains cas, présenter une transparence parfaite.

Lorsque la maladie fait des progrès, la coloration de l'ulcère se change en un blanc mat, quelquefois jaunâtre, pendant qu'il se creuse davantage et que ses bords deviennent plus tranchés. Grâce à l'éclairage oblique, on pourra voir ainsi l'ulcère croître en étendue et en profondeur, mais en général la coloration blanc jaunâtre et les bords taillés à pic indiquent que l'ulcère suit régulièrement les phases de son développement, tandis qu'une teinte grise et des bords lisses recouverts d'une couche épithéliale sont le propre des ulcères commençants ou en voie de guérison.

Nous devons signaler ici une variété particulière d'ulcérations caractérisées par le peu d'opacité qu'on y remarque. On les a décrites sous le nom de *facettes de la cornée*, d'*ulcérations par abrasion ou par résorption*. L'opacité peut même manquer complétement, et ce n'est qu'en faisant miroiter la cornée qu'on s'aperçoit de la perte de substance qu'elle a subie. En parlant de la conjonctivite purulente (p. 37), nous avons décrit cette forme insidieuse d'ulcère à facettes où la cornée ne se trouble que quand l'ulcère a atteint les parties les plus profondes, et quand elle est près de se perforer.

Une autre variété de kératite ulcéreuse est celle où l'ulcère se propage à une certaine distance de la circonférence de la cornée, en forme de croissant. Elle se caractérise par des épanchements interlamellaires qui font ressortir avec une grande netteté le bord inférieur de l'ulcère. Chez quelques malades on peut voir l'ulcère se propager de proche en proche en même temps qu'il abandonne les parties atteintes les premières. Le grand danger de cette kératite consiste en ce que le croissant étendu et profond qui constitue l'ulcère, intercepte, pour une grande partie de la cornée, les voies par lesquelles lui arrivent les matériaux de sa nutrition et en détermine ainsi la mortification.

B. — KÉRATITE ULCÉREUSE ASTHÉNIQUE (CHRONIQUE).

Les douleurs ciliaires, la photophobie et l'injection périkératique sont très-faibles; quoique l'ulcère puisse varier considérablement dans son étendue et dans sa profondeur, sa coloration est toujours blanchâtre. Il n'est pas, comme l'ulcère sthénique, entouré d'un cercle grisâtre et proéminent; au contraire, sa coloration tranche nettement sur les parties saines.

L'une des formes les plus singulières de cette kératite est celle qu'on désigne sous le nom d'*ulcères à hypopion* (Roser). Elle a ceci de particulier qu'elle se complique fréquemment d'un épanchement interlamellaire et d'un hypopion. On la rencontre surtout chez les personnes âgées et affaiblies. Cette forme débute en général par une opacité circonscrite, d'un gris jaunâtre, qui se transforme très-rapidement en ulcère. Celui-ci a beaucoup plus de propension à s'étendre en surface qu'en profondeur. A la suite d'épanchements interlamellaires, ses bords prennent une coloration blanchâtre, surtout son bord inférieur qui se dessine alors en affectant d'autant plus distinctement la forme d'un croissant ou d'un demi-cercle, que le fond de l'ulcère est moins opaque. Une fois que celui-ci a gagné en profondeur, on observe très-fréquemment la formation d'un hypopion qui, comme l'éclairage oblique permet d'en juger, provient souvent de l'ulcère lui-même. Il peut aussi arriver que le trouble produit dans l'humeur aqueuse et les petites collections de pus amassées dans la chambre antérieure soient la conséquence d'une altération fonctionnelle de la couche épithéliale qui tapisse la membrane de Descemet.

Pendant que ces changements s'opèrent, la pupille se contracte, l'iris perd de sa mobilité, s'hypérémie et se décolore. Il peut arriver que l'inflammation de cette membrane suffise à la production de l'hypopion; mais il faut avouer que celui-ci résulte dans un bien plus grand nombre de cas de la maladie de la cornée. M. Roser (1) a fait remarquer qu'on ne saurait guère prévoir cette complication si fréquente. L'aspect que cette forme présente, sauf la coloration blanchâtre du bord de l'ulcère, semble devoir écarter tout soupçon de gravité, surtout par ce fait que les symptômes

(1) *Archiv für Augenheilkunde*, t. II, A. II, p. 151.

inflammatoires sont à peine accusés. Lorsque ces ulcères à hypopion s'arrêtent dans leur développement, et manifestent une tendance à se guérir, on en juge par une recrudescence inflammatoire : le bord de l'ulcère change alors sa coloration blanchâtre contre un gris mat et reprend un aspect lisse, grâce à un épithélium de nouvelle formation dont ses bords se recouvrent. Avouons toutefois que ce n'est pas là la terminaison la plus fréquente et que ces sortes d'ulcères ont, au contraire, une grande tendance à se compliquer d'inflammations de l'iris et à amener une vaste perforation.

Anatomie pathologique. — L'examen microscopique des cornées atteintes de cette maladie nous montre qu'un gonflement des cellules, une augmentation de leurs noyaux et une genèse de cellules nouvelles précèdent seuls l'ulcération. La dégénérescence graisseuse qui s'empare des parties altérées, jointe au ramollissement de la masse intercellulaire, favorise beaucoup la perte de substance qui constitue l'ulcère. Celui-ci présente un fond et des bords couverts d'éléments en décomposition, de globules de pus et de nucléoles ; tandis que dans le voisinage, on aperçoit des cellules augmentées de volume et qui sont le siége d'une génération endogène d'autant plus marquée que le pourtour de l'ulcère s'est plus vascularisé.

Une fois que l'ulcère est en voie de réparation, il se couvre toujours d'une couche épithéliale plus ou moins épaisse ; les masses graisseuses et purulentes qui s'y trouvaient ont presque complétement disparu, pour faire place aux cellules de nouvelle formation, fusiformes pour la plupart. Quand le développement de ces cellules nouvelles se fait avec lenteur, elles peuvent acquérir une transparence parfaite ; si, au contraire, elles s'accroissent rapidement et occupent une grande surface, elles restent en voie de développement et constituent plus tard un tissu fibrillaire opaque, dans les mailles duquel on peut observer çà et là d'anciens dépôts graisseux ou calcaires.

Quoique la vascularisation de l'ulcère soit favorable à sa réparation, on doit la regarder comme fâcheuse, en ce sens qu'elle amène souvent l'opacification du tissu nouvellement formé. En effet, comme elle accélère les fonctions nutritives et permet, de cette manière, la génération en masse de cellules nouvelles, celles-ci n'atteignent pas les dimensions des cellules du tissu cornéen transparent. Ce fait n'avait pas échappé à l'observation des auteurs, quoiqu'on en méconnût la cause.

Une des conditions qui opposent le plus d'obstacle à la réparation d'un ulcère est une pression anomale exercée contre lui. C'est ce qui arrive toutes les fois qu'une partie de la cornée s'est considérablement amincie, de sorte qu'elle supporte ainsi la même pression que si elle avait conservé son ancienne épaisseur. Telle est aussi une des principales raisons qui font que les paracentèses répétées de la chambre antérieure sont si favorables à la guérison, en permettant pour quelque temps le relâchement de la cornée.

Marche. — La kératite ulcéreuse dans ses diverses formes peut se terminer sans causer au malade aucun dommage ; mais, d'autre part, elle peut être suivie d'une opacification considérable et même de la perte de l'organe.

Quand l'ulcère a gagné assez de profondeur pour atteindre les couches les plus profondes de la cornée ou la membrane de Descemet même, celle-ci qui est assez résistante, on le sait, peut, sous l'effort de la pression intra-oculaire, faire hernie au dehors, accident désigné sous le nom de *kératocèle.* Ce même fait s'observe encore, alors qu'une couche mince de la cornée a échappé à la destruction. On a vu persister le kératocèle pendant toute la durée de la maladie, même après la cicatrisation des parties voisines, et, par ses ruptures successives, donner fréquemment lieu à des fistules de la cornée très-réfractaires à tout traitement. Dans la plupart des cas, le kératocèle dure peu : il s'y produit une rupture, les lambeaux de la membrane de Descemet se rétractent et peuvent aisément s'apercevoir, une fois l'ulcère cicatrisé, sur une section de la cornée où ces phénomènes se sont accomplis.

Quant à la persistance des fistules de la cornée, elle résulte de l'élasticité propre à la membrane de Descemet. En effet les lambeaux de cette membrane qui, en se recourbant en dehors, tapissent la fistule, tendent sans cesse à s'écarter l'un de l'autre, ce qui est une condition très-défavorable à l'oblitération du trajet.

Nous avons vu que la guérison de l'ulcère s'annonce par le développement d'une couche épithéliale à sa surface et par la production de vaisseaux dans son voisinage. A cette époque, il change de coloration et devient grisâtre. Le temps que cette guérison met à s'effectuer varie considérablement et est quelquefois si long que les ulcères semblent complétement stationnaires. En les examinant alors de près, on les trouve couverts d'une couche épithéliale très-épaisse, de couleur blanchâtre, qui proémine sur leurs bords, et l'on observe, en même temps, que les vaisseaux voisins pâlissent puis disparaissent en partie.

Le *pronostic* de la kératite ulcéreuse offre les mêmes caractères que celui de la kératite suppurative. Il peut être favorable quand les phénomènes inflammatoires sont assez prononcés, quand l'ulcère est grisâtre, enfin, quand il est encore à l'état aigu et n'a pas fait des progrès considérables. Au contraire, quand l'ulcère est indolent, il est bien plus sujet à produire une destruction étendue et beaucoup moins facile à prévenir. Le pronostic dépend aussi de la largeur et de la profondeur de l'ulcère : les pertes de substance superficielles se guérissent sans laisser de traces, tandis que les ulcères profonds et étendus, moins aisément curables par suite de leur disposition même, sont très-fréquemment suivis de perforations plus ou moins vastes et d'opacités considérables. Une fois la cornée perforée, il peut survenir un grand nombre de complications, sur lesquelles nous aurons occasion de revenir.

Étiologie. — Dans un très-grand nombre de cas, cette maladie est le résultat d'un traumatisme, et elle est souvent précédée de la formation d'un abcès. Nul doute que l'activité de la nutrition de la cornée n'ait une influence plus ou moins grande sur la production de cette kérarite. Beaucoup de personnes atteintes de kératite ulcéreuse ont une santé délicate, sont affaiblies par l'âge, la misère ou les maladies. Les enfants d'un tempérament lymphatique et scrofuleux y sont facilement sujets. On attribue encore la kératite ulcéreuse à des idiosyncrasies bien connues de tous les chirurgiens et sous l'influence desquelles la moindre blessure se transforme en plaie ulcéreuse. Les lésions de la kératite suppurative peuvent se résoudre elles-mêmes en ulcères de la cornée. La lésion primitive peut avoir été insignifiante, avoir échappé complétement à l'observation du malade et entraîner néanmoins les altérations les plus profondes.

Ajoutons enfin que les affections conjonctivales donnent naissance à la kératite ulcéreuse tout aussi facilement qu'à la kératite suppurative.

Thérapeutique. — Le traitement doit s'approprier à la forme aiguë ou chronique de la kératite ulcéreuse, ainsi qu'au développement qu'elle a pris. Lorsque cette maladie débute, qu'elle résulte d'un traumatisme, que les malades se plaignent de douleurs ciliaires intenses et d'un larmoiement considérable, nous suivons la méthode antiphlogistique modérée dont il a été question au sujet de la kératite suppurative, et, de même, aussitôt que ces symptômes ont disparu et que la maladie prend un caractère asthénique, nous avons recours à l'emploi des compresses chaudes, à l'occlusion des paupières et à l'administration des toniques.

Un excellent moyen d'enrayer les progrès d'un ulcère et d'en favoriser la guérison, c'est de mettre l'œil dans un repos complet à l'aide du bandeau compressif. On évite ainsi le frottement continuel et si nuisible des paupières sur la partie malade, et l'on facilite singulièrement la production d'une couche épithéliale à la surface de l'ulcère, qui ne saurait guérir sans cette condition.

Tout le temps que dure le traitement de la kératite ulcéreuse, on ne doit pas discontinuer les instillations d'atropine, dans le but de diminuer la pression intra-oculaire et la tension de la cornée.

Un point sur lequel l'attention doit se fixer dans ce traitement, est le soin qu'il faut prendre d'empêcher les contractions énergiques de l'orbiculaire, excité à se mouvoir par l'irritation de la cornée. Si l'on ne réussit pas à prévenir cet accident par une occlusion temporaire, on y remédie en fendant le ligament palpébral externe dans une étendue de 1/2 à 1 centimètre. Lorsque, au contraire, on a constaté que la cornée souffre d'une pression produite au sein de l'œil même et à laquelle elle ne saurait résister dans le point où elle se trouve amincie, de telle sorte que la guérison en soit retardée, il sera bon de pratiquer des paracentèses multiples. La nécessité de ce moyen thérapeutique est souvent indiquée par la proéminence que fait en avant la partie la plus amincie de l'u'cère.

On voit que tous ces modes d'intervention sont dirigés contre les causes mêmes qui entretiennent l'ulcération : les causes supprimées, l'ulcération elle-même se guérit le plus souvent avec rapidité. Mais il peut se présenter des cas fort avancés ou aggravés par des complications venues de la santé générale, et dans lesquels l'intervention de l'art doit se montrer plus énergique.

Lorsqu'il est survenu un hypopion considérable, accompagné ou non de phénomènes inflammatoires du côté de l'iris, on s'efforce d'évacuer les masses purulentes en pratiquant largement avec le couteau lancéolaire et par la sclérotique une large paracentèse, le plus près possible de la cornée. Si l'on voit que cette simple opération, faite deux ou trois fois, ne parvient pas à arrêter les progrès rapides de la maladie, il faut pour détendre la cornée pendant un temps assez considérable et pour faciliter la guérison, recourir à une large iridectomie. D'ailleurs, on doit nécessairement en venir à cette opération, puisqu'un large ulcère accompagné d'une suppuration aussi considérable laisse toujours sur la cornée une opacité assez étendue pour nécessiter l'ouverture d'une pupille artificielle. Pourquoi donc, forcé d'en arriver là, ne laisserait-on pas, pendant la période aiguë de la kératite, le malade jouir des bénéfices que cette opération peut avoir pour lui, comme moyen antiphlogistique?

L'emplacement de la nouvelle pupille dépendra du siége de l'ulcère, mais on aura toujours soin, dans l'intérêt de la vision, d'exciser autant que possible la partie interne de l'iris.

Lorsqu'on a à traiter des ulcères atoniques, on se sert des compresses chaudes, d'après la méthode indiquée, et l'on emploie dans le même but, pour accélérer la marche de la maladie, des frictions de teinture d'iode et des cautérisations sur les paupières avec le bâton de nitrate d'argent.

On a souvent affaire à des malades chez lesquels la guérison commencée d'une kératite ulcéreuse s'arrête complétement, bien qu'on ait pu suivre exactement le traitement que nous avons indiqué; c'est alors qu'il faut stimuler directement l'ulcère, soit en enlevant avec une curette la couche épithéliale trop épaissie, soit en insufflant des poudres médicamenteuses qui ont une action analogue, le calomel, par exemple, soit enfin en se servant de substances irritantes comme la teinture d'opium coupée de parties égales d'eau distillée, la pommade au précipité rouge, ou le sulfate de cuivre. On doit apporter dans ce traitement la plus grande réserve, car si on le mettait en pratique à une époque où le travail de réparation ne fût pas encore en bonne voie, on s'exposerait à voir les accidents primitifs reprendre leur marche, l'ulcère s'agrandir considérablement et même un hypopion se former.

Le praticien qui a occasion de soigner un grand nombre de ces maladies ne devra pas s'étonner de rencontrer bien des cas où, malgré une observation rigoureuse des précautions ci-dessus mentionnées, surviennent des rechutes incessantes qui font perdre à la fois tout le fruit d'un traitement scrupuleux. Cela tient tantôt à l'absence des conditions hygiéniques nécessaires à la guérison, tantôt à l'extension de la maladie au sac conjonctival, ce qui constitue une complication sérieuse. Le gonflement dont les paupières deviennent le siége à chaque nouvelle rechute, est le signe de l'inflammation qui a gagné la conjonctive, et si l'on examine cette muqueuse, c'est principalement dans le cul-de-sac supérieur qu'on la trouve malade; car en renversant la paupière correspondante, on voit ce cul-de-sac apparaître sous forme d'un bourrelet rouge, surtout lorsqu'on a légèrement forcé l'ectropion et engagé le malade à regarder fortement en bas.

L'air vicié des habitations malsaines, un séjour prolongé dans les hôpitaux semblent être une des principales causes pour lesquelles le cul-de-sac conjonctival participe à la kératite. M. de Graefe a insisté sur l'influence favorable que peut avoir alors la cautérisation du cul-de-sac supérieur au moyen du nitrate d'argent mitigé. Lorsque la boursouflure du cul-de-sac est portée très-loin, ce savant praticien recommande d'exciser en ce point un pli de la muqueuse, et assure que par ce moyen elle se rétablit rapidement.

Que faut-il penser des cautérisations pratiquées directement sur les ulcères et recommandées si chaleureusement par un certain nombre d'auteurs ? Lorsqu'on parcourt les traités des différentes écoles, on s'aperçoit bientôt que les caustiques salins n'y sont conseillés qu'avec les plus grandes réserves et avec une extrême appréhension des dangers qui les accompagnent. On doit, d'ailleurs, les rejeter absolument dans la période de progrès des ulcères. Ce ne serait donc qu'au moment de la régénération des éléments détruits de la cornée, lorsqu'une couche épithéliale assez épaisse recouvre l'ulcère, que l'on pourrait à la rigueur recourir à une légère cautérisation. Mais nous croyons, toutefois, une pareille thérapeutique trop incertaine pour la recommander. Il faut en dire autant des instillations des collyres au nitrate d'argent, au sous-acétate de plomb, etc. On doit les rejeter, d'autant plus qu'elles ont encore le grand désavantage de laisser des dépôts métalliques dans les éléments mêmes de la cornée.

Nous avons assez longuement insisté sur le traitement des ulcères qui compliquent les différentes formes de conjonctivite pour être dispensé de nous étendre davantage sur cette matière.

Pour ce qui est du traitement général, il faut toujours le prendre d'autant plus sérieusement en considération, que la kératite ulcéreuse coïncide fort souvent avec une sorte d'affaiblissement des fonctions nutritives. Aussi doit-on bien plus fréquemment recourir à une médication tonique qu'à un traitement débilitant.

Complications de la kératite ulcéreuse. — Les complications de cette maladie sont si nombreuses qu'il est bon d'en traiter à part. En parlant ainsi, nous avons principalement en vue les perforations de la cornée. Nous pouvons les distinguer suivant le siége qu'elles occupent et suivant leur étendue : ainsi on les divise en perforations centrales, périphériques, petites et grandes.

Lorsqu'une perforation étroite se fait sur la cornée, l'humeur aqueuse ne s'échappe que quand l'ouverture est en communication directe avec la chambre antérieure. Ce liquide se conserve, au contraire, quand la perforation est oblique, en sorte que la pression intra-oculaire soit suffisante pour fermer le trajet fistuleux formé. Une fois l'humeur aqueuse échappée, le cristallin s'applique étroitement contre la cornée et une cataracte capsulaire centrale peut se développer si la perforation est située précisément en face de la pupille. Cette cataracte capsulaire surviendra d'autant plus facilement que le contact du cristallin et de l'ulcère se sera plus prolongé, la fistule ayant persisté quelque temps et permis au contenu de la chambre antérieure de s'échapper à mesure qu'il se reproduisait. Une fois la fistule oblitérée, le cristallin est repoussé en arrière et détaché de la plaie par l'humeur aqueuse régénérée. Un filament d'exsudat plastique peut encore assez longtemps réunir la capsule à la face postérieure de la cornée. Nous soignons en ce moment une jeune fille chez laquelle du centre de la face postérieure de la cornée part un filet très-délié et brunâtre qui s'épaissit pour s'implanter sur une cataracte capsulaire entée elle-même sur une opacité très-régulièrement étoilée des couches externes du cristallin. Une légère opacité du centre de la cornée rappelle une perforation qui date de plus de dix ans. M. Arlt, dans son traité, rapporte un cas assez semblable.

Lorsqu'il se fait dans la cornée une perforation, et que la *fistule* qui en résulte persiste quelque temps, elle est suivie d'une hypérémie très-considérable des membranes internes, résultat immédiat d'une diminution notable de la pression intra-oculaire. On peut, en même temps, observer un aplatissement permanent de la cornée avec diminution du diamètre du globe oculaire et consécutivement une perte atrophique de cet organe. Tout le temps que dure la fistule, le malade court encore le danger de voir l'inflammation gagner les parties profondes.

Quand la fistule de la cornée est permanente, il est très-difficile d'y remédier ; l'occlusion de l'œil, les cautérisations directes de la fistule échouent le plus souvent, et l'on est fréquemment forcé d'en arriver à un traitement chirurgical. On introduit alors très-obliquement dans le trajet, en prenant bien soin de ne pas blesser la capsule du cristallin, une aiguille à paracentèse, et l'on pratique sur les parois de la fistule et les parties circonvoisines deux incisions longues et diamétralement opposées. L'ouverture doit mesurer tout au moins 3 ou 4 millimètres, et l'on voit, consécutivement à la cicatrisation des lèvres de la plaie, le trajet fistuleux s'oblitérer.

Quand une étroite perforation s'est faite à la périphérie de la cornée, l'iris s'applique contre elle après l'issue de l'humeur aqueuse, et une partie du bord pupillaire ou du plan de l'iris s'accole à la plaie. Lorsque l'humeur aqueuse s'est régénérée, l'iris peut se détacher complétement de la cornée, non-seulement parce qu'il est repoussé en arrière, mais aussi par la rétraction de son sphincter et de son dilatateur qui agissent alors dans le même sens.

Comme nous l'avons vu plus haut pour la capsule du cristallin, un filament plastique peut réunir l'iris à l'ancienne plaie et représenter une synéchie antérieure, mais celle-ci peut se déchirer et l'iris devenir complétement libre. En somme, les suites d'une perforation étroite peuvent être sans gravité et la cornée peut même recouvrer complétement sa transparence. Néanmoins, il est toujours possible, contrairement à l'avis de M. Arlt, de constater sous le microscope la déchirure de la membrane de Descemet.

Les suites de la perforation sont bien différentes quand elle occupe une étendue plus considérable. Quand elle siége au centre de la cornée, le cristallin peut faire hernie dans la plaie. Alors le malade jouit d'une assez bonne vue et s'abandonne à l'espoir de retrouver l'usage de l'œil malade. La saillie du cristallin peut agir comme cause retardatrice de la cicatrisation, et l'on est forcé, pour supprimer cet obstacle, d'ouvrir la capsule et d'en faire échapper le contenu.

Lorsque la perforation s'est effectuée brusquement, la capsule peut se rompre et une cataracte s'ensuivre : dans d'autres cas, si la perforation a été très-large, comme cela survient après des ulcérations en forme de croissant suivies de sphacèle des parties centrales de la cornée, le cristallin est chassé brusquement hors de l'œil, la zone de Zinn se rompt et il s'échappe une partie variable du corps vitré. A la suite de cet accident, on a à redouter des hémorrhagies intra-oculaires, des décollements rétiniens, suivis d'une inflammation générale et destructive de l'organe.

Si l'ouverture, quoique centrale, s'est faite plus lentement et dans une étendue moindre, il peut arriver que le bord pupillaire se porte en grande partie, sinon en totalité, dans la plaie. Cet accident donne lieu à une cécité plus ou moins complète, jusqu'à ce qu'on ait frayé une nouvelle voie aux rayons lumineux, en pratiquant une pupille artificielle. Lorsque, au contraire, la perforation a pour siége les parties périphériques, l'iris s'accole au pourtour de la plaie, et une fois l'humeur aqueuse reproduite, il forme là, entre l'ulcère et l'intérieur du globe, une cloison très-mince. L'iris, sous l'effort de la pression interne, fait bientôt hernie en avant; souvent le prolapsus qu'il forme cède à cette pression et se rompt. Ce phénomène se répète jusqu'à ce qu'une cicatrice assez solide s'oppose à une nouvelle issue de l'humeur aqueuse.

La dimension du prolapsus iridien peut varier entre celle d'un grain de millet et celle d'un gros pois. Elle est en rapport avec le plus ou moins de distension du tissu iridien et avec la grandeur du trou de perforation auquel l'iris est fixé.

Si le prolapsus n'est pas considérable, la cicatrisation n'est pas très-entravée, mais il y succède une tache pigmentaire indélébile qui ne dépasse pas le niveau de la cornée. D'ailleurs l'iris peut, dans ces cas, conserver sa mobilité, et quelquefois même ce diaphragme membraneux se retirant, la synéchie antérieure se déchire. De même, la pupille reste parfaitement contractile lorsque c'est une partie périphérique ou même une petite partie du bord libre de l'iris qui a été prise dans la cicatrice de la cornée.

Il faut avouer, néanmoins, que l'enclavement du bord pupillaire est défavorable à la guérison; car, par suite de cette disposition anormale, les mouvements du sphincter se communiquent à la plaie, tendent souvent à la rouvrir et retardent notablement la cicatrisation. Il arrive ainsi que la plaie s'ouvre de nouveau, que l'humeur aqueuse s'échappe, que la pupille se contracte fortement et que ses bords se rapprochent davantage du trou de perforation, auquel ils sont déjà fixés par un point. Si l'ulcère s'agrandit insensiblement, il n'est pas impossible que tout le bord pupillaire se comprenne ainsi peu à peu dans une tache cicatricielle, même de peu d'étendue. Généralement, quand le prolapsus iridien dépasse la grosseur d'un pois, le bord pupillaire y est toujours compris en partie.

Une fois que la cicatrisation s'effectue, ce qui arrive la plupart du temps après une série de ruptures, il naît un réseau de fibres cicatricielles qui, partant du bord de la plaie, recouvre peu à peu l'iris plus ou moins distendu. Ce tissu peut alors, en se contractant et en augmentant de consistance, former une cicatrice aplatie, mais ce n'est malheureusement pas le cas le plus commun. Assez souvent la partie distendue de l'iris se recouvre d'un tissu cicatriciel extensible, et un staphylôme partiel en est a conséquence. Cela arrive surtout quand la pression intra-oculaire est anormalement augmentée, ce qui survient quand l'iris fixé à la plaie de la cornée se trouve tiraillé et, pour ce motif, devient le siége d'une inflammation. L'augmentation de la pression interne se révèle dans ces cas, non-seulement par le toucher, mais aussi par l'excavation qui se produit alors fréquemment dans la papille du nerf optique.

Quand la cornée a été détruite sur une étendue notable et qu'il ne s'est point développé d'inflammation dans l'œil, une partie plus ou moins considérable de l'iris reste exposée à l'action de l'air et des sécrétions. Dans ce cas, la pupille fortement rétrécie s'oblitère complétement, le plan de l'iris, consécutivement à la repullulation des éléments cellulaires de son tissu, se couvre d'une foule de petits bourgeons charnus. Peu à peu le pourtour de la perforation s'entoure d'un cadre cicatriciel d'où partent des émanations irrégulières qui s'étendent d'un bord à l'autre, pour donner plus tard naissance à un tissu cicatriciel assez dense. Pendant cette période, il survient le plus souvent une atrophie de l'œil.

Pour que la maladie puisse prendre cette tournure il faut que le plan postérieur de l'iris soit solidement fixé au cristallin, qu'il ne se fasse derrière ce diaphragme aucune accumulation de sécrétion et que la pression interne soit presque nulle. Si cette dernière condition n'est pas réalisée et que l'iris ne soit qu'imparfaitement attaché au cristallin, on voit s'y former des bosselures, et le tissu cicatriciel ne se développe que dans les parties déclives, et là où l'iris est accolé au cristallin. De ces distensions partielles de l'iris et du tissu cicatriciel il naît un *staphylôme en grappe* (*staphyloma racemosum*), d'une couleur bleuâtre, inégal, et dont les bosselures sont séparées les unes des autres par un tissu cicatriciel blanchâtre. Le staphylôme en grappe peut aussi se développer lorsque la cornée a été le siége de perforations multiples, et il est alors constitué par un grand nombre de petits staphylômes iridiens.

Après la destruction de la cornée, l'iris mis à nu dans sa presque totalité et sans la moindre adhérence avec le cristallin, peut former un plan complet, la pupille étant fermée par des masses exsudatives. Ce diaphragme est poussé en avant par les produits accumulés entre lui et le cristallin. Dans ce cas, l'iris proémine sous forme d'une cloche ombiliquée au centre, à cause du peu d'extensibilité des masses qui ont oblitéré la pupille. Peu à peu, par le travail de cicatrisation qui se produit, cette hernie de l'iris tend à diminuer, et il en résulte un staphylôme iridien plus ou moins étendu.

Le *pronostic* de ces sortes de staphylômes est toujours fâcheux. Lors même qu'ils n'occupent qu'une faible partie de la cornée, ils amènent insensiblement un changement notable dans la courbure de cette membrane, se compliquent facilement d'une excavation de la papille, et l'on voit la vue se perdre par degrés. Les staphylômes iridiens considérables sont irrévocablement la cause d'une cécité complète : aucun traitement chirurgical n'a pu jusqu'à présent remédier à cette déplorable terminaison.

Traitement. — Nous avons déjà, à propos des paracentèses de la chambre antérieure, insisté sur la précaution qui consiste à éviter une perforation étendue de la cornée. Aussi il faut toujours, lorsqu'on a affaire à un ulcère assez grand et assez profond pour rendre cet accident imminent, se bien garder de confier à la nature la perforation de la cornée, toujours suivie d'une perte de substance considérable, et l'on doit diminuer par une paracentèse la pression interne.

On s'est demandé de tout temps s'il fallait, dans la kératite ulcéreuse qui menace de perforer la cornée, dilater toujours la pupille. Presque partout, quand l'ulcère est central, on conseille cette dilatation pour éviter un enclavement du bord libre de l'iris. Si, au contraire, l'ulcère est périphérique, on conseille de contracter la pupille en exposant le malade à un jour assez vif, comme M. Stellwag le fait. Nous croyons, pour nous, très-prudent de ne jamais négliger l'usage d'un remède aussi précieux que l'atropine, à moins que la conjonctive ne puisse la supporter et réclame l'emploi d'un autre mydriatique. En effet, lorsqu'on a à redouter une large perforation, il est indifférent que la pupille soit ou non dilatée ; l'ulcère étant situé à la périphérie de la cornée, le bord pupillaire de l'iris s'y engagera dans tous les cas. La dilatation artificielle semble même, en pareille circonstance, présenter quelques avantages, car le bord de la pupille opposé au point où la perforation s'est produite se trouve par là éloigné de l'ulcère et s'y enclave moins facilement. Si, dans le cas d'un ulcère périphérique, l'humeur aqueuse s'échappe à travers une petite ouverture, en sorte que l'évacuation ne s'en fasse qu'avec peu de rapidité, la pupille, préalablement dilatée par des instillations d'atropine, se contracte avec trop d'énergie pour suivre le courant du liquide qui s'épanche. On a méconnu la force avec laquelle l'iris se contracte dans le cas dont nous parlons, et c'est pourquoi, n'obéissant qu'à des vues purement théoriques, on a proscrit l'usage des mydriatiques dans le traitement des ulcères périphériques de la cornée.

Lorsque, sans faire de paracentèse, on veut prévenir la perforation, il faut appliquer sur l'œil affecté un bandeau compressif, ou si, pour quelque motif que ce soit, on ne peut le faire, on doit recommander au malade d'éviter soigneusement toute contraction des muscles droits, tout effort d'accommodation, enfin tout ce qui peut amener une congestion des yeux. Grâce à ces précautions et au traitement indiqué, on peut entraver la marche progressive de l'ulcère et, par conséquent, la perforation qui la suit habituellement. Si cependant la cornée se perfore, il arrive, à la condition que la perforation reste limitée, qu'il en résulte une impulsion rapide de la maladie vers la guérison, que les bords à pic de l'ulcère se couvrent d'une couche épithéliale, deviennent lisses et qu'on voie se réparer en peu de temps la perte de substance produite.

Quand une fois la perforation survenue, elle donne issue à une portion de l'iris, on s'efforcera de réduire le prolapsus par le moyen d'instillations d'atropine répétées, par l'usage du bandeau compressif et par un repos absolu de l'œil. C'est ainsi qu'on obtient du moins assez facilement une cicatrice plate. Il serait imprudent de chercher à réduire le prolapsus à l'aide d'un stylet. De même, les cautérisations de la conjonctive au pourtour de la cornée faites dans le but d'exciter les contractions de la pupille, afin de dégager la hernie de l'iris, sont inutiles, sinon dangereuses. Si le prolapsus iridien se distend considérablement, même après les instillations d'atropine et l'application du bandeau, on n'attendra pas qu'il se rompe, mais on le divisera avec une aiguille à cataracte et on l'excisera avec des ciseaux courbes, une fois l'humeur aqueuse complétement évacuée. C'est alors qu'une compression méthodique de l'œil arrive souvent à produire une cicatrice solide et prévient les ectasies si rebelles à tous les traitements.

Si enfin, après l'excision du prolapsus iridien, le tissu cicatriciel cédait encore à la pression interne et que le toucher révélât une tension exagérée de l'œil, il faudrait, pour s'opposer définitivement aux suites qui peuvent en résulter, pratiquer largement l'iridectomie. Même après cette opération, il arrive chez certains malades que la cicatrice et les parties voisines manifestent une tendance à l'ectasie. Celle-ci peut provenir, dans quelques cas, d'un déplacement du cristallin survenu au moment même où la chambre antérieure s'est brusquement vidée par la perforation de la cornée. Une partie du cristallin luxé touche alors les procès ciliaires et y produit une irritation locale avec hypersécrétion de sérosité. Le seul moyen de prévenir un staphylôme et la destruction de l'œil consiste à fendre avec un couteau à cataracte la partie distendue de la cornée, à ouvrir, soit avec la pointe du couteau, soit avec le cystotome, la capsule du cristallin, et à en faire échapper le contenu. Aussitôt après, on applique sur l'œil un bandeau compressif pour s'opposer à l'issue d'une portion trop considérable du corps vitré et aux hémorrhagies intra-oculaires qui sont facilement la conséquence de cette évacuation. Nous aurons, du reste, à nous étendre davantage sur le traitement du staphylôme.

On a beaucoup prôné la méthode qui consiste à cautériser avec le nitrate d'argent le prolapsus iridien tendant à se transformer en staphylôme. Les plus habiles praticiens, et parmi eux M. Mackenzie, ont préconisé ce traitement. Il nous paraît aussi dangereux qu'incertain. Il en est de même des instillations de teinture d'opium auxquelles, d'ailleurs, on ne peut songer que quand le staphylôme est en voie de consolidation et quand les phénomènes inflammatoires ont presque complétement disparu.

Lorsqu'il s'est fait une perforation d'une grande étendue, en sorte que l'iris presque tout entier soit mis à nu, il faut, pour s'opposer à la production d'une ectasie, recommander l'usage prolongé et régulier d'un bandeau compressif. Si la cornée était à peu près complétement détruite, en sorte qu'il n'y ait aucune chance de pouvoir plus tard ouvrir avec succès une pupille artificielle, on ferait bien d'extraire le cristallin, et ensuite, s'il le fallait, de donner issue à une petite quantité du corps vitré, afin de provoquer l'atrophie de l'œil, ce qui serait bien préférable à la formation d'un staphylôme contre lequel le chirurgien devrait par la suite intervenir.

ARTICLE VIII.

OPACITÉS, TACHES DE LA CORNÉE.

Le point le plus important de cette étude consiste à savoir bien nettement distinguer les opacifications inflammatoires que nous avons décrites en examinant les différentes formes de kératite, des opacités permanentes produites par une modification définitive du tissu de la cornée. Dans le premier cas, on a affaire à des changements inflammatoires des cellules ; dans le second, au contraire, à des altérations plus ou moins indélébiles, fréquemment à de véritable tissu cicatriciel.

Le diagnostic différentiel peut être d'autant plus difficile que souvent ces deux formes peuvent coexister. Ainsi l'on voit fréquemment une opacité de la cornée composée dans son centre de tissu cicatriciel, tandis que son pourtour offre à l'observateur les divers changements que l'inflammation peut amener dans les cellules (agrandissement, segmentation des noyaux, endogénèse, etc.). Les praticiens ont l'habitude d'exprimer ce fait en disant qu'une « infiltration » entoure la cicatrice.

Voici les principaux caractères qui permettent de distinguer des opacités inflammatoires celles qui sont stables et cicatricielles.

1° L'opacité permanente a une coloration plus uniforme, réfléchit mieux la lumière, se prête moins à la diffusion des rayons, est plus circonscrite et mieux dessinée que l'opacité inflammatoire.

2° L'opacité permanente présente presque toujours, lorsqu'on fait miroiter la cornée, une couche épithéliale parfaitement lisse, tandis que l'opacité inflammatoire est le plus souvent recouverte d'une couche d'épithélium inégale, comme piquetée par des coups d'épingle et analogue pour l'aspect à du verre dépoli.

3° Quand on examine le pourtour d'une cornée affectée d'une opacité permanente, on ne trouve pas, à moins de complications, d'injection péri-kératique ; cela peut exceptionnellement se rencontrer aussi dans le cas d'une opacité de cause inflammatoire ; mais si l'on prend le soin d'examiner le malade après qu'il a tenu ses paupières quelque temps fermées, après le sommeil par exemple, l'injection périkératique s'observe toujours, du moins au voisinage de l'opacité.

On divise les opacités de la cornée d'après leur intensité et d'après les changements survenus dans le tissu cornéen. Les taches de la cornée peuvent siéger dans la couche épithéliale, ainsi que dans les couches externes, moyennes et profondes de cette membrane, ou même se localiser dans la membrane de Descemet. Le plus communément, les taches de la cornée en occupent, soit la couche épithéliale, soit les couches les plus profondes, car les pertes de substance qui ne dépassent pas la moitié antérieure de son épaisseur se régénèrent le plus souvent sans laisser de traces.

Quand l'opacité a l'aspect d'un nuage léger, mais que l'éclairage oblique montre encore assez nettement circonscrit, on la désigne sous le nom de *néphélion*, *nubecula*, *nuage de la cornée*. Lorsque la coloration en est plus foncée, et s'il s'agit plutôt d'une tache que d'un nuage, on la nomme *albugo*. Enfin, quand elle produit dans les points qu'elle occupe une perte de transparence presque complète, on lui donne le nom de *leucome*, et si l'iris est enclavé dans la cicatrice, c'est un *leucome adhérent*.

Souvent une coloration plus intense au centre d'une tache est le signe d'une ancienne perforation ; fréquemment aussi ces variétés d'opacités s'associent à des changements de courbure de la cornée.

L'*examen microscopique* a appris que le défaut de transparence auquel les taches sont dues peut provenir des altérations les plus diverses. Dans certains cas, les cellules de la cornée semblent être à l'état normal, et l'on est porté à attribuer l'opacité à quelque disproportion survenue entre la masse des cellules et la masse intercellulaire. Dans d'autres cas, cette dernière affecte une disposition striée et comme fendillée qui est la cause évidente du défaut de transparence.

Quant aux changements de la couche épithéliale d'où résulte parfois l'opacité observée, ils consistent dans une augmentation de nombre et de volume des éléments cellulaires de cette couche. Celle-ci s'épaissit dans une étendue variable, et c'est principalement la partie la plus voisine de la membrane de Bowman qui se rapproche alors dans son aspect, par suite des modifications qu'elle a subies, de la couche muqueuse du chorion,

On peut y rencontrer des dépôts de masses graisseuses, de sels calcaires, de cristaux de cholestérine et d'amas de pigment dus, au moins en partie, à des hémorrhagies anciennes. La surface de l'épithélium peut être parfaitement lisse, ou présenter des rainures et des taches multiples.

Les taches qui occupent les différentes couches de la cornée peuvent être produites par des accumulations anormales de noyaux dans les cellules, des amas de molécules graisseuses et des dépôts de sels calcaires, enfin par des éléments cellulaires incomplétement développés et destinés à réparer une perte de substance. Ainsi on rencontre des taches qui présentent tous les caractères que le tissu cicatriciel offre dans les autres parties du corps. Elles sont formées de fibrilles allongées, entrelacées et croisées par un assez grand nombre de vaisseaux. Dans d'autres cas, le tissu cicatriciel est dense, fibrillaire et dépourvu de vaisseaux. Les masses qu'il forme sont contiguës à des parties de la cornée où s'observe un nombre considérable de cellules fusiformes et de corpuscules cornéens incomplétement développés. La production de ce tissu fibrillaire est plus abondante, lorsqu'il existe une perforation et lorsque le stroma de l'iris participe à la réparation de la perte de substance. D'autre part, on observe ces cicatrices fibrillaires à la périphérie de la cornée, alors même qu'il n'y a pas eu de perforation. Dans ce cas, un ulcère profond a occupé ces parties et s'y est vascularisé. La tunique adventice des jeunes vaisseaux et les tractus cellulaires qui avancent jusque dans le limbe conjonctival (M. Manz), fournissent des matériaux à la génération des cellules dont ce tissu cicatriciel fibrillaire est composé. C'est de la même manière que se développent certaines formes de pannus incurable, où une couche de fibrilles cellulaires s'interpose à l'épithélium et à la membrane de Bowman (*pannus siccus* de M. Piringer). Ces taches cicatricielles et celles qui proviennent d'un épaississement de la couche épithéliale ont quelquefois le brillant particulier de la soie ou d'un corps gras.

Signalons une forme particulière d'opacité de la cornée due à la pénétration d'un corps étranger dans son épaisseur, comme il arrive fréquemment par le dépôt de sels métalliques qui se fait dans les cellules ou dans la masse intercellulaire (nitrate d'argent, acétate de plomb, précipité rouge, etc.). Ces opacités sont nettement tranchées, le plus souvent nacrées, leur bord est fréquemment plus foncé que leur centre.

C'est à tort qu'on a voulu dernièrement attribuer la formation de taches de la cornée à une incorporation de masses muco-purulentes sécrétées par la conjonctive pendant l'évolution d'une kératite (M. Castorani). Cette hypothèse est fondée sur des expériences mal interprétées et fait trop bon marché des connaissances que nous avons en anatomie pathologique.

Parmi les dépôts métalliques qu'on observe dans la cornée, on a surtout étudié ceux que laissent les cautérisations faites avec du nitrate d'argent solide ou en solution. Le métal se précipite d'abord dans la masse intercellulaire, puis s'y redissout pour se déposer de nouveau dans les cellules, sans doute par l'action des phosphates qu'elles contiennent et sous l'influence de la lumière.

Comme la présence des vaisseaux facilite cette résorption du nitrate dans la masse intercellulaire et son transport dans les cellules, la coloration qu'il détermine dans ces dernières est plus intense à la périphérie qu'au centre de la cornée. Lorsqu'on traite une cornée dont on a enlevé la couche épithéliale par une solution de nitrate d'argent, et qu'on tue immédiatement l'animal qui a servi à cette expérience, on trouve la masse intercellulaire seule colorée (pl. III, fig. 4). Ce sont, au contraire, les cellules qui contiennent les particules métalliques, quand on ne sacrifie l'animal que plusieurs jours après l'opération (pl. III, fig. 2 et 3). (M. His (1).)

On peut aussi trouver des taches produites par des dépôts métalliques dans la couche épithéliale et sous cette couche même.

Disons quelques mots d'une opacification plus ou moins générale de la cornée, résultat d'un défaut de conductibilité des nerfs qui se rendent à cette membrane. C'est ainsi que doit s'expliquer l'opacité partielle et passagère de la cornée dans l'épiscléritis, celle qui provient d'une compression momentanée des nerfs ciliaires, comme dans certaines variétés de glaucôme. La cornée se trouble alors légèrement dans toute son étendue et la couche épithéliale devient rugueuse et inégale. C'est à cet état qu'il faut rapporter les altérations de transparence de la cornée que M. Desmarres (1) signale sous le nom de chorio-kératites et qui seraient consécutives à l'abaissement du cristallin atteint de cataracte; il apparaîtrait dans la cornée des troubles périodiques, suivis de symptômes qu'on doit rattacher à de véritables attaques de glaucôme.

En exerçant sur la cornée une pression exagérée, on y développe une opacité que nous pensons être analogue à celle dont nous venons de parler, soit que la compression agisse directement sur les éléments nerveux, soit qu'elle résulte de l'augmentation de la pression interne. Si la compression dont nous parlons agit d'une manière permanente, l'opacification produite persiste, la membrane de Descemet se plisse, la cornée s'atrophie, se ratatine et se transforme en un tissu dense et fibrillaire. Il est difficile de savoir quelle part on doit attribuer dans ces phénomènes aux troubles produits dans la nutrition de la cornée et quelles sont les modifications dont l'opacité provient.

Etiologie. — Il faut attribuer la grande majorité des taches de la cornée

(1) *Schweizerische Zeitschrift für Heilkunde*, Bd. II.

(2) T. II, p. 299.

à des pertes de substance consécutives à une kératite suppurative ou ulcéreuse. Les leucomes épais sont presque toujours l'indice d'une ancienne perforation, de même qu'il faut le plus souvent rapporter les taches pigmentaires à un enclavement de l'iris dans une plaie cicatrisée. La présence d'une synéchie antérieure doit toujours confirmer cette manière de voir, à moins qu'elle ne soit située tout à la périphérie de la cornée, où elle peut s'être formée sans perforation préalable. (Donders, de Graefe.)

Quand l'opacification est très-étendue, on peut supposer qu'elle provient d'une kératite ulcéreuse ou panniforme. En effet, les abcès de la cornée ne laissent généralement après eux que des taches assez petites. Si les taches sont d'un blanc brillant ou colorées et parsemées de petites plaques qui tranchent par leur teinte sur le reste de leur surface, on les attribuera généralement, et sans crainte d'erreur, à des dépôts métalliques. Lorsque la surface des taches est inégale et sensiblement rugueuse, on doit les rapporter à une hypertrophie des éléments épithéliaux. Les opacités légères qui occupent presque toute la cornée, dénoncent généralement d'anciennes maladies de la conjonctive, le plus souvent des granulations.

Les taches qui semblent formées par des prolongements du tissu scléroticaldans la cornée reconnaissent pour cause certaines formes d'épisclérìtis, de même qu'à la suite d'une irido-choroïdite intense, à laquelle le tissu épiscléral a participé, on peut voir la cornée prendre tout à fait l'aspect de la sclérotique.

Complications des taches de la cornée. — Ces opacités sont d'autant plus nuisibles qu'elles sont plus rapprochées du centre de cette membrane, qu'elles excluent un plus grand nombre de rayons lumineux, ou qu'elles dévient plus ces rayons de leur direction en les diffusant. Les taches centrales de la cornée s'opposant au passage d'une partie des rayons qui viennent converger sur la rétine, y diminuent l'intensité de l'éclairage de l'image, mais n'apportent pas dans la vue autant de trouble que la diffusion des rayons lumineux au travers d'une tache semi-transparente, diffusion qui altère la netteté de l'image.

Des taches semi-transparentes si petites qu'elles échappent souvent à l'observation, peuvent produire ce fâcheux effet, tandis que l'action des taches petites et complétement opaques est presque nulle. Si ces taches, vu leur extension, ont diminué l'intensité de l'éclairage de l'image, le malade en est d'autant plus importuné que les objets qu'il regarde sont plus petits. Pour remédier à cet inconvénient et pour obtenir des images plus grandes, il lui faut rapprocher davantage les objets, et par conséquent faire des efforts d'accommodation pour des distances qui s'éloignent peu du point le plus rapproché de sa vision distincte. En outre, si la tache donne lieu à la diffusion des rayons, il rapproche les paupières de manière à ne laisser entre elles qu'une fente très-étroite. L'œil, forcé, comme nous venons de le voir, de se prêter à des efforts continuels et exagérés d'accommodation, acquiert un degré souvent très-considérable de myopie et en outre, par suite des congestions dont il devient le siége, peut être atteint d'une amblyopie assez intense (scléro-choroïdite).

Comme, d'un côté, la diffusion des rayons lumineux, de l'autre, la diminution survenue dans l'intensité de l'image doivent nécessairement, si la tache ne se trouve que sur un œil, troubler notablement l'acte de la vision binoculaire, acte dans lequel les deux images rétiniennes ne se combinent facilement en une impression unique que si elles ont à peu près la même intensité, il est aisé de comprendre que l'on soit porté à chercher la netteté de sa vue en renonçant aux avantages de cette vision binoculaire. Cela n'est souvent possible qu'à la condition de diminuer encore l'intensité de l'image perçue, en la déplaçant sur une partie périphérique et, pour cela, moins sensible de la rétine. C'est de préférence en dedans que s'opère cette déviation, attendu que le muscle droit interne est de tous les muscles de l'œil celui dont l'action est prédominante et qui, pour ce motif, se prête le mieux à une contraction active, quoique instinctive. Il se développe donc un strabisme convergent. Une fois l'œil dévié, il tombe bientôt, par défaut d'exercice, dans une amblyopie souvent considérable. On s'explique ainsi comment une tache centrale de la cornée peut, sans être bien étendue, amener une altération très-avancée de la vision. D'ailleurs, elle peut avoir ces fâcheuses conséquences surtout chez les enfants, alors même qu'elle est susceptible de se dissiper. Malheureusement, la cause une fois supprimée, l'effet reste et le médecin consulté peut être fort en peine de s'expliquer par quelle série de faits l'amblyopie et la déviation de l'œil sont survenues.

Ces faits nous fournissent un exemple remarquable de cas ou de très-petites taches de la cornée peuvent entraîner pour la vue des conséquences bien plus désastreuses que des opacités épaisses et assez étendues en surface pour couvrir en totalité le champ visuel. En effet, dans cette occurrence, on peut parvenir après de longues années à rendre la vue au malade soit en lui déplaçant la pupille, soit en pratiquant une pupille artificielle.

Pronostic. — Étant donné une tache de la cornée, il n'est pas toujours facile de dire à l'avance si l'on pourra la faire disparaître en partie ou en totalité. En général le pronostic est plus favorable quand la tache est de date récente, mais on n'a jamais d'action que contre les parties de l'opacité constituées par des dépôts morbides, par des altérations des cellules cornéennes, ou enfin par de jeunes cellules arrêtées dans leur développement et impropres à réparer les pertes de substance par un tissu transparent. On ne peut rien contre les taches composées de véritable tissu cellulaire, de dépôts calcaires ou métalliques précipités dans la profondeur de la cornée.

Ainsi l'on voit se dissiper le bord grisâtre de certaines opacités de la cornée, tandis que leur centre composé de tissu cicatriciel résiste à tout traitement. Les taches superficielles dues à une transformation morbide de la couche épithéliale sont d'un pronostic bien plus favorable, car les médicaments dont nous disposons agissent bien plus directement sur elles, et d'ailleurs, le chirurgien peut les attaquer en enlevant les parties qui en sont le siége.

Traitement. — Presque tous les médicaments indiqués contre les taches de la cornée, agissent comme irritants. Ils provoquent, pour la plupart, une injection considérable, une imbibition séreuse surabondante de la cornée. En outre, un grand nombre d'entre eux ont la propriété de coaguler l'albumine. C'est par suite de ces actions combinées qu'ils guérissent certaines taches de la cornée. Elles donnent, en effet, une vive impulsion à la résorption, accélèrent les fonctions nutritives et amènent probablement une endogénèse de jeunes cellules.

Avant d'entreprendre un traitement, il faut être parfaitement édifié sur deux points essentiels, savoir 1° si toute inflammation siégeant soit sur la cornée, soit sur l'iris a disparu ; 2° si l'œil malade prend part à la vision binoculaire, s'il existe de l'amblyopie et quel est le degré d'acuité de la vision ; afin de contrôler avec fruit les progrès qui pourront résulter du traitement employé.

Les médicaments qu'on a le plus prônés contre les taches de la cornée sont le calomel, la teinture d'opium, le précipité rouge, le sulfate de cuivre, l'iodure de potassium, l'huile de foie de morue, etc. De tous ces remèdes, les insufflations de calomel et la pommade au précipité rouge semblent réussir le mieux. Pour les malades qu'on ne peut surveiller de près, les instillations de teinture d'opium coupée de parties égales d'eau distillée et faites tous les jours ou tous les deux jours seront généralement d'un bon effet. Il faut parfois faire varier la médication, car elle semble, au bout de quelque temps, perdre son action, et, tant que dure le traitement, nous croyons utile d'y joindre des instillations d'atropine, dans le but de relâcher la cornée et de faciliter la résorption. S'il survient des phénomènes inflammatoires, si la rougeur de l'œil persiste plus de six à huit heures après l'emploi des médicaments indiqués, on se hâtera d'en interrompre l'usage si l'on veut éviter une rechute du mal dont on cherche à atténuer les conséquences.

Parmi une foule de remèdes vantés outre mesure, il faut citer l'application du courant électrique continu qu'on laisse agir sur la tache pendant quelques instants. Ce moyen, peu commode dans son application, n'est pas exempt de dangers, et il n'a d'autre effet que celui d'irriter fortement la cornée et d'amener une hypérémie et une transsudation très-vives qui se dissipent rapidement. L'acupuncture de la tache combinée à l'électrisation est périlleuse et doit être rejetée.

Lorsqu'il s'agit d'opacités dues à un changement de la couche épithéliale, à un dépôt de sels métalliques dans sa trame, on peut essayer l'abrasion de cette couche ou même des parties les plus superficielles de la cornée. L'opération, exécutée à l'aide d'un scarificateur, ne sera tentée qu'autant qu'on aura vainement éprouvé tout autre traitement, et qu'on se sera convaincu que l'opacité est très-superficielle ; car il faut avouer que les guérisons obtenues par cette méthode sont fort rares et peuvent faire naître de justes hésitations. On doit absolument rejeter les scarifications des anciennes taches de la cornée ; les bons résultats qu'on leur attribue se rapportent certainement à d'anciens abcès dont le contenu ne s'était pas encore condensé.

Les opacités produites par des dépôts métalliques dans la cornée sont surtout situées dans les parties profondes de cette membrane, presque inaccessibles à nos moyens thérapeutiques. Il en est de même des opacités produites par des dépôts de chaux. Nous devons signaler ici les bons effets que M. Gosselin (1) a retirés d'une solution de sucre, dans les cas où l'opacité de la cornée était récente et produite par de la chaux éteinte, en transformant cette dernière en un saccharate soluble.

Lorsque tous les moyens auxquels on a recours contre les taies de la cornée sont restés inefficaces, il faut s'efforcer autant que possible d'atténuer les fâcheux effets que produisent ces taches. Dans ce but, on emploie les lunettes sténopéiques de M. Donders (2), lunettes composées d'un diaphragme métallique muni d'une petite ouverture ou d'une fente très-étroite, qui ne laisse arriver à la rétine que les rayons les plus voisins de l'axe optique, en excluant les plus divergents, c'est-à-dire ceux qui, en pareil cas, sont le plus sujets à se diffuser. L'image gagne ainsi beaucoup en netteté, tandis que le champ visuel lui-même se trouve considérablement rétréci. Ces lunettes servent donc avec avantage pour la lecture, mais elles sont peu propres à aider le malade à s'orienter.

On peut dispenser le malade de l'usage de ces lunettes en les transportant pour ainsi dire dans son œil lui-même, c'est-à-dire en transformant sa pupille en une fente très-étroite au moyen du déplacement pupillaire par l'iridésis ou par le simple enclavement. Cette opération est très-utile au malade si la tache dont son œil est atteint est translucide, et si en déplaçant la pupille vers les points encore transparents de la cornée, on peut en même temps attirer l'iris au-devant des parties de cette membrane que l'opacité

(1) *Archives générales de médecine*, novembre 1855, p. 513.

(2) *Archiv für Augenheilkunde*, t. I, A. I, p. 251.

dont elles sont le siége a rendues impropres à la vision. Tel est le procédé que nous avons exécuté sur un malade présenté à la Société de chirurgie au mois de novembre 1862. L'iridésis avait dissipé chez lui des éblouissements très-incommodes reconnaissant pour cause une tache semi-transparente de la cornée (1). (Voyez art. DÉPLACEMENT DE LA PUPILLE.)

Le déplacement de la pupille n'est possible qu'autant qu'une étendue assez considérable du bord pupillaire se trouve libre. Si l'iris était enclavé tout entier dans un leucome de la cornée, l'iridectomie serait seule praticable. On aura encore recours à cette opération toutes les fois que les opacités de la cornée seront dues à une exagération de la pression intra-oculaire.

Dans les cas extrêmes, où toute la cornée est transformée en un tissu opaque, on a essayé de faire la transplantation de la cornée (*kératoplastie*) ou de greffer dans une cornée opaque un corps étranger diaphane. La kératoplastie tentée par Wutzer, Reisinger, Himly, Stilling, Pluviez, Feldmann, etc., dernièrement encore, par M. Abbate (2), n'a donné jusqu'à présent que des résultats tout à fait défavorables. La partie de cornée transplantée se trouble et se ratatine bientôt.

On n'a pas été plus heureux avec la *cornée artificielle*, essai tenté par M. Nussbaum (de Munich). Cet habile chirurgien a voulu interposer dans le tissu de la cornée un morceau de verre ayant la forme d'un bouton de chemise; celui-ci a pu être supporté pendant plusieurs mois et jusqu'à une année entière; mais la cornée artificielle se recouvrait bientôt de produits d'exsudation et le corps étranger était chassé de l'œil par suppuration, d'autant plus vite qu'on avait porté une aiguille dans cet organe afin de nettoyer la face postérieure du morceau de verre qui s'y trouvait enclavé.

On n'a pas plus à se louer des résultats obtenus par Autenrieth, dont la méthode consiste à pratiquer une pupille artificielle aux dépens de la sclérotique elle-même et au voisinage de la cornée. M. de Graefe (3) rapporte un cas dans lequel le malade comptait les doigts à travers une petite hernie du corps vitré au travers de la sclérotique. Cet état persista pendant un temps assez long; le prolapsus prit l'aspect d'un kératocèle, se distendit jusqu'à se rompre et le niveau de la sclérotique se rétablit. Cette série de phénomènes se répéta un certain nombre de fois dans l'espace de plusieurs années.

Il est assurément triste de voir un malade chez lequel la rétine est parfaitement intacte, devenir la victime d'une cécité absolue par le seul fait

(1) Voyez la *Gazette des hôpitaux*, 6 déc. 1862.

(2) *Compte rendu du congrès d'ophthalmologie*, 1862, p. 171.

(3) *Archiv für Augenheilkunde*, t. III, A. II, p. 415.

de l'opacification de la cornée. Espérons que de nouvelles tentatives opératoires, d'ailleurs complétement justifiées par la nature même du mal, conduiront à des résultats plus satisfaisants.

ARTICLE IX.

ANOMALIES DE COURBURE DE LA CORNÉE, STAPHYLÔMES.

Ces anomalies se rattachent directement aux états morbides que nous venons de passer en revue. Elles sont aussi, pour la plupart, la conséquence d'une inflammation de la cornée, combinée ou non à une maladie de la conjonctive. Les cas sont rares où il survient un changement de courbure de la cornée sans inflammation préalable.

A. Le *kérato-conus* ou *cornée conique* est caractérisé par une distension de la cornée occupant, soit le centre, soit la périphérie de cette membrane. La pointe de ce cône est mousse, arrondie, s'élève à une hauteur variable, et, dans la plupart des cas, l'ectasie ne présente aucune trace d'opacification. Les changements de courbure de la cornée apparaissent facilement lorsqu'on fait miroiter cette membrane et quand on l'observe au moyen de l'ophthalmoscope (sans se servir de lentille convexe). En faisant tomber le faisceau lumineux sous différentes incidences, on voit se couvrir d'ombre le côté opposé à la partie ectasiée du cône et l'on peut ainsi distinguer dans la cornée des altérations de courbure à peine sensibles à une simple inspection. L'irrégularité des images qui se réfléchissent sur la cornée permet aussi de constater la maladie, et si l'on veut pousser l'examen plus loin, on peut mesurer le rayon de courbure de la cornée et les modifications qui y sont survenues, à l'aide de l'ophthalmomètre.

C'est avec l'éclairage oblique qu'on arrive à constater facilement chez certains sujets au sommet du kérato-cône et, quelquefois, dans ses couches profondes, une opacité légère qui, dans d'autres cas, fait complétement défaut.

Au début de la maladie, c'est à peine si les personnes qui en sont atteintes présentent d'autres phénomènes qu'un trouble notable de la vue. Rarement elles accusent une légère tension dans l'œil ou de faibles douleurs ciliaires. Peu à peu elles deviennent très-myopes, et une amblyopie considérable ne tarde pas à se développer. Les objets se dessinent de moins en moins nettement, leurs contours perdent toute régularité et apparaissent au malade doubles ou triples. D'ailleurs c'est du degré de la conicité et du siége qu'elle occupe que dépend le degré des altérations fonctionnelles qui en sont le résultat.

Les changements que nous venons de signaler s'opèrent quelquefois dans la cornée avec une rapidité surprenante ; on rapporte même des faits où la cornée serait subitement devenue conique après un effort considérable ; mais il faut avouer que ces cas semblent assez douteux. D'autres fois une ectasie de la cornée, après avoir persisté des années entières, prend tout d'un coup des proportions considérables ; néanmoins, une fois devenu stationnaire, cet état change rarement. D'ailleurs on n'a pas encore eu l'occasion d'observer des cas où l'ectasie fût portée à un tel point qu'elle pût donner lieu à une rupture de la cornée. M. Bowman croit devoir en trouver la raison dans ce que, par suite de l'amincissement de la cornée, l'issue de l'humeur aqueuse par exosmose devient plus facile qu'à l'état normal, et met, par conséquent, la pression interne en équilibre avec la résistance amoindrie de la cornée.

L'*anatomie pathologique* de cette étrange maladie est très-peu connue. Les auteurs pensent à peu près unanimement que la cornée s'y amincit et que ce n'est pas toujours au centre de la cornée que cet amincissement est le plus accusé ; mais ils n'ont pas le même accord lorsqu'il s'agit de décider s'il s'y rencontre constamment des produits inflammatoires. Dans une dissection faite par M. Hulke (1) où une légère opacité se remarquait au sommet du cône, celle-ci était due à un stratum de noyaux nombreux en forme de bâtons et au-dessous duquel se voyait une couche de fibres allongées. Au niveau de l'opacité, la lame élastique antérieure se trouvait amincie ; mais, du reste, les parties transparentes montraient une structure parfaitement normale.

L'*étiologie* de cette affection est tout à fait obscure. Tout ce qu'on peut dire, c'est qu'elle se développe quand il y a désharmonie entre la résistance de la cornée et la pression intra-oculaire, désharmonie survenue par suite d'une diminution de résistance de la cornée ; car si, cette membrane ayant conservé sa résistance normale, il ne s'était fait qu'une augmentation de la pression interne, elle aurait plutôt eu pour effet d'aplatir la cornée que d'accroître sa convexité. Aussi M. Bowman a-t-il observé que dans les cas les plus graves de conicité de la cornée, le globe, au lieu de se durcir, était devenu plus mou.

La plupart des auteurs rapportent la maladie à une inflammation lente avec ramollissement du tissu cornéen ; mais il faut avouer que les observations où l'on aurait vu nettement le kérato-conus suivre une maladie inflammatoire de l'œil manquent presque complétement. C'est donc d'après l'existence de l'opacité légère que nous avons signalée au sommet

(1) *De la cornée conique et de son traitement par une opération*, par W. Bowman (*Ophthalmic Hospital Reports*, p. 154, *Annales d'oculistique*, t. XLIV, p. 217)

du cône, que l'on rattache ce dernier à une inflammation ; mais on pourrait, avec autant de raison, dire que l'opacité est consécutive à la distension et au tiraillement de la cornée, en s'appuyant sur des faits où la maladie, après avoir atteint son summum d'intensité sur l'un des yeux où le sommet du cône présentait une légère opacité, gagna l'autre sans que l'attention la plus minutieuse pût y révéler la moindre trace d'inflammation ou d'opacité (1).

C'est de quinze à vingt-cinq ans que le kérato-conus s'observe le plus généralement, mais il peut aussi survenir dans l'âge adulte. La maladie coïncide fréquemment avec une constitution débile et attaque très-souvent les deux yeux. Il n'est pas bien démontré qu'elle soit héréditaire, mais il reste à savoir de quelle influence peuvent être sur elle certaines dispositions congénitales, particulièrement un amincissement de la cornée.

Traitement. — Jusqu'ici on n'a pas encore vu une cornée conique se guérir spontanément, quoique dans bon nombre de cas la maladie soit demeurée stationnaire, après avoir pris un développement considérable. Le traitement médical est resté complétement inefficace. Toute instillation d'un collyre paraît avoir été inutile, et la méthode antiphlogistique, d'ailleurs peu praticable sur la plupart des malades, a amené plus de mauvais que de bons résultats. L'unique remède auquel on doive s'adresser consiste à diminuer la pression intra-oculaire, et c'est dans ce but qu'on a fait des paracentèses réitérées, excisé une portion de l'iris et même extrait le cristallin.

L'iridectomie est l'opération qui, au début de la maladie, semble encore donner le plus de bons résultats. Cette opération, outre qu'elle diminue notablement la pression intra-oculaire, a encore pour but d'ouvrir aux rayons lumineux un passage sur le bord de la cornée conique. Là, en effet, les conditions sont telles, que l'image produite est plus régulière que sur les parties déclives du cône. Mais la grande largeur de la nouvelle pupille

(1) On peut sans peine, comme l'a fait M. His, produire artificiellement le kérato-conus chez des lapins, en pénétrant latéralement dans la chambre antérieure à travers la cornée avec une aiguille fine, et en dilacérant dans plusieurs directions les parties centrales de la face postérieure de cette membrane. L'opacification qui apparaît après cette opération dans les couches postérieures de la cornée est peu accusée et disparaît insensiblement, tandis que le kérato-conus ne fait qu'augmenter (communiqué par M. His). Nous avons plusieurs fois répété ces expériences et obtenu les mêmes résultats. Elles nous semblent confirmer l'opinion que nous avons émise, que la formation du kérato-conus est due à une désharmonie entre la résistance de la cornée et la pression intra-oculaire, désharmonie survenue par suite d'un défaut de résistance du côté de la cornée.

et les éblouissements qui en doivent résulter sont des circonstances fâcheuses. Aussi, une fois que l'effet antiphlogistique de l'iridectomie est rendu douteux par la durée de la maladie, nous préférons à cette opération le déplacement pupillaire. Presque tous les malades, en regardant à travers la fente étroite d'une lunette sténopéique, accusent une amélioration considérable de la vue. M. Bowman ayant pensé qu'on arriverait au même résultat en faisant de la pupille une fente très-étroite, a imaginé pour cela le déplacement pupillaire au moyen de l'iridésis. Cette opération transforme la pupille en une fente plus ou moins étroite qu'on peut faire soit verticale, soit horizontale. Une pareille pupille a encore le grand avantage de se contracter très-énergiquement sous l'influence d'une lumière intense. En même temps, l'opération semble agir favorablement pour amener un temps d'arrêt dans la maladie. On mettra un intervalle de huit jours entre le déplacement de l'un et de l'autre côté de la pupille pour éviter un tiraillement trop brusque. D'ailleurs nous pensons inutile de faire la ligature du prolapsus iridien attiré au dehors, et nous croyons pouvoir nous contenter du simple enclavement. (Voyez l'article DÉPLACEMENT DE LA PUPILLE.)

Les essais d'extraction du cristallin dans le cas de cornée conique peu avancée, pour combattre l'excès de myopie dont les malades sont tourmentés, doivent être complétement laissés de côté, depuis que l'on a trouvé dans le déplacement de la pupille des résultats si satisfaisants, et il serait téméraire d'exposer le malade à des dangers sérieux, lorsqu'on peut lui procurer une amélioration notable par un procédé exempt de tout péril. Nous en dirons autant de l'opération recommandée dans le but d'amener un aplatissement de l'ectasie, et qui consiste à exciser du cône de la cornée un lambeau lancéolaire pour favoriser la production d'une cicatrice linéaire.

B. — L'*ectasie sphérique pellucide*, ou *cornée globuleuse*, consiste dans un allongement de tous les diamètres de cette membrane. Cette affection a été autrefois décrite sous le nom d'*hydropisie de la chambre antérieure*. Elle se développe presque exclusivement à la suite d'une affection chronique de la cornée, affection qui s'est accompagnée d'une diminution dans la résistance de cette membrane. On a le plus souvent l'occasion de l'observer sur des sujets atteints de conjonctivite granuleuse, très-exceptionnellement dans la conjonctivite pustuleuse, après une kératite vasculaire de longue durée.

La distension occupe toute l'étendue de la cornée, et est quelquefois si considérable qu'elle s'oppose à l'occlusion des paupières (buphthalmie) en produisant une difformité hideuse. Il est étonnant que, dans certains cas, la cornée soit parfaitement transparente, et que toute opacification préexistante disparaisse à tel point que, même au moyen de l'éclairage oblique, il soit à peine possible d'apercevoir au sommet de la cornée distendue une légère teinte grisâtre. Chez d'autres malades, au contraire, on rencontre des opacités assez étendues combinées ou non à des synéchies antérieures. Souvent l'ectasie ne se borne pas à la cornée; une teinte bleuâtre, très-accusée à son pourtour, nous démontre que la sclérotique a subi le même sort. Ainsi toute la moitié antérieure du globe a augmenté de diamètre, en sorte que les procès ciliaires ont été considérablement tiraillés. L'iris se contracte difficilement et la chambre antérieure est très-profonde. Quoiqu'on doive attribuer primitivement la distension de la cornée à un défaut de résistance du tissu de cette membrane, il va sans dire que les formes les plus graves de cette maladie s'accompagnent toujours de congestion et même d'inflammation du *tractus uvéal* (iris et choroïde), inflammation que nous rangeons parmi les maladies hydrophthalmiques, et dont nous aurons à nous occuper encore plus tard.

Aussi la vue des personnes affectées d'une cornée globuleuse baisse considérablement et les réduit parfois à la seule possibilité de distinguer le jour d'avec la nuit. Les lunettes sténopéiques et les verres concaves forts ne sont pas d'une grande ressource.

Étiogie. — Nous avons déjà dit que la kératite vasculaire, telle qu'on peut la rencontrer à la suite des granulations et de la conjonctivite pustuleuse, peut occasionner cette triste maladie : mais on l'observe aussi consécutivement à des inflammations internes accompagnées d'une augmentation de la pression intra-oculaire, comme cela arrive dans certaines formes de choroïdite, ou au développement d'une tumeur du fond de l'œil. Nous avons opéré tout récemment un enfant de vingt-deux mois atteint d'une buphthalmie très-considérable. Le diamètre horizontal de la cornée mesurait 12 millimètres. Derrière la pupille dilatée on voyait la rétine complétement décollée, et la distension du globle était telle que l'enfant ne pouvait plus fermer les paupières. L'opération nous montra une tumeur cancéreuse qui, développée au fond de l'orbite, avait perforé la sclérotique du côté externe. Un an auparavant nous avions déjà remarqué une légère exophthalmie de l'œil malade avec distension modérée de cet organe, dont les dimensions n'avaient pris cet accroissement considérable que cinq semaines avant l'opération.

En général, le volume de l'œil et la distension de la cornée n'augmentent qu'avec beaucoup de lenteur. Ce n'est, on peut le dire, que par exception que la maladie suit une marche rapide. Aussi les progrès qui surviennent dans la diminution de résistance de la cornée et dans les symptômes inflammatoires internes peuvent être si peu manifestes que quelques auteurs ont attribué la maladie à un défaut d'innervation, comme ils l'ont fait d'ailleurs pour la cornée conique. (Pickford (1).) C'est reculer la difficulté, et tenter de résoudre un problème très-obscur avec des données plus vagues encore.

Le *traitement* de cette maladie ne présente que très-peu de chances de succès. Il s'agit avant tout de combattre les inflammations qui causent l'ectasie, et de fortifier la santé des sujets en question, souvent débiles. Comme, dans la plupart des cas, on ne doit plus songer à recourir à des moyens médicaux pour améliorer la vue, il faut s'attacher autant que possible à enrayer et même à diminuer la distension croissante du globe. C'est seulement au début de la maladie, ou lorsqu'elle n'a fait que peu de progrès, qu'il est permis de songer à détendre par des paracentèses réitérées de la chambre antérieure jointes à l'application du bandeau compressif, ou par une large iridectomie, les enveloppes du globe de l'œil. Plus tard, de pareilles tentatives n'auraient pour résultat qu'un insuccès complet, sinon une aggravation provenant d'une cicatrisation imparfaite.

Quand une fois la cornée sphérique a atteint un volume tel que l'occlusion des paupières devienne difficile, et que l'action trop prolongée de l'air expose l'œil à des inflammations, il faut recourir à l'opération du staphylôme sur laquelle nous reviendrons tout à l'heure.

C. *Staphylôme cicatriciel ou opaque.* — Pour qu'on puisse désigner une ectasie de la cornée sous le nom de *staphylôme cicatriciel*, il faut qu'une partie de la cornée soit transformée en tissu cicatriciel, et qu'une portion de l'iris y soit comprise. On pourrait donc, à la rigueur, regarder la plupart des staphylômes cicatriciels comme des prolapsus iridiens distendus et consolidés.

Il est facile de comprendre que le siége et l'étendue du staphylôme permettent d'en distinguer un certain nombre de variétés ; mais tout staphylôme cicatriciel a pour cause, d'une manière générale, une augmentation de la pression intra-oculaire pendant la cicatrisation d'une plaie de la cornée. Cette augmentation de pression provient le plus souvent du tiraillement de l'iris enclavé dans la plaie et d'une hypersécrétion qui se fait alors à la surface de cette membrane. Les parties antérieures de la choroïde peuvent, du reste, participer elles-mêmes à ce tiraillement et, par suite, à la sécrétion morbide. S'il était vrai que ces conditions ne fussent pas indispensables pour la production du staphylôme, on pourrait se demander pourquoi l'ectasie ne se forme pas toutes les fois qu'il y a plaie de la cornée avec enclavement de l'iris dans cette plaie, et l'on sait combien sont fréquents les cas où une perte de substance de la cornée même assez considérable accompagnée d'un prolapsus iridien, se guérit sans staphylôme, en donnant une cicatrice aplatie.

(1) *On the cornical cornea*. Dublin, 1844.

Une seconde preuve de ce fait que l'augmentation de la pression intra-oculaire est une condition nécessaire à la formation d'un staphylôme est l'affaiblissement très-sensible qui survient dans la vue pendant le développement d'une ectasie partielle de la cornée. On ne saurait attribuer cet affaiblissement de la vision à un défaut de transparence ou à un changement de courbure des parties encore intactes de la cornée. Mais quand on soumet à l'examen ophthalmoscopique un œil atteint d'un staphylôme partiel en voie de formation, ou peu de temps après que celui-ci s'est développé, on constate souvent que l'origine oculaire du nerf optique est refoulée en arrière comme la partie malade de la cornée l'est en avant, et qu'il s'est formé une excavation de la papille.

En troisième lieu, ajoutons que l'iridectomie, l'opération la plus propre à diminuer la pression intra-oculaire, réussit non-seulement à arrêter la maladie dans ses premiers progrès, mais encore à lui faire prendre une marche rétrograde. Nous ne doutons pas qu'à l'avenir des appréciations de la pression intra-oculaire plus exactes que ne l'est le toucher de ces yeux plus ou moins résistants, prises sur des malades atteints de staphylôme en voie de formation, n'apprennent d'une manière certaine que c'est uniquement à cette exagération de tension qu'est dû ce mode particulier de cicatrisation (1).

On peut dire que les formes de staphylôme où l'ectasie ne comprend de la cornée que les parties cicatricielles n'indiquent pas une augmentation de la pression intra-oculaire aussi prononcée que celles où la distension a porté non-seulement sur la cicatrice, mais aussi sur le tissu transparent circonvoisin. Dans ce staphylôme borné à la cicatrice et resserré par un collet, la pression déterminée par le tiraillement de l'iris a le plus souvent cessé, la maladie est devenue stationnaire, tandis que dans le staphylôme mal limité, l'augmentation de la pression interne persiste généralement et la maladie peut faire encore des progrès considérables.

Quant à la configuration même du staphylôme, elle est extrêmement sujette à varier. Ainsi l'ectasie peut occuper le centre ou la périphérie de la cornée, et comprendre soit un segment, soit la totalité de cette membrane. Dans le premier cas, on a affaire à un staphylôme partiel; dans le second, à un staphylôme total ou sphérique. La coloration du staphylôme varie du blanc au bleu foncé, souvent il est parsemé de taches d'un gris noirâtre dues à des altérations du pigment de l'iris. Parfois on observe un assez grand nombre de vaisseaux à la surface de l'ectasie, surtout si elle est très-considérable et, pour ce motif, exposée au frottement continuel des paupières.

(1) Voy. l'article GLAUCÔME. Description d'un instrument destiné à déterminer la mesure de la pression intra-oculaire.

Anatomie pathologique. — Le tissu cicatriciel du staphylôme offre une épaisseur variable. Le plus souvent, le point où il est le plus mince se trouve au sommet de l'ectasie, tandis que les bords sont, en général, plus épais. On peut avancer que l'épaisseur des parois du staphylôme est en raison inverse de ses dimensions, mais on a rencontré des cas où, malgré une distension très-considérable, les parois du staphylôme dépassaient en épaisseur une cornée normale. Cela tient le plus ordinairement à ce que le staphylôme est exposé par son volume à des frottements réitérés et à une irritation presque continuelle.

Lorsqu'on dissèque les staphylômes cicatriciels de la cornée, on les trouve couverts dans leur totalité d'une couche épithéliale souvent très-épaisse. Cette couche est rugueuse et assez semblable à celle qu'on trouve dans la xérophthalmie, si les paupières sont devenues insuffisantes pour couvrir la partie la plus proéminente du globe. Au-dessous de l'épithélium, la cornée offre un tissu très-aminci, opaque, composé de cellules imparfaitement développées. Dans d'autres cas, le tissu cornéen a complétement disparu et a été remplacé par un tissu fibrillaire plus ou moins dense. Il arrive dans certaines circonstances, que ce tissu cicatriciel renferme çà et là des masses pigmentaires provenant d'anciennes apoplexies ou détachées de l'iris, et qu'il soit séparé de son épithélium par une couche mince de tissu cellulaire lâche. La membrane élastique antérieure manque le plus souvent. On peut rencontrer aussi dans ce tissu des plaques calcaires et des dépôts graisseux.

La face postérieure du staphylôme est généralement lisse, et couverte de masses pigmentaires qui représentent les restes de l'iris. On peut y apercevoir encore les débris de la membrane de Descemet, nettement dessinés surtout au pourtour du staphylôme, et faisant souvent tout à fait défaut dans les parties centrales. Lorsque la membrane de Descemet est conservée dans une certaine étendue, l'iris atrophié n'y est accolé que par une faible couche de tissu cellulaire lâche.

Dans la majorité des cas, il est possible de constater l'intégrité du bord de la cornée dans une largeur variable, et ce n'est que dans les cas extrêmes que la sclérotique participe à l'ectasie.

Le cristallin reste le plus souvent, dans le staphylôme partiel, parfaitement transparent et conserve ses rapports avec les procès ciliaires. La chambre antérieure se trouve conservée, mais considérablement élargie. Dans d'autres cas, le cristallin se luxe au moment de la perforation, et peut même, quand celle-ci est très-étendue, rompre sa capsule et s'échapper de l'œil, ou y rester et s'y résorber peu à peu. Ce n'est que lorsqu'une grande partie de la cornée se trouve détruite, que le cristallin sort avec sa capsule intacte. On peut, après la rupture de cette dernière, la retrouver couverte de débris de cataracte et de masses calcaires en quantité variable.

La cavité du staphylôme est le plus souvent remplie d'une sérosité claire qui n'est autre que l'humeur aqueuse. C'est exceptionnellement qu'on y rencontre des amas floconneux, des dépôts graisseux, calcaires, des cristaux de cholestérine, des amas de pigment et des cellules plus ou moins complétement développées. L'existence de ces différents dépôts dans le staphylôme doit, en général, faire supposer d'anciennes hémorrhagies intra-oculaires.

Dans les staphylômes les plus étendus, la choroïde et la rétine sont le siége d'une atrophie considérable et consécutive à une inflammation chronique du fond de l'œil. La papille du nerf optique est fortement excavée, le corps vitré liquéfié s'échappe aussitôt qu'on pratique une petite ouverture.

Le *staphylôme partiel* peut siéger au centre ou à la périphérie de la cornée; il peut présenter une forme pyramidale telle, que les bords se perdent insensiblement, à la base de la pyramide, dans les parties saines. Il peut affecter aussi la forme d'une ampoule munie d'un col plus ou moins étroit. Dans ce dernier cas, les parties circonvoisines de la cornée ne montrent dans leur courbure que de très-légères modifications. C'est cette dernière variété qui représente le mieux le prolapsus iridien cicatrisé. L'iris est, dans ces différents cas, directement appliqué contre la cornée, dans une plus ou moins grande étendue du pourtour du staphylôme, mais de manière toutefois qu'une partie de la pupille puisse rester libre, surtout si l'ectasie siége à la périphérie de la cornée. On rencontre le plus souvent le staphylôme partiel dans les parties déclives de cette membrane, ce qui s'explique par la facilité avec laquelle il se fait là, dans la kératite suppurative et ulcéreuse, des épanchements suivis de la destruction du tissu.

Il n'est que trop commun de voir l'éctasie partielle se transformer peu à peu en *staphylôme total* ou *sphérique*. Celui-ci affecte soit la forme d'un cône, soit celle d'une ampoule très-irrégulière, munie d'un col rétréci, formé rarement par la sclérotique, plus souvent par une mince bandelette de tissu cornéen. Les dimensions de l'ectasie peuvent être quelquefois assez considérables pour que le staphylôme prenne le volume d'une noix et rende tout à fait impossible l'occlusion des paupières. C'est là, comme on peut bien le penser, une source de tourments continuels pour le malade. Souvent le sommet du staphylôme ne se trouve pas dans le prolongement de l'axe optique ; on l'observe, par exemple, au-dessus de ce point, dans une position telle que la paupière supérieure le recouvre.

Marche. — Le staphylôme cicatriciel ou opaque se développe presque toujours assez rapidement, lorsqu'il s'est formé un prolapsus considérable de l'iris. Une fois que la maladie a atteint un certain degré, on peut, surtout lorsque cesse l'augmentation de la pression intra-oculaire (quand l'iris tiraillé s'atrophie), voir s'arrêter complétement la distension de la cornée. On peut ainsi observer des ectasies stationnaires. Dans d'autres cas se manifestent des poussées inflammatoires réitérées, dues probablement à l'extension du tiraillement de l'iris aux parties antérieures de la choroïde. Alors le staphylôme prend une marche progressive. Il peut survenir une perforation, les parois amincies du staphylôme, cédant soit spontanément, soit à la suite d'une légère contusion de l'œil. D'un autre côté, les parois d'un staphylôme très-considérable peuvent s'enflammer, soit à la suite de l'irritation continuelle que les paupières refoulées exercent sur lui, soit par suite du contact prolongé de l'air. Après la perforation, une partie plus ou moins considérable du contenu du globe s'échappe, et de la grandeur de la fissure produite dépend le mode de terminaison de la maladie. Tantôt, en effet, les lèvres de la plaie se réunissent et il survient une nouvelle ectasie, tantôt l'ouverture, trop étendue pour se refermer, donne brusquement issue à une partie très-considérable du contenu de l'œil, et il s'y produit des épanchements sanguins suivis d'une suppuration qui amène la phthisie du globe. C'est exceptionnellement qu'après une perforation de peu d'étendue, une fistule s'établit, et, en réduisant considérablement la pression interne, pendant quelque temps, permet à la cicatrice de se consolider suffisamment pour s'opposer, une fois la fistule oblitérée, à une nouvelle distension. Presque toujours, lorsque les membranes internes de l'œil participent à la maladie, on ne peut pas compter sur cette heureuse terminaison.

Le traitement du staphylôme cicatriciel n'offre de chances de succès qu'au début de la maladie, quand le staphylôme n'a pris que très-peu de développement. On peut alors, au moyen d'une large iridectomie, et en diminuant ainsi de beaucoup la pression intra-oculaire, voir la maladie s'arrêter dans son cours et le staphylôme s'affaisser. C'est ce que, tout récemment, nous avons pu constater sur une jeune fille de quinze ans qui, à la suite d'une kératite ulcéreuse, montrait un staphylôme partiel central encore à son début, mais en voie de développement rapide. Il lui était impossible, avec son œil malade, de compter seulement les doigts. L'iridectomie pratiquée largement à double reprise, et plusieurs paracentèses de la chambre antérieure parvinrent non-seulement à arrêter les accidents, mais encore à rendre à la cornée une courbure plus favorable à la vision. Aujourd'hui cette jeune fille peut, après un traitement d'à peu près six mois, lire le numéro 8 de Jaeger, à une distance de 3 pouces.

Il faut, comme ce cas-là le prouve, ne pas se borner à une seule opération quand cela est nécessaire ; mais dès qu'on voit la pression intra-oculaire augmenter, le staphylôme, une première fois affaissé, se distendre de nouveau, et l'œil devenir dur au toucher, on doit, ou bien répéter l'iridectomie, ou tenter par des paracentèses réitérées et l'emploi continu du bandeau compressif, de combattre ces fâcheux symptômes. Mais tous ces efforts sont inutiles, une fois que le staphylôme a pris des proportions considérables, ou lorsque le cristallin déplacé est devenu une cause permanente d'irritation ; alors, quand le malade est tourmenté par des douleurs ciliaires qui proviennent de la tension de son œil, et quand le staphylôme, quoique limité à une portion de la cornée, tend à entraîner dans sa distension les parties voisines encore transparentes, il faut recourir à un autre procédé opératoire.

Le plus simple consiste à inciser le staphylôme assez largement pour donner par la section linéaire issue au cristallin. Dans ce but, le dos du couteau à cataracte étant tourné vers la base du staphylôme, on introduit la pointe tout près de cette base même et traversant l'ectasie dans son plus grand diamètre, de dehors en dedans, on pratique la contre-ponction aussi rapidement que possible; on achève la section en poussant le couteau vers le nez. L'humeur aqueuse s'échappe aussitôt par l'ouverture, et le cristallin est chassé vers la section légèrement entr'ouverte. Il est alors très-facile, soit avec la pointe du couteau à cataracte, soit avec un cystitôme, d'ouvrir la capsule et de faire immédiatement sortir le cristallin transparent. Si l'on voit qu'à ce moment le staphylôme ne s'affaisse pas complétement, on peut, afin de mieux détendre l'œil, donner issue à une petite partie du corps vitré, en déchirant l'hyaloïde.

Cette opération doit toujours s'exécuter sur le malade couché et préalablement soumis aux inhalations de chloroforme. Aussitôt après, on applique un bandeau compressif, et l'opéré garde le repos pendant plusieurs jours. On laisse le bandeau jusqu'à parfaite cicatrisation de la plaie. On peut, au besoin, joindre l'iridectomie à cette opération, surtout dans les cas de staphylôme partiel et excentrique où une portion de l'iris ferait hernie au dehors.

Un autre procédé opératoire consiste à exciser la totalité ou une portion du staphylôme et à pratiquer la suture des lèvres de la plaie selon la méthode de M. Critchett. Cette opération est surtout avantageuse dans les cas de staphylôme où le cristallin s'est échappé de l'œil. Pour la faire, on enfonce à la base du staphylôme des aiguilles à suture modérément courbées et munies d'un fil de soie, dont le nombre varie de deux à cinq, selon l'étendue de l'ectasie. On traverse la base du staphylôme (fig. 3, A) avec les aiguilles, puis on les laisse en place, de sorte qu'elles forment en arrière de l'ectasie une sorte de grille (fig. 3, C, C). Alors on fait la section horizontale selon le mode indiqué plus haut, ou en ne donnant à l'incision qu'une étendue de 4 millimètres, comme le fait M. Critchett, et en ayant toutefois soin de ne pas heurter les aiguilles avec la pointe du couteau. Une fois le staphylôme affaissé par la sortie de l'humeur aqueuse (et d'une petite quantité du corps vitré), on en excise avec des ciseaux deux lambeaux semi-elliptiques, en sorte qu'il reste encore entre la section courbe (fig. 3, B) et la sortie des aiguilles, 1 ou 2 millimètres de tissu. Le grand avantage de cette manière de procéder consiste en ce que les aiguilles demeurées sur place empêchent qu'une grande quantité du corps vitré ne s'échappe de l'œil pendant qu'on termine les sections. Celles-ci achevées, on tire les aiguilles, et les fils des ligatures se trouvent à leur place (fig. 4).

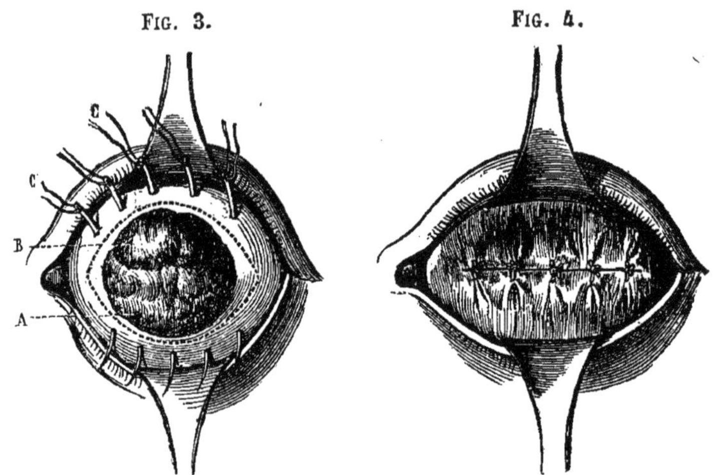

Fig. 3. Fig. 4.

On peut se servir de fils de soie de couleurs différentes pour retrouver sans peine les bouts correspondants.

En procédant de cette manière, on évite le plus souvent l'extension de l'inflammation aux parties profondes de l'œil, et la suture, dont on enlève les points après quelques semaines, à moins qu'on ne les laisse s'éliminer par la suppuration, facilite de beaucoup la guérison (1). En outre, on rend ainsi les hémorrhagies intra-oculaires bien moins fréquentes ; cet accident si redoutable amène très-facilement une suppuration qui réduit l'œil à un moignon trop petit pour qu'il soit possible d'y bien adapter une pièce artificielle, tandis que l'opération de M. Critchett donne à l'œil artificiel un très-bon support.

Dans le cas où le staphylôme a acquis un développement tel que l'occlusion des paupières en soit devenue impossible, il faut avoir recours à une simple ablation de la partie distendue, ou mieux encore à l'énucléation du globe oculaire entier. Pour pratiquer l'ablation, on éloigne les paupières à l'aide des élévateurs et l'on traverse le sommet de l'ectasie avec une aiguille à lance munie d'un fil de soie assez fort pour fixer le staphylôme. (On peut dans le même but se servir d'une simple érigne, quoique la fixation en soit

(1) Dans trente cas environ observés à Moorfield Hospital, la suppuration n'est survenue que quatre fois. M. Critchett nous écrit qu'il a exécuté encore cette opération dans six autres cas et avec un résultat très-satisfaisant.

moins commode). Après avoir saisi la tumeur, on la traverse à sa base avec le couteau à cataracte ou avec un couteau spécialement destiné à cette opération. Celui-ci a la forme d'une lance allongée, est plus large que le couteau à cataracte et possède un double tranchant. La contre-ponction doit être rapide et l'on achève la section en bas ou en haut. Pendant qu'on la termine, il est indispensable que les aides relâchent, autant que possible, les élévateurs, pour empêcher l'issue d'une portion trop considérable du corps vitré. Le staphylôme ainsi soulevé et détaché dans sa plus grande étendue peut être enlevé avec le couteau qui a fait la section, ou, ce qui est préférable, avec des ciseaux courbes. Comme il est bon que la partie du staphylôme par laquelle il tient encore à la cornée, avant ce dernier temps de l'opération, soit aussi petite que possible, on fera bien de tailler le lambeau en commençant au-dessus ou au-dessous du plus grand diamètre de l'ectasie, suivant que l'on voudra diriger la section en bas ou en haut.

Si le staphylôme est très-étendu, le cristallin et une partie du corps vitré s'échappent tout de suite; dans le cas contraire, le cristallin fait hernie et il faut ouvrir la capsule et donner issue à une portion du corps vitré pour voir le globe se détendre et les lèvres de la plaie se rapprocher et se cicatriser sans peine. La guérison est bien plus tardive lorsque le cristallin reste dans l'œil, et l'on aurait tort, en l'y laissant, d'exposer le malade aux inconvénients qui peuvent, dans ce cas, résulter pour lui d'une rechute. Il faut donc extraire le cristallin, et l'on peut, grâce à la vulgarisation de l'emploi des yeux artificiels, recourir à cette opération avec d'autant moins de crainte qu'il est presque indifférent que l'œil se rapetisse un peu plus ou un peu moins.

Une fois que l'on a fait l'ablation du staphylôme, la cicatrisation s'effectue en commençant par les lèvres de la plaie. Celles-ci prennent une teinte grisâtre, et l'on voit naître un tissu rougeâtre parsemé de bourgeons charnus qui comblent bientôt l'ouverture. La portion du corps vitré qui s'échappe par la plaie prend, au bout de quelques jours, l'aspect d'une masse muco-purulente et ne se détache que difficilement de l'œil. Les bords de l'ouverture restent fortement injectés et vascularisés pendant la période de cicatrisation; mais peu à peu la coloration rouge disparaît, le tissu cicatriciel s'affaisse, se rétracte et forme une tache blanchâtre. Pendant ce temps, les diamètres de l'œil se raccourcissent, l'insertion des muscles droits se dessine par une rainure plus ou moins profonde et l'œil s'atrophie.

Lorsqu'on n'a pas enlevé le cristallin, celui-ci peut quelque temps conserver sa transparence dans la plaie où il reste enclavé et laisser au malade l'espérance, bientôt déçue, qu'il recouvrera la vue. Les masses cicatricielles se rapprochent de plus en plus du centre de l'œil, l'envahissent et détruisent par leur présence toute illusion de ce genre.

Une des plus fâcheuses conséquences de l'opération du staphylôme est l'inflammation suppurative de l'œil. Sans compter les vives souffrances que cet accident provoque, il en résulte un rapetissement du globe oculaire très-défavorable à l'adaptation d'une pièce artificielle. Cette inflammation suppurative s'observe surtout lorsqu'il s'est fait dans la cavité de l'œil un épanchement considérable de sang, par suite de la diminution brusque que l'opération du staphylôme produit dans la tension interne de l'œil que la maladie a souvent augmentée ; ces hémorrhagies peuvent même être assez abondantes pour détacher les membranes internes, particulièrement la rétine, et pour les pousser vers la plaie. Nous avons opéré, en Russie, une jeune fille atteinte d'un staphylôme tellement considérable que les paupières n'en recouvraient même pas la moitié. Un flot de sang s'écoula après l'ablation du staphylôme, et ce ne fut qu'à l'aide d'une compression très-énergique que nous parvînmes à arrêter l'hémorrhagie. La suppuration de l'œil s'ensuivit.

C'est pour éviter ces complications fâcheuses qu'il est prudent, dans les cas de staphylôme très-considérable, surtout quand il s'y joint une exagération de la pression intra-oculaire, de pratiquer l'énucléation suivant le procédé de Bonnet qui conserve intacts les muscles de l'œil. Le moignon qu'ils forment est presque aussi propre à recevoir une pièce artificielle que celui qu'on obtient d'un œil phthisique et fortement atrophié par la suppuration. En outre, on hâte considérablement la guérison qui, après l'opération de Bonnet, arrive au bout de huit à quinze jours, tandis que après l'ablation du staphylôme, même en admettant qu'il ne survienne pas de complications, elle met au moins quatre ou six semaines à se faire.

Une précaution qu'il faut prendre pendant l'énucléation d'un œil staphylomateux, c'est d'éviter autant que possible toute pression contre l'organe qu'on veut enlever ; car si on néglige ce soin, il peut arriver que, durant l'opération, on voie les parois amincies et distendues du staphylôme se rompre en un point, une portion du contenu de l'œil s'échapper, celle-ci s'affaisser complétement et rendre très-difficile une exécution convenable de l'opération de Bonnet.

Quand la distension de l'œil est poussée très-loin, en sorte qu'on éprouve de la peine à sectionner les muscles droits, on peut préalablement ponctionner l'œil et laisser échapper une partie de l'humeur aqueuse par une ouverture très-étroite ; c'est alors surtout qu'il faut veiller très-rigoureusement à ce que l'organe ne supporte qu'une pression très-modérée pendant l'opération.

Pansement. — Après avoir pratiqué l'ablation du staphylôme, on nettoie les paupières, on les recouvre d'un morceau de linge fin et de charpie et on applique par-dessus le bandeau compressif. Ce dernier sera renouvelé tous les jours jusqu'à la guérison. Après l'énucléation, on ne laisse ce bandeau que pendant peu de jours. On pourrait au besoin adapter une pièce artificielle au bout de dix à quinze jours. Toutefois nous aimons mieux attendre quelques semaines pour le faire, afin de permettre la consolidation du moignon. On agit de même lorsqu'on a fait l'ablation d'une partie distendue de la cornée pour éviter de voir l'irritation se prolonger et l'œil se rapetisser outre mesure.

Ce n'est que dans le cas où l'ablation du staphylôme a été imparfaite et dans ceux où l'on n'a pas pris soin d'extraire le cristallin et de chasser une partie du contenu de l'œil incomplétement affaissé que l'on peut redouter une récidive. L'usage du bandeau compressif soutenu pendant plusieurs semaines prévient très-souvent cette fâcheuse complication.

En terminant, nous avons besoin d'insister sur ce point, que les diverses opérations du staphylôme ne donnent, en fin de compte, que des résultats peu sensibles pour le malade. C'est une raison de plus pour que le praticien fixe toute son attention sur le traitement de la kératite ulcéreuse et des blessures de la cornée, causes ordinaires du staphylôme. Il faut donc exciser tout prolapsus iridien qu'on n'aurait pu réduire et qui non-seulement serait, par sa présence, un obstacle direct à la cicatrisation de la plaie, mais encore produirait indirectement une augmentation de la pression intra-oculaire. Qu'on surveille attentivement la tension de l'œil pendant tout le temps que dure la cicatrisation, et si elle augmente, qu'on s'attache à combattre ses progrès par des paracentèses répétées ou même par l'iridectomie. C'est le meilleur moyen de s'opposer à l'ectasie d'une cicatrice de la cornée, et nous le préférons de beaucoup à l'emploi des astringents, du laudanum, etc., autrefois usités : leur action consolidatrice est tout au moins douteuse et leur usage est loin d'être exempt de danger.

ARTICLE X.

BLESSURES DE LA CORNÉE, BRULURES, CORPS ÉTRANGERS.

Les *blessures de la cornée* qui se bornent à cette membrane se guérissent d'autant plus facilement que l'instrument qui les a faites est plus tranchant et qu'il a agi plus rapidement. Les sections et les piqûres très-nettes se guérissent sans laisser de traces visibles à l'œil nu, comme les opérations pratiquées sur la cornée le prouvent d'ailleurs suffisamment. Au contraire, les déchirures et les contusions de la cornée sont suivies plus ou moins rapidement de l'altération des corpuscules cornéens et de la production de cellules de pus, comme nous l'avons exposé en parlant des kératites suppurative et ulcéreuse.

C'est encore ce qui arrive quand l'instrument qui a pénétré dans la cornée y a introduit un corps étranger. Tel est le cas, assez souvent observé chez les enfants, des blessures de la cornée faites par des plumes d'acier tachées d'encre. Ces blessures déterminent fréquemment la suppuration de l'œil.

Lorsqu'on a à examiner une plaie de la cornée, il faut rechercher attentivement si l'iris n'a pas été atteint et, ce qui est bien plus important, si la capsule du cristallin n'est pas blessée. En effet, une cataracte traumatique avec gonflement plus ou moins considérable de la substance du cristallin serait le plus souvent la conséquence d'une lésion de cette nature. L'augmentation de la pression interne qui en résulte inévitablement met la plaie de la cornée dans des conditions très-fâcheuses, en ce qu'elle s'oppose à une réunion facile et exacte des lèvres de la plaie.

Traitement. — Une condition sans laquelle il n'y a pas de guérison rapide pour les blessures de la cornée, est le repos complet de l'organe affecté. Ainsi, dans le cas de blessure sans complication, on se contentera d'instiller dans l'œil quelques gouttes d'une solution d'atropine, puis on appliquera le bandeau compressif et l'on prescrira au malade un repos complet. Si l'iris faisait hernie, on s'efforcerait de réduire le prolapsus par des instillations réitérées d'un mydriatique, par un repos complet, par le séjour du malade dans une pièce sombre, enfin par l'application du bandeau compressif. Si l'accident datait de plusieurs jours et s'il faisait alors désespérer de voir se réduire le prolapsus iridien, qui le plus souvent se présente sous la forme d'une vésicule, il ne faudrait pas hésiter à l'enlever avec des ciseaux courbes, après l'avoir préalablement piqué avec une aiguille.

On est quelquefois obligé, pendant les jours qui suivent celui où la cornée a été blessée, de recourir à l'emploi des compresses froides ou glacées. Mais qu'on n'en abuse pas et qu'on se garde bien d'en trop prolonger l'application : elle ne peut que retarder la guérison une fois qu'elle a réussi à prévenir une inflammation excessive. On prescrira le calomel et les frictions mercurielles, si la blessure fait craindre une suppuration partielle de la cornée. Si la maladie s'achemine manifestement vers cette terminaison, c'est encore par la chaleur fournie par des compresses d'eau chaude qu'on arrivera le plus facilement à arrêter et à limiter la suppuration du tissu cornéen.

Lorsque la blessure de la cornée est très-étendue en surface, mais ne comprend qu'une petite partie de l'épaisseur de cette membrane, on doit prendre soin d'enlever le mince lambeau détaché de la cornée, car il tombe forcément en sphacèle et retarde ainsi la guérison. Si, au contraire, la plaie embrasse toute l'épaisseur de la cornée, et si elle ouvre ainsi la chambre antérieure dans une large étendue, en sorte que le cristallin fasse hernie, on devra pratiquer l'extraction de ce dernier.

Quand la blessure a compris le cristallin, la lésion peut suivre une marche différente, selon que la capsule a été plus ou moins blessée. Ainsi l'on observe des cas où une petite ouverture de la capsule s'oblitère et ne donne lieu qu'à une opacification limitée et même susceptible de diminuer avec le temps. Si l'ouverture est plus étendue, il survient un gonflement considérable des masses corticales qui, en s'accroissant de volume, augmentent la déchirure de la capsule. Aussitôt que des douleurs ciliaires intenses, une injection périkératique prononcée, enfin un léger chémosis prouvent que l'irritation et la pression intra-oculaire augmentent d'une manière inquiétante, on fait sortir le cristallin ramolli par l'extraction linéaire simple ou combinée à l'iridectomie.

Les *brûlures* de la cornée sont le plus souvent dues au contact d'agents chimiques, tels que la chaux, les acides minéraux, etc., ou d'un corps porté à une température élevée, par exemple d'un cigare, d'un liquide chaud, d'un métal en fusion, etc. Entre toutes ces brûlures, les plus dangereuses sont celles que fait la chaux, car elle entraîne souvent une suppuration étendue et laisse des opacités qui ne se dissipent que très-difficilement. Quant à l'action passagère sur l'œil d'une chaleur brûlante très-rapprochée, comme celle qui vient des flammes, elle peut amener très-facilement, outre la destruction de la cornée, la suppuration du globe oculaire tout entier.

Dans le traitement, il faut s'occuper d'extraire minutieusement toutes les particules nuisibles qui ont pu rester dans le sac conjonctival et à la surface de la cornée. Dans les premiers jours on appliquera des compresses froides ou glacées, pour prévenir une réaction trop violente. Peu de jours après l'emploi des antiphlogistiques, on aura le plus souvent recours aux compresses chaudes, médication très-favorable à l'élimination des parties détruites et à la réparation du tissu.

On trouve très-fréquemment *des corps étrangers* implantés dans la cornée, ce qui s'explique par le nombre considérable des personnes qui sont exposées par leur état à de tels accidents. Ils sont d'autant plus graves que le corps étranger a pénétré plus profondément et qu'il a produit une blessure plus étendue. Ainsi l'on voit dans la cornée des particules des matières les plus diverses qui peuvent y séjourner assez longtemps pour en imposer au médecin et le faire songer à une pustule ou à un gonflement partiel produit par une suppuration localisée. Il est fort rare qu'à la suite de l'inflammation des parties du tissu cornéen qui entourent le corps étranger, ce dernier s'enkyste et se fixe définitivement dans la cornée.

De petits morceaux de fer, des grains de poudre, des parcelles de charbon, des éclats de pierre ou de verre peuvent s'implanter fort avant dans la cornée, et s'ils sont portés, lorsqu'ils pénètrent, à une température élevée, la blessure qu'ils causent se complique de la brûlure des parties voisines. C'est alors qu'il survient une suppuration circonscrite qui dégage peu à peu le corps étranger et l'élimine s'il n'est pas trop profondément situé. Dans ce dernier cas, le malade risque de voir la cornée se perforer et le corps étranger tomber dans la chambre antérieure, soit spontanément, soit à la première tentative qu'on fait dans le but de l'enlever.

Souvent le corps étranger implanté dans l'épaisseur de la cornée proémine à peine à la surface de cette membrane. Aussi, dans les commencements, le malade n'accuse-t-il presque pas de gêne; dans d'autres cas, la présence du corps étranger se fait sentir tout d'abord par suite de la saillie qu'il fait et du frottement qu'il exerce contre les paupières; la sensation qu'il provoque persiste même après l'extraction du corps étranger jusqu'à ce que la couche épithéliale soit réparée dans le point blessé.

L'injection périkératique est le premier signe qui révèle l'accident dont nous nous occupons. En effet, le sac conjonctival n'y participe pas, et les fonctions de l'iris ne sont pas troublées. Pour préciser le siége de la lésion sur la cornée, on la fait miroiter et l'on se sert avec beaucoup de fruit de l'éclairage oblique. C'est en procédant ainsi qu'on découvre facilement les moindres éraillures de la couche épithéliale, la présence des corps étrangers les plus petits, en se rendant compte de la profondeur à laquelle ils sont situés.

Traitement. — Lorsqu'il s'agit d'une contusion simple ou d'une blessure légère et superficielle de la cornée, l'application d'un bandeau compressif et l'instillation d'une solution d'atropine feront en peu de temps disparaître les phénomènes d'irritation.

Quoiqu'il soit très-aisé d'enlever des corps étrangers implantés à la surface de la cornée, on peut rencontrer de très-grandes difficultés, s'il s'agit d'en extraire qui se trouvent, au contraire, dans les couches profondes. Dans le premier cas, il suffit d'appuyer la tête du malade contre le dos d'une chaise ou contre un mur, d'écarter les paupières avec le pouce et l'index de la main gauche, et de fixer le globe en exerçant sur lui une pression modérée à travers les paupières éloignées l'une de l'autre, puis d'extraire le corps étranger à l'aide d'une aiguille à cataracte, d'une simple spatule ou d'une curette de Daviel.

Si l'on rencontre des malades chez lesquels le moindre attouchement provoque une excitation telle qu'il leur soit impossible de tenir l'œil immobile, nous conseillons de faire écarter les paupières par un aide et de se servir de la pince à griffe pour fixer le globe. On sera même quelquefois obligé, comme pour les enfants, d'employer le chloroforme.

Le corps étranger doit être enlevé dans sa totalité, et il est nécessaire, pour faire cesser le plus tôt possible l'irritation, de débarrasser la petite cavité produite par le corps étranger du tissu mortifié, souvent brunâtre qui la tapisse.

Lorsqu'une parcelle de pierre ou de métal se trouve implantée assez profondément dans la cornée pour faire craindre qu'elle ne tombe dans la chambre antérieure par suite des manœuvres exercées pour l'enlever, on peut, si elle proémine assez, tâcher de la saisir avec des pinces fines. Ce mode d'extraction est toujours périlleux, car on risque de pousser plus avant la particule nuisible. Pour éviter cet accident, il faut enfoncer derrière le corps étranger une aiguille à paracentèse qui l'empêche d'obéir aux impulsions qu'on pourrait lui donner. Il est nécessaire de calculer avec soin l'épaisseur de la cornée et la profondeur à laquelle est implanté le corps étranger, pour éviter de heurter ce dernier avec la pointe de l'aiguille. En même temps, on essayera de pénétrer très-obliquement dans la chambre antérieure pour empêcher la sortie de l'humeur aqueuse qui serait immédiatement suivie de la projection du cristallin contre la pointe de l'instrument, si celui-ci avait pénétré directement en face du champ pupillaire. Une fois le corps étranger ainsi fixé, on peut l'enlever à l'aide d'une aiguille à cataracte, ou s'il oppose trop de résistance, tailler avec le couteau à cataracte un petit lambeau qui le comprenne. Aussitôt après, on instille une solution d'atropine, et l'on applique pendant quelques heures des compresses froides ou immédiatement le bandeau compressif.

Si, malgré toutes ces précautions, le corps étranger était tombé dans la chambre antérieure, il faudrait, dans le cas où l'humeur aqueuse se serait échappée, discontinuer toute tentative d'extraction. Le jour suivant, lorsqu'une quantité de liquide assez notable remplira la chambre antérieure, on pratiquera à une distance de 1 à 2 millimètres de l'endroit où se trouve le corps étranger, une incision de quelques millimètres, et on laissera s'échapper rapidement le contenu de la chambre en retirant lestement le couteau appuyé un peu sur la lèvre postérieure de la plaie. Si le corps étranger n'est pas chassé hors de l'œil par le courant de liquide, on sera souvent obligé de pratiquer l'excision de la partie de l'iris sur laquelle il repose. Les tentatives par lesquelles on s'efforce d'extraire, dans ces cas, le corps étranger, sans attirer l'iris au dehors, échouent presque constamment. On expose ainsi le malade à une iritis traumatique souvent très-intense, par les manœuvres qu'on exerce sur cette membrane.

Un emploi modéré des compresses froides serait indiqué, si les douleurs ciliaires, l'injection périkératique et le larmoiement persistaient même après quelques instillations d'atropine.

Une perte de substance plus considérable produite aux dépens de la cornée exigerait des soins bien plus minutieux ; un repos absolu, l'emploi continu de l'atropine, et le bandeau compressif deviendraient nécessaires. Il est surprenant qu'avec toutes ces précautions, le malade guérisse bien plus vite qu'il n'arrive pour les blessures chirurgicales. Aussi est-on porté à croire que l'agitation du malade pendant qu'on l'opère n'est pas sans avoir une fâcheuse influence sur les fonctions nutritives et entrave ainsi parfois la guérison.

Chez les sujets âgés et faibles, il faut quelquefois, dans le traitement des blessures de la cornée, avoir recours aux stimulants, à l'emploi des compresses chaudes, à l'application de la teinture d'iode sur le front et sur les paupières, afin d'empêcher les progrès d'une kératite ulcéreuse provoquée par la présence passagère d'un corps étranger dans la cornée. Les piqûres et les contusions de la cornée n'exigent pas d'autre traitement que celui que nous venons d'indiquer. Pour ce qui est des ruptures de la cornée, nous avons eu l'occasion d'en parler à propos des lésions de la sclérotique (p. 264).

ARTICLE XI.

TUMEURS ACQUISES ET CONGÉNITALES DE LA CORNÉE.

En parlant des tumeurs de la conjonctive (p. 181), nous avons passé en revue la plupart des tumeurs de la cornée, car il est de fait qu'on ne rencontre guère de tumeurs dans son tissu propre ; c'est presque toujours au bord de cette membrane, dans le tissu cellulaire du limbe conjonctival, qu'elles prennent naissance.

On les voit se développer encore dans le tissu épiscléral, à une certaine distance de la cornée, et empiéter peu à peu sur cette membrane. Ainsi, l'épithélioma n'a pas été jusqu'à présent observé d'une manière irréfutable à la surface même des parties centrales de la cornée ou dans son tissu. On peut en dire autant des différentes variétés de cancer ; car s'il est vrai qu'on trouve souvent la cornée dégénérée par suite du développement d'une tumeur ayant pris naissance dans la cavité de l'œil, et s'étant fait jour à travers cette membrane, il faut reconnaître que, dans la plupart des cas, celle-ci s'est détruite sans participer à l'altération primitive. Il en est de même pour les tumeurs malignes qui, en se développant au fond de l'orbite, gagnent les enveloppes de l'œil.

Le seul cas connu de cancer primitif de la cornée est rapporté par M. Stellwag (1). Il s'agissait d'une tumeur elliptique de 2 millimètres de

(1) *Die Ophthalmologie v. naturw.* Standp., t. I, p. 347.

longueur sur 1 millimètre de largeur, et à peu près de 2/3 de millimètre de hauteur. Cette tumeur était attachée à la cornée par un pédicule large qui se perdait dans le tissu dégénéré de cette membrane. Mais l'examen microscopique d'un œil conservé depuis des années dans l'alcool ne saurait être concluant (1).

Les tumeurs graisseuses, fibro-plastiques, les kystes de la cornée siégent exclusivement à sa périphérie ; nous en avons parlé à propos des néoplasmes de la conjonctive. Parmi les tumeurs congénitales, il faut citer les dermoïdes décrits dans le même chapitre (p. 185).

ARTICLE XII.

ANOMALIES CONGÉNITALES.

Parmi les anomalies congénitales, nous devons signaler en premier lieu un développement imparfait de la cornée quant à ses dimensions. Il est de fait qu'il existe physiologiquement de nombreuses variétés dans cette membrane. Ainsi ses différents diamètres peuvent, d'un sujet à l'autre, varier de 2 millimètres.

Des différences très-notables peuvent provenir d'altérations morbides, par exemple la diminution qui survient dans tous les diamètres d'une cornée qui s'atrophie consécutivement à une choroïdite, à une perte considérable du corps vitré au travers d'une plaie de la sclérotique, etc.

Le raccourcissement congénital de tous les diamètres de la cornée ne se rencontre que chez les sujets atteints de microphthalmie, c'est-à-dire chez lesquels l'organe de la vision est resté rudimentaire. Dans ce cas, la conformation particulière de la cornée coïncide souvent avec un coloboma de l'iris ou un iridoschisma, comme le démontrent les observations de MM. Sichel (2) et de Graefe (3). Dans la note publiée par le premier de ces auteurs, il s'agit d'un enfant de huit mois dont une cornée avait un diamètre moindre que l'autre de 2 millimètres et demi.

Un développement excessif de la cornée se rencontre à l'état congénital, tel que nous l'avons décrit en parlant de la buphthalmie. Tous les diamètres

(1) Surpris de ne trouver nulle part mentionnée d'une manière péremptoire l'existence des tumeurs malignes de la cornée, nous nous sommes adressé à MM. Schweigger et de Graefe pour savoir s'ils avaient eu l'occasion d'observer quelques cas de ce genre, ils nous ont répondu négativement.

(2) *Iconographie ophth.*, p. 735, pl. LXXVI, fig. 5.

(2) *Archiv für Augenheilkunde*, t. II, A. 1, p. 239.

de l'œil ont gagné en étendue. La transparence de la cornée est le plus souvent imparfaite, et il arrive fréquemment que la pupille n'occupe pas le centre de l'iris, mais qu'elle soit déplacée en dedans et en haut. La vue est toujours dans ces cas complétement abolie, à cause des altérations morbides notables de la choroïde, du décollement de la rétine, etc. Une choroïdite survenue pendant la vie intra-utérine est la cause de cette affection.

On n'a que très-rarement observé une augmentation congénitale dans la courbure de la cornée, et il n'existe dans les auteurs que très-peu de cas où l'on ait irréfutablement constaté dès la naissance la conicité de cette membrane.

Parmi les taches congénitales, nous devons citer une opacité particulière et circonscrite des parties périphériques de la cornée, opacité par suite de laquelle la sclérotique semble empiéter sur un côté de cette membrane. Ces taches ne dépassent pas le niveau de la cornée, persistent toute la vie et se distinguent ainsi du dermoïde qui, lui aussi, est le plus souvent congénital. Plusieurs auteurs décrivent un défaut de transparence congénital et qui se présente sous forme de taches laiteuses qui disparaissent un temps plus ou moins long après la naissance. M. Arlt (1) a observé un cas de trouble congénital de la cornée, prononcé surtout vers le centre de cette membrane. Les cornées d'un enfant de dix ans étaient complétement lisses, opalines et affectaient une forme irrégulière.

Une opacité particulière de la cornée peut provenir d'un épaississement anomal de la couche épithéliale et rentre dans le domaine de la xérophthalmie, dont nous avons rapporté un exemple fort remarquable (pag. 172). Il semble que les plaques écailleuses de la cornée décrites par quelques auteurs (Velpeau, Desmarres, Mirault [d'Angers]) appartiennent à la même catégorie.

ARTICLE XIII.

ARC SÉNILE (GÉRONTOXON).

On entend par arc sénile une opacification des parties périphériques de la cornée, qui se produit dans un âge plus ou moins avancé. L'opacification arciforme est presque toujours nettement séparée du limbe conjonctival, par un bord transparent d'à peu près un millimètre de largeur. Le limbe conjonctival lui-même constitue, dans la plupart des cas, un nouvel arc blanchâtre, quelquefois légèrement tuméfié, tandis que l'arc sénile affecte une coloration grise. Le gérontoxon se trouve, comme le limbe conjonctival,

(1) *Loc. cit.*, t. I, p. 253.

plus développé en haut et en bas de la cornée. Son début se fait à la partie supérieure de cette membrane et c'est en cet endroit qu'il se trouve toujours le plus accusé. Il se perd insensiblement vers les parties centrales, qu'il n'atteint que dans des cas tout à fait exceptionnels.

Le développement du gérontoxon varie beaucoup selon les différents sujets. Tandis qu'on peut le trouver très-développé chez des personnes qui n'ont pas encore atteint la quarantaine, on peut, d'un autre côté, en trouver à peine des traces chez des vieillards âgés de plus de soixante et dix ans. Nous avons été dernièrement consulté par un homme assez haut placé, à peine âgé de quarante-cinq ans, qui présentait un arc sénile si développé que la coloration et le brillant de l'œil en avaient considérablement souffert. Aussi cette personne s'était-elle vivement inquiétée de ce changement opéré depuis peu d'années.

A l'examen microscopique, l'arc sénile se caractérise par un changement qui a pour siége à la fois les cellules et la masse intercellulaire de la cornée (Canton, Strube, His, Virchow, Arnold). On peut constater, par cet examen, des altérations à une époque où le gérontoxon ne serait pas visible à l'œil nu. Des dépôts de masses graisseuses se font à l'intérieur des cellules. La membrane d'enveloppe se résorbe et l'on voit des traînées au sein desquelles on distingue des groupes de molécules graisseuses contenant quelquefois un ou plusieurs rudiments de noyaux (voy. pl. IV, fig. 5).

Les altérations premières constituées par ces dépôts graisseux dans les cellules ne peuvent s'observer que dans les couches profondes de l'arc sénile où l'opacification n'est pas aussi tranchée. Encore n'est-il pas possible de constater si la cellule a présenté ou non une altération antérieure au dépôt graisseux lui-même, en sorte qu'on est obligé de considérer cette transformation graisseuse comme la manifestation d'une simple atrophie du tissu. En même temps que ces changements s'opèrent dans les cellules, la masse intercellulaire se fendille avec facilité ; ce qui augmente le défaut de transparence en rendant très-difficile l'étude microscopique de cette altération. En effet, la moindre pression qu'on exerce avec un instrument tranchant pour pratiquer une coupe, détermine ce fendillement de la masse intercellulaire. Cette altération rappelle les changements séniles qu'on observe dans le tissu cartilagineux. (His.)

L'arc sénile se caractérise par ce fait que la masse intercellulaire de la cornée, bien qu'altérée, présente une consistance normale, ce qui explique l'innocuité de l'affection, quoique les cellules soient intimement modifiées. Le fait rapporté par M. Mackenzie, où la partie transparente comprise entre l'arc sénile et la sclérotique s'est rompue chez une personne dont le pouce était venu heurter la cornée, est tout à fait exceptionnel. Aussi voit-on des plaies pratiquées dans les parties de la cornée prises de cette altération se guérir parfaitement. Il est surprenant que ces changements atrophiques s'opèrent dans les régions de la cornée les plus favorablement situées par rapport à la nutrition des cellules.

On a insisté sur la coïncidence d'un gérontoxon très-développé avec la dégénérescence graisseuse des muscles de l'œil et du cœur (Williams). Mais il faut avouer que cette coïncidence n'est pas assez démontrée, pour qu'il soit permis de préjuger, avec quelque assurance, une altération d'après l'autre.

Canton (1) reconnut, le premier, la constitution graisseuse du gérontoxon. Une fois qu'il fut acquis que l'arc sénile ne provenait pas d'une inflammation locale et qu'il était plutôt un changement atrophique de la cornée, on en chercha les causes dans un défaut de nutrition consécutif à un état morbide des vaisseaux. Canton et Schoen l'ont vérifié pour l'artère ophthalmique, et dernièrement encore M. J. Arnold (2) l'a confirmé. M. Arnold a reconnu que la dégénérescence graisseuse des muscles de l'œil précède, en général, l'apparition manifeste de l'arc sénile, en même temps que, non-seulement l'artère ophthalmique, mais la carotide interne et l'aorte sont le siége de plaques athéromateuses. Cette altération des grands troncs artériels se manifeste aussi dans les vaisseaux de petit calibre de la conjonctive et de la sclérotique qui sont elles-mêmes prises de dégénérescence graisseuse vers le bord de la cornée. Pour M. Arnold, qui a vu les vaisseaux remplis de molécules graisseuses, l'arc sénile résulte d'un transport de ces masses dans la cornée, ce qui expliquerait pourquoi les parties périphériques de cette membrane s'opacifient les premières, tandis que les parties centrales restent transparentes, bien que l'examen microscopique y découvre aussi quelques molécules graisseuses.

Comme le limbe conjonctival est particulièrement riche en vaisseaux et qu'on peut y constater de prime abord la dégénérescence graisseuse avant qu'elle n'apparaisse à l'œil nu sur la périphérie de la cornée, on s'explique pourquoi l'arc sénile occupe de préférence les parties supérieure et inférieure de cette membrane.

Les résultats de ces recherches sont une nouvelle preuve que le développement excessif et prématuré du gérontoxon permet de présumer, toutefois non sans quelque réserve, une dégénérescence graisseuse du système artériel, et une statistique exacte démontrerait peut-être que cette opacification du bord de la cornée serait une menace de lésions nutritives graves de l'encéphale et de rupture des capillaires de ce centre nerveux (Barlow). D'un autre côté, comme la sclérotique participe à cette transformation

(1) *The Lancet*, mai 1850 et january 1851.

(2) *Die Bindehaut der Hornhaut u. der Greisenbogen*. Heidelberg, 1860, p. 48.

graisseuse des éléments cellulaires, il serait peut-être d'une haute importance d'étudier la coïncidence d'un développement plus ou moins considérable de l'arc sénile avec le glaucôme (voy. GLAUCÔME).

La coïncidence de l'arc sénile avec une altération semblable du cristallin, signalée par de Ammon et Schoen, n'a pas été confirmée, et M. Canton s'élève énergiquement contre un pareil fait.

MALADIES DE L'IRIS.

ARTICLE PREMIER.

HYPÉRÉMIE DE L'IRIS.

Lorsque l'iris, à la suite d'une irritation quelconque, est hypérémié, les parties parcourues par les vaisseaux nourriciers de cette membrane présentent des modifications : ce sont, en particulier, les parties antérieures de la choroïde et le tissu épiscléral voisin de la cornée, dans lequel courent les vaisseaux ciliaires antérieurs. Les variations survenues dans l'afflux sanguin qui se fait dans les parties antérieures de la choroïde échappent même à l'examen ophthalmoscopique, tandis que la congestion anomale des vaisseaux du tissu épiscléral s'aperçoit nettement par suite de l'injection périkératique. Comme premier symptôme de l'hypérémie de l'iris, on trouve donc cette injection plus ou moins accusée, sans qu'aucune altération de la cornée en explique la présence : on peut même dire que, lorsque l'injection périkératique est très-prononcée par le fait d'une altération de la cornée, elle coïncide presque toujours avec une hypérémie de l'iris.

Un second symptôme de l'hypérémie de l'iris est la décoloration de cette membrane. Les diverses couleurs que présente ce voile membraneux se modifient par la suraddition d'une nuance rouge jaunâtre. Ainsi le bleu devient légèrement verdâtre, le brun prend une teinte rousse et le gris bleuâtre se transforme en un jaune verdâtre particulier. Les changements de coloration sont quelquefois bien plus tranchés dans les cas de simple hypérémie de l'iris que dans l'inflammation franche de cette membrane; car, dans ce dernier cas, les exsudats versés à sa surface et dans l'humeur aqueuse, et les métamorphoses que subit le tissu, donnent lieu à des changements de coloration d'une autre sorte, tandis que l'humeur aqueuse reste parfaitement transparente dans le cas de simple hypérémie, et permet d'apprécier les moindres différences survenues dans la coloration de l'iris.

Il ne faut qu'un trouble à peine sensible de ce milieu pour rendre cet examen fort difficile.

Nous devons encore signaler un changement de coloration de l'iris qui ne s'observe que dans les cas d'hypérémie très-chronique. Il consiste dans une diminution du contenu pigmentaire des cellules du stroma, analogue à celle que l'ophthalmoscope permet de voir dans la choroïde. Pour que ces changements s'effectuent, il faut que la circulation ait été notablement troublée pendant un temps assez long. La modification qui en résulte se manifeste par une teinte grisâtre qui altère le brillant de l'iris. En même temps on peut observer une atrophie des cellules pigmentaires de l'urée, au pourtour de la pupille dont les bords perdent leur coloration foncée et leur régularité.

Un troisième symptôme caractéristique de l'hypérémie de l'iris est la paresse avec laquelle il se contracte. En outre, il offre une résistance anomale à l'action des mydriatiques.

Toutes les irritations directes de l'œil et de ses annexes peuvent amener, nous le savons, une contraction de la pupille. L'instillation d'un caustique faible nous en donne aisément la preuve. Dans les cas d'hypérémie, qui sont le plus souvent le résultat d'une irritation directe de l'œil, la pupille se trouve plutôt contractée que dilatée. Aussi l'atropine n'agit que lentement, et la pupille ne se dilate pleinement qu'à la suite d'instillations répétées de ce mydriatique.

Étiologie. — L'hypérémie de l'iris se rencontre dans tous les cas où les membranes internes ou externes de l'œil se congestionnent fortement. Ainsi elle ne manque jamais, quand une congestion aiguë de la choroïde s'est développée surtout dans les parties antérieures de cette membrane. Tandis qu'il peut exister au pourtour du nerf optique des inflammations de la choroïde qui restent sans influence sur le degré de vascularisation de l'iris, on ne voit guère survenir des inflammations étendues de la choroïde ou de la rétine, un décollement rétinien considérable, sans hypérémie de l'iris.

On l'observe encore facilement dans l'inflammation du tissu sous-conjonctival; par exemple lors de l'apparition des granulations aiguës, de l'ophthalmie purulente, de la diphthérite et même de la conjonctivite pustuleuse intense. Les altérations morbides de la cornée se compliquent presque constamment d'une hypérémie de l'iris lorsqu'elles proviennent d'une lésion directe, c'est ce qu'on peut constater après la pénétration dans la cornée d'un corps étranger qui y séjourne quelque temps. Ainsi, les inflammations ulcéreuses qui atteignent les couches profondes de la cornée sont presque constamment suivies d'une hypérémie de l'iris. Il nous faudrait passer en revue toutes les causes nuisibles capables de produire une congestion des parties internes ou externes de l'œil pour épuiser les causes de cette altération.

Pour la thérapeutique, nous renvoyons au traitement de l'iritis.

ARTICLE II.

INFLAMMATION DE L'IRIS, IRITIS.

Considérations générales. — Comme dans la description des maladies de l'œil que nous avons étudiées jusqu'à présent, nous nous guiderons sur l'anatomie pathologique pour la classification des maladies inflammatoires qui ont l'iris pour siége. Nous y distinguerons trois groupes principaux: l'*iritis simple ou plastique*, l'*iritis séreuse* et l'*iritis parenchymateuse* qui comprendra l'iritis syphilitique et l'iritis suppurative.

Pour que l'hypérémie de l'iris prenne les caractères d'une iritis, il faut qu'il s'y ajoute un symptôme essentiel, la production d'un exsudat, ou dans certains cas, l'hypergénèse des éléments du tissu cellulaire. Comme dans l'hypérémie, les principaux symptômes de l'iritis sont l'injection périkératique, la décoloration et les troubles fonctionnels. Ces symptômes subissent, par suite de l'aggravation de l'état pathologique, ainsi que par la production d'un exsudat, les modifications suivantes. L'injection périkératique s'accuse bien plus nettement, la coloration s'altère davantage et la mobilité de l'iris s'abolit presque complétement ou d'une manière absolue.

L'exsudat produit par le tissu enflammé se localise essentiellement en trois points. Il peut se mêler à l'humeur aqueuse dans laquelle baigne l'iris, ou se déposer soit à la face antérieure, soit à la face postérieure de ce voile membraneux, ou enfin se fixer, pour la plus grande partie, au voisinage du bord de la pupille. La présence des produits de l'inflammation dans l'humeur aqueuse peut se manifester par une simple diminution de la transparence de ce liquide, par un nuage qui apparaît au-devant de l'iris, par la production de flocons fibrineux dans la chambre antérieure, et même par l'accumulation dans ce milieu de cellules de pus ou de mucus qui, à cause de leur poids, se trouvent bientôt dans ses parties déclives où elles constituent l'*hypopion.* L'exsudat peut aussi se déposer à la face postérieure de la cornée sur la membrane de Descemet, soit sous forme d'un léger voile, soit en petits amas ponctués.

L'exsudat qui siége à la surface de l'iris se manifeste par la disparition du brillant de cette membrane; elle prend l'aspect d'une surface dépolie. Le plus souvent le trouble de l'humeur aqueuse rend très-difficile une exacte appréciation de cet état, même alors qu'on a recours à l'éclairage oblique. Aussi, est-il bien plus aisé de constater la présence d'un exsudat au pourtour du bord de la pupille, surtout quand ce bord est agglutiné à la capsule par des masses plastiques qui y forment ce qu'on désigne sous le nom de *synéchies postérieures*.

L'inflammation de l'iris présente dans sa marche une foule de variétés, et l'on comprend sans peine que, tout en distinguant trois sortes d'iritis, on rencontre quelquefois dans la pratique des formes intermédiaires à celles que nous avons indiquées, et que l'on serait fort en peine de faire rentrer dans l'un des groupes établis plus haut. Toute nosologie reste défectueuse sous ce rapport.

A. IRITIS SIMPLE OU PLASTIQUE.

Symptômes anatomiques. — Le premier symptôme de cette maladie est l'injection périkératique. La coloration que présente l'anneau vasculaire qui entoure la cornée varie selon l'intensité et selon l'âge de la maladie. De tout temps, les auteurs se sont beaucoup préoccupés de cette injection et ont cherché dans ses variations mêmes des caractères étiologiques. Les différences de coloration qui se remarquent dans l'injection périkératique sont tout à fait impropres à donner des éclaircissements de cette nature. Il faut en dire autant d'un anneau bleuâtre constitué par le limbe conjonctival moins hypérémié que le tissu épiscléral, et dont la nuance contraste vivement, chez quelques sujets âgés, avec celle des parties voisines. L'injection périkératique est peu prononcée dans les cas d'iritis légère et chronique; au contraire, si l'inflammation est aiguë et intense, et surtout si des produits purulents s'accumulent dans la chambre antérieure, le tissu sous-conjonctival se gonfle quelquefois jusqu'à s'œdématier. Il peut arriver alors que le chémosis dissimule quelque temps l'injection sous-conjonctivale, ou qu'une coloration rouge jaunâtre remplace la teinte violacée de l'injection primitive.

Un autre symptôme important de l'iritis simple, c'est le trouble qui survient dans le contenu de la chambre antérieure, et qui peut en imposer à un observateur inattentif pour une opacification générale de la cornée. Mais lorsqu'on fait miroiter cette membrane, on voit qu'elle est parfaitement lisse et tout à fait dépourvue des rugosités qu'elle présente dans certaines affections de la cornée accompagnées d'une opacification générale, telles que la kératite parenchymateuse. Celle-ci d'ailleurs peut, à son tour, lorsqu'elle est peu prononcée, simuler un trouble de l'humeur aqueuse.

L'iritis se caractérise encore par l'immobilité plus ou moins complète de la pupille. Elle peut être rétrécie, mais normalement conformée; tandis que dans d'autres cas on observe, dès le début de la maladie, au pourtour du bord pupillaire, une exsudation qui y forme des adhérences ou synéchies. Pour juger de la mobilité de la pupille, on recouvre l'œil sain d'un linge, et frottant doucement l'œil malade avec la paupière abaissée, on la relève à différentes reprises. Lorsqu'on s'est convaincu du défaut de contractilité de ce diaphragme membraneux, on instille dans l'œil une solution d'atropine, et c'est alors que la résistance plus ou moins prononcée du tissu enflammé à l'action des mydriatiques se manifeste, et que l'irrégularité survenue dans la conformation de la pupille démontre irréfutablement l'existence de l'inflammation.

Souvent on voit se déchirer ainsi des synéchies encore faibles établies entre l'iris et la capsule, et la pupille peut reprendre, après une seule instillation, sa forme circulaire. Mais la dilatation incomplète de la pupille et le trouble produit dans l'humeur aqueuse restent encore comme signes de l'inflammation. D'un autre côté, on rencontre quelquefois entre la capsule et l'iris, après une action traumatique, une opération chirurgicale par exemple, des adhérences assez solides qui sont presque le seul caractère auquel on reconnaisse l'inflammation, tandis que l'humeur aqueuse et le tissu épiscléral sont restés presque entièrement intacts.

Les changements de couleur dont nous avons parlé en traitant de l'hypérémie de l'iris, sont d'autant plus prononcés dans l'inflammation de cette membrane, que l'humeur aqueuse est plus transparente et que l'exsudat épanché dans la trame de l'iris est moins abondant. En effet, dans ces dernières conditions, il se manifeste dans l'iris une décoloration complète. La quantité d'exsudat qui se produit dans l'iritis simple peut varier considérablement. Chez certains sujets, c'est à peine si l'humeur aqueuse est troublée, et si de légères adhérences se forment entre la capsule et le bord pupillaire. Chez d'autres, des masses exsudatives assez considérables se rencontrent dans la chambre antérieure, et des épanchements pigmentés envahissent le champ pupillaire, quelquefois au point de l'oblitérer dans sa totalité. C'est alors que l'exsudation pénètre tout le parenchyme de l'iris, d'où résultent le gonflement et l'atonie de cette membrane.

Au commencement de la maladie, les adhérences produites entre l'iris et la capsule sont faibles; mais peu à peu elles gagnent en solidité et opposent aux mydriatiques une grande résistance. Ce n'est pas un tissu organisé et pourvu de vaisseaux qui constitue la synéchie, elle se compose d'une masse amorphe qui agglutine le bord pupillaire, la face postérieure de l'iris et la capsule. Lorsqu'elle se rompt, les débris qu'elle laisse fixés à la capsule s'atrophient et disparaissent, en général, assez rapidement; seules les masses pigmentaires résistent quelquefois davantage.

On peut observer dans le champ même de la pupille les dépôts d'exsudat les plus variés quant au volume et à la forme : nous y reviendrons à propos de la cataracte capsulaire. Disons seulement qu'au début de la maladie ils sont presque complétement amorphes, ne contiennent que peu d'éléments cellulaires, tandis que les exsudats d'ancienne date peuvent, dans certains cas, prendre les caractères du véritable tissu cellulaire.

Si l'exsudat épanché dans le champ pupillaire est très-considérable, il peut amener une *occlusion totale* de la pupille, ou du moins, une adhérence complète entre son bord et la capsule, état que l'on désigne sous le nom de *synéchie postérieure totale* et qui peut, du reste, se combiner à l'oblitération de la pupille.

B. — IRITIS SÉREUSE.

Symptômes anatomiques. — Cette forme d'inflammation de l'iris se distingue de la précédente en ce que l'exsudat est séreux au lieu d'être plastique et consistant. La maladie se caractérise donc par une hypersécrétion d'humeur aqueuse légèrement troublée. Elle se rapproche ainsi de certaines affections de la choroïde, où s'observe dans le corps vitré une hypersécrétion sur laquelle nous reviendrons plus tard. Comme dans ces derniers cas, la pression intra-oculaire augmente. La chambre antérieure devient plus profonde, et, probablement par suite d'une compression directe des nerfs de l'iris, la pupillle se dilate moyennement. L'injection périkératique est moins prononcée que dans l'iritis plastique, l'humeur aqueuse se trouble légèrement et toute la surface postérieure de la cornée semble se couvrir d'un nuage.

Assez souvent on a occasion d'observer sur la membrane de Descemet, une ponctuation triangulaire dont nous avons déjà parlé. Au début de la maladie, ce phénomène résulte d'une véritable précipitation, sur la membrane de Descemet, des parties solides en suspension dans l'humeur aqueuse. Aussi, lorsqu'on vide alors la chambre antérieure, la plupart de ces points disparaissent; mais une fois la maladie plus avancée, les taches qui recouvrent la surface postérieure de la cornée persistent; car elles sont dues, comme nous l'avons dit à propos de la kératite ponctuée, à un changement morbide de la couche épithéliale. La chambre antérieure augmente de profondeur, et le toucher du globe oculaire y révèle une tension plus considérable qu'à l'état normal.

A l'époque où l'on pensait encore que la membrane de Descemet se prolongeait sur toute la surface de l'iris, et que les chambres de l'œil étaient tapissées chacune d'une membrane hyaloïde continue, on attribuait ce pointillé de la face postérieure de la cornée, quelquefois étendu jusqu'à la capsule même du cristallin, à une inflammation qu'on désignait sous le nom d'aquo-capsulite (Descemétite, hydroméningite), et qu'on croyait analogue aux inflammations des séreuses en général. Une pareille confusion était d'autant plus excusable qu'on n'avait recours pour s'éclairer ni à l'emploi des mydriatiques, ni à l'éclairage oblique, et qu'on pouvait ainsi facilement négliger les caractères néanmoins assez nettement dessinés de l'inflammation de l'iris.

C. — IRITIS PARENCHYMATEUSE (SUPPURATIVE).

Symptômes anatomiques. — Cette troisième variété de phlogose de l'iris se caractérise par un gonflement considérable de cette membrane, avec hypergénèse des éléments du tissu cellulaire qui la constituent. C'est surtout dans cette forme d'iritis que l'iris augmente de volume et qu'il apparaît des vaisseaux à sa surface. Sur différents points, cette membrane se soulève sous l'aspect de tubercules ou d'excroissances papilliformes qui se perdent insensiblement dans le tissu iridien. Ces élévations sont presque exclusivement composées de tissu cellulaire et contiennent fréquemment un grand nombre de vaisseaux de nouvelle formation. Elles dénaturent complétement la coloration de l'iris et rappellent assez bien les végétations ou les bourgeons charnus des plaies. Sur les sujets dont le teint est brun, ces produits néoplastiques contiennent beaucoup de pigment et présentent fréquemment une coloration foncée. Cette pigmentation peut aussi quelquefois se rapporter à une hypergénèse des cellules pigmentaires à la surface postérieure de l'iris.

C'est cette forme d'iritis qui s'associe le plus souvent à la production de synéchies multiples et à une perte absolue de la contractilité de la pupille. Le bord de cet orifice est, en effet, le siége de prédilection de ces excroissances qui y constituent des synéchies bien plus résistantes que celles dont nous avons parlé en traitant de l'iritis simple, car elles favorisent l'accolement de l'iris à la capsule, dans une étendue assez considérable. Celles qui occupent le plan même de l'iris sont bien plus rares que celles qui en occupent le bord libre, elles peuvent dans certains cas se présenter sous l'aspect d'un simple gonflement partiel de l'iris, gonflement quelquefois assez prononcé pour atteindre, en se développant, la face postérieure de la cornée. La coloration de ces bosselures devient jaunâtre dans quelques cas, et cela probablement par suite de la dégénérescence graisseuse des éléments cellulaires de nouvelle formation. Leur surface est alors rugueuse, se couvre de petits flocons jaunâtres, et comme, à ce moment de la maladie, il survient très-facilement un hypopion, on a décrit cet état sous le nom d'abcès de l'iris ; mais il s'agit ici d'une hypergénèse limitée des éléments du tissu cellulaire et du stroma de l'iris, et non d'une collection purulente qui, après s'être formée dans l'épaisseur de cette membrane, se serait fait jour dans la chambre antérieure.

L'iritis parenchymateuse donne plus souvent lieu que les autres inflammations de même ordre, à la production de pus dans la chambre antérieure; car si l'hypergénèse des cellules s'effectue avec beaucoup de rapidité, celles-ci peuvent n'atteindre que le développement des cellules de pus. Ainsi, dans certains cas, on a observé le long des vaisseaux de l'iris des traînées de globules de pus ressemblant à une infiltration purulente du tissu et non à une collection de même nature. Les cellules du stroma et de la tunique adventice des vaisseaux de l'iris aux dépens desquelles se fait la génération de ces globules de pus disparaissent souvent. On observe même une dégénérescence des cellules du stroma qui n'ont point pris part à la formation des cellules endogènes, et il s'ensuit, comme résultat final, l'atrophie plus ou moins complète de l'iris.

En même temps que ces changements s'opèrent dans le stroma de cette membrane, ils peuvent s'observer à sa surface; alors les globules de pus nouvellement formés se mêlent à l'humeur aqueuse, pour se déposer ensuite en forme de sédiment sur le plancher de la chambre antérieure où ils constituent un hypopion. Celui-ci est plus souvent la conséquence d'une affection de la cornée, que d'une inflammation de l'iris. Il se compose essentiellement de globules de pus, de masses fibrineuses coagulées, de molécules graisseuses et, dans certains cas de kératite, de véritable mucine, comme l'a démontré M. Junge (1). La fibrine coagulée qu'on trouve parfois dans l'hypopion se présente sous l'aspect d'un réseau à mailles plus ou moins étroites, entre lesquelles s'entassent les globules de pus. Selon la quantité d'éléments coagulables qui entrent dans la composition de l'hypopion, celui-ci se déplace ou reste immobile lorsqu'on imprime des mouvements à la tête du malade, et de là dépend aussi le plus ou moins de facilité que l'on a de donner issue au dépôt par l'ouverture étroite d'une parencentèse.

L'*iritis syphilitique* n'est qu'une variété de l'iritis parenchymateuse. Son caractère principal consiste dans la localisation de la maladie sur une partie de l'iris, tandis que les parties voisines conservent encore, pendant assez longtemps, une intégrité presque parfaite. Il est vrai que la syphilis peut donner lieu à toutes les formes d'iritis, mais la variété que nous venons de signaler lui appartient en propre. On voit alors une partie de l'iris changer de couleur, se gonfler et s'entourer de vaisseaux qui se distinguent facilement à la loupe. Bientôt cette partie gonflée prend une teinte jaunâtre et se dessine aussi plus nettement sur les parties saines. Ses dimensions peuvent n'être que celles d'un grain de millet, mais elle peut aussi envahir le quart ou la moitié de l'iris. On a même observé des cas où la totalité de cette membrane était le siége de cette altération. Ces tumeurs ont été

(1) *Archiv für Augenheilkunde*, t. V, A. 2, p. 203.

désignées sous le nom de végétations, de condylômes, de pustules. On peut mieux les comparer encore, d'après l'aspect qu'elles présentent, aux bourgeons charnus des plaies atoniques. Elles peuvent se rencontrer sur l'iris en nombre variable et en occupent de préférence le quart interne et supérieur. C'est pour cette raison que les anciens auteurs (Beer) ont considéré comme un caractère de l'iritis syphilitique, le déplacement de la pupille en haut et en dedans.

On croyait autrefois que ces élevures de l'iris se composaient d'un exsudat amorphe, placé dans l'épaisseur de la trame de l'iris, qui en écartait les éléments et se faisait jour à la surface de cette membrane. Les recherches nouvelles de M. Colberg (1) ont démontré l'identité parfaite de ces végétations avec les tumeurs gommeuses au début, telles que M. Virchow (2) les a décrites. La tumeur examinée par M. Colberg était composée d'éléments cellulaires de nouvelle formation et d'un grand nombre de noyaux libres, entourés d'une masse blastématique. Outre ces cellules imparfaitement développées, il vit des cellules fusiformes disposées en séries linéaires et qui n'étaient, sans doute, que le vestige de vaisseaux en voie de formation. L'examen de la tumeur n'y décelait ni fibres musculaires, ni cellules transparentes pigmentaires; ces éléments de l'ancien tissu ayant fait place aux éléments nouveaux. Les vaisseaux contenus dans la tumeur provenaient du stroma de l'iris, et on pouvait les suivre jusqu'au sommet des moindres bosselures. Ces recherches furent faites sur un cas très-remarquable d'iritis syphilitique, où M. Alfred Graefe avait enlevé par l'iridectomie un bouton de cette espèce.

La transformation purulente de ces végétations de l'iris, qu'on trouve rapportée dans les auteurs et qui se compliquerait de la production d'un hypopion considérable, doit être excessivement rare, car des observateurs très-expérimentés, M. Arlt entre autres, la nient complétement. Aussi ne faut-il pas rapporter l'aspect jaunâtre que prennent parfois ces boutons à une certaine époque de la maladie, à une collection de pus dans leur épaisseur; souvent on a pu se convaincre, par des incisions, qu'ils étaient composés de masses solides.

De toutes les inflammations de l'iris, celle que nous venons de décrire est celle qui se prête le moins à la réparation du tissu. Il est de fait que les nodosités de l'iritis syphilitique, de même que celles de l'iritis parenchymateuse, en général, transforment le tissu iridien en une masse qui peut disparaître par résorption; mais c'est toujours au détriment d'une partie de la trame cellulaire de l'iris, qui, consécutivement, devient le siége d'une

(1) *Archiv für Augenheilkunde*, t. VIII, A. 1, p. 288.

(2) *Archiv für path. anatomie*, n° 15, p. 265.

atrophie plus ou moins apparente. C'est une des raisons principales qui font que l'iritis parenchymateuse, une fois qu'elle a atteint un développement considérable, surtout si les parties voisines de la choroïde participent à la maladie, constitue l'une des plus graves affections de l'œil.

Nous sommes loin de prétendre que tout sujet atteint de syphilis, s'il présente des phénomènes inflammatoires du côté de l'iris, doive montrer cette forme particulière d'iritis. Très-souvent, au contraire, c'est l'iritis séreuse ou même l'iritis simple qui se manifeste simultanément avec les premiers accidents secondaires (roséole), tandis qu'on observe surtout la variété d'iritis dont nous venons de nous occuper sur les personnes dont la peau est le siége d'éruptions plus graves (tubercules). Sa présence permet au médecin de se prononcer avec beaucoup d'assurance sur la spécificité de la maladie, et les cas où l'on ne pourrait constater d'autres symptômes d'infection syphilitique sont des plus rares.

Symptômes généraux. — Un symptôme important de toute iritis, c'est la douleur dont les malades sont tourmentés. Au début de l'iritis, alors qu'on peut encore la regarder comme une simple hypérémie, ils accusent dans l'œil une sensation particulière de chaleur et de pesanteur. Cette sensation gagne en intensité, et bientôt surviennent de vives douleurs, soit dans l'œil même, soit plutôt dans la région surciliaire. Dans nombre de cas, ce dont les malades se plaignent, ce sont des douleurs lancinantes qui occupent la région sus-orbitaire et le front. Alors l'œil peut n'être le siége d'aucune sensation désagréable; dans d'autres cas rares, l'œil même est douloureux et sa sensibilité s'exacerbe par le toucher. Les douleurs produites par l'iritis se propagent assez souvent par des rameaux nerveux de la cinquième paire, voisins de ceux qui se distribuent à l'iris. Ainsi toute la gencive et même toute une moitié de la tête du côté malade, peuvent être le siége d'une douleur qui simule une névralgie très-intense, revenant par accès et avec une périodicité quelquefois très-marquée. Chez certains sujets, l'intensité des douleurs est si bien proportionnée aux altérations morbides de l'iris, qu'elles peuvent servir de guide dans l'appréciation des progrès de la maladie. Elles sont produites probablement par la compression des nerfs ciliaires, qui résulte soit de la turgescence des vaisseaux de l'iris, soit de la présence d'exsudats de différente nature ou de produits néoplastiques. Il est de fait que, lorsqu'on diminue par une paracentèse la pression intra-oculaire, les douleurs cessent quelquefois brusquement, pour réapparaître aussitôt que l'humeur aqueuse s'est reproduite et que la pression interne s'est rétablie.

Les douleurs de l'iritis augmentent très-souvent vers le soir et pendant la nuit, et ce n'est pas, comme on l'a prétendu, un caractère propre à l'iritis syphilitique. Toutefois, l'intensité des douleurs n'est pas la même pour toutes les formes d'iritis; elles sont, par exemple, bien plus vives dans l'iritis parenchymateuse et dans l'iritis plastique, que dans l'iritis séreuse; mais il ne faut pas croire qu'elles soient proportionnées le moins du monde aux changements anatomiques survenus dans l'iris. Ainsi, on voit quelquefois des malades souffrir atrocement, et un examen attentif ne révèle qu'une violente contraction de la pupille avec immobilité de cet orifice, sans ou presque sans exsudations dans le champ pupillaire, la chambre antérieure ou à la surface de l'iris.

A côté des douleurs ciliaires, on voit survenir un larmoiement et une photophobie qui sont en rapport avec elles et varient d'intensité. Ainsi, la photophobie et le larmoiement augmentent ou diminuent, selon que la maladie est dans une période d'aggravation ou de rémission; mais elles n'atteignent jamais, comme dans certaines kératites, assez d'intensité pour opposer quelque obstacle à l'examen.

Les troubles que souffre la vue varient beaucoup dans les diverses formes d'iritis, et nous pouvons dire qu'ils ne sont pas manifestes quand l'exsudation est plastique ou au début d'une iritis parenchymateuse. Des épanchements dans l'humeur aqueuse, des dépôts abondants précipités sur la face postérieure de la cornée, amènent bien plus de trouble dans la vue qu'une exsudation qui accolle complétement le bord pupillaire au cristallin, en ne laissant qu'un passage étroit aux rayons lumineux. Aussi certains malades n'accusent que la présence d'un léger nuage sur les yeux, tandis que d'autres peuvent à peine compter les doigts et sont atteints, si la pupille s'oblitère, d'une cécité complète. Les troubles visuels persistent souvent quelque temps, même après la disparition des phénomènes inflammatoires. Il y a plus, ils peuvent devenir permanents, si le champ pupillaire reste oblitéré par des exsudations d'une certaine étendue. Ce ne sont pas les synéchies multiples qui s'opposent au retour d'une vision nette; l'expérience journalière le prouve: aussi le champ pupillaire peut-il être occupé en partie par une masse épaisse d'exsudat sans que la vue en souffre notablement. Ce qui l'altère le plus, ce sont des exsudats semi-transparents, peu épais, mais assez étendus, semblables aux opacités dont nous avons parlé à propos des taches de la cornée. L'éclairage oblique permet, chez beaucoup de malades, de suivre les progrès que fait la vue à mesure que les masses exsudatives se résorbent.

Dans l'iritis, les annexes de l'œil sont rarement atteintes d'inflammation, c'est à peine si le sac conjonctival devient le siége d'une sécrétion muco-purulente, et si, dans les iritis très-aiguës, la conjonctive bulbaire s'œdématie. Il est exceptionnel que l'on y rencontre l'œdème des paupières. L'état général reste bon, si la maladie ne marche pas très-rapidement et n'augmente pas beaucoup d'intensité. Chez les sujets faibles et irritables, les douleurs violentes et les insomnies qui en résultent amènent une excitabilité très-prononcée. Chez d'autres, les exacerbations de la maladie se font sentir par des frissons, de l'anorexie et même quelquefois des vomissements ; mais on peut observer des cas où les changements les plus graves se produisent dans la nutrition de l'iris et dans lesquels le malade n'est averti de l'état de ses yeux que par les troubles survenus dans leurs fonctions, ou par la déformation de la pupille, qu'il remarque quelquefois par hasard.

Marche et pronostic. — L'iritis peut débuter avec les caractères de l'acuité ou de la chronicité. Dans le premier cas, elle mettra de deux à quatre semaines à disparaître, dans le second, elle pourra durer des mois et même des années. Quelquefois l'iritis aiguë atteint en peu de temps le plus haut degré de son intensité, et disparaît peu à peu sans que l'art soit intervenu. En général les sujets qui ont été atteints d'iritis sont très-disposés aux récidives, même si la maladie primitive n'a pas produit une lésion sur le compte de laquelle on puisse mettre ces rechutes. La gravité ainsi que la marche ultérieure de la maladie dépendent et des causes de l'iritis, et des altérations qu'elle a déjà produites dans l'œil. Ainsi elle traînera en longueur et pourra souvent récidiver, s'il s'est déjà développé des synéchies multiples: dans bien des cas, ce n'est alors que par un traitement chirurgical qu'il sera possible de la guérir.

L'iritis séreuse, bien qu'elle soit traînante dans sa marche et rebelle au traitement, disparaît néanmoins plutôt que toute autre forme d'iritis sans laisser après elle d'altérations graves, et se prête bien plus à une parfaite réparation du tissu de l'organe intéressé.

Si l'iritis semble devoir se terminer par résolution, ce qui arrive quelquefois au bout de huit à quatorze jours, l'injection périkératique pâlit, l'humeur aqueuse s'éclaircit, les exsudations se résorbent plus ou moins et l'action du mydriatique se manifeste avec énergie. En examinant attentivement le bord pupillaire, on voit que les synéchies qui l'avaient fixé au cristallin se sont déchirées, qu'une partie du pigment de la face postérieure de l'iris adhère encore, soit seule, soit avec un reste d'exsudat, au cristallin, en y dessinant un cercle qui indique les dimensions précises de la pupille pendant la maladie. Les produits d'exsudation ainsi isolés de l'iris se résorbent peu à peu et l'on constate bientôt qu'il ne peuvent s'entretenir aux dépens de l'humeur aqueuse dans laquelle ils plongent. Des résidus pigmentaires, au contraire, peuvent résister indéfiniment à la résorption et révéler, même après bien des années, l'existence d'une iritis ancienne. On voit rarement se terminer ainsi par résolution spontanée l'iritis plastique ou parenchymateuse qui a pris un certain développement.

Ce qui doit préoccuper le médecin lorsqu'il a affaire à une iritis, de quelque forme qu'elle soit, c'est surtout la crainte de voir l'inflammation gagner la choroïde, et principalement la partie antérieure de cette membrane. Les épanchements de pus qui se produisent en abondance et brusquement dans la chambre antérieure doivent toujours faire redouter cette complication, et indiquent la gravité de la maladie.

Toutes les fois qu'une iritis devient chronique, qu'elle oppose au traitement une résistance considérable, il faut toujours examiner avec soin l'état du corps vitré et du champ visuel. Il arrive souvent que, par suite de l'extension de la maladie aux parties antérieures de la choroïde, il se développe une cyclite qui s'annonce par des opacités de forme variable dans le corps vitré, et se complique aisément d'un rétrécissement du champ visuel. Lorsqu'une choroïdite générale s'associe à l'iritis et débute par la formation d'épanchements très-étendus, la pupille se dilate, à moins que son bord ne tienne par de nombreuses adhérences, et en même temps la tension du globe prend un accroissement très-sensible au toucher.

L'iritis séreuse suit presque toujours une marche chronique, soit qu'elle mette à se développer un temps assez long, soit qu'elle manifeste, à plusieurs reprises, des tendances à revenir à l'état aigu, complication facile à reconnaître aux épanchements nouveaux qui la caractérisent. Il n'est pas rare de voir l'iritis séreuse prendre, au bout de quelque temps, les caractères de l'iritis plastique, des synéchies multiples se développer et même une occlusion de la pupille survenir.

C'est encore l'iritis plastique à l'état aigu qui permet le meilleur pronostic. Les synéchies sont d'ailleurs la cause des poussées inflammatoires et des récidives dont nous avons à parler, et le pronostic sera favorable tant qu'il n'en existera que peu ou point.

Lorsque le bord libre de l'iris adhère à la capsule sur différents points, il est évident qu'une fois les symptômes inflammatoires dissipés, et les parties encore libres du bord pupillaire reprenant leurs fonctions, toute contraction de l'iris doit déterminer le tiraillement des parties de cette membrane qui sont fixées au cristallin. Ce fait est d'autant plus exact que ces tractions, si elles sont énergiques, suffisent pour déchirer des adhérences peu résistantes, comme cela arrive au moment où, sous l'influence d'une instillation d'atropine, l'iris se dilate brusquement. Ces tiraillements continuels auxquels est exposé le tissu de cette membrane, alors qu'il est à peine délivré de l'inflammation dont il était le siége, donnent aisément la raison des récidives si fréquentes qu'on observe en pareille circonstance.

Toutefois ces dernières reconnaissent encore d'autres causes. Il peut se faire que le bord pupillaire soit fixé par une synéchie postérieure totale, en sorte que toute communication soit interrompue entre les chambres de l'œil. L'humeur aqueuse sécrétée derrière l'iris pousse bientôt en avant les parties périphériques de cette membrane, et y soulève des bosselures qui peuvent être prises par un observateur inexpérimenté pour un gonflement du tissu iridien. Cela peut être porté assez loin pour que l'iris affecte bientôt la forme d'un entonnoir qui aurait son goulot au niveau de la pupille, et sa partie évasée appliquée contre la cornée, quelquefois même adhérente à cette membrane. En pareil cas, non-seulement l'iris distendu est repris d'inflammation, mais la phlogose se propage aux procès ciliaires refoulés en avant.

Lorsqu'il s'est produit entre l'iris et le cristallin des exsudats d'une certaine épaisseur, il n'est pas nécessaire pour couper entre la chambre antérieure et la chambre postérieure toute communication, qu'il se soit épanché des produits agglutinants sur toute la circonférence de la pupille : il peut arriver qu'il soit resté sur divers points des espaces libres, mais par suite de la rétraction, en quelque sorte cicatricielle, que ces masses subissent, les parties du bord libre de l'iris qui en sont exemptes, se trouvent fortement appliquées contre le cristallin, ce qui met l'œil dans le même cas que s'il s'était produit une synéchie postérieure totale (1).

L'iritis, on le voit, met l'iris dans une sorte de cercle vicieux, et c'est une des raisons qui doivent faire redouter cette affection. On s'explique ainsi pourquoi, dans certains cas, tout traitement médical reste impuissant contre elle : la première attaque d'iritis a passé presque inaperçue du malade, il lui est survenu un peu d'injection périkératique et de sensibilité à l'action des rayons lumineux ; une ou plusieurs synéchies sont le résultat de cette première atteinte ; elles en provoquent une seconde à la suite de laquelle il se produit une altération déjà plus manifeste ; peu à peu la communication s'interrompt entre les chambres de l'œil, les parties antérieures de la choroïde se prennent d'une inflammation qui se propage au fond de cet organe, et l'on voit une maladie si bénigne en apparence amener insensiblement la perte absolue de l'œil. Nous n'exagérons pas en attribuant le quart des cécités accidentelles à ce mode de terminaison de l'iritis. On rapporte généralement la gravité de cette affection et la fréquence de ses récidives à l'influence pernicieuse d'une diathèse, tandis que l'une et l'autre dépendent de causes purement mécaniques.

Néanmoins, il faut l'avouer, ce ne sont pas indifféremment toutes les synéchies qui disposent aux récidives pernicieuses dont il est question, et l'on observe quelquefois des malades chez lesquels le champ pupillaire est rempli de produits anciens d'exsudation, presque tout le bord de la pupille fixé à la capsule, et qui jouissent néanmoins d'une bonne vue, sans qu'on puisse, si ce n'est au moyen de l'ophthalmoscope, découvrir le passage

(1) Voy. l'Iridectomie comme moyen curatif dans les cas d'iritis et de choroïdite chronique, etc., par l'auteur, *Gazette hebdomadaire*, 3 sept. 1858.

que suivent les rayons lumineux. Il faut croire que, dans ces cas, l'iris, le plus souvent atrophié, adhère à la capsule par une large étendue de son plan postérieur, en sorte que les parties demeurées libres n'ont pu produire que des tractions très-modérées.

Quant aux changements définitifs que la maladie dont nous nous occupons peut amener dans le champ pupillaire, ils sont de deux sortes; dans le premier cas, on a affaire à une synéchie postérieure totale qui peut laisser la pupille complétement libre, tout en fixant au cristallin le bord pupillaire de l'iris, et qui est la source des accidents que nous avons signalés; dans le second, l'occlusion du champ pupillaire est un obstacle au passage des rayons lumineux, mais il n'en résulte pas que toute communication soit interrompue entre la chambre antérieure et la chambre postérieure. Aussi, dans cette dernière supposition, l'iridectomie peut, même après de longues années, rétablir, au moins en partie, les fonctions de l'œil, heureux effet que l'on a vu quelquefois se produire dans ces cas par l'écartement spontané des fibres atrophiées de l'iris. Au contraire, quand les chambres de l'œil ne communiquent plus ensemble, la pression intra-oculaire augmente sensiblement, l'œil devient dur au toucher, l'acuité de la vue diminue rapidement et le champ visuel se rétrécit d'une manière notable.

Le praticien doit donc fixer essentiellement son attention sur ces accidents et ne pas oublier que tout le bord pupillaire et une portion de la face postérieure de l'iris ne sont séparés du cristallin que par une légère couche de liquide. Une fois cette mince barrière franchie, on voit se dérouler le triste cortége des complications de l'iritis (atrophie de la choroïde et de la rétine, décollement rétinien, excavation du nerf optique, cataracte et finalement atrophie de l'œil).

Etiologie. — L'iritis s'observe à tout âge, chez les nouveau-nés, à la suite des inflammations profondes de la cornée, et chez les vieillards sur lesquels on a pratiqué des opérations, celle de la cataracte, par exemple. Mais si l'on exclut les cas d'iritis secondaire, pour ne considérer que l'iritis primitive, c'est surtout entre vingt et quarante ans qu'on la trouve le plus fréquemment. Lorsque l'iritis primitive se déclare spontanément dans la première enfance, certains médecins, surtout nos confrères anglais, la rapportent à la syphilis héréditaire, et ils disent l'avoir vue se compliquer d'autres symptômes caractéristiques, de pemphigus, par exemple. Entre deux et quinze ans, l'iritis est le plus souvent la conséquence d'une inflammation de la cornée : à partir de la puberté, l'iritis apparaît plus souvent avec les caractères d'une maladie indépendante, ou d'une manifestation diathésique. Les statistiques semblent prouver que l'inflammation dont nous nous occupons, atteint plutôt l'homme que la femme (de Ammon,

Arlt, Ruete, de Hasner). De Ammon (1) et Arlt (2) assurent que l'œil gauche leur a paru plus souvent que le droit le siége d'une iritis, surtout lorsque cette inflammation était en rapport avec l'état général. Il faut dire que dans ce cas il arrive facilement qu'un œil soit quelque temps affecté avant que l'autre ne se prenne.

Les causes auxquelles on a de tout temps le plus souvent attribué l'iritis, sont les diathèses syphilitique et rhumatismale. On doit convenir que sur 100 malades, de 50 à 60 présentent des symptômes syphilitiques. Comme nous l'avons déjà dit, la forme d'iritis dont ils sont atteints est variable; il est possible que le traitement mercuriel, qu'ils ont pour la plupart préalablement suivi, ne soit pas sans influence sur ces différences et que l'iritis se rencontre plus souvent avec sa forme spécifique chez les malades qui n'ont pas fait usage de mercure, que chez les autres. Toutefois, n'admettrons-nous pas, comme de Ammon, qu'on puisse donner à cette iritis spécifique le nom de syphilitico-mercurielle. Sur un grand nombre de malades atteints de cette forme particulière d'iritis, et observés à la clinique de M. de Graefe et dans la nôtre, il n'a été que deux ou trois fois impossible de trouver des symptômes d'infection syphilitique : encore faut-il se demander si, dans ces cas, on ne pouvait pas admettre que la diathèse ne se révélât que par des manifestations très-localisées et bornées à l'iris. Ajoutons que la forme spécifique d'iritis se voit plus souvent quand la maladie a mis beaucoup de temps à se développer que lorsqu'elle a suivi une marche rapide.

On a voulu trouver dans la diathèse rhumatismale une des causes fréquentes de l'iritis. On ne saurait nier que beaucoup de personnes atteintes d'iritis chronique n'accusent des douleurs rhumatismales, soit musculaires, soit articulaires; mais on ne sait rien des relations qui existent entre l'inflammation de l'iris et la dyscrasie rhumatismale, très-mal connue elle-même, et il faut convenir que cette dernière ne semble coïncider plus particulièrement avec aucune forme d'iritis. On a signalé au pourtour de la cornée, une inflammation du tissu épiscléral très-prononcée et produisant une injection périkératique d'une teinte violacée, ainsi qu'un léger œdème des paupières, comme signes pathognomoniques de l'iritis rhumatismale; mais aucune statistique bien précise ne se montre à l'appui de ces assertions faites sans doute sous l'inspiration d'une idée préconçue en faveur de l'origine diathésique de certaines variétés d'iritis.

On a longtemps attribué l'iritis séreuse à une diathèse scrofuleuse, d'où le nom d'iritis scrofuleuse attribué par quelques auteurs à cette maladie

(1) *De iritide*. Lipsiæ, 1838, p. 7.

(2) *Loc. cit.*, t. II, p. 47.

(Ad. Schmidt, Arlt) ; ce serait aussi sous l'influence de la scrofule que se développerait la synéchie postérieure totale avec distension et accollement à la cornée des parties périphériques de l'iris, et se terminant par atrophie ou par hydrophthalmie de l'œil. Assurément l'iritis séreuse qui marche avec tant de lenteur et manifeste si peu de tendance à laisser un exsudat s'épancher entre le bord pupillaire et la capsule, se rencontre très-fréquemment chez les sujets faibles, dont la peau est tendre et s'irrite facilement.

Les autres dyscrasies (tuberculeuse, cancéreuse) n'attaquent l'iris qu'une fois que tout le globe de l'œil a été envahi, et pour ce qui est de la diathèse tuberculeuse, elle n'a jamais montré la moindre tendance à se localiser dans l'iris.

Quant aux causes directes qui peuvent agir sur cette membrane et y provoquer une phlogose, signalons toutes celles qui y amènent une congestion assez prolongée. Ainsi l'iritis s'observe après un traumatisme de la cornée, lorsqu'il y a pénétré un corps étranger, ou par suite du frottement continuel qu'exerce un corps de même nature séjournant dans le sac conjonctival. On voit souvent l'iris s'enflammer à la suite d'une opération; mais dans la plupart des cas, c'est, comme on peut le remarquer, consécutivement à une irritation dont la cause persiste, irritation qui peut, par exemple, provenir de la présence de masses corticales du cristallin qui sont restées dans l'œil et s'y sont gonflées. On a beaucoup exagéré la vulnérabilité de l'iris et longtemps prétendu qu'il suffisait du frottement exercé contre cette membrane par le passage d'un instrument ou du cristallin traversant la pupille pour provoquer une iritis. Une observation attentive permet le plus souvent de juger que l'inflammation reconnaît dans ces cas une autre cause.

L'iritis peut apparaître comme complication d'une autre inflammation de l'œil, en particulier de celle des couches profondes de la cornée et des parties antérieures de la choroïde. Ainsi, comme nous l'exposerons dans l'article suivant, les choroïdites se compliquent très-facilement d'iritis, et cette coïncidence peut même se manifester d'un œil à l'autre : par exemple, si quelque action vulnérante a frappé un œil, et si l'inflammation y est entretenue par la présence d'un corps étranger, l'autre œil pourra se prendre par une raison encore mal connue et que l'on désigne sous le nom vague de sympathie. D'ailleurs, l'influence que l'un des yeux a sur l'autre se fait déjà sentir par la contraction de l'iris resté sain, quand l'autre est affecté d'inflammation, et par la difficulté que le malade éprouve à s'appliquer.

Thérapeutique. — L'une des premières indications du traitement est de mettre l'organe malade dans le repos le plus complet. Les efforts continuels de contraction auxquels l'iris est sujet, lorsque l'œil reste exposé aux variations de la lumière, ne peuvent avoir qu'une action très-défavorable sur son tissu enflammé. Aussi les mydriatiques, surtout le sulfate d'atropine, sont du meilleur effet, et ce traitement doit être, avant tout autre, rigoureusement observé. En effet, outre le repos qu'on donne ainsi au tissu malade, on garantit les parties centrales de la capsule des adhérences et des opacités qui pourraient s'y fixer et deviendraient dans la suite très-funestes pour la vue. En sus des avantages que nous venons de signaler, les mydriatiques favorisent la circulation intra-oculaire : en même temps que la pression interne diminue, la paralysie des muscles intrinsèques, en annulant leurs contractions, s'oppose aux congestions passagères, mais nuisibles, qui en seraient le résultat.

Il faut évidemment que l'action de l'atropine puisse s'effectuer sans difficulté, et pour cela il est indispensable d'abord que la solution soit absorbée, et en second lieu que les changements déjà survenus dans les parties malades ne lui opposent pas des résistances trop considérables à vaincre. Aussi, lorsque par suite d'une augmentation très-notable survenue dans la tension de l'œil, le mydriatique ne peut pénétrer dans la chambre antérieure, il reste sans action sur les nerfs de l'iris. Les expériences de M. de Graefe ont prouvé que peu de temps après une instillation d'atropine, l'humeur aqueuse retirée à l'aide d'une seringue d'Anel de la chambre antérieure d'un lapin, contient une proportion de mydriatique suffisante pour dilater une autre pupille; mais si la tension de l'œil devient très-considérable, c'est en vain qu'on chercherait l'atropine dans la chambre antérieure. D'un autre côté, la solution dilatatrice peut être chassée du sac conjonctival par le produit d'un larmoiement abondant, ce qu'il faut craindre principalement toutes les fois qu'on a affaire à une iritis aiguë.

Lorsqu'on instille l'atropine à une période peu avancée de la maladie, où il n'existe encore que de faibles adhérences, on évite par la dilatation, si on l'obtient, l'un des plus grands dangers de la maladie. Il est bien rare qu'il se forme des synéchies lorsque la pupille est fortement dilatée; mais si l'inflammation a gagné assez d'intensité pour que le tissu iridien soit gorgé d'exsudat et ait contracté des adhérences avec le cristallin, il faudra recourir, à plusieurs reprises, à l'instillation d'une solution assez concentrée du mydriatique (5 centigrammes pour 10 grammes d'eau distillée), afin d'amener une dilatation modérée, qu'il ne sera possible de rendre plus complète que quand les phénomènes inflammatoires auront beaucoup diminué d'intensité. En pareil cas, les synéchies se distendent et s'allongent avant de se rompre, et l'emploi de l'atropine, prolongé pendant des mois entiers, peut souvent suffire pour dégager le bord pupillaire. S'il existe des adhérences très-résistantes et étendues entre l'iris et le cristallin, les instillations d'atropine n'ont d'autre effet que de produire dans le bord pupillaire une sorte d'échancrure au niveau de la partie de l'iris qui est restée libre. Enfin, dans certains cas d'iritis parenchymateuse, la pupille est entièrement privée de la propriété de se dilater, et néanmoins, même dans ces cas, il ne faut pas négliger l'application du remède dont nous nous occupons.

On a beaucoup discuté sur les inconvénients que peuvent avoir les mydriatiques dans le traitement de l'iritis, et cependant il en existe à peine. Ainsi lorsqu'on a, pendant plusieurs semaines, instillé dans un œil malade une solution forte d'atropine, il peut arriver que le sac conjonctival s'enflamme et qu'il se développe des granulations. Nous avons traité, à la vérité, un malade qui, après un usage très-prolongé de ce mydriatique, fut obligé de le discontinuer à cause de l'irritation qui survint dans la conjonctive. Essayant, quelques semaines après, de reprendre l'instillation d'atropine, il fut atteint d'une conjonctivite granuleuse aiguë si intense qu'elle mit un temps assez long à disparaître complétement. Mais ce sont là des observations tout à fait exceptionnelles. Lorsqu'on voit que la conjonctive se boursoufle, qu'il y survient une sécrétion muco-purulente, on doit discontinuer l'atropine pour la remplacer par l'extrait de belladone ou de jusquiame (1 gramme pour 10 grammes d'eau distillée), qu'on filtrera avec beaucoup de soin.

On a accusé les mydriatiques de déterminer, dans certains cas, une mydriase permanente. Cet effet ne pourra se produire que sur des iris atrophiés, ou lorsque, dans un cas d'iritis plastique, il se sera formé en arrière de l'iris dilaté, des produits d'exsudation qui retiendront cette membrane dans un état de dilatation permanente. D'ailleurs, les observations en sont aussi extrêmement rares, et presque toujours on a pu constater avec le temps une diminution notable de la mydriase (1).

Les instillations d'atropine sont encore d'un excellent effet pour calmer les douleurs des malades, et il y en a peu qui n'en témoignent bientôt leur satisfaction. Il faut les répéter de quatre à huit fois par jour. Nous croyons, contrairement à l'avis de bien des médecins, que, plus fréquentes, elles deviendraient non-seulement inutiles, mais nuisibles ; car les instillations répétées jusqu'à trente fois par jour privent le malade d'une condition hygiénique capitale, en lui enlevant son repos. D'un autre côté, nous insistons pour que l'on continue l'emploi de l'atropine plusieurs semaines après la disparition de tout symptôme inflammatoire, soit dans le but de déchirer des synéchies qui ont résisté jusque-là, soit pour prévenir les contractions

(1) Cunier rapporte un cas où, par l'action de l'atropine, l'iris retenu par son bord libre se détacha du corps ciliaire. Ce phénomène exceptionnel fut très-heureux pour le malade, en lui rendant la vue qu'il avait perdue par l'oblitération de l'ancienne pupille.

fatigantes et nuisibles de l'iris. Le repos plus ou moins complet de l'œil malade et les instillations d'atropine sont donc indispensables dans le traitement de toutes les formes d'iritis. Quant à la médication, elle doit varier suivant les cas.

Iritis simple et plastique. — Dans l'inflammation aiguë qui s'accompagne d'une irritation considérable, on peut recourir, surtout si l'œil est très-douloureux, même au toucher, à l'application de huit à douze sangsues sur la tempe ou derrière les oreilles, application qu'on fera le soir, le malade étant couché. Il est indispensable de lui procurer un sommeil assez tranquille, et il faut, dans ce but, pour calmer les douleurs, lui administrer une dose de morphine ou d'opium. Si l'on désire voir tomber l'inflammation le plus tôt possible, on fera coucher le malade et on lui prescrira des tisanes chaudes et sudorifiques.

Pendant la période aiguë, on pourra recourir aux purgations dérivatives et aux bains de pieds ; si l'on remarque que l'iritis s'accompagne d'une exsudation abondante, on prescrira deux ou trois prises de calomel par jour (à 5 centigrammes), et des frictions d'onguent mercuriel. On n'emploiera ce traitement mercuriel jusqu'à la salivation que dans les cas exceptionnels où l'exsudation plastique marcherait avec assez de violence pour qu'on pût redouter l'occlusion de la pupille ou la formation d'une synéchie postérieure totale, ou si l'iris fortement décoloré se couvrait d'un exsudat grisâtre, en même temps qu'il s'accumulât une grande abondance d'éléments purulents dans la chambre antérieure.

Des frictions sur le front avec l'onguent mercuriel belladoné restent sans action propre sur la dilatation de la pupille, mais on ne saurait leur refuser une influence indirecte sur la maladie. Il y a quelque temps, nous avons observé une dame qui fut prise de salivation après une seule application d'une petite quantité de pommade mercurielle sur le front.

Les iritis simples et peu intenses n'exigent pas un traitement aussi énergique que celui que nous venons d'indiquer. L'atropine, le repos et de légères purgations en ont rapidement raison. D'ailleurs nous ne nous sommes pas encore trouvé dans la nécessité de recourir à la saignée, à cause de la violence des phénomènes morbides. On est bien revenu de ces évacuations sanguines abondantes qui, en affaiblissant beaucoup le malade, retardent considérablement la guérison et ne préviennent pas les complications les plus redoutables.

Lorsqu'on voit que la tension de l'œil augmente, que l'humeur aqueuse se trouble notablement, qu'il se forme un hypopion, et que le malade est tourmenté par des douleurs insupportables (que ni l'atropine, ni l'opium ne calment), on doit recourir à la paracentèse de la chambre antérieure à l'aide d'une aiguille à paracentèse que l'on introduit vers la circonférence de la cornée. Une fois l'instrument porté dans l'œil, on en abaisse le manche et l'on s'efforce de faire écouler très-lentement l'humeur aqueuse. Souvent, pour atteindre ce but et éviter la congestion brusque des membranes internes, il faut pratiquer la paracentèse en retirant rapidement l'aiguille, et en entr'ouvrant alors la plaie avec précaution au moyen d'un stylet que l'on presse légèrement contre les parties voisines. Le soulagement immédiat que cette petite opération procure au malade est digne de remarque. Si, à la suite d'une iritis intense, il s'est formé un hypopion considérable qui ne se déplace que très-difficilement, il est indispensable de pratiquer, pour l'évacuer, une ouverture assez large, à l'aide du couteau lancéolaire. On recommencera cette opération dès que la collection purulente remplira plus du quart de la chambre antérieure.

Dans certains cas exceptionnels, tous ces moyens thérapeutiques restent inefficaces; des exsudations considérables ont produit une occlusion de la pupille qui s'accompagne souvent d'une synéchie totale, cause d'une augmentation dans la pression intra-oculaire. C'est alors qu'on doit recourir sans balancer à l'iridectomie. La détente que cette opération produit dans l'œil, l'évacuation du contenu de la chambre antérieure, l'émission sanguine locale qui s'y joint, agissent très-favorablement, et, sous l'influence de ce traitement, la maladie change de caractère. Une règle importante à suivre est de ne pas trop tarder à pratiquer l'opération, une fois qu'on a pu se convaincre que toute médication est impuissante à empêcher la production de la synéchie totale. Il n'arrive que trop souvent de voir des iritis de ce genre traitées pendant des mois entiers, amener inévitablement par les récidives auxquelles elles sont sujettes, une occlusion de la pupille qui nécessite ultérieurement l'opération, tandis qu'on aurait pu, en la pratiquant assez tôt, épargner au malade de vives souffrances et les ennuis d'une affection interminable. Une longue expérience permet de reconnaître aisément les cas où l'opération seule peut accélérer la marche traînante de la maladie, et cela en dépit des praticiens qui ont toute opération en horreur, lorsqu'ils croient parvenir par un traitement médical de quelques années, à faire disparaître une inflammation rebelle entretenue par les produits qu'elle a elle-même déposés.

L'*iritis traumatique* exige quelques modifications dans le traitement que nous avons indiqué. Ainsi, toutes les fois que l'inflammation résulte d'une contusion forte de l'œil, on ne doit pas hésiter à appliquer sur-le-champ un certain nombre de sangsues, à instiller de l'atropine et à faire usage du mercure pour prévenir autant que possible une inflammation violente. Dans tous les cas où un corps étranger ayant pénétré dans l'œil, se serait implanté dans l'iris, on devrait l'extraire avec soin. Si le cristallin blessé se gonfle et entraîne ainsi des phénomènes inflammatoires du côté de l'iris, on essayera de le faire sortir par une extraction linéaire que l'on combinera le plus souvent avec l'excision d'une portion de l'iris. Le gonflement de la cataracte traumatique est fréquemment la cause d'une iritis purulente qui amène la destruction de l'œil; mais le traitement indiqué peut prévenir cette fatale issue. On ne doit pas, en pareil cas, reculer devant l'opération, alors même que l'œil serait le siége d'une inflammation assez vive et d'une injection périkératique prononcée. Après la sortie du cristallin gonflé, les douleurs se calment subitement et l'inflammation diminue notablement de violence.

Lorsque l'iritis provient d'un prolapsus partiel consécutif à une blessure perforante de la cornée, il est nécessaire d'exciser avec le plus grand soin la portion d'iris qui fait saillie au dehors; cela fait, l'inflammation et les symptômes d'irritation, qui peuvent provoquer des vomissements chez les sujets faibles, ne tardent pas à disparaître.

Il existe une forme particulière d'iritis que l'on observe chez les sujets faibles et anémiques à la suite d'opérations pratiquées sur l'œil, principalement après l'extraction de la cataracte. Cette inflammation se caractérise par la production de cellules de pus et la tendance qu'elle montre à s'étendre aux parties antérieures de la choroïde. Une médication antiphlogistique est impuissante à arrêter les progrès du mal; au contraire, tout ce qui contribue à affaiblir le malade, accélère la marche funeste de la maladie. Dans ces cas, l'application des compresses chaudes, de six à douze heures par jour, a paru d'un très-bon effet : la génération des cellules de pus s'arrête et l'on voit disparaître par résorption des hypopions considérables. En même temps, l'emploi d'une décoction de quinquina a été recommandé par quelques praticiens émérites (1).

Le traitement de l'*iritis séreuse* exige des soins particuliers. L'injection périkératique y est modérée, ce qui montre suffisamment le peu de fruit qu'il faudrait attendre en pareil cas, d'évacuations sanguines. Cette maladie se caractérise, on le sait, par une augmentation dans la sécrétion de l'humeur aqueuse. Il faut donc combattre cette tendance par des actions dérivatives exercées sur l'intestin, sur les reins et sur la peau. Ainsi des purgations salines répétées (eau de Pullna, de Friedrichshall, de Kissingen, etc.), agissent souvent très-favorablement. Il est encore plus efficace et moins fatigant pour le malade d'augmenter la sécrétion urinaire, en même temps qu'on aide à la transpiration. C'est dans ce but qu'il faut prescrire des infusions de salsepareille, de bois de gaïac, etc., que le malade prendra chaudes le matin, en gardant le lit pour transpirer pendant

(1) *Die vermerten Gefahren einer Hornhautvereiterung bei der Staaroperation.* Berlin, 1862, par le docteur Mooren (*Annales d'oculistique*, mars et avril 1862).

plusieurs heures. La décoction de Zittmann est un excellent remède contre l'iritis séreuse.

Il est bon que, pendant le traitement, le malade sécrète une quantité considérable d'urine, et si les tisanes seules n'y suffisent pas, on prescrira des diurétiques tels que l'acétate de potasse, l'eau minérale de Wildungen, etc. Le tartre stibié à petites doses, recommandé par beaucoup de médecins, et l'iodure de potassium tant vanté en pareille circonstance, ne nous ont pas semblé donner de bons résultats.

Les dérivatifs cutanés, tels que de larges vésicatoires, des cautères, un séton à la nuque, ont été souvent employés. Nous ne sommes pas, pour nous, partisan de cette dernière méthode, surtout quand il s'agit de personnes délicates, dont la peau facilement irritable est sujette, sous l'excitation produite par ces révulsifs, à des éruptions eczémateuses, quelquefois plus rebelles encore au traitement que l'iritis elle-même.

Lorsque la maladie change de caractère, qu'il se forme des produits plastiques dans le champ de la pupille et qu'il s'accumule dans la chambre antérieure une quantité notable d'éléments de pus, il faut recourir au traitement de l'iritis plastique. Tant que durera le traitement de l'iritis séreuse, il sera nécessaire de fixer toute son attention sur le champ visuel, et dès qu'on y remarquera un rétrécissement, on devra le combattre par l'évacuation réitérée de l'humeur aqueuse ou par l'excision d'une portion de l'iris. Il ne faut pas perdre de vue que cette maladie est très-sujette à se transformer en irido-choroïdite et à prendre les caractères du glaucôme.

L'*iritis parenchymateuse et l'iritis syphilitique* nécessitent un traitement assez rigoureux. Aussitôt que nous reconnaissons cette forme, il est rare que nous nous abstenions de l'emploi du mercure, quoi qu'en disent les partisans d'une nouvelle école qui combat, peut-être avec raison, l'usage de ce médicament contre la syphilis. Presque tous accordent que les préparations mercurielles parviennent plus vite que toutes les autres à faire disparaître les manifestations de l'infection syphilitique, et c'est justement le but qu'il faut atteindre, lorsque la maladie éclate dans un organe aussi délicat que l'œil, et lorsqu'il s'agit, avant tout, d'empêcher, le plus tôt possible, des altérations dont les fonctions de l'œil souffriraient toujours. Qui oserait, en pareil cas, temporiser et s'en rapporter à une médication aussi lente que celle qu'emploient les antimercurialistes? Nous disons plus, on devra faire usage du mercure contre les inflammations parenchymateuses des membranes internes de l'œil, alors même que la syphilis semblerait n'y être pour rien; et, en effet, l'expérience a démontré que ce médicament est de tous le plus efficace contre l'hypergénèse des éléments du tissu cellulaire causée par une irritation inflammatoire, et celui qui amène le plus facilement la résorption du tissu néoplastique.

On prescrira donc des pilules de sublimé opiacé et des frictions d'onguent mercuriel belladoné sur le front et sur les tempes. Si le malade supportait difficilement ce médicament, qu'il occasionnât des gastralgies, on lui substituerait le protoiodure de mercure, soit en pilules, soit en solution, combiné à l'iodure de potassium. Cette combinaison permet d'administrer des doses de mercure assez élevées (de 5 à 10 centigrammes par jour). Au traitement mercuriel, on joindra l'usage des diaphorétiques et l'on fera prendre dans ce but 500 grammes de décoction de Zittmann pure ou coupée de parties égales d'eau chaude. On évitera, en même temps, d'exposer le malade pendant ce traitement à des variations brusques de température, et pour cela, on lui fera garder le lit une grande partie de la journée.

Quand une exsudation considérable menace d'amener l'occlusion de la pupille, ou quand les boutons syphilitiques prennent un développement tel qu'ils remplissent une grande partie de la chambre antérieure, on fera bien d'exciser une portion de l'iris, et de faire alors l'excision de telle sorte qu'elle comprenne la partie de cette membrane qui paraît le plus altérée.

Pendant tout le traitement de l'iritis, en général, il est urgent de surveiller le régime du malade, car on n'a que trop souvent l'occasion de voir survenir des rechutes qui n'ont d'autre cause qu'un écart de régime, surtout un excès de boisson.

Comme c'est de la présence des synéchies que dépend essentiellement la prédisposition aux récidives, il faudra, par un emploi continu d'atropine, même après la disparition des phénomènes inflammatoires, tenter de déchirer les synéchies anciennes. Si la solution ordinaire d'atropine était insuffisante, on pourrait, suivant le conseil de M. Streatfeild (1), se servir de papier brouillard imbibé d'une solution concentrée d'atropine (2).

Il va sans dire qu'il faut étudier avec soin la constitution du malade, afin qu'une fois la première attaque de la maladie arrivée à son terme, on puisse prévenir les rechutes par un traitement général. Les sujets qui présentent les symptômes d'une infection syphilitique, ou souffrent de rhumatisme chronique, tirent les plus grands avantages de l'hydrothérapie. Dans

(1) *Ophthalmic Hospital reports.* Vol. III, n° IV, p. 310.

(2) Ce papier s'emploie sous forme de petits carrés que l'on place entre les paupières et le globe de l'œil. Il ne cause que très-peu de gêne, et on peut l'enlever au bout de quinze à trente minutes. L'action du mydriatique est bien plus intense lorsqu'il se dissout peu à peu dans le contenu liquide du sac conjonctival (car alors elle se produit d'une manière continue) que si l'on instille quelques gouttes d'une solution même concentrée, et qui sont rapidement éliminées. Ce mode d'administration nous a semblé très-avantageux pour éviter les inconvénients que présente l'atropine en solution, en provoquant chez quelques personnes la sécheresse du gosier et même des symptômes d'intoxication.

ce traitement, la méthode des transpirations prolongées et des lotions froides sur le corps enveloppé de draps mouillés et mis ainsi à l'abri du contact direct de l'air, doit être préférée à celle qui préconise les bains et les douches froides. On peut, en effet, dire qu'en général les bains sont mal supportés par les malades atteints d'affections oculaires, surtout lorsque le cuir chevelu reste longtemps imprégné d'humidité.

Si l'on voit, au contraire, que les rechutes de l'iritis ne proviennent que de la présence de synéchies, on fera bien mieux de soumettre l'œil à une opération que d'imposer au malade un traitement fort long et le plus souvent inefficace.

ARTICLE III.

IRIDO-CHOROÏDITE. — CYCLITE.

Considérations générales. — Cette maladie, quoique très-répandue, et si marquante dans le cadre nosologique des affections de l'œil, n'a jusqu'à présent guère trouvé place dans les traités ophthalmologiques. On doit chercher la cause de cette négligence dans la variété des formes qu'elle affecte et dans l'extrême difficulté qu'on éprouve à les réunir sous un seul chef. Nous commencerons par séparer deux catégories d'irido-choroïdite, distinctes quant à leur point de départ, et par en tracer les symptômes saillants. Ce sont :

A. L'irido-choroïdite consécutive à une iritis.

B. L'irido-choroïdite, dont le siége était primitivement la choroïde.

A. L'irido-choroïdite se développe, comme nous l'avons vu, à la suite d'une iritis, surtout lorsqu'une synéchie totale intercepte toute communication entre les chambres de l'œil. Dans ce cas, le mal prend sa source dans les tiraillements que subissent sans relâche les parties antérieures de la choroïde. D'un autre côté, l'équilibre se trouve interrompu entre la pression du fond et des chambres de l'œil, par suite de l'interposition du diaphragme que constituent l'iris et le cristallin accolés, et la tension interne s'en trouve notablement altérée. Ainsi, en ponctionnant la cornée sur un œil atteint de synéchie totale, on ne produit qu'un écoulement incomplet de l'humeur aqueuse et le cristallin ne vient pas se placer directement contre la face postérieure de la cornée, comme cela arrive à l'état normal.

Une fois que la périphérie de l'iris se bombe et proémine en avant, les accidents du côté de la choroïde ne tardent pas à éclater. Si le champ pupillaire n'est pas occupé par des exsudats plastiques et qu'il permette l'examen ophthalmoscopique, le corps vitré se montre opacifié surtout dans ses parties antérieures. Les opacités qui s'y développent sont, au début, très-fines ; plus tard elles deviennent filamenteuses ou membraneuses. En même temps que cette exsudation s'effectue avec plus ou moins de rapidité, on peut voir se produire dans la chambre antérieure un hypopion qui, par son apparition brusque ainsi que par sa disparition souvent très-rapide, marque qu'il a pris son point de départ dans les parties antérieures de la choroïde.

Un autre signe manifeste de la participation de la choroïde à l'iritis est le gonflement des vaisseaux et particulièrement des veines de l'iris, sans que la turgescence rapide dont ils deviennent le siége s'explique par l'état inflammatoire de cette membrane. Les gros vaisseaux, voisins du tissu épiscléral, au pourtour de la cornée, s'accusent aussi plus nettement. Le toucher révèle, au pourtour de la cornée, une vive sensibilité. L'œil n'est, en effet, que rarement sensible au toucher que l'on pratique à travers les paupières, lorsqu'il ne s'agit que d'une inflammation de l'iris; mais dès que les parties antérieures de la choroïde se prennent, l'attouchement de la sclérotique devient, presque dans tous les cas, très-pénible au malade, qui le témoigne en renversant brusquement la tête.

Signalons encore l'augmentation notable des troubles survenus dans la vision, le rétrécissement progressif du champ visuel, et nous aurons la série complète des phénomènes principaux qui constituent l'irido-choroïdite. Pendant la période aiguë de la maladie, le globe oculaire est dur au toucher, mais peu à peu cette dureté fait place à un ramollissement considérable (conséquence du décollement de la rétine).

B. L'irido-choroïdite qui commence par la choroïde diffère de la première en ce que des troubles notables dans les fonctions de l'œil précèdent généralement la manifestation des signes inflammatoires du côté de l'iris, et en ce que cette membrane ne porte pas l'empreinte d'une inflammation primitive. Des épanchements abondants peuvent s'être formés dans le corps vitré, avoir soulevé la rétine, altéré la nutrition du cristallin jusqu'à produire des opacifications notables de cet organe; et ce n'est qu'alors qu'un exsudat plastique amène l'occlusion de la chambre postérieure, et que l'iris enflammé proémine en avant, accidents qui ont, au bout de quelque temps, pour résultat l'atrophie du globe oculaire. Des poussées inflammatoires accompagnées de douleurs ciliaires intenses peuvent amener peu à peu la forme d'irido-choroïdite que nous avons signalée plus haut; mais, même à une époque avancée de la maladie, il est souvent possible encore de dire quel en a été le point de départ. Voici les trois signes essentiels qui doivent guider dans cette recherche.

1° Une conservation de l'intégrité du tissu de l'iris en disproportion avec les troubles fonctionnels de l'œil.

2° La présence très-fréquente d'opacités dans le cristallin, sans même que l'iris soit devenu le siége d'une exsudation abondante.

3° La diminution notable de l'acuité de la vision centrale ou la perte absolue d'une partie du champ visuel (lorsqu'il s'est fait un décollement rétinien), ce qui est bien moins fréquent si la maladie provient de l'iritis, auquel cas, à la vérité, le champ visuel se rétrécit, mais sans troubler aussi considérablement la vision centrale.

Ayant ainsi marqué les différences relatives au point de départ de chacune des formes de l'irido-choroïdite, nous devons les étudier en elles-mêmes, et dans cette étude nous insisterons de préférence sur les variétés dans lesquelles la partie antérieure de la choroïde s'enflamme tout d'abord et avant l'iris, variétés depuis longtemps désignées sous le nom vague de *cyclites*. Nous en admettons trois principales, l'irido-choroïdite plastique, l'irido-choroïdite séreuse et l'irido-choroïdite parenchymateuse (suppurative).

1° *Irido-choroïdite plastique. Symptômes anatomiques.* — Cette maladie, quoique devenant la source d'une exsudation abondante à la surface des parties affectées de la choroïde, se soustrait aux investigations de l'observateur, par ce fait que le corps ciliaire échappe à l'examen direct. Même lorsqu'on dilate fortement la pupille, il est impossible d'apercevoir la crête des procès ciliaires, et leur base est tout aussi inaccessible à l'ophthalmoscope. Aussi, quand la maladie dépose principalement ses produits dans ces parties et quand l'iris n'y prend qu'une faible part, on comprend facilement combien le diagnostic devient difficile.

L'attention du médecin est éveillée par une injection périkératique souvent assez prononcée et ne pouvant se rapporter ni à l'état de la cornée ni à celui de l'iris. Cette dernière membrane peut être décolorée et montrer une hypérémie assez marquée. On y distingue même quelquefois un certain nombre de vaisseaux et l'on rencontre de temps en temps une augmentation assez notable dans la profondeur de la chambre antérieure; mais à cette époque, presque aucun exsudat plastique n'apparaît dans le champ pupillaire, et ce n'est que dans un âge plus avancé de la maladie que les symptômes de l'iritis deviennent plus apparents. En résumé, à ce moment, l'injection périkératique, la vascularisation de l'iris, l'accroissement en profondeur de la chambre antérieure et la sensibilité de l'œil au toucher sont les seuls signes de l'irido-choroïdite plastique. Après les progrès ultérieurs de la cyclite, la maladie se caractérise beaucoup plus nettement par les troubles qui se manifestent dans l'humeur vitrée.

L'*irido-choroïdite séreuse* montre une injection périkératique bien moins prononcée; on voit apparaître brusquement des opacités très-légères dans les parties antérieures du corps vitré, en même temps que surviennent, en général, les symptômes d'une iritis séreuse. (La surface postérieure de la cornée se couvre d'une foule de petits points à peine perceptibles à la loupe et à l'éclairage oblique.)

Un observateur attentif peut alors reconnaître sans difficulté une augmentation dans la tension de l'œil. La chambre antérieure gagne assez notablement en profondeur et l'iris perd beaucoup de sa mobilité. La vision se trouble et il n'est pas rare de voir la maladie changer brusquement de caractère, soit pour se transformer en irido-choroïdite plastique, soit pour prendre les caractères de l'irido-choroïdite suppurative qui se reconnaît à la production rapide d'un hypopion considérable. Entre toutes les formes d'irido-choroïdite, c'est la forme séreuse qui présente les symptômes les moins tranchés et que l'on confondrait le plus facilement avec l'iritis séreuse, ou encore avec le glaucôme chronique, dont elle peut aisément prendre les caractères, si l'on négligeait de fixer son attention sur l'état du corps vitré.

Irido-choroïdite parenchymateuse, suppurative. — Une injection périkératique très-prononcée, compliquée d'un léger chémosis, se montre quelquefois pendant plusieurs jours, sans qu'on puisse s'en expliquer la présence. La vision ne s'altère que peu ou point, l'iris fonctionne bien ; à part l'hypérémie et une faible vascularisation dont elle est le siége, cette membrane n'éprouve pas de modifications apparentes. Aucune exsudation ne se fait dans le champ pupillaire. Tout d'un coup, un hypopion considérable apparaît pendant quelque temps pour disparaître bientôt en totalité. Cet hypopion peut se reproduire, il séjourne alors de plus en plus dans la chambre antérieure, puis la vue se trouble considérablement ; le corps vitré devient floconneux, l'iris s'enflamme d'une manière manifeste, et l'on peut constater dans son tissu et dans celui des parties antérieures de la choroïde une infiltration purulente jointe à une hypergénèse des éléments cellulaires.

Marche de l'irido-choroïde (cyclite) en général. — Les phénomènes inflammatoires peuvent disparaître peu à peu, les opacités du corps vitré se dissiper, l'hypopion se résorber en ne laissant qu'une légère opacification à la surface postérieure de la cornée. Si, au contraire, la maladie fait des progrès, des exsudats plastiques et purulents se forment dans la trame et à la surface de la choroïde, et, en s'organisant, ils constituent des croûtes vasculaires souvent fort épaisses. Peu à peu ils gagnent les parties postérieures de l'iris et s'enflamment facilement sous l'influence de la moindre irritation directe de cette membrane. Le tissu iridien, par suite de la compression que subissent ses vaisseaux, s'atrophie successivement, et peu à peu la nutrition du corps vitré et du globe oculaire est tellement entravée que cet organe s'atrophie.

Dans cette période avancée du mal, on observe une choroïdite générale avec une atrophie notable des éléments nerveux de la rétine qui s'infiltre parfois de granulations pigmentaires, et, dans d'autres cas, est soulevée par des produits séreux d'exsudation et proémine dans le corps vitré réduit de volume et rempli d'opacités ou de globules de pus, s'il s'agit d'une cyclite suppurative.

Lorsque dans un état avancé de la maladie, on essaye d'exciser une partie de l'iris fixé au cristallin, on éprouve de grandes difficultés à saisir le tissu de cette membrane qui, fortement atrophiée, ne laisse pas de prise. Le feuillet de pigment et les masses résistantes d'exsudat qui sont en arrière, ne peuvent qu'exceptionnellement être attirés au dehors, et le plus souvent une inflammation consécutive oblitère bientôt le trou pratiqué pour la pupille artificielle.

Si la persistance de l'ancienne pupille et la transparence du corps vitré permettent encore l'examen ophthalmoscopique, on peut constater, mais non sans peine, une hypérémie de la rétine (rougeur de la papille, gonflement et flexuosités des veines). Il n'est guère possible de déclarer si la choroïde est hypérémiée ou non, d'autant plus que le trouble survenu dans les milieux de l'œil rend l'appréciation du calibre des gros vaisseaux et de la coloration des diverses parties de la choroïde bien autrement difficile encore qu'à l'état normal.

Anatomie pathologique. — Nous ne croyons mieux faire pour tracer un tableau exact des phénomènes si variables que cette maladie présente, que de rapporter quelques autopsies exécutées par les hommes les plus compétents en cette matière, et empruntées aux archives d'ophthalmologie (1).

(1) Observation I. (*A. f. O.*, T. VI, A. 1, p. 145.) — Paul W..., âgé de douze ans, entre dans la clinique de M. de Graefe pour une blessure pénétrante de l'œil droit faite par des ciseaux lancés contre lui deux jours auparavant. La plaie scléroticale est très-petite et disparaît sous le chémosis. Aucun gonflement des paupières. Le globe de l'œil, un peu proéminent en avant, se meut avec difficulté. Œdème gélatiniforme considérable de la conjonctive bulbaire. La surface postérieure de la cornée est couverte d'un enduit gris jaunâtre ; l'humeur aqueuse est le siége d'un trouble diffus et contient quelques flocons de pus. L'iris est infiltré, de couleur jaunâtre, le champ pupillaire, assez large du reste, se trouve rempli d'une masse purulente membraneuse et demi-transparente. La tension de l'œil semble augmentée.

Diagnostic. — Iritis purulente accompagnée de cyclite et de choroïdite purulente. Peu à peu les phénomènes morbides augmentent ; une iridectomie exécutée dans le but de combattre une névralgie très-pénible ne parvient qu'à diminuer momentanément les douleurs et l'exagération de la pression intra-oculaire. Sept semaines après l'accident, l'énucléation de l'œil est pratiquée, et le diagnostic des altérations survenues est dicté par M. de Graefe de la manière suivante : infiltration purulente de tout le corps vitré, production de tissu cellulaire et de vaisseaux (?) de nouvelle formation, destruction des éléments nerveux de la rétine par infiltration purulente, probablement accompagnée d'un décollement rétinien étendu. Augmentation de la tension du globe oculaire, peut-être suivie d'une excavation du nerf optique. Possibilité de la présence d'un corps étranger dans l'œil. — L'autopsie de l'œil, après un

Étiologie. — Il serait nécessaire de répéter, à propos de l'irido-choroïdite, tout ce que nous avons dit des causes de l'iritis. Nous nous bornerons donc à en mentionner deux des plus fréquentes, les blessures, et l'action sympathique qu'un œil enflammé exerce sur l'autre. La plupart des yeux qui s'atrophient après avoir été blessés, ont passé par les phases d'une irido-choroïdite. Le développement de cette maladie se fait d'autant plus facilement que la plaie est plus étendue et qu'une partie de l'objet vulnérant est restée dans l'œil. Les corps étrangers le plus fréquemment observés en pareil cas, sont des morceaux de capsule, des grains de poudre de chasse, de petits plombs et de petits éclats de pierre. Il est très-rare qu'un corps étranger s'enkyste et reste dans l'œil sans danger pour cet organe, mais même dans ces circonstances favorables, le déplacement du corps enkysté peut, en provoquant une inflammation, avoir des suites funestes, longtemps après l'accident primitif. La présence d'un corps étranger dans un œil affecté d'irido-choroïdite peut être d'un diagnostic très-difficile. On la reconnaît à deux symptômes essentiels : 1° à la persistance de douleurs ciliaires souvent très-intenses, et à la sensibilité de l'œil au toucher, même alors qu'il y a un commencement d'atrophie manifeste, ce qui amène généralement dans les cas ordinaires d'irido-choroïdite, la suppression presque complète des douleurs ; 2° à la tension exagérée qui persiste dans le globe jusque vers la fin de la maladie, époque à laquelle un commencement

séjour de huit semaines dans une solution de bichromate de potasse, fut exécutée par M. Schweigger et donna en résumé les résultats suivants : plaie perforante de la sclérotique, hémorrhagie choroïdienne avec irido-choroïdite purulente ; décollement complet de la rétine consécutif à l'hémorrhagie et à l'exsudation ; génération d'une membrane vasculaire nouvelle qui recouvre la surface externe de la capsule du cristallin.

Sclérotique. — Large plaie perforante située en arrière du tendon du muscle droit externe. Le globe de l'œil est rempli d'une masse coagulée dont le tiers antérieur et externe contigu à la plaie est couleur de chocolat, tandis que le reste est d'un jaune clair (bichromate de potasse). La presque totalité de la partie foncée de ce coagulum est constituée par des globules sanguins, tandis que la partie claire gélatiniforme n'en contient qu'un petit nombre et se dissout facilement dans une solution de soude. La rétine décollée se présente sous la forme d'une sorte de corde qui, partant de la papille, se dilate et s'insère au cristallin. Celui-ci est repoussé contre la cornée, de façon que la chambre antérieure est très-réduite. Une masse condensée et sillonnée par des stries parallèles se montre immédiatement en arrière du cristallin et n'est autre que le vestige du corps vitré. La partie restée libre de la chambre antérieure est pleine d'une masse coagulée, soluble dans la soude et contenant un grand nombre de globules de sang et de pus et des cellules remplies d'un pigment foncé (de $0^{mm},018$ de grandeur).

La *choroïde* adhère en tous ses points à la sclérotique, les couches externes de

d'atrophie ou un décollement de la rétine donne habituellement à l'œil une certaine flaccidité.

Non-seulement la présence d'un corps étranger est funeste pour l'organe où il s'est logé, mais d'après de nombreuses observations, il est prouvé

sa trame sont le siége d'une suffusion sanguine, surtout dans les parties antérieures. Dans la couche vasculaire la plus externe du stroma, au voisinage de la chorio-capillaire, on aperçoit, surtout dans les parties antérieures du globe, beaucoup de corpuscules de pus, assez faciles à distinguer des corpuscules blancs qui proviennent du sang épanché. Le corps ciliaire est plein de masses exsudatives coagulées et de corpuscules de pus. La chorio-capillaire et la membrane vitrée sont intactes, ainsi que la couche épithéliale dont la portion antérieure offre seule quelques irrégularités.

Des coupes pratiquées sur l'*iris* montrent cette membrane un peu plus compacte qu'à l'état normal; on rencontre dans sa couche moyenne une hypergénèse du tissu cellulaire qui accompagne les vaisseaux. Le champ pupillaire est occupé par une pellicule portant les caractères des membranes vitreuses; elle est fortement appliquée contre la capsule du cristallin et y adhère sur quelques points. Sa surface externe présente de nombreuses cellules qui sont, pour la plupart, des cellules inaltérées de l'uvée, ou des cellules irrégulièrement arrondies contenant plusieurs noyaux et dépourvues de pigment. Cette membrane, qui est vasculaire, s'étend aussi à la face postérieure de la capsule. Celle-ci adhère fortement aux restes du corps vitré.

Le *cristallin* est légèrement opacifié dans ses couches corticales les plus externes (opacification moléculaire, condensation des fibres en forme de plaques).

Le *corps vitré* se laisse diviser en lamelles fines et parallèles à la fossette hyaloïde: les cellules qui y sont contenues sont presque toutes en voie de dégénérescence graisseuse.

La *rétine* est transformée en une masse striée et contient un grand nombre de globules sanguins. En la divisant et en l'observant sous le microscope, on y distingue des traces de vaisseaux et de fibres en dégénérescence graisseuse. Dans les parties antérieures, on peut même y rencontrer des vestiges de la couche des bâtonnets et de celle des nucléoles.

M. de Graefe insiste, dans l'épicrise de ce cas, sur ce fait que l'hémorrhagie intra-oculaire a échappé à l'observation clinique, à cause de la préoccupation produite par l'idée de la présence d'un corps étranger dans l'œil, et c'est à ce dernier qu'on attribuait la dureté du globe oculaire à une époque où l'atrophie du corps vitré et le décollement rétinien auraient dû lui donner beaucoup de flaccidité. C'est aussi à cette hémorrhagie provoquée par l'accident et entretenue par l'inflammation qu'il faut rapporter le décollement étendu de la rétine.

Observation II. (*A. f. O.*, T. VI, A. II, p. 267.) — M. S..., âgé de trente-sept ans, entre dans la clinique de M. de Graefe pour une cécité de l'œil gauche, à laquelle se sont joints récemment des symptômes inquiétants pour l'œil droit. L'œil gauche présente les caractères suivants d'irido-choroïdite. Le globe est un peu plus mou qu'à

depuis longtemps que l'irido-choroïdite siégeant dans un œil, et entretenue par la cause que nous venons de citer, exerce une influence très-fâcheuse sur l'autre partie du sens visuel.

Quoique Beer, Demours, Himly et d'autres aient déjà rapporté à l'appui

l'état normal, mais n'a pas changé de forme ; il montre une injection sous-conjonctivale assez considérable. La cornée est intacte et ne présente vers son bord interne qu'une opacité résultant d'une excision de l'iris pratiquée en ce point. L'humeur aqueuse montre un trouble diffus qui contribue beaucoup à la décoloration de l'iris. Cette membrane est d'un jaune rouge et laisse voir à l'œil nu beaucoup de vaisseaux, surtout près du bord de la pupille artificielle qui, comme l'ancienne, est remplie par le feuillet pigmentaire de l'iris et par des taches exsudatives, en sorte qu'on peut à peine distinguer une opacification des couches corticales du cristallin. Le plan de l'iris est porté en avant, son tissu est atteint d'hypergénèse. La loupe et l'éclairage oblique permettent d'observer çà et là sur l'iris de petits soulèvements, ou tout au moins un aspect tomenteux de cette membrane.

La perception de la lumière est assez affaiblie pour que le malade ne distingue que le passage de la clarté produite par une forte lampe à une profonde obscurité. Il localise ses perceptions dans la direction de l'axe visuel. Des douleurs ciliaires peu intenses se montrent périodiquement ; le globe oculaire est très-sensible au toucher, surtout vers la naissance de la choroïde.

L'œil droit, légèrement irrité, devient le siége d'une injection rosée aussitôt que le malade est frappé par l'éclat d'une vive lumière ou lorsqu'il fixe un objet. Il distingue le n° 1 de Jaeger, mais seulement à une distance de 4 pouces, et le n° 4 à une distance de 6 pouces. Les verres concaves, même les plus faibles, diminuent encore le pouvoir de distinguer à des distances plus considérables. Il y a, dit-il, peu de semaines qu'il voyait encore aussi bien de loin que de près. Actuellement il accuse devant ses yeux la présence d'un nuage qui altère la pureté des contours des objets qu'il regarde, et l'apparition de phosphènes et de chromopsies qui le tourmentent beaucoup.

L'ophthalmoscope ne révèle d'abord aucune altération de l'œil, si ce n'est que le fond de cet organe est un peu moins net qu'à l'état normal. L'éclairage oblique et le grossissement que l'on obtient d'une loupe font découvrir à la surface postérieure de la cornée des centaines de petits points ayant à peu près 1/8 de millimètre de diamètre, et l'iritis séreuse explique suffisamment l'amblyopie dont le malade se plaint. Comme on attribuait ces changements à l'influence sympathique des lésions de l'œil gauche, on en pratiqua l'énucléation (et cela avec un très-bon résultat pour le second œil). Voici de quelles altérations on supposa que l'œil enlevé était atteint : iritis avec hypergénèse des éléments cellulaires de l'iris et du feuillet de l'uvée, opacification de l'humeur aqueuse ; cyclite de la même nature avec opacité du corps vitré ; décollement rétinien étendu, peut-être complet ; très probablement extension de la maladie à toute la choroïde.

La dissection, exécutée par M. Schweigger, donna les résultats suivants : irido-choroïdite purulente, production de pus dans le corps vitré, atrophie et pigmentation

de cette assertion des faits très-concluants et presque exclusivement relatifs à des actions traumatiques, c'est dans l'excellent traité de Mackenzie (1844) que nous trouvons pour la première fois un article consacré à l'*iritis* ou *ophthalmitis sympathique.* « Chaque fois, dit le professeur de Glas-

de la partie antérieure de la rétine, décollement de la partie postérieure de cette membrane.

Sclérotique. — La sclérotique est épaissie et offre dans une grande partie de son étendue $1^{mm},07$. La choroïde est aussi plus épaisse qu'à l'état normal. Il est impossible de reconnaître la rétine, soit à l'œil nu, soit avec la loupe. Le corps vitré est compacte, gélatiniforme et montre à sa périphérie une zone de 2 à 5 millimètres de largeur, d'une teinte plus foncée. De la périphérie part, en se dirigeant vers le centre, un réseau de stries claires et à larges mailles.

La *cornée*, dont la courbure est restée normale, a conservé sa transparence, et l'on aperçoit, dans la moitié interne, la cicatrice que l'iridectomie y a laissée. La chambre antérieure a une profondeur de $1^{mm},08$ et est remplie d'une masse amorphe légèrement coagulée, renfermant des globules de pus.

Le bord pupillaire de l'*iris* adhère intimement à la capsule. Entre celle-ci et la portion ciliaire de l'iris est un coagulum de la même nature que celui qui occupe la chambre antérieure. L'iris proémine un peu en avant et touche la cornée par une partie de sa surface. Le plan antérieur de la capsule du cristallin est accolé par son bord à l'iris et retient le pigment de l'uvée lorsqu'on opère des tractions sur cette membrane.

Le *cristallin* est opacifié dans ses couches externes. Le stroma de l'iris, ceux du corps ciliaire et de la choroïde sont infiltrés de pus, et les globules purulents s'y trouvent fortement entassés. Des coagulums semblables à ceux qui remplissent les chambres de l'œil adhèrent à la surface du corps ciliaire.

Une grande partie des cellules pigmentaires du stroma de la *choroïde* sont décolorées : celles qui ont conservé leur pigment sont réunies en bandelettes couchées entre les globules de pus. La lame vitrée de la choroïde est plissée et onduleuse (par suite du gonflement de la choroïde).

Le *corps vitré* est, aussi bien à la périphérie que dans ses parties centrales, rempli de cellules dont les unes offrent les caractères des cellules de pus, les autres sont grandes et pourvues de prolongements anastomosés entre eux. La plupart contiennent plusieurs noyaux. Quelques-unes sont en voie de dégénérescence graisseuse. Outre ces cellules, le corps vitré renferme un réseau serré de fibres allongées qui se dissolvent dans la soude, et qui peut-être sont dues à l'action du bichromate de potasse. A la périphérie du corps vitré se voient des vaisseaux très-déliés, qui ne sont probablement que des émanations directes des vaisseaux de la rétine et de la pupille. La totalité de ce milieu réfringent est partagée par des cloisons constituées par les éléments cellulaires en question et renfermant une masse gélatineuse amorphe.

La *rétine* décollée du fond de l'œil est séparée de la choroïde par une distance de 1 millimètre à 1 millimètre et demi. A l'endroit où le décollement cesse, existe entre

cow, que je rencontre une ophthalmitis sympathique même à son début, quelque légers qu'en soient les symptômes, je la considère comme une des inflammations les plus funestes dont l'œil puisse être frappé. Quant aux caractères de la maladie, les symptômes locaux de l'ophthalmitis sympathi-

les deux membranes un coagulum hémorrhagique de peu d'étendue : le reste de l'intervalle qu'elles laissent entre elles est comblé par une masse amorphe légèrement coagulée. Les éléments de la rétine existent encore en partie près de la papille. La couche des bâtonnets, les couches des nucléoles et la trame cellulaire se distinguent encore facilement, mais on n'aperçoit plus aucun vestige des éléments nerveux. A quelque distance de la papille, vers le centre de la partie décollée, la rétine est fortement amincie et ne se compose plus que des éléments ratatinés de la trame cellulaire de cette membrane. Vers la limite du décollement, quelques traces de la couche des noyaux réapparaissent, mais pour disparaître encore une fois à peu de distance. On voit dans la rétine un grand nombre de cellules pigmentaires. Toute la partie antérieure de cette membrane qui tient à la choroïde, y adhère intimement; elle est considérablement atrophiée et contient beaucoup de pigment. Partout où la rétine se trouve décollée, l'épithélium de la choroïde est généralement normal; seulement il est le siége d'une hypergénèse, de telle sorte qu'une grande partie de cet épithélium pigmentaire envahit la rétine, ou plutôt s'y loge dans la trame fibreuse, seul vestige de cette membrane.

Observation III. (*A. f. O.*, t. IV, A. I, p. 377.)—L'autopsie fut faite par M. Henri Müller. Il s'agissait d'un œil atteint d'atrophie à la suite d'une irido-choroïdite et d'un décollement de la rétine, et qui avait été énucléé par M. de Graefe, à cause d'une inflammation sympathique de l'autre œil. Les diamètres sont les suivants : axe antéro-postérieur, 14 millimètres; axe vertical, 16 millimètres; axe transversal, 8 millimètres et demi; axe diagonal, 20 millimètres et demi (sa longueur s'explique par ce fait que son extrémité postérieure se perd dans une ectasie située en haut et en dedans).

La *cornée*, dont les diamètres mesurent de 4 à 8 millimètres, est d'une couleur grisâtre, et un peu rétractée.

La *sclérotique* est plus ou moins épaissie, et les sillons produits par les muscles droits fortement indiqués se voient jusque vers l'équateur de l'œil.

La *choroïde* n'est pas très-amincie dans la moitié postérieure de l'œil. Elle est légèrement plissée par suite de la diminution des diamètres du globe. La chorio-capillaire et la membrane vitreuse sont bien conservées; cette dernière est considérablement épaissie. La couche épithéliale n'est intacte qu'en partie; dans certains points elle fait défaut, et l'on aperçoit autour de la papille une figure blanche en forme de croissant où la choroïde amincie adhère plus fortement qu'ailleurs à la sclérotique. Entre la choroïde et la rétine détachée en forme d'entonnoir est un liquide rempli de points étincelants (cristaux de cholestérine), de globules sanguins et de petits corps non pigmentés de nature cellulaire. A la surface interne de la choroïde se voient des masses néoplastiques particulières, fasciculées irrégulièrement, qui se réunissent pour former un réseau et sont couvertes de nodosités et d'excroissances verruqueuses.

que sont pour lui ceux d'une iritis, qui finit rapidement par l'amaurose et l'atrophie de l'œil.

Quoique l'attention des praticiens se soit, comme on le voit par ce qui précède, portée sur cette matière, il se passa encore quelque temps avant qu'on s'entendît mieux sur l'existence, la nature et le traitement de la maladie. Prichard (1), l'un des premiers, réunit un assez grand nombre d'observations confirmant les idées émises par M. Mackenzie. Sur les 20 observations qu'il rapporte et qui toutes ont trait à des blessures de l'œil, 9 fois l'organe affecté par sympathie s'est plus ou moins atrophié. Dans 10 cas, il vit des troubles de la cornée ou du cristallin ; presque dans tous, une occlusion plus ou moins complète de la pupille, compliquée ou non d'amaurose.

Nous trouvons encore un assez grand nombre d'observations réunies dans la thèse de M. de Brondeau (2). Quoique la définition des troubles sympathiques rapportés dans ces observations puisse donner matière à dis-

Plusieurs de ces nodosités renferment des concrétions solubles dans l'acide acétique et qui laissent un résidu légèrement stratifié et opalin.

La *rétine* est décollée dans sa totalité, et ce décollement s'étend même sur divers points jusqu'au corps ciliaire au delà de l'*ora serrata*. Elle forme au centre du globe un faisceau solide qui contient les restes du *corps vitré*. Ceux-ci sont constitués par une masse blanche, fibrillaire, dense, qui contient çà et là un peu de pigment. Elle adhère à presque toute la face interne du corps ciliaire et de la cornée. Il ne reste pas de trace soit du *cristallin*, soit de la capsule. Par suite de la rétraction en quelque sorte cicatricielle de ces masses, le corps ciliaire est attiré vers le diamètre antéro-postérieur de l'iris depuis l'*ora serrata* jusqu'au niveau du bord de la cornée ; en sorte que la place naturellement occupée par le muscle ciliaire est remplie par les restes de ce muscle, et en partie par du tissu cellulaire gélatiniforme (infiltré). Cet espace a 2 millimètres et plus de profondeur. Au point où le cordon fibrillaire qui représente le corps vitré adhère à la cornée, on aperçoit les débris de l'iris et quelques lambeaux de la membrane de Descemet, lambeaux bien conservés et couverts d'excroissances verruqueuses.

On voit par cette observation comment des masses cicatricielles peuvent, en se rétractant, attirer avec elles, vers le centre de l'œil, toutes les parties auxquelles elles tiennent. Ainsi, au fond de cet organe, la rétine a cédé dans sa totalité, la choroïde a résisté en cet endroit où cependant son adhérence est assez forte, mais le corps ciliaire qui, à l'état normal, est déjà plus intimement lié à la partie ciliaire de la rétine et à la zonule, est fortement uni aux produits d'exsudation qui l'ont attiré en dedans. On peut en dire autant de la cornée.

(1) *Association medical Journal*, 6 octobre 1854 (*Annales d'oculistique*, t. XXXII, p. 172).

(2) *Des affections sympathiques de l'un des yeux à la suite d'une blessure de l'autre œil*. Thèse pour le doctorat. Paris, 1858.

cussion, nous croyons néanmoins utile de faire connaître en peu de mots les changements morbides produits sous une influence sympathique qui se trouvent relatés dans cette thèse. Ainsi, sur 24 cas, 9 fois il survint une amblyopie assez considérable (sans lésion appréciable); 4 fois, des amblyopies ou amauroses se déclarèrent consécutivement à des inflammations intenses (dilatation de la pupille); 3 observations parlent d'amblyopie avec défaut de transparence des milieux de l'œil; 3 autres signalent des inflammations manifestes (ophthalmies); 2 autres, des cataractes, et les 3 dernières des altérations fonctionnelles de l'œil peu prononcées. Dans une statistique récente de M. Pagenstecher (1) (de Wiesbaden), où sont notés 12 cas dans lesquels la cause déterminante n'est pas toujours une blessure, nous voyons attribuer à une influence sympathique les changements morbides qui suivent : irido-choroïdite 6 fois, irritation de l'œil et trouble survenu dans les fonctions accommodatrices 4 fois, cataracte 1 fois, choroïdite 1 fois.

Ce rapide exposé prouve déjà suffisamment que l'influence sympathique peut varier beaucoup dans ses manifestations et qu'il en faudrait une statistique très-étendue et très-exacte pour faire reconnaître celles que l'on a lieu d'observer le plus fréquemment. Avec les matériaux que nous avons aujourd'hui, nous croyons toutefois pouvoir avancer que ce n'est pas l'iritis simple qui mérite le plus souvent le nom d'ophthalmitis sympathique, comme M. Mackenzie le croit; mais bien l'irido-choroïdite sous ses différentes formes. La cataracte simple et l'amaurose qui résulte d'un glaucôme à forme chronique, occupent un rang très-secondaire parmi les affections sympathiques de l'œil.

La voie de propagation de l'ophthalmitis sympathique est tout à fait inconnue, et il est très-naturel qu'on ait regardé successivement comme telles toutes les communications qui mettent les deux yeux en rapport plus ou moins direct. Généralement on a considéré le nerf optique comme l'intermédiaire par lequel se ferait cette transmission mystérieuse; mais les observations assez nombreuses de cas où ce nerf était entièrement atrophié et réduit à une trame cellulaire, à l'époque à laquelle éclata l'ophthalmitis sympathique, ont ébranlé cette hypothèse. On peut en dire autant de la part qu'on a faite aux nerfs ciliaires dans cette inflammation sympathique, quoique ces nerfs s'atrophient plus difficilement, comme d'ailleurs le prouvent les autopsies faites par M. Henri Müller (2). On est donc plutôt porté à admettre avec MM. de Brondeau et Pagenstecher, une excitation sympathique dans le sens propre de ce mot.

(1) Klinische *Beobachtungen*. Wiesbaden, 1862.

(2) *Archiv für Augenheilkunde*, t. IV. A. I, p. 367.

L'*irido-choroïdite sympathique* est très-variable quant à l'époque de son apparition, par rapport au degré et à l'âge de l'inflammation qui la détermine. Elle ne diffère en rien des variétés dont nous avons traité; disons seulement qu'elle affecte le plus souvent la forme séreuse. L'exsudation plastique manque généralement au début, elle n'apparaît que tardivement, à une époque déjà assez avancée de la maladie. Un de ses caractères essentiels est sa malignité et l'extrême résistance qu'elle oppose aux tentatives thérapeutiques.

Ce ne sont pas seulement les irido-choroïdites déterminées par la présence d'un corps étranger dans l'œil malade, qui provoquent si facilement l'inflammation de l'autre œil, ce sont encore les phlogoses qui siégent dans les membranes profondes, consécutives ou non à des blessures et dans lesquelles les produits d'exsudation ou les masses néoplastiques se sont incrustés de sels calcaires. Ainsi les yeux qui présentent, à la suite d'une choroïdite plastique ou d'une irido-choroïdite, soit une coque calcaire entre la choroïde et la rétine atrophiée, soit des dépôts de même nature dans le cristallin ou à sa surface, semblent plus aptes à exercer sur l'œil épargné jusque-là une influence fâcheuse. En outre, ces yeux atrophiés ou presque atrophiés sont souvent extrêmement sensibles au toucher, et peuvent être cause de névralgies opiniâtres. Ils peuvent, au reste, pendant quinze à vingt ans, ne pas présenter le moindre symptôme inflammatoire, et tout d'un coup, sans cause appréciable (peut-être par le déplacement des dépôts calcaires), devenir douloureux, donner lieu à des névralgies ciliaires très-intenses et provoquer à partir de ce moment une irritation sympathique de l'autre œil sain jusque-là.

Le premier signe de cette influence est la réduction qui survient dans la latitude d'accommodation, et la fatigue qui contraint à cesser toute fixation un peu prolongée. Ces symptômes proviennent évidemment d'un défaut d'innervation des fibres nerveuses motrices. Plus tard il s'y joint de la sensibilité de l'œil à l'action d'une lumière intense et une disposition au larmoiement. Bientôt la plus légère irritation détermine une injection périkératique rosée, et un observateur attentif et expérimenté peut quelquefois, dès cette époque, apercevoir un léger trouble dans l'humeur aqueuse et le corps vitré, trouble qui se révèle au malade par un nuage plus ou moins épais qu'il dit couvrir sa vue. Il ne faut pas croire que l'irido-choroïdite sympathique s'annonce toujours d'une manière aussi insidieuse. Au contraire, on a assez souvent l'occasion de voir cette inflammation éclater brusquement, peu après l'accident dont l'autre œil a été atteint. Nous reviendrons sur l'inflammation sympathique en parlant du traitement de l'irido-choroïdite en général.

Des *irido-choroïdites spontanées* ne sont pas rares chez les femmes, à l'époque critique, alors que le flux menstruel commence à montrer des irrégularités. Cette observation est encore juste pour d'autres formes de choroïdite. En effet, on remarque qu'il existe une certaine corrélation entre l'état du tractus uvéal et celui du système utérin ; car la constance avec laquelle des affections morbides de la matrice et de ses annexes, la suppression ou les irrégularités du flux menstruel, déterminent chez quelques femmes soit l'apparition, soit l'aggravation d'une iritis ou d'une choroïdite, est vraiment digne de remarque, et l'on ne saurait rapporter ces phénomènes uniquement à une congestion passive, comme après la cessation brusque d'un flux hémorrhoïdal. L'importance de ces considérations porte principalement sur le traitement.

Parmi les causes de l'irido-choroïdite spontanée, notons encore l'hérédité qui, du reste, exerce son action sur les maladies de tout le tractus uvéal (comme nous le verrons pour le glaucôme), et c'est peut-être ici qu'il faut placer l'observation de quelques auteurs (de Hasner), d'après lesquels les yeux fortement pigmentés seraient plus que les yeux clairs disposés à ces inflammations.

Ici, comme dans toute étiologie obscure, la syphilis, la scrofule et le rhumatisme ont de tout temps joué un grand rôle. Tout ce que nous pouvons dire c'est que, quand ces diathèses apparaissent par leurs manifestations ordinaires en même temps que l'irido-choroïdite, elles sont assurément une complication grave de la maladie.

Pronostic. — Les formes plastique et parenchymateuse de l'irido-choroïdite sont de toutes les plus dangereuses ; on peut même dire que quand elles ont pris un certain développement, et quand les exsudations et les tissus néoplastiques se sont vascularisés, les changements qui s'opèrent dans la nutrition de l'œil sont souvent si considérables que toute thérapeutique médicale est impuissante à prévenir l'atrophie de l'organe. Les formes séreuses d'irido-choroïdite et la cyclite purulente à son début sont moins graves et moins rebelles au traitement. Il ne faut pas oublier toutefois qu'on a affaire encore dans ces cas à une maladie longue et insidieuse, qui peut tout d'un coup changer de caractère, s'accompagner d'une exsudation plastique ou purulente abondante, et désespérer le malade et le médecin par des poussées inflammatoires réitérées.

La cyclite purulente est l'une des inflammations les plus funestes de l'œil, quand elle est consécutive à une opération (extraction de la cataracte). Elle entraîne alors une inflammation du fond de l'œil et de la cornée qui se termine par la suppuration de l'œil tout entier (panophthalmitis). Cette forme d'irido-choroïdite est moins maligne lorsqu'elle se développe spontanément et qu'elle n'est pas la conséquence d'une iritis purulente. On peut alors voir un hypopion considérable se former à différentes reprises, et néanmoins la maladie se termine heureusement, surtout avec l'aide d'un traitement rationnel.

Thérapeutique. — Il y a peu de maladies de l'œil qui exigent autant d'expérience, d'habileté et de persévérance dans le traitement que l'irido-choroïdite. Cela est d'autant plus vrai, que la plupart des malades, ou par insouciance, ou par ce qu'ils se sont peu inquiétés des premiers symptômes de leur maladie, ne viennent consulter le médecin qu'à une époque où des changements considérables se sont déjà opérés dans le tissu de l'iris et de la choroïde, et où le corps vitré, occupé par des opacités multiples, dénote une altération notable de sa nutrition.

Quant à ce qui regarde le traitement de l'*irido-choroïdite plastique*, nous renvoyons à celui des formes d'iritis graves. Le mercure doit, sauf quelques exceptions réclamées par l'état général du malade, servir dans presque tous les cas ; les transpirations prolongées sont aussi du meilleur effet. Lorsque le malade, en se mettant en traitement, présente soit des synéchies multiples, soit même une synéchie postérieure totale, il ne faut pas perdre son temps à un traitement médical et l'on doit pratiquer immédiatement l'iridectomie. L'opération doit être exécutée, dans ce cas, de manière à comprendre dans l'excision une partie considérable de l'iris ; et, l'iridectomie une fois terminée, il faut rechercher si l'emplacement de la nouvelle pupille n'est pas obstrué en partie par des masses exsudatives, car on courrait alors le danger de la voir s'oblitérer. Les bords de la nouvelle pupille s'enflamment, ainsi que les masses néoplastiques et vasculaires qui occupent l'ouverture pratiquée par l'opérateur. Aussitôt la nouvelle pupille oblitérée, il faut recourir à une seconde et quelquefois, chez certains sujets, à plusieurs opérations successives, pour atteindre le but qu'on se propose ; et si l'on y arrive, non-seulement la maladie s'arrête, mais les altérations qu'elle a produites commencent à disparaître.

L'*irido-choroïdite séreuse*, qui s'accompagne souvent d'une augmentation dans la pression intra-oculaire, exige, pour cette raison, une surveillance particulière. Nous employons ici le traitement indiqué contre l'iritis séreuse, en y ajoutant avec avantage, surtout au moment des poussées inflammatoires, des déplétions sanguines au moyen de la sangsue artificielle. D'ailleurs, il faut toujours se tenir prêt à pratiquer des paracentèses réitérées, ou même l'iridectomie, s'il survenait des symptômes de glaucôme.

L'*irido-choroïdite purulente* cède, dans les cas où elle n'est pas trop violente, à un traitement antiphlogistique très-énergique, mais il n'en est pas ainsi lorsque cette inflammation est la conséquence d'une opération. Alors, surtout s'il s'agit de personnes âgées ou débiles, on a souvent observé que l'emploi des compresses ou des cataplasmes chauds, de même que la médication tonique, sont d'un meilleur effet que le traitement antiphlogistique. Lorsque la cyclite est entretenue par la présence d'un corps étranger (le cristallin abaissé peut être considéré comme tel) tout traitement reste, inutile, si l'on ne parvient pas à supprimer la cause nuisible. Dans ce but, on est souvent obligé d'exciser une portion de l'iris et d'extraire le cristallin, si le corps étranger s'y est logé ou l'a blessé en pénétrant dans l'œil. Si l'on ne peut y parvenir, cet organe est presque irrévocablement perdu, et il ne reste alors qu'à s'efforcer de tout son pouvoir de prévenir l'influence fâcheuse que l'état de cet œil pourrait exercer sur l'autre.

D'après Wardrop, ce sont des médecins vétérinaires qui ont donné la première idée d'un traitement chirurgical de l'*ophthalmitis sympathique*. Ils ont détruit l'œil perdu en y enfonçant un clou ou en interposant de la chaux entre les paupières. Wardrop lui-même modifia sur le cheval ce procédé cruel, en donnant issue par une incision pratiquée sur la cornée, au cristallin et à une partie du corps vitré. Bientôt, on imita cette méthode sur l'homme. Plus tard, les propositions les plus diverses furent faites en vue du même objet : tantôt, on conseillait de traverser l'œil d'un fil, qui restât sur place jusqu'au début de l'inflammation suppurative, tantôt, comme le firent Barton, Walton et Taylor (1), on voulait qu'on reséquât plus ou moins complétement la cornée, soit pour extraire le corps étranger, soit pour livrer passage à une cataracte ou à des masses exsudatives résultant d'une blessure de l'œil. La suppuration était alors accélérée par l'application continue des cataplasmes chauds.

Ce procédé, essentiellement pratique, et surtout répandu parmi nos confrères anglais, leur doit quelques modifications nécessaires, car la suppuration qui suit l'excision de la cornée, cause beaucoup de souffrance et d'ennui aux malades. Aussi M. Prichard insista sur la nécessité d'énucléer l'œil perdu pour sauver l'œil encore sain, et cette proposition fut d'autant mieux accueillie que la méthode de Bonnet rend cette opération très-facile et exempte de tout danger.

Les nombreuses énucléations pratiquées, surtout à Londres (2), devaient naturellement attirer l'attention de tous les praticiens, et il était aisé de comprendre qu'on dût bientôt se récrier contre une thérapeutique aussi rigoureuse. MM. de Graefe (3), Arlt (4), Pagenstecher (5), par une étude approfondie des actions sympathiques, ont contribué à préciser davantage les indications de l'énucléation.

(1) *Annales d'oculistique*, t. XXXIV, p. 256.

(2) Voyez le travail de M. Bader sur ce sujet : *Prager Vierteljahrschrift*, t. LVII.

(3) *Archiv für Augenheilkunde*, t. III, A. II, p. 442.

(4) *Zeitschrift der Gesellschaft der Aerzte zu Wien*, n° 10. 1859.

(5) *L. c.*, p. 44, 1862.

La règle d'après laquelle nos confrères anglais avaient décidé qu'il fallait extirper tout œil perdu pour la vue, au moindre soupçon d'une influence nuisible de cet œil sur l'autre, serait acceptable si l'on pouvait dans cette question, négliger les deux considérations suivantes : 1° le moignon formé par les muscles de l'œil après l'énucléation, ne permet pas à une pièce artificielle autant de mobilité que celui que laisse un œil atrophié ; 2° il est du devoir du chirurgien de conserver toute partie de l'organisme qu'il peut épargner sans danger, d'autant plus qu'il répugne toujours au malade de faire le sacrifice des restes même mutilés d'un organe aussi précieux que l'œil. C'est en vain qu'on a tenté de substituer à l'énucléation la section du nerf optique et l'iridectomie, et il est hors de doute qu'il est indispensable d'enlever l'œil perdu aussitôt qu'il devient pour l'autre d'un voisinage dangereux. La seule question qui doive nous occuper est relative aux cas et à l'époque où il faut, de toute nécessité, recourir à l'énucléation. On y sera obligé :

1° Dans tous les cas où l'œil restant étant complétement intact, l'autre sera la cause de douleurs intolérables, rebelles aux palliatifs et qui donneront à craindre pour l'œil sain (1).

2° Dans tous les cas où l'œil perdu aura provoqué sur l'autre une irido-choroïdite sympathique même très-faible, car ce sera le seul moyen de voir arriver la guérison de ce dernier.

3° Dans tous les cas où il surviendra sur l'œil resté sain jusque-là, une amblyopie même légère, si la latitude d'accommodation y diminue rapidement, et si cet œil, très-irritable à l'action vive de la lumière, devient impropre à une application prolongée, ces derniers symptômes étant souvent les précurseurs de l'irido-choroïdite. Il sera d'autant plus urgent de pratiquer l'énucléation qu'un examen attentif ne pourra trouver à ces troubles, ni dans l'œil même, ni dans l'état général, d'autre origine que l'influence sympathique dont il est question. D'ailleurs, il vaut mieux dans le doute opérer plus tôt que plus tard, car on a souvent l'occasion d'observer l'inutilité de l'énucléation, lorsque l'irido-choroïdite sympathique est pleinement confirmée.

On est assez fréquemment consulté par des personnes atteintes d'irido-

(1) Nous avons eu dernièrement l'occasion d'opérer une vieille dame qui, ayant perdu l'œil droit il y a vingt-six ans, à la suite d'une irido-choroïdite, fut tout à coup prise de douleurs atroces qui lui ôtèrent presque tout sommeil pendant quinze jours. Elle vint nous voir dans un état d'abattement et d'épuisement tel, que, voyant les calmants rester sans résultat, nous pratiquâmes l'énucléation. La malade passa une très-bonne nuit, et le lendemain, elle nous remercia avec effusion du service que nous lui avions rendu. Huit jours après, elle quitta guérie la clinique. Ses douleurs étaient provoquées par des hémorrhagies intra-oculaires considérables.

choroïdite avec occlusion complète de la pupille et atrophie commençante du globe oculaire. M. de Graefe a le premier insisté sur les avantages de l'iridectomie, même à une époque aussi avancée de la maladie. En rétablissant la communication entre les chambres, on combat d'une manière remarquable les phénomènes inflammatoires chroniques. Malheureusement, ce procédé reste infructueux chez certains malades ; les pupilles pratiquées à différentes reprises se ferment de nouveau et des masses exsudatives ou néoplastiques vascularisées constituent en arrière un second diaphragme, d'une résistance telle que des pinces ou des crochets assez forts, introduits par une section linéaire, ne sauraient les déchirer.

Il arrive aussi très-fréquemment que derrière ces croûtes d'exsudat, il se trouve un cristallin cataracté. La cornée, imbibée d'une humeur aqueuse altérée et troublée dans sa nutrition, par l'oblitération d'un nombre plus ou moins considérable des vaisseaux du corps ciliaire, se réduit suivant ses diamètres. Tout le plan de l'iris se bombe en avant, ce qui provient, en pareil cas, non d'une collection liquide située derrière cette membrane, mais de l'hypergénèse des éléments cellulaires de la trame iridienne et des dépôts épais d'exsudat qui la refoulent. La chambre antérieure est alors très-petite.

Lorsque dans ces cas, un examen attentif nous autorise à admettre une conservation suffisante des éléments nerveux de la rétine, lorsque cette membrane n'est pas décollée, il ne faut pas tenter vainement l'iridectomie ; mais on doit avoir recours, selon le conseil de M. de Graefe (1), à un autre procédé opératoire. Le chirurgien de Berlin pratique l'extraction du cristallin et enlève une portion de l'iris avec les croûtes d'exsudat qui y sont accolées. On fait la section avec le couteau à cataracte, et s'il est possible, on y comprend les parties inférieures de la cornée. Si l'iris proémine fortement en avant et ne laisse que difficilement passage à l'instrument, on traverse hardiment cette membrane, comme le faisait Wenzel, pour la cataracte adhérente. Ayant ainsi obtenu une ouverture assez large de la capsule, on donne issue au cristallin. Si ce dernier ne pouvait sortir facilement ou bien si l'on n'avait pas préalablement compris l'iris et les croûtes d'exsudat dans la section, il faudrait tâcher de saisir ces parties avec une pince ou un fort crochet, afin d'en pratiquer la dilacération et l'excision.

Le but principal de cette opération est la sortie de tout le cristallin : les cas sont rares où la pupille reste ouverte à la suite de cette première tentative et l'on est bien plus souvent obligé d'ouvrir une nouvelle pupille. On a, en le faisant, d'autant plus de chances de succès que l'extraction du

(1) *Archiv für Augenheilkunde*, t. VI, A. II, p. 97.

cristallin apporte, en général, dans l'iris des modifications très-favorables à sa nutrition. Le dessin de ses fibres réapparaît en partie, la chambre antérieure augmente de profondeur et au bout de quatre à huit semaines on peut pratiquer l'iridectomie et saisir l'iris avec des pinces ou avec un crochet assez fort, qu'on introduit à travers une section linéaire large. On excise une portion de l'iris et des masses exsudatives qui y adhèrent, et il est indispensable, pour le succès de l'opération, que pendant celle-ci une partie du corps vitré traverse la nouvelle pupille et la distende. Si cette dernière était trop petite, on serait obligé de l'élargir en déchirant une partie de ses bords avec des pinces droites et fines. Quoique l'on exécute souvent cette opération dans des cas où le cristallin se trouve cataracté, on pourrait néanmoins en rencontrer où elle fût nécessaire, alors même que celui-ci eût conservé sa transparence. C'est en quoi cette méthode diffère de celle de Wenzel qui n'opérait jamais que s'il avait affaire à des cataractes adhérentes et ne se serait pas hasardé à avoir recours à un traitement chirurgical sur des yeux aussi altérés, comme on le fait actuellement et avec des résultats satisfaisants.

En général, les suites de l'opération sont peu graves et il est surprenant de voir avec quelle facilité guérissent, sous le bandeau compressif, les plaies pratiquées sur des yeux dont la nutrition a dû beaucoup souffrir. Néanmoins ce procédé opératoire sera réservé pour les cas désespérés et si l'ouverture d'une pupille artificielle n'avait pas de chance de succès.

ARTICLE IV.

BLESSURES DE L'IRIS, CORPS ÉTRANGERS.

Les blessures de l'iris peuvent être faites par un instrument piquant ou tranchant, par la pénétration d'un corps étranger, ou être la conséquence d'une contusion de l'œil. Toutes ces blessures se compliquent facilement d'un épanchement de sang dans la chambre antérieure (hyphêma). On a généralement beaucoup exagéré la vulnérabilité de l'iris et la réaction qui suit toute blessure de cette membrane. Aussi les piqûres de l'iris ne sont le plus souvent d'aucune importance lorsqu'elles n'intéressent pas le cristallin. Quelques instillations d'atropine et une médication antiphlogistique modérée mettent promptement fin aux symptômes d'iritis qui pourraient survenir. Si la piqûre a blessé le cristallin, celui-ci, en se gonflant, provoque et entretient dans l'iris une inflammation prolongée. Nous pouvons en dire autant des plaies de l'iris faites avec un instrument tranchant. Il est fort rare que des blessures de ce genre aient laissé intacte la capsule du cristallin; aussi l'on est souvent obligé de l'extraire à travers une section linéaire et après avoir préalablement excisé une portion de l'iris.

Les sections ou excisions de l'iris dans l'opération de la cataracte, loin de présenter des dangers, ont souvent sur la guérison une influence heureuse. Mais on fera bien de prévenir la formation d'une deuxième pupille dans le cas où l'on aurait, avec le couteau à cataracte, enlevé un lambeau de la périphérie de l'iris, et pour cela il suffit d'exciser la partie de cette membrane qui sépare la perte de substance produite accidentellement du bord de la pupille.

On a observé à la suite de contusions violentes de l'œil, des déchirures de l'iris, et surtout une rupture de son bord adhérent. Une irido-dialyse en est la conséquence, ainsi qu'on peut l'observer lorsqu'en pratiquant l'opération de la pupille artificielle, on attire au dehors une portion trop considérable de l'iris. Si l'on pousse trop loin ces tractions, on peut même amener au dehors de l'œil la totalité de cette membrane et donner lieu à une irido-dialyse complète.

La rupture du bord périphérique de l'iris pourra s'effectuer d'autant plus facilement après un coup porté sur l'œil même, sur le pourtour de l'orbite ou sur la tête, que des synéchies fixeront le bord pupillaire à la capsule. Cet accident peut s'observer sans que les membranes profondes soient elles-mêmes blessées. Il n'est pas toujours aisé de reconnaître une irido-dialyse de peu d'étendue. Le meilleur moyen pour y arriver est l'emploi de l'ophthalmoscope, grâce auquel on peut apercevoir le reflet produit par les rayons lumineux qui ont traversé la petite fente formée. La rupture d'une partie plus étendue du bord périphérique de l'iris ne saurait échapper à la simple inspection; d'ailleurs, elle cause au malade des éblouissements souvent très-notables. De Ammon (1) a signalé un état particulier de l'iris, simulant une irido-dialyse plus ou moins complète, mais qu'il faut se garder de confondre avec cette lésion, et qui résulte du *renversement du bord pupillaire*. L'iris est enfoncé vers la chambre postérieure, dans une portion variable de son étendue qui échappe alors complétement à l'œil de l'observateur. En pareil cas, il est impossible de découvrir à l'ophthalmoscope les procès ciliaires correspondant à la partie de l'iris refoulée, tandis que l'examen de ces replis membraneux est toujours possible lorsque le bord ciliaire de l'iris a été détaché par un traumatisme quelconque. On n'a observé ce genre de lésion, d'ailleurs extrêmement rare, que sur des yeux dans lesquels le cristallin s'était déplacé ou s'était notablement

(1) *Das Verschwinden der Iris durch Einsenkung* (*Archiv für Augenheilkunde*, t. I, A. 2, p. 117).

réduit dans ses diamètres, de façon que l'iris n'y trouvât plus son point d'appui normal (1).

M. White Cooper (2) a réuni quelques observations de déchirure du cercle intérieur de l'iris; ces lésions, assez rares du reste, étaient toutes compliquées d'une dilatation très-considérable et persistante de la pupille. Toutes les fois qu'on a affaire à une rupture du tissu de l'iris, il ne faut pas perdre de vue que la contusion qui l'a déterminée a bien pu produire des désordres graves dans les parties profondes de l'œil, une lésion de la capsule du cristallin ou le déplacement de ce dernier.

La présence d'un *corps étranger* dans l'iris est bien plus dangereuse pour cet organe que les blessures que nous venons de passer en revue. En effet, l'irritation continue qu'elle provoque amène facilement une inflammation suppurative. C'est aussi de cette façon qu'agissent des débris de cataracte laissés dans l'œil après l'opération. Il est exceptionnel qu'un corps étranger reste libre dans la chambre antérieure, ou s'enkiste sans produire d'inflammation. En parlant des corps étrangers de la cornée, nous avons déjà insisté sur la nécessité de les extraire en excisant une partie de l'iris, s'ils ne sont pas entraînés hors de l'œil par le courant de l'humeur aqueuse qui s'échappe après la section.

(1) Dans les cas recueillis jusqu'à présent (A. Schmidt, de Ammon) la partie refoulée de l'iris avait entièrement disparu, mais nous avons eu occasion d'observer un malade chez lequel ce refoulement, lié au relâchement et non à la déchirure de la trame iridienne, était partiel et très-propre à montrer le mécanisme de cette singulière lésion. Il s'agissait d'un ancien militaire, âgé de trente ans, et qui présentait la faculté de faire passer spontanément dans la chambre antérieure droite le cristallin correspondant. Celui-ci complétement transparent, mais réduit de volume, se trouvait couché horizontalement dans l'œil et son bord inférieur devenu antérieur ne s'était pas sensiblement déplacé. Lorsque le malade penchait la tête, ce bord s'engageait dans la pupille, pour se loger dans la partie la plus déclive de la chambre antérieure. Dans ce moment le cristallin se relevant, sa face antérieure s'appliquait à la face postérieure de la cornée. Si maintenant le malade renversait la tête en arrière, le cristallin se couchait sur l'iris dont l'ouverture pupillaire était moyennement dilatée, et pour qu'il retombât dans le fond de l'œil, il fallait que son bord supérieur glissât, par un mouvement de bascule, sur la moitié correspondante de l'iris en refoulant et en distendant la pupille. Un examen attentif nous a permis de juger que la dilatation permanente de la pupille plus prononcée en haut qu'en bas, résultait d'un renversement du bord libre de presque toute la moitié supérieure de l'iris.

(2) *De la déchirure du cercle interne de l'iris* (*Annales d'oculistique*, t. XXXVI, p. 246).

ARTICLE V.

TUMEURS DE L'IRIS.

On peut séparer les tumeurs de l'iris en deux catégories, en tumeurs bénignes et en tumeurs malignes. Dans la première classe, il faut ranger les kystes, les tumeurs pigmentées ou nævi, et les tumeurs condylomateuses de l'iris. Dans la seconde, nous signalerons le cancer et les tubercules.

Les *kystes de l'iris* sont *très-rares*. Ils ont été étudiés avec beaucoup de soin dans une très-bonne thèse de M. Guépin fils (1) (de Nantes). Quatorze observations recueillies par MM. Mackenzie (2), Turner (3), Dalrymple (4), Wharton Jones (5), White Cooper (6), Walton (7), Ad. Richard (8), Stœber (9), Combessis (10), Dixon (11) et Guépin fils (12), sont réunies dans cette thèse. Nous pouvons y ajouter deux observations publiées par Fischer (13) et M. Arlt (14), une autre par M. de Graëfe (15), et une quatrième que nous avons eu nous-même l'occasion de prendre dans notre clinique.

L'observation de M. de Graëfe diffère des précédentes en ce que la petite tumeur ressemblait parfaitement à un kyste sébacé tel qu'on les rencontre quelquefois dans l'ovaire et renfermant un nombre considérable de poils courts et forts. Dans le cas que nous avons observé, c'est le hasard qui nous fit découvrir le kyste, car la malade, jeune fille de vingt ans, était venue se faire traiter pour une dacryo-cystite du côté droit. Elle avait perdu l'œil droit dès son enfance, à la suite d'une inflammation interne spontanée

(1) *Des kystes de l'iris*. Paris, 1860.
(2) *Loc. cit.*, p. 704.
(3) *Ibidem*, p. 705.
(4) *The Lancet*. 1845.
(5) *Ibidem*. Juin 1852.
(6) *London med. Journal*. Septembre 1852.
(7) *Association medical Journal*. 1854.
(8) *Gazette hebdomadaire*, t. I, p. 1002. 1854.
(9) *Ibidem*, t. II, p. 155.
(10) *Ibid*. 1855.
(11) *Traduction de Mackenzie*, par MM. Warlomont et Testelin, t. II, p. 262.
(12) *Loc. cit.*, p. 18.
(13) *Lehrbuch der Gesammten Entz. n. org. Krankheiten des Auges*, p. 11. 1846.
(14) *Loc. cit.* t. II, p. 109.
(15) *Archiv für Augenheilkunde*, t. III, A. II, p. 412.

(irido-choroïdite). La pupille fortement contractée était oblitérée par une masse exsudative ; l'iris décoloré, d'un teinte verdâtre, semblait légèrement attiré en arrière. A sa partie supérieure, nous vîmes une proéminence du volume d'une grosse lentille qui touchait la face postérieure de la cornée et dont les caractères tranchaient assez nettement sur les parties circonvoisines. Sa coloration ne différait de celle du reste de l'iris que par une nuance jaunâtre, et il était impossible, même à l'éclairage oblique, de découvrir dans ses parois distendues la moindre transparence. Comme cet œil légèrement atrophié était incapable de toute perception lumineuse, et n'était le siége d'aucune irritation inflammatoire, il n'y avait aucune raison de tenter sur lui un traitement quelconque.

Les kystes de l'iris se présentent généralement sous la forme de petites tumeurs semi-transparentes qui gagnent peu à peu en volume. Tantôt elles provoquent de l'hypérémie périkératique, une irritabilité considérable de l'œil, du larmoiement et de la photophobie ; tantôt elles atteignent un grand développement sans se manifester par aucun trouble inflammatoire, bien qu'elles puissent, par leur seule présence, si elles ont atteint un volume considérable, altérer les fonctions visuelles. Le mode d'accroissement de ces tumeurs est très-variable : on les a vues s'étendre très-rapidement en volume, et dans d'autres cas, suivre dans ces progrès une marche très-lente et assez souvent interrompue. La configuration de ces kystes peut aussi varier, mais presque tous sont lenticulaires ou pyriformes. Leur coloration dépend beaucoup de l'épaisseur de leur paroi et varie entre le jaune clair et toutes les nuances que peut présenter le tissu de l'iris.

L'*anatomie pathologique* des kystes iridiens n'est pas encore faite, et nous ne possédons sur cette matière que quelques renseignements peu détaillés dus à MM. Bowman (1) et Robin (2). Le premier de ces auteurs attribue ces kystes à l'accumulation d'un liquide transparent entre l'iris et la couche épithéliale postérieure ou uvée. Il résulte des recherches faites à ce sujet par les deux physiologistes cités, que la paroi des kystes est constituée par le tissu propre de l'iris et qu'elle n'est pas doublée d'une membrane tapissée elle-même d'une couche épithéliale. Les différences relatives à l'épaisseur et à la densité de la paroi du kyste tiennent probablement aux gradations des états inflammatoires que la présence de ce kyste a provoqués dans la membrane qui en est le siége. Le liquide qu'on a rencontré était transparent et très-fluide.

Quant à l'*étiologie* de ces tumeurs, elle est encore tout à fait inconnue.

(1) *Lectures on the parts conc. on the operations on the eye*, p. 75 (*Annales d'oculistique*, t. XXX, p. 67).

(2) Thèse de M. Guépin, p. 19 et 21, et *Annales d'oculistique*, t. XLIV, p. 189.

Tout ce qu'on peut dire, c'est que la plupart des kystes observés se sont développés après une lésion directe de l'iris ou des annexes de l'œil. Dans les cas où la blessure directe n'était pas démontrée, la présence d'une cicatrice sur la cornée permettait de la supposer avec quelque raison. On avait donc jusqu'à un certain point le droit d'admettre une rupture des vaisseaux de l'iris, et d'attribuer le kyste à un épanchement sanguin interstitiel privé de ses éléments globulaires et colorants.

Dans d'autres cas (comme celui que nous avons rapporté) il faut chercher ailleurs la cause du développement du kyste iridien. Il nous semble bien plus probable qu'il provient alors d'une iritis plastique circonscrite, pendant laquelle une petite portion de la face postérieure de l'iris comprise dans une synéchie en fer à cheval, adhérente jusqu'au bord du cristallin, s'est isolée du reste de la chambre postérieure, et a été refoulée en avant par l'humeur aqueuse sécrétée derrière elle, comme il arrive pour les parties périphériques de l'iris, lorsqu'une synéchie totale s'est formée. C'est d'ailleurs pour ce mode de développement que plaident les résultats jusqu'à présent fournis par l'anatomie pathologique.

On a voulu encore attribuer les kystes de l'iris à la présence d'un cysticerque emprisonné dans la trame de cette membrane (Stellwag). Rien d'impossible à cela; mais aucune observation concluante (y compris celle de Fischer) ne l'a jusqu'ici prouvé.

Quant au *traitement* de ces tumeurs, il n'y faut songer que lorsqu'elles sont des causes d'irritation, ou qu'elles prennent un accroissement rapide. On peut alors se contenter, comme l'ont fait Mackenzie et Dalrymple, de ponctionner le kyste, mais il est bien plus sûr d'exciser la partie de l'iris dans laquelle il siége. Lorsque la tumeur a pris un développement trop considérable, on doit limiter l'excision à une portion de sa paroi, mais on risque ainsi de la voir se reproduire, surtout si le kyste est multiloculaire comme dans le cas rapporté par M. Ad. Richard.

Les *nævi* ou *tumeurs pigmentées de l'iris* ne sont pas moins rares que celles que nous venons de décrire, surtout si nous excluons de ce groupe les altérations survenues à la suite d'iritis parenchymateuses et les simples taches de l'iris, pour ne considérer que les tumeurs permanentes qui se sont développées sans ou presque sans symptômes inflammatoires. Ces tumeurs ressemblent assez aux *nœvi materni* de la peau, et peuvent être congénitales.

M. de Graëfe (1) rapporte un cas très-propre à faire ressortir les particularités caractéristiques de cette affection rare : il s'agit d'une jeune fille de quinze ans, née de parents parfaitement sains, chez laquelle l'iris droit est

(1) *Archiv für Augenheilkunde*, t. VII, A. II, p. 36.

le siége d'une tumeur ovoïde située près du bord inférieur de la pupille, mesurant dans son diamètre horizontal 3 millimètres, dans son diamètre vertical 2 millimètres, lisse, et à bords arrondis. Aucune synéchie postérieure n'empêche cette tumeur de suivre l'iris dans ses mouvements. Elle rétrécit le champ pupillaire en bas, proémine notablement, en avant du plan de l'iris, dans la chambre antérieure et va jusqu'à toucher la face postérieure de la cornée. Outre cette tumeur, on aperçoit à la périphérie de l'iris et en bas une bandelette étroite de même nature, offrant une longueur de 3 millimètres sur 1 millimètre de largeur. La tumeur elle-même, née sans doute de la couche pigmentaire, a si complétement écarté les éléments de l'iris qu'on n'en voit pas trace, même en s'aidant d'un grossissement fort. Entre la tumeur principale et la bandelette périphérique, l'iris proémine un peu en avant, ce qui tient sans doute à ce que ces deux parties sont reliées entre elles à la face postérieure de l'iris par une couche peu épaisse du tissu qui les constitue. Il y a un an que la malade s'est, par hasard, aperçue de l'état de son œil, et elle croit avoir observé un accroissement lent de la tumeur, ce qu'on ne peut constater en examinant la jeune fille à des intervalles de temps assez éloignés. Il faut d'autant moins songer à une opération que la vue n'a pas subi la moindre altération.

Cette observation diffère de celles qu'on peut lire dans les autres auteurs, en ce que le nævus, dont il y est question, est bien plus développé qu'il n'arrive généralement. Il est assez fréquent de voir des malades offrir des taches très-prononcées de l'iris, et l'on cite des cas où ces taches constituaient à la surface de cette membrane de petites tumeurs peu proéminentes. Leur origine, le plus souvent congénitale, ou datant de la première jeunesse, leur stabilité et le défaut de tout symptôme inflammatoire permettent de les distinguer facilement des tumeurs dont la description va suivre.

Condylômes de l'iris. — En parlant de l'iritis parenchymateuse et syphilitique, nous avons eu occasion d'exposer l'origine de cette transformation particulière d'une partie circonscrite de l'iris. A la suite de ces changements morbides, on peut voir se développer des tumeurs de la forme la plus variable, soit pédiculées, soit mamelonnées et assez grosses pour remplir complétement la chambre antérieure et provoquer une ulcération de la partie de la cornée qu'elles touchent, de façon à faire saillie sous la conjonctive même. Dans tous ces cas, on voit survenir dans l'œil les symptômes d'une inflammation plus ou moins intense. La rapidité avec laquelle ces condylômes se développent quelquefois, et le volume qu'ils atteignent peuvent les faire passer pour des tumeurs malignes, surtout si les symptômes inflammatoires sont peu accusés (1), et l'on ne sera certain de ne pas avoir

(1) Voir *Archiv für Augenheilkunde*, t. VIII, A. II, p. 38.

affaire à des altérations de cette espèce, qu'une fois que l'atrophie de l'œil sera assez prononcée, ce qui arrive après la perforation de la cornée et la suppuration consécutive.

Il faut encore séparer des condylômes les tubercules de l'iris observés sur des sujets atteints d'éléphantiasis. M. Desmarres (1) en cite deux observations. La maladie générale empêche d'ailleurs toute méprise.

Le *cancer* qui se localise sur l'iris est une affection des plus rares. On observe bien plus fréquemment une extension du mal parti des membranes profondes, en particulier, de la choroïde. Parmi les différentes formes de cancer, c'est la mélanose qui se rencontre le plus souvent. Les premières phases de son développement sont très-obscures et insidieuses. On croit avoir affaire à une simple iritis chronique. Plus tard, lorsque l'iris se soulève en forme d'un tubercule rouge jaunâtre ou pigmenté, on pense à une iritis parenchymateuse, mais la tumeur prend bientôt des proportions considérables et toute la chambre se remplit d'une masse noirâtre qui ne laisse guère de doute sur la nature de la maladie. Une observation très-curieuse de ce genre a été rapportée par M. Stœber (2). A la mélanose de l'iris s'associa une affection semblable de la sclérotique, et le malade succomba par suite de la propagation de son mal vers la cavité crânienne.

Lorsque la masse cancéreuse a rempli la plus grande partie de la chambre antérieure, elle détermine l'ulcération et la perforation de la cornée, mais comme quelques auteurs l'ont aussi fait remarquer, le mal peut s'étendre au dehors en traversant, au pourtour de la cornée, les espaces que la sclérotique laisse libres pour le passage des vaisseaux ciliaires antérieurs. Chez certains sujets, le cancer apparaît dans le tissu épiscléral, sans que celui-ci communique avec le foyer primitif de la maladie. D'ailleurs nous reviendrons sur le mode de développement des différentes formes de cancer en parlant des tumeurs malignes de la choroïde.

Les *tubercules* de l'iris, dont nous avons déjà dit quelques mots, sont rares. On n'en a, pour mieux dire, pas encore d'observations bien exactes prises sur le vivant, ce qui prouve de nouveau que la diathèse doit avoir envahi presque toutes les autres parties du corps avant de se manifester dans l'œil.

Nous n'avons que quelques mots à ajouter relativement au traitement des tumeurs malignes, en particulier du cancer. Dès que l'on est certain de son diagnostic, si le traitement mercuriel est resté inefficace et si l'on peut supposer qu'une simple excision de la partie affectée de l'iris serait insuffisante ou impraticable, on doit procéder sans retard à l'énucléation de l'œil. C'est dans la promptitude avec laquelle on agit que réside le salut du malade.

(1) *Loc. cit.*, t. II, p. 50.

(2) *Ammons Monatschrift*, t. I, p. 70.

ARTICLE VI.

ANOMALIES DE DÉVELOPPEMENT DE L'IRIS (IRIDÉRÉMIE, COLOBOMA, POLYCORIE, CORECTOPIE, MEMBRANE PUPILLAIRE PERSÉVÉRANTE).

D'après les recherches de de Ammon (1), l'iris apparaît à une époque où l'œil a déjà une organisation assez complète, alors que la choroïde est déjà développée et que la fente choroïdienne s'est fermée. Si l'on examine les yeux d'un fœtus de quatre mois, on voit, près des procès ciliaires, un anneau grisâtre complet, séparé du bord antérieur de la choroïde par une espace très-étroit, qui contient une série de filets très-ténus (*tela interstitialis iridis fœtalis*). En même temps que l'iris se développe, apparaissent les premières traces du tenseur de la choroïde, sous forme d'un second anneau très-fin, blanchâtre, situé en arrière, près du bord ciliaire de la choroïde qu'il entoure, et qui se perd insensiblement en s'amincissant vers les parties postérieures de l'œil. Lorsque le tenseur de la choroïde s'est épaissi, surtout du côté de l'extrémité antérieure de cette membrane, il se replie à angle droit par-dessus les sommets peu développés des procès ciliaires et son bord nettement coupé reçoit alors le bord ciliaire de l'iris. L'intervalle qui séparait primitivement l'iris de l'extrémité ciliaire de la choroïde diminue de plus en plus, et l'union de l'iris et de la choroïde devient plus intime, par suite du développement de l'uvée qui recouvre la face postérieure de l'iris et les procès ciliaires, ainsi que par l'augmentation de la densité du tenseur de la choroïde. L'iris réuni par son bord ciliaire, aussi bien au tenseur qu'à la choroïde elle-même, augmente en largeur, mais plus rapidement en haut et en dehors qu'en bas et en dedans (2). Jusque vers le sixième mois, il forme un anneau mince ; à partir de cette époque, les fibres musculaires commencent à se développer.

Assez souvent on a vu l'absence complète ou presque complète de l'iris, anomalie qu'il faut rapporter à un arrêt de développement. Dans les cas d'*iridérémie* absolue, la cornée n'est souvent qu'incomplétement développée (microphthalmie). Elle présente une forme allongée, est le siége de taies congénitales, et le cristallin se trouve quelquefois lui-même déplacé et opacifié. Chez les personnes atteintes d'iridérémie incomplète, le cercle de l'iris est très-étroit, ou bien on n'en trouve d'autres traces que des lambeaux irrégulièrement disposés et arrondis, de quelques millimètres de longueur. L'œil prend alors un aspect particulier. Le fond paraît bleuâtre ou bien coloré d'un certain reflet. Cette particularité congéni-

(1) *Archiv für Augenh.*, t. IV, A. 1, p. 122, et *Ann. d'ocul.*, t. LXIII, p. 157.

(2) S. Th. Sœmmering, *Lehre von den Eingeveiden u. Sinnesorganen Umgearb. u. beendegt v. S. Huschke.* Leipzig, 1844, p. 803.

tale est héréditaire dans quelques familles, elle se complique facilement d'amblyopie et de troubles dans la fonction d'accommodation. Il ne faut pas attribuer ceux-ci à l'absence de l'iris, mais bien à un arrêt de développement du muscle ciliaire, souvent associé à l'iridérémie. Le cercle ciliaire peut lui-même être atteint de ce défaut.

Les lunettes sténopéiques de M. Donders peuvent seules apporter quelque soulagement aux personnes affectées d'iridérémie ; elles remplacent, en quelque sorte, le diaphragme qui manque, en empêchant les éblouissements dont cette anomalie est la cause.

Le *coloboma*(1) de l'iris coïncide presque constamment avec une altération semblable de la choroïde. Nous y reviendrons lorsque nous démontrerons les rapports qui existent entre cette anomalie de la choroïde et la fente fœtale choroïdienne. Il est de fait que l'iris n'est fendu à aucune époque de la vie intra-utérine et qu'il ne se compose pas de deux moitiés distinctes quant à leur développement. Il faut donc regarder le coloboma comme un arrêt circonscrit survenu dans l'accroissement de l'iris et analogue à celui que nous avons signalé en parlant de l'iridérémie. Cet arrêt limité peut persister pendant tout le temps que dure le développement de l'iris, et alors la pupille se prolonge jusqu'à la périphérie de cette membrane (iridoschisma), ou bien il ne dure qu'une partie du temps pendant lequel l'iris s'accroît et produit un coloboma plus ou moins complet, par lequel la pupille n'est qu'échancrée. Le sommet de l'échancrure est arrondi et selon l'étendue du coloboma, il repose sur une bandelette de tissu iridien très-variable en largeur.

On peut donc considérer le coloboma comme une iridérémie partielle, d'une forme différente suivant les sujets et pouvant représenter une poire, un trou de serrure ou un simple feston. Dans la plupart des cas observés, le coloboma était situé en bas et en dedans, et des recherches nombreuses ont prouvé que la fente de l'iris se prolongeait plus ou moins dans les membranes profondes, par exemple dans les procès ciliaires, soit qu'ils fissent complétement défaut au niveau de la fente iridienne, soit qu'il n'en existât qu'une partie rudimentaire en ce point. La fréquence des colobomas situés dans la partie inférieure de l'iris est en rapport avec une occlusion incomplète de la fente choroïdienne chez le fœtus. L'iris ne se développe qu'une fois que le bord ciliaire de la choroïde est entièrement constitué, et il est probable qu'il emprunte à cette membrane les éléments de sa nutrition. En outre, on sait que le développement de l'iris coïncide avec celui du muscle ciliaire qui entoure le bord antérieur de la choroïde ; il est donc facile de comprendre que si ce dernier manque sur un point, l'iris et le muscle ciliaire doivent faire défaut au niveau de ce point. En

(1) Voyez l'excellent mémoire de M. Fichte (*Zeitschrift für Rationelle Medicin*, t. II, p. 140).

effet, le coloboma de l'iris et celui du muscle ciliaire se rencontrent presque toujours simultanément.

L'anomalie dont nous nous occupons s'observe très-souvent sur des sujets qui présentent d'autres altérations congénitales, telles que la microphthalmie, la cataracte congénitale, surtout la persistance de scissures qui auraient dû se fermer pendant la vie intra-utérine (coloboma des paupières, bec-de-lièvre, fente de la voûte palatine, réunion incomplète des os du crâne, réunion incomplète de l'urèthre, épispadias). Cette altération coïncide aussi assez souvent avec une asymétrie de courbure de la cornée, suivant ses diamètres vertical et horizontal (astigmatisme).

Le coloboma de l'iris se voit, en général, sur les deux yeux à la fois, s'il est unilatéral il affecte de préférence l'œil gauche, et dans la plupart des cas la vision n'en paraît pas beaucoup altérée ; on n'a pas sur ce sujet de connaissances bien précises, mais on a certainement observé des cas où l'œil atteint de coloboma de l'iris fonctionnait parfaitement. Dans ceux où l'arrêt de développement de l'iris se compliquait d'un coloboma choroïdien considérable, on observait plus fréquemment de l'amblyopie et les yeux étaient souvent sujets à des mouvements continuels (*nystagmus*), par suite de la contraction spontanée et alternative de leurs muscles.

La troisième anomalie que nous ayons à signaler est la *corectopie*, ou le déplacement congénital de la pupille. Elle doit aussi se rapporter nécessairement à une irrégularité survenue dans le développement du cercle iridien, et telle, que ce dernier prenne d'un côté une largeur normale ou excessive, tandis qu'il s'arrête du côté opposé ou dans le voisinage. A l'état normal, on le sait, la pupille n'occupe pas exactement le centre de l'iris, elle est un peu en dedans et au-dessus de ce point. Si l'on porte son attention sur les variations d'excentricité et de configuration (dyscorie) qu'elle peut présenter, on sera frappé de l'inconstance du siége et de la conformation de cette ouverture. Lorsque la corectopie est très-prononcée, non-seulement la pupille est très-excentrique et n'est séparée du bord adhérent de l'iris que par une mince bandelette du tissu de cette membrane, mais elle a perdu sa forme circulaire, pour devenir ovale ou même lancéolée.

Ainsi, les trois anomalies congénitales que nous venons d'étudier ont entre elles des rapports étroits et présentent des formes mixtes qu'on serait embarrassé de ranger dans l'une ou l'autre de ces catégories.

Une simple corectopie peut n'avoir sur le sens visuel aucune influence fâcheuse.

La *polycorie*, ou multiplicité des pupilles, est une affection congénitale assez rare et qu'il faut sans doute attribuer à des causes différentes. Ainsi on peut rencontrer une ou plusieurs petites pupilles supplémentaires, près du bord de la pupille normale, dont elles ne sont séparées que par des bandelettes étroites de tissu iridien. Cet état particulier, fort rare, paraît se lier à la persévérance d'une partie de la membrane pupillaire. Lorsque la pupille supplémentaire siége dans le diaphragme iridien à quelque distance de la pupille normale et n'en est séparée que par une bandelette étroite, on a affaire à une variété de coloboma que nous appellerons coloboma annulaire (coloboma à pont de de Ammon). La corectopie résulte alors d'un arrêt survenu dans le développement de l'iris.

Si la pupille anomale est voisine du bord ciliaire, elle peut ne pas reconnaître cette cause et provenir d'une dialyse congénitale du bord périphérique de l'iris. La forme en croissant qu'affecte d'ailleurs cette pupille supplémentaire plaide pour cette origine (irido-diastasis de de Ammon). Cette dernière forme se distingue des autres par l'absence absolue de mobilité de ses bords, tandis que les autres variétés n'excluent pas la contractilité.

La présence de plusieurs pupilles ne trouble généralement pas la vue et n'amène pas de vision monoculaire double. Une irido-diastasis très-considérable pourrait seule amener des éblouissements. Les personnes atteintes de polycorie acquise et survenue, par exemple, lorsque, en traversant la chambre antérieure avec le couteau à cataracte, on a excisé un lambeau de l'iris, ne paraissent guère en être incommodées. La polycorie acquise peut encore avoir pour cause des inflammations prolongées de l'iris, qui ont fixé son bord libre au cristallin, et par suite desquelles le tissu iridien s'est tellement atrophié, qu'il s'est produit des intervalles libres entre les fibres conservées du dilatateur. Si l'inflammation préalable n'a pas, en outre, profondément altéré les membranes du fond de l'œil, le retour de la vue peut résulter de la production spontanée de ces pupilles.

Membrane pupillaire persistante. — D'après les recherches récentes de M. Kölliker (1), la membrane pupillaire constitue avant le développement de l'iris la paroi antérieure de la membrane capsulo-pupillaire qui entoure étroitement le cristallin, sous la forme d'une poche vasculaire ; elle est parfaitement appliquée à toute la surface du cristallin qui, lui-même, est placé contre la cornée. L'iris, en se développant, s'avance vers la face antérieure de ce dernier et intercepte une partie de la membrane capsulo-pupillaire qui, dépassant en avant le bord libre de l'iris, forme autour de cet orifice un repli circulaire d'à peu près un demi-millimètre de largeur. C'est cette portion antérieure de la membrane capsulo-pupillaire qui, s'unissant à l'iris, par la formation de vaisseaux émergeant directement de ce diaphragme, constitue la membrane pupillaire. D'après ces recherches, elle recouvrirait bien une partie étroite du bord de l'iris, mais ne prendrait pas naissance, comme le pense de Ammon (2), du tenseur de la choroïde

(1) *Entwicklungsgeschichte des Menschen zweite Haelfte*. Leipzig, 1861.

(2) *Loc. cit.*, p. 127, et *Annal. d'oculist.*, p. 127.

et, passant au-devant de l'iris, arriverait à la pupille pour l'oblitérer.

Selon M. J. Cloquet (1), la membrane pupillaire disparaît vers le septième mois, et les vaisseaux qui s'y répandent en formant des arcades se replient sur le bord pupillaire pour y constituer le petit cercle artériel. De Ammon dit avoir trouvé que la membrane pupillaire persiste jusque vers la fin de la vie intra-utérine et constitue, une fois ses vaisseaux oblitérés, la membrane de Zinn. Cette opinion n'est soutenable que si l'on démontre que la membrane pupillaire naît du tenseur de la choroïde et recouvre, comme le pense de Ammon, toute la surface de l'iris.

La persistance de la membrane pupillaire est une affection congénitale des plus rares. Bon nombre d'observations de cette anomalie doivent donc se rapporter à des erreurs de diagnostic, provenant de ce qu'on l'a confondue avec les produits exsudatifs d'une iritis survenue dans la première enfance ou même pendant la vie intra-utérine. Presque toutes les observations acceptables constatent une persistance incomplète de la membrane pupillaire, qui se montre sous l'aspect d'un tissu très-fin, aréolaire, contenant quelquefois un petit nombre de vaisseaux. Dans ces derniers temps, M. Weber (2) a signalé un cas de ce genre. La masse qui occupait la pupille avait identiquement la même structure et la même couleur que l'iris. Il n'y avait pas occlusion de la pupille; celle-ci se contractait et se dilatait librement. La membrane elle-même était constituée par dix-huit ou vingt faisceaux de tissu iridien qui, atteignant jusqu'à un demi-millimètre de largeur, partaient du grand cercle de l'iris et passaient au-dessus du sphincter de la pupille, en formant des arcades de $0^{mm},75$ à 1 millimètre de hauteur. Ces faisceaux se réunissaient sur une plaque pigmentée, située à la surface de la capsule, au centre de la pupille, nettement circonscrite, et d'un diamètre de $1^{mm},5$ à 2 millimètres. Le bord pupillaire lui-même était complétement libre et recouvert par cette couronne de fibres fasciculées dont la présence n'altérait nullement sa mobilité. D'ailleurs, elle laissait aux rayons lumineux un passage suffisant pour que la malade, femme âgée de vingt-huit ans, eût ignoré jusque-là l'état de son œil.

Il semble que cette curieuse anomalie soit encore plus fréquente dans un âge peu avancé, et que, par conséquent, les vestiges de la membrane pupillaire tendent à disparaître à une époque ultérieure; du moins quelques observations viennent appuyer cette supposition.

Il ne faut pas songer à traiter cette affection, car elle n'amène presque jamais l'occlusion de la pupille, et dans les cas où cela arrive, l'iridectomie serait préférable à l'extraction ou au décollement de cette membrane.

(1) *Mémoire sur la membrane pupillaire*. Paris, 1818, p. 17.

(2) *Archiv für Augenheilkunde*, t. VIII, A. I, p. 337.

ARTICLE VII.

TROUBLES FONCTIONNELS DE L'IRIS. — MYDRIASE, MYOSIS (IRIS TREMULANS, IRIDODONÉSIS).

Considérations générales. — Avant d'entreprendre l'étude des troubles fonctionnels de l'iris, il est utile de rappeler en peu de mots le mode d'innervation de cette membrane. Elle est soumise à l'influence des centres nerveux par l'intermédiaire : 1° des nerfs ciliaires courts ; 2° des nerfs ciliaires longs.

Les premiers proviennent du ganglion ophthalmique (g. ciliaire) qui, lui-même, est peut-être l'origine de quelques filets nerveux, mais auquel concourent principalement le nerf moteur oculaire commun, pour lui fournir sa racine *motrice ou courte*, le nerf naso-ciliaire (provenant de la première branche de la cinquième paire), qui lui fournit sa racine *sensitive* ou *moyenne*, et les filets du grand sympathique qui accompagnent la carotide interne, mais en particulier l'artère ophthalmique, et dont les uns vont directement au ganglion (*radix sympathica, trophica* de Romberg), les autres à la racine longue.

Le ganglion ciliaire forme une petite masse aplatie de 2 millimètres de diamètre, située au côté externe du nerf optique, à 1 millimètre et demi du point où celui-ci perfore la sclérotique. Les filets qui émanent de ce ganglion, au nombre de dix à seize, pénètrent obliquement dans la sclérotique, au voisinage du nerf optique, et courent à la face externe de la choroïde jusqu'au muscle ciliaire où ils se divisent dichotomiquement pour former un réseau d'où partent des émanations nombreuses qui se répandent dans l'iris (voy. p. 237). Ces nerfs ciliaires courts renferment donc des filets moteurs, des filets sensitifs et des filets nerveux de la vie organique. D'après une supposition de M. Budge, les filets moteurs qui se rendent au sphincter de la pupille, proviendraient aussi, en partie, de la première branche de la cinquième paire.

Les nerfs ciliaires longs, au nombre de deux, proviennent directement du nerf naso-ciliaire, sans traverser le ganglion ciliaire, et prennent la même direction que les précédents. Il faudrait donc admettre qu'ils ne renferment que des filets sensitifs, mais il est très-probable que toutes les branches provenant du ganglion du trijumeau (g. de Gasser) contiennent des fibres motrices. Dans ces derniers temps, M. Bilogh croit avoir découvert des fibres motrices qui, émanées de la cinquième paire, se rendraient au dilatateur de la pupille. Ce muscle recevrait donc, non-seulement des filets du grand sympathique, mais aussi des filets du trijumeau.

Quant à la part que le pneumogastrique prend aux mouvements de l'iris, les expériences faites par MM. Reid, Valentin et Foucher, sur des animaux où il est fort difficile de pratiquer la section de ce nerf sans intéresser les filets du grand sympathique, n'ont pas suffisamment démontré son influence directe sur l'iris; mais il est très-probable qu'il agit indirectement sur les mouvements de ce diaphragme membraneux, par l'influence qu'il exerce sur la respiration et la circulation.

Nous devons en dire autant de l'action directe des filets nerveux provenant de la cinquième paire sur les mouvements de l'iris. Les expériences exécutées dans le but de prouver une pareille influence ne sont pas assez démonstratives, et jusqu'à nouvel ordre, on doit considérer la contraction de la pupille, après l'irritation des rameaux périphériques de la cinquième paire, comme résultant d'une action réflexe produite sur le nerf oculo-moteur commun. De même, la dilatation de la pupille observée après l'irritation des grosses branches du trijumeau, doit être rapportée à une excitation directe des filets du grand sympathique qui s'adossent à la cinquième paire. En résumé, nous voyons que le sphincter de la pupille reçoit l'influx nerveux par l'entremise des filets moteurs émanés de la troisième paire, et le dilatateur par les filets du grand sympathique.

Symptômes anatomiques. — On entend par mydriase une dilatation anormale de la pupille avec immobilité absolue de l'iris. Lorsqu'on considère cet état comme idiopathique, il ne faut pas le confondre avec la dilatation de la pupille qui survient par suite d'un défaut d'action réflexe du nerf optique sur les nerfs ciliaires, ni avec la paralysie des nerfs ciliaires qui résulte de la compression de ces nerfs, soit par une augmentation générale de la tension interne, soit par une exsudation circonscrite.

La mydriase idiopathique peut facilement coïncider avec une paralysie du muscle ciliaire, mais toutes deux s'observent isolément, et si l'une cesse, il n'en faut rien conclure pour l'autre. La mydriase a dû être envisagée d'une manière toute nouvelle, depuis que l'on a démontré que l'iris n'est pour rien dans la fonction de l'accommodation. Cette affection survient, en général, brusquement, sans phénomènes inflammatoires préalables et peut se borner à un œil.

Lorsque la mydriase est la conséquence d'une paralysie du sphincter de la pupille, elle s'associe souvent à une paralysie du muscle ciliaire; alors quoique tout à fait immobile, la pupille n'est que modérément dilatée. Pour que la dilatation devienne complète, ce qui, chez certains sujets, va jusqu'à la disparition de la partie supérieure de l'iris sous le limbe conjonctival, il est indispensable que les filets du grand sympathique soient irrités et contractent fortement le muscle dilatateur. Ainsi, lorsque le moteur oculaire commun est paralysé et que le sphincter de l'iris ne se contracte pas, la pupille n'offre pas pour cela son maximum de dilatation (Ruete). Si l'on coupe d'un côté la portion cervicale du grand sympathique et si l'on instille de l'atropine dans les deux yeux, la dilatation sera moins complète du côté opéré que de l'autre. Plusieurs expérimentateurs ont conclu de ce fait que pour qu'il survienne une dilatation considérable, comme celle qu'on obtient par l'atropine, il faut que les fibres nerveuses du grand sympathique agissent énergiquement (Biffi, Cramer, de Ruiter).

M. Braun (1) n'admet pas cette conclusion. Pour lui, une fois l'innervation du dilatateur abolie par la section des fibres du sympathique, le sphincter privé de l'action de son antagoniste peut, en se contractant outre mesure, tirailler les fibres musculaires au delà de leur limite d'élasticité, et lorsque l'action du sphincter est anéantie momentanément sous l'influence de l'atropine, les fibres musculaires du dilatateur ne reviennent plus à cet état de contraction qui correspond à l'élasticité normale (Wertheim, Wundt). Il est à regretter que M. Braun ne sache pas expliquer pourquoi l'action de l'atropine provoque une rétraction des fibres du dilatateur supérieure à celle que produit le défaut d'antagonisme. Il faut convenir que l'action directe du mydriatique sur le dilatateur doit, pour le moment, être acceptée. D'un autre côté, on ne saurait nier la faculté que possède en même temps l'atropine de paralyser les fibres du sphincter de la pupille; en effet la pupille, fortement contractée après la section du grand sympathique, se dilate sous l'influence de l'atropine, moins fortement, il est vrai, que si cette section n'avait pas eu lieu.

L'opium et quelques alcaloïdes ont une action inverse. Ils contractent les fibres du sphincter de la pupille. Cette contraction peut être due à une paralysie de l'antagoniste ; mais il semble qu'en même temps l'opium puisse agir comme irritant sur les fibres nerveuses provenant de l'oculo-moteur commun, irritation qui se fait par action réflexe des branches de la cinquième paire. Ainsi la belladone agit comme excitant sur le dilatateur (grand sympathique) et comme paralysant sur le sphincter (oculo-moteur). Inversement, l'opium agit comme paralysant sur le dilatateur et comme excitant sur le sphincter de l'iris. Ces actions complexes se répètent, comme M. de Graefe l'a démontré récemment, par l'injection sous-cutanée d'une solution de morphine pour les fibres circulaires et radiées du muscle ciliaire qui semblent être innervées de la même façon que l'iris. La mydriase peut donc être la conséquence d'une paralysie des fibres nerveuses qui président à la contraction du sphincter ou d'une irritation directe du dilatateur. Nous n'acceptons pas la mydriase provenant d'une névralgie ou d'une paralysie de la cinquième paire (Kanstadt, Melchior, Sichel). Car une

(1) *Archiv für Augenheilkunde*, t. V, A. II, p. 112.

affection de ce genre ne semble avoir sur la pupille aucune action prononcée.

Dans certains cas, la mydriase est localisée sur une partie de l'iris. Elle est due alors, soit à la lésion de quelques filets des nerfs ciliaires, soit à la compression de ces mêmes filets par un produit d'exsudation.

Dans la mydriase, les altérations de la vue dépendent de la part que le muscle ciliaire prend à la paralysie : rarement il fonctionne lorsque la pupille est complétement dilatée. L'œil est alors dans une inaction absolue et adapté au point le plus éloigné de sa vision distincte, de telle sorte qu'il reçoive les rayons parallèles sur la rétine, ou, ce qui est plus fréquent, un peu en arrière de cette membrane, dans les cas d'hypermétropie légère (de 1/60 à 1/40), ou enfin plus ou moins en avant de la rétine dans les cas de myopie. Lorsque le muscle ciliaire a conservé une partie de sa contractilité, on peut observer bien des variations dans l'énergie des fonctions accommodatrices, même alors qu'il existe une mydriase complète.

Les désordres provoqués par la mydriase, surtout quand elle est complète et n'est liée ni à un trouble des milieux de l'œil, ni à une anomalie de réfringence, consistent dans des éblouissements assez notables, et dans la formation de cercles de diffusion, auxquels on remédie par l'interposition d'un diaphragme percé d'un trou.

Etiologie. — La mydriase idiopathique peut être due, comme nous l'avons déjà exposé, à un défaut d'innervation du sphincter de la pupille, consécutif à la paralysie du nerf moteur oculaire commun (1). Ainsi, on l'observe à la suite d'un refroidissement brusque, chez des personnes qui, au milieu d'une transpiration abondante, se sont exposées à l'action d'un air vif. Souvent la mydriase s'annonce par des douleurs ciliaires intenses, comme cela s'observe aussi dans les cas de paralysie de la troisième paire. Les lésions des nerfs du sphincter de la pupille peuvent encore provenir d'une violence exercée directement sur eux, par exemple, d'un coup porté sur la tête ou sur l'œil.

Lorsque dans ces cas, la mydriase atteint le plus haut degré dont elle soit capable, il faut l'attribuer, en partie, à la paralysie du sphincter, en partie, à l'irritation exercée par la cause déterminante sur les filets du grand sym-

(1) Les cas où la pupille conserve sa contractilité, lorsque toutes les branches de la troisième paire se trouvent paralysées, ont été interprétés d'après une disposition anatomique particulière signalée pour la première fois par Pourfour du Petit, et dans laquelle au nerf moteur oculaire commun s'adjoignait un rameau du moteur oculaire externe, se rendant avec ce dernier au ganglion ophthalmique, ou même la racine motrice de ce ganglion provenait en totalité de la sixième paire. Voyez le rapport de M. Hairion sur la question suivante : exposer l'influence respective des différents nerfs sur les mouvements de l'iris (*Annales d'oculistique*, t. XXXIII, p. 37).

pathique. Ce que nous avançons ici n'a rien d'hypothétique, et, pour le comprendre, il suffit de connaître les expériences qui ont démontré que le grand sympathique est beaucoup plus longtemps que les autres nerfs influencé par une action irritante quelconque. Il ne faut donc pas s'étonner de ce qu'une violence puisse amener la paralysie d'un nerf, en même temps qu'elle agit dans un autre sens sur un nerf voisin, en y provoquant une irritation assez continue.

Les mydriatiques (belladone, jusquiame, aconit, stramonium) paralysent le sphincter et excitent le dilatateur. Cette action s'effectue consécutivement à la résorption de l'alcoïde dans l'humeur aqueuse (Donders) et il est démontré que celle-ci peut alors remplir sur un autre œil le rôle de mydriatique. Si la résorption ne peut se faire que difficilement, ce qui arrive quand la pression interne de l'œil est augmentée, le mydriatique n'a guère d'action, quelque quantité qu'on en instille dans le sac conjonctival.

Lorsqu'on examine des personnes se disant atteintes de mydriase, il ne faut jamais oublier que celle-ci peut être artificielle et qu'on peut l'avoir produite en vue de tromper le médecin.

Cette maladie peut, comme nous l'avons dit, être provoquée par une irritation directe du grand sympathique. On sait, par exemple, que la présence des vers intestinaux peut la causer, comme l'ont prouvé nombre d'observations. C'est encore à cette irritation du grand sympathique qu'il faut rapporter la dilatation de la pupille qu'on rencontre dans l'hypochondrie, l'hystérie, pendant l'attaque épileptique, et celle qui précède la monomanie (monomanie ambitieuse). Il est connu que les narcotiques ont la plupart pour effet de dilater considérablement la pupille dans la période d'intoxication; on attribue ce résultat à la congestion des vaisseaux de l'encéphale et à la compression des nerfs moteurs oculaires communs. Mais il reste à savoir si, dans ces cas, le grand sympathique n'intervient pas de son côté.

La mydriase symptomatique se rencontre dans les cas d'amaurose, d'insensibilité plus ou moins complète de la rétine, et lorsque l'action réflexe du nerf optique sur les nerfs ciliaires fait défaut. Cette affection peut du reste, en pareil cas, présenter bien des degrés différents qui ne sont pas en rapport avec l'insensibilité de la rétine. Il y a plus, l'iris peut conserver l'intégrité de ses mouvements alors qu'il existe une amaurose complète. Dans ce cas, la conductibilité du nerf optique et l'action réflexe qu'il exerce sur les nerfs ciliaires sont intactes, mais les lésions du cerveau ne permettent pas que l'image reçue sur la rétine soit perçue et renvoyée, bien qu'elle excite une partie des éléments nerveux cérébraux. La mydriase symptomatique peut aussi reconnaître pour cause l'interruption de l'action réflexe du nerf optique sur les nerfs ciliaires, alors que cette interruption s'est produite dans le globe oculaire et sur le trajet de ces nerfs eux-mêmes. Nous trouverons dans l'étude du glaucome la démonstration de ce qui précède.

Il ne faut pas passer sous silence l'idiosyncrasie qui permet à quelques personnes de dilater à volonté la pupille (Budge, Waller rapportent des faits pareils). On sait que les contractions du muscle droit interne ainsi que le clignotement rapide des paupières s'accompagnent d'une contraction de la pupille, mais en dehors du fait de l'action combinée des muscles extrinsèques et intrinsèques, on a observé des personnes présentant la faculté de mouvoir à volonté ces derniers. M. Seitz rapporte dans son traité le fait suivant : un étudiant en médecine fut très-surpris d'entendre le professeur Brücke dire à son cours que l'iris ne pouvait se mouvoir spontanément; il se hâta de prouver le contraire. Ce jeune homme avait la faculté de dilater ses pupilles au point d'en augmenter le diamètre de 3 millimètres, en faisant une inspiration profonde et en retenant son haleine, puis en roidissant par un léger effort les muscles du cou et de la nuque. S'il fixait en même temps un objet rapproché de ses yeux, il produisait plus facilement cette dilatation que quand il regardait un objet éloigné. Après la première expiration et le relâchement des muscles, les pupilles reprenaient leur étendue ordinaire.

Traitement. — Il faut mettre tous ses soins à rechercher l'origine de la maladie, voir si l'on a affaire à une lésion directe ou transmise de l'organe affecté. C'est ainsi que l'on arrive quelquefois à guérir par des médicaments internes une mydriase qu'on aurait vainement tenté de combattre par une médication locale. Un examen approfondi est d'autant plus nécessaire que la mydriase peut être le précurseur d'une affection grave.

Si l'on reconnaît que la cause de la maladie provient d'une lésion locale des nerfs, en particulier du moteur oculaire commun, il faut exciter ceux qui ont, avec ces derniers, une action réflexe. Ainsi l'on conseille d'irriter à différentes reprises les filets de la cinquième paire qui se répandent dans le sac conjonctival, en instillant tous les jours dans l'œil une goutte de teinture d'opium ou en y introduisant une petite quantité d'une pommade opiacée (1). Les cautérisations au sulfate de cuivre, les vésicatoires au pourtour de l'or-

(1) Tout récemment, M. Fraser dans sa thèse inaugurale et M. Argyll Robertson dans une publication faite à la Société médico-chirurgicale d'Edimbourg, ont signalé l'action spéciale que la fève de Calabar (*physostigma venenosum*, Balfour) exerce sur le sphincter de l'iris et le tenseur de la choroïde en les contractant énergiquement. Ce médicament a été présenté pour la première fois par M. Christison à la Société royale d'Edimbourg (5 février 1855). Son principe actif est insoluble dans l'eau, soluble dans l'alcool et dans la glycérine. Les expériences de MM. Fraser, Robertson, Stewart, Bowman, Soelberg Wells, Giraldès et de Graefe ont démontré que l'extrait du *physostigma venenosum* est le myotique par excellence, et qu'il agit même dans des cas où la mydriase a persisté quelque temps.

bite, les applications de nitrate d'argent en substance sur la conjonctive palpébrale, agissent dans le même sens. C'est aussi dans ce but qu'on électrise les parties de l'orbite les plus voisines de l'œil, et qu'on prescrit l'usage de poudres médicamenteuses en forme de prises, destinées à irriter les filets de la cinquième paire qui se répandent dans la muqueuse pituitaire.

Les tentatives qu'on a faites pour exciter les contractions de l'iris par l'action réitérée d'une lumière intense (Jeansoul) doivent être complétement abandonnées, car, le plus souvent, l'action réflexe que l'on recherche manque absolument et ce n'est pas sans risque qu'on irrite ainsi la rétine.

L'action synergique des muscles de l'iris et de quelques autres muscles de l'œil a donné l'idée d'un autre mode de traitement. Ainsi l'on peut, si le muscle ciliaire ne présente qu'une paralysie incomplète, exciter les contractions de ce muscle en même temps que le resserrement du sphincter de la pupille, en faisant fixer au malade des objets situés à des distances rapprochées, ou en lui prescrivant l'emploi méthodique de verres convexes dont la courbure soit proportionnée au défaut survenu dans l'accommodation pour les objets rapprochés, verres qu'on remplace peu à peu, à mesure que cette fonction se rétablit, par des lunettes à foyer plus long. Malheureusement ces exercices n'aboutissent pas à un résultat avantageux, lorsque la mydriase se rencontre avec une paralysie complète du muscle ciliaire, car alors les verres convexes donnés au malade ont nécessairement, pour lui permettre de voir des objets rapprochés, un foyer très-court, d'où il résulte qu'ils suppléent entièrement à l'action de ce muscle et n'y déterminent plus les contractions auxquelles on voulait l'exercer, alors qu'il était encore susceptible de fonctionner.

Il est encore indiqué dans le traitement de la mydriase de provoquer dans les paupières des clignotements énergiques et réitérés, et de faire souvent converger les axes optiques sur des objets rapprochés, afin d'exciter les mouvements de l'iris par une forte contraction des muscles droits internes. Ces exercices, combinés à une action irritante portée sur les filets nerveux de la cinquième paire, sont encore les moyens qui offrent le plus de chances de succès.

Si l'on trouve, par un examen attentif, que la paralysie des muscles de l'iris coïncide avec une anesthésie plus ou moins complète de la peau qui revêt le pourtour de l'orbite, on pourra se servir du galvanisme, en appliquant des conducteurs secs dans le but de localiser le plus possible l'action du courant sur la peau, mais en évitant d'employer des courants trop intenses qui seraient dangereux, à cause du voisinage de l'œil.

On sait que l'iris se contracte vivement dès que l'humeur aqueuse s'échappe, c'est pourquoi des paracentèses réitérées peuvent produire dans l'iris une contraction passagère ; mais cette méthode, toujours désagréable au malade, n'a pas de bons résultats, car l'humeur aqueuse à peine reproduite, la mydriase réapparaît.

On doit porter toute son attention sur l'état général du malade atteint de mydriase, lorsque cette dernière n'est pas traumatique. Parmi les médicaments internes recommandés, nous citerons l'iodure de potassium et le mercure qui ont donné d'assez bons résultats, attendu que la maladie coïncide souvent avec une affection syphilitique. Mais il faut avouer qu'il n'est pas rare de voir la mydriase rebelle à toute médication, et qu'on est souvent forcé de se contenter des palliatifs.

Myosis. — Nous devons exclure ici toute contraction anormale de la pupille venant d'une irritation ou d'une inflammation de l'iris, pour ne nous occuper que du myosis idiopathique. La pupille présente dans son étendue des variations très-notables. Chez l'enfant, son diamètre mesure, à un éclairage moyen, généralement un peu plus de 4 millimètres, tandis que chez l'adulte, il varie entre 2 et 3 millimètres, et n'atteint que 2 millimètres tout au plus chez le vieillard. Il y aura myosis toutes les fois que la pupille n'aura guère qu'un millimètre de diamètre, restera immobile et aura plus ou moins complétement perdu la faculté de se dilater sous l'influence des mydriatiques.

Les causes du myosis sont de deux ordres. Il peut provenir d'une irritation des fibres du nerf moteur oculaire commun (myosis spasmodique) ou d'une paralysie des fibres du grand sympathique (myosis paralytique). L'irritation du nerf moteur oculaire commun peut résulter d'une inflammation commençante des méninges, d'une apoplexie cérébrale arrivée à la période de réaction, enfin de l'action de certains alcaloïdes qui congestionnent l'encéphale et ses enveloppes, comme l'opium, la nicotine, ou agissent directement sur les nerfs de l'iris, comme l'extrait de la fève de Calabar. On observe encore un resserrement des pupilles au début des attaques d'hystérie et d'épilepsie, tandis que, comme nous l'avons dit, pendant l'attaque, les pupilles se dilatent fortement.

Le myosis paralytique se rencontre chez les personnes dont le grand sympathique est le siége d'une altération grave, comme on l'observe dans l'ataxie locomotrice, au commencement de la maladie, tandis qu'une fois les symptômes paralytiques bien accusés, la pupille se dilate. Le myosis est d'autant plus prononcé que les parties cervicales de la moelle épinière ont plus souffert. M. Ruete signale comme causes indirectes du myosis les paralysies qui surviennent dans le système du grand sympathique consécutivement à des constipations opiniâtres et au trouble des fonctions digestives.

M. de Willebrand (1) rapporte un cas remarquable, où le myosis était dû à une compression directe du grand sympathique. Un jeune homme de

(1) *Archiv für Augenheilkunde*, t. I, A. I, p. 319.

vingt-huit ans, en apparence bien constitué, souffrait beaucoup depuis un an de douleurs périodiques dans le bras gauche, douleurs qu'il attribuait à une cause rhumatismale. A cette époque, il se manifesta dans la vue de son œil droit des changements qui l'inquiétèrent beaucoup. Cet organe ne présenta d'autre altération qu'un rétrécissement considérable de la pupille, avec une immobilité complète de l'iris. Le malade distinguait avec cet œil les objets les plus petits, mais il ne voyait qu'en partie les personnes placées devant lui : un examen minutieux de tous les organes fit découvrir au cou une courbure particulière produite par un amas de ganglions lymphatiques indurés, situé sous le sterno-cléido-mastoïdien et autour de ce muscle. Ces glandes remplissaient non-seulement l'espace sus-claviculaire, mais on les voyait s'engager sous la clavicule. Cet engorgement ganglionnaire était consécutif à un eczéma du cuir chevelu. Le diagnostic fut établi de la manière suivante : douleurs du bras résultant de la compression du plexus brachial et paralysie des fibres radiées de l'iris par compression de la portion cervicale du grand sympathique. On prescrivit au malade de l'iodure de potassium à l'intérieur, des frictions d'une pommade composée d'iodure de potassium et de mercure, et des bains chauds répétés. A mesure que le gonflement des ganglions diminua, les fonctions de l'iris se rétablirent, le champ visuel reprit son étendue normale, et au bout de quelques mois, la guérison était complète.

Signalons encore une variété de myosis (*hippus*), dans laquelle la pupille se resserre périodiquement en obéissant à des contractions spasmodiques du sphincter, qui ne dépendent pas de l'intensité de la lumière, et se rencontrent fréquemment avec des contractions analogues des muscles extrinsèques de l'œil (*nystagmus*).

Lorsque le resserrement de la pupille n'est lié à aucune autre altération des fonctions de l'iris, il ne peut amener dans la vue que des troubles de deux sortes : 1° un rétrécissement notable du champ visuel ; 2° une diminution considérable de l'éclairage de l'image rétinienne, par l'exclusion d'un grand nombre de rayons lumineux. Ces troubles deviennent d'autant plus gênants pour le malade qu'il est atteint de myosis double, qu'il se trouve dans un milieu moins éclairé ; et ils peuvent le mettre alors dans les conditions des héméralopes.

Le *traitement* du myosis doit toujours s'appuyer sur une observation très-détaillée de l'état général des malades, car assez souvent la cause à combattre est bien loin de l'organe affecté. Les instillations d'atropine, les injections sous-cutanées d'une solution de ce médicament au pourtour de l'orbite, sont généralement insuffisantes et ne sont rationnellement indiquées que contre le myosis spasmodique.

Tremblement de l'iris (*iris tremulans*, *iridodonésis*). — L'iris, portant par une grande étendue de sa face postérieure sur le cristallin, ne s'agite, pendant les mouvements brusques de l'œil, que par ses parties périphériques. Ces mouvements eux-mêmes ne sont bien perceptibles que sur un petit nombre de personnes. Pour que l'iris se meuve dans une portion notable de sa surface, il est indispensable que le cristallin sur lequel repose ce voile membraneux, soit luxé ou manque complétement. Ainsi, contre l'avis des anciens, la liquéfaction du corps vitré n'est pour rien dans ce phénomène; car dès que le cristallin est déplacé ou extrait, même sur un œil parfaitement sain, on observe dans l'iris un tremblotement très-évident; le même phénomène se passe lorsque le cristallin s'est résorbé en partie, comme cela s'observe dans les cataractes molles, lorsqu'il est considérablement aplati, ou enfin lorsque cet organe, détaché de la zonule de Zinn, s'est notablement raccourci suivant ses diamètres, en conservant toute sa transparence.

On voit aussi survenir le tremblotement de l'iris quand, par la distention des parties antérieures du globe (hydrophthalmie), l'iris tiraillé latéralement perd le point d'appui qu'il prend normalement sur le cristallin, en même temps que la chambre antérieure gagne considérablement en profondeur. Lorsqu'il y a luxation incomplète du cristallin, il peut se faire qu'une moitié seulement de l'iris présente des mouvements rapides d'oscillation, tandis que l'autre moitié, ayant conservé ses rapports avec le cristallin, reste immobile.

On a cru longtemps que la liquéfaction complète du corps vitré pouvait permettre au cristallin normalement situé des mouvements d'avant en arrière auquel l'iris dut participer. Cette opinion est erronée, car l'ophthalmoscope permet de constater des liquéfactions complètes du corps vitré, où des opacités parcourent avec une grande rapidité toute l'étendue du champ d'observation, sans que l'iris présente le moindre tremblotement.

Souvent les contractions de la pupille ne sont pas modifiées par cet état de l'iris, mais on n'en peut pas dire autant du muscle ciliaire à l'action duquel le déplacement du cristallin a ôté son but.

Il est bien entendu qu'il ne peut être question ici du traitement d'une affection beaucoup moins grave en elle-même que les états pathologiques qui l'ont déterminée.

ARTICLE VIII.

CHANGEMENTS DANS LA CONFORMATION ET LE CONTENU DE LA CHAMBRE ANTÉRIEURE.

Avant de terminer la description des différentes maladies de l'iris, il est bon de s'occuper des changements qui peuvent s'opérer dans la chambre antérieure pendant le cours de ces maladies.

A. La *configuration de la chambre antérieure* montre déjà à l'état normal des variations notables, variations qui ne sont pas en rapport avec des différences dans le rayon de courbure de la cornée, mais dépendent de la position et de la conformation du cristallin sur lequel se trouve exactement appliquée une grande partie de la surface postérieure de l'iris. En général, la profondeur de la chambre antérieure diminue avec l'âge ; tandis que la distance qui sépare la capsule de la face postérieure de la cornée varie chez l'adulte de 1 millimètre et demi à 2 millimètres et demi, elle mesure à peine 1 millimètre chez le vieillard. Il en est de même chez le nouveau-né, ce qui tient à ce qu'il a le cristallin plus bombé.

Selon la réfringence des milieux de l'œil, la profondeur de la chambre antérieure présente aussi des variations : ainsi les myopes, chez lesquels l'axe optique offre une longueur anomale, ont très-souvent leur chambre antérieure profonde, au contraire des hypermétropes, chez lesquels l'axe optique est court.

On observe une diminution anomale et très-notable de la chambre antérieure, lorsque le plan de l'iris qui se trouve attaché par son bord libre au cristallin, est refoulé par des exsudations vers la cornée. Il peut alors arriver que les parties périphériques de ce diaphragme membraneux, par un contact prolongé avec la cornée, s'y attachent et y forment des synéchies antérieures multiples, qui réduisent la chambre antérieure à un petit espace infundibuliforme situé centralement. Une diminution notable de cette cavité s'observe encore après une iritis chronique ou une irido-choroïdite, si le tissu de l'iris et des parties antérieures de la choroïde s'atrophie, et si la sécrétion de l'humeur aqueuse ne se fait qu'imparfaitement.

Le diamètre antéro-postérieur de la chambre antérieure se réduit aussi considérablement, lorsque, par suite d'une augmentation survenue dans la pression intra-oculaire, le cristallin est repoussé vers la cornée (glaucome). Nous avons vu que, dans l'iritis séreuse, la chambre antérieure gagne beaucoup en profondeur. Mais dès qu'il survient une hypersécrétion notable de sérosité en arrière du cristallin, la pression que l'iris et le cristallin supportent l'emporte bientôt sur la tension de la chambre antérieure. Le cristallin se porte en avant, et l'excès d'humeur aqueuse sécrétée se résorbant, la chambre antérieure diminue de capacité.

Il en est de même lorsque le cristallin s'opacifie, que ses parties corticales se ramollissent et sont le siége d'un gonflement qui se dissipe quand la cataracte a persisté quelque temps et quand le liquide que renfermait la capsule a disparu : cela permet, lorsque la maladie s'est développée à des époques différentes sur les deux yeux, de discerner sur quel œil s'est produite la première cataracte, en se guidant sur la capacité des chambres antérieures.

On veut encore avoir observé une réduction notable de cette cavité dans les cas où l'organisme perd, dans un espace de temps relativement court, de grandes quantités de liquide, comme dans le choléra (Buisson), ou comme on l'a vu dans les expériences de Magendie sur l'inanition.

L'espace qui sépare la cornée du cristallin disparaît aussitôt que l'humeur aqueuse s'échappe et qu'il s'établit une fistule cornéenne.

La chambre antérieure gagne notablement en profondeur dans tous les cas où survient une distension des parties antérieures du globe oculaire (hydrophthalmie), lorsque le cristallin se trouve déplacé, etc.

On a attribué les changements que nous venons de signaler à des variations dans la sécrétion de l'humeur aqueuse. Avouons que la source de ce liquide n'est pas encore complétement connue. Ainsi, il est certain que ce n'est pas l'iris seul qui le produit, car une iridérémie artificielle ne parvient pas à faire disparaître la chambre antérieure. Il est aussi peu probable que la cornée, presque dépourvue de vaisseaux, participe à cette sécrétion, mais il est bien plus naturel de considérer les procès ciliaires, si riches en plexus vasculaires, comme l'origine principale de ce liquide.

B. Les *modifications du contenu de la chambre antérieure* peuvent résulter d'inflammations, d'épanchements de cause traumatique, ou de la présence d'un corps étranger.

L'*hypopion* occupe ici une des premières places, et il faut en distinguer trois formes, d'après l'origine de la collection morbide. Ainsi, il peut provenir d'une inflammation de la cornée, de l'iris ou des parties antérieures de la choroïde, en particulier des procès ciliaires.

L'hypopion survenu à la suite d'une inflammation de la cornée peut résulter simplement d'une accumulation de pus qui s'est fait jour dans la chambre antérieure, comme nous l'avons vu à propos des abcès de la cornée ; mais il peut aussi se rencontrer sans qu'il y ait eu perforation, et alors il a pour cause une altération morbide de la couche épithéliale qui recouvre la membrane de Descemet. Comme sur toute autre membrane revêtue d'un épithélium, on peut observer des variations notables dans la reproduction des cellules de cette couche. Ainsi, il peut arriver que les cellules épithéliales de la membrane de Descemet s'éliminent trop vite, tombent en dégénérescence graisseuse et troublent l'humeur aqueuse dans laquelle elles sont en suspension. La genèse de nouvelles cellules peut alors s'effectuer avec tant de rapidité que celles-ci n'atteignent pas le développement de la cellule épithéliale normale, et restent à l'état de cellules de mucus ou de pus. Elles n'adhèrent pas à la surface dont elles proviennent, s'accumulent dans l'humeur aqueuse, et se déposent à la partie la plus déclive de la chambre antérieure. En même temps que naissent ces différentes cellules, et sous l'influence de l'irritation inflammatoire des parties voisines de la cornée malade, une exsudation fibrineuse peut s'effectuer à la superficie de la membrane de Descemet. La fibrine épanchée dans le contenu de la chambre antérieure se coagule et emprisonne un nombre variable d'éléments cellulaires.

Les recherches de M. Junge (1) tendent à faire supposer que les masses coagulées de l'hypopion sont souvent composées de mucus (Schleimstoff), et il ne serait peut-être pas sans intérêt de vérifier par des travaux ultérieurs que les hypopions provenant de la cornée renferment plutôt cet élément que ceux dont l'iris est la source.

Il semble que l'agglutination des cellules de mucus renfermées dans l'hypopion ne soit pas exclusivement due à de la fibrine, mais que s'il s'est formé un grand nombre de cellules de mucus à la surface de la membrane de Descemet, ces cellules, en se gonflant dans l'humeur aqueuse et en adhérant les unes aux autres, prêtent à l'hypopion une consistance telle, qu'il ne soit pas possible de le déplacer, et qu'il faille pour lui donner issue comme à l'hypopion fibrineux, une large paracentèse. La fibrine que contient l'hypopion se présente à l'examen microscopique sous la forme de grumeaux ou de fibrilles.

Lorsque l'hypopion est exclusivement composé de cellules et ne contient pas de fibrine, il se déplace très-facilement. Nous avons dernièrement observé à notre clinique un jeune homme auquel un copeau de fer était entré au centre de la cornée, trente-six heures auparavant. Quoique le corps étranger n'eût pénétré que peu profondément, il s'était formé dans la cornée un trouble général et rayonné autour de la blessure. Une grande quantité de masses purulentes se trouvait accumulée dans la chambre antérieure. Quand le malade se penchait en avant en baissant la tête, l'hypopion se répandait sur toute la surface de la cornée, et aussitôt qu'il redressait la tête, on pouvait voir la collection purulente découler lentement et remplir à peu près le quart de la chambre antérieure.

Il est bien rare que l'hypopion dépasse le bord inférieur de la pupille, et ce n'est que dans des cas tout à fait exceptionnels qu'on l'a vu remplir presque entièrement la chambre antérieure.

Le *pronostic* d'une collection purulente dans cette cavité est trop intimement lié aux phénomènes morbides qui l'ont déterminée pour qu'il soit possible de donner ici des indications précises à ce sujet. On peut cependant poser en principe que les accumulations purulentes qui se déplacent facilement se résorbent aisément, tandis que les dépôts fibrineux formés dans

(1) *Archiv für Augenheilkunde*, t. V, A. 2, p. 200.

la chambre antérieure et adhérant à la membrane de Descemet ont beaucoup plus de peine à disparaître. Ils laissent souvent des traces indélébiles, à cause de l'épaississement de la couche épithéliale dont la face postérieure de la cornée est tapissée, épaississement qui apparaît sous forme de plaques diffuses ou d'une membrane grisâtre.

On peut avancer, en second lieu, que l'hypopion est d'autant moins dangereux qu'il est moins développé, et que les voies par lesquelles s'opère la résorption sont plus libres, ce qui arrive quand la circulation de l'iris et de la choroïde n'est pas ou presque pas entravée par des dépôts d'exsudation ; ainsi les hypopions qui résultent d'une kératite se résorbent quelquefois avec une rapidité surprenante, tandis que les collections purulentes dues à une inflammation de l'iris et de la choroïde peuvent persister pendant des semaines entières.

Lorsque l'hypopion remplit plus de la moitié de la chambre antérieure, l'œil est en danger, car il survient fréquemment dans ces cas une suppuration du tissu de la cornée avec destruction plus ou moins complète de cette membrane. Il ne faut pas chercher la raison de cet accident dans l'effet nuisible que les masses purulentes ou leur partie liquide exercent sur le tissu cornéen, mais il est aisé de concevoir qu'une inflammation ayant donné naissance à une pareille quantité de pus dans la chambre antérieure doit s'étendre facilement à la cornée, si toutefois celle-ci n'a pas été elle-même le point de départ de l'hypopion.

Traitement. — Il ne peut être question ici du traitement d'un simple symptôme, et nous avons déjà indiqué les précautions que cette complication exige ; aussi nous bornerons-nous à quelques indications générales. Lorsque l'hypopion est peu étendu et provient d'une affection de la cornée, l'emploi de compresses imbibées d'eau chaude est, en général, le meilleur moyen d'empêcher la collection purulente de s'accroître. Lorsque celle-ci résulte d'une inflammation limitée à la partie postérieure de la cornée, d'un abcès par exemple, on est souvent obligé de recourir une ou plusieurs fois à la paracentèse de la chambre antérieure. Dans les cas d'iritis, on n'aura recours à ce mode de traitement que si l'hypopion atteint une certaine étendue. D'ailleurs, pour l'évacuation de l'hypopion, on devra pratiquer une incision dont la largeur soit en rapport avec la consistance de la collection. Si l'on prend cette précaution, on n'aura besoin, pour extraire les masses coagulées, ni de pinces, ni de curette, instruments avec lesquels il est très-facile d'irriter l'organe malade.

L'*hyphéma*, ou l'épanchement sanguin de la chambre antérieure, peut être dû à une cause traumatique ou à la rupture spontanée d'un vaisseau. Dans l'hyphéma traumatique, le sang peut avoir pénétré dans la chambre antérieure de dehors en dedans, de même qu'il peut provenir d'une lésion directe des membranes profondes, sans blessure des enveloppes externes. Ainsi, on l'observe après une commotion de l'œil, mais aussi à la suite d'une diminution survenue brusquement dans la pression intra-oculaire, pendant une opération dans laquelle on a ouvert la chambre antérieure. Les épanchements sanguins par contusion sont très-fréquents; nous avons, tout récemment encore, observé un hyphéma qui remplissait presque toute la chambre antérieure et dont la cause était un coup de fouet. Le sang se résorba assez vite, mais une iritis avec production de synéchies multiples fut la suite de cette violence.

Quant à l'hyphéma spontané, nous en distinguerons deux variétés. Dans l'une, des changements dont les membranes de l'œil sont le siége expliquent la rupture du vaisseau; c'est ce qu'on remarque dans les maladies où la pression interne de l'œil a considérablement augmenté, et où la circulation s'est notablement entravée (glaucome, tumeurs internes de l'œil, exsudation localisée avec compression d'un vaisseau). Dans l'autre, l'épanchement sanguin doit se rapporter à un trouble de la circulation générale (attaques de toux, de vomissements, efforts de parturition, maladies de cœur, etc.).

Plusieurs auteurs ont cité des cas où l'épanchement sanguin se reproduisait périodiquement et paraissait lié au flux menstruel (Lawrence (1), J. Meyr (2), Guépin fils (3), etc.). Dans le cas rapporté par M. Lawrence, une femme âgée de quarante-cinq ans fut, après la disparition de ses règles, prise régulièrement, chaque mois, d'un hyphéma.

On signale quelques observations curieuses de personnes pouvant à volonté produire un hyphéma. Walther (4) dit avoir vu un jeune paysan d'une santé florissante qui, lorsqu'il penchait la tête en avant et un peu à droite, en exerçant des mouvements violents avec le bras gauche, pouvait remplir de sang la chambre antérieure de son œil droit, jusqu'au bord inférieur de la pupille. Lorsqu'il redressait la tête et se tenait tranquille, le sang disparaissait en quelques minutes (? !).

M. Weber (5) rapporte un fait de ce genre très-remarquable: une jeune paysanne âgée de vingt et un ans, se plaignait de perdre presque absolument l'usage de son œil gauche, lorsqu'elle se baissait et penchait la tête en avant. Si l'on examinait la malade dans cette position, on voyait un petit ruisseau de sang partir du fond de la chambre antérieure et se diriger

(1) *Loc. cit.*, 1833, p. 330.

(2) *Beitraege zur Augenheilkunde*. Vienne, 1850, p. 13.

(3) *Journal de médecine de Bordeaux*, 1861, p. 364 (*Annales d'oculistique*, t. XLIV, p. 227).

(4) *System der Chirurgie*, v. Ph. Fr. v. Walther. Fribourg, 1848, t. IV, p. 51.

(5) *Archiv für Augenheilkunde*, t. VII, A. I, p. 65.

vers le centre de la cornée. Tandis qu'avant l'expérience il était impossible de découvrir la moindre trace d'hyphéma, on remarquait aussitôt que la jeune fille redressait la tête, que le sang remplissait, au fond de la chambre antérieure, un espace semi-lunaire, mais si faible qu'on ne pouvait le constater qu'au moyen de l'éclairage oblique, l'épanchement ne s'élevant pas au-dessus du limbe conjonctival. Dans ce cas, le sang ne disparaissait que fort lentement et nécessitait un traitement assez compliqué.

Le *traitement* de l'hyphéma doit dépendre essentiellement de la cause qui l'a produit. Ainsi, lorsqu'il est traumatique, le repos, les instillations d'atropine et le bandeau compressif sont les principaux moyens auxquels il faille recourir. Des épanchements sanguins même considérables se dissipent ainsi; il faut qu'une inflammation survienne pour que des coagulums fibrineux s'opposent à la résorption. On ne doit pas essayer d'évacuer le sang épanché dans la chambre antérieure peu de temps après l'accident; une nouvelle hémorrhagie suivrait rapidement l'évacuation des masses coagulées. Il est aisé de comprendre que s'il ne faut qu'une diminution dans la pression intra-oculaire, comme cela arrive après une paracentèse, pour produire un hyphéma, cet accident sera bien plus imminent encore après la rupture d'un vaisseau provenant de l'iris ou des procès ciliaires.

Corps étrangers de la chambre antérieure. — Nous ne nous arrêterons pas à décrire les différents corps étrangers qui peuvent se rencontrer dans la chambre antérieure; nous en avons déjà parlé à propos de la cornée et de l'iris. Il nous suffira de dire quelques mots des entozoaires qu'on observe quelquefois dans cette cavité, et de ce nombre nous signalerons en particulier le *cysticerque*.

Depuis la première publication faite sur cette matière par MM. Soemmering et Schott (1) (de Francfort-sur-le-Mein), on a recueilli un nombre assez considérable d'observations (Logan (2), Dalrymple (3), Hyrtl (4), Canton (5), de Graefe (6), Hirschler (7), Mende (8), Windsor (9), etc.). On peut évaluer

(1) Voyez *Isis*, 1830, p. 717. *Die Controverse über den Nabelstrang und seine Gefaesse*, v. Schott. Francfort, 1836, et *Iconographie* de M. Sichel, p. 707.

(2) *Case of animalcule in the eye of a child*, by Robert Logan, 1833, et Mackenzie, *loc. cit.*, p. 1090.

(3) *Lancet*, Aug. 1844.

(4) *Topograph. Anatomie.* 1847.

(5) *Lancet*, July 1848.

(6) *Archiv für Augenheilkunde*, 1854, t. I, A. 1, p. 453.

(7) *Ibid.*, 1858, t. IV, A. I, p. 113.

(8) *Ibid.*, 1860, t. VII, A. 1, p. 122.

(9) *Ophthalmic Hospital Reports*. London. January, 1862.

le nombre des cas mentionnés à une vingtaine à peu près, pris pour la plupart sur l'œil gauche; nous y joindrons un cas unique communiqué par M. Appia (1), où l'animalcule aurait occupé l'épaisseur même de la cornée. Ajoutons qu'à l'époque où cette observation fut recueillie, on ne se servait guère de l'éclairage oblique comme moyen d'investigation, et que d'après la description donnée, où il est dit que l'hydatide se remuait dans un espace assez étendu, nous croyons plus probable qu'il était attaché à la partie inférieure de l'iris et baignait dans l'humeur aqueuse.

Ce qui nous a surpris dans les recherches faites sur cette curieuse affection, c'est qu'aucune observation citée n'a été prise en France. Dans tous les faits de ce genre relatés dans ce pays, le cysticerque était placé sous la conjonctive, ou occupait la profondeur de l'œil.

Chez presque toutes les personnes atteintes de cette maladie, surviennent des phénomènes plus ou moins prononcés d'irritation du côté de l'iris; on voit dans la chambre antérieure une petite vésicule diaphane de couleur jaunâtre douée de mouvements assez apparents et d'où sort de temps en temps un prolongement filiforme et muni d'une extrémité en forme de massue, qui représente le cou et la tête de l'animalcule. Ces parties sont cachées à de certains moments dans le corps vésiculaire et ne s'y dessinent que par un pli ou une tache blanchâtre. Les contractions de l'iris, surtout lorsqu'on fait pénétrer une vive lumière dans l'œil, excitent les mouvements du cysticerque ; tandis que si la pupille est dilatée par l'atropine, ses mouvements se ralentissent beaucoup et la lumière reste sans action sur lui.

Le cysticerque est l'embryon dégénéré d'un ténia, et il ne peut arriver dans la chambre antérieure que si une larve de cet entozoaire a circulé avec le sang, s'est transportée dans les vaisseaux de l'iris (peut-être aussi dans ceux de la choroïde), et s'est assez développée pour perforer la paroi du vaisseau qui la contient. Dalrymple a observé un cas où l'animal était encore fixé au tissu de l'iris, et après la ponction de la vésicule, cette membrane apparut comme perforée.

Le plus souvent le cysticerque est complétement libre dans la chambre antérieure, et ce n'est que consécutivement à l'irritation qu'il produit qu'il peut se former des adhérences entre lui et la surface de l'iris ou de la cornée. Jusqu'à présent on n'a pas observé de cas où plusieurs cysticerques se soient rencontrés dans l'œil de l'homme ou des animaux sur lesquels on a trouvé cet entozoaire (cheval, porc).

Le *traitement* consiste à pratiquer une section de la cornée à l'aide du couteau lancéolaire qu'on introduit entre cette membrane et le cysticerque. Lorsqu'on retire l'instrument, l'animalcule est entraîné le plus souvent

(1) *Archives d'ophthalmologie* de Jamain, 1853, t. I, p. 58.

hors de l'œil par le courant de l'humeur aqueuse qui s'échappe. Pour éviter le prolapsus de l'iris, on fait la section, qui doit avoir environ 4 millimètres de longueur, non pas au centre, mais vis-à-vis du bord d'une pupille modérément dilatée. Si, néanmoins, il survenait un prolapsus, il faudrait essayer de le faire rentrer, ou si cela était impossible, en faire l'ablation, afin de ne pas retarder la guérison.

ARTICLE IX.

OPÉRATION DE LA PUPILLE ARTIFICIELLE (CORÉMORPHOSIS).

De toutes les opérations que l'on pratique sur l'œil, celle de la pupille artificielle est une des plus répandues, surtout depuis que son cadre comprend les cas où on l'emploie pour combattre des inflammations internes. Ainsi le mode d'action de cette opération est double : elle remédie tantôt à un trouble optique, tantôt à un trouble inflammatoire, et dans ce dernier cas, elle agit en quelque sorte comme moyen antiphlogistique. En ayant soin de distinguer ce double rôle, nous passerons en revue les indications de la pupille artificielle, et nous suivrons l'ordre des membranes de l'œil dont les altérations nécessitent cette opération, en commençant par la plus superficielle, la cornée.

A. On aura recours à l'opération de la pupille artificielle, pour frayer une voie aux rayons lumineux, dans les conditions suivantes :

1° Lorsqu'une opacité indélébile et plus ou moins centrale s'opposera au passage des rayons lumineux. Le résultat de l'opération est alors d'autant plus favorable que la tache est circonscrite, peu étendue, complétement opaque, et ne permet pas la diffusion de la lumière qui traverse l'ancienne pupille ou doit traverser celle qu'on se dispose à ouvrir. Il est certain que la présence d'une opacité dans la cornée était récemment encore une des raisons principales pour laquelle on pratiquât cette opération. Depuis quelque temps, le déplacement de la pupille (iridésis, enclavement simple) y supplée avec avantage, dans le cas dont nous venons de parler. Ainsi, nous croyons pouvoir dire, sans trop nous hasarder, que quand il s'agit de frayer un nouveau passage aux rayons lumineux interceptés par une opacité siégeant dans la cornée et le cristallin, et quand la mobilité de la pupille est complétement ou presque complétement conservée, on peut, en général, très-avantageusement substituer à la pupille artificielle le déplacement pupillaire.

2° L'occlusion complète de la pupille, des exsudats qui obstruent en grande partie le champ pupillaire, nécessitent encore l'opération de la pupille artificielle. Il peut arriver que cette occlusion coïncide avec une opacité de la cornée et avec l'enclavement d'une partie ou de tout le bord libre de l'iris dans une cicatrice cornéenne (leucome adhérent).

3° La pupille artificielle est indiquée, en troisième lieu, par des opacités du cristallin; mais il faut, en pareil cas, pour justifier l'opération, que l'opacité soit définitive et que les rayons lumineux trouvent, dans les parties périphériques du cristallin, un libre passage. Encore est-il nécessaire que le caractère de l'opacité ne fasse pas craindre que ces parties soient, dans un avenir peu éloigné, atteintes de la même altération. Ces conditions ne sont réalisées que dans le cas d'une opacité congénitale et circonscrite du cristallin, dans la cataracte secondaire et plus ou moins centrale, enfin dans la cataracte stratifiée, où le bord du cristallin est resté transparent, autour d'un centre en partie opaque. Les instillations d'atropine rendent ici de grands services; mais comme nous l'avons dit plus haut, on fera souvent bien, en pareille circonstance, de recourir au déplacement pupillaire.

B. Quant aux indications de la pupille artificielle, lorsqu'on l'envisage comme un moyen antiphlogistique, il est bon de dire à l'avance que ce procédé agit en diminuant, pendant un temps plus ou moins long, la pression intra-oculaire; au reste, on ne sait pas encore de quelle manière s'accomplit cette action.

1° C'est contre les ulcérations de la cornée ou les kératites suppuratives à marche rapide qui montrent une tendance à former un hypopion, qu'il est utile de pratiquer l'iridectomie. La diminution de la pression interne, en permettant le relâchement de la cornée, agit alors très-favorablement, par le repos qu'elle donne aux parties malades et par l'amélioration qui en résulte pour leur nutrition.

Les bons effets de l'opération sont surtout frappants, lorsque la cornée a éprouvé une perte de substance étendue et si les parties amincies ont été soumises à une pression trop considérable.

2° L'iridectomie est nécessaire dans tous les cas d'ectasie cicatricielle ou de staphylôme. Ce qu'il faut alors essentiellement combattre, c'est un excès dans la tension interne; et pendant que la cornée est dans le relâchement, les parties de cette membrane peuvent quelquefois prendre assez de résistance pour s'opposer à une distension nouvelle, une fois que la pression interne est revenue à l'état normal.

3° On pratiquera l'iridectomie toutes les fois que la communication sera interrompue entre les chambres de l'œil, même si le champ pupillaire est assez intact. Ici, l'opération doit prévenir le tiraillement des parties périphériques de l'iris et circonvoisines de la choroïde, et les conséquences fâcheuses que nous avons vu en résulter.

4° Une autre raison de recourir à l'iridectomie est fournie par quelques altérations locales de l'iris, telles que la présence d'un corps étranger, d'un kyste, ou l'hypergénèse localisée de son tissu, qui a été décrite à propos de certaines formes d'iritis parenchymenteuse.

5° L'iridectomie est formellement indiquée lorsqu'il faut combattre une augmentation anormale de la pression intra-oculaire, comme il arrive dans les affections glaucomateuses (lorsque des inflammations internes prennent le caractère du glaucome, que la papille commence à s'excaver, que le champ visuel se rétrécit, que l'œil devient dur au toucher), puis consécutivement au gonflement du cristallin, lors du développement d'une tumeur intra-oculaire, etc. Il est fâcheux d'avouer que la façon dont l'iridectomie agit dans ces cas est encore très-peu connue, mais quant à cela, elle ne fait que partager le sort des plus précieux de nos agents thérapeutiques. Le plus souvent, l'iridectomie rend aux malades l'usage de leurs yeux, mais dans certains cas, on n'y recourt qu'en désespoir de cause et uniquement pour calmer des souffrances excessives provenant d'une tension intra-oculaire exagérée.

En parlant des *règles générales* de la pupille artificielle, il est indispensable de séparer nettement les cas suivant le double mode d'action que nous avons plus haut attribué à cette opération.

Faut-il pratiquer la pupille artificielle sur un œil, lorsque l'autre voit distinctement? On peut répondre affirmativement si l'œil malade réunit des conditions favorables à l'opération, c'est-à-dire si l'on peut espérer une vision assez nette, et si l'on n'a pas à craindre une diffusion gênante des rayons lumineux. En rendant ainsi au sujet l'usage de l'œil affecté, alors même que l'acuité de la vue ne devrait pas être aussi grande de ce côté que de l'autre, on rétablit souvent la vision binoculaire, on élargit toujours notablement le champ visuel, et l'on permet au malade de s'orienter avec bien plus de facilité; en outre, on enlève à l'œil l'aspect terne et morne qu'il présente.

A cela on objectera peut-être qu'on peut redouter une diplopie, mais on n'a rien à craindre du moment où la transparence des milieux, l'intégrité de la réfraction et la conductibilité des éléments nerveux sont suffisamment conservées. Les rayons lumineux émanant d'un objet placé à une distance convenable d'un œil pourvu d'une pupille artificielle, donneront toujours, grâce à la déviation qu'ils éprouvent dans les milieux réfringents, leur image sur la tache jaune, dès que l'axe optique sera dirigé sur cet objet. Il est donc plus ou moins indifférent que la pupille soit centrale ou excentrique. Des recherches récentes de M. Knapp (de Heidelberg) ont démontré que les parties périphériques du cristallin peuvent encore fournir des images nettes, comme d'ailleurs M. Volkmann l'avait déjà donné à penser. La conformation de la périphérie de la cornée, lorsque celle-ci ne présente pas une anomalie de courbure soit congénitale, soit acquise (après la section de cette membrane), n'altère pas notablement la netteté de l'image produite à travers la pupille artificielle.

Néanmoins, on a observé des cas de diplopie après l'opération de la pupille artificielle. Ce phénomène n'était pas dû, comme on le supposait il y a peu d'années, à ce que les rayons lumineux, après avoir traversé la nouvelle pupille, donnent leur image sur un autre point de la rétine que la tache jaune, même si l'axe optique avait été dirigé sur l'objet. La diplopie s'explique chez ces personnes par une déviation de l'axe optique du côté malade, déviation qui, par son peu d'intensité, a pu échapper à l'observateur avant l'opération, où qui peut être le résultat de cette opération elle-même, comme nous le verrons tout à l'heure.

Dans le premier cas, la déviation est en quelque sorte passive; l'œil privé de ses usages s'abandonne aux tractions de ses muscles pendant les mouvements de l'autre œil; un de ces muscles, par suite de ses dispositions anatomiques, l'emporte bientôt sur les autres, et, en se rétractant, dévie la cornée de son côté. Ainsi, quand même on réouvrirait l'ancienne pupille, le malade verrait nécessairement double et, par conséquent, la diplopie ne provient ni de l'excentricité de la pupille, ni du déplacement consécutif de l'image sur la rétine. C'est pourquoi l'on peut, soit par la ténotomie, soit par l'orthopédie des muscles de l'œil, à l'aide de prismes, faire disparaître la diplopie, si l'on arrive à diriger l'axe optique de l'œil mis en traitement sur l'objet fixé par l'œil sain.

Dans un autre ordre de cas, l'opération de la pupille artificielle peut réellement produire une vision double et amener un strabisme, mais elle n'y arrive qu'indirectement. Il est de fait que le fusionnement des images nécessaire à la vision binoculaire ne peut s'accomplir avec facilité que quand les deux images sont à peu près également éclairées et également nettes. Si l'une d'elles offre un contour diffus, ou si elle s'est affaiblie par l'exclusion d'un certain nombre de rayons lumineux, le fusionnement ne s'effectue que difficilement, ou même pas du tout. En dernier lieu, on observe dans l'œil malade une tendance à éloigner de la tache jaune l'image défectueuse, et à la porter sur des parties périphériques de la rétine, où, ne donnant plus qu'une perception beaucoup moins sensible, elle puisse être négligée ou complétement supprimée. L'œil se trouve justement dans ces conditions, lorsqu'une tache semi-transparente recouvre une grande partie de la cornée et produit la diffusion des rayons lumineux. Souvent un leucome occupe les parties centrales de la cornée où, à un examen superficiel, il paraît limité; mais l'éclairage oblique le montre encadré d'une zone semi-transparente, assez large et qui se dessine très-manifestement au-devant de la nouvelle pupille.

L'allongement unilatéral de l'axe optique peut produire le même résultat, s'il amène une différence notable dans la réfringence des deux yeux. Il en est de même lorsque le cristallin s'est échappé de l'œil, comme après une kératite ulcéreuse étendue. Que l'on pratique la pupille artificielle dans de semblables conditions, une vision double fort incommode en résultera facilement, et l'œil sera pris de strabisme consécutivement aux efforts que fera instinctivement le malade pour obvier à cet inconvénient; mais dans ces cas, une pupille centrale ou le rétablissement de l'ancienne pupille auraient eu le même résultat, comme nous aurons occasion de le voir à propos de l'étiologie du strabisme, car celui-ci provient assez souvent de légères taches centrales ou d'une différence notable survenue dans la réfrangibilité des yeux.

Il n'est pas toujours facile de prévoir si les yeux sont dans d'assez bonnes conditions de transparence, de réfringence et de sensibilité, pour qu'on puisse pratiquer avec avantage la pupille artificielle. Quant à la transparence de la cornée, l'éclairage oblique permet d'en juger, mais il n'en est pas ainsi du cristallin, lorsque la pupille est oblitérée, et l'on ne saurait, en pareil cas, se guider que sur la durée de l'inflammation et les changements produits dans le tissu de l'iris. Pour ce qui regarde l'intégrité de la rétine, il faudra faire des recherches que nous exposerons avec plus de détails en parlant des différentes formes de cataracte. On verra si le malade peut distinguer la lumière d'une mèche baissée, à une distance de 15 à 20 pieds, en cachant et en découvrant alternativement la flamme. De plus, on ordonnera au malade de regarder droit devant lui, et promenant une lumière à quelques pieds de distance dans toutes les directions de son champ visuel, on saura s'il y accuse une bonne perception suivant toutes les positions de la flamme (1). L'aspect de l'œil et sa tension devront être aussi l'objet d'une attention soutenue.

Nous ajouterons à ces considérations quelques règles importantes à suivre dans l'opération de la pupille, lorsqu'on se propose de remédier à des troubles optiques.

(1) M. de Graefe se sert pour mesurer la sensibilité rétinienne chez les cataractés, d'un procédé qui peut être employé ici dans le même but, c'est-à-dire pour apprécier l'état fonctionnel de la rétine sur les yeux dont la pupille est oblitérée.

« Ce procédé consiste à prendre pour base une source lumineuse diffuse, étalée. M. de Graefe se la procure en prenant une de ces chandelles de fabrique anglaise renommées pour l'exactitude et la constance de leur fabrication ; il la nomme la chandelle normale. Cette chandelle est placée dans une lanterne noircie de toutes parts à l'intérieur, et sa flamme est au foyer principal d'une lentille occupant un point de la paroi de la lanterne. Les rayons émergeant à travers cette lentille en sortent donc à l'état de parallélisme. Ils rencontrent aussitôt une lame de verre dépoli, et y dessi-

a. Si l'œil est dans de bonnes conditions, on donnera à la pupille de petites dimensions pour éviter au malade des éblouissements.

b. On tâchera de placer la nouvelle pupille le plus près possible du centre de l'ancienne.

c. On la pratiquera dans la moitié interne plutôt que dans la moitié externe de l'iris, et dans la moitié inférieure plutôt que dans la supérieure (à cause de la paupière). Ainsi si l'on suppose la cornée divisée en quatre parties par les diamètres vertical et horizontal, on devra préférer pour l'établissement de la pupille artificielle le quart inférieur et interne à tous les autres ; le quart supérieur et externe sera le moins favorable.

d. Si l'on fait l'opération sur les deux yeux, on s'attachera autant que possible à placer les pupilles du même côté, soit toutes deux en dedans, soit toutes deux en dehors.

Les règles générales de la pupille artificielle comme moyen antiphlogistique diffèrent essentiellement de celles que nous venons de donner. Pour que l'opération atteigne son but, il faut alors que deux conditions principales soient remplies :

1° Que la nouvelle pupille soit très-large ;

2° Que l'excision de l'iris aille jusqu'à son bord ciliaire.

Afin de réaliser ces conditions, il est indispensable que l'ouverture interne de la chambre antérieure soit très-grande et que la section soit pratiquée non dans la cornée, mais dans la sclérotique, à 1 millimètre ou à 1 millimètre et demi du bord cornéen. Il est vrai, comme l'a fait remarquer M. Arlt, qu'on peut pénétrer dans la chambre antérieure, à la limite de l'iris, en enfonçant le couteau dans le bord même de la cornée, mais il est alors indispensable de pénétrer presque perpendiculairement, et aussitôt qu'on a senti la résistance vaincue, de baisser le manche de l'instrument pour le diriger parallèlement au plan de l'iris. Cette manœuvre exige trop d'habileté pour être substituée avantageusement à la section scléroticale.

Il existe une question à résoudre. Faut-il ou non opérer dans la période

nent une surface offrant un éclairage égal, uniforme, et dont, de toute évidence, l'intensité totale est proportionnelle à la surface.

» Cette surface est variable et son étendue réglée par un petit mécanisme à levier qui, aux degrés 1, 2, 4, etc., fait correspondre des surfaces proportionnelles d'éclairage.

» Cet instrument étant placé dans une chambre obscure, le malade est mis en rapport avec le point éclairé de la lanterne, à 8 pouces, quantité constante et qu'on mesure très-approximativement par la distance de l'extrémité du pouce à l'extrémité de l'auriculaire au maximum d'écartement. Cette mesure approchée est facile à prendre dans l'obscurité (et il faut se rappeler que l'expérience se fait dans les ténèbres). » (*Gazette hebdom.*, t. X, p. 394.)

aiguë des inflammations? On peut poser en règle générale qu'il est bon de hâter l'opération autant que possible, et comme le prouve le glaucome, c'est même en agissant ainsi qu'on enraye le plus rapidement les phénomènes morbides.

PROCÉDÉS OPÉRATOIRES EMPLOYÉS POUR LA PUPILLE ARTIFICIELLE.

Il serait fastidieux d'exposer tous les procédés opératoires dont on s'est servi jusqu'à nos jours pour ouvrir un passage aux rayons lumineux; aussi nous bornerons-nous aux méthodes actuellement adoptées, en ayant soin néanmoins de mentionner ce que les anciennes pourraient offrir d'intéressant. Nous diviserons les procédés opératoires en question de la manière suivante :

1° Excision simple de l'iris (iridectomie).

2° Déchirement partiel de l'iris avec excision (iridorhexis).

3° Déplacement de la pupille par la ligature (iridésis) ou par simple enclavement (iridenkléisis).

4° Dégagement du bord pupillaire (corélysis).

Nous ne citons que pour mémoire les anciens procédés : — incision de l'iris (iridotomie); — détachement de l'iris à son bord ciliaire (iridodialysis).

I. EXCISION DE L'IRIS (IRIDECTOMIE).

Cette opération fut pratiquée, pour la première fois, par Wenzel père (1780), alors que l'incision de l'iris avait deux fois déjà, si l'on en croit Cheselden, été exécutée par son maître Thomas Woolhouse (1728), médecin oculiste de Jacques Ier, roi d'Angleterre. Wenzel taillait, au moyen d'un couteau à cataracte, un lambeau comprenant la cornée et l'iris, et ce ne fut qu'en 1796 que Beer améliora ce procédé en faisant, comme l'usage s'en est conservé, une incision linéaire. Les modifications nombreuses introduites, depuis cette époque, dans l'iridectomie n'ont pas une très-grande importance ; elles ont trait principalement à l'emplacement de la section et à la manière d'immobiliser l'œil pendant l'opération. Ainsi, Benedict (1810) conseilla, lorsqu'il est indiqué de ménager les parties périphériques de la cornée, de porter le couteau non dans cette membrane mais dans la sclérotique, au voisinage de sa terminaison. C'est à M. Desmarres que revient le mérite d'avoir beaucoup insisté sur la nécessité de fixer l'œil pendant l'opération, afin de rendre celle-ci plus facile pour le chirurgien, et moins dangereuse pour le malade. Voici en quoi consiste l'iridectomie telle qu'elle est de nos jours.

On couche le malade (1), et si l'on a affaire à un enfant ou à une personne excitable, on lui administre le chloroforme jusqu'à une anesthésie complète. Si le sujet paraît bien résolu, on se contente des doigts pour écarter les paupières ; en cas contraire, il faudrait recourir aux élévateurs pleins.

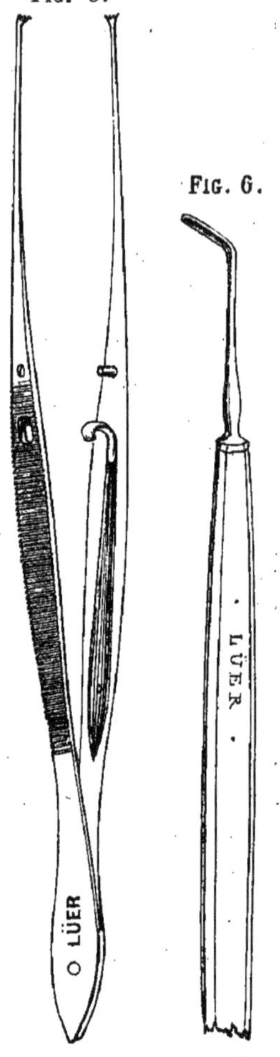

Fig. 5.
Fig. 6.

Les instruments nécessaires pour l'opération sont : une pince à griffes recommandée par M. Waldau (de Berlin), (fig. 5), un couteau lancéolaire (à lame coudée sur le manche pour les cas où l'on ouvre pas la pupille du côté externe de l'iris), des pinces à canules et à courbure variable selon l'emplacement qu'on veut donner à la nouvelle pupille, des ciseaux courbes sur le plat, un couteau mousse destiné à élargir la plaie si on la trouvait trop étroite (2).

L'opération peut se diviser en trois temps :

Premier temps. — Ponction de la cornée. — Les paupières étant écartées on immobilise le globe de l'œil avec les pinces à griffes que l'on fixe près du bord de la cornée opposé à celui vers lequel on pratiquera l'incision, et au moyen desquelles on saisit un repli de la conjonctive avec son tissu sous-conjonctival. Pour cela, il faut pousser assez fortement les mors de la pince contre la sclérotique. En général, on enfonce le couteau lancéolaire dans la sclérotique à 1 millimètre de la circonférence de la cornée, en le tenant d'abord dans une direction rapprochée de la perpendiculaire, puis dès que la pointe a pénétré dans la chambre antérieure, ce qui donne la sensation d'une résistance vaincue, on baisse le manche de l'instrument et on le pousse parallèlement au plan de l'iris jusqu'à ce que l'ouverture ait une longueur de 4 à 6 millimètres.

(1) Notons ici, une fois pour toutes, que nous opérons toujours sur le malade couché, ce qu'il importe de savoir pour bien comprendre les indications qui portent sur la direction à donner aux instruments.

(2) Nous préférons les petits couteaux mousses indiqués fig. 6 aux couteaux généralement employés que nous croyons trop longs, trop larges, trop épais à leur extrémité et, pour ces raisons, plus difficiles à manier que ceux dont nous nous servons. Ils ne sont tranchants que d'un côté, disposition tout à l'avantage de leur solidité.

Pendant tout ce temps, l'attention doit se porter sur la pointe du couteau, car il faut la rapprocher de la face postérieure de la cornée, aussitôt que la moindre gouttelette d'humeur aqueuse s'échappe de la plaie. Lorsqu'on veut retirer le couteau, on doit : 1° baisser le manche de l'instrument, afin de ne pas en présenter la pointe au cristallin qui vient à sa rencontre, dès que l'évacuation de l'humeur aqueuse lui permet d'avancer ; 2° combiner l'abaissement du manche avec un mouvement par lequel on éloignera ou rapprochera de soi l'extrémité, afin que le tranchant agissant contre l'un ou l'autre des angles de l'incision, l'élargisse et donne à l'ouverture interne de la section une longueur voisine de celle de l'ouverture externe.

Nous aimons mieux retirer le couteau lentement, selon la manière indiquée, que de le faire sortir brusquement, ce qui pourrait laisser une certaine quantité d'humeur aqueuse dans la chambre antérieure, et offrirait quelque avantage pour le second temps ; mais là n'est pas l'important, et ce qu'il faut principalement rechercher, c'est de diminuer graduellement la pression interne par une évacuation lente de l'humeur aqueuse, et de faire la section aussi large que possible.

Le *deuxième temps* de l'opération consiste à *attirer l'iris au dehors* de la plaie. Dans ce but, on introduit les pinces (1) pupillaires fermées, leur convexité tournée vers la sclérotique. Pour ne pas porter l'extrémité des pinces contre la lèvre supérieure de la plaie, il est bon de la faire glisser de dehors en dedans sur la sclérotique, et d'entr'ouvrir par une pression modérée les bords de l'incision, en même temps qu'on y pénètre. Une fois les pinces introduites entre la cornée et l'iris (car après l'issue de l'humeur aqueuse il n'y a plus de chambre antérieure), on ne doit pas la pousser jusqu'à ce qu'elles soient arrivées un peu plus loin que la marge pupillaire, comme l'indique M. Desmarres dans son traité, mais bien jusqu'à 1 millimètre de ce bord. Cela fait, on ouvre les pinces, et immédiatement le tissu de l'iris, s'il est sain, se porte entre les branches de l'instrument qu'il suffit de fermer et d'attirer lentement au dehors pour y entraîner l'iris.

Il faut avoir soin de conduire les pinces assez près du bord pupillaire pour être certain d'attirer celui-ci au dehors, et ne pas risquer de le laisser intact, en formant une pupille artificielle supplémentaire de la pupille normale, et séparée de cette dernière par un pont plus ou moins large de tissu iridien.

Le prolapsus saisi avec les pinces doit avoir pour dimensions : 1° la lon-

(1) Autrefois on se servait plus souvent qu'aujourd'hui, pour accomplir ce temps de l'opération, d'un crochet qui non-seulement était plus difficile à manier, mais encore offrait beaucoup plus de danger pour la capsule.

gueur de la section interne pratiquée dans la cornée; 2° la distance qui sépare cette dernière du bord pupillaire. Quant aux différences qui existent entre la longueur de l'ouverture externe et celle de l'ouverture interne, elles dépendent : (*a*) de l'épaisseur de la cornée, (*b*) de l'angle que fait le tranchant du couteau lancéolaire avec son axe, (*c*) de l'angle suivant lequel l'instrument a pénétré. Ainsi, on peut poser en règle générale que, même en ayant soin d'agrandir la plaie selon le mode indiqué plus haut, on n'empêchera pas que l'ouverture externe de la section ne surpasse l'interne de 2 à 3 millimètres.

D'un autre côté, il ne faut pas oublier que, même en introduisant le couteau aussi perpendiculairement que les dispositions anatomiques le permettent, il n'est pas possible de sectionner l'iris à plus d'un millimètre en dedans de l'ouverture externe, longueur qui mesure l'intervalle compris entre les deux ouvertures, et est beaucoup influencée par les variations d'épaisseur de la cornée. Si donc on veut couper l'iris jusqu'à son bord périphérique, il faut que la section soit tout entière dans la sclérotique, en sorte que son ouverture interne tombe juste au bord de la cornée. Ces notions sont indispensables en ce qu'elles empêchent toute tentative infructueuse et même périlleuse d'attirer hors de l'œil une partie de l'iris dont l'issue est impossible pour des causes purement mécaniques.

Le *troisième temps* de l'opération est destiné à *couper le prolapsus iridien* saisi entre les pinces. L'opération est singulièrement accélerée et simplifiée lorsqu'on dispose d'un aide habile auquel on peut confier le soin de faire cette résection. Alors il ne sera pas nécessaire de déposer un seul instant les pinces à fixation, et dès que l'on aura tiré les pinces pupillaires au dehors, l'aide fera glisser les branches des ciseaux courbes entre celles-ci et la sclérotique, puis appuyant doucement le plat des ciseaux contre le globe de l'œil, il coupera le prolapsus aussi près que possible de la plaie. L'opérateur aura soin de ne retirer les pinces entre lesquelles le prolapsus est saisi que lorsqu'il se sera convaincu, en les soulevant légèrement, que la section est complète. En négligeant cette précaution, il pourrait arriver qu'on tiraillât fortement une partie du prolapsus encore adhérente à l'iris, et qu'on produisît une irido-dialysis du bord ciliaire opposé à la section.

Lorsqu'on veut reséquer soi-même le prolapsus iridien, on confie les pinces à fixation à un aide, et introduisant lés pinces pupillaires avec la main gauche, on fait la résection avec la main droite. Il est indispensable, nous l'avons dit, que l'iris soit coupé aussi près que possible de la plaie, et l'on comprend facilement que si la section avait une certaine longueur, il serait impossible de faire exactement cette excision d'un seul coup de ciseaux. C'est pour ce motif qu'il faut user de quelque précaution lorsqu'il s'agit, comme dans l'opération du glaucome, d'exciser l'iris jusqu'aux angles de la plaie, et d'éviter tout enclavement du prolapsus entre les lèvres de cette dernière. Si l'on n'avait qu'à ouvrir une pupille artificielle pour livrer passage aux rayons lumineux, on pourrait négliger une partie de ces soins. Dans le cas contraire, M. Arlt a proposé de faire l'excision en deux temps. Il incise une première moitié du prolapsus en commençant par un angle de la plaie, puis, cette partie incisée, il la soulève de façon à pouvoir, d'un second coup de ciseaux, couper la seconde moitié du prolapsus à ras de la sclérotique. De cette manière, il ne reste pas hors de la section le moindre lambeau de tissu iridien (1).

Cet acte accompli, l'opération est achevée ; il ne reste qu'à panser le malade. Auparavant, il est indispensable de se convaincre qu'une portion de l'iris n'est pas restée interposée entre les lèvres de la plaie, s'il en était autrement, il faudrait l'enlever avec les ciseaux ou la repousser dans l'œil à l'aide de la curette de Daviel.

Généralement, si le tissu de l'iris est sain, il ne s'écoule dans l'œil que peu ou point de sang, mais, quand le tissu iridien est hypérémié ou enflammé, presque toute la chambre antérieure se remplit de ce liquide. On fera bien, dans ce cas, d'attendre quelques moments que l'humeur aqueuse se soit en partie reproduite, et en se mélangeant avec le sang l'ait assez fluidifié pour qu'il s'échappe facilement des lèvres de la plaie écartées dans cette intention au moyen de la curette de Daviel. Lorsque après deux ou trois tentatives semblables, on s'est convaincu que le sang coagulé définitivement ne peut s'échapper de l'œil, ou encore s'il se reproduit en quantité égale, on doit faire le pansement ; mais, toutefois, il faut s'assurer d'abord qu'il ne reste pas de sang coagulé entre les lèvres de la plaie. Nous préférons à tout autre pansement, l'application du bandeau compressif (voy. page 96) que nous maintenons un ou deux jours, en le renouvelant, dans ce dernier cas, au bout de vingt-quatre heures. Les bandelettes de taffetas reviennent sur elles-mêmes, irritent la peau et poussent le malade à clignoter.

(1) M. Bowman (*British Medical Journal*, 11 oct. 1862, *Annales d'oculistique*, t. XLIX, p. 37) conseille de faire la résection du prolapsus de la manière suivante : « L'iris amené au dehors est divisé avec de petits ciseaux de son bord pupillaire vers la circonférence d'un côté de la pince, celle-ci le tendant légèrement pour faciliter la section. On détache alors de ses attaches ciliaires la portion tenue par la pince jusque vers l'un des angles de l'incision, on la taille même pour la détacher un peu plus loin que cet angle, et alors les ciseaux la coupent à ras. L'extrémité coupée rentre à l'intérieur de l'œil. On saisit alors la seconde moitié de la portion d'iris herniée et l'on se comporte avec elle comme avec la première. Il ne faut laisser aucune portion d'iris dans la plaie, parce qu'elle empêcherait la réunion et provoquerait de l'irritation. »

II. DÉCHIREMENT PARTIEL DE L'IRIS AVEC EXCISION (IRIDORHEXIS).

Ce procédé ne diffère du précédent que dans son deuxième temps, acte destiné à amener l'iris au dehors avec les pinces Quand le bord pupillaire ou la face postérieure de l'iris sont fixés au cristallin, ou lorsque cette membrane, par suite d'une perforation, adhère à la face postérieure de la cornée, il est aisé de comprendre qu'elle doive opposer une résistance plus ou moins considérable aux tractions exercées avec la pince. Cette résistance peut être telle que le tissu iridien, au lieu de se détacher, se déchire dans sa continuité, laissant sur place une partie du bord pupillaire et les adhérences qu'il a, soit avec le cristallin, soit avec la cornée On craignait autrefois d'exécuter des tractions sur l'iris pour y déterminer une déchirure, car on s'exagérait beaucoup l'irritabilité de cette membrane.

M. Desmarres a, l'un des premiers, démontré qu'on peut facilement, et sans danger, déchirer l'iris, acte auquel il a donné le nom d'*iridorhexis*. Il nous semble que cet auteur (1) a beaucoup trop insisté sur l'importance de ce procédé qui n'est, après tout, qu'une simple modification exécutée avant lui par nombre de praticiens. Et en effet on ne peut presque jamais prévoir d'une manière certaine si l'on déchirera ou si l'on excisera l'iris; car on ne saurait apprécier à l'avance la résistance que les attaches de cette membrane opposeront aux tractions de la pince. Ainsi, dans bien des cas, quand le bord de la pupille adhère seul à la capsule, si l'on attire l'iris avec les pinces, ses adhérences cèdent et l'on pratique une simple iridectomie. Il en est d'autant plus fréquemment ainsi, que le tissu iridien a moins souffert de l'inflammation préexistante : s'il était, au contraire, notablement atrophié, il se déchirerait, alors même qu'il ne serait fixé que par de faibles synéchies. Cette atrophie peut être poussée si loin, que, quand l'iris tout entier adhère au cristallin par des masses exsudatives, il devient parfois impossible d'en détacher des lambeaux même très petits. On peut donc poser en principe que le déchirement de l'iris survient quand la solidité des attaches qu'il a engendrées soit avec la cornée, soit avec le cristallin, l'emporte sur la consistance de son tissu, et ajouter que ce déchirement sera d'autant moins dangereux et plus facile à exécuter que l'iris sera plus atrophié et que l'adhérence sera moins étendue.

Le procédé opératoire de l'iridorhexis diffère si peu de celui que nous avons décrit, que bien des praticiens l'ont exécuté sans s'en douter. On

(1) Voy. *Compte rendu* du docteur Galezowski (*Annales d'oculistique*, t. XLVII p. 224).

introduit les pinces, comme pour l'iridectomie simple, jusque vers le bord pupillaire, on les ouvre et l'on tâche, si l'iris ne se porte pas de lui-même entre les branches de l'instrument, de saisir sa trame en exerçant à sa surface une légère pression. Les pinces fermées, on les attire (selon M. Desmarres, par une traction brusque) et l'on coupe le lambeau iridien amené au dehors de la même manière que dans l'iridectomie simple. Ainsi le déchirement est ici combiné avec l'excision. Quelquefois il faut répéter la traction, parce que l'iris adhérant dans une trop grande surface et considérablement atrophié, se déchire en petits lambeaux ; c'est alors qu'on pratique plutôt une dilacération qu'un déchirement.

La chambre antérieure se remplit rarement de sang quand la trame iridienne est aussi fortement amincie, mais il n'en est pas ainsi quand il existe entre l'iris et le cristallin des masses épaisses d'exsudat, et quand le tissu iridien hypérémié n'a pas encore trop souffert.

ACCIDENTS QUI PEUVENT SURVENIR PENDANT L'OPÉRATION DE L'IRIDECTOMIE AVEC OU SANS DÉCHIREMENT DE L'IRIS.

La section peut être exécutée d'une manière défectueuse.

La direction du couteau est trop horizontale, de sorte qu'il court trop longtemps dans l'épaisseur de la cornée. Cet accident qu'on évite facilement en tenant l'instrument moins obliquement jusqu'à ce qu'il ait pénétré dans la chambre antérieure, pourrait devenir très-fâcheux. Si l'ouverture externe avait été pratiquée dans la cornée même, il serait alors impossible d'amener au dehors une portion assez large de l'iris, et un praticien qui ne se rendrait pas compte de cet obstacle, mutilerait avec les pinces ou le crochet la lèvre postérieure de la plaie. Mieux vaut souvent, dans ces cas, remettre l'opération, afin de pouvoir faire la section plus périphériquement et moins obliquement.

Si l'ouverture de la cornée n'était pas assez étendue, on pourrait l'agrandir avec un petit couteau mousse ; si, au contraire, la section était trop grande, on pourrait attirer l'iris au dehors en le saisissant près de son bord pupillaire, mais en ayant soin de ne couper que le sommet du prolapsus et de faire rentrer le reste par une légère pression exercée à travers la paupière, ou au moyen de la curette de Daviel. Du reste, ces dernières précautions ne sont nécessaires que lorsqu'on pratique la pupille artificielle contre un trouble des fonctions optiques.

L'iridectomie peut n'être pas sans danger lorsqu'on ne prend pas toutes les précautions indiquées. Ainsi le bord ciliaire de l'iris se détache quelquefois du côté opposé à celui où l'on a exercé des tractions sur cette membrane. Mais cela ne peut arriver que si l'on n'a pas poussé les pinces jusque près du bord de la pupille, et si l'on tire trop violemment sur les parties périphériques qui, à cause des rapports qu'elles affectent avec la plaie, ne se laissent que difficilement amener au dehors. Cet accident peut aussi survenir lorsqu'on exerce des tractions trop énergiques sur le prolapsus iridien, ce qui résulte de ce que l'œil se porte brusquement du côté opposé à celui où l'on a saisi l'iris. C'est pour ce motif qu'il est si nécessaire de bien fixer l'œil et de donner à la main chargée de la pince un point d'appui constant sur la tête du malade.

L'écoulement du sang pendant l'opération est le plus souvent insensible. Lorsque les vaisseaux du limbe conjonctival et de la sclérotique donnent assez de sang pour cacher la plaie, ce qui rend l'introduction des pinces difficile et fait craindre un épanchement sanguin entre l'iris et la cornée, il faut recouvrir les paupières d'une éponge imbibée d'eau fraîche, et ne continuer l'opération qu'une fois l'écoulement du sang arrêté et après avoir pris la précaution d'essuyer l'œil avec un linge très-fin.

L'iridectomie simple ou combinée au déchirement de l'iris peut échouer quand le tissu iridien, fortement adhérent, ne cède pas du tout aux tractions de la pince, et quand on ne réussit à amener au dehors que de très-petits lambeaux de l'iris. Des plaques de masses exsudatives recouvrent alors la capsule et s'opposent au passage de la lumière ; elles contiennent des quantités de pigment ; souvent l'uvée y reste attachée, de telle sorte que la coloration foncée de ces produits morbides pourrait en imposer et passer pour une véritable pupille.

On n'arrive, dans ces cas, à pratiquer une ouverture qu'en introduisant le crochet pour déchirer ces exsudats. Mais ces tentatives ne sont jamais sans danger pour la capsule ; elles ne se justifient que lorsqu'on est en droit de supposer qu'il y a derrière ces masses exsudatives un cristallin cataracté que l'on peut enlever. Si l'on croit que le cristallin a conservé sa transparence, il vaut quelquefois mieux se contenter de l'excision et du déchirement d'une très-petite partie de l'iris, et remettre à une autre fois l'ouverture d'une pupille suffisamment large. Entre la première et la seconde opération, le tissu de l'iris aura souvent gagné assez de résistance pour permettre de déchirer sa trame dans une assez grande étendue et d'amener avec elle au dehors une certaine quantité de produits d'exsudation. En effet, quoique la pupille pratiquée en premier lieu s'oblitère généralement, l'iris, loin de présenter des phénomènes d'inflammation, prend un meilleur aspect et la structure normale de son tissu réapparaît plus ou moins nettement. En agissant ainsi, on arrive le plus souvent, après la seconde ou la troisième opération, à obtenir une pupille permanente.

Il faudrait procéder autrement si l'on avait affaire à une cataracte cachée par des exsudats de l'iris, ou si ces derniers avaient acquis un développement trop considérable. On peut alors, si l'ouverture est assez large pour que la partie de la section qui intéresse la cornée ait au moins 5 à 6 millimètres, faire sortir le cristallin par cette incision linéaire au moyen de la curette de M. Waldau, et après avoir préalablement déchiré, à l'aide d'un crochet ou d'un cystotome, la capsule et les exsudats qui la recouvrent. Nous reviendrons sur ce procédé, en parlant de l'extraction linéaire. Au contraire, lorsque l'ouverture est étroite, on remet l'opération et l'on a recours, quelques semaines plus tard, à l'extraction à lambeau avec excision de l'iris, d'après le mode indiqué pour certaines formes d'irido-choroïdite.

Les phénomènes de réaction qui suivent l'iridectomie sont à peine sensibles; aussi les compresses froides, employées par bon nombre de chirurgiens, sont-elles complétement inutiles. La plaie ne serait irritée quelque temps, que si l'on avait négligé le soin de faire rentrer ou de reséquer toute partie de l'iris engagée entre ses lèvres. Chez des sujets très-âgés, on a vu les deux bords de l'incision s'écarter consécutivement à la rétraction du tissu de la cornée. La suppuration et la perte de l'œil furent la conséquence de cet accident (Mooren). Mais ce sont là des exceptions bien rares, et l'on doit essayer de remédier à cet écartement par l'application d'un bandeau compressif très-serré.

Après l'opération de la pupille artificielle, il ne faut recourir aux déplétions sanguines et à l'emploi du calomel que si l'on remarque une injection périkératique prononcée et si le malade est tourmenté par de vives douleurs.

III. DÉPLACEMENT PUPILLAIRE PAR LA LIGATURE (IRIDÉSIS) OU PAR SIMPLE ENCLAVEMENT.

Dans ce procédé ancien, connu sous le nom d'*iridenkléisis*, on attirait au dehors, à travers une plaie de la cornée, un prolapsus iridien qu'on maintenait en place, de manière à obtenir un déplacement permanent de la pupille (Adams, Himly). Quelques praticiens, non contents de faire à la cornée une ouverture linéaire, sont allés jusqu'à construire des instruments en forme d'emporte-pièce, à l'aide desquels ils enlevaient un morceau de la cornée vers sa circonférence, en tâchant de retenir en ce point le prolapsus iridien par des cautérisations réitérées, au moyen du nitrate d'argent (Guépin (de Nantes), Desmarres). La présence prolongée d'une partie de l'iris dans une plaie de la cornée, l'irritation consécutive et les changements qui se font dans la courbure des parties circonvoisines, enfin la production d'une tache indélébile, ont fait presque entièrement justice de l'ancien enclavement, comme moyen de pratiquer la pupille artificielle.

C'est M. Critchett (1) qui réhabilita cette opération, en la modifiant d'une manière très-ingénieuse et en lui ôtant tout ce qu'elle pouvait avoir de dangereux. Nous partageons entièrement l'opinion de M. Bowman (2), lorsqu'il considère ces modifications « *comme le plus grand perfectionnement apporté dans ces dernières années à la chirurgie oculaire* ».

Voici en quoi consiste le procédé opératoire de M. Critchett. « Après avoir fixé l'œil ; à l'aide d'une large aiguille, on pratique à travers la cornée et tout près de la sclérotique, une ouverture assez grande pour livrer passage à la pince à canule ; on saisit, à l'aide de celle-ci, une petite portion de l'iris un peu au delà de son attache ciliaire, et on l'attire au dehors, dans une étendue proportionnée à celle que l'on veut donner à la pupille ; puis, on fait glisser une anse de fil de soie assez fin, que l'on a disposée d'avance autour de la pince à canule ; on serre alors la portion d'iris amenée au dehors de façon à en déterminer l'étranglement. Cette manœuvre exige un peu d'habitude et de dextérité ; la meilleure manière de l'exécuter est de saisir chaque extrémité du fil avec de petites pinces à mors larges, à l'aide desquelles on serre le nœud modérément. Un nœud simple suffit ; on retranche ensuite les deux extrémités du fil et l'opération est terminée. »

Pour faciliter le placement de la ligature, opération assez délicate, M. Waldau a fait construire une pince dont les branches divergent par leurs extrémités, entre lesquelles on place le nœud destiné à cette ligature (voy. fig. 8, D). Il suffit pour la serrer d'ouvrir les branches de la pince (fig. 9). Quoique l'iridésis fût bien facilitée par l'emploi de cet instrument, l'opération ne se vulgarisa pas autant qu'on aurait pu l'espérer, à cause des difficultés d'exécution qu'elle présentait encore. On ne peut donc qu'applaudir aux modifications que M. Snellen (3) y apporta.

« Nous avons adopté, dit cet auteur, un procédé bien plus facile et si simple qu'on s'étonne qu'il n'ait pas été mis en usage plus tôt. Nous traversons d'abord la conjonctive tout près de la cornée avec le fil, et puis nous formons le nœud ouvert. De cette manière, la ligature se trouve toujours exactement à sa place, malgré les mouvements de l'œil, ainsi que cela nous est souvent arrivé. Des tentatives répétées et des applications nombreuses sur le vivant nous ont prouvé que le meilleur procédé consiste à conduire le fil, au moyen d'une fine aiguille courbe, à travers la conjonctive, en contournant la cornée tout près de laquelle doivent se

(1) *Ophthalmic Hospital Reports*, n° 5 (*Annales d'oculistique*, t. XLII, p. 130 et t. XLIV, p. 125).

(2) *De la cornée conique et de son traitement* (*Annales d'oculistique*, t. XLIV, p. 222).

(3) *Compte rendu du congrès périodique international d'ophthalmologie*. Paris, 1863, p. 235.

trouver son entrée et sa sortie. La lance fait alors sa ponction au-dessus ou au-dessous de ce fil. Pour le reste de l'opération, nous employons ordinairement le *broad nedle* et le *blund hock*. L'iris se laisse facilement saisir sur le cercle pupillaire au moyen de ce petit crochet mousse, et nous n'avons jamais vu survenir d'accidents par suite de l'attouchement du cristallin. »

M. Snellen tend visiblement à simplifier autant que possible le procédé de la ligature afin de rendre l'iridésis accessible à tous les chirurgiens. Nous verrons tout à l'heure, après avoir exposé le procedé de M. Critchett, tel qu'il s'exécute avec l'instrument de M. Waldau, comment on peut arriver à négliger complétement la ligature, et faire ainsi de l'iridésis l'une des opérations les plus simples de la chirurgie oculaire.

Voici comment on procède à l'opération (1) :

Dans un *premier temps* représenté fig. 7, les paupières relevées par deux élévateurs EE, et l'œil fixé à l'aide d'une pince A, on pratique, avec

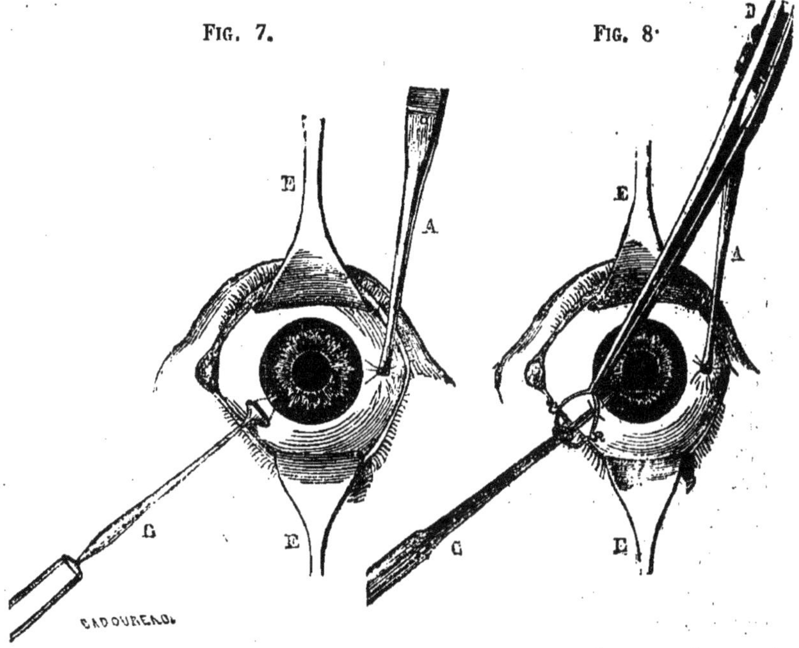

FIG. 7. FIG. 8.

une aiguille à paracentèse B, une incision sur la sclérotique à 1 millimètre et demi du bord cornéen.

Le *deuxième temps* est destiné à amener l'iris à travers cette incision. Pour cela, on substitue des pinces C à l'aiguille à paracentèse (fig. 8), et l'on va saisir le cercle membraneux à une distance de 2 millimètres de son bord pupillaire, de façon que les fibres concentriques du sphincter restent

(1) Voy. le *Bulletin général de thérapeutique*, 30 déc. 1862, p. 552.

dans la chambre antérieure. Nous nous servons pour appliquer la ligature autour de la partie de l'iris que nous allons attirer au dehors, de la pince de M. Waldau. Ainsi que le montre la figure 8, le nœud entoure la pince pupillaire C avant son introduction dans la chambre antérieure. — *Troisième temps.* Dès que l'iris est attiré au dehors de l'incision de la sclérotique, on fait glisser la ligature sur le prolapsus, et on ouvre la pince D, fig. 9. Cette manœuvre suffit pour que le nœud étreigne la portion d'iris qui fait hernie. Afin que l'œil reste tranquille, on confie à un aide la pince A pendant ce dernier acte et pendant que l'on coupe les extrémités du fil qui a servi à la ligature.

FIG. 9.

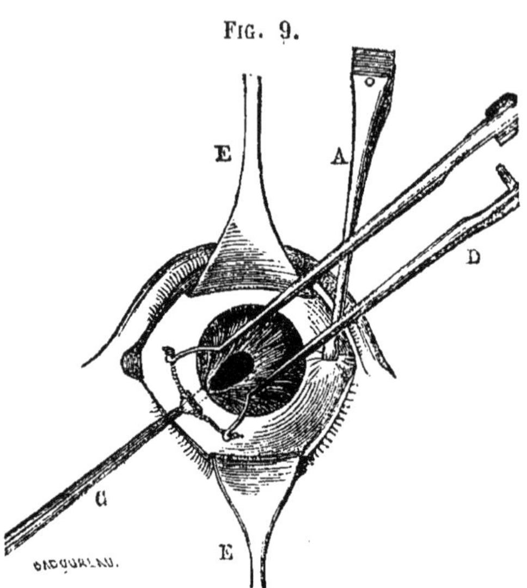

Après vingt-quatre heures, il importe de reséquer avec soin la portion herniée de l'iris, et de ne pas attendre que la ligature tombe spontanément. Cette pratique offre le double avantage d'abréger la durée des phénomènes inflammatoires consécutifs à l'opération, et de s'opposer à ce qu'un petit prolapsus de l'iris reste après la chute du fil, car le plus souvent il n'a pas été possible d'appliquer celui-ci exactement contre la sclérotique. La ligature n'a pour but que de prévenir la rentrée de l'iris dans la chambre antérieure de l'œil pendant les vingt-quatre premières heures; au bout de ce temps, la portion de cette membrane qui est engagée entre les lèvres de la plaie contracte des adhérences assez intimes avec elles pour que tout secours étranger devienne inutile.

Arrivons à la simplification que nous avons cru pouvoir tout récemment apporter à l'iridésis (1).

1° Le *premier temps* s'accomplit comme il est indiqué fig. 4. On pratique une section qui doit avoir de 1 millimètre et demi à 2 millimètres du côté de la chambre antérieure, et de 3 à 4 millimètres à la surface de la sclérotique. Il est indispensable que les dimensions de la section ne dépassent pas le chiffre indiqué, de même qu'il est nécessaire d'enfoncer l'aiguille aussi loin de la cornée que les dispositions anatomiques le permettent

(1) Voy. le *Bulletin général de thérapeutique*, 30 mars 1863, p. 258.

(1 millimètre et demi). Déjà MM. Berlin (1) et Pagenstecher (2) ont porté la section dans la sclérotique, mais le but qu'ils poursuivaient était essentiellement de conserver dans toute son intégrité la transparence et la courbure du bord cornéen que la pénétration d'un instrument tranchant pourrait facilement altérer. Pour nous, outre les avantages signalés par ces auteurs, nous trouvons encore dans cette pratique le moyen de n'exercer sur l'iris aucun tiraillement d'arrière en avant, et de faire toutes les tractions obligées dans le plan même de ce diaphragme.

Fig. 10.

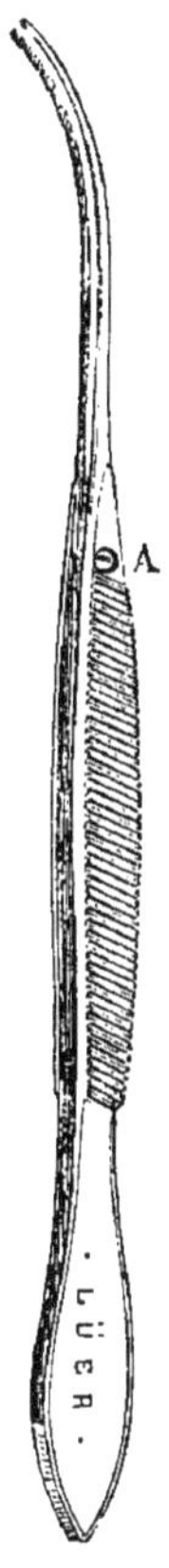

2° Le *deuxième temps* de l'opération consiste à introduire à travers cette étroite ouverture, des pinces représentées fig. 10, qui sont bien plus fines que les pinces à pupille ordinaires (car lorsqu'elles sont fermées elles n'ont guère que l'épaisseur d'une forte aiguille); retenues par un tourillon (A), elles ne peuvent pas diverger à leur extrémité, lorsqu'on les ouvre) au delà de 2 millimètres, position dans laquelle leurs deux branches sont parallèles. On saisit l'iris à 2 millimètres de son bord libre, selon le déplacement pupillaire qu'on veut obtenir. En se servant du crochet mousse, il est tout à fait impossible de conserver intactes les fibres du sphincter, et de faire varier, selon les cas, le déplacement de la pupille. C'est pour ce motif et à cause de l'innocuité complète des pinces ci-dessus décrites que nous préférons de beaucoup l'emploi de ces dernières à celui du crochet. Nous insistons, avec M. Critchett, sur la nécessité d'épargner autant que possible les fibres du sphincter de l'iris, et nous ne suivons le conseil de MM. Berlin et Pagenstecher, qui veulent que l'on comprenne le bord pupillaire dans le prolapsus, que dans le cas exceptionnel où il est nécessaire d'étendre la nouvelle pupille jusqu'aux parties les plus périphériques de la cornée et du cristallin.

Une fois le prolapsus iridien produit, nous n'y touchons plus, et nous appliquons sur les yeux, afin de les immobiliser, un bandeau compressif modérement serré, composé de charpie et d'un bande de flanelle que nous laissons sur place vingt-quatre heures. Au bout de ce temps, nous levons l'appareil et nous coupons avec des ciseaux courbes, après l'avoir saisie avec les pinces, la partie de l'iris qui sort par la section faite à la sclérotique. Il

(1) *Archiv für Augenheilkunde*, t. VII, A. II, p. 73.

(2) *Ibid.*, t. VIII, A. I, p. 193.

faut reséquer ce prolapsus avec soin, sous peine de donner lieu à un travail cicatriciel prolongé qui serait une cause d'irritation de la plaie et faciliterait un changement de courbure de cette partie (1). On peut alors réappliquer pendant un jour le bandeau compressif, ou se contenter de fermer les yeux pendant ce temps avec des bandelettes de taffetas.

Le bandeau compressif remplace parfaitement la ligature : en effet, il rend l'œil immobile, exerce une certaine pression sur les lèvres de la plaie et s'oppose ainsi, comme la ligature, à la rentrée du prolapsus iridien dans l'œil jusqu'au moment où l'adhésion, qui se produit en vingt-quatre heures entre l'iris attiré au dehors et les lèvres de la plaie, rend inutile soit la ligature, soit le bandeau. Ce fait se comprend sans peine, et nous pouvons ajouter qu'en mainte occasion nous avons pu le vérifier. Voici comment. Nous avons l'habitude d'employer comme pansement après la plupart des opérations le bandeau compressif pour immobiliser l'organe; nous l'appliquons de même après l'iridésis. En pratiquant cette opération sur des malades peu tranquilles, il nous est arrivé, comme à d'autres, de ne pouvoir poser la ligature très-exactement contre la sclérotique, et de n'y pas comprendre toute la partie de l'iris attirée au dehors. Lorsque cet accident nous est survenu pour la première fois, nous avons craint de voir rentrer le prolapsus dans la chambre antérieure de toute la longueur que la ligature n'avait pas pu embrasser, et même de voir, comme M. Critchett, le prolapsus tout entier rentrer dans la chambre antérieure. Rien de pareil ne s'est passé : le prolapsus iridien est resté sous le bandeau ce qu'il était immédiatement après l'opération, et c'est de là que nous sommes parti pour abandonner complétement le procédé toujours délicat de la ligature (même lorsqu'elle est appliquée selon la méthode de M. Snellen), et confier au bandeau compressif le soin de retenir hors de l'œil le prolapsus de l'iris.

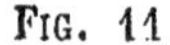

Fig. 11.

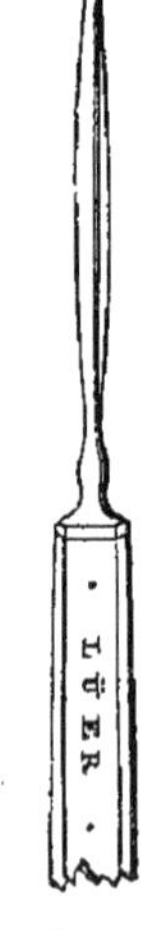

Nous désignerons dorénavant ce procédé sous le nom de *déplacement pupillaire par simple enclavement*. Voici en quoi il diffère de l'ancienne iridenkléisis :

1° La section très-étroite est pratiquée dans la sclérotique.

(1) Le moyen le plus sûr d'exciser le prolapsus iridien au niveau de la sclérotique consiste à raser cette dernière, comme le fait M. de Graefe, avec un petit couteau très-effilé représenté fig. 11. Reste à savoir si en serrant un peu plus fortement le bandeau on ne réussirait pas, en comprimant étroitement les lèvres de la plaie, à faire tomber le prolapsus iridien comme par la ligature. Il serait nécessaire de continuer dans ce but l'usage du bandeau deux ou trois jours de plus.

2° On ménage autant que possible les fibres du sphincter de l'iris.

3° On favorise les adhérences de l'iris avec la plaie scléroticale à l'aide d'un bandeau compressif.

4° Au bout de vingt-quatre heures, on coupe soigneusement le prolapsus de l'iris. C'est ainsi que nous parvenons à déplacer facilement la pupille sans danger pour le malade, et en mettant le chirurgien tout à fait à l'abri des difficultés que nous avons fait connaître pour l'enclavement à l'aide de la ligature. La guérison s'effectue en peu de jours (1).

Afin que l'iridésis ou le simple enclavement puisse bien s'exécuter, il est indispensable qu'une grande partie, sinon la totalité du bord pupillaire de l'iris, soit libre, afin que cette membrane se porte d'elle-même entre les

(1) Pour prouver que le bandage compressif remplit parfaitement son but, en maintenant le prolapsus iridien au dehors et en permettant à l'iris de s'attacher à la plaie scléroticale dans l'espace de vingt-quatre heures, nous ajoutons ici l'observation d'un cas où se trouvaient les conditions les plus défavorables à l'opération, par ce fait que l'iris était, consécutivement à une rétraction cicatricielle, attiré dans le sens opposé à celui selon lequel avait été pratiqué le déplacement de la pupille. En outre, le malade souffrait d'une dacryo-cystite, complication si désavantageuse à la cicatrisation de toute plaie pratiquée au globe de l'œil. La figure 12 représente l'œil du malade qui avait été atteint d'une kératite ulcéreuse vingt ans auparavant. La cornée montre une cicatrice légèrement staphylomateuse (A) et un leucome adhérent très-considérable. La pupille (B), dirigée vers le côté interne, est presque complétement couverte d'une tache semi-transparente. (Afin de mieux faire comprendre la disposition de la pupille, on a dû la représenter un peu plus ouverte qu'elle ne l'était, comme si elle avait été soumise à l'action de la belladone.) Le malade ne peut compter les doigts que jusqu'à une distance de 3 pieds ; il est affecté d'un catarrhe du sac lacrymal, traité par le procédé de Bowman.

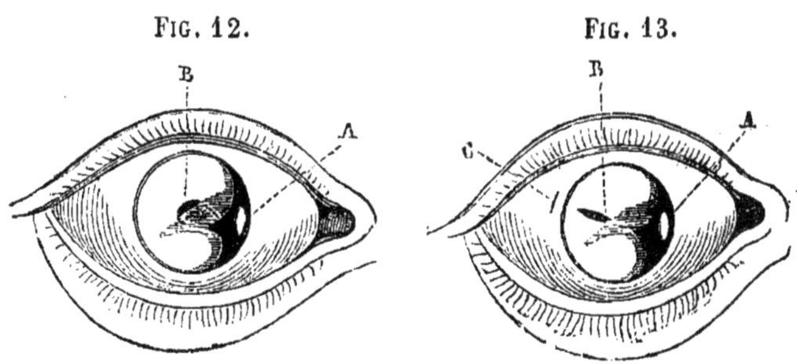

Fig. 12. Fig. 13.

La figure 13 montre l'œil après l'opération. La pupille (B), déviée vers la plaie scléroticale (C), a pris la forme d'une fente qui se contracte très-énergiquement sous l'influence de la lumière ; son extrémité interne est à peine couverte par une partie de la tache semi-transparente, en sorte que tous les phénomènes d'éblouissement auxquels le malade avait été exposé autrefois ont cessé complétement ; il lit avec cet œil les caractères n° 3 de Jaeger.

branches de la pince, ou si l'on employait le crochet mousse, cède sans peine aux tractions exercées avec cet instrument.

Si nous comparons le déplacement pupillaire et l'iridectomie ancienne, nous trouvons essentiellement à la première de ces opérations les avantages qui suivent : elle permet : *a.* de conserver à la nouvelle pupille toute la mobilité de l'ancienne ; *b.* de masquer partiellement la pupille préexistante et d'intercepter le passage des rayons lumineux à travers des parties défectueuses de la cornée et du cristallin ; *c.* de transformer au moyen d'un enclavement double, la pupille en une fente très-étroite et contractile qui remplace très-avantageusement pour le malade l'emploi des lunettes sténopéiques.

L'énumération de ces divers avantages contient, pour ainsi dire en elle-même, les indications du déplacement pupillaire. Ainsi, on le pratiquera avec beaucoup de succès : *a.* contre les opacités de la cornée, et surtout contre celles qui, par leur peu d'épaisseur, causent la diffusion des rayons lumineux (1) ; *b.* contre la cataracte congénitale (cataracte stratifiée, Schichtstaar) où les instillations d'atropine ont permis de voir qu'une partie assez étendue du bord du cristallin pourrait être utilisée pour le passage des

(1) Voici l'observation d'un cas présenté à la Société de chirurgie, qui démontre l'utilité de ce procédé opératoire. M. N..., employé au chemin de fer de Lyon, s'est présenté à ma clinique pour une large tache centrale et semi-transparente de la cornée gauche, datant de plusieurs années. Le malade ne pouvait compter les doigts avec cet œil, et sa vue était tellement troublée par la diffusion des rayons lumineux à travers la tache semi-transparente, qu'il lui était impossible de vaquer à ses occupations et qu'il était sur le point de perdre sa place. Pour pouvoir lire ou écrire, il fallait que M. N... cachât son œil gauche ou qu'il tournât la tête fortement de ce côté, de manière à n'employer que l'œil droit. Mais alors la notion de la distance des objets lui était rendue très-difficile. J'ai eu recours au procédé de M. Critchett, toutefois en pénétrant par la sclérotique dans la chambre antérieure et en pratiquant le déplacement pupillaire en dedans et en bas de la cornée. Le prolapsus iridien a été lié avec un fil de soie à l'aide des pinces de M. Waldau (car à cette époque je ne pratiquais pas encore le simple enclavement). Par ce déplacement j'attirai l'ouverture pupillaire au delà de la tache, et je constituai ainsi une sorte d'écran qui put s'opposer à l'entrée des rayons lumineux ayant traversé cette tache. La nouvelle pupille en forme de fente, et complétement entourée de fibres du sphincter, réagit très-énergiquement à l'action des rayons lumineux. Le malade voit distinctement de cet œil et les éblouissements ont presque disparu. Si l'on avait pratiqué sur cet œil une simple iridectomie, on aurait, à la vérité, amélioré la vue, mais on aurait ainsi privé, par l'excision partielle du sphincter de l'iris, la pupille préexistante d'une partie de sa mobilité ; on n'aurait pas obtenu d'ailleurs par cette opération l'avantage de masquer les parties semi-transparentes de la cornée ; les éblouissements auraient augmenté et la situation du malade se fût aggravée.

rayons lumineux au travers de la pupille déplacée, et où l'iris pourrait être attiré au-devant d'une grande étendue des parties centrales et semi transparente du cristallin (Pagenstecher) ; *c.* contre le staphylôme pellucide de la cornée, selon le procédé opératoire de M. Bowman (p. 331); enfin, *d.* contre une luxation incomplète du cristallin, avec décentralisation de cet organe.

Dans ce dernier cas, on peut, par le déplacement de la pupille, comme l'a fait M. Pagenstecher, masquer avec l'iris l'espace du fond de l'œil visible à côté du cristallin luxé. Partant d'un principe tout à fait opposé, nous avons, pour les besoins d'un cas particulier (1), au moyen de l'iridésis, caché le cristallin et ouvert à côté de cet organe (*a*) un passage aux rayons lumineux, comme le montre la figure 14. Il s'agissait de combattre un degré de myopie excessif avec amblyopie, état très-gênant pour la malade qui se trouva placée après l'opération dans les conditions d'une opérée de cataracte, et gagna considérablement pour la vue de loin, en se servant de lunettes convexes n° 8.

FIG. 14.

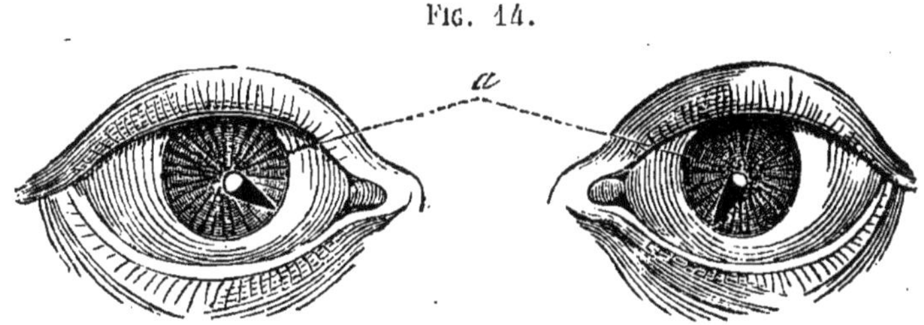

Il faut convenir que pour ce qui regarde le staphylôme pellucide et les diverses luxations du cristallin, aucun procédé opératoire ne saurait rivaliser avec le déplacement pupillaire.

IV. DÉGAGEMENT DU BORD PUPILLAIRE (CORÉLYSIS).

Le dégagement chirurgical du bord de la pupille retenu à la capsule par des synéchies a été, pour la première fois, conseillé comme opération distincte par M. Streatfeild (2), et plus tard recommandé et modifié par M. Weber (de Darmstadt) (3). Les deux auteurs ont donné à ce procédé le nom de *corélysis*. Au fond, il n'est pas nouveau et il y a longtemps qu'il a été mis en usage contre les cataractes adhérentes. Ainsi, Wenzel fit con-

(1) *Gazette des hôpitaux*, n° 22, 1863, et *Klinische Monatsblätter für Augenheilkunde*, v. Dr W. Zehender. Maerzheft, 1863.

(2) *Ophthalmic Hospital Reports*, n° 1, oct. 1857 et avril 1860. Voyez les *Annales d'oculistique*, t. XLVI, p. 151.

(3) *Archiv für Augenheilkunde*, t. VII, A. I, p. 1 (1860) et t. VIII, A. I, p. 354.

struire dans ce but une aiguille en or très-fine, dessinée dans son manuel (1), et qui lui servait en même temps comme cystitome. « Si le cristallin, dit-il, est adhérent ou aux procès ciliaires, ou plutôt à la partie postérieure de l'iris, il faut avant d'exercer les pressions nécessaires pour son extraction, détruire toutes les adhérences qu'il peut avoir contractées, en agitant doucement l'aiguille d'or décrite plus haut autour de ce corps, puis on doit en faire l'extraction. » Vers la fin du dernier siècle, Arnemann (2) avait déjà conseillé pour détruire les synéchies postérieures dans l'opération de la cataracte, de passer un fil métallique recourbé en anse entre l'iris et le cristallin.

Tandis qu'on ne songeait primitivement à détruire que les adhérences qui pouvaient s'opposer à l'extraction du cristallin opacifié, MM. Sreatfeild et Weber ont poursuivi les premiers l'idée de détacher les synéchies formées au-devant d'un cristallin parfaitement transparent, et cela principalement dans le but d'améliorer la vue et de prévenir les récidives d'inflammation.

Voici en quoi consiste leur procédé opératoire :

Premier temps. — On pratique sur la cornée, au moyen d'une large aiguille à paracentèse, une incision distante du centre de cette membrane d'environ 4 millimètres, ou occupant, comme M. Weber le veut, le milieu même du rayon de la cornée. L'ouverture externe doit mesurer de 4 à 5 millimètres, l'ouverture interne de 2 à 3 millimètres, et celle-ci doit, en outre, aboutir dans la chambre antérieure en face de la circonférence d'une pupille moyennement dilatée. Au reste, l'emplacement de la section variera, selon M. Sreatfeild, suivant les cas ; on le choisira vis-à-vis d'une synéchie isolée, et si les synéchies sont multiples, on enfoncera l'aiguille du côté opposé à celui où le bord pupillaire est resté libre et derrière lequel doit pénétrer la spatule. M. Weber fait de préférence la section du côté externe ; tandis que M. Streatfeild retire brusquement l'aiguille pour conserver l'humeur aqueuse et afin de se ménager dans la chambre antérieure plus d'espace pour le jeu de ses instruments. M. Weber conseille, au contraire, d'évacuer l'humeur aqueuse (si toutefois une synéchie postérieure complète ne s'y oppose pas en interrompant toute communication entre les chambres), et cela pour que le cristallin s'applique contre la cornée et s'y trouve plus ou moins immobilisé. Les instruments qu'on introduit alors entre la cornée et le cristallin glissent sur ce dernier, et la capsule est ainsi moins sujette à être lésée.

(1) *Manuel d'oculistique*, t. I, p. 13 et 125, fig. 1 ; t. II, p. 1. Paris, 1808.

(2) *Ueber die Krankheiten und Bildungsfehler der Regenbogenhaut*. Bern et St. Gallen. 1845, p. 227.

Le *second temps* de l'opération consiste à détacher le bord pupillaire. On peut pour cela se servir de la spatule échancrée de M. Streatfeild (fig. 15) (1), ou du crochet aplati de M. Weber (fig. 16) (2). On introduit ces instruments de manière à leur frayer, par de légers mouvements de latéralité, un passage entre l'iris et le cristallin, afin de détacher les adhérences les moins solides. Une fois l'instrument porté sous l'iris, on lui imprime des mouvements de circumduction en appuyant doucement sur lui. Il faut pour cela qu'il ait pénétré assez profondément, en sorte que si l'on se sert du crochet, il n'y ait dans la plaie que son col aplati et très-étroit. Pour que l'iris ne saigne pas, il est nécessaire de détacher les synéchies le plus près possible de la capsule du cristallin.

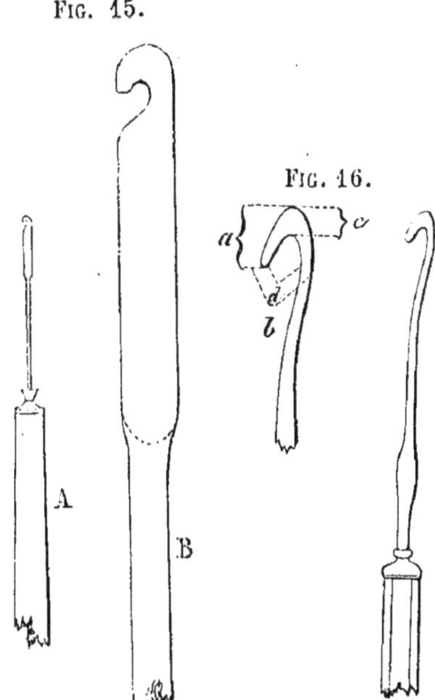

FIG. 15. FIG. 16.

Si l'on veut atteindre les synéchies les plus voisines de la plaie, on se servira d'un crochet recourbé presque à angle droit, ou l'on remettra cette partie de l'opération à une autre fois.

En règle générale, on peut dire qu'il ne faut changer que le moins possible d'instruments pendant l'opération, afin de ne pas trop irriter la plaie, et pour empêcher qu'une partie de l'iris déjà libre ne s'interpose entre ses lèvres et ne s'expose ainsi à être blessée par l'introduction de nouveaux instruments.

Lorsqu'il y a occlusion complète de la pupille, ou lorsqu'il existe une synéchie totale (cas d'ailleurs très-peu favorable à l'opération), il faut faire la section du côté externe, appuyer doucement la spatule à la surface du cristallin et tâcher, en y imprimant de légers mouvements de latéralité, de se frayer un chemin entre cet organe et l'iris.

La pupille étant dégagée, on instille une solution d'atropine (0gr,05 pour 10 grammes d'eau), instillation qu'on a soin de répéter deux ou trois heures après, au moment d'appliquer le bandeau compressif ou les ban-

(1) Ce dessin nous a été envoyé par M. Streatfeild : A représente l'instrument dans sa grandeur naturelle ; B le même grossi six fois.

(2) La figure 16 donne la grandeur naturelle du crochet et représente l'extrémité de l'instrument grossie : a, 3 millimètres ; b, 2mm5 ; c, 1mm,5 ; d, 1mm,5.

delettes de taffetas. Dans les cas où l'on pourrait craindre une inflammation, on doit lever le bandeau au bout de cinq ou six heures pour renouveler l'instillation.

Pour que l'opération réussisse, il est nécessaire que certaines conditions soient réalisées. Ainsi (*a*) l'inflammation qui a été la source des produits morbides que l'on veut détacher du cristallin doit avoir complétement disparu, et il faut, en outre, que l'état de l'œil ne donne pas à craindre une rechute imminente. Il est indispensable (*b*) que la trame de l'iris n'ait pas été désorganisée par l'inflammation ; car s'il en était ainsi, cette membrane, une fois détachée, n'obéirait plus à l'influence des mydriatiques. Or, ces conditions ne sont généralement réalisées que quand l'iritis n'a produit que des synéchies isolées ; car, dans le cas contraire, la maladie s'étant prolongée, a le plus souvent amené trop de trouble dans la nutrition de l'iris, pour que cette membrane recouvre tout de suite sa contractilité.

Il faut donc se demander si des synéchies isolées pourraient provoquer des désordres assez étendus pour engager le chirurgien à recourir à une opération que nombre de praticiens très-habiles ne regardent pas comme aussi inoffensive que le croient MM. Streatfeild, Weber et de Hasner. On peut observer des malades chez lesquels une seule synéchie ou des synéchies isolées causent des douleurs névralgiques assez intenses (iridalgie), ainsi qu'une grande irritabilité des yeux et une disposition très-prononcée aux rechutes inflammatoires. Dans ces cas, si le traitement médical a paru sans effet, il est bien permis de songer à détruire les synéchies par un moyen chirurgical, et l'idée de conserver l'iris intact en détachant les adhérences qui le retiennent à la capsule nous semble très-naturelle. Évidemment la corélysis serait alors préférable à l'excision, s'il était prouvé que la première de ces opérations fût aussi peu dangereuse que la seconde. Avouons que, jusqu'à présent, aucune statistique bien exacte ne permet de conclure d'une manière définitive. M. Streatfeild s'en est tenu à des chiffres vagues. M. Weber n'indique pas le nombre des opérations qu'il a pratiquées, et M. de Hasner (1) se prononce en faveur de la corélysis d'après une statistique qui ne renferme que huit cas, parmi lesquels un insuccès. Nous pouvons ajouter que ce n'est pas le seul qui soit arrivé, à notre connaissance.

En somme, nous pensons que le crochet ou la spatule avec lesquels on détache le bord pupillaire peuvent être, entre les mains d'un praticien habile, sans danger pour le cristallin ; mais que cette opération ne doit jamais s'étendre au delà des cas de synéchies isolées sur un iris presque complète-

(1) *Prager, Vierteljahrschrift f. p. Heilkunde*, XIX, 1862, p. 137.

ment intact. Encore faut-il se demander si le déplacement de la pupille qui, en attirant l'iris, le détache de la capsule, ne pourrait pas remplacer avantageusement le dégagement pupillaire ?

MALADIES DE LA CHOROIDE.

ARTICLE PREMIER.

HYPÉRÉMIE DE LA CHOROIDE.

Pendant les premières années qui suivirent l'invention de l'ophthalmoscope, et lorsqu'on n'apportait pas encore dans l'emploi de cet instrument les soins et l'expérience qu'on y donne aujourd'hui, on diagnostiqua souvent l'hypérémie de la choroïde, que l'on croyait facile à reconnaître. Peu à peu, à mesure qu'on devint plus exigeant, on fut obligé d'avouer qu'il est sinon impossible, du moins fort difficile de reconnaître une hypérémie de la choroïde. En effet, le pigment contenu en quantité variable dans les cellules de la couche épithéliale et dans celles du stroma, les teintes diverses que ce pigment donne au fond de l'œil chez les différents sujets, empêchent que l'on ne puisse tirer de la coloration du fond de l'œil un indice certain d'hypérémie.

Les parties de cette couche épithéliale qui avoisinent la tache jaune sont souvent plus pigmentées que le reste de la choroïde, ce qui peut en imposer à un observateur inhabile pour un point hypérémié ou même pour un foyer apoplectique (1).

Il est vrai que si les cellules de la couche épithéliale pigmentaire renferment très-peu de pigment, on peut se rendre plus facilement compte du degré de vascularisation de la choroïde, surtout quand les cellules du stroma contiennent assez peu d'éléments colorants pour permettre de distinguer les vaisseaux fins qui courent dans son épaisseur. Toutefois, même dans ces cas les plus favorables, on est encore sujet à bien des erreurs, surtout si l'on ne peut contrôler l'état d'un œil par celui de l'autre ; et souvent on regarde une partie de la choroïde comme hypérémiée parce qu'elle

(1) Cette dernière illusion est, dans certains cas, d'autant plus facile, qu'il peut arriver que le pourtour de la tache jaune soit infiltré, blanchâtre, et que la portion pigmentée de la choroïde que nous venons de signaler, contraste fortement avec elle.

renferme dans ses cellules moins ou plus de pigment que les autres parties de cette membrane.

Nous ne prétendons pas pour cela nier qu'il y ait des sujets chez lesquels, dans le courant d'une observation attentive, on puisse voir, surtout vers l'équateur du globe oculaire, des plaques rouge foncé qui, par la rapidité de leur évolution, permettent de supposer une hypérémie locale de la choroïde; mais cela ne suffit pas pour qu'on puisse se prononcer d'une manière absolue.

L'injection des vaisseaux sous-conjonctivaux, l'augmentation de volume des troncs visibles des vaisseaux ciliaires antérieurs, ne permettent de rien conclure sur l'hypérémie de la choroïde; car les cas sont fréquents où les altérations les plus notables se manifestent dans cette membrane sans que l'aspect extérieur de l'œil présente la moindre modification, et réciproquement.

En commençant la description des phlogoses de la choroïde, nous sommes obligé d'exposer brièvement la classification des divers états inflammatoires de cette membrane. On doit s'attendre à trouver quelque chose d'artificiel dans une classification de cette sorte, car elle met des limites précises là où la nature n'en a point établi. Aussi, c'est avec regret que nous séparons les maladies de la choroïde de celles de la rétine qui s'y trouvent si souvent associées, et de celles du corps vitré qui y prennent presque toujours leur source. Néanmoins, nous aurions cru beaucoup moins naturel encore de séparer les maladies de la choroïde de celles de l'iris, puisque ces deux membranes n'en forment, pour ainsi dire, qu'une.

Nous distinguons pour la choroïde, comme cela a été fait pour l'iris, trois inflammations essentielles que nous rangeons dans l'ordre de leur fréquence, en choroïdite séreuse, plastique et parenchymateuse (suppurative). Dans la forme séreuse, nous ferons rentrer les différentes variétés de la choroïdite atrophique.

ARTICLE II.

CHOROIDITE SÉREUSE.

La choroïdite séreuse comprend toutes les affections désignées sous l'épithète générale de glaucomateuses. Ces affections se caractérisent par l'augmentation qu'elles amènent dans la tension et la dureté du globe oculaire, la diminution de la chambre antérieure, la paresse ou l'inertie de l'iris, la dilatation de la pupille et le rétrécissement ou l'abolition complète du champ visuel; en un mot, par tous les symptômes d'une augmentation de la pression intra-oculaire. Cette augmentation est due à une hypersécrétion de sérosité qui se fait aux dépens de la choroïde et de l'iris. Toutes ces maladies, comme nous avons eu plusieurs fois déjà l'occasion de le faire remarquer, rentrent dans la grande classe des maladies hydrophthalmiques caractérisées par la tendance qu'elles montrent à distendre complétement ou en partie les membranes enveloppantes de l'œil. Elles prennent spécialement les caractères du glaucome, lorsque cette tendance se manifeste en refoulant la papille du nerf optique.

Nous distinguons trois formes principales de glaucome : A, le glaucome aigu ; B, le glaucome inflammatoire chronique, et C, le glaucome chronique simple.

A. GLAUCOME AIGU.

Considérations générales. — Le glaucome aigu se manifeste par une sécrétion de sérosité plus ou moins abondante, et prenant sa source dans le tractus uvéal (iris et choroïde). Par suite de l'accroissement survenu subitement dans les milieux de l'œil, on voit se dérouler une série de phénomènes inflammatoires qui tous ont leur point de départ dans l'augmentation de la pression interne, et dans le tiraillement auquel sont plus ou moins soumises les enveloppes de l'iris.

L'intensité des phénomènes inflammatoires du glaucome aigu dépend de deux circonstances très-importantes à noter : 1° de la rapidité avec laquelle s'effectue l'hypersécrétion de sérosité ; 2° de la résistance que les enveloppes de l'œil peuvent opposer anormalement à une augmentation même peu sensible de leur contenu. C'est, il nous semble, se créer de nouvelles difficultés que de désigner, comme l'a fait M. Donders (1) et son école, le glaucome aigu sous le nom de *glaucoma cum ophthalmia*, en séparant du glaucome les phénomènes inflammatoires pour les attribuer à une ophthalmie qui n'en serait que la complication. Au reste, M. Donders convient lui-même que, dans le glaucome aigu, ce qu'il regarde comme une complication surviendrait en règle générale, et que cette complication aurait presque toujours pour effet l'exacerbation de la maladie primitive. Il est vrai qu'une augmentation même très-considérable de la pression intra-oculaire ne suffit pas pour causer à elle seule les phénomènes inflammatoires de l'ophthalmie de M. Donders, elle n'y arrive que si l'augmentation de la pression intra-oculaire se fait *brusquement*, ou encore *si les enveloppes de l'œil y opposent une résistance anomale.*

(1) *Beiträge zur Kenntniss des Glaucoms v. J. H. A. Haffmans* (*Archiv für Augenheilkunde*, t. VIII, A. II, p. 151).

Il nous semble que le célèbre professeur d'Utrecht a tenu trop peu compte de cette dernière considération, car on sait combien diffèrent les effets inflammatoires des épanchements qui se produisent dans d'autres cavités du corps, par exemple les plèvres, le crâne, selon qu'ils s'y font peu à peu et presque insensiblement, ou qu'ils prennent, en un court délai, des proportions notables. M. Donders, contre la pensée de M. de Graefe, refuse à l'exagération de la pression intra-oculaire le pouvoir de donner naissance aux phénomènes inflammatoires. Il attribue ces phénomènes (son *ophthalmia*) à une cause encore indéterminée, ce qui prête à dire que si cette opinion a de la valeur, ce n'est certainement pas par la lumière qu'elle jette sur la question.

En résumé, le glaucome est toujours dû à une hypersécrétion de liquide qui se fait dans la cavité de l'œil aux dépens du *tractus uvéal* et qui s'accompagne constamment d'une augmentation de la pression intra-oculaire. Cette augmentation de pression interne, surtout *quand elle se fait brusquement et rencontre une résistance anomale de la part des enveloppes de l'œil*, peut provoquer tous les phénomènes inflammatoires caractéristiques du glaucome aigu ; tandis que la série des symptômes inflammatoires peut faire presque entièrement défaut, *lorsque la pression interne augmente insensiblement et quand les enveloppes n'y opposent qu'une résistance modérée.*

Nous devons maintenant nous demander s'il est bien constaté qu'il existe réellement une hypersécrétion du tractus uvéal produisant l'exagération qu'on observe dans la pression interne, et si cette hypersécrétion est la conséquence d'une inflammation de la choroïde et de l'iris. Dans les formes de glaucome aigu ou de glaucome inflammatoire chronique, cette hypersécrétion se montre manifestement par les troubles dont l'humeur aqueuse et le corps vitré deviennent le siége, troubles qu'on voit augmenter à chaque poussée de la maladie, et marcher de pair avec une augmentation de la dureté de l'œil et de la tension de ses enveloppes. Ces troubles se dissipent plus ou moins complétement en même temps que la pression interne diminue et que les symptômes inflammatoires s'apaisent. Il est vrai que jusqu'à ce jour on n'a pas pu constater dans l'iris et dans la choroïde des changements anatomiques assez prononcés pour rendre compte de l'hypersécrétion séreuse ; mais n'arrive-t-il pas souvent d'observer dans d'autres cavités des épanchements très-étendus, sans que les parois de ces cavités, les séreuses par exemple, présentent des modifications anatomiques capables d'expliquer la présence des produits qui y ont évidemment pris leur source ? Quant à savoir si l'hypersécrétion que nous venons d'admettre est due à une inflammation ou à un trouble nerveux, comme le pense M. Donders, c'est une question à laquelle nous nous arrêterons plus tard.

Symptômes anatomiques. — Le glaucome aigu peut se développer brusquement avec tous les caractères d'une ophthalmie franche, mais il est très-souvent précédé de *symptômes précurseurs.* Selon M. de Graefe, les prodromes ne manquent que dans 25 à 30 cas sur 100. Parmi ces prodromes, notons en premier lieu une presbytie qui va rapidement en augmentant d'intensité. De même, on peut voir se développer un hypermétropie. La presbytie doit se rapporter à un trouble fonctionnel du muscle ciliaire provenant de la compression des nerfs ciliaires qui se rendent à ce muscle, compression due à l'augmentation de la pression interne. L'hypermétropie est la conséquence d'un raccourcissement de l'axe optique consécutif lui-même à une augmentation de la pression interne par laquelle l'œil se rapproche de la forme sphérique, et le rayon de la cornée s'allonge (quoique cet allongement ait été mis en doute dans ces derniers temps par MM. Schelske et Junge).

Avant l'apparition du glaucome, le malade aperçoit autour de la flamme d'une bougie des anneaux irisés, surtout lorsque la pupille est dilatée, ce qui doit se rapporter à de légers troubles survenus dans les milieux de l'œil plutôt qu'à une irritation directe de la rétine, comme on l'a cru autrefois. Ce symptôme, tout à fait analogue à celui qui accompagne quelquefois le catarrhe conjonctival, où une couche de cellules épithéliales mêlées de globules de mucus se place devant la cornée, manque toujours dans le glaucome chronique simple, lorsque les milieux de l'œil sont complétement transparents.

Un troisième prodrome du glaucome est constitué par les troubles passagers de la vue, troubles qui affaiblissent notablement la vision excentrique et rendent l'orientation très-difficile. Ces troubles brusques de la vue, pendant lesquels le madade voit tous les objets enveloppés d'un nuage, ne durent parfois que quelques minutes ; mais ils peuvent persister plusieurs heures. Ils se manifestent facilement quand la tête est, pour une cause ou une autre, congestionnée, ainsi, après le repas, les exercices violents, ou quand les malades se sont excités soit par les boissons, soit par le jeu. Ce symptôme est lié à une augmentation brusque et momentanée de la pression intra-oculaire, très-probablement associée à un trouble passager des milieux de l'œil.

Enfin, le glaucome est précédé par des douleurs ciliaires qui occupent le front et les tempes à des intervalles souvent assez réguliers, et qui sont plus ou moins directement en rapport avec les symptômes que nous venons d'énumérer. On doit attribuer ces douleurs, d'intensité variable, ainsi que la presbytie commençante, à la compression des nerfs ciliaires. Tous ces symptômes, caractérisés par leur périodicité et les intervalles de rémission complète qu'ils laissent entre eux, peuvent précéder pendant un temps plus ou moins long l'attaque glaucomateuse. En général il se passe, au dire des malades, de six à dix-huit mois entre la première apparition de ces symptômes et l'attaque ; mais la maladie peut aussi éclater tout d'un coup sans s'annoncer par aucun prodrome.

L'*attaque glaucomateuse* a généralement lieu la nuit, soit qu'elle ait été précédée du cortége prodromique ordinaire, soit qu'elle éclate par surprise. Le malade éprouve au pourtour de l'orbite des douleurs intolérables : l'œil montre bientôt une injection sous-conjonctivale très-prononcée. Les grosses veines ciliaires sont gorgées de sang, et un réseau de vaisseaux conjonctivaux auquel se joint le plus souvent un chémosis léger dissimule bientôt cette injection. Il survient un larmoiement considérable, et c'est à peine si les larmes se mêlent à une petite quantité de mucus.

On est frappé du reflet terne que l'œil présente, aspect qui résulte d'un défaut du brillant de la cornée, dont la couche épithéliale est rugueuse ; l'humeur aqueuse est trouble, et chez quelques malades elle a déjà laissé un léger sédiment se déposer sur la membrane de Descemet. La pupille, fortement dilatée, affecte souvent la forme d'un ovale couché ; elle a perdu sa coloration noire, et est devenue grisâtre, avec une légère teinte jaune. L'iris est décoloré et refoulé en avant avec le cristallin. Par le toucher, on reconnaît que l'œil est très-dur, ce qui vient de l'augmentation de la pression interne, et que la sensibilité de la cornée a presque entièrement disparu.

Ces changements peuvent s'opérer dans l'espace de quelques heures et la vue s'en trouver complétement abolie. Ainsi, le sujet ne distingue pas avec l'œil malade la flamme d'une forte lampe placée en face de lui. Ce sont là des cas qu'on a désignés sous le nom de *glaucomes foudroyants*. D'autre fois la vue ne souffre pas autant, les malades distinguent encore le jour de la nuit, ou même l'altération de la vision se caractérise essentiellement par un rétrécissement très-notable du champ visuel. Pendant tout ce temps les malades sont tourmentés par des sensations lumineuses subjectives.

Cette attaque de glaucome dure plus ou moins : peu à peu les symptômes inflammatoires se dissipent, la tension du globe diminue, la cornée recouvre sa sensibilité et la vue revient d'une manière assez satisfaisante. Le médecin ne peut qu'au moyen d'un examen très-attentif, se convaincre des traces funestes que l'attaque a souvent laissées en abolissant une partie périphérique du champ visuel. Il arrive bien rarement qu'il suffise d'une attaque de glaucome pour perdre complétement et à jamais la vue. Le malade peut se remettre d'une première attaque et se croire pendant un certain temps parfaitement guéri, mais en général les phénomènes inflammatoires ne se dissipent pas entièrement, et après une rémission de quelques jours ou de quelques semaines, un second accès enlève au malade ses illusions. Après chaque attaque le champ visuel se rétrécit et la vue perd de son acuité. L'iris se décolore progressivement, il s'immobilise et se fixe par des adhérences à la capsule; la couche épithéliale de la cornée devient de plus en plus rugueuse, consécutivement à la tension qui entrave la production régulière des cellules épithéliales. La dureté du globe va en augmentant, ses milieux se troublent au point de ne plus permettre l'examen du fond de l'œil. Le champ visuel se rétrécit de plus en plus, et, après quelques attaques, la cécité est complète.

L'examen ophthalmoscopique est généralement impossible pendant les attaques de glaucome, vu le trouble de l'humeur aqueuse et du corps vitré; mais si l'on examine l'œil pendant une période de rémission, alors que les milieux ont recouvré une partie de leur transparence, on voit le fond de l'œil ecchymosé et parsemé de plaques arrondies, surtout lorsqu'on a pratiqué pendant l'accès une paracentèse ou une iridectomie, en sorte qu'il faut généralement attribuer la production de ces ecchymoses à la diminution brusque de la pression interne, et à une hypérémie consécutive assez intense pour causer la rupture des parois des vaisseaux.

Ces ecchymoses sont situées surtout près de la jonction des troncs veineux, et diffèrent par leur forme arrondie des apoplexies qu'on rencontre dans la rétinite apoplectiforme, où le sang se répand le long des fibres nerveuses en formant des stries plus ou moins larges.

En examinant la papille, on est principalement surpris des changements opérés dans le contenu de ses vaisseaux; elle a pris une couleur jaune sale, ses veines sont larges, flexueuses et aplaties vers son bord; ses artères, au contraire, sont très-minces et présentent des pulsations limitées à sa circonférence, pulsations qui se manifestent spontanément ou bien à la moindre pression exercée sur le globe oculaire. Le gonflement des veines doit être attribué à la compression qu'elles subissent à leur sortie; la pulsation artérielle, l'un des phénomènes les plus caractéristiques de l'augmentation de la pression intra-oculaire, provient de ce que l'entrée de l'ondée sanguine ne peut se faire que pendant la systole ventriculaire, alors que le sang est chassé avec assez de force pour surmonter la résistance que lui oppose la pression intra-oculaire exagérée. A l'état normal, cette pression est très-inférieure à la tension du courant sanguin, et l'on ne peut provoquer de pulsations artérielles qu'en comprimant assez fortement l'œil avec le doigt, tout en prenant soin de ne pas dépasser le point auquel la compression des artères serait assez forte pour faire cesser à la fois toute pulsation et toute perception lumineuse. C'est ce qui arrive probablement dans le cas de glaucome foudroyant, et il faut attribuer la cécité absolue qui survient alors autant au trouble produit dans la nutrition de la rétine, qu'à la compression directe que ses éléments subissent.

Il n'est pas possible, immédiatement après les premières attaques, d'observer dans la papille le changement de niveau si caractéristique du glaucome. L'excavation de la papille n'apparaît que quand l'augmentation de la pression interne a persisté quelque temps : nous y reviendrons en parlant du glaucome chronique.

La choroïde elle-même peut offrir des plaques ecchymotiques, plus difficiles à constater que celles de la rétine et siégeant essentiellement dans les parties équatoriales du globe. On n'a pu constater d'autres lésions anatomiques que de légères altérations du pigment de la couche épithéliale et du stroma. Il faut donc chercher le signe essentiel de cette inflammation dans le trouble du corps vitré, trouble qui persiste après l'évacuation de l'humeur aqueuse, et se montre spécialement dans les parties déclives du globe. Les symptômes inflammatoires sont souvent bien plus manifestes du côté de l'iris, comme le démontrent la formation de synéchies, la rigidité du tissu iridien, le trouble de l'humeur aqueuse et le sédiment déposé sur la membrane de Descemet. Dans certains cas, l'hypersécrétion iridienne peut être assez considérable pour contre-balancer la pression exercée sur le diaphragme formé par le cristallin et ses attaches, de façon que la chambre antérieure ne diminue pas de profondeur. La coloration grisâtre ou légèrement verdâtre de la pupille, résulte de sa dilatation, de la teinte sénile du cristallin, et du trouble survenu dans le contenu de la chambre antérieure.

Symptômes généraux. — Nous avons déjà parlé des douleurs intenses qui tourmentent et effrayent le malade, surtout lorsqu'elles surviennent par surprise; mais l'attaque glaucomateuse peut amener dans la santé des désordres si graves, que l'attention du médecin se porte sur ces accidents généraux en laissant provisoirement de côté les troubles dont l'œil est le siége. Ainsi les malades peuvent être pris d'un mouvement fébrile très-prononcé, d'une anorexie complète et de vomissements opiniâtres. S'il se joint à cela des douleurs ciliaires très-fortes qui occupent la moitié de la tête, on ne doit pas être surpris de ce qu'on puisse confondre l'attaque de glaucome avec une violente migraine ou une fièvre gastrique intense.

B. GLAUCOME INFLAMMATOIRE CHRONIQUE.

Cette variété se distingue de la précédente, en ce qu'elle ne se présente pas comme elle sous forme d'accès, ou du moins ne s'accompagne que de faibles poussées inflammatoires. Les prodromes font rarement défaut, ils se montrent de plus en plus prononcés et l'œil prend l'aspect que lui eussent donné une ou plusieurs attaques de glaucome. La cornée se ternit légèrement, et si l'on fait miroiter l'œil, on remarque que la couche épithéliale n'est plus lisse. La pupille se dilate, l'humeur aqueuse se trouble, et la chambre antérieure se rétrécit progressivement. Les veines sous-conjonctivales augmentent de volume et la sclérotique change sa coloration bleuâtre contre un gris sale. L'œil prend au toucher une dureté particulière et presque pierreuse.

Le glaucome inflammatoire chronique peut ainsi causer la perte absolue de la vue, sans que l'œil devienne le siége d'une injection très-prononcée et sans que le malade soit tourmenté par de vives douleurs. Un symptôme qui ne manque guère de se manifester dans cette variété de glaucome est constitué par des troubles momentanés qui surviennent dans la vision toutes les fois que, pour un motif ou un autre, le malade a la tête congestionnée. Tous les objets lui semblent alors enveloppés d'un épais nuage. Si l'on examine l'œil affecté, on découvre bientôt dans l'humeur aqueuse un trouble notable, susceptible de se dissiper en quelques heures, mais dont la présence coïncide toujours avec une augmentation de la pression intra-oculaire, caractérisée par l'insensibilité de la cornée, l'immobilité plus ou moins complète de l'iris et une dureté plus prononcée du globe de l'œil.

A côté des symptômes que nous venons de décrire, il s'en place deux qui différencient assez nettement le glaucome inflammatoire chronique de la forme précédente : Ce sont le rétrécissement *progressif* du champ visuel et l'excavation de la papille. Pour que la terminaison du nerf optique cède, que la membrane criblée soit refoulée en arrière, il faut qu'elle subisse une pression de quelque durée, et, selon que cette pression s'est plus ou moins prolongée, l'excavation est plus ou moins profonde et le champ visuel se rétrécit dans une étendue plus ou moins considérable. Le rétrécissement du champ visuel est bien autrement apparent quand les éléments de la papille s'atrophient par le fait d'une compression lente, que quand la tension intra-oculaire augmente brusquement. Car dans ce dernier cas (comme le prouve le glaucome aigu), l'affaiblissement général de l'acuité de la vue empêche d'explorer avec précision les limites du champ visuel. Celui-ci commence presque toujours à se restreindre par sa moitié interne, puis le rétrécissement gagne successivement ses parties supérieure et inférieure, le réduit bientôt à une simple fente plus étendue en dehors qu'en dedans et l'abolit enfin complétement (1). La marche de ces phénomènes est liée à ce fait

(1) Pour mesurer le champ visuel, on peut se servir d'un morceau de papier de couleur foncée de 80 centimètres de largeur sur 40 centimètres de longueur, et tendu dans un cadre de bois. Au centre de ce rectangle, on dessine en blanc une croix que l'on fait fixer au malade à une distance d'un pied ; après quoi l'on promène sur le papier un morceau de craie fixé dans une tige longue et de couleur foncée que l'on ramène de la périphérie vers le centre, et l'on marque avec soin le point auquel le malade commence à voir la craie. En répétant cette manœuvre dans tous les sens, on obtient un certain nombre de points que l'on réunit par une ligne

que les fibres nerveuses les plus externes de la papille s'atrophient les premières, tandis que les plus internes, protégées par les vaisseaux qui sont refoulés le plus souvent de leur côté, résistent davantage à la compression.

A mesure que le rétrécissement du champ visuel devient plus apparent, la papille s'excave, prend une teinte grise; ses contours se dessinent nettement, par suite de l'atrophie du tissu nerveux. Le pourtour de la papille s'entoure fréquemment d'un cercle jaunâtre plus ou moins large, très-probablement produit par l'atrophie des parties de la choroïde circonvoisines. Nous reviendrons sur les détails de cette excavation, en parlant de la forme suivante :

C. GLAUCOME CHRONIQUE SIMPLE (ANCIENNE AMAUROSE AVEC EXCAVATION DU NERF OPTIQUE).

Cette forme de glaucome, où les phénomènes inflammatoires font presque absolument défaut, a longtemps été prise pour une maladie distincte qui n'aurait de commun avec le glaucome que l'excavation de la papille. M. de Graefe qui a étudié avec tant de soin la nosologie du glaucome et en a donné une description qui restera classique, croyait lui-même qu'il fallait séparer cette variété des autres, en la désignant sous le nom d'*amaurose avec excavation du nerf optique*. Peu à peu des auteurs se sont élevés contre cette manière de voir (Pagenstecher, Donders), et M. de Graefe, lui-même, a reconnu qu'il fallait ranger l'amaurose avec excavation du nerf optique parmi les formes les plus chroniques du glaucome.

Dans le glaucome chronique simple, les milieux de l'œil sont complétement transparents. Il est exceptionnel d'apercevoir dans l'humeur aqueuse un léger trouble, et ce phénomène passager ne survient qu'à la suite d'une excitation (1). Ce défaut de transparence, qui ne se traduit souvent que par un changement de coloration de l'iris, peut facilement échapper à l'observation. En général, dans le glaucome chronique simple, l'aspect extérieur de l'œil n'éprouve aucune modification; seulement l'iris

continue, et l'on a une figure qui représente le champ visuel. Un éclairage modéré est une condition favorable à l'exactitude de cette mensuration.

(1) Ainsi M. de Graefe (*Archiv*, t. VIII, A. 2, p. 274) cite un cas dans lequel ce phénomène s'observait lorsque le malade avait joué aux cartes pendant quelque temps. Il voyait alors tous les objets enveloppés d'un nuage; l'œil affecté était devenu sensiblement plus dur au toucher et la chambre antérieure avait diminué de profondeur. Le trouble de l'humeur aqueuse se manifeste encore chez quelques personnes après le repas, après une veille un peu prolongée ou lorsque leurs pieds se refroidissent.

montre dans ses mouvements une paresse inaccoutumée et la pupille se dilate anormalement. Au reste, l'invasion du mal ne s'accompagne d'aucune douleur, et il peut arriver ainsi qu'un malade perde un œil, et ne s'aperçoive de l'accident qui lui est arrivé qu'en fermant l'œil resté sain.

La compression des nerfs intrinsèques de l'œil qui se fait sous l'influence d'une pression intra-oculaire anormale, tout en agissant avec beaucoup de lenteur, devient facilement aussi manifeste que dans les autres formes de glaucome ; l'exagération de la tension des enveloppes de l'œil se reconnaît particulièrement par le toucher, caractère sur lequel M. Donders a beaucoup insisté.

M. de Graefe, au contraire, pense que chez un certain nombre de malades, cette tension est assez peu prononcée pour échapper à un observateur même très-expérimenté, surtout si l'on tient compte des nombreuses variations qui peuvent s'observer à l'état physiologique dans la tension des yeux. Il est certain que les cas de glaucome chronique simple, où une excavation notable de la papille avec rétrécissement du champ visuel ne concorde pas avec une dureté anormale du globe oculaire, sont très-rares.

Le symptôme typique du glaucome chronique simple est l'excavation de la papille du nerf optique. Cette excavation est d'autant plus prononcée que l'augmentation de la pression interne a mis plus de temps à refouler la terminaison du nerf. Quant aux changements fonctionnels, ils se manifestent avec une lenteur d'autant plus grande que le refoulement de la papille se produit avec moins de rapidité. Aussi le rétrécissement du champ visuel n'est-il pas absolument lié à la profondeur de l'excavation. Il perd souvent dans le glaucome chronique simple le mode d'évolution caractéristique des formes précédentes, en ce qu'il ne débute pas seulement par le côté interne, mais commence à la fois dans tous les sens, de sorte que le champ visuel se réduit concentriquement comme dans certaines formes d'amaurose cérébrale. Comme l'excavation de la papille est le seul symptôme bien accusé du glaucome chronique simple, il est nécessaire d'insister sur les particularités qui la différencient de l'excavation physiologique et de celle qui se produit pathologiquement par atrophie de la substance nerveuse.

L'*excavation physiologique* se caractérise par ce fait qu'elle n'occupe jamais toute la surface de la papille, et que, le plus souvent située au centre de cette dernière, elle forme autour des vaisseaux une espèce d'infundibulum. Lors même qu'elle est très-étendue, elle reste toujours encadrée d'un anneau de tissu nerveux plus ou moins large et qui se maintient de niveau avec le reste de la rétine. L'excavation glaucomateuse diffère de la précédente en ce qu'elle occupe toute la surface de la papille. Elle se distingue, d'un autre côté, de l'*excavation atrophique* en ce qu'elle est plus profonde et que les vaisseaux qui sortent de l'excavation se recourbent à angle presque droit pour se distribuer dans la rétine. Les caractères essentiels de l'excavation glaucomateuse ou par compression, sont donc les suivants :

1° L'excavation atteint la circonférence de la papille.

2° Celle-ci offre un bord à pic, au niveau duquel les vaisseaux paraissent être rompus, et sans continuité avec ceux qui tapissent le fond de l'excavation. Cette illusion manque dans l'excavation atrophique, où les vaisseaux, en s'enfonçant dans la papille excavée, ne forment qu'un léger coude. Lorsqu'on utilise l'action prismatique du verre convexe employé pour l'examen ophthalmoscopique du fond de l'œil (à image renversée), en imprimant à cette lentille de légers mouvements de latéralité, on remarque que tout le fond de l'excavation paraît se déplacer en restant dans ses mouvements indépendant de sa circonférence, car la papille refoulée en arrière dans sa totalité forme alors un plan notablement postérieur au plan qui passerait par ses bords. Dans l'excavation atrophique, au contraire, on ne saurait observer le déplacement en totalité du fond de la papille. En effet, celui-ci, se relevant insensiblement vers les bords, l'action prismatique du verre convexe porte en même temps sur des parties situées à diverses profondeurs et ne réussit qu'à produire une ondulation dans l'image de la papille.

3° La disposition à pic que le bord de la papille affecte dans le glaucome chronique simple, est mise en relief par l'aplatissement que subissent les vaisseaux rétiniens en y arrivant.

4° A la moindre pression exercée sur l'œil, ou même spontanément, on observe dans les artères des pulsations provoquées par la pression intra-oculaire exagérée et qui font complétement défaut dans les cas d'excavation par simple atrophie du tissu.

On comprend qu'il soit souvent difficile d'établir des limites exactes entre l'excavation par compression et l'excavation par atrophie, surtout si les deux états se combinent, ou si après qu'on a supprimé dans le premier cas, au moyen de l'iridectomie, par exemple, un excès de tension interne, le fond de la papille simule en se relevant une excavation par atrophie.

La coloration de la papille fournit peu d'indications propres à séparer les deux variétés, d'autant plus que l'atrophie progressive des éléments nerveux donne peu à peu à la papille excavée par compression, l'aspect nacré qu'elle présente dans l'excavation atrophique. Toutefois, si l'on observe dans un œil une dureté anormale, une paresse prononcée de l'iris avec dilatation de la pupille, et si l'on provoque facilement des pulsations artérielles, on peut, alors même que l'excavation de la papille par compression serait peu manifeste, diagnostiquer d'après tous ces symptômes réunis, un glaucome chronique simple.

Marche des différentes formes de glaucome. — Les diverses formes de glaucome que nous avons passées en revue, peuvent se fondre l'une dans l'autre et changer rapidement de caractère. C'est ainsi qu'on voit le glaucome chronique inflammatoire devenir suraigu, comme on l'observe pour le glaucome chronique simple. Inversement le glaucome suraigu et le glaucome inflammatoire chronique peuvent perdre insensiblement leurs symptômes inflammatoires et prendre les caractères du glaucome chronique simple. L'instabilité que nous venons de signaler dans les variétés du glaucome en a de tout temps rendu la classification difficile. Aussi ne faut-il pas trop insister sur le plus ou moins d'acuité des phénomènes inflammatoires ou sur leur absence complète, mais bien plutôt appuyer sur le caractère essentiel de l'affection, c'est-à-dire sur l'exagération de la tension interne et la compression des nerfs intrinsèques de l'œil.

Quant à ce qui regarde le glaucome aigu, il marche souvent avec une rapidité surprenante. En une seule nuit, le malade peut perdre complétement un œil, et le mal s'accompagne de souffrances quelquefois atroces qui ne cessent pas même quand la vue est entièrement abolie. Il peut arriver que les symptômes augmentent d'intensité, que les douleurs deviennent encore plus vives, et que des hémorrhagies internes réitérées portent la pression intra-oculaire à un tel point, qu'elle soit cause de la suppuration de l'œil. L'exagération de la pression exercée sur la cornée peut aller jusqu'à entraver tellement la nutrition de cette membrane qu'il s'y développe des ulcérations notables. A la suite de la compression des vaisseaux choroïdiens, le cristallin lui-même, par l'effet d'un trouble de nutrition, s'opacifie, se ramollit, se gonfle et, se portant en avant, se met en contact avec la cornée malade. Une fois cette membrane perforée, il peut s'échapper, et des hémorrhagies abondantes, avec décollement de la rétine et phthisie de l'œil, en sont la conséquence. Cette fâcheuse terminaison rend enfin le repos au malade et le délivre des souffrances horribles par lesquelles il a dû passer pour y arriver.

Dans un autre ordre de faits, c'est sur l'iris que les phénomènes inflammatoires semblent prédominer. L'humeur aqueuse se remplit progressivement d'un dépôt qui se précipite en partie à la face postérieure de la cornée. Des collections purulentes apparaissent de temps en temps dans la chambre antérieure, et la pupille fixée vers son bord par des synéchies multiples, devient incapable de se dilater. Lorsque dans ces cas, l'inflammation adhésive s'étend aux parties extérieures de la choroïde, on peut voir survenir des ectasies qui siégent de préférence dans les parties équatoriales du globe. Il ne faut toutefois pas croire que le glaucome se termine dans la généralité des cas comme nous venons de le dire; au contraire, il arrive plus souvent de voir l'inflammation du glaucome aigu tomber et, la cécité survenant, le tissu iridien s'atrophier peu à peu, se réduire à un anneau étroit, décoloré, qui encadre une pupille large, irrégulièrement dilatée et de couleur vert-bouteille.

Insensiblement le cristallin s'opacifie, il se développe une cataracte d'un gris verdâtre, composée le plus souvent d'un petit noyau peu dur, entouré d'une couche épaisse de substance corticale ramollie. A ce moment l'injection sous-conjonctivale a complétement disparu, et les gros vaisseaux ciliaires antérieurs restent seuls distendus. L'œil, dur au toucher comme une boule de marbre, peut rester dans cet état : plus ordinairement il s'y montre des signes d'atrophie lente.

Le développement de la cataracte dans le glaucome est loin d'être un symptôme constant : il paraît lié à l'âge du malade, et surtout au degré de la résistance que la sclérotique oppose à la tension interne exagérée. On doit regarder la production de la cataracte comme la conséquence des altérations survenues dans la nutrition de la choroïde. La cataracte surviendra donc d'autant plus facilement que, par suite de l'augmentation de la pression intra-oculaire, le tissu choroïdien se sera plus atrophié et qu'un plus grand nombre de ses vaisseaux se seront oblitérés. Ainsi lorsque l'iris montre une atrophie avancée, il est presque constant de voir le cristallin se troubler. Assurément dans ces cas, l'inextensibilité que prend la sclérotique dans un âge avancé, est pour beaucoup dans la production de la cataracte ; celle-ci est plus rare chez les sujets plus jeunes où l'enveloppe fibreuse de l'œil est encore susceptible d'une certaine distension, comme le prouve d'ailleurs l'apparition des staphylômes équatoriaux et des ectasies circonscrites de la sclérotique à la sortie des vaisseaux ciliaires antérieurs. Si le glaucome se développe sur un œil dont le cristallin soit affecté de cataracte commençante, cette dernière en sera fortement activée dans sa marche.

Les diverses phases que nous venons de décrire à propos du glaucome aigu peuvent accompagner aussi le glaucome inflammatoire chronique : d'un autre côté, celui-ci peut, nous l'avons déjà dit, perdre les symptômes inflammatoires dont il s'accompagne, et prendre tous les caractères du glaucome chronique simple. Cette dernière forme est de toutes celle qui présente encore le plus de régularité dans son évolution. Elle ne se complique que par exception de poussées inflammatoires. Dans la plupart des cas, la faculté visuelle se perd insensiblement, la chambre antérieure diminue un peu de capacité, la pupille se dilate, l'œil devient très-dur au toucher, la papille apparaît fortement excavée, et l'organe malade reste des années entières dans le même état, sans qu'on puisse observer le moindre changement dans la transparence de ses milieux.

Nous venons de passer en revue les différentes phases du glaucome, sans parler des cas où cette affection se montre avec une allure moins redoutable, et cela pour la raison que les observations où sont rapportés des cas de guérison spontanée, ou même d'arrêt de la maladie, sont tout à fait exceptionnelles. Il arrive, à la vérité, qu'après une attaque de glaucome on puisse voir les phénomènes inflammatoires se dissiper et la vue revenir d'une manière assez satisfaisante pour que les malades jouissent pendant assez longtemps d'un calme parfait; mais si l'on soumet ces personnes à une surveillance attentive, on est forcé de reconnaître qu'elles ne cessent d'être sous le coup d'une rechute et exposées à perdre la vue par de nouvelles attaques de glaucome, si l'art n'intervient pas pour les en préserver.

Anatomie pathologique. — D'après tout ce qui a été dit des variétés du glaucome et de la mobilité qu'elles présentent, il est aisé de comprendre dans quelle confusion sont tombés les auteurs qui s'en sont tenus, pour expliquer la nature de cette affection, à des dissections pratiquées aux périodes les plus diverses du glaucome sur des yeux atteints des différentes formes de la maladie. En outre, loin de faire abstraction des troubles nutritifs de l'iris, de la choroïde, de la rétine et du cristallin, on y a voulu chercher le point de départ de cette mystérieuse maladie. Malheureusement, nous ne possédons que les autopsies d'un très-petit nombre d'yeux atteints depuis peu de temps de glaucome aigu, et dans lesquels on n'eut pas encore à tenir compte des complications consécutives à l'embarras survenu dans la nutrition des différentes parties de l'œil.

A part un léger trouble des milieux de l'œil, la choroïde, après une attaque glaucomateuse, se montre seule altérée, et l'on peut dire d'une manière générale que les désordres dont elle est le siége consistent dans une atrophie plus ou moins avancée de son tissu. Tandis qu'au début de la maladie, la couche épithéliale pigmentaire et les cellules du stroma ont seules souffert, plus tard l'atrophie a fait assez de progrès pour qu'il ne reste plus de cette membrane qu'une trame mince de tissu cellulo-élastique peu vasculaire et adhérant anormalement à la sclérotique. L'iris participe à cette atrophie qui la réduit souvent à une couche de tissu cellulaire lâche dans laquelle on ne voit que des traînées de pigment, vestiges des anciens vaisseaux atrophiés. Les éléments nerveux ont presque complétement disparu.

Dans les commencements du glaucome, la rétine reste à peu près saine, abstraction faite des ecchymoses qui peuvent avoir pénétré dans une certaine étendue les éléments de cette membrane, tandis que quand la maladie a persisté pendant un temps assez long, que le refoulement de la papille a, en quelque sorte, coupé les voies de nutrition de la rétine, l'atrophie de son tissu va en augmentant et ne respecte finalement que sa trame cellulaire.

Le corps vitré est souvent liquéfié, mais il est rare d'y rencontrer des opacités floconneuses ou des cellules de nouvelle formation.

Dans les cas de glaucome avancé, la papille offre les changements les plus notables. On la trouve transformée en une cavité plus ou moins creuse, dont le fond n'est autre que la membrane criblée refoulée, et dont la profondeur peut mesurer jusqu'à $0^{mm},8$ et plus. Les parois de cette cavité semblent repoussées vers la gaîne du nerf optique, et dans certains cas, peuvent se porter en arrière de l'ouverture scléroticale. Les vaisseaux se trouvent appliqués contre les parois lisses de l'excavation et, à leur sortie, sont plus ou moins pressés contre son bord. Le tissu mou de la papille a cédé, s'est atrophié, et constitue une mince couche de tissu cellulaire qui tapisse le plancher de l'excavation. La rétine semble comme coupée au pourtour de l'ouverture scléroticale interne, car c'est en ce point que la pression morbide a dû porter plus spécialement.

Il va sans dire qu'entre cet état extrême et celui par lequel l'excavation commence, il existe des degrés nombreux auxquels correspondent autant de modifications plus ou moins prononcées, mais, disons-le tout de suite, tous les changements qu'on observe sont uniquement l'effet de la compression; il n'y a pas trace d'exsudation, et rien ne décèle une altération qui puisse faire supposer l'existence d'une affection idiopathique du nerf, d'une névrite par exemple, dont l'excavation serait la conséquence. De même on ne peut constater ni dans la sclérotique, ni dans la gaîne du nerf optique, ni enfin derrière la membrane criblée, dans la continuité même du nerf, aucun changement morbide qui puisse faire regarder l'excavation comme l'effet d'une rétraction exercée sur la papille.

Dans ces derniers temps, l'attention s'est particulièrement portée sur l'état de la sclérotique que l'on croyait être pour beaucoup dans le développement des phénomènes glaucomateux. Ainsi M. Cusco (1) veut avoir trouvé dans l'épaisseur de cette membrane une augmentation qui aurait pour résultat de changer les rapports normaux de la sclérotique et du nerf optique à son point d'émergence. Selon cet auteur, l'inflammation de la sclérotique serait le point de départ du glaucome, et il faudrait chercher dans la rétraction et l'épaississement de son tissu la cause mécanique de tous les symptômes de la compression intra-oculaire, en particulier de l'excavation de la papille. Malheureusement ces assertions ne se basent sur aucune observation anatomique précise, où soient consignées les variations d'épaisseur de la sclérotique, surtout au pourtour du nerf, à l'état normal et à l'état pathologique. Il semblerait, au contraire, ressortir des autopsies exécutées par M. Henri Müller (2), que la sclérotique s'amincit quelquefois, et la production assez fréquente d'ectasies

(1) Voyez la Thèse de M. Alfr. Pamard : *Du glaucome*. Paris, 1861.

(2) *Archiv für Augenheilkunde*, t. II, A. 2, p. 20.

dans les parties équatoriales du globe à la suite du glaucome en serait une nouvelle preuve.

On sait que l'épaisseur de la sclérotique varie suivant les âges, et nous pensons que le plus ou moins de résistance que cette membrane peut opposer à la distension est de la plus haute importance quant à l'étiologie du glaucome; seulement le rôle que joue ici la sclérotique est purement passif et provient de l'inextensibilité et du défaut d'élasticité de cette membrane. A l'appui de cette opinion, nous citerons une observation fort curieuse recueillie tout récemment par M. Coccius (1), et dans laquelle les éléments du tissu cellulaire de la sclérotique étaient manifestement, pour la plupart, en voie de dégénérescence graisseuse. L'altération morbide n'atteignait pas la même profondeur sur tous les points de cette membrane: ici elle intéressait les couches externes, là les couches moyennes ou internes, toutefois elle embrassait sur quelques sections toute l'épaisseur de la sclérotique; d'ailleurs elle s'accusait plus nettement à partir de l'équateur de l'œil jusque dans la membrane criblée même (l'excavation était peu prononcée). Selon M. Coccius, ces changements seraient tout à fait analogues aux métamorphoses graisseuses de la tunique interne des artères, et le dessin qu'il donne ressemble parfaitement à la figure 128 de la pathologie cellulaire de M. Virchow, où se trouve représentée une pareille altération de l'aorte.

Quoique M. Coccius n'ait pu, sur aucun point, constater une hypergénèse antérieure à la dégénérescence graisseuse, et qui permît de ranger cette dernière dans les affections inflammatoires, il n'hésite pas à envisager cette altération comme le résultat d'une inflammation des éléments cellulaires de la sclérotique, et à regarder la rétraction consécutive du tissu sclérotical comme l'origine du glaucome.

Avant d'admettre les conclusions de MM. Cusco et Coccius, nous voudrions qu'on démontrât la nature inflammatoire des changements signalés par ces auteurs, puis la rétraction et l'épaississement de la sclérotique, enfin l'influence immédiate de ces changements une fois admis sur la production du glaucome. Or, jusqu'à présent rien ne vient éclaircir ces divers points et nous faire reconnaître à la sclérotique le rôle actif qu'on a voulu lui attribuer dans l'affection qui nous occupe.

CONSIDÉRATIONS SUR LA NATURE DU GLAUCOME.

Depuis que l'ophthalmologie est devenue l'objet d'études sérieuses, le glaucome a surtout attiré l'attention des médecins par le caractère insidieux

(1) *Archiv für Augenheilkunde*, t. IX, A. 1.

qui lui est propre, et l'on en est encore de nos jours à discuter sur l'origine de cette étrange maladie (1). Avant Brisseau, on n'entendait par glaucome qu'une opacification siégeant dans le champ pupillaire, quelles qu'en fussent d'ailleurs la nature et la teinte.

Brisseau fils (2) (1709) est le premier qui ait attribué à la maladie un autre siége que le cristallin ; il la plaça dans le corps vitré, et la distingua des simples cataractes qu'il reconnut être des opacifications du cristallin. Cette opinion, basée en partie sur des recherches anatomiques, reçut un accueil assez favorable des auteurs qui suivirent; elle fut particulièrement soutenue par Heister (3), par Fontana, Voit, Fabiani, etc., et à une époque assez récente encore, par M. Jüngken. En 1722, Saint-Yves (4) exprima une opinion différente de celle de Brisseau. Il considère le glaucome « comme une espèce d'altération du cristallin survenue après la paralysie des nerfs de la vision, paralysie qui se manifeste d'abord par une dilatation de la prunelle. » L'opinion que Wenzel (5) mit au jour au commencement de ce siècle se rapproche de la précédente. « Ce qu'on nomme glaucome, dit-il, me semble être une véritable maladie du nerf optique, laquelle altération se communique à la rétine qui en est l'expansion. Le cristallin et l'humeur vitrée sont à peu près dans leur état ordinaire. La pupille est immobile et dilatée ; elle laisse voir la couleur blanche et verdâtre de la rétine qui paraît alors comme éclairer la cavité interne du globe. » Weller (6), qui donne de la maladie une description très-fidèle et dénotant un talent d'observation remarquable, range le glaucome parmi les affections du corps vitré et de l'humeur aqueuse. Il dit, en citant Wenzel, « j'ajouterai que le trouble de la transparence du corps vitré lui-même peut n'être, par conséquent, autre chose que le produit de cette altération du nerf optique, c'est pourquoi on pourrait s'occuper de cette maladie au chapitre de l'*amaurose*... En considérant avec attention, dit-il ailleurs, l'origine et la marche de cette maladie, nous trouvons partout qu'elle débute par des symptômes qui indiquent seulement une affection des nerfs de l'œil ; ce n'est que plus tard qu'on voit l'altération particulière du corps vitré ; enfin, on rencontre quelquefois la

(1) Consultez, pour l'historique du glaucome, le savant mémoire de M. Sichel (*Annales d'oculistique*, t. VI, p. 213, et t. VII, p. 17, et les excellentes monographies de MM. Warnatz (*Ueber das Glaucom*. Leipzig, 1844), et Haffmans (*Archiv für Augenheilkunde*, t. VIII, A. II, p. 124).

(2) *Traité de la cataracte et du glaucome*. Paris, 1709.

(3) L. Heister, *Tract. de cataracta, glaucomate et amaurosi*. Altorf, 1713, p. 166.

(4) *Traité des maladies des yeux*. Paris, 1722, p. 265.

(5) *Manuel de l'oculistique*. Paris, 1808, p. 321.

(6) *Traité théorique et pratique des maladies des yeux*. Paris, 1828, t. I, p. 346.

plupart des signes qui indiquent une amaurose. » Demours (1) avait, quelques années auparavant, tracé un portrait assez exact du glaucome. Il avait indiqué la chromopsie, la dureté du globe oculaire au toucher, et signalé les attaques qu'il considère en quelque sorte comme une apoplexie du globe lui-même ; « mais, dit-il, cette maladie à l'état chronique me paraît ressembler à une amaurose à laquelle se joint une affection dans le système nerveux et dans les systèmes vasculaires sanguin et lymphatique tant des parties voisines de l'œil que du globe lui-même, et qui est suivie de désorganisation du corps vitré et d'opacité du cristallin. »

Nous voyons ainsi l'opinion de Brisseau se modifier insensiblement et se transporter sur un terrain tout nouveau, en donnant pour point de départ à la maladie les éléments nerveux qui entrent dans la constitution de l'œil.

Quoique Desmonceaux (2) (1786) ait, avant tous les autres, démontré une altération de la choroïde dans le glaucome, en plaçant toutefois le siége de cette affection dans le corps vitré, Autenrieth (3) (1808) est le premier qui ait vu dans le glaucome une maladie de la choroïde. Après lui, cette opinion fut soutenue avec beaucoup de succès par Canstadt (4) et Sichel (5). La diathèse arthritique, déjà signalée par Beer (6), fut dès lors regardée comme la principale cause déterminante du glaucome. Depuis, la plupart des auteurs, entre autres Lawrence (7), Chélius (8), Schroeder, van der Kolk (9), Arlt (10), se sont rangés à cet avis. Nous citerons encore l'opinion de Middlemore (11) pour qui le glaucome est une phlegmasie de la membrane hyaloïde, *avec augmentation du volume du corps vitré*, phlegmasie à laquelle la choroïde ne participe que secondairement ; mais on peut dire que, jusqu'à l'invention de l'ophthalmoscope, ceux qui regardèrent le glaucome comme une choroïdite furent en majorité.

(1) *Traité des maladies des yeux*. Paris, 1818, t. I, p. 468.

(2) *Traité des maladie des yeux et des oreilles*. Paris, 1786, t. I, p. 458.

(3) *Versuche für die pract. Heilkunde aus den klinischen Anstalten zu Tübingen*, 1808, t. II, H. 2.

(4) *Ueber Markschwamm des Auges u. amaurotisches Katzenauge*. Würzbourg, 1831, et *Mémoire ophthalmologique sur les obscurcissements du fond de l'œil*. Bruxelles, 1835.

(5) *Traité de l'ophthalmie, la cataracte et l'amaurose*. Paris, 1837, p. 310.

(6) *Lehre der Augenkrankheiten*. Vienne, 1813.

(7) *A treatise on the diseases of the eye*. London, 1834.

(8) *Handbuch der Augenheilkunde*, t. II. Stuttgard, 1839.

(9) *Over choroiditis als oorsaak van glaucoma, verhanddelingen van het heelkundig genootschap ter bevordering der Genees en Heilkunde te* Amsterdam, 1839.

(10) *Prager Vierteljahrschrift*, 1839.

(11) *Treatise on the diseases of the eye*. London, 1835, t. II, p. 19.

A partir de cette époque, l'étude du glaucome dut recevoir une impulsion toute nouvelle. En effet, bientôt M. Stellwag (1) se refusa à considérer cette maladie comme une *simple* choroïdite, en s'appuyant sur les cas dans lesquels l'affaiblissement de la vue précède de beaucoup l'apparition des symptômes inflammatoires du côté de la choroïde. Pour lui, la choroïdite doit plutôt être envisagée comme une complication. Les premières recherches ophthalmologiques se portèrent sur l'aspect de la papille. M. E. de Jaeger (2) en a donné le premier dessin ; la section du nerf y est convexe. Plus tard, M. de Graefe (3) s'est associé à cette manière de voir et on lui doit la découverte d'un symptôme très-important, la pulsation artérielle spontanée, qu'il rapporte à une *augmentation de la pression intra-oculaire* par suite de laquelle le sang ne peut entrer dans l'œil qu'au moment de la contraction du cœur et de la diastole des artères. A cette époque, M. A. Weber (4) s'occupa de rechercher à quelles illusions on est sujet lorsqu'on examine des parties du fond de l'œil situées dans divers plans. Tout d'abord la dissection lui démontra qu'une portion de la papille, qui, sur l'animal vivant, lui avait semblé bombée, était, au contraire, excavée. Des travaux ultérieurs permirent à M. de Graefe de reconnaître que dans le glaucome, la papillle est excavée et non convexe ; mais, ce qui est surtout important, il trouva dans ce phénomène une nouvelle preuve de l'augmentation de la pression intra-oculaire.

Ainsi fut mise en lumière par des faits irrévocables cette augmentation de la tension interne de l'œil, que déjà Demours et Weller avaient reconnue à la dureté du globe, et que Mackenzie (5) et Middlemore avaient rapportée à une augmentation de volume du corps vitré (6). Il ne s'agissait plus

(1) *Loc. cit.*, t. II, p. 110. Erlangen, 1855.

(2) *Ueber Staar u. Staaroperationen.* Vienne, 1854.

(3) *Archiv für Augenheilkunde*, 1854, t. I, A. 1, p. 371.

(4) *Ibidem*, 1855, t. II, A. 1, p. 136.

(5) *Practical treatise on the diseases of the eye, first ed.* p. 710. Londres, 1830.

(6) Dans ces derniers temps, l'exagération de la pression interne a été démontrée expérimentalement par M. de Graefe, au moyen d'un petit instrument dont voici la description :

« Il consiste en une tige mobile dans un curseur vertical, et dont la tête soulève un levier dont l'extrémité libre court sur un arc de cercle gradué destiné à en mesurer les excursions. La tige mobile, terminée inférieurement par un petit disque de quelques millimètres, est mise en contact par cette extrémité inférieure perpendiculairement avec l'un des éléments de la surface scléroticale, le curseur qui la contient étant d'ailleurs fixé sur deux points d'appui solides pris sur l'orbite et l'os malaire. L'extrémité supérieure de la même tige est retenue par le levier mobile, et si l'on appelle *résistance* la force développée par la réaction du globe oculaire, on dira que cette résistance a sur le levier son point d'application *tout* près du point d'appui

que de trouver la cause de cette exagération de pression et de la combattre énergiquement. Ce dernier problème, M. de Graefe l'a résolu par l'ingénieuse application de l'iridectomie au traitement du glaucome. Quant à la cause même du mal, elle est encore l'objet de vives discussions. Les écoles allemande et anglaise s'accordent à attribuer les phénomènes du glaucome à une hypersécrétion de sérosité, provenant d'une altération inflammatoire du *tractus uvéal* (iris et choroïde). D'un autre côté, l'école hollandaise, tout en admettant l'hypersécrétion et en la rapportant aux mêmes sources, lui refuse une origine inflammatoire, elle la regarde comme le résultat d'une altération des nerfs qui présideraient à la sécrétion, et place hors de l'œil la cause indéterminée du mal.

Nous nous croyons donc en droit de répéter ce que disait Weller, il y a presque quarante ans : « Il serait à désirer que les recherches sur cet objet fussent continuées, afin que les idées confuses qu'on a eues, depuis les temps les plus reculés jusqu'à ce jour, sur la nature du glaucome, soient enfin éclaircies. »

Étiologie. — Quant à l'étiologie du glaucome, nous avons quelques données constantes :

du levier, et *entre* celui-ci et la puissance. Cette puissance est représentée par un certain poids normal fixé à l'extrémité libre ou longue branche du levier. D'après cela, l'instrument représente un levier du deuxième genre entre le poids étalon considéré comme puissance, et la pression intra-oculaire comme résistance. On comprend aisément qu'une relation proportionnelle puisse être établie par l'expérience entre la puissance et la résistance, et qu'on arrive ainsi à exprimer la moyenne réaction du globe, ou la pression normale intra-oculaire, et fournir ainsi une unité pour l'appréciation comparative des réactions normales ou de l'accroissement pathologique de la pression intra-loculaire. M. de Graefe fait pourtant lui-même à cette instrumentation les reproches que voici : s'il est très-désirable de posséder un moyen régulier et précis de mesurer la pression intra-oculaire, tant dans les maladies glaucomateuses que dans un grand nombre d'applications scientifiques, ce moyen cependant ne saurait que très-exceptionnellement être mis en pratique. Pour avoir des indications exactes, il faut non-seulement s'assurer de la perpendicularité de la tige sur la surface sphéroïdale du globe, mais en outre prévenir le refoulement du globe dans les graisses de l'orbite. A cet effet, M. de Graefe suspend préalablement ledit globe sur deux piques de Pamard, et c'est sur cet appui qu'il fait porter ensuite la pression déterminée par l'instrument. Le savant professeur fait observer avec juste raison que la douleur déterminée par ces préliminaires, douleur comparable à celle de l'iridectomie elle-même, doit rendre réservé dans l'emploi de cette méthode. Il paraît, malgré l'importance qu'il attache justement à la possession de procédés exacts et comparables de mensuration, disposé à s'en tenir encore aux enseignements de l'habitude et de l'expérience personnelle, régularisés, s'il le faut, par les conseils méthodiques de M. Bowman. » (*Gaz. hebd.*, t. X, p. 393.)

1° Cette maladie ne se rencontre guère avant la seconde moitié de la vie. Il est bien rare de l'observer chez une personne âgée de moins de trente ans, et même elle n'est pas fréquente de trente à quarante ans. C'est principalement parmi les personnes âgées de cinquante à soixante ans que le glaucome fait le plus de victimes.

2° L'invasion de la maladie coïncide fréquemment chez les femmes avec la cessation des règles ou une irrégularité dans le flux menstruel, et chez les hommes, avec un trouble des fonctions digestives, avec la suppression d'un flux hémorrhoïdal, etc. Le glaucome n'a que des rapports médiats avec les désordres que nous venons de signaler, désordres qui réagissent sur les fonctions nutritives en général, amènent des changements particuliers dans les vaisseaux (artério-sclérose) et privent la sclérotique de son élasticité (dégénérescence graisseuse).

3° Chez un nombre assez considérable de malades, on a pu constater une disposition héréditaire, et nous ne pouvons passer sous silence une remarque de Bénédict (*Traité d'ophthalmologie pratique*, Leipzig, 1825), qui, comme Rosas l'a fait plus tard, insiste sur la fréquence du glaucome chez les Israélites (consanguinéité ?) Il faut avouer que ces assertions ne méritent pas d'être traitées avec autant de dédain qu'elles l'ont été jusqu'à présent, et qu'il serait à désirer qu'une statistique étendue vînt éclaircir ce point intéressant.

La plupart des malades pris de glaucome ont les yeux fortement pigmentés (Arlt).

Pronostic. — Depuis la merveilleuse découverte de M. de Graefe, le pronostic du glaucome a notablement changé. Il n'y a pas dix ans qu'on regardait encore celui-ci comme l'une des maladies de l'œil les plus désastreuses et les plus rebelles au traitement. Dans la plupart des cas, une cécité absolue était le sort des malades ; car il est rare que le glaucome se borne à l'un des yeux. On put observer, en outre, que les traitements les plus énergiques, comme les déplétions sanguines abondantes, en débilitant le malade, lui étaient plutôt nuisibles qu'utiles, et que les paracentèses pouvaient seules apporter quelque retard dans la marche funeste de la maladie. Enfin, l'iridectomie appliquée au traitement du glaucome apparut comme le salut des malades atteints de cette triste affection.

Malheureusement, bien restreint est le nombre de ceux qui profitent de la découverte de l'ingénieux chirurgien de Berlin, et longtemps encore le pronostic du glaucome restera fort grave. D'un côté, le diagnostic des affections glaucomateuses, surtout des formes chroniques, est quelquefois assez difficile, et il n'est pas rare de constater des méprises fâcheuses, même dans les grands centres de civilisation, à plus forte raison dans les localités où l'échange des connaissances scientifiques s'effectue avec moins de facilité et de rapidité ; d'un autre côté, l'exécution de l'iridectomie, surtout dans la période aiguë de la maladie, exige une certaine habileté ; elle est loin d'être à la portée de tous les praticiens, comme M. de Graefe l'avait annoncé dans ses premières publications. Ajoutons encore qu'il existe des cas, rares à la vérité, où le glaucome éclate avec tant de violence que l'iridectomie arrive toujours trop tard.

Traitement. — Nous passons sous silence les méthodes de traitement général indiquées jusqu'à l'époque où l'exagération de la pression intra-oculaire fut signalée comme le symptôme du glaucome contre lequel il fallait principalement lutter. C'est en Angleterre que, pour la première fois, on a regardé ce symptôme comme la conséquence d'un accroissement du volume du corps vitré, et c'est contre cette augmentation de tension que l'on pratiquait déjà en 1830 (Mackenzie, Middlemore) les paracentèses scléroticales et les instillations belladonées. Les tentatives d'extraction du cristallin dans le glaucome (Wenzel père et fils) partirent d'erreurs de diagnostic bien plutôt que d'intentions motivées.

M. de Graefe qui s'était attaché d'une manière toute spéciale à mettre en évidence l'exagération de la tension intra-oculaire caractéristique du glaucome, ayant reconnu que l'atropine et les paracentèses réitérées de la chambre antérieure n'aboutissaient à aucun résultat satisfaisant, s'adressa à un moyen plus efficace. Il s'était déjà aperçu des heureux effets de l'iridectomie dans les différentes formes d'irido-choroïdite, mais sans insister sur le mode d'action curative de ce procédé, qui relâche les enveloppes de l'œil en diminuant la tension de ses milieux. D'un autre côté, il savait que l'iridectomie pratiquée sur des yeux relativement sains (leucomes de la cornée) laissait pendant quelque temps ces yeux moins durs au toucher qu'ils ne l'étaient avant l'opération. Il avait encore observé que le relâchement des membranes de l'œil était d'un excellent effet dans les cas d'abcès et d'ulcères de la cornée, et que, sous la même influence, de petites ectasies staphylomateuses se dissipaient assez rapidement. C'est d'après toutes ces observations qu'il tenta en 1856 d'appliquer l'iridectomie au traitement du glaucome. Les résultats qu'il en obtint furent si satisfaisants, que cette méthode publiée pour la première fois en 1857 (1) se propagea très-rapidement.

D'abord on opérait de préférence dans les cas de glaucome aigu ou de glaucome inflammatoire chronique, car on ne croyait pas que l'iridectomie pût avoir une influence salutaire contre le glaucome chronique simple, désigné à cette époque sous le nom d'amaurose avec excavation du nerf optique. Dans le glaucome aigu, on remarqua que l'opération amenait une

(1) *Archiv für Augenheilkunde*, t. III, A. 2, p. 456.

amélioration notable dans la transparence des milieux, et rendait possible l'examen ophthalmoscopique. En même temps le malade recouvrait sensiblement la vue, la dureté de l'œil au toucher diminuait, et les phénomènes inflammatoiresse dissipaient. Ainsi, presque toutes les fois qu'on exécuta l'opération dans la première quinzaine après l'attaque, on obtint un retour complet des fonctions visuelles, alors même que le glaucome n'eût laissé au malade qu'une perception très-vague de la lumière. Lorsqu'on pratiqua l'iridectomie à une époque plus avancée de la maladie, surtout quand l'excavation de la papille et le rétrécissement du champ visuel étaient déjà portés très-loin, on n'eut pas autant à se louer de l'opération.

Dans sa seconde publication (1858), M. de Graefe, tout en insistant sur les excellents résultats de l'iridectomie dans les cas de glaucome aigu, en étendit davantage l'action salutaire aux cas de glaucome chronique inflammatoire ; en effet, il avait observé consécutivement à l'opération, non-seulement un temps d'arrêt dans la maladie, mais une diminution du rétrécissement du champ visuel et de l'excavation de la papille, quoique cette dernière, prenant alors une coloration plus blanche, se rapprochât par son aspect de l'excavation atrophique.

Dans le dernier travail qu'il donna sur cette matière (1862), le chirurgien de Berlin (1) appuya sur les avantages qu'on peut retirer de l'excision de l'iris, même dans les cas de glaucome où tout symptôme inflammatoire fait défaut, variété que nous avons désignée sous le nom de *glaucome chronique simple.*

Quant au manuel opératoire de l'iridectomie, M. de Graefe donna tout d'abord quelques règles, de l'observation desquelles dépend le succès de l'intervention chirurgicale : c'est 1° de comprendre dans la section une large portion de l'iris, et 2° d'exciser cette membrane jusqu'à son bord ciliaire. Dans ce but, il est indispensable de donner à l'ouverture externe de la section, laquelle se fait dans la sclérotique à 1 millimètre ou à 1 millimètre et demi de la cornée, une étendue de 6 à 8 millimètres au moins, en sorte que l'ouverture interne, qui doit aboutir exactement à la circonférence de la cornée, offre de 4 à 6 millimètres de longueur. M. Arlt (2) aime mieux pénétrer au bord même de la cornée, en enfonçant presque perpendiculairement la pointe du couteau dans la chambre antérieure, puis en abaissant rapidement le manche de l'instrument pour lui donner une direction parallèle au plan de l'iris. Cette manière de procéder exige beaucoup d'habileté, et nous n'y voyons pas assez d'avantages pour l'imposer ; on peut par la méthode ordinaire empêcher l'enclavement d'une portion de l'iris

(1) *Archiv für Augenheilkunde*, t. VIII, A. 2, p. 242.

(2) *Société universelle d'ophthalmologie (compte rendu).* Paris, 1861, p. 12.

dans la plaie scléroticale, accident que M. Arlt cherche à prévenir en opérant comme on vient de voir. Il y a plus : on est allé jusqu'à recommander de faciliter pour quelque temps, en favorisant l'enclavement d'une portion de l'iris, le suintement de l'humeur aqueuse à travers la plaie de la sclérotique, pensant que l'action de l'iridectomie consiste justement dans la diminution de pression consécutive à cet écoulement prolongé. Ce procédé opératoire, conseillé par MM. Critchett (1) et Coccius (2), a été assez vite abandonné à cause de l'irritation fâcheuse qui résulte de la présence d'une portion de l'iris entre les lèvres de la plaie.

Nous devons faire connaître les quelques modifications que l'on a récemment introduites dans la pratique de l'iridectomie, modifications qui ont principalement porté sur la nécessité d'exciser une portion de l'iris aussi large que possible.

L'exécution de l'iridectomie rencontre de très-grandes difficultés, quand la chambre antérieure a diminué notablement de profondeur, car on risque alors de blesser la capsule, en portant l'instrument au-devant de la pupille fortement dilatée. C'est pour éviter cet accident que M. Pagenstecher (3) conseille de ne couper d'abord qu'un très-petit lambeau de l'iris en n'enfonçant le couteau qu'à une faible profondeur dans la chambre antérieure. On n'agrandit cette nouvelle pupille que lorsque, à la suite de la première opération, la chambre antérieure a suffisamment gagné en capacité pour qu'on puisse, sans danger, y pénétrer plus profondément en portant l'instrument plus loin au-devant du champ de la pupille dilatée. Ce conseil, inspiré par une grande expérience, devient néanmoins inutile si l'on fait l'opération d'après la méthode de MM. Frœbelius (4) et Bowman (5), en se servant pour la section du couteau à cataracte ordinaire ou d'un couteau plus petit, comme celui de M. Frœbelius, fig. 17 (6).

FIG. 17.

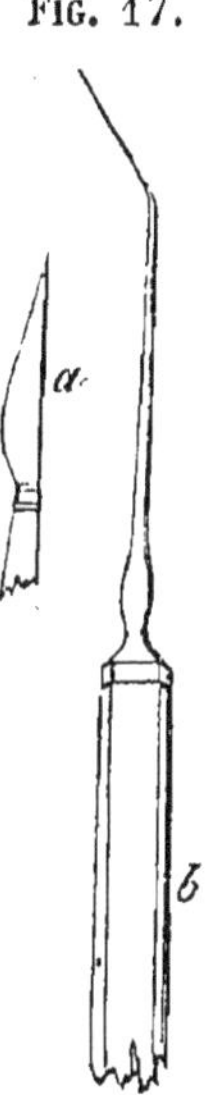

La précaution indiquée par M. Bowman, et qui consiste à couper le prolapsus iridien en deux temps, avait déjà été proposée par M. Arlt, et nous l'avons exposée page 434.

Un point capital dans l'opération du glaucome est de rendre l'écoulement

(1) *Ophthalmic Hospital reports*, n° 2, p. 59.

(2) *Ueber Glaucom*. Leipzig, 1859.

(3) *Compte rendu de la Soc. univ. d'oculist.*, 1861, p. 14.

(4) *Archiv für Augenheilkunde*, 1860, t. VII, A. 2, p. 119.

(5) *British medical Journal*, 11 octobre 1862 ; *Annales d'oculistique*, t. XLIX, p. 37.

(6) Voici comment M. Bowman pratique la section : « J'exécute l'incision suivant

de l'humeur aqueuse le plus lent possible, soit qu'on emploie le couteau lancéolaire ou le couteau à cataracte. L'issue soudaine de ce liquide et la diminution momentanée de la pression intra-oculaire qui en résulte peuvent causer des apoplexies rétiniennes et choroïdiennes considérables qui placent l'œil dans des conditions défavorables au rétablissement de ses fonctions. D'un autre côté, si le cristallin se porte avec trop de violence contre la cornée, par suite de l'évacuation de la chambre antérieure, il peut en résulter la rupture de la capsule cristallinienne et le développement d'une cataracte. C'est pour favoriser cet écoulement lent de l'humeur aqueuse que M. de Graefe aime mieux pratiquer l'iridectomie en dedans qu'en haut, quoique ce dernier procédé ait l'avantage de dissimuler l'échancrure de l'iris derrière la paupière supérieure. L'excision faite directement en dehors est assurément la plus facile, et l'on doit s'y tenir lorsqu'on n'a pas une grande habitude de ces sortes d'opérations.

Quant à l'époque à laquelle il est bon d'opérer, on peut en général avancer que l'iridectomie est d'autant plus efficace qu'on tarde moins à s'y résoudre. Les phénomènes inflammatoires, si aigus qu'ils soient, ne sauraient être une raison de temporiser. En effet, l'excision de l'iris est le meilleur traitement qu'on puisse y opposer, et elle débarrasse le malade des douleurs ciliaires souvent intolérables dont il est tourmenté.

Il ne serait jamais permis de remettre l'opération d'un ou deux jours que si l'état général du sujet avait notablement souffert par suite de l'attaque de glaucome (vomissements incoercibles, vive excitabilité). Encore pensons-nous qu'en pareil cas il vaut mieux administrer le chloroforme jusqu'à résolution complète et supprimer la cause de tous les accidents qui ont altéré la santé du malade. Tout retard pourrait être funeste, car on a observé des cas où l'opération exécutée peu de temps après le début de la maladie est restée sans résultat.

deux méthodes, selon la dimension de la chambre antérieure. Lorsqu'il y a de la place, il vaut mieux employer la lame triangulaire coudée à angle, dont se servent de Graefe et la plupart des chirurgiens. Lorsque j'ai choisi le point où je veux agir, je saisis, avec des pinces convenables, la conjonctive dans le point immédiatement opposé, et je maintiens l'œil sans exercer sur lui ni pression ni traction. J'enfonce alors la lame de manière à la faire pénétrer dans la chambre antérieure au niveau de sa circonférence, et immédiatement au-devant de l'attache de l'iris ; je la pousse jusqu'à ce que l'ouverture ait une dimension convenable ; s'il en est besoin, j'agrandis cette dernière vers l'un de ses angles, en retirant l'instrument. Lorsque la chambre antérieure est petite, je préfère le moyen que j'employais autrefois dans tous les cas, c'est-à-dire un couteau à extraction étroit, dont je fais pénétrer la pointe dans une étendue convenable au niveau de la circonférence de la chambre antérieure, en pratiquant une contre-ponction comme dans l'extraction ordinaire. De cette façon, l'instrument évite l'ouverture pupillaire et le cristallin. »

Il est d'ailleurs difficile, surtout dans les formes chroniques de glaucome, de préciser la limite à laquelle l'opération offre encore quelques chances de succès (1). On peut établir en règle générale que si la perception de la lumière est perdue depuis un mois, il faut renoncer à intervenir, surtout si la papille est fortement excavée. Néanmoins M. Bowman (2) rapporte qu'une dame âgée de quarante ans, prise de glaucome, ne se soumit à l'opération que trente-cinq jours après avoir perdu toute perception lumineuse ; cependant l'iridectomie amena non-seulement la cessation des douleurs, mais encore un rétablissement de la vision aussi parfait que le permettait une cataracte commençante ; dès le huitième jour, la malade lisait le n° 8 de Jaeger : il faut avouer que M. Bowman n'avait pas constaté par lui-même la perte de la vue dès l'époque indiquée par sa cliente. Dans les formes aiguës de glaucome, on est assez fréquemment porté à pratiquer l'iridectomie, non dans l'espoir de rétablir une fonction à jamais abolie, mais pour débarrasser le malade de douleurs intolérables.

Nous devons dire quelques mots des inconvénients reprochés à l'iridectomie appliquée au traitement du glaucome. On veut avoir constaté que l'opération pratiquée sur un œil hâte sur l'autre l'invasion de la maladie. Ce grief peut n'être pas sans fondement, car on a vu très-souvent le glaucome et surtout le glaucome aigu éclater sur l'œil resté sain peu de jours après l'opération pratiquée sur l'autre, tandis que l'on compte moins d'observations où l'apparition du glaucome se soit, sans intervention chirurgicale préalable, manifestée sur les deux yeux à peu de jours d'intervalle. Toutefois si l'on parcourt les auteurs, on y trouvera qu'il est très-fréquent de voir le glaucome atteindre successivement les deux organes de la vision dans un espace de temps plus ou moins long.

C'est pour cette raison que plusieurs praticiens, Weller entre autres, ont pensé utile de diriger sur l'œil encore intact un traitement préservatif. Du reste, la plupart des malades chez lesquels le glaucome affecte le second des yeux très-peu de temps après l'autre, y ont déjà le plus ordinairement présenté quelques symptômes prodromiques. On n'a pas observé que dans les formes chroniques du glaucome, l'iridectomie pût agir en même sens que dans les formes aiguës. Quoi qu'il en soit de ces considérations, jamais elles n'empêcheront un praticien de traiter le glaucome par l'iridectomie, mais il sera toujours bon de prévenir le malade ou sa famille de l'éventualité dans laquelle une seconde opération deviendrait indispensable peu après la première.

On a aussi prétendu que l'iridectomie facilitait le développement de la

(1) Voy. *Archiv für Augenheilkunde*, t. VIII, A. 2, p. 449.

(2) *Loc. cit.*, p. 32.

cataracte. Cela s'explique par ce fait qu'il est souvent extrêmement difficile d'exciser, selon l'ancienne méthode, avec le couteau lancéolaire, un grand lambeau de l'iris, lorsque, comme il arrive dans les cas de glaucome aigu, la chambre antérieure a presque complétement disparu. On blesse en effet facilement, faute de précautions minutieuses, la capsule du cristallin; mais si l'on pratique l'iridectomie selon toutes les règles indiquées, on n'a pas à craindre soit de produire, soit d'accélérer une cataracte.

L'iridectomie a, il faut le reconnaître, un léger défaut dans le mode de cicatrisation qu'affecte la plaie ouverte dans la sclérotique (cicatrisation cystoïde de M. de Graefe). Par suite de la pression qui s'exerce de dedans en dehors sur les bords de l'incision linéaire, la réunion ne s'en fait pas d'une manière uniforme, mais bien par des faisceaux cicatriciels isolés, rattachés par une pellicule composée de tractus cicatriciels très-fins, recouverts eux-mêmes par la conjonctive. La cicatrice forme donc une sorte de bourrelet que l'humeur aqueuse rompt, dans certains cas, de temps à autre, pour s'infiltrer dans le tissu sous-conjonctival.

Chez un malade, M. de Graefe (1) a vu l'œil se perdre consécutivement à cette cicatrisation vicieuse. Elle survient, en moyenne, vingt fois sur cent opérations de glaucome, et nécessite quelques soins particuliers. Ainsi, lorsque peu après l'opération, la cicatrice manifeste une disposition à se distendre, on doit appliquer plusieurs jours de suite le bandeau compressif sur l'œil malade, puis, ce temps écoulé, mettre ce dernier, avec bien plus de précautions encore que dans les cas ordinaires, dans les meilleures conditions possibles pour éviter la congestion du globe, la rupture de la plaie et l'irritation qui en résulterait pour l'organe. Si tous ces soins étaient impuissants à prévenir l'accident redouté, on tâcherait, selon le conseil de M. de Graefe, de faire l'ablation de la cicatrice, soit avec les ciseaux courbes, soit avec le petit couteau dont nous avons donné le dessin (page 443). On n'aura recours à cette petite opération, assez délicate en elle-même, que dans les cas extrêmes, et l'on fera porter le bandeau compressif tout le temps que la cicatrisation mettra à se faire. Les cautérisations à l'aide du nitrate d'argent sont inefficaces et bien plus dangereuses que l'excision de la cicatrice.

Pour remplacer dans le traitement du glaucome l'iridectomie qui produit toujours une légère difformité de l'œil, M. Hancock a imaginé un procédé opératoire qu'il désigne sous le nom de section du muscle ciliaire et qui a été adopté depuis par plusieurs praticiens (Vose Salomon, Heiberg) (2).

(1) *The Lancet*, 25 févr. 1860; *Annales d'oculistique*, t. XLIV, p. 47.

(2) M. Hancock expose son procédé de la manière suivante: « J'introduis un couteau à cataracte à la partie inférieure et externe du bord de la cornée, à l'union de cette

Les expériences faites sur le cadavre prouvent qu'on ne réussit à couper qu'une partie des fibres circulaires et radiées du muscle ciliaire; aussi l'opération n'agit-elle qu'à la manière des paracentèses, et c'est ainsi qu'elle peut véritablement être salutaire; mais elle n'a pas, comme l'iridectomie, un succès durable, et elle ne nous semble pas aussi inoffensive que l'assure M. Hancock.

Comme nous l'avons dit plus haut, l'iridectomie n'est pas à la portée de tous les praticiens, et il est indispensable d'accorder aussi quelque attention au traitement médical (1) du glaucome, trop négligé, à ce qu'il nous semble, dans ces derniers temps, afin de permettre au sujet d'attendre, s'il y a lieu, l'opération, sans que le mal fasse trop de progrès.

membrane avec la sclérotique ; la pointe du couteau est poussée obliquement d'avant en arrière et de haut en bas, jusqu'à ce que les fibres de la sclérotique soient divisées obliquement dans une étendue d'environ un huitième de pouce. Je divise, et le sang s'écoule le long de la lame du couteau. Cette opération est rarement suivie de symptômes fâcheux. Dans un seul cas, j'ai vu survenir un peu d'inflammation, mais qui a promptement disparu. »

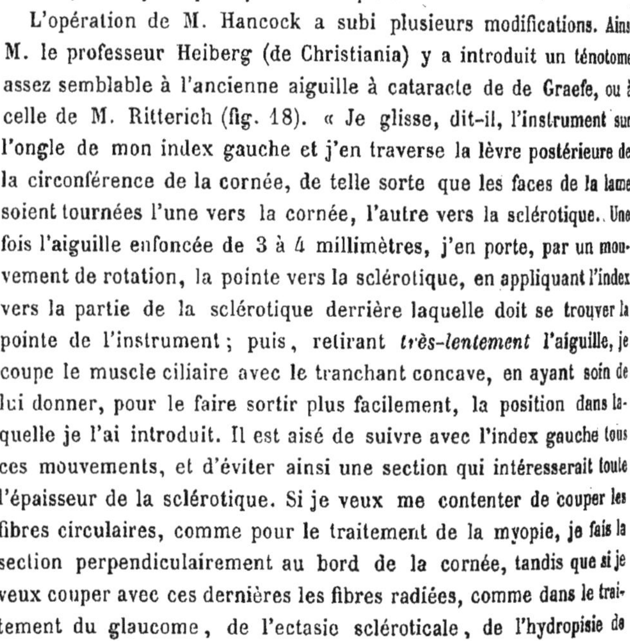
FIG. 18.

L'opération de M. Hancock a subi plusieurs modifications. Ainsi M. le professeur Heiberg (de Christiania) y a introduit un ténotome assez semblable à l'ancienne aiguille à cataracte de de Graefe, ou à celle de M. Ritterich (fig. 18). « Je glisse, dit-il, l'instrument sur l'ongle de mon index gauche et j'en traverse la lèvre postérieure de la circonférence de la cornée, de telle sorte que les faces de la lame soient tournées l'une vers la cornée, l'autre vers la sclérotique. Une fois l'aiguille enfoncée de 3 à 4 millimètres, j'en porte, par un mouvement de rotation, la pointe vers la sclérotique, en appliquant l'index vers la partie de la sclérotique derrière laquelle doit se trouver la pointe de l'instrument ; puis, retirant *très-lentement* l'aiguille, je coupe le muscle ciliaire avec le tranchant concave, en ayant soin de lui donner, pour le faire sortir plus facilement, la position dans laquelle je l'ai introduit. Il est aisé de suivre avec l'index gauche tous ces mouvements, et d'éviter ainsi une section qui intéresserait toute l'épaisseur de la sclérotique. Si je veux me contenter de couper les fibres circulaires, comme pour le traitement de la myopie, je fais la section perpendiculairement au bord de la cornée, tandis que si je veux couper avec ces dernières les fibres radiées, comme dans le traitement du glaucome, de l'ectasie scléroticale, de l'hydropisie de l'œil, etc., je donne à la section une direction oblique par rapport au bord de la cornée. Parfois, dans des cas de glaucome, j'ai trouvé un avantage manifeste à introduire la pointe de l'aiguille à 2 ou 3 millimètres de distance de la lèvre postérieure du bord de la cornée, et à pratiquer, parallèlement à ce bord, une section de 4 millimètres d'étendue. » (Extrait d'une lettre du professeur Heiberg.)

(1) Voyez la thèse de M. Alph. Jaumes, *Du glaucome*. Montpellier, 1861, p. 108.

Avant la découverte de M. de Graefe, on s'accordait à prescrire un traitement antiphlogistique rigoureux, mais on ne tarda pas à s'apercevoir que les déplétions sanguines abondantes exerçaient une influence fâcheuse, en accélérant l'anéantissement de la vue. Cette considération fait sentir la nécessité de bien proportionner l'émission sanguine à l'état des forces du malade, et d'abandonner la saignée générale pour appliquer à la tempe un petit nombre de sangsues que l'on renouvelle de temps à autre, afin d'entretenir un écoulement peu abondant, mais continu de sang.

La morphine à doses élevées rend d'excellents services dans le traitement médical du glaucome ; non-seulement, en effet, cet alcaloïde calme les douleurs atroces dont l'attaque glaucomateuse s'accompagne, mais il combat très-efficacement toute congestion sanguine vers les yeux, en rendant le repos au malade. On a dans les injections sous-cutanées un excellent moyen d'administrer ce médicament, dont on peut élever la dose jusqu'à 6 centigrammes par jour, en deux ou trois injections. Pendant ce traitement, il est nécessaire d'éviter soigneusement la constipation, et s'il y a nécessité, on prescrira pour cela quelques doses de calomel.

Mais le rôle du traitement que nous venons de recommander doit se borner là : une fois l'attaque de glaucome transformée en glaucome chronique, il est du devoir du médecin de procurer à son malade les avantages incontestables de l'opération.

Avant de terminer le traitement de cette importante affection, disons un mot des grands avantages que l'on peut attendre d'une médication générale et locale, chez les malades où l'iridectomie n'a réussi qu'à arrêter le glaucome dans sa marche. Ainsi l'on obtient des effets remarquables en envoyant les opérés prendre quelque temps les eaux minérales qui ont une action spéciale sur les fonctions de la peau et du rein. On peut en dire autant des applications de la sangsue artificielle, répétées de quatre à six fois, à des intervalles de cinq à huit jours, plusieurs semaines après l'opération (1).

Il est surtout indiqué de recourir à ce moyen lorsque, malgré l'opération, le glaucome ne s'est pas arrêté dans son développement et fait encore quelques progrès. Si, en dépit de toutes ces précautions, le glaucome arrive à son terme et s'il s'y ajoute des épanchements sanguins réitérés dans la cavité de l'œil, le seul moyen de délivrer le malade des douleurs intolérables dont il est alors tourmenté, consiste à pratiquer l'énucléation de l'organe.

(1) M. de Graefe a observé des malades dont la vue s'est tellement améliorée à la suite de ce traitement, qu'ils pouvaient lire des caractères de Jaeger de 4 à 5 numéros plus fins que ceux qu'ils lisaient auparavant. Le champ visuel s'était en même temps légèrement élargi.

Nous avons jusqu'ici, pour éviter toute confusion dans les divisions établies au commencement de ce chapitre, négligé de mentionner les formes de glaucome qui accompagnent certaines maladies de l'œil, et dont nous allons nous occuper maintenant, en les comprenant dans le terme général de :

GLAUCOME CONSÉCUTIF.

Nous avons eu, en parlant des différentes maladies comprises dans le groupe des affections hydrophthalmiques, l'occasion d'insister sur la facilité avec laquelle elles prennent parfois les caractères du glaucome, c'est-à-dire une tension anormale des enveloppes de l'œil, l'exagération de la pression interne et l'excavation du nerf optique. Parmi ces maladies, toutes caractérisées par une hypersécrétion de sérosité dans la cavité de l'œil, citons en première ligne celles qui se compliquent d'une ectasie partielle des enveloppes, comme le staphylôme cornéen, le staphylôme sclérotical antérieur et postérieur consécutif à une scléro-choroïdite. Dans ces maladies, lorsque la résistance des enveloppes dépasse la pression qu'exerce sur elles le produit de l'hypersécrétion, l'effet de cette pression se fait sentir sur la partie la plus faible de la sclérotique; la membrane criblée est refoulée et la papille du nerf optique s'excave. Pendant que ces phénomènes se passent, un doigt exercé révèle au médecin, par le toucher de l'œil, l'excès de tension dont cet organe est le siége.

Il est rare que les différentes inflammations citées plus haut, lorsqu'elles débutent sur de jeunes sujets chez lesquels les enveloppes de l'œil se prêtent encore à la distension, donnent lieu à la compression des nerfs intrinsèques de l'œil. Lorsque, au contraire, ces membranes ont perdu de leur élasticité, dans un âge avancé du sujet, ou par suite d'une altération morbide (dégénérescence graisseuse), la complication dont nous nous occupons devient beaucoup plus redoutable.

L'iritis séreuse et l'irido-choroïdite appartiennent à un second groupe de maladies dans lesquelles, à côté d'une tendance moins prononcée à la distension partielle de ses enveloppes, l'œil montre une hypersécrétion manifeste et capable de produire la compression de ses nerfs intrinsèques. C'est principalement dans les cas où toute communication s'est interrompue entre les chambres de l'œil, qu'il survient dans la tension des différentes parties de son contenu un défaut d'équilibre par suite duquel les nerfs ciliaires et l'épanouissement du nerf optique sont soumis à une pression anomale, pression d'autant plus fâcheuse que la sclérotique est devenue plus résistante et donne au produit de l'hypersécrétion un point d'appui plus solide.

Enfin, les inflammations traumatiques, en particulier celles qui peuvent résulter de l'opération de la cataracte, et notamment de la discision et de l'abaissement, constituent un troisième et dernier groupe d'altérations susceptibles d'affecter les caractères du glaucome. A la suite de blessures étendues de la capsule, les masses corticales du cristallin se gonflent, et la compression qu'elles exerçent suffit pour amener une inflammation de l'iris et de la choroïde. Par suite de ce concours de circonstances et de l'hypersécrétion qui en résulte, la pression intra-oculaire peut augmenter au point de produire tous les accidents propres au glaucome. C'est ainsi que l'on peut observer après la discision où la réclination de la cataracte des inflammations presque identiques avec le glaucome aigu, ou dans d'autres cas, des phlogoses peu différentes du glaucome inflammatoire chronique ou chronique simple.

On pourrait donc, à l'exemple de M. de Graefe, distinguer différentes formes de glaucome consécutif que l'on désignerait par le mot *glaucome* auquel on ajouterait le nom de la maladie primitive; on aurait ainsi le *glaucoma consecutivum ex staphylomate, ex sclero-choroidite, ex iritide, ex irido-choroidite*, etc.

Il ne faut pas perdre de vue que le glaucome peut s'observer sur les yeux affectés d'autres maladies, comme la rétinite pigmentaire, l'amaurose cérébrale, etc. Lorsque le glaucome chronique simple débute sur un sujet atteint d'amaurose cérébrale, il est souvent très-difficile de faire la part de l'une et de l'autre de ces maladies. Mais nous croyons qu'on aurait bien tort de considérer toujours, avec M. Desmarres (1), le glaucome chronique simple (ancienne amaurose avec excavation du nerf optique de de Graefe) comme une amaurose cérébrale *compliquée* de glaucome. On trouve généralement dans cette forme, comme dans les autres, l'œil dur au toucher, contre l'opinion de M. Galezowski, et un examen attentif démontre que les autres symptômes du glaucome inflammatoire aigu ne font pas tous défaut (trouble périodique très-passager des milieux de l'œil). Il faut donc restreindre considérablement le nombre des cas que l'on est en droit de désigner sous le nom de *glaucoma complicatum cum amaurosi cerebrali.* L'aspect nacré de la papille, l'atrophie du tissu du nerf optique, atrophie avancée et sans proportion avec l'excavation de la papille, la diminution notable de l'acuité de la vision centrale, elle-même disproportionnée avec le rétrécissement du champ visuel, tels sont les points principaux qui peuvent servir à établir le diagnostic différentiel.

Quant au traitement du glaucome consécutif, ajoutons que l'iridectomie est le seul moyen rationnel de combattre avec fruit cette grave complica-

(1) *Compte rendu du docteur Galezowski* (*Annales d'oculistique*, t. XLVII, p. 255).

tion, à moins qu'il ne faille y joindre l'extraction du cristallin dans le cas où soit une déviation, soit une lésion de cet organe a été la cause déterminante du mal.

ARTICLE III.

CHOROÏDITE ATROPHIQUE (ECTATIQUE).

Les différentes formes qu'il faut ranger dans ce groupe se caractérisent par l'augmentation de volume du corps vitré, par une distension partielle ou totale des enveloppes de l'œil et une atrophie plus ou moins étendue de la choroïde. Les altérations inflammatoires de cette maladie n'ont pas encore été démontrées par l'anatomie pathologique, et l'opinion qui regarde les symptômes inflammatoires et l'atrophie de la choroïde comme la conséquence du tiraillement des enveloppes de l'œil est certainement très-valable.

L'atrophie débute dans la choroïde par les cellules étoilées et pigmentaires de cette membrane, les décolore et les détruit. La chorio-capillaire s'amincit, ses vaisseaux diminuent de calibre ; la couche épithéliale devient irrégulière, perd ses granulations pigmentaires, et finalement disparaît ainsi que la chorio-capillaire elle-même. L'atrophie s'étend et ne laisse bientôt de la choroïde qu'une couche fine et translucide composée essentiellement des éléments cellulo-élastiques de la membrane dont elle est le vestige, et qui, dans la plupart des cas, adhère à la sclérotique, surtout dans les parties où il s'est formé une ectasie. Au niveau de ces points, les restes de la choroïde sont fortement unis à la rétine fréquemment atrophiée elle-même, ce qu'on peut très-facilement vérifier sur une coupe comprenant la rétine, la choroïde et la sclérotique.

En insistant davantage sur les différentes formes de choroïdite ectatique, nous risquerions de tomber dans des répétitions inutiles, car nous avons appuyé sur les caractères qui les différencient en parlant de la scléro-choroïdite antérieure et de la scléro-choroïdite postérieure. Nous pourrions toutefois nous arrêter à la description d'une variété de choroïdite atrophique dans laquelle les parties de la choroïde qui sont le siége de l'altération en question s'unissent intimement aux parties sus-jacentes de la rétine, et où il survient une exsudation qui, entraînant le pigment choroïdien, le transporte au milieu des éléments de la rétine, double phénomène qui précède une atrophie notable de l'une et de l'autre de ces membranes ; mais nous croyons mieux faire en reportant l'étude de cette forme à celle de la rétinite pigmentaire.

ARTICLE IV.

CHOROÏDITE PLASTIQUE (EXSUDATIVE), CHOROÏDITE DISSÉMINÉE.

Considérations générales. — La choroïdite désignée sous le nom de *plastique* (*exsudative*) se caractérise par la présence de produits inflammatoires, c'est-à-dire de masses exsudatives, à la surface et quelquefois dans la trame même de la choroïde. L'ophthalmoscope les montre sous forme de taches ou de foyers circonscrits, très-variables dans leur nombre et leur configuration, et fréquemment entremêlés ou encadrés d'amas d'un pigment foncé qui provient d'une hypergénèse limitée de cellules épithéliales fortement pigmentées. Cette choroïdite diffère essentiellement de la forme atrophique, en ce que les produits d'exsudation peuvent, s'ils n'ont pas été déposés en trop grande abondance, et s'ils n'ont pas séjourné trop longtemps, laisser la choroïde complétement intacte ou à peine modifiée quant au contenu pigmentaire des cellules qui la constituent. On voit, d'après ce qui précède, que sans la présence de masses exsudatives à la surface de la choroïde (dans les cas assez fréquents où il ne s'est fait aucun exsudat dans la trame de cette membrane), on serait, à une certaine période de la maladie, fortement embarrassé d'en reconnaître le caractère inflammatoire, en se basant uniquement sur les changements anatomiques survenus dans les éléments choroïdiens. Rien d'étonnant donc à ce que dans la choroïdite séreuse et atrophique, où les produits morbides s'épanchent dans le corps vitré, les symptômes anatomiques de phlogose manquent absolument. Disons toutefois que dans la choroïdite plastique et dans la choroïdite séreuse, les produits d'exsudation, en comprimant plus ou moins directement les éléments de la rétine et de la choroïde, manifestent leur présence en déterminant l'atrophie de ces membranes, atrophie générale s'il s'agit de la forme séreuse, partielle, au contraire, si les masses exsudatives coagulables sont circonscrites et localisées à la surface de la choroïde, comme il arrive dans la choroïdite plastique.

On a donné à cette inflammation le nom de *choroïdite disséminée*, attendu qu'elle éclate fréquemment sur différents points, en formant des foyers multiples. Nous distinguons de la choroïdite disséminée simple, une variété particulière que l'on rencontre presque exclusivement sur des personnes atteintes de syphilis, et que nous désignons sous le nom de *choroïdite disséminée spécifique*.

A. *Choroïdite disséminée simple.* — *Symptômes anatomiques.* — A l'ophthalmoscope, on découvre dans la choroïde un nombre variable de petites plaques circonscrites ou de points blanchâtres, souvent séparés les uns des autres par des taches de pigment foncé. La forme de ces plaques ou de ces points est irrégulière et sujette à bien des variations. Très-souvent les plaques constituées par la réunion d'un certain nombre des points dont nous venons de parler n'atteignent pas le quart du diamètre de la papille, mais il n'est pas rare non plus d'observer des foyers inflammatoires dont l'étendue dépasse celle de la papille. Leur coloration varie entre un blanc terne et un jaune pâle. Au début de la maladie, les bords de ces plaques se perdent insensiblement dans les parties saines de la choroïde, et ce n'est que quand la choroïdite a persisté quelque temps, que les taches se délimitent plus nettement et s'encadrent pour la plupart d'un pigment foncé. Il n'est pas possible de déterminer, comme le fait M. Liebreich (1), par le simple aspect, si la tache est due à une exsudation située à la surface ou dans la trame même de la choroïde (2). Il n'est souvent même pas aisé de distinguer ces plaques exsudatives, lorsqu'elles proéminent peu, des taches qui résultent, dans l'atrophie partielle du tissu choroïdien, du reflet particulier que la sclérotique envoie à l'œil de l'observateur, ainsi que des altérations inflammatoires siégeant dans la rétine et propres à certaines formes de rétinite.

Pour ce qui est du diagnostic différentiel des masses exsudatives et des plaques atrophiques de la choroïde, on voit que les premières, bornées pour la plupart à la surface de la choroïde, laissent les cellules épithéliales des parties voisines complétement intactes, sinon agrandies et mieux pourvues de pigment qu'à l'état normal, tandis que les secondes montrent dans leur voisinage une altération plus ou moins étendue de la couche épithéliale, dont les cellules ont perdu leur régularité et une partie des granulations pigmentaires qu'elles contenaient, ou même ont entièrement disparu, pendant que leur pigment s'est accumulé en petits amas irrégulièrement disséminés dans la plaque atrophique même ou vers ses bords. En outre, les plaques exsudatives n'ont pas ce reflet bleuâtre, ce chatoiement marbré que donne la lumière réfléchie par la sclérotique presque dénudée ; elles sont mates et légèrement jaunâtres. La grande difficulté du diagnostic différentiel dont nous traitons provient de ce que, dans l'évo-

(1) *Atlas d'ophthalmoscopie*, t. IV, fig. 1, p. 7.

(2) Nous croyons même impossible de faire cette distinction en examinant de face la choroïde, sous le microscope et avec un grossissement assez fort ; pour savoir si l'exsudation a pénétré dans la trame de cette membrane, il est nécessaire d'y pratiquer des coupes perpendiculaires à sa surface.

lution de la maladie, les plaques exsudatives peuvent, à la longue, se transformer en plaques atrophiques, en s'encadrant d'un pigment noirâtre et en prenant le reflet particulier signalé plus haut. Dans d'autres cas, les plaques exsudatives ne perdent pas les caractères qui leur sont propres, leurs bords restent confus; peu à peu elles pâlissent et ne révèlent plus leur emplacement que par une teinte un peu moins foncée que celle des parties voisines.

Il n'est pas aussi difficile de discerner les plaques exsudatives de la choroïde des taches de la rétine. Celles-ci offrent une coloration plus éclatante que les premières; de plus, les dépôts choroïdiens, quoique mal limités, avoisinent des parties de la choroïde relativement assez saines, tandis que les taches de la rétinite sont comme le centre d'un trouble diffus qui se montre fréquemment sous forme de petits points et de stries légères. On peut facilement reconnaître que la rétine est le siége de l'altération que l'on étudie, en remarquant que les vaisseaux rétiniens sont en partie cachés par l'opacification du tissu de la rétine. Ces vaisseaux sont tortueux : tantôt on les voit s'engager et disparaître dans la tache, d'où ils sortent bientôt à l'extrémité opposée; tantôt on peut les suivre dans tout leur trajet au sein d'une opacité peu prononcée. Il est rare qu'un exsudat de la choroïde soit assez épais pour dévier un vaisseau rétinien de sa direction; le plus souvent, ce dernier le dépasse sans montrer la moindre altération.

Les taches de la rétine coïncident très-fréquemment avec des apoplexies localisées dans cette membrane et qui affectent la forme de stries allongées, tandis que les épanchements sanguins qu'on rencontre parfois dans la choroïdite disséminée sont arrondis et ne présentent pas, comme les apoplexies rétiniennes, une disposition radiée en rapport avec la direction des fibres nerveuses. On doit encore localiser la maladie dans la choroïde, lorsqu'on découvre au fond de l'œil de petites taches plus ou moins foncées, entremêlées aux foyers inflammatoires et produites par une hypergénèse des cellules pigmentaires; mais la présence de ces taches noirâtres ne se manifeste le plus souvent que vers la fin de la maladie, lorsque les plaques exsudatives commencent à se transformer en plaques atrophiques, et l'on doit les distinguer soigneusement des dépôts pigmentaires qu'on rencontre dans la rétine, consécutivement à certaines inflammations de la choroïde, et parfois même à la suite de la choroïdite disséminée.

Au début de la maladie, il est quelquefois possible de distinguer dans la choroïde des plaques d'une couleur rougeâtre, localisées essentiellement dans les parties équatoriales du globe oculaire, et que l'on est porté à attribuer à une simple hypérémie de cette portion de la choroïde. Ces plaques varient suivant les sujets entre le rose et le brun, et il semblerait que cette coloration soit le présage de l'exsudation qui va se faire. Quoi qu'il en soit, ce qu'il y a de certain, c'est que ces plaques ne sont nullement constantes et qu'elles échappent entièrement à l'observation, lorsque les personnes dont on examine les yeux ont le teint et les cheveux foncés, et que les cellules de la couche épithéliale de la choroïde contiennent beaucoup de pigment.

Le siége où se localise la choroïdite disséminée simple est très-variable; mais on peut dire qu'elle occupe de préférence les parties équatoriales du globe oculaire, d'où elle se propage vers le pôle postérieur et la papille du nerf optique. Sous ce rapport, elle diffère donc essentiellement de la choroïdite disséminée spécifique, qui se localise plutôt vers le fond de l'œil.

Lorsque la choroïdite disséminée apparaît brusquement, elle se complique très-fréquemment d'opacités du corps vitré, opacités qui s'y montrent à plusieurs reprises avec des recrudescences et des rémittences manifestes. Le plus souvent, il ne s'agit ici que d'un trouble uniforme du corps vitré, et les opacités n'atteignent pas un volume aussi considérable que dans la scléro-choroïdite. Le diagnostic tire parti de la présence de cette altération, signe d'un embarras survenu dans la nutrition des parties affectées, pour placer le siége de l'inflammation dans la choroïde.

Anatomie pathologique. — Jusqu'à présent on n'a eu que très-rarement l'occasion de disséquer des yeux atteints de choroïdite disséminée récente; la plupart des observations recueillies portent sur des cas où la maladie était presque arrivée à son terme, et l'atrophie du tissu très-avancée. Pour en citer un exemple, nous mettons en note une autopsie que M. Arnold Pagenstecher a bien voulu nous communiquer (1).

(1) « Ayant ouvert l'œil d'un homme âgé d'environ quarante ans, mort phthisique, après avoir fait durcir cet organe dans l'alcool, nous vîmes éparpillées sur la totalité du fond de l'œil plusieurs plaques de couleur claire, rondes ou ovales, et entourées d'un cadre foncé; leurs dimensions étaient fort variables; la plus étendue, large d'environ un demi-centimètre, se trouvait au-dessus et en dehors de la *macula*, tandis que les plus petites ne mesuraient guère que 2 millimètres. Dans toutes ces plaques nous pûmes distinguer un centre clair enveloppé d'une zone dont la coloration d'abord légèrement brune devenait peu à peu plus foncée pour aboutir à une sorte d'anneau noirâtre, qui lui-même se dégradait insensiblement vers les parties voisines. En dehors de ce cadre, on pouvait apercevoir un pointillé de même couleur. Du reste, rien ne montrait que ces plaques fussent en rapport avec les diverses régions des vaisseaux choroïdiens. La plus grande, détachée avec soin pour être l'objet d'un examen plus minutieux, permit de voir la rétine et la choroïde intimement unies, tandis que ces membranes se laissaient facilement décoller dans les parties dont la coloration était restée normale; de plus, elles se montraient, même à la simple inspection, notablement amincies.

En examinant directement la surface de cette plaque à l'aide d'un grossissement

Symptômes généraux. — Les troubles visuels sont bien plus accusés dans la choroïdite disséminée à son début que dans les différentes formes de choroïdite atrophique, localisées le plus souvent sur une partie circonscrite de l'œil, comme le staphylôme postérieur par exemple. Ainsi, dès le début de la maladie, lorsque l'exsudation n'est pas encore très-avancée et lorsqu'il existe, selon toute probabilité, une hypérémie notable de la choroïde, la rétine devient manifestement le siége d'une altération fonctionnelle. Les malades se plaignent d'avoir devant les yeux un nuage plus ou moins épais, sont tourmentés par des opacités fixes ou mobiles dans leur champ visuel (scotomes), et la plupart ne peuvent, tout au moins sans beaucoup de difficultés, lire les caractères fins. On est étonné, lorsqu'à ce moment on examine l'œil à l'ophthalmoscope, de n'apercevoir que de petits exsudats assez rares et, dans les cas exceptionnels, les taches rougeâtres que nous avons signalées dans les parties équatoriales du globe. Il va sans dire que les troubles fonctionnels s'aggravent à mesure que les produits d'exsudation deviennent plus abondants, et que la compression à laquelle sont soumis les éléments de la rétine augmente. Ces troubles consistent non-seulement dans l'abolition complète d'une ou de plusieurs parties circonscrites du champ visuel, mais aussi dans un affaiblissement général de l'acuité de la vue. Ainsi la vision centrale baisse de plus en plus, en sorte que bientôt les malades ne peuvent plus distinguer que les gros caractères. La présence d'opacités dans le corps vitré contribue beaucoup à cette altération de la vue, ainsi que le trouble de l'humeur aqueuse qui survient parfois lorsque la choroïdite disséminée se complique d'iritis. Si l'on ne tient pas compte de cette dernière complication,

fort, nous découvrîmes dans le centre clair signalé plus haut des traînées de fibres disposées en séries presque parallèles et qui n'étaient autres que les fibres radiées de la rétine (fibres de H. Müller) altérées et déviées de leur direction. Ces fibres, entre lesquelles se trouvaient interposées, vers le bord de la tache, des masses nucléolaires, vestiges des couches nucléolées, disparaissaient non loin du cadre de la plaque, car à ce niveau elles étaient recouvertes par des amas de cellules pigmentaires de plus en plus nombreuses et foncées. La largeur de cette zone marginale n'était pas uniforme, et mesurait en moyenne la moitié du diamètre de la partie centrale claire. Au delà des altérations que nous venons de décrire, la mosaïque régulière que forme la couche épithéliale de la choroïde était interrompue çà et là par des cellules fortement pigmentées.

Sur des sections perpendiculaires comprenant la rétine et la choroïde on pouvait se rendre compte des dispositions réciproques de ces membranes, et reconnaître avec évidence que l'atrophie dont elles étaient atteintes provenait de la rétraction d'un exsudat épanché en cet endroit. C'était principalement sur des sections passant par le centre même de la plaque qu'il était facile d'apprécier les divers degrés de l'atrophie en question, tandis que vers les bords de la tache les deux membranes

on peut dire que l'aspect extérieur de l'œil n'offre pas de modifications apparentes.

Il n'est pas rare que cet organe décèle au toucher une sensibilité assez marquée et que les malades accusent une tension pénible dans les yeux, surtout pendant la période aiguë de la maladie.

Étiologie. — Les causes de cette forme de choroïdite sont très-peu connues. On la voit se manifester souvent après des maladies graves qui ont entravé la circulation générale. C'est ainsi qu'on l'a observée après la fièvre puerpérale, des hémorrhagies abondantes, etc., et qu'on l'a fréquemment constatée chez des femmes arrivées à l'époque critique. Il en résulte qu'on peut avec quelque raison, comme nous l'avons dit, supposer une certaine corrélation entre les troubles du système utérin et les altérations morbides de la choroïde. La choroïdite disséminée reconnaît pour cause primitive l'infection syphilitique, dans les deux tiers environ des cas observés; mais cela est surtout vrai lorsqu'elle succède à une iritis ayant récidivé à plusieurs reprises. Parmi ces inflammations de l'iris qui se compliquent aisément de choroïdite disséminée, citons au premier rang les formes plastiques; celles qui donnent naissance à des produits purulents y prédisposent beaucoup moins.

offraient presque une épaisseur normale, et qu'un peu plus en dehors on pouvait y distinguer encore les différentes couches qui les constituaient à l'état sain. Vers le centre, les tissus atrophiés s'étaient réduits des quatre cinquièmes; on n'y pouvait plus reconnaître ni de vaisseaux choroïdiens ni de cellules pigmentaires. Il ne restait plus de la choroïde qu'une trame mince, transparente, légèrement striée, offrant çà et là quelques débris de cellules pigmentaires. La rétine elle-même ne présentait plus en cet endroit qu'une couche dépourvue de structure propre, et les fibres entremêlées de nucléoles dont nous avons parlé plus haut ne se montraient qu'à une certaine distance du centre. A mesure que la choroïde regagnait son épaisseur et qu'il y apparaissait des traces des cellules du stroma et de la couche épithéliale altérées ainsi que des vaisseaux, la rétine devenait aussi de plus en plus épaisse, les fibres radiées se redressaient insensiblement, et il devenait possible de distinguer entre elles différentes couches superposées. Dans les points occupés par les agglomérations des cellules épithéliales pigmentaires, les fibres radiées apparaissaient avec leur direction perpendiculaire normale, et les couches constituantes de la rétine se montraient plus nettement, à savoir, en premier lieu, les couches les plus internes, puis bientôt celles des bâtonnets et des cônes.

Ces changements prouvent qu'à la suite de la rétraction des parties centrales de cette tache les éléments de la rétine s'y étaient altérés et détruits avec ceux de la choroïde; mais il était impossible de voir dans les différentes couches de ces membranes des signes propres à jeter quelque lumière sur la façon dont l'altération, alors à son terme, y avait débuté. Les autres plaques ressemblaient à celles que nous venons de décrire, et le reste de l'œil n'offrait point de modifications notables. »

B. La *choroïdite disséminée spécifique* se localise essentiellement vers le pôle postérieur de l'œil; les foyers d'exsudation qu'elle détermine affectent souvent des dispositions particulières qui leur donnent quelque analogie de figure avec certaines éruptions cutanées; enfin, il semble que l'inflammation se propage plus facilement vers la rétine que dans les variétés de choroïdite précédemment étudiées. Toutefois, hâtons-nous de le dire, aucun de ces caractères n'est assez tranché pour qu'on puisse de la nature des altérations du fond de l'œil déduire nécessairement la spécificité de l'affection.

Lorsqu'on examine un œil atteint de cette maladie, on la trouve en général localisée vers le pôle postérieur et donnant aux points qu'elle occupe une coloration foncée qui contraste avec celle des parties équatoriales voisines. Bientôt, il apparaît au fond de l'œil de petits groupes de taches blanchâtres, circonscrites, séparées les unes des autres par des languettes de tissu foncé. L'arrangement de ces petites taches affecte souvent une certaine régularité; peu à peu elles se réunissent pour former des plaques blanches, et, à ce moment, il est fort commun de voir les parties équatoriales de la choroïde devenir le siége d'altérations de même espèce. Ce n'est donc qu'à son début que la maladie en question diffère de la choroïdite disséminée ordinaire par la localisation et la disposition des exsudats qu'elle fournit, quoique la configuration propre des taches puisse subsister pendant toute la durée de l'inflammation, ce qui démontre une altération profonde du tissu (infiltration).

Dans certains cas, il est difficile de suivre la choroïdite disséminée spécifique dans ses différentes phases, à cause d'une opacification qui tout d'abord affecte les éléments de la rétine, et cache les troubles de la choroïde, jusqu'au moment où survient l'atrophie des deux membranes. Alors, lorsque la maladie est allée très-loin, le nerf optique lui-même semble participer à l'atrophie de la choroïde et de la rétine, au point que les vaisseaux rétiniens disparaissent presque complétement. On trouve un exemple remarquable de cette altération dans le bel atlas de M. Liebreich (pl. VI, 2). Nous avons montré à notre clinique un cas tout à fait analogue, mais dans lequel les changements morbides de la choroïde étaient encore plus prononcés et l'infiltration pigmentaire de la rétine atrophiée plus manifeste. Le malade, âgé de trente-six ans, avait perdu la vue dans l'espace de deux années.

La choroïdite disséminée spécifique montre une grande prédisposition à se compliquer de troubles du corps vitré, qui apparaissent spontanément et se dissipent tout aussi vite. Ils peuvent cacher complétement le fond de l'œil, ou du moins le voiler de telle sorte qu'à un examen superficiel on puisse croire à un défaut de transparence de la rétine. Il est rare que cette forme de choroïdite donne naissance à des opacités floconneuses d'une certaine étendue, ou qu'elle entrave la nutrition du corps vitré jusqu'à le liquéfier considérablement.

Les *symptômes généraux* de la choroïdite disséminée spécifique ne diffèrent pas essentiellement de ceux de la choroïdite disséminée simple. Souvent, au début de l'inflammation, les malades accusent à différentes reprises la perception d'un nuage qui ne fait que se montrer et disparaître, et dont la présence leur rend impossible même la lecture de gros caractères. Il est de fait que la maladie, une fois déclarée, altère beaucoup plus la fonction visuelle que la choroïdite disséminée simple ; ce qui s'explique aisément par la localisation des foyers exsudatifs près des parties les plus sensibles de la rétine, où la compression et l'atrophie consécutive doivent avoir des résultats très-fâcheux.

La *marche* et le *pronostic de la choroïdite disséminée* peuvent présenter des variations notables. Ainsi, si l'état général s'améliore sous l'influence d'un traitement approprié, et si la maladie n'a pas encore fait trop de progrès, il est permis d'espérer un rétablissement presque complet. La guérison survenue, c'est à peine si l'irrégularité de la distribution du pigment dans la choroïde peut révéler, à l'examen ophthalmoscopique, l'inflammation récente et la configuration des dépôts produits. Mais il n'en est pas de même lorsque la choroïdite a persisté quelque temps et amené dans le corps vitré des troubles d'une résorption difficile, et quand le tissu de la choroïde a commencé à s'atrophier, une cécité complète en peut être la triste conséquence. La forme spécifique de la choroïdite disséminée, quoique affectant des parties très-importantes du fond de l'œil, est néanmoins d'un pronostic assez favorable, car elle est susceptible de se dissiper sous l'action d'un traitement antisyphilitique bien dirigé. D'ailleurs, il faut convenir que d'une manière générale, dans la choroïdite disséminée le pronostic est bien moins grave que dans les formes atrophiques signalées plus haut, et permet de compter sur une amélioration de la vue bien plus sensible que dans toute autre inflammation des membranes profondes de l'œil.

Traitement. — Il est de la plus haute importance de rechercher avec un soin extrême la cause déterminante de la maladie, afin d'approprier les prescriptions aux exigences de l'état général du sujet. L'attention devra particulièrement se porter, chez les femmes, sur les fonctions utérines, et l'on s'appliquera à régulariser autant que possible le flux menstruel par un traitement local (sangsues au col utérin, etc.).

Comme dans la majorité des cas la choroïdite disséminée doit se rapporter à l'infection syphilitique, il faudra le plus souvent recourir aux médicaments indiqués contre les manifestations de cette diathèse. On prescrira donc un emploi méthodique du sublimé ou du protoiodure de mercure ; ce traitement sera d'autant plus nécessaire que l'on verra survenir des symptômes d'atrophie dans la choroïde. Si la maladie marche avec beaucoup de rapidité, si le corps vitré se trouble notablement, il faudra s'efforcer de produire un commencement de salivation au moyen de frictions avec l'onguent mercuriel.

Tant que durera le traitement, on aura soin : 1° de faire transpirer les malades plusieurs heures par jour en leur faisant prendre des infusions chaudes ; 2° de leur appliquer tous les cinq ou six jours à la tempe la sangsue artificielle de Heurteloup (voy. page 261). Les dérivatifs cutanés (pédiluves, sinapismes aux jambes, ventouses sèches à la nuque) et les boissons diurétiques seront d'un très-bon effet.

Il est bien entendu que les soins ne devront pas s'arrêter au jour où toute trace d'inflammation aura disparu du côté de la choroïde, car l'état général exige des précautions sans lesquelles il surviendrait facilement des rechutes.

ARTICLE V.

CHOROIDITE PARENCHYMATEUSE ET SUPPURATIVE.

A. CHOROÏDITE PARENCHYMATEUSE.

Symptômes anatomiques. — Comme l'iritis parenchymateuse, cette forme de choroïdite montre une tendance particulière à l'hypergénèse des éléments du tissu cellulaire qui la constituent. L'affection peut être plus ou moins circonscrite, ou occuper une étendue notable de la choroïde; mais dans la plupart des cas, elle montre dès le début une altération notable des fonctions nutritives du corps vitré. Ces changements peuvent, nous venons de le dire, se localiser dans certains points de la choroïde; mais il arrive même que l'inflammation n'intéresse pas toute l'épaisseur des parties malades. Ainsi l'hypergénèse des éléments cellulaires se borne parfois à la couche épithéliale où il se forme des amas plus ou moins épais de cellules épithéliales fortement pigmentées et irrégulières, comme cela s'observe parfois autour des foyers morbides de la choroïde parenchymateuse; mais dans la majorité des cas, les cellules du tissu cellulaire qui forment en quelque sorte la tunique adventice des vaisseaux adossés à la chorio-capillaire sont le siége de prédilection de l'altération. L'hypergénèse des éléments cellulaires et l'imbibition séreuse de ces éléments amènent un gonflement considérable des parties affectées de la choroïde, et il va sans dire que la rétine juxtaposée à cette membrane ne saurait demeurer intacte, vu la compression que les produits de nouvelle formation exercent sur elle. Si elle est restée appliquée à la choroïde, elle s'atrophie sensiblement; en cas contraire, elle est détachée de la choroïde par un épanchement séreux, et subit des modifications sur lesquelles nous aurons à revenir.

L'examen ophthalmoscopique montre, lorsque la maladie est restée limitée à la couche épithéliale, des plaques noirâtres irrégulières et très-tranchées à cause du pigment foncé contenu dans les cellules épithéliales agglomérées. Les cellules hexagonales voisines de ces plaques ont conservé leur configuration normale. Lorsque ces amas de cellules sont assez développés pour produire une proéminence des parties, la compression de la rétine qui en résulte a sur les fonctions de cette membrane une influence d'autant plus fâcheuse que les altérations se sont localisées plus près du pôle postérieur de l'œil. Une fois que la maladie s'est étendue au delà de la face interne de la choroïde, une partie de cette membrane se soulève bientôt et fait saillie vers le corps vitré, en donnant un reflet particulier appréciable à la simple inspection, dans les cas où la maladie a pris un développement considérable.

Il se forme ainsi, aux dépens de la choroïde, de véritables tumeurs d'une coloration jaune rougeâtre fréquemment encadrées d'un pigment foncé qui se dégrade, vers les points culminants de la tumeur, en un gris sale. Leur surface est le plus souvent inégale, bosselée, et l'on y aperçoit quelquefois des vaisseaux distendus qui se plongent dans l'épaisseur même de la tumeur où ils disparaissent. Il est tout à fait exceptionnel qu'on puisse, au moyen de l'ophthalmoscope, suivre toutes ces altérations, car, en général, le trouble du corps vitré ou le décollement rétinien s'opposent à un examen minutieux.

Les élevures de la choroïde sont variables quant au nombre, à l'étendue et à la forme. Elles peuvent atteindre une hauteur considérable et se rapprocher tellement du cristallin qu'elles passent presque toujours pour des tumeurs de mauvaise nature; alors, dans la plupart des cas, elles sont recouvertes par la rétine devenue le siége d'une dégénérescence graisseuse avancée, ce qui leur donne la coloration jaune qui leur est propre. D'autres fois les parties de la rétine qui les doublent sont perforées ou déchirées, et le sommet irrégulier des tumeurs proémine dans le corps vitré, comme dans le cas dessiné par M. Liebreich (1). Il est très-probable que les éléments du tissu cellulaire que renferme la rétine prennent part à l'hyperplasie qui caractérise cette forme de choroïdite.

Lorsque les élevures de la choroïde se rapprochent davantage de la face postérieure du cristallin, il devient possible d'en étudier les dispositions à

(1) *Atlas d'ophthalmoscopie*, t. VII, fig. 3 (voyez le *Compte rendu de la Société universelle d'ophthalmoscopie*, 1864, p. 21).

l'éclairage oblique. On observe dans la pupille un reflet particulier, variable dans sa nuance, et l'on distingue parfois à l'œil nu les vaisseaux reposant sur le fond gris jaunâtre qui occupe le sommet des tumeurs choroïdiennes.

Lorsqu'une pareille hypergénèse du tissu choroïdien met un certain temps à se développer et ne s'accompagne que de symptômes inflammatoires faibles, il est encore plus aisé d'en étudier les différentes phases. Dans ces cas, la résorption du corps vitré se fait insensiblement, tandis que si la choroïdite parenchymateuse marche avec rapidité, tout le corps vitré se remplit d'opacités floconneuses qui ne permettent plus de voir du fond de l'œil qu'un reflet verdâtre, dû le plus souvent à une partie décollée de la rétine, mais sur l'origine duquel on ne doit se prononcer qu'avec une extrême réserve.

Selon que la choroïdite parenchymateuse a débuté avec plus ou moins de rapidité, l'injection périkératique est plus ou moins prononcée. La turgescence des vaisseaux ciliaires qui s'élargissent visiblement, l'injection et l'œdème du tissu épiscléral peuvent parfois se localiser sur une portion de la sclérotique, de la même façon que dans la scléro-choroïdite antérieure. L'œil devient sensiblement plus dur au toucher; l'humeur aqueuse se trouble légèrement, la chambre antérieure se rétrécit et les mouvements de l'iris se ralentissent. Pendant que ces symptômes inflammatoires gagnent en intensité, les changements signalés plus haut s'opèrent au fond de l'œil en y prenant une extension variable.

Mais on ne saurait dire que la choroïdite parenchymateuse suive toujours cette marche. Les symptômes inflammatoires peuvent faire complétement défaut; une partie de la rétine se décolle soudainement, et l'œil, au lieu de se ramollir comme il arrive habituellement par suite d'un décollement rétinien, conserve sa tension normale, ou même se durcit; c'est à ce moment que l'inflammation survient, que l'injection périkératique apparaît, et qu'il se produit quelquefois au voisinage de la partie décollée de la rétine des altérations morbides analogues à celles par lesquelles la maladie a débuté. Cet ensemble de symptômes indique que l'on n'a pas affaire à un simple décollement rétinien, mais bien à une choroïdite dont la nature peut rester assez longtemps douteuse. Allons plus loin : les symptômes extérieurs d'inflammation peuvent manquer d'une manière absolue, de sorte que la perte complète de la vue et le reflet particulier que la pupille présente engagent seuls le malade ou ses parents à s'adresser au médecin. De pareils faits s'observent spécialement chez les jeunes enfants.

Une fois que la choroïdite parenchymateuse a pris un certain développement, tout en restant limitée sur une partie circonscrite de la choroïde, il est très-difficile de se prononcer sur la nature du mal et de savoir si l'on a ou non affaire à une tumeur maligne. Il faut donc attendre pour préciser le diagnostic qu'on ait suivi quelque temps les phases de la maladie. Toute l'attention doit se porter sur l'agencement des symptômes qu'il ne faut pas confondre, tantôt avec ceux d'un simple décollement rétinien, tantôt, si la tension de l'œil est prononcée et le corps vitré surchargé d'opacités, avec ceux d'un glaucome inflammatoire chronique, enfin, si l'affection a atteint un développement considérable, avec ceux d'une tumeur maligne du fond de l'œil.

L'*anatomie pathologique* signale dans la choroïdite parenchymateuse à peu près les mêmes changements que dans la forme correspondante d'iritis. L'hypergénèse des éléments cellulaires de la choroïde fournit des masses peu consistantes dans lesquelles on peut observer une foule de cellules et de noyaux libres à divers degrés de développement. Les cellules du stroma ne prennent que peu ou point de part à cette endogénèse et on les trouve fréquemment plus ou moins atrophiées ou dégénérées. La rétine, presque entièrement détruite, est enveloppée dans ces produits d'altération; dans d'autres cas, elle est complétement décollée et renferme, dans une cavité infundibuliforme, les restes du corps vitré lui-même dégénéré. L'atrophie des parties décollées de la rétine est d'autant plus manifeste que le décollement date de plus loin et que, par suite de la compression exercée sur elle, cette membrane s'est plus repliée sur elle-même.

Tandis que les points les plus rapprochés du pôle postérieur ou des parties équatoriales de la choroïde deviennent ainsi le siége d'une genèse abondante de cellules nouvelles, le muscle ciliaire, les procès ciliaires et l'iris peuvent, au contraire, montrer une atrophie prononcée, par suite de la compression qu'ils ont subie et consécutivement à la destruction d'un certain nombre de leurs vaisseaux nourriciers. L'iris décoloré et réduit à une bandelette étroite est repoussé par le cristallin chassé en avant et se met presque en contact avec la cornée. Le cristallin lui-même souffre souvent notablement dans sa nutrition, s'opacifie, et l'on y observe fréquemment des dépôts de sels calcaires. La capsule épaissie adhère à la fossette hyaloïde et ne se détache que difficilement des restes du corps vitré refoulés contre elle par les productions néoplastiques.

La terminaison de la maladie dépend de la marche qu'elle prend alors. Il peut se faire que l'inflammation gagne les parties antérieures de la choroïde, le tissu cellulaire du muscle ciliaire et de l'iris, et que la pression intra-oculaire augmente au point d'amener dans la nutrition de la cornée des troubles assez étendus pour que cette membrane s'ulcère et même se perfore largement.

Le cristallin s'échappe alors de l'œil ainsi que les restes du corps vitré, et la rétine et les produits néoplastiques se faisant jour à travers la plaie de la cornée peuvent en imposer pour une tumeur de mauvaise nature. D'un autre côté, à la suite d'hémorrhagies abondantes, consécutives à une perforation brusque et à la suppression d'une tension outrée des enveloppes de l'œil, il survient fréquemment une suppuration prolongée. Peu à peu, les parois de l'œil se rapprochent, il apparaît des bourgeons charnus à l'endroit où la perforation s'est effectuée et l'organe malade s'atrophie. Mais, malgré la perforation, la maladie ne prend pas nécessairement cette tournure; aussitôt après l'issue du cristallin et des restes du corps vitré, les lèvres de la plaie cornéenne peuvent se rapprocher et se cicatriser assez solidement. Dans ce cas, la phthisie du globe ne se manifeste qu'avec beaucoup de lenteur.

On observe des malades chez lesquels la cornée résiste à l'effort d'une tension excessive, tandis qu'il se fait une ectasie dans une partie circonscrite de la sclérotique, préalablement unie à la choroïde par une inflammation adhésive. Une fois que la distension a atteint un certain degré, les phénomènes inflammatoires diminuent d'intensité et, quoiqu'en pareil cas l'herpergénèse puisse gagner les éléments cellulaires des procès ciliaires et de l'iris, l'œil s'atrophie sans qu'il y ait perforation. Il est extrêmement rare que les masses néoplastiques se fassent jour à travers la sclérotique par les trous destinés au passage des vaisseaux ciliaires antérieurs.

Il semble que, par suite de la compression à laquelle sont soumis un grand nombre des vaisseaux de la choroïde, la chorio-capillaire devienne le siége d'une atrophie qui entraîne bientôt celle de l'œil. On voit diminuer la sérosité dont les agglomérations de cellules nouvelles étaient imbibées, et il en résulte un amoindrissement notable des tumeurs qu'elles constituent. Les cellules nouvelles se ratatinent et tombent en dégénérescence graisseuse. Lorsqu'on examine, à cette époque, les tumeurs choroïdiennes, on les trouve composées d'une trame cellulaire plus ou moins lâche, renfermant des cellules en voie de dégénérescence graisseuse, une foule de noyaux, du pigment libre, des molécules graisseuses et souvent une grande quantité de dépôts calcaires et de cristaux de cholestérine. A mesure que la phthisie de l'œil fait des progrès, les produits néoplastiques perdent leur structure propre, pour se changer en masses amorphes épaisses, ayant quelquefois l'apparence de croûtes calcaires.

On croyait autrefois que ces plaques ou croûtes calcaires, qu'on observait le plus souvent dans les yeux atrophiés à la suite de choroïdite plastique ou parenchymateuse, provenaient d'une transformation directe des éléments de la choroïde. MM. Arlt, Stellwag, J. Meyr, etc., ont démontré qu'au contraire elles ne sont pour la plupart autre chose que des produits inflammatoires modifiés.

Tandis que ces incrustations ne représentent, en quelque sorte, que les résultats d'une métamorphose rétrogressive, on peut observer à la suite des mêmes formes de choroïdite, la transformation des cellules nouvelles en un véritable tissu osseux, renfermant très-nettement des corpuscules osseux, auxquels M. Arnold Pagenstecher (1) a vu aboutir des vaisseaux. Cet auteur a de plus signalé, au sein de ce tissu, des traces de substance médullaire, constituées par des cellules adipeuses et de rares vaisseaux remplis en partie de molécules graisseuses. Ces coques ou plaques osseuses ne se développent aux dépens des éléments de nouvelle formation, et en partie de ceux que la choroïde renferme, qu'à la condition qu'une portion de cette membrane ait conservé assez d'intégrité pour donner lieu à une genèse hétérotopique aussi active. Presque toujours, en pareil cas, les couches profondes de la choroïde sont plus ou moins intactes, tandis que la couche épithéliale est détruite ou montre au pourtour des masses osseuses une hypergénèse abondante. La chorio-capillaire manque près des plaques osseuses, et les cellules du stroma sont, surtout au pourtour des produits morbides, le siége d'une hypergénèse prononcée. Malgré les assertions de M. Meyr (2), il n'est pas jusqu'à présent prouvé que les masses néoplastiques osseuses aient subi préalablement la transformation cartilagineuse.

L'altération dont nous parlons occupe indifféremment tous les points de la choroïde ou de l'iris. Ainsi, tantôt on ne rencontre que de fines paillettes de forme variable et irrégulièrement disséminées, tantôt on observe de véritables coques exactement moulées sur le fond de l'œil, portant l'empreinte du nerf optique et même, dans quelques cas, des procès ciliaires. En même temps qu'on remarque ces changements dans la choroïde, on peut voir des altérations assez semblables dans le cristallin, dans la rétine (principalement dans ses vaisseaux), dans les restes du corps vitré, dans la sclérotique et parfois dans la gaîne du nerf optique.

Symptômes généraux. — Il est aisé de comprendre que ces symptômes doivent varier notablement selon la rapidité avec laquelle marche la maladie et selon l'intensité des phénomènes inflammatoires qui l'accompagnent. Ainsi, lorsque la choroïde affecte une marche lente, c'est à peine si les malades accusent quelques sensations pénibles de tension de l'œil et quelques légères douleurs ciliaires. Si, au contraire, le mal fait des progrès rapides, les douleurs deviennent insupportables et ne cessent que quand, par suite de l'exagération produite dans la pression intra-oculaire, les vaisseaux et les nerfs se sont, en grand nombre, atrophiés, ou quand la cornée s'est perforée.

Les troubles de la vue varient eux-mêmes selon le mode de développement de la choroïdite ; mais il ne faudrait pas chercher une corrélation

(1) *Archiv für Augenheilkunde*, t. VII, A. 2, p. 99.

(2) *Beiträge zur Augenheilkunde*. Vienne, 1850.

intime entre ces désordres et les progrès du mal. En effet, le décollement de la rétine et les altérations nutritives du corps vitré peuvent, à une époque peu avancée de la choroïdite, amener une perturbation marquée dans les fonctions de l'œil.

Il est fort rare que, dès le début, les malades ne soient pas tourmentés par des sensations lumineuses fort désagréables, sensations qui proviennent du tiraillement des éléments de la rétine consécutif au soulèvement de la choroïde.

L'*étiologie* de cette forme particulière de choroïdite est très-obscure. Comme l'iritis parenchymateuse, on l'observe relativement assez souvent sur des sujets atteints de syphilis, chez lesquels elle peut s'associer à l'iritis ou débuter dans les parties profondes, pour se propager ensuite dans les parties antérieures de l'œil. Une lésion de cet organe, par exemple une contusion, peut être une cause de la choroïdite parenchymateuse. Cette affection atteint moins fréquemment les adultes que les enfants débiles ; et c'est dans cette classe de malades que la rapidité avec laquelle elle se développe en impose au médecin, en lui faisant croire qu'il s'agit d'une tumeur carcinomateuse.

Quelques auteurs, en particulier M. Stellwag, prétendent que des inflammations externes chroniques, par exemple des pustules ayant récidivé souvent et siégeant sur la sclérotique, peuvent amener la choroïdite parenchymateuse. Nous devons avouer qu'il ne nous a jamais été possible de la rapporter à cette cause, et qu'il nous paraît douteux qu'une inflammation épisclérale puisse donner naissance à une pareille inflammation de la choroïde.

La *marche* de cette choroïdite peut être des plus insidieuses. Ainsi, comme nous l'avons dit, tout symptôme inflammatoire extérieur peut manquer, en sorte que le reflet particulier de la pupille engage seul à examiner l'œil et est un signe évident de la perte définitive de cet organe. D'autres fois, le rétrécissement du champ visuel et une injection périkératique légère signalent le début de cette funeste maladie. Dans un petit nombre de cas, le cortége des symptômes d'une ophthalmie franche accompagne la destruction rapide de l'organe affecté, destruction qui, dans les cas ordinaires, met plusieurs mois ou même quelques années à s'accomplir. Cependant on peut y observer des temps d'arrêt succédant à des poussées inflammatoires.

On n'a guère d'exemples que la choroïdite parenchymateuse, une fois bien déclarée, se soit terminée par la guérison. Presque toujours l'œil devient phthisique, soit que la suppuration survienne, soit que l'organe s'atrophie lentement. Dans ce dernier cas, la cornée se réduit suivant tous ses diamètres, mais conserve souvent une transparence parfaite. Le cristallin peut aussi rester transparent pendant un temps fort long, et lorsqu'il s'opacifie, on y découvre fréquemment des dépôts calcaires et des cataractes capsulaires. La pupille est, en général, irrégulièrement dilatée, et l'iris, plus ou moins atrophié, adhère par son bord pupillaire à la capsule. Il ne reste que des traces du corps vitré, et ces restes sont appliqués contre la fossette hyaloïde à laquelle viennent s'adosser les plis de la rétine décollée. Si l'atrophie de l'œil a mis beaucoup de temps à s'effectuer, la rétine est réduite à une trame mince de tissu cellulaire.

L'œil peut rester dans cet état des années entières, tandis que, chez certains sujets, et probablement par suite du déplacement de masses calcaires ou osseuses (résultant assez facilement d'une contusion de l'œil) et par suite d'hémorrhagies survenues aux dépens des derniers vaisseaux de la choroïde, on peut voir un œil à demi atrophié se prendre d'une nouvelle inflammation. Alors reparaissent des douleurs ciliaires intenses, et il peut se manifester dans l'œil sain des symptômes d'irritation sympathique désespérants pour le malade.

B. — CHOROÏDITE SUPPURATIVE.

Anatomie pathologique. — Cette forme de choroïdite ne diffère de la précédente que par une évolution plus rapide. Le trait principal de cette maladie consiste dans une hypergénèse très-active des éléments du tissu cellulaire de la choroïde qui, au lieu de donner naissance à du tissu cellulaire néoplastique, à la vérité peu durable et destiné à s'atrophier bientôt, ne fournit guère que des cellules de pus. Comme dans la choroïdite parenchymateuse, c'est en particulier, d'après les recherches de M. Schweigger (1), des éléments du tissu cellulaire assez abondant qui entoure les vaisseaux choroïdiens les plus voisins de la chorio-capillaire que naissent les globules de pus. Il s'accumulent donc surtout le long de ces vaisseaux, en sorte que la maladie débute dans les couches les plus internes de la choroïde et n'atteint la *lamina fusca* qu'au bout d'un certain temps. On comprend ainsi que cette maladie, par la façon dont elle se localise, doive surtout affecter la chorio-capillaire, et puisse, par la rétraction cicatricielle consécutive, même s'il survient un temps d'arrêt dans la production des éléments de pus, entraîner l'atrophie de la chorio-capillaire et finalement celle de l'œil.

La production des globules de pus dans les éléments du tissu cellulaire de la choroïde se complique de deux ordres de faits distincts : *a.* d'une altération concomitante des autres éléments cellulaires de la choroïde;

(1) *Archiv für Augenheilkunde*, t. V, A. 2, p. 216, et t. IX, A. 1, p. 193.

b. d'une transsudation de sérosité à la surface et dans la parenchyme de cette membrane.

a. Les changements qu'on observe dans les cellules étoilées et pigmentaires (pl. II, fig. 3) se rapportent bien moins à une endogénèse de cellules qu'à une atrophie par dégénérescence graisseuse. D'autres fois, le pigment que ces cellules contiennent se détruit, elles se ratatinent, deviennent très-transparentes et disparaissent. Enfin, chez certains sujets, elles conservent à peu près leur intégrité et renferment une quantité notable d'un pigment très-foncé. On peut en dire autant de la couche des cellules pigmentaires hexagonales. Le plus souvent elles perdent leur forme régulière ainsi que leur pigment et constituent des plaques tout à fait transparentes; tandis que dans d'autres cas, comme dans la choroïdite parenchymateuse, elles semblent le siége d'une hypergénèse très-active et forment des amas de cellules fortement pigmentées, ovalaires et dont les agglomérations peuvent faire relief sur la choroïde.

b. A propos de la choroïdite parenchymateuse, nous avons insisté sur ce fait que la formation en masse de nouvelles cellules se complique aisément d'une transsudation séreuse assez abondante au sein des produits néoplastiques et dans leur voisinage. Ce phénomène est bien plus tranché dans la choroïdite suppurative; ici, en effet, il s'opère à la surface de la choroïde une exsudation séreuse qui peut, en un temps très-limité, amener un décollement complet de la rétine. D'un autre côté, on peut observer la même transsudation de sérosité et de produits coagulables dans le parenchyme même de la choroïde, dont les différentes couches se soulèvent alors sous forme de bosselures, sans que pour cela la rétine se détache.

Tandis que ces changements s'effectuent dans la choroïde, le corps vitré se trouble sensiblement, et bientôt, si la maladie a pris beaucoup d'extension et marche avec rapidité, il s'infiltre de globules de pus, perd peu à peu sa structure normale et, dans les cas extrêmes, n'offre plus qu'une masse purulente épaisse.

La rétine est ordinairement vouée à une destruction plus ou moins complète, surtout lorsqu'elle s'est détachée en totalité et est fortement repliée sur elle-même.

La choroïdite suppurative peut rester circonscrite dans quelques cas exceptionnels; mais généralement elle éclate sur différents points à la fois, gagne une étendue notable de la choroïde, amène dans le tissu iridien des changements analogues à ceux que nous venons de décrire, et se termine par la destruction de l'œil.

Symptômes anatomiques. — Pour qu'il soit possible de diagnostiquer une choroïdite suppurative, il est nécessaire qu'on ait sous les yeux l'ensemble des symptômes dont cette inflammation s'accompagne, car on ne saurait pour cela s'adresser à l'examen ophthalmoscopique. Ainsi, il est encore bien plus difficile de démontrer directement la maladie sur le vivant, qu'il ne l'a été pour la choroïdite parenchymateuse, sauf toutefois dans les cas où, consécutivement à une blessure étendue de la sclérotique et de la choroïde, on voit le pus s'échapper de l'intérieur de l'œil, ainsi qu'il arrive encore lorsque l'inflammation a fini par perforer la cornée.

La maladie débute, en général, comme une ophthalmie aiguë, et comme elle marche habituellement avec beaucoup de rapidité, elle gagne bientôt les parties antérieures de la choroïde et de l'iris; l'humeur aqueuse se trouble, la chambre antérieure diminue de capacité, le bord de la pupille se fixe au cristallin; bientôt il se fait dans la chambre antérieure des collections purulentes abondantes, et la cornée entravée dans sa nutrition s'opacifie et entre en suppuration. Le tissu épiscléral est fortement injecté et tuméfié, et la conjonctive qui le recouvre est hypérémiée et imbibée de sérosité (*chemosis*). Les paupières participent plus ou moins à cet œdème. Par suite du gonflement du tissu cellulaire qui double la capsule de Ténon, le globe de l'œil proémine un peu en avant. Il est dur et très-sensible au toucher. Le chémosis et la coloration foncée de l'injection pourraient en imposer à un observateur inattentif pour les premiers symptômes d'une ophthalmie purulente très-intense; mais l'absence de gonflement dans la conjonctive qui recouvre le tarse, le manque de sécrétion morbide et l'abolition complète de la vue qui peut exister dès cette époque, suffisent pour prévenir une pareille méprise. Bientôt les désordres qui se manifestent dans les fonctions de l'iris, les accumulations purulentes qui se font dans la chambre antérieure, et l'extension du mal à la cornée elle-même, enlèvent tous les doutes qui pourraient rester au médecin sur la nature de l'inflammation.

Symptômes généraux et marche de la maladie.— Comme nous l'avons dit, la choroïdite suppurative affecte presque toujours une marche très-rapide. Les douleurs de plus en plus vives qui occupent l'œil et la région sus-orbitaire tourmentent le malade. Dans un temps très-court, la vue se perd complétement du côté atteint, pendant que les malades sont constamment sujets à des sensations lumineuses subjectives fort pénibles. Les désordres fonctionnels sont dus essentiellement à l'œdème de la rétine et au trouble du corps vitré. A mesure que la suppuration augmente dans l'organe affecté, la tension des enveloppes de l'œil va croissant, et les douleurs deviennent insupportables. Aussi l'organisme ne tarde pas à en éprouver le contre-coup. Il survient une fièvre violente qui s'accompagne d'une anorexie complète, et chez certains sujets, de vomissements opiniâtres. La choroïdite atteint en peu de jours son summum d'intensité, et les malades ne sont débarrassés de leurs tourments que lorsque, à la suite de la suppuration et de la perforation de la cornée, une portion du contenu du globe et des produits inflammatoires s'est épanchée au dehors.

Il est bien plus rare de voir la sclérotique perforée à la suite de cette inflammation suppurative généralisée (*panophthalmitis*), et si l'on observe ce mode de terminaison, l'ouverture se fait de préférence à l'insertion des muscles droits, comme nous avons pu le constater dans un cas de choroïdite suppurative consécutive à une extraction de cataracte, cas analogue à celui que cite M. Arlt.

Heureusement la choroïdite suppurative ne montre pas toujours autant de violence dans l'ensemble de ses symptômes, surtout lorsqu'elle s'est localisée dans une partie circonscrite de la choroïde. Alors l'injection et le gonflement du tissu épiscléral sont peu accusés, la tension de l'œil est presque normale, et loin que la cornée se perfore, l'œil s'atrophie insensiblement sans que le pus se soit fait jour au dehors.

Étiologie. — La plupart des cas de choroïdite suppurative se rapportent à des blessures de l'œil, soit que la choroïde ait été contusionnée, soit qu'elle ait été directement atteinte par le corps vulnérant. Ainsi, on voit fréquemment éclater cette choroïdite après la pénétration d'un corps étranger dans l'œil (morceau de capsule), ou après le déplacement du cristallin (abaissement, commotion de l'œil). Le cristallin joue alors le rôle d'un corps étranger. La présence d'un cysticerque assez rarement observée, il est vrai, dans les parties profondes de l'œil, peut donner lieu aux mêmes accidents.

La prédisposition que certains sujets semblent offrir aux inflammations suppuratives en général tient dans l'étiologie de cette maladie une place importante. Ainsi, on peut la voir se manifester après une simple blessure, une piqûre de la cornée, après une perforation de cette membrane, préalablement ulcérée, ou enfin, après des blessures chirurgicales. La maladie apparaît d'autant plus facilement que la circulation de la choroïde et la constitution de ses éléments ont été plus profondément modifiées par des inflammations antérieures. C'est ce que prouve la facilité avec laquelle la choroïdite éclate sur des yeux opérés de staphylôme ou qui ont été pendant longtemps le siége d'une fistule cornéenne. Ainsi, la choroïdite suppurative s'observe souvent après l'excision d'une petite portion d'un staphylôme sclérotical, surtout si l'on n'a pas pris la précaution d'appliquer une ligature.

La même inflammation peut être la conséquence de maladies graves de la conjonctive qui ont notablement intéressé le tissu épiscléral, et se sont compliquées d'une perforation. En pareil cas, la choroïdite peut éclater sans que l'inflammation externe ait préalablement gagné l'iris.

Fréquemment la choroïdite suppurative a été observée comme symptôme de métastase dans la pyohémie, principalement dans les fièvres puerpérales graves et la phlébite des veines ombilicales du nouveau-né. Elle se rencontre moins facilement dans l'infection purulente qui résulte d'une suppuration étendue ou d'une carie osseuse. Enfin, la choroïdite suppurative complique parfois les fièvres paludéennes, la fièvre typhoïde et la pustule maligne. Dans ces cas, la terminaison de la maladie est le plus souvent fatale.

Traitement de la choroïdite parenchymateuse et suppurative. — Il va sans dire que le traitement de ces affections ne peut être que prophylactique et ne peut être dirigé que contre les symptômes. Si elles reconnaissent une cause traumatique, cause qui continue à entretenir l'irritation de l'organe malade, il faut la supprimer le plus promptement et le plus complétement possible (s'il s'agit par exemple d'un corps étranger introduit dans l'œil, d'un cristallin luxé, etc.).

Au début de la maladie, on doit faire tous ses efforts pour l'entraver dans sa marche : la méthode qui, en pareille circonstance, a donné le plus de bons résultats, consiste à administrer le mercure à haute dose, en sorte d'amener très-vite les premiers symptômes d'intoxication (salivation). Qu'il nous suffise de dire qu'il ne faut pas songer à user de ce moyen lorsque la maladie a déjà fait des progrès étendus, lorsque la vue est abolie depuis quelque temps, et que l'état général du sujet repousse un traitement aussi énergique.

De même, ce n'est qu'au moment de l'invasion du mal qu'il est permis d'en combattre les symptômes inflammatoires excessifs, en posant à la tempe un certain nombre de sangsues pour en obtenir une émission locale continue, et en appliquant sur l'œil affecté des compresses froides ou glacées. Si la maladie est avancée, si des masses purulentes ont apparu dans la chambre antérieure, et si la tension de l'œil a considérablement augmenté, il faut tâcher de remédier aux violentes douleurs qui accompagnent ces phénomènes par des paracentèses réitérées, ou, si cela est insuffisant, par l'excision d'une large portion de l'iris, opération très-propre à diminuer notablement, en pareil circonstance, la tension excessive des enveloppes de l'œil.

Dans beaucoup de cas où la suppuration est devenue manifeste, on procure un soulagement très-sensible en prescrivant l'emploi continu de compresses chaudes ou de cataplasmes. Les narcotiques sont d'un excellent effet pour calmer les douleurs et l'excitation du malade, et les injections sous-cutanées de morphine au pourtour de l'œil remplissent parfaitement cette indication.

Lorsque la suppuration s'est étendue à tout le tractus uvéal en s'accompagnant d'une tension énorme des enveloppes de l'œil, lorsqu'une fois on a perdu jusqu'à l'espoir de conserver l'aspect extérieur de cet organe, il faut, pour mettre fin aux souffrances atroces qui résultent de cet état, recourir tout de suite à une large paracentèse de la sclérotique, pour donner issue à une portion considérable du contenu de l'œil, ou à l'énucléation du globe, selon la méthode de Bonnet. Pour arrêter son choix à l'une ou à l'autre de ces opérations, on devra se guider sur l'état général du sujet et sur les conditions sociales dans lesquelles il se trouve. En effet, par l'énucléation on met promptement un terme aux tourments du malade, en même temps qu'on lui assure une guérison rapide ; tandis qu'en fendant la sclérotique, on doit s'attendre à une suppuration longue et pénible ; mais cet inconvénient est en partie compensé par les avantages qui consistent à laisser dans l'orbite un moignon plus apte à recevoir un œil artificiel. On ne devra pas hésiter un seul instant à pratiquer l'énucléation d'après la méthode de Bonnet, si l'état général du malade donne à supposer qu'une suppuration prolongée pourrait lui être funeste, et s'il a pénétré dans l'organe malade un corps étranger dont la présence fasse craindre une inflammation sympathique de l'œil resté sain jusque-là.

On réussit souvent, si l'on traite à temps ces formes de choroïdite, au moyen du mercure, des paracentèse réitérées et de l'iridectomie, à enrayer la marche de la maladie, et sinon à conserver les fonctions de l'organe malade (ce qui n'est possible que lorsque l'affection est restée très-limitée), du moins à provoquer une atrophie lente et modérée, telle que la configuration de l'œil n'en souffre pas trop, et que le malade ne soit pas forcé d'avoir recours à la protèse oculaire.

Pendant toute la durée du traitement, on aura soin d'éloigner du malade toute cause capable de lui congestionner la tête : on le fera coucher dans une pièce sombre, et, le mettant à un régime sévère, on surveillera attentivement son état général, principalement dans les cas où l'on aura affaire à une choroïdite suppurative symptomatique.

ARTICLE VI.

BLESSURES DE LA CHOROÏDE, APOPLEXIES, DÉCOLLEMENT.

Les *blessures* qu'on a pu constater dans la choroïde sont de deux sortes : les unes s'accompagnent d'une lésion de l'enveloppe externe ; les autres sont le résultat d'une contusion, et n'ont pu être reconnues que dans ces derniers temps. A propos des ruptures de la sclérotique, nous avons dit qu'il était extrêmement rare de les observer dans les régions où la capsule de Ténon et les insertions tendineuses des muscles doublent la sclérotique, membrane elle-même assez résistante ; mais, en pareil cas, la violence qui n'a pas été suffisante pour amener la déchirure de l'enveloppe fibreuse peut avoir déterminé celle des membranes qui la tapissent intérieurement ; on a signalé des cas (de Graefe (1) et de Ammon (2) en ont observé), où cette déchirure s'est bornée à la choroïde. En effet, la réunion de cette dernière avec la sclérotique est bien plus intime que celle qu'elle contracte avec la rétine.

Aussitôt après l'accident, il n'est guère possible de constater les altérations de la choroïde, à cause du sang épanché à sa surface; mais au bout de quelques semaines, les produits de l'hémorrhagie se résorbent et l'on peut constater aisément la déchirure de la choroïde sous forme d'une bandelette nacrée, blanchâtre, due au reflet de la sclérotique et fréquemment encadrée d'un bord foncé résultant d'anciennes apoplexies. Si la rétine n'a pas été comprise dans la déchirure, on s'en aperçoit sans peine par ce fait qu'il est possible de poursuivre les vaisseaux rétiniens au delà de l'espace où la choroïde fait défaut.

Lorsqu'à la suite d'une blessure faite par un instrument tranchant, la sclérotique est seule intéressée et offre une ouverture béante due à la rétraction du tissu sclérotical, la choroïde ne fait que très-exceptionnellement hernie au dehors. Le plus souvent elle se rompt et les lambeaux entraînés hors de l'œil par le corps vitré qui s'échappe peuvent être le siége d'une hémorrhagie très-abondante.

Les *apoplexies* de la choroïde sont assez fréquentes. Elles varient de siége et d'étendue. On les rencontre tantôt entre la sclérotique et la choroïde, dans le tissu lâche qu'on a décrit sous le nom de *lamina fusca*, tantôt à la surface interne de la choroïde, où elles peuvent soulever la lame élastique, la déchirer, pénétrer alors dans la rétine, la détacher ou même la perforer. Il semble que l'endroit où l'hémorrhagie s'effectue ait une grande influence sur la direction que prend le sang épanché. Ainsi, si une apoplexie se fait vers l'*ora serrata*, où la rétine offre très-peu d'épaisseur, celle-ci se laisse plus aisément perforer que si l'accident intéresse des parties voisines de la papille où cette membrane se prête mieux au décollement.

Le sang peut-il traverser la rétine pour s'épancher dans le corps vitré? Ce fait, révoqué en doute par quelques auteurs, est aujourd'hui parfaitement acquis à la science. M. Esmarch (3) rapporte à l'appui de cette assertion une observation fort curieuse. Le sang avait perforé la rétine en dedans et en bas de la macula, il formait un appendice conique d'une coloration rouge foncé, dont le pédicule était entouré d'un anneau rouge clair provenant d'une apoplexie choroïdienne, et le tout ressemblait parfaite-

(1) *Archiv für Augenheilkunde*, t. I, A. 1, p. 402.
(2) *Ibid.*, t. I, A. 2, p. 120.
(3) *Ibid.*, t. IV, A. 1, p. 350.

ment à une langue tirée entre deux lèvres rouges. On put suivre la résorption progressive de cette masse coagulée, et il n'en resta finalement qu'une petite tache noirâtre, mal limitée, de la grandeur d'une tête d'épingle, située dans la choroïde, tandis que la rétine ne laissait voir aucune altération.

Les apoplexies de la choroïde forment des taches rondes, irrégulières, variant du jaune clair au rouge foncé, et elles diffèrent par leur configuration des épanchements sanguins situés dans les couches les plus internes de la rétine qui affectent souvent une forme striée en rapport avec la direction des fibres nerveuses. Mais ce caractère différentiel ne regarde point les apoplexies étendues de la rétine qui, après avoir pénétré toutes les couches de cette membrane, s'épanouissent à la surface de la choroïde où elles offrent la même disposition que les apoplexies choroïdiennes. Les rapports des foyers apoplectiques avec les vaisseaux rétiniens peuvent seuls, dans certains cas, permettre de les différencier quant à leur siége.

L'influence fâcheuse que ces épanchements sanguins exercent sur les fonctions de la rétine dépend de leur emplacement, de leur étendue et de la rapidité avec laquelle l'hémorrhagie s'est produite. Celle-ci peut être entretenue par des troubles circulatoires qui s'opposent à la résorption des épanchements ou la retardent, et par la destruction d'un certain nombre d'éléments de la rétine consécutive à l'apoplexie. Si l'hémorrhagie s'est produite rapidement, elle favorise la destruction des couches les plus internes de la choroïde et les plus externes de la rétine, car il semble que ces épanchements aient bien moins de tendance à se propager vers la sclérotique. Si le sang s'est épanché avec lenteur et en petite quantité, la destruction signalée n'est pas autant à craindre; après la résorption du sang, les apoplexies choroïdiennes laissent une tache blanchâtre limitée le plus souvent par un bord pigmenté.

Les hémorrhagies de la choroïde peuvent résulter soit d'une lésion directe de l'œil, soit de troubles survenus dans la circulation générale. Aussi ont-elles été signalées à propos des maladies hydrophthalmiques (glaucome, scléro-choroïdite).

Les désordres fonctionnels dont ces apoplexies sont la cause dépendent du siége qu'elles occupent, et elles peuvent rester inaperçues lorsqu'elles occupent les parties équatoriales du globe oculaire. En général, la résorption de ces épanchements met beaucoup de temps à se faire, et la coloration rouge qu'ils donnent aux parties de la choroïde qu'ils occupent peut persister pendant un temps fort long; elle se change ultérieurement en une coloration blanchâtre, d'autant plus accusée, que les éléments de la choroïde affectée se sont plus atrophiés.

Il est clair que cette affection ne réclame aucun traitement spécial, attendu qu'elle est, le plus souvent, liée à des maladies qui nécessitent des soins propres. On doit, en pareil cas, porter son attention sur l'état du cœur, des artères (artério-sclérose) et par un régime surveillé, s'efforcer de combattre toute tendance à la constipation et aux congestions vers la tête.

Le *décollement de la choroïde* est un accident qu'on n'observe que très-rarement, abstraction faite des cas où cette membrane est soulevée par une tumeur sous-jacente. La choroïde décollée par un épanchement séreux ou sanguin fait saillie dans le corps vitré, en poussant devant elle la rétine qui, au début de la maladie, ne s'en détache généralement que dans la partie la plus déclive du décollement, mais plus tard s'en sépare plus ou moins complétement. La coloration du décollement choroïdien varie du rouge jaunâtre au rouge foncé; sa surface est lisse, on y distingue parfois quelques vaisseaux choroïdiens à travers la rétine, et l'aspect de l'ensemble est celui d'une tumeur consistante et tout à fait immobile, caractères au moyen desquels on distingue aisément cette altération du décollement rétinien. On étudie facilement ces dispositions au moyen de l'ophthalmoscope à image droite ; mais la proéminence que fait la partie soulevée de la choroïde, si elle est portée assez loin, permet même de l'examiner directement ou à l'aide de l'éclairage oblique.

Il faut avouer que l'anatomie pathologique n'est pas encore venue confirmer le diagnostic, dans les cas peu nombreux observés jusqu'à présent, sauf dans ceux où la choroïde était soulevée par une tumeur (de Graefe), ou par un épanchement sanguin (Arlt, Stellwag). Il est donc très-naturel, lorsqu'on se trouve en présence d'une altération de cette nature, d'hésiter à se prononcer pour un simple épanchement sous-choroïdien, vu que la choroïde, quoique assez peu intimement fixée à la sclérotique, n'en est détachée qu'avec une certaine difficulté par un simple épanchement séreux. Le médecin devra, par conséquent, soupçonner l'existence d'une tumeur de mauvaise nature, jusqu'au moment où, la maladie se terminant par une irido-choroïdite, il surviendra dans l'organe affecté des symptômes évidents d'atrophie; en pareille circonstance, il se guidera encore sur la diminution progressive de la tension intra-oculaire.

Le décollement de la choroïde qui survient consécutivement à une suppression instantanée de la pression interne de l'œil, est la conséquence d'une hémorrhagie abondante dans le tissu cellulaire désigné sous le nom de *lamina fusca.* On l'observe particulièrement après une large blessure, une perforation étendue de l'œil, et elle peut être encore la conséquence fâcheuse de l'ablation d'un staphylôme. Dans ce cas, non-seulement la partie décollée de la choroïde, en se déchirant sous l'action qui s'exerce sur elle d'arrière en avant, peut donner lieu à des hémorrhagies très-inquiétantes, mais, en outre, cet accident est fréquemment cause de la suppuration et de l'atrophie complète de l'œil.

ARTICLE VII.

TUMEURS DE LA CHOROIDE.

Lorsque l'ophthalmoscope souleva le voile qui, jusque-là, avait soustrait à l'observation directe les altérations du fond de l'œil, on put espérer suivre dans toutes les phases de leur développement, les différentes tumeurs qui y ont leur siége (1). Mais on s'aperçut bientôt que des obstacles insurmontables et inhérents, pour la plupart, à la nature du mal, s'y opposaient d'une manière absolue. En effet, les phénomènes de réaction inflammatoire et la compression exercée sur les vaisseaux par les produits néoplastiques amènent, en général, non-seulement des troubles notables dans la transparence du corps vitré, mais encore une transsudation séreuse qui détache les parties de la rétine sus-jacentes aux parties altérées de la choroïde.

Laissant de côté les tumeurs qui dépendent de la choroïdite parenchymateuse et qui ont été décrites par les auteurs sous le nom de *tumeurs bénignes de la choroïde* et *du corps ciliaire*, nous ne nous occuperons ici que de l'épaississement verruqueux de la lame élastique, du sarcome, du cancer médullaire et mélanique, des tubercules et des kystes (hydatides) de la choroïde.

A. — *L'épaississement verruqueux de la lame élastique* (*dégénérescence colloïde de l'hyaloïde choroïdienne*) a été, pour la première fois, décrit par M. Wedl (2); MM. Donders (3) et Müller (4) l'ont étudié avec beaucoup de soin et y ont vu une altération sénile qui, comme le montre très-nettement la figure 4, pl. II, consiste dans la production à la surface de la membrane élastique de la choroïde, d'élevures transparentes, de forme et de grandeur variables, le plus souvent rondes ou ovales. Elles sont entourées d'un cercle noirâtre constitué par les cellules pigmentaires qu'elles ont soulevées, écartées, déformées, ou même en partie détruites. A la simple inspection, mieux encore à la loupe, on voit

(1) Voici ce que M. Desmarres publiait à ce sujet : « La présence de tumeurs de diverses natures prenant leur point de départ soit dans la choroïde, soit dans la sclérotique, peut être facilement constatée à l'aide de l'ophthalmoscope par les changements de forme qu'elles imprimeent au champ éclairé. Le staphylôme est de ce nombre. » (Tome III, 1858, p. 438).

(2) *Grundzüge der pathologischen Histologie.* Vienne, 1854, p. 330.

(3) *Archiv für Augenheilkunde*, 1855, t I, A. 2, p. 107.

(4) *Ibid.*, 1856, t. II, A. 2, p. 1.

qu'elles occupent une zone plus ou moins large, ordinairement située vers les parties équatoriales de l'œil, où elles constituent de petites taches arrondies, larges de 1/4 — 1/2 millimètre, dans l'étendue desquelles le pigment fait défaut. On les observe presque constamment dans les yeux des personnes qui ont dépassé la soixantaine, bien plus rarement chez celles qui n'ont pas atteint quarante-cinq ans, et très-exceptionnellement au-dessous de trente ans.

M. Donders, qui reconnut le premier cette affection pour une altération sénile, la rapporte à un changement morbide des nucléoles des cellules épithéliales pigmentaires, nucléoles qui, se transformant en une masse colloïde, acquièrent un volume de plus en plus considérable et finissent par détruire la cellule mère. M. H. Müller combat cette manière de voir. Ce que le professeur d'Utrecht, dit-il, a pris pour des noyaux qui s'agrandissent, n'est autre chose que de petites élevures, développées aux dépens de la membrane élastique et qui soulèvent et distendent la cellule hexagonale pigmentaire. Par l'accroissement progressif de ces saillies, les cellules épithéliales se déplacent, se déforment et probablement aussi se détruisent. M. Müller s'appuie d'observations prises sur des vues de profil de la choroïde, où il a pu constater que ces bosselures se perdent insensiblement dans les parties voisines de la membrane élastique. En même temps qu'elle s'épaissit, cette membrane semble changer de caractères physiques et la chorio-capillaire participe à cette altération. La lame élastique, souvent épaissie dans sa totalité, même au niveau des points où il n'existe pas de saillies verruqueuses, perd de sa résistance et se déchire facilement.

Les excroissances sont très-dures, résistent à l'action de tous les réactifs et ne disparaissent que par l'ébullition avec les alcalis concentrés, caractères qu'elles partagent, du reste, avec la membrane qui, très-probablement, leur a donné naissance. MM. Wedl et Donders (et principalement ce dernier) n'ont désigné ce changement sénile de la choroïde sous la dénomination de dégénérescence colloïde, que faute de pouvoir la ranger dans un ordre d'altérations bien déterminé.

Ces épaississements circonscrits de la lame élastique de la choroïde, montrent souvent des dépôts de graisse, de pigment ou de sels calcaires. Les sédiments calcaires qu'on y rencontre assez fréquemment, ne sont pas moins communs dans la lame élastique annexée aux procès ciliaires et où M. Müller a décrit une disposition particulière désignée sous le nom de *reticulum* (page 232).

On n'a pas encore le secret du mode de développement de cette curieuse altération. M. H. Müller a fait, sur cet objet, des recherches minutieuses qui démontrent que l'action des réactifs varie selon qu'elle porte sur les couches internes ou sur les couches externes de la lame élastique, ce qui donne à supposer que l'épaisseur de cette membrane augmente par apposition d'éléments nouveaux. Ainsi, sur certaines préparations, une ligne assez tranchée sépare une couche garnie de saillies verruqueuses du reste de la lame élastique. Dans les cas où l'épithélium sus-jacent à ces bosselures était détruit, il n'est pas surprenant qu'on ait pu prendre pour la couche épithéliale altérée le stratum limité par la ligne de démarcation ci-dessus mentionnée, en considérant la couche extérieure (sous-jacente) comme la lame élastique elle-même plus ou moins intacte. Jusqu'à présent, rien ne prouve que les cellules épithéliales de la choroïde prennent une part active à l'altération sénile dont nous nous occupons ; il est possible que, d'après des recherches ultérieures, on leur accorde définitivement ce rôle.

Quelle est maintenant l'influence du développement de ces saillies verruqueuses sur les fonctions de l'œil? Si elles sont volumineuses et en grand nombre, elles doivent, sans aucun doute, comprimer les éléments délicats de la rétine. Aussi quelques auteurs les regardent-ils comme une des principales causes de l'amblyopie sénile. Mais il ne faut pas oublier qu'elles siégent de préférence sur les parties de la choroïde comprises entre l'équateur de l'œil et l'*ora serrata*, qu'elles sont plus rares au voisinage du pôle postérieur, qu'elles se développent avec beaucoup de lenteur, et que, pour ce motif, elles n'occasionnent généralement que des troubles peu sensibles de la vue.

Cette disposition explique encore pourquoi ces élevures échappent, le plus souvent, à l'examen ophthalmoscopique: quelques irrégularités dans la répartition du pigment, puis un reflet particulier, grâce auquel la portion comprise dans le champ de l'ophthalmoscope (surtout à image droite) prend un aspect légèrement onduleux; tels sont, selon nous, les seuls caractères, du reste peu tranchés, auxquels on puisse reconnaître ces changements séniles.

B. — Le *sarcome* (*tumeur fibro-plastique*) n'a été jusqu'à présent observé qu'assez rarement, et ce n'est qu'exceptionnellement qu'on a pu, par la dissection, trouver dans la choroïde le point de départ de cette altération. Nous donnons ici quelques observations de sarcome plus propres qu'une simple description à bien faire ressortir le mode d'apparition, la marche et la nature de cette affection.

OBSERVATION I (1). — *Sarcome de la choroïde avec mélanose et décollement (hémorrhagique) complet de la rétine.* — M. T..., âgé de cinquante-

(1) C'est à M. Henri Dor (*Archiv für Aug.*, t. IV, A. 2, p. 244) que nous empruntons la plus intéressante de ces observations, en regrettant de ne pouvoir, faute d'espace, la citer dans sa totalité.

huit ans, homme robuste, est atteint depuis plusieurs années d'une maladie chronique du foie qui l'incommode peu. Au commencement de septembre 1858, il s'aperçut un matin, en fermant par hasard l'œil gauche, qu'un rideau noir couvrait une partie du champ visuel de son œil droit. Ce rideau, situé obliquement et en dedans, s'étendit de plus en plus, et, au bout d'un mois, il voilait complétement l'œil affecté. Le cristallin s'opacifia ensuite, et au mois d'octobre, époque à laquelle le malade se présenta, l'examen ophthalmoscopique n'était déjà plus possible. Ce n'est qu'au mois de janvier que des attaques de douleurs nocturnes commencèrent à tourmenter le sujet. Ces attaques se rapprochèrent progressivement, et vers la fin de février, les souffrances étaient continues, en même temps que les vaisseaux conjonctivaux se montraient très-injectés. Le traitement antiphlogistique institué resta inefficace, et vers le mois de mai, les douleurs diminuèrent spontanément. L'été se passa assez bien, mais, vers le 22 décembre 1859, les douleurs ciliaires reparurent avec toute leur intensité. L'œil, dur au toucher, ne proéminait pas, la chambre antérieure était réduite à son minimum, et les vaisseaux conjonctivaux fortement hypérémiés. Une paracentèse pratiquée pour calmer les douleurs resta sans fruit.

Diagnostic. — Décollement de la rétine avec une complication grave, mais encore indéterminée. Le 24 janvier 1860, l'œil malade fut énucléé à cause des souffrances qu'il causait, et pour prévenir une irritation sympathique de l'autre moitié du sens visuel.

L'œil conservé dans une solution de bichromate de potasse avait sensiblement ses dimensions normales. En le ponctionnant pour y faire une section verticale, on vit s'écouler une quantité assez considérable d'un liquide brun, dans lequel nageaient des coagulums d'une coloration jaune brunâtre. A la partie inférieure et externe de la choroïde, se trouvait une tumeur qui proéminait dans l'intérieur de l'œil ; sa hauteur et ses diamètres équatoriaux mesuraient 14 millimètres, la largeur de sa base, 17 millimètres. La rétine, complétement décollée et réduite à une bandelette qui s'élargissait vers la face postérieure du cristallin, circonscrivait une petite cavité infundibuliforme, contenant une masse grisâtre gélatineuse, reste du corps vitré. Le cristallin opacifié n'était séparé de la cornée que par l'iris.

Examen microscopique. — Les masses coagulées qui s'étaient échappées à l'ouverture de l'œil, ne sont composées que de globules sanguins. La tumeur siége dans la choroïde dont la couche épithéliale la recouvre. Sur la coupe, elle présente un aspect marbré et une coloration mêlée de gris, de brun et de noir. Sa consistance est celle d'une masse fibreuse, et elle ne contient pas de liquide. Le microscope y montre du tissu fibreux ou, pour mieux dire, du tissu cellulaire composé de nombreuses cellules fusiformes (avec un noyau distinct et souvent des prolongements multiples), tissu cellulaire où s'aperçoivent beaucoup de cellules pigmentaires allongées ou rondes. Au centre de la tumeur, ces dernières ont déjà subi en grande partie la dégénérescence graisseuse. Un faible grossissement (25 à 50 diamètres) permet de reconnaître sur la section de la tumeur que cette masse mélanotique, émanée de sa base, rayonne dans plusieurs directions, comme si les cellules pigmentaires s'étaient développées peu à peu par contiguïté dans la tumeur même. On peut donc supposer que la tumeur fibro-plastique, le sarcome, a préexisté aux éléments mélanotiques. La masse sarcomateuse elle-même est probablement due à une simple hypergénèse (hyperplasie) des éléments du tissu cellulaire de la choroïde. Rien dans la tumeur ne rappelle la structure aréolaire de la dégénérescence cancéreuse. A sa base, la couche vasculaire de la choroïde a disparu par atrophie.

Tandis que le sarcome est nettement limité vers les parties antérieures, on peut, même à l'œil nu, distinguer en arrière un prolongement mince, noirâtre que l'on peut poursuivre jusque vers le nerf optique. Ce prolongement se compose de cellules rondes, jeunes éléments de tissu cellulaire, et de nombreuses cellules pigmentaires. Les restes de la choroïde, la rétine atrophiée, de même que l'iris et le cristallin, ne présentent rien de particulier. Les restes du corps vitré renferment un assez grand nombre de cellules pigmentaires de la couche épithéliale de la choroïde qui s'y sont logées, sans doute consécutivement à une rupture de la rétine.

La portion du nerf optique extirpée avec l'œil renferme, comme la tumeur décrite, des masses mélanotiques ; un grossissement faible fait découvrir dans son quart inférieur et externe, la présence de pigment contenu dans des cellules fusiformes et multipolaires qui ne semblent pas dépendre d'un élément constitutif du nerf plutôt que d'un autre, mais sont disséminées dans son épaisseur. Dans quelques points, ces cellules pigmentaires sont tellement isolées, qu'il serait difficile de les croire développées par contiguïté, mais qu'on supposerait plus volontiers une infection locale ayant déterminé la production de ces éléments ou la transformation de cellules préexistantes. Il n'est pas possible de distinguer dans cette partie du nerf la moindre fibre nerveuse.

Observation II (1). — Un homme d'un âge mur se présente avec une perte complète de la vue de l'œil gauche et des douleurs très-vives qui se répètent incessamment. L'œil offre l'aspect que donne une inflammation glaucomateuse (élargissement des veines conjonctivales et sous-conjonctivales, insensibilité de la cornée, ramollissement de la couche épithéliale sur différent points, trouble de l'humeur aqueuse, dilatation irrégulière mais énergique de la pupille complétement immobile, atrophie et décoloration

(1) Recueillie par M. de Graefe (*Archiv für Aug.*, t. VII, A. 2, p. 41).

de l'iris, dureté du globe de l'œil). L'examen ophthalmoscopique n'est pas possible à cause du trouble des milieux. Comme les douleurs ciliaires s'exacerbent périodiquement, on pratique une pupille artificielle, bien qu'on pense n'avoir pas affaire à un simple glaucome.

La détente consécutive à cette opération donne au malade un repos qui dure plusieurs semaines. L'humeur aqueuse s'éclaircit et l'examen ophthalmoscopique permet de constater, bien qu'avec quelque difficulté, un décollement de la rétine. Alors on peut avec une certaine raison supposer l'existence d'une tumeur, car un décollement de la rétine complet, mais sans complication, ne saurait expliquer cette inflammation glaucomateuse. Peu de jours après, les douleurs reparaissent comme on en avait manifesté le pressentiment au malade : la tension intra-oculaire s'étant de nouveau exagérée, on se décide à pratiquer l'énucléation. L'autopsie faite par M. Schweigger montre une tumeur partant de la choroïde et ressemblant à celle dont M. Dor a donné la description que nous venons de rapporter.

Observation III (1). — Un homme robuste, dans la cinquantaine, entre dans la clinique du professeur Jacobson (de Kœnigsberg). Depuis un an, dit-il, la vue de son œil droit s'obscurcit périodiquement et il souffre de douleurs ciliaires assez intenses. L'examen de l'œil révèle une augmentation de tension, un rétrécissement du champ visuel en dehors et en bas, avec une presbytie progressive. A l'ophthalmoscope, on constate une légère excavation du bord de la papille. On diagnostique un glaucome et l'iridectomie est exécutée. Quoique les douleurs ciliaires cessent peu après l'opération, il survient un rétrécissement notable du champ visuel. L'ophthalmoscope permet alors de constater un décollement qu'on rapporte à l'existence d'une tumeur. La rapidité avec laquelle cette dernière s'accroît engage à pratiquer l'énucléation de l'œil, et la dissection démontre un sarcome en partie pigmenté qui avait pris son point de départ dans la choroïde.

Observation IV (2). — Un fermier d'une santé robuste s'était heurté contre une porte le côté gauche de la face. Il ne s'ensuivit tout d'abord aucun phénomène inquiétant, mais au bout de quelque temps, le champ visuel de l'œil gauche s'obscurcit et des douleurs sourdes survinrent : l'examen de l'organe y fit voir une opacification circonscrite du cristallin, tandis que le corps vitré presque tout entier était occupé par une masse volumineuse

(1) *De casu quodam sarcomatis in choroidea observato*, par le docteur Joseph Jacobi. Kœnigsberg, 1862, et *Klinische Monatsblätter*. Maerzheft, 1863.

(2) Recueillie dans la clinique du professeur Jacobson, et rapportée par M. Klebs (*Archiv für path. Anatom., zur normalen u. pathol. Anat. des Auges*. Berlin, 1862, p. 387).

et foncée. L'œil fut extirpé, et l'on y trouva un sarcome mélanotique de la grosseur d'une noisette, prenant son point de départ dans les parties latérales de la choroïde. Sa composition histologique était conforme aux beaux dessins donnés par M. Sichel. La sclérotique n'était pas entièrement intacte, car le long de ses vaisseaux on distinguait quelques stries pigmentaires distantes du corps de la tumeur ; il ne fut pas possible de reconnaître en ce point une hypergénèse cellulaire. Le corps vitré, fortement réduit suivant ses diamètres, présentait un aspect opaque légèrement jaunâtre, et contenait beaucoup de cellules fusiformes et étoilées, mais dépourvues de pigment. (Dans un cas analogue où la mélanose était bien plus développée, les cellules sarcomateuses du corps vitré ne renfermaient pas de pigment.) La rétine était très-épaissie, d'un blanc mat et exclusivement composée d'un tissu cellulaire lâche renfermant peu d'éléments cellulaires bien développés. On n'y découvrait aucune trace d'éléments nerveux.

Ayant ainsi rapporté plusieurs observations (1) très-propres à faire ressortir le caractère insidieux de cette affection, voyons s'il ne serait pas possible de la faire rentrer plus intimement encore dans le cadre des dégénérescences de la choroïde et de lui trouver des rapports avec les choroïdites parenchymateuse et suppurative? Ces trois affections ont ceci de commun qu'il s'y joint à des phénomènes d'irritation plus ou moins intenses, une hypergénèse prononcée des éléments du tissu cellulaire de la choroïde, avec une augmentation variable du volume de cette membrane. Dans ces trois ordres de cas, il survient donc une hyperplasie marquée du tissu préexistant; mais tandis que la choroïdite parenchymateuse donne naissance à des masses de tissu cellulaire dont les éléments peu développés n'ont que peu de durée et se détruisent le plus souvent assez rapidement, tandis que la choroïdite suppurative produit un tissu néoplastique, le pus, qui avec sa masse intercellulaire fluide, est encore bien moins favorablement constitué pour persister un certain temps; dans la production du sarcome, les mêmes éléments du tissu cellulaire, atteints d'hypergénèse, fournissent une tumeur consistante et persistante, grâce au développement que prennent les cellules nouvelles.

Mais en quoi consiste la malignité qui établit une différence aussi tranchée entre le sarcome et les choroïdites parenchymateuse et suppurative ? Elle tient à ce que : 1° les parties voisines du siége primitif de l'hypergénèse en sont bientôt envahies elles-mêmes, sans que pour cela l'altération cessé de faire des progrès dans les points les premiers occupés par la mala-

(1) Des observations analogues sont rapportées par M. de Graefe (*Archiv f. Aug.*, t. I, A. 2, p. 214), M. Galezowski (*Moniteur des sciences*, 1860, et *Annales d'oculistique*, t. XLV, p. 257), et J. W. Hulke (*Ophtalmic Hospital Reports*, n° III, p. 279).

die, d'où résulte un accroissement considérable de la tumeur. Il est vrai que dans les choroïdites parenchymateuse et suppurative, tout le tissu cellulaire de la choroïde et de l'iris peut être envahi; mais dans la plupart des cas, les éléments formés les premiers sont déjà en voie de destruction quand l'affection tend à se propager; 2° outre la propriété que le sarcome possède de gagner de proche en proche les tissus voisins, il peut, lorsqu'il existe depuis un certain temps, apparaître dans des points éloignés du foyer primitif. Alors l'altération se propage de préférence le long des voies lymphatiques. Reste à savoir si l'infection se fait par le liquide dont la tumeur néoplastique est imprégnée, ou, ce qui est moins probable et moins en rapport avec les faits observés (1), par le transport direct de cellules morbides entraînées dans le courant de la circulation veineuse. Les tumeurs dures et sèches sur leur coupe, comme le sarcome, manifestent bien moins de tendance à cette propagation que les tumeurs molles qui contiennent une certaine quantité de suc, comme le cancer médullaire.

Dans la comparaison des trois variétés de dégénérescence dont nous nous occupons, il faut insister sur la communauté d'origine qui les caractérise, puisque toutes naissent du tissu cellulaire de la choroïde. Ajoutons que si la choroïdite parenchymateuse et le sarcome débutent, il est impossible non-seulement au clinicien, mais encore au micrographe, de les séparer rigoureusement au moyen d'un caractère distinctif bien prononcé; c'est uniquement d'après la tournure que prend ultérieurement la maladie qu'on peut savoir au juste à quoi s'en tenir sur sa nature.

Le même tissu cellulaire que nous avons vu devenir le point de départ des altérations dont nous venons de parler, peut encore donner naissance à deux autres sortes de tumeurs, au cancer médullaire et au cancer mélanique. La marche rapide et destructive qui est le propre de ces affections pernicieuses, ne permet pas de déterminer aussi facilement que pour la précédente, les parties par lesquelles elles ont débuté; car tandis que le sarcome constitue une tumeur circonscrite, dont le pédicule s'implante sur les enveloppes de l'œil en un point bien défini, cela n'arrive qu'exceptionnellement pour le cancer médullaire, quoique celui-ci, de même que le cancer mélanique, se développe assez souvent dans le tissu cellulaire lâche qui unit la sclérotique à la choroïde et que l'on a désigné sous le nom de *lamina fusca*.

C. — Le *cancer médullaire* se compose de fibrilles plus ou moins lâches (stroma du cancer) et qui circonscrivent des aréoles renfermant les éléments cellulaires du cancer. Ces derniers sont des cellules polyédriques, rondes, ovales ou fusiformes, offrant divers degrés de développement, qui

(1) Virchow, *Cellularpathologie*. Berlin, 1862, p. 204.

atteignent parfois des dimensions notables et contiennent pour la plupart un grand noyau renfermant très-distinctement des nucléoles. Ces cellules peuvent être absolument identiques avec les différentes variétés de cellules épithéliales ou avec les cellules des ganglions lymphatiques, et contiennent assez souvent un nombre variable de cellules endogènes. Au reste, elles n'offrent aucune particularité qui puisse les faire désigner sous le nom de cellules cancéreuses.

Outre ces éléments, on trouve dans le liquide que renferme le cancer beaucoup de noyaux ronds ou ovales, et pour la plupart, de grande dimension. Si l'on suit le développement du cancer médullaire dès son début (dans les foyers secondaires) on peut se convaincre qu'il ne commence pas par une infiltration subissant ultérieurement la transformation cancéreuse, mais bien par une hypergénèse des éléments du tissu cellulaire, d'où naît le stroma aréolaire dans lequel se développent, en dernier lieu, les différents éléments cellulaires du cancer. Tandis que dans les cellules du sarcome, il est possible de constater une identité presque complète, ou du moins une analogie remarquable avec les éléments normaux du tissu cellulaire de la choroïde, dont elles ne diffèrent que par ce qu'elles sont plus développées et plus abondantes ; on voit, le plus souvent, dans le carcinome, des cellules qui ne présentent aucune analogie avec les cellules normales de la choroïde. Le sarcome offre donc, en quelque sorte, les caractères d'une simple *hyperplasie* et le cancer médullaire ceux d'une *hétéroplasie.* Néanmoins, avouons-le, on ne saurait établir entre ces deux ordres d'altérations des distinctions aussi tranchées, et le sarcome peut quelquefois (surtout lorsqu'il récidive) changer ses caractères contre ceux du cancer médullaire.

Celui-ci se développe sous l'aspect d'une choroïdite, et quoique, le plus souvent, il siége primitivement à la face externe de la choroïde; une fois qu'il a atteint des dimensions assez notables, il entraîne sa destruction ainsi que celle de la rétine dont le tissu cellulaire lui fournit probablement des matériaux d'accroissement. Une fois qu'il s'est manifesté dans la pression intra-oculaire une exagération notable, que les masses cancéreuses ont envahi tout le globe de l'œil, la cornée s'ulcère, se perfore et les produits d'altération se font jour au dehors. Mais ce n'est pas là le seul mode de propagation de la maladie. Le cancer peut perforer la sclérotique en se portant, avec une prédilection marquée, le long des vaisseaux émergents ; ou bien des foyers morbides peuvent apparaître dans le tissu épiscléral, et s'étendre au tissu graisseux de l'orbite sans communiquer avec la tumeur primitive.

D. — Le *cancer mélanique* est de tous celui qu'on observe le plus souvent dans l'œil. Il ne diffère du cancer médullaire qu'en ce que ses cellules ou les espaces qu'elles laissent entre elles, renferment un pigment brun ou noirâtre. Son mode de développement ne diffère pas de celui des autres variétés de cancer, et c'est à tort qu'on a voulu attribuer un rôle important dans son développement aux cellules pigmentaires du stroma de la choroïde ou de la couche épithéliale de cette membrane. En effet, les unes et les autres semblent ici, comme dans le cancer médullaire, fort sujettes à disparaître par dégénérescence graisseuse.

La confusion qui règne depuis longtemps dans la définition du cancer mélanique s'explique sans peine, si l'on se rappelle que les tumeurs de la choroïdite parenchymateuse renferment parfois d'abondantes cellules pigmentaires. Alors les cellules de la couche épithéliale et quelquefois celles du stroma deviennent le point de départ d'une hypergénèse très-active, et il peut arriver qu'à la période régressive de la maladie, la destruction des parois de ces cellules donne lieu à des amas de pigment libre dans les tumeurs qui sont le résultat de la choroïdite. A une certaine époque et chez certains sujets, ces tumeurs prennent donc plus ou moins sensiblement l'aspect de la mélanose ; et elles constituent l'affection que M. Sichel (1) a décrite sous le nom de *mélanose simple*. Quoique cette dernière puisse, à la vérité, entraîner la destruction de la cornée, et quoique les masses mélanotiques puissent se faire jour au dehors, la mélanose simple n'a jamais de conséquences plus fâcheuses que l'atrophie de l'organe malade. Elle n'atteint jamais le tissu sclérotical et ne se propage jamais le long de la gaîne du nerf optique. Toutes les suites redoutables qui lui sont propres résultent de la destruction directe des éléments qu'elle envahit et de la compression qu'ils exercent sur les parties voisines, par l'augmentation qu'ils amènent dans la pression intra-oculaire.

Mais il n'en est pas de même du cancer mélanique, ou *mélanose compliquée* de M. Sichel. « Ici, dit cet auteur, on trouve, comme élément anatomique, la cellule cancéreuse associée aux éléments pigmentés. » Il faut le reconnaître, cette dernière forme mérite seule le nom de cancer. Elle se développe de la même façon que le cancer médullaire et offre les mêmes tendances à gagner de proche en proche les parties voisines, quoique avec moins de rapidité.

Le diagnostic, surtout au début, est souvent très-difficile, car il n'est même pas aisé, à l'aide du microscope, de reconnaître si l'on a affaire au cancer vrai ou à la tumeur pigmentée de la choroïdite parenchymateuse. En effet, la cellule pigmentaire du cancer mélanique peut, dans certains cas, être à peu près identique avec la cellule normale du *stroma choroïdien* et avec celle des tumeurs bénignes. On n'aura pas lieu de tomber dans

(1) *Iconographie*, p. 534.

ces hésitations, si l'on aperçoit des dépôts éloignés du point de départ primitif de la maladie, s'il arrive, par exemple, que le tissu épiscléral soit atteint de mélanose.

Quant à l'*étiologie* du cancer de l'œil, nous nous contenterons de faire connaître les résultats de quelques statistiques.

D'après M. Rokitansky (1), voici l'ordre de fréquence dans lequel le cancer affecte les différents organes : cancer de l'utérus, du sein (femme), de l'estomac, du côlon, du rectum, de l'anus, des ganglions lymphatiques (principalement des ganglions sacro-lombaires qui constituent alors les masses rétro-péritonéales), du foie, des os, du cerveau, du *globe de l'œil*, de l'ovaire, des testicules, des reins, de la vessie, de l'œsophage, de la rate, des glandes salivaires, etc. En règle générale, le cancer ne se développe, on le sait, qu'à une époque avancée de la vie, mais le cancer des ganglions lymphatiques, du cerveau, de l'*œil* et des os semble faire exception. La mélanose de l'œil est la plus fréquente de toutes les formes du cancer mélanique. M. Eiselt (2) rapporte que sur 104 cas, l'œil fut 47 fois le siége de la maladie ; des 57 autres, 40 furent observés sur la peau, 17 sur les organes internes.

La mélanose se développe le plus souvent entre quarante et soixante ans (53 pour 100), avant trente ans elle est bien plus rare (22 pour 100). Jusqu'à présent on ne l'a pas encore vue sur un sujet âgé de moins de dix ans. Un fait curieux à noter c'est que l'on ne connaît pas d'exemple de mélanose héréditaire.

La marche du cancer mélanique est très-sujette à variation. Elle peut durer de quelques mois à trois ou quatre ans. Tant que le mal reste localisé dans l'œil, elle est généralement très-lente, mais lorsqu'il apparaît ailleurs, que des foyers secondaires se forment, le malade n'a plus guère que quelques semaines à vivre. Ainsi, comme le remarque M. Eiselt, le cancer pigmentaire est une maladie irrévocablement mortelle, et lorsque le diagnostic en est confirmé, une terminaison fatale est inévitable. Les cas semblables à celui que rapporte M. Stœber, où la première récidive ne survint qu'au bout de neuf ans, la seconde au bout de dix-sept, sont tout à fait exceptionnels. Au contraire, les récidives se font, pour la majorité des cas, dans l'espace de quelques mois, et la maladie gâgne rapidement en extension (M. Holmes, d'après une statistique de 15 cas, fixe à treize mois le terme moyen de la récidive) (3).

Le *traitement* de ces différentes tumeurs consiste à les enlever le plus tôt possible. Assez souvent, comme dans les observations de sarcome que

(1) *Lehrbuch der path. Anatomie*, t. I, dritte Auflage. Vienne, 1855, p. 256.

(2) *Ueber Pigmentkrebs. Prager Vierteljahrschrift*, t. IV, p. 42. Prague, 1862.

(3) Warlomont et Testelin, traduct. de Mackenzie, t. II, p. 300.

nous avons relatées plus haut, on se borne à pratiquer l'iridectomie, par suite d'une erreur de diagnostic. Mais dès le moment où la présence d'une tumeur est reconnue et l'œil affecté perdu pour la vue, tout retard dans l'intervention chirurgicale devient funeste. En pareille circonstance, il vaut beaucoup mieux extirper un œil qui, par suite d'une choroïdite parenchymateuse, se serait atrophié spontanément, qu'encourir le reproche d'avoir inutilement abandonné le malade à ses souffrances et de l'avoir exposé à voir son mal gagner le fond de l'orbite, de telle sorte que toute opération fût devenue inutile.

E. — *Tubercules de la choroïde.* — Si l'on cesse de considérer comme tubercule tout produit inflammatoire épaissi, en voie de dégénérescence graisseuse et d'aspect caséeux, pour revenir aux caractères vrais du tubercule qui, comme toute néoplasie, est dès son apparition constitué par des cellules, la choroïde n'offre assurément que très-exceptionnellement l'occasion d'observer cette maladie. Aussi ne voulons-nous pas ranger, à l'exemple de M. Stellwag (1), les choroïdites suppurative et tuberculeuse sous un même chef. De même nous ne saurions regarder comme bien définis les cas signalés par M. Portland (2), où l'œil devenu le siége de masses tuberculeuses considérables, s'était atrophié sans que la santé du malade en souffrît notablement. Le tubercule n'apparaît dans l'œil, en particulier dans la choroïde, qu'après avoir envahi à peu près tout l'organisme; aussi n'est-on presque jamais à même d'étudier les phénomènes morbides locaux que cette affection présente pendant la vie. Nous nous contentons de rapporter ici l'autopsie d'un cas de tubercule vrai de la choroïde recueilli par M. Manz (3).

Il s'agit d'une jeune fille de quinze ans, morte avec les symptômes d'une tuberculisation aiguë, sans avoir accusé aucun trouble du côté du sens visuel. L'autopsie montre des tubercules miliaires dans les plèvres, les poumons, le péritoine, le foie, la rate et les reins. Les intestins ne présentent aucune altération analogue sensible, à part un gonflement des follicules clos. La dissection des yeux est exécutée trois jours après la mort. Leur forme extérieure et leurs dimensions sont normales, aucune injection ne se voit ni dans la conjonctive, ni dans la sclérotique, et les milieux de l'œil paraissent sains. Dans l'œil gauche se montre à 6 millimètres au-dessus de la papille, une élevure blanchâtre de 2 millimètres de hauteur sur un demi-millimètre de longueur, et dont les bords sont déchiquetés. La rétine n'offre à ce niveau rien de particulier. Ce bouton est recouvert par une faible quantité de pigment contenu dans des cellules petites, plutôt rondes

(1) *Loc. cit.*, t. II, p. 186. Erlangen, 1856.

(2) *Ophthalmic Hospital Reports*, n° 4, et *Annales d'oculistique*, t. XLI, p. 57.

(3) *Archiv für Augenheilkunde*, t. IV, A. 2, p. 120.

que polyédriques et, pour la plupart, dépourvues de noyau. Ce bouton occupe les couches internes de la choroïde, en dépasse la superficie et est plus coloré au centre que vers les bords. Les parties centrales se laissent désagréger avec une aiguille, et affectent la forme de corpuscules blanchâtres et mous. En dehors de la macula apparaissent deux autres boutons semblables, de la même couleur et presque de la même grandeur. La choroïde, dont la vascularisation est normale, se détache facilement de la sclérotique dans les points occupés par les productions morbides. En dehors des parties où s'aperçoivent ces éléments, le pigment de la couche épithéliale n'est ni déplacé, ni diminué de quantité.

L'examen microscopique des boutons les montre essentiellement composés de cellules de forme et de grandeur variables contenant un ou plusieurs noyaux, de noyaux libres et de masses amorphes très-visqueuses. Ces dernières se trouvent principalement au centre des boutons; les parties périphériques sont plutôt constituées par des cellules.

Nulle part on n'aperçoit rien qui puisse faire supposer la formation de fibres ou d'éléments de tissu cellulaire. Au reste, la choroïde est parfaitement intacte autour des boutons. Ceux-ci, comparés sous le microscope à un tubercule miliaire du poumon, y sont tout à fait identiques. Comme la choroïde ne montre aucun symptôme inflammatoire, aucun changement de texture, comme l'anamnèse ne signale aucune maladie d'yeux ancienne (et d'ailleurs les boutons, vu leur position excentrique, n'auraient guère pu produire d'effets fâcheux pour la vue), on se sent porté à considérer la production de tubercules dans la choroïde comme une manifestation de la diathèse. « Il ne s'agit donc pas dans ce cas d'une choroïdite tuberculeuse (de la tuberculisation d'un exsudat, d'un épanchement ou d'une masse néoplastique sous une influence constitutionnelle), mais bien de véritables tubercules de la choroïde. »

F. — Les *kystes de la choroïde* observés jusqu'à nos jours se rapportent presque exclusivement à des cas de cysticerques sous-rétiniens, et nous aurons occasion d'y revenir en traitant du décollement rétinien.

ARTICLE VIII.

ANOMALIES CONGÉNITALES.

De toutes les anomalies congénitales de la choroïde, celle qui mérite le plus d'attention est le *coloboma* dont l'aspect singulier peut en imposer à un observateur inexpérimenté pour un état pathologique grave.

De Ammon (1) est le premier qui ait constaté par la dissection que le

(1) *Zeitschrift für Ophthalmologie*, t. I, p. 55.

coloboma, ou fente congénitale de l'iris, peut se prolonger dans la choroïde et même dans la rétine. Cette observation fut plus tard confirmée par MM. Hanover (1), Arlt (2) et Stellwag (3), et ces recherches anatomiques furent vérifiées sur le vivant au moyen de l'ophthalmoscope, par MM. de Graefe (4), Stellwag (5) et par M. Ruete (6) qui donna le premier dessin de cette curieuse altération. L'attention s'étant ainsi portée sur ce sujet, on ne tarda pas à se convaincre que presque dans tous les cas de *coloboma* iridien, on rencontre dans les membranes profondes de l'œil une anomalie analogue et plus ou moins prononcée. Les publications de MM. Liebreich (7), Nagel (8) et Baeumler (9) réunissent un certain nombre de faits à l'appui de cette coïncidence, et le dernier de ces auteurs s'est appliqué tout particulièrement, dans un travail fort consciencieux, à déterminer les rapports qui existent entre le *coloboma* de la choroïde et les diverses phases d'évolution par lesquelles passent les membranes profondes de l'œil.

Le coloboma choroïdien se présente toujours sous la forme d'un ovale dont le grand diamètre prolongé diviserait le coloboma de l'iris en deux parties égales. Cet ovale, de couleur blanchâtre, est donc presque toujours situé directement en bas ou en bas et en dedans, et occupe en partie ou en totalité l'espace compris entre le bord antérieur de la choroïde et le nerf optique. Il comprend le plus souvent la papille dans son extrémité supérieure effilée. S'il ne l'atteint pas, il en est séparé par une bandelette mince de tissu choroïdien plus ou moins rudimentaire, vestige d'une réunion tardive des parties correspondantes.

Vers les procès ciliaires, l'ovale offre assez souvent près du point culminant de sa grosse extrémité une languette blanchâtre ou très-faiblement pigmentée, dont le sommet aboutit au coloboma de l'iris, et qui est limitée latéralement par les rudiments des procès ciliaires. Il peut arriver, dans les cas de coloboma choroïdien très-prononcé, que les procès ciliaires fassent complétement défaut à l'endroit où l'axe antéro-postérieur du coloboma choroïdien aboutit à la fente congénitale de l'iris ; d'autres fois le coloboma de la choroïde et celui de l'iris sont isolés par un pont étroit composé de

(1) *Das Auge*. Leipzig, 1842, p. 94.
(2) *Loc. cit.*, 1850, t. II, p. 127.
(3) *Zeitschrift der Gesellschaft der Aerzte*. Vienne, 1854, Jarhg. 9, I, p. 17.
(4) *Archiv für Augenheilkunde*, t. II, A. 1, p. 239.
(5) *Wochenblatt der Zeitschrift der Gesellschaft der Aerzte zu Wien*, 1856, n° 50.
(6) *Bildliche Darstellungen der Augenkrankheiten*. Leipzig, Lieferung. 9, Tab. II.
(7) *Archiv für Augenheilkunde*, t. V, A. 2, p. 241.
(8) *Ibid.*, t. VI, A. 1, p. 170.
(9) *Würzbourger med. Zeitschrift*, 1862, t. III, p. 72.

procès ciliaires incomplétement développés. Alors la partie la plus étroite de la bandelette est couchée dans l'axe que nous avons vu passer au centre du coloboma de la choroïde et de l'échancrure iridienne. Les dimensions de la fente congénitale de l'iris et celles du coloboma choroïdien ne sont pas en rapport direct, car il est probable que le défaut dont la choroïde est le siége peut encore se corriger partiellement à une époque où cela n'est plus possible pour l'iris, arrêté dans son développement par l'absence complète ou presque complète de la portion correspondante du corps ciliaire.

La coloration du coloboma choroïdien est blanchâtre et présente le reflet bleuâtre, le chatoiement et les marbrures de la sclérotique irrégulièrement dénudée. Ses bords sont en général nettement dessinés et bordés d'un pigment foncé qui se dégrade vers le fond de l'œil. A son extrémité antérieure, la choroïde s'amincit quelquefois par degrés, et l'ophthalmoscope permet alors d'y voir des étages de nuances différentes et d'autant moins foncées qu'on les examine plus près du centre du coloboma. Vers l'extrémité postérieure, au voisinage du nerf optique, le bord supérieur est fortement accusé et tranche nettement sur le fond de l'œil ; d'ailleurs il correspond souvent au bord supérieur de la papille qui se trouve être aplatie de haut en bas et former un ovale ou une ellipse couchée transversalement. La section du nerf ne se distingue alors du coloboma que par une teinte rosée ou grise peu intense.

Le coloboma est en rapport avec une ectasie de la sclérotique plus ou moins amincie, analogue au staphylôme postérieur, et faisant à la surface externe du globe un relief en escalier appréciable à l'ophthalmoscope par suite de la déviation des vaisseaux du coloboma et des différences de coloration qu'on observe dans les diverses parties de ce dernier. En effet, il peut être divisé en deux ou trois segments par des lignes semi-circulaires concentriques à la papille, et représentant les bords des excavations superposées qui constituent le staphylôme sclérotical. Cette ectasie peut s'étendre jusque vers la gaîne du nerf optique et s'y prolonger.

La choroïde manque rarement d'une manière absolue dans les parties ectasiées de la sclérotique, elle y est représentée par une pellicule mince, où les cellules du stroma sont peu pigmentées et où l'on rencontre de rares vaisseaux qui, comme le montre l'ophthalmoscope, ne suivent pas du tout la même direction qu'à l'état normal et sont très-minces.

La rétine n'est pas non plus entièrement interrompue dans ces points ; son extrémité antérieure est échancrée, et suivant la profondeur de l'ectasie scléroticale, l'amincissement dont elle est le siége et les rapports qu'elle affecte avec les membranes sous-jacentes semblent varier. Elle peut, comme le prouvent les dissections de M. Arlt, tapisser l'ectasie dans toute son étendue, ou bien passer au-dessus sans s'y accoler sous la forme d'une pellicule semi-transparente. Le peu de vaisseaux qui s'y remarquent, et le trouble fonctionnel dont cette altération est la cause, donnent à penser que ce rudiment de rétine ne contient guère d'éléments nerveux. Dans des cas de coloboma très-prononcé, la choroïde et la rétine offraient une véritable perte de substance, suivant une fente allongée dans laquelle il ne restait plus sur la sclérotique distendue qu'une couche mince et peu consistante, seul vestige des deux membranes.

Le courant vasculaire de l'image ophthalmoscopique varie suivant l'état de conservation de la rétine. Dans la plupart des cas, quelques vaisseaux se dessinent çà et là sur le fond blanc du coloboma, presque à angle droit avec les nombreux vaisseaux de la papille qui se distribuent aux parties supérieures et intactes du fond de l'œil. Si la pellicule qui représente la rétine n'est pas exactement appliquée sur le fond de l'ectasie, les vaisseaux se montrent interrompus au niveau des replis que nous avons signalés, et réapparaissant plus loin, semblent émerger de la sclérotique; ceux qui passent du coloboma dans les parties normales du fond de l'œil forment, pour la plupart, un coude d'autant plus manifeste que l'ectasie est plus profonde.

L'anomalie congénitale dont nous nous occupons coïncide parfois avec d'autres altérations des parties constituantes de l'œil, avec un cristallin ovoïde, quelquefois échancré, selon M. Stellwag, dans les points de sa circonférence qui correspondent au coloboma, avec une fente de la zonule de Zinn; enfin, avec une configuration particulière du corps vitré que l'on a comparé pour la forme à une pêche.

Les altérations congénitales des enveloppes de l'œil dont nous venons de traiter, se rapportent à un arrêt de développement. Comme le prouvent les travaux de de Ammon, Schœler, Remak et Kölliker, la sclérotique, la choroïde et la rétine offrent toutes, à une certaine époque de la vie fœtale, une fente dirigée d'arrière en avant, et qui disparaît successivement dans la sclérotique, puis dans la rétine et la choroïde. Dans cette dernière, la réunion commence par l'extrémité antérieure des procès ciliaires, et s'effectue progressivement de haut en bas et d'avant en arrière. Selon M. Nagel, l'ectasie scléroticale serait liée au défaut de simultanéité que l'on remarque dans la réunion des fentes scléroticale et choroïdienne. Pour lui, en effet, le tissu qui vient combler la fente de la sclérotique, alors que celle de la choroïde est encore ouverte, serait incapable de résister suffisamment à la pression intra-oculaire.

Il ressort des travaux exécutés sur le coloboma de la choroïde et la fente scléroticale, que le coloboma du nerf optique observé dans quelques cas rares est une anomalie très-analogue aux précédentes quant à son origine, mais il reste à résoudre une importante question; à savoir quelles sont les relations précises qui existent entre ces vices de conformation et certaines formes de staphylôme postérieur congénital, persistant et stationnaire.

Quant aux troubles fonctionnels qui accompagnent le coloboma de la choroïde, on a pu, surtout lorsque ce dernier était prononcé, constater le défaut d'une portion du champ visuel correspondante à l'ectasie scléroticale. En outre, comme le muscle ciliaire est souvent interrompu ou rudimentaire dans une longueur variable de sa circonférence, l'énergie des fonctions accommodatrices peut s'en trouver diminuée. Enfin, les auteurs signalent parfois une amblyopie et une myopie plus ou moins accusées. Le reflet que présentent les yeux atteints de coloboma iridien a déjà été décrit par Gescheidt (1), il est d'autant plus marqué que le vice de conformation de l'iris se complique d'un coloboma choroïdien plus étendu.

L'*absence congénitale de pigment dans l'iris et la choroïde* (*albinisme*) est une anomalie qu'on a quelquefois aussi l'occasion d'observer. On sait quelle influence ont le teint et la coloration des cheveux sur la quantité de pigment contenue dans le tractus uvéal, et de quelle importance est cette considération pour l'appréciation de la couleur du fond de l'œil. Chez certains sujets, le pigment des cellules épithéliales et celui du stroma de l'iris et de la choroïde manquent entièrement, sans que pour cela la configuration des cellules soit le moins du monde altérée. La pupille rétrécie offre un reflet rougeâtre; les albinos sont vivement éblouis par la lumière diffuse dont les enveloppes translucides de l'œil sont traversées et par la lumière qui se réfléchit sur la sclérotique dépourvue du tapis noirâtre qui la double ordinairement.

L'albinisme n'est d'aucune influence directe soit sur la réfringence des milieux de l'œil, soit sur l'accommodation, mais comme les personnes qui en sont atteintes sont constamment portées à rétrécir leur champ visuel et à rechercher une demi-obscurité qui les contraint de rapprocher considérablement les objets qu'ils fixent, ils s'accommodent de préférence pour des distances voisines du point le plus rapproché de leur vision distincte. Ces efforts d'accommodation peuvent bien, à la longue, être pour quelque chose dans le développement de la myopie qu'on rencontre chez ces sujets. Du reste ils sont quelquefois atteints d'une amblyopie manifeste.

L'albinisme, souvent très-prononcé dans l'enfance, s'atténue parfois notablement avec l'âge. L'emploi des lunettes bleues et sténopéiques peut seul diminuer les éblouissements qui l'accompagnent.

(1) *Journal für Augenheilkunde*, C. v. Graefe u. Ph. v. Walher, t. XXII, p. 424.

EXPLICATION DES PLANCHES II, III ET IV.

PLANCHE II.

Fig. 1. — Réunion de la membrane de Descemet avec le ligament pectiné de l'iris au moyen de l'anneau tendineux : *a.* membrane de Descemet; *b.* anneau tendineux; *c.* ligament pectiné se repliant sur la surface antérieure de l'iris.

Fig. 2. — Cornée traitée par une solution de nitrate d'argent selon la méthode de M. de Reklinghausen; les corpuscules de cette membrane sont clairs, la masse intercellulaire pénétrée d'un dépôt d'argent précipité.

Fig. 3. — Cellules pigmentaires du stroma des couches externes de la choroïde (fort grossissement).

Fig. 4. — Saillies verruqueuses de la lame élastique de la choroïde au voisinage de l'entrée du nerf optique, examinées sur l'œil sain d'un vieillard.

Fig. 5.— Vue de face des différentes couches de la choroïde : *a.* membrane épithéliale pigmentaire; *b.* lame élastique; *c.* membrane chorio-capillaire; *d.* couche vasculaire moyenne de la choroïde.

PLANCHE III.

Fig. 1. — Portion ciliaire de l'œil humain; section pratiquée suivant l'axe antéro-postérieur du globe oculaire (grossissement, 15 diamètres).

C. cornée; *c e.* couche épithéliale de la cornée; *m d.* membrane de Descemet; *f.* fusion de la cornée avec la sclérotique.

S. sclérotique; *c e.* couche épithéliale bulbaire; *episc.* tissu cellulaire épiscléral (naissance de la conjonctive bulbaire); *c s.* canal de Schlemm; *m c.*[1] muscle ciliaire (fibres radiées); *m c.*[2] muscle ciliaire (section des fibres circulaires).

I. iris; *l i p*, ligament pectiné iridien; *p c.* section des procès ciliaires.

L. cristallin; *c l.* capsule du cristallin; *z.* zonule de Zinn; *h.* hyaloïde; *p c.* canal de Petit.

Fig. 1.

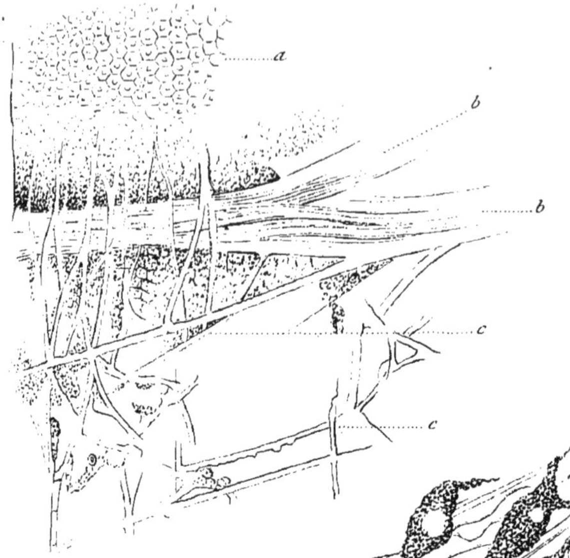

a

b

b

c

c

Fig. 2.

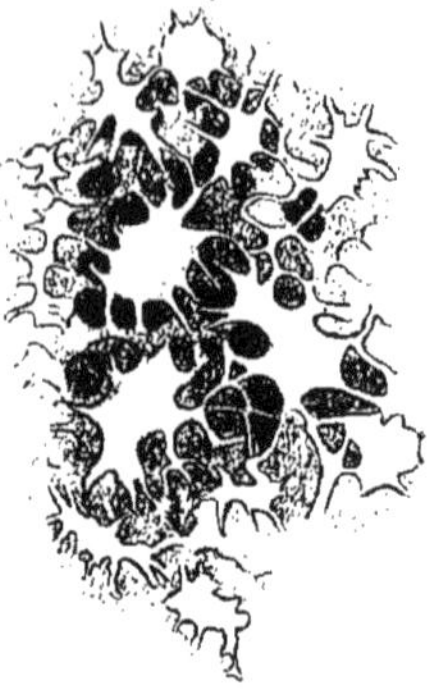

Fig. 3.

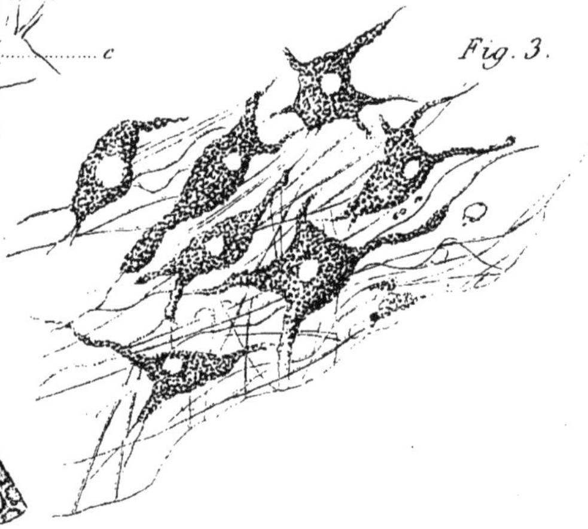

Fig. 4.

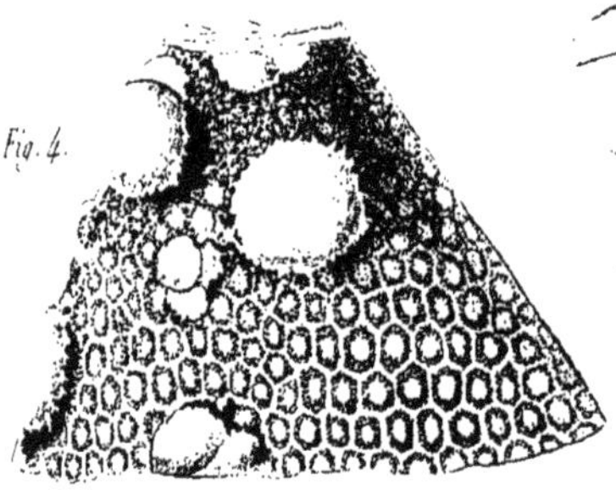

Fig. V.

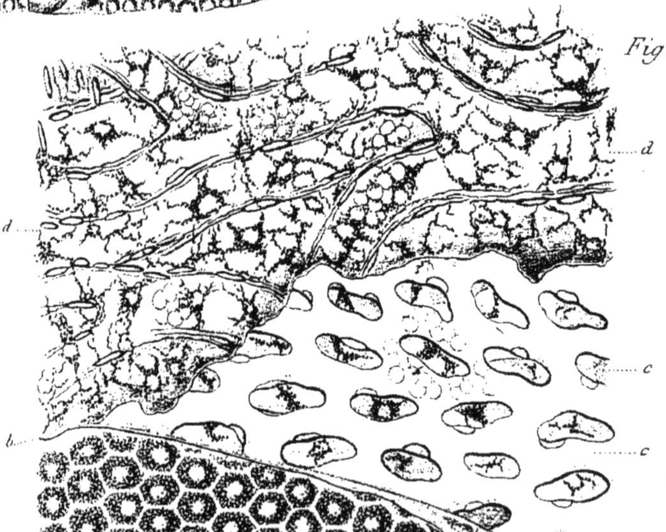

d

d

c

c

b.

b

a

a

Manz del. ad nat.

Oudet sc.

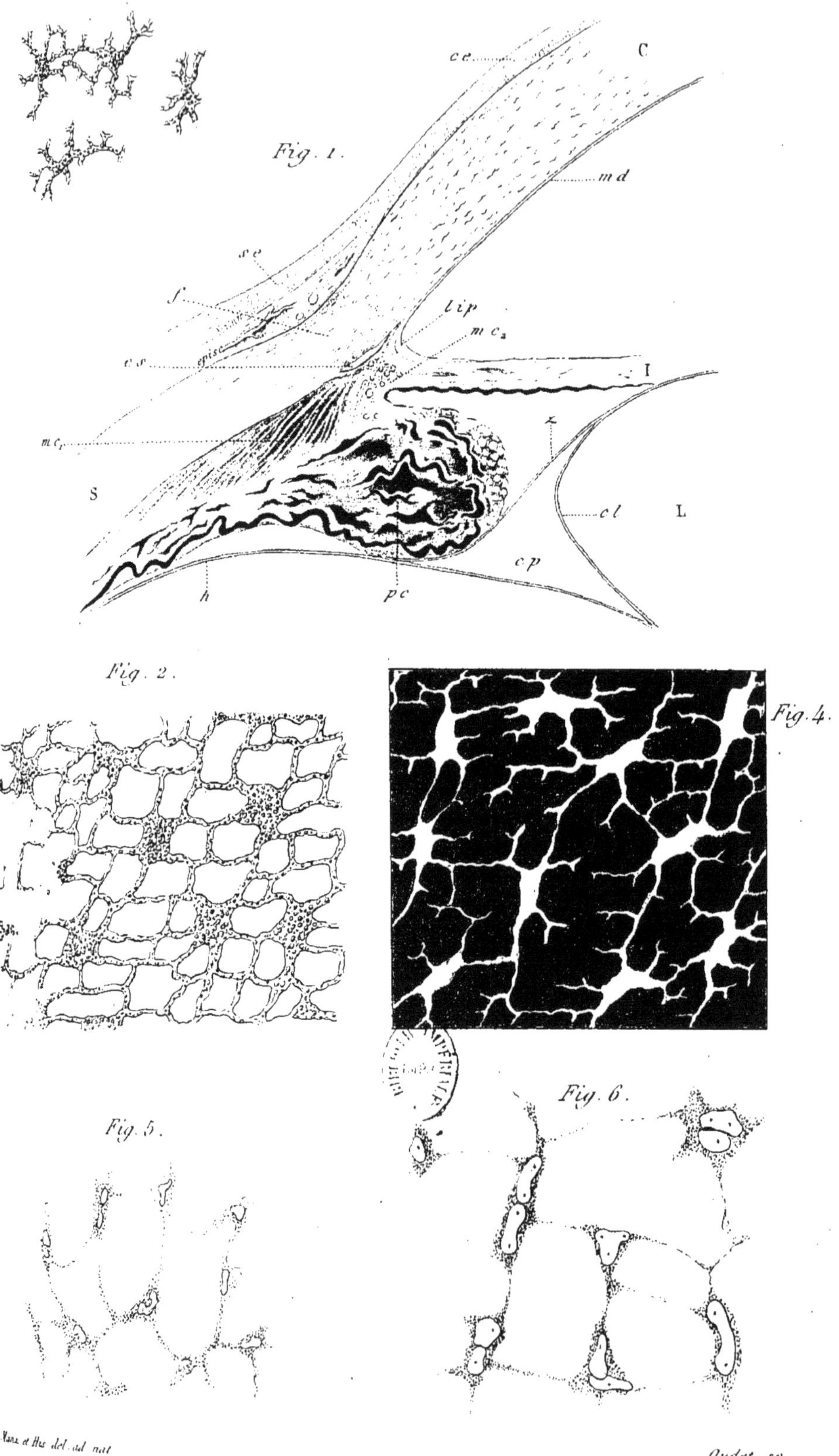

Ranz et His del. ad nat.

Oudet sc.

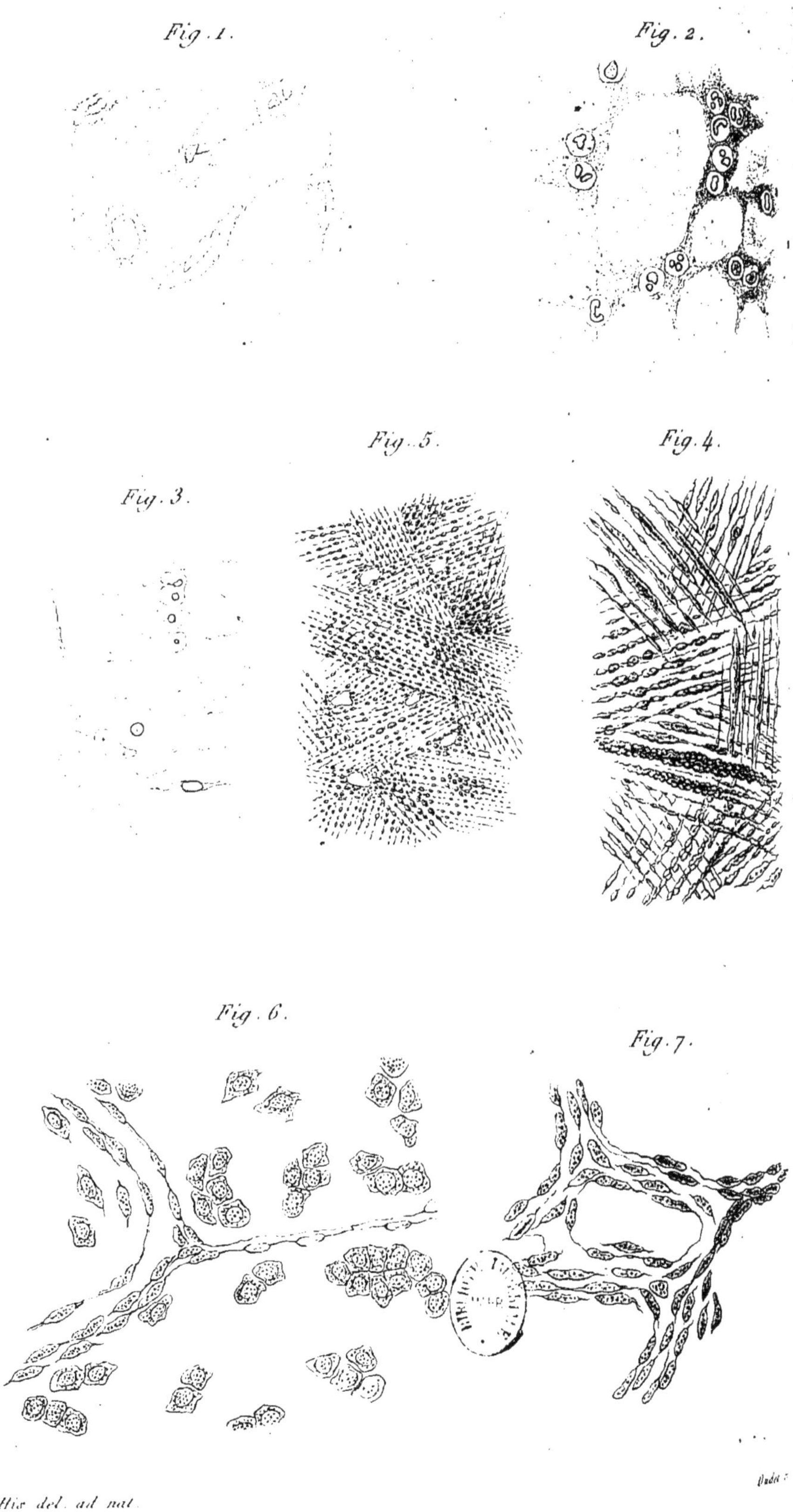

Imp. A. Salmon r. Vieille-Estrapade. 15. Paris.

Fig. 2. — Cornée du bœuf traitée par une solution de nitrate d'argent, puis par une solution de chlorure de sodium. Le dépôt occupe les cellules de la cornée.

Fig. 3. — Cornée du bœuf traitée par les mêmes réactifs; les corpuscules sont isolés au moyen de l'acide sulfurique.

Fig 4. — Cornée du bœuf traitée par une solution de nitrate d'argent, le dépôt salin occupe la masse intercellulaire.

Fig. 5. — Cellules prises à la surface de la cornée d'un lapin, une demi-heure après l'irritation artificielle de cette membrane; les corpuscules de la cornée sont élargis, les noyaux déformés et en voie de segmentation (grossissement, 350 diamètres).

Fig. 6. — Tranche mince prise dans les couches moyennes transparentes d'une cornée humaine, dont les parties superficielles étaient sensiblement opacifiées au niveau de la fente palpébrale (kératomalacie consécutive à une maladie chronique de l'encéphale). Augmentation de volume des cellules avec segmentation des noyaux (grossissement, 350 diamètres).

PLANCHE IV.

Fig. 1.—Corpuscules des couches moyennes et centrales de la cornée du lapin vingt-quatre heures après l'irritation. Les cellules sont dilatées, le contenu s'est détaché de la paroi et en partie segmenté. Il est impossible de distinguer des noyaux ou des cellules endogènes en voie de formation.

Fig. 2. — Corpuscules de la cornée du lapin pris au bord et à la surface de cette membrane dix-huit heures après l'irritation. Augmentation de volume des corpuscules cornéens et formation de globules de pus par endogénèse.

Fig. 3. — Corpuscules pris sur une cornée de lapin six jours après qu'on eut traversé d'un fil cette membrane. Ces corpuscules renferment à côté d'un contenu finement granuleux des noyaux agrandis et des cellules endogènes.

Fig. 4. — Masses graisseuses cylindroïdes remplies de noyaux, prises sur les parties ramollies d'une cornée de lapin traversée d'un fil à son centre six jours auparavant (grossissement, 350 diamètres).

Fig. 5. — Coupe d'un arc sénile. Les masses moléculaires graisseuses sont disposées en groupes filiformes parallèles, et forment des séries qui s'entrecroisent. Sur différents points, on voit des amas de granulations entourant un noyau déformé ou rudimentaire (grossissement, 350 diamètres).

Fig. 6. — Section fine des couches superficielles d'une cornée traversée d'un fil six semaines auparavant. On aperçoit des groupes de cellules en partie fusiformes, en partie polyédriques, éparses dans le tissu et sans prolongements anastomosés. En outre, on observe un jeune vaisseau capillaire entouré de cellules, se prolongeant d'un côté en une masse solide qui n'est probablement que le vestige d'un autre capillaire en voie de formation (grossissement, 350 diamètres).

Fig. 7. — Anse capillaire prise au bord de la cornée d'un adulte mort du choléra. Les cellules de la tunique adventice sont agrandies (et augmentées de nombre?). Là où l'anse se recourbe, on remarque un prolongement solide qui se perd dans le tissu de la cornée (grossissement, 350 diamètres).

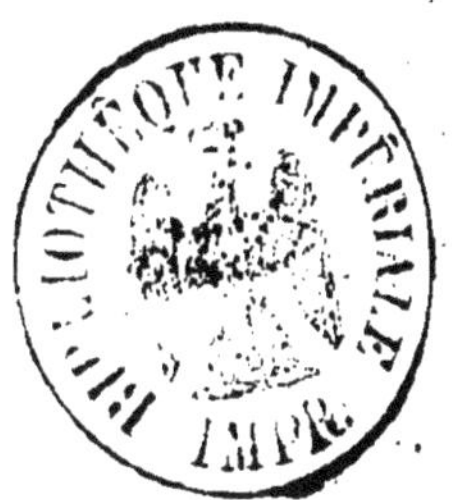

MALADIES DES PAUPIÈRES,

DE L'ORBITE ET DES VOIES LACRYMALES.

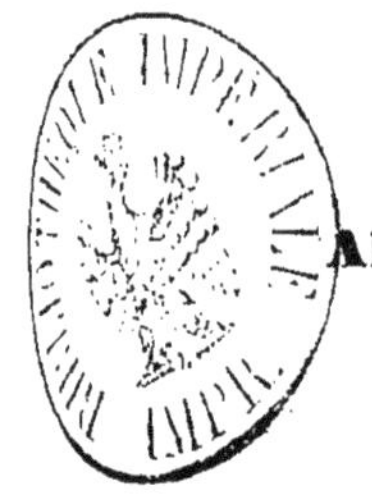

ANATOMIE ET PHYSIOLOGIE

PAR LE PROFESSEUR W. HENKE.

L'œil est entouré de parois osseuses qui constituent l'orbite, recouvert par des replis cutanés qui sont les paupières, et tenu dans un état permanent de lubrifaction par les larmes. Les paupières se meuvent au-devant de l'œil en s'élevant et en s'abaissant. Grâce à ces mouvements, les larmes se répandent uniformément dans l'espace situé en arrière de ces voiles membraneux, et leur excès est éliminé par un canal tapissé d'une muqueuse. Les paupières possèdent un système musculaire particulier qui concourt à accomplir ces diverses fonctions, parfois simultanément. Nous pouvons donc procéder à l'étude des organes qui président à la protection de l'œil en les groupant de la manière suivante :

1° Composition de l'orbite;
2° Composition des paupières;
3° Composition des organes lacrymaux;
4° Muscles des paupières;
5° Mouvements des paupières;
6° Transport des larmes.

1° ORBITE.

L'orbite, qui renferme l'œil avec ses muscles et ses nerfs provenant soit des fissures de la boîte crânienne, soit de la face, présente dans tous les sens des dimensions supérieures au globe oculaire lui-même, et cette cavité offre justement son maximum de capacité dans le point où elle est le plus voisine de l'organe qu'elle contient, sans toutefois le toucher. Elle atteint, ou peu s'en faut, son plus grand volume à son orifice externe ou facial. En arrière de l'œil, elle se dirige en se rétrécissant vers le centre de la base du crâne. L'ouverture externe affecte à peu près la forme d'un quadrilatère dont les angles sont arrondis et dont les côtés égaux regardent vers le front, la joue, le nez et la tempe (pl. V, fig. 1). De ces quatre côtés partent quatre parois qu'on peut désigner sous les noms de supérieure, d'inférieure, d'interne et d'externe, mais qui, il faut le dire, s'unissent aussi par des angles émoussés. Ces divers plans convergent en arrière, et l'on a, pour cette raison, comparé la cavité qu'ils limitent à une pyramide à quatre pans. Mais il est plus exact de la comparer à un coin qui se termine en arrière par une arête verticale, en s'amincissant à cette extrémité. En effet, les parois interne et externe sont plus convergentes que les parois supérieure et inférieure : ces dernières ne se rejoignent pas au sommet de l'orbite, tandis que les premières se confondent suivant une ligne droite fictive en un point où la distance des extrémités des parois supérieure et inférieure est encore presque égale à la moitié du diamètre de l'ouverture orbitaire antérieure.

Les parois de l'orbite sont généralement constituées par des plaques osseuses simples et très-minces qui les séparent de la cavité crânienne et des différents sinus creusés dans les os de la face, et elles ne s'épaississent et ne prennent plus de résistance qu'au voisinage des fentes étroites qui occupent le fond de l'orbite et près de son ouverture externe. Les mêmes parois osseuses sont étroitement jointes les unes aux autres par des sutures finement dentelées; de plus, elles fournissent des bords tranchants aux fissures où elles vont se terminer en arrière.

En avant, trois de ces parois seulement, la supérieure, l'inférieure et l'externe, se terminent par un bord tranchant qui vient couper à angle aigu les os du front et de la pommette. La face interne, au contraire, se confond insensiblement avec la charpente osseuse du nez. (Comparez les sections représentées pl. V, fig. 2; pl. VI, fig. 1.)

La *paroi supérieure* de l'orbite est formée par la lame horizontale de l'os frontal, et supporte par sa table supérieure le lobe antérieur du cerveau. Elle offre en général une direction horizontale et affecte la forme d'une voûte concave d'avant en arrière et de dedans en dehors, s'adaptant à la convexité de l'œil, mais appartenant à une courbe plus étendue. On y remarque, en outre, en haut et en dehors, une excavation destinée à loger la glande lacrymale. La face inférieure du lobe antérieur du cerveau est quelque peu concave pour se mouler sur la configuration ci-dessus décrite. Les circonvolutions qui s'y trouvent sont immédiatement en rapport avec les impressions digitales que présente cette paroi, où, dans certains cas, le tissu osseux se raréfie tellement qu'il fait parfois défaut. D'ailleurs l'épaisseur générale de cette paroi est si peu considérable que l'inflammation du périoste de l'orbite peut aussi facilement gagner par là les enveloppes du cerveau que l'inflammation du tégument qui tapisse la voûte de la caisse du tympan.

Il ne faudrait pas croire que les lobes antérieurs du cerveau aboutissent exactement dans l'angle assez aigu que forment les portions verticale et horizontale de l'os frontal. Cet espace est occupé par une assez grande quantité de tissu osseux et contient soit du diploé, soit des cellules qui se continuent sur la ligne médiane avec un sinus frontal développé outre mesure. Au niveau du tiers interne du bord supérieur se trouve la fente ou le trou sus-orbitaire, par où passe le nerf du même nom. Le point où le bord supérieur se recourbe en bas et en dedans pour constituer le bord interne de l'orifice extérieur de l'orbite, correspond déjà à des cellules du sinus frontal.

La *paroi inférieure* de l'orbite est constituée par la lame horizontale du maxillaire supérieur qui sépare le sinus creusé dans cet os de la cavité orbitaire. Cette paroi n'offre pas une concavité aussi considérable que la supérieure, mais elle appartient à un plan plus incliné, dirigé d'arrière en avant et de haut en bas. D'ailleurs elle est plus épaisse et moins irrégulière que la précédente, en vertu du parallélisme de ses tables supérieure et inférieure. Son bord antérieur est, comme le bord correspondant de la face supérieure, aigu et tranchant du côté de la face, tandis qu'il est émoussé et comme épaissi du côté du sinus.

L'extrémité externe de ce bord et la portion correspondante de la paroi inférieure de l'orbite appartiennent à cette partie de l'os zygomatique qui vient s'arc-bouter, au moyen d'une large suture, sur l'extrémité externe du maxillaire supérieur, sans qu'aucune saillie se puisse remarquer à l'union de ces deux os. Le canal sous-orbitaire parcourt obliquement d'arrière en avant cette paroi inférieure de l'orbite, en donnant passage au nerf du même nom, qui, après avoir traversé son bord antérieur vers le milieu, apparaît un peu au-dessous pour se recourber vers la face.

La *paroi externe* de l'orbite est formée par la lame antérieure de la grande aile du sphénoïde et par la lame postérieure de l'os zygomatique réuni au précédent au moyen d'une suture très-solide. Cette paroi sépare l'orbite de la fosse moyenne du crâne, et, par son intermédiaire, du lobe moyen du cerveau, c'est-à-dire de celui qui descend le plus bas et s'étend le plus en largeur. Elle le sépare en outre de l'extrémité antérieure de la fosse temporale, mais il est nécessaire d'ajouter que ces deux cavités sont situées plutôt en arrière que sur les côtés de l'orbite, ce qui pourrait permettre de considérer la cloison qui les sépare comme une paroi postérieure et non latérale de cette excavation. Elle est verticale et se dirige de dedans en dehors, puis d'arrière en avant, et est constituée par une plaque osseuse assez résistante et lisse dans sa plus grande partie. Son extrémité antérieure et inférieure, fournie par l'os zygomatique et correspondant à la fosse temporale, s'incurve horizontalement pour se continuer avec la face orbitaire du maxillaire supérieur, tandis que son extrémité postérieure, appartenant à la grande aile du sphénoïde, et, comme nous l'avons vu, contiguë au cerveau, se termine par un bord tranchant vis-à-vis du bord opposé du maxillaire supérieur. Entre les deux se trouve la fente sphéno-maxillaire par laquelle l'orbite communique avec la fosse cérébrale moyenne.

Le bord supérieur de la paroi que nous étudions s'articule très-solidement avec la lame horizontale du frontal. En arrière, la face antérieure de la grande aile du sphénoïde est contiguë à cet os, se termine librement vis-à-vis de l'apophyse d'Ingrassias, et ces deux saillies osseuses comprennent entre elles la fente spénoïdale. Celle-ci se prolonge en dedans et en bas, entre le bord postérieur de la grande aile et le corps du sphénoïde jusqu'au voisinage de la fente sphéno-maxillaire. C'est, pour ainsi dire, en ce point que l'orbite se termine à l'angle de réunion des parois interne et externe de cette cavité. Le trou optique se trouve entre les deux lames osseuses par lesquelles les petites ailes du sphénoïde s'unissent au corps de l'os.

C'est en dehors que l'œil est le moins protégé, car le bord externe de l'orbite qui relie les parois supérieure et inférieure de cette cavité ne couvre même pas, sur une coupe latérale, la moitié postérieure du globe de l'œil.

La *paroi interne* est formée par la lame papyracée (os planum) de l'ethmoïde, par l'os unguis, et, dans une très-petite étendue, par l'apophyse montante du maxillaire supérieur. Elle sépare l'orbite des cellules ethmoïdales voisines de la partie supérieure des fosses nasales. A l'opposé de la paroi externe, elle forme un angle presque nul avec le plan médian, et son bord inférieur s'éloigne un peu plus de ce dernier que le supérieur. La lame papyracée de l'ethmoïde est certainement la partie la plus mince de toutes les parois de l'orbite. Elle se recourbe en haut et en bas vers des lames osseuses aussi déliées, appartenant au frontal et au maxillaire supérieur, qui sont de même, dans une certaine étendue, adossées à des cellules, et elle se confond en arrière et en avant avec le sphénoïde et l'unguis sans ligne visible de démarcation. La lame papyracée contribue avec le premier de ces os à former le bord interne de la fente sphéno-maxillaire.

Entre cette fente et la fente sphénoïdale, vers l'extrémité de la suture qui réunit l'ethmoïde au sphénoïde, s'enclave, à la manière d'un coin, la facette orbitaire du palatin.

La moitié postérieure de l'os unguis peut être envisagée comme le prolongement de la lame papyracée, tandis que l'antérieure se contourne de dehors en dedans pour former avec le bord postérieur de l'apophyse montante du maxillaire supérieur l'excavation d'où naît le canal nasal qui descend du plancher de l'orbite dans la partie latérale et inférieure du nez. La crête qui partage l'os unguis en deux parties forme ainsi la paroi postérieure de cette excavation, et porte le nom de *crête lacrymale postérieure*. Le bord externe de la paroi antérieure, désigné sous le nom de *crête lacrymale antérieure*, appartient à l'apophyse montante du maxillaire supérieur. La crête lacrymale antérieure a la direction d'une ligne qui réunirait les extrémités internes des bords orbitaires supérieur et inférieur; elle se continue directement avec ce dernier, tandis qu'elle est séparée de l'autre par un intervalle dans lequel la paroi interne de l'orbite fait suite à la racine du nez. Abstraction faite de ce léger vide, on peut regarder la crête lacrymale antérieure comme une limite assez tranchée de la paroi interne de l'orbite.

L'excavation osseuse comprise entre les deux crêtes lacrymales reçoit le sac du même nom. Celui-ci occupe donc la partie antérieure de la paroi interne de l'orbite, et se trouve, au reste, à peu près de niveau avec le sommet de la cornée.

C'est, on le voit, en dedans que l'ouverture antérieure de l'orbite est le plus avancée par rapport à l'œil et en dehors qu'elle l'est le moins (pl. V, fig. 2). L'extrémité externe du diamètre horizontal de cette ouverture se porte donc sensiblement en arrière, et ce diamètre passe à peu près par le centre de l'œil. Si cet organe est dirigé en avant, sa circonférence est en dedans postérieure au bord interne de l'orbite, tandis qu'en dehors un quart seulement du globe oculaire est recouvert par la paroi externe; le reste ne trouve de protection que dans les paupières. Les bords supérieur et inférieur sont, au contraire, assez symétriquement opposés par leur partie moyenne et dépassent le globe de l'œil d'une manière égale (pl. VI, fig. 1). Une ligne verticale qui les réunirait serait à peu près tangente au sommet de la cornée, de telle façon que les paupières ne dépassent que peu ou point la saillie du sourcil et celle de la joue; mais on observe ici des différences individuelles assez marquées.

Les parois de l'orbite sont recouvertes par un périoste qu'on a coutume de désigner sous le nom de *periorbita*. Il forme une membrane assez continue et lisse, mais qui n'adhère pas aussi intimement à l'os que le périoste de la plupart des autres régions, car il suffit d'une courte macération pour permettre, sur le cadavre, d'en détacher des lambeaux assez étendus, comme ceux de la dure-mère, qu'on peut arracher de la surface interne du crâne. Les adhérences ne deviennent plus intimes qu'au niveau des sutures et surtout des bords tranchants qui limitent les fentes, enfin près de l'ouverture antérieure de la cavité orbitaire. Dans ces différents points, diverses parties contribuent encore à l'occlusion des ouvertures que nous avons étudiées. Ainsi la fente sphénoïdale est occupée par les nerfs et les vaisseaux qui la traversent; la fente sphéno-maxillaire, par une membrane de nature musculaire (1); l'ouverture externe de l'orbite, par un fascia peu épais, le fascia orbitaire, qui s'insère à sa périphérie et entre dans la composition des paupières. Au niveau de la fente sphénoïdale et du trou optique, le périoste de l'orbite est intimement uni au prolongement de la dure-mère crânienne, qui forme une gaîne aux nerfs émergents, ainsi qu'aux tendons d'origine des muscles longs du globe de l'œil et du releveur de la paupière. Dans la fente sphéno-maxillaire, il est séparé du périoste de la fosse temporale par une membrane molle, tendue entre les bords de cette fente qu'elle oblitère, et composée de fibres musculaires lisses, jointes à quelques fibres élastiques.

Le globe de l'œil n'est fixé d'une manière assez intime au périoste de l'orbite que par l'intermédiaire des parties qui traversent la fente sphénoïdale; partout ailleurs il n'y est uni que par le tissu graisseux de l'orbite et par un tissu cellulaire lâche.

2° PAUPIÈRES.

L'ouverture antérieure de l'orbite est fermée par le globe de l'œil et le fascia orbitaire qui naît, sous la forme d'une membrane mince, du rebord osseux et retient le tissu graisseux sur les parties latérales du globe de l'œil. Au-devant de cet organe, le fascia se perd dans les paupières qui se portent de bas en haut et de haut en bas vers une fente à peu près horizontale qui s'ouvre et se ferme quand elles se déplacent.

Les paupières sont constituées par la peau qui se trouve au-devant de l'ouverture orbitaire antérieure et s'étend jusqu'à la fente en question, et par la conjonctive qui se réfléchit du globe de l'œil sur ces replis cutanés. Ces deux téguments s'adossent insensiblement aux deux faces du fascia orbitaire, auquel ils sont unis par du tissu cellulaire. Ils ne présentent des connexions plus intimes l'un avec l'autre qu'au voisinage de la fente, où s'interposent entre eux des parties plus résistantes, les cartilages tarses. C'est ainsi qu'est constituée la portion la plus ferme des paupières, munie en outre de glandes volumineuses et bordée de cils (voy. pl. VI, fig. 2, qui n'est autre que la figure 1 à une échelle supérieure) (2). Cette partie solide se continue avec la partie molle des paupières, qui ne correspond à la fente palpébrale que dans une très-petite étendue. Elle est constituée

(1) H. Müller, *Zeitschrift für wissenschaftliche Zoologie* von Siebold und Kölliker, t. IX, p. 541.

(2) Cette figure a été faite d'après le dessin si soigné de M. Moll (*Bijdragen tot de anatomie en physiologie der oogleden*. Utrecht, 1857).

uniquement par la peau et la conjonctive et se confond sans limite exacte avec les téguments de la face et du globe de l'œil.

La portion molle des paupières, très-sujette à varier en surface, est donc interposée à la partie marginale où sont contenus les tarses et à l'insertion osseuse du fascia orbitaire. Ce dernier naît en haut, en bas et latéralement des bords tranchants de l'orbite, au niveau de la réflexion du périoste qui tapisse cette cavité sur les os de la face. C'est en dedans seulement qu'il prend une origine un peu plus profonde en se dégageant insensiblement du périoste postérieur au sac lacrymal. De son origine à sa terminaison, il forme avec les tarses une surface lisse et égale (voy. pl. V, fig 1).

Les tarses ou fibro-cartilages des paupières sont des lames élastiques assez rigides, formées d'un tissu dense composé de grands éléments de tissu cellulaire analogues à ceux des cartilages interarticulaires des grandes articulations. Ils se terminent, vers la fente palpébrale, par un bord épais et s'amincissent au contraire à leur périphérie. Ce bord épais constitue la partie solide du bord libre de la paupière, qui mesure environ 1 millimètre d'épaisseur. C'est en ce point que la peau et la conjonctive viennent se confondre. Près de la lèvre postérieure du bord épais des tarses s'aperçoivent les orifices excréteurs des glandes qu'ils contiennent, tandis que la peau qui avoisine sa lèvre antérieure supporte les cils répartis dans toute l'étendue du bord libre des paupières, excepté dans les points où les fibro-cartilages manquent, et c'est ainsi qu'on peut juger de l'étendue de ces derniers.

Les extrémités internes des tarses se séparent nettement des parties molles en des points très-symétriquement superposés, à un peu moins d'un centimètre du grand angle de l'œil. L'extrémité externe du tarse supérieur coïncide presque avec l'angle externe de la fente palpébrale, tandis que l'inférieur se perd d'une manière assez insensible sous la peau, à une petite distance de cet angle.

Le plus grand diamètre vertical des tarses est plus rapproché du grand angle que de la commissure externe, et leur hauteur diminue plus rapidement en dehors qu'en dedans de ce diamètre. Il mesure, à la paupière supérieure, plus d'un centimètre; moins à la paupière inférieure, dont le fibro-cartilage est d'ailleurs beaucoup moins développé. Les deux tarses sont moulés sur la convexité du globe de l'œil et représentent des segments d'une sphère à grand rayon, de telle sorte qu'ils se recourbent non-seulement de haut en bas, mais encore de dedans en dehors. Cette dernière inflexion se manifeste sur les yeux ouverts par une courbure à concavité inférieure pour la paupière supérieure, supérieure pour l'inférieure. En outre, le bord libre de la paupière supérieure est un peu convexe, tandis que celui de l'inférieure est légèrement concave, comme on l'observe facilement sur un œil dont les regards se portent en bas ou en examinant les parties de profil (voy. fig. 19). Ces différentes courbures sont d'ailleurs invariables, quelle que soit la position des paupières (1).

Fig. 19.

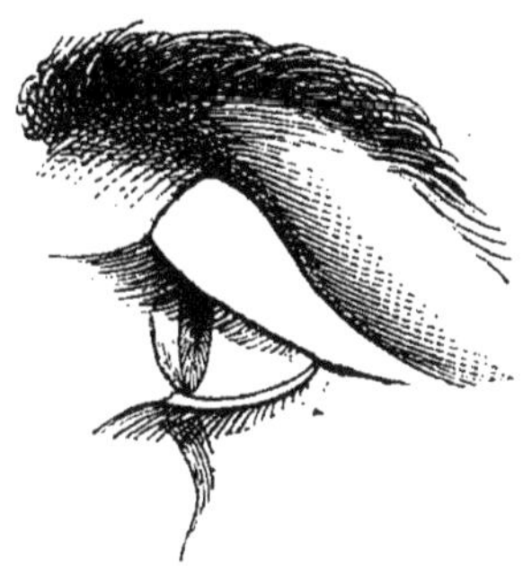

Dans chaque fibro-cartilage est une série de glandes sébacées volumineuses, disposées verticalement et connues sous le nom de glandes de Meibomius. Elles commencent par une extrémité en forme de cul-de-sac vers le bord aminci du tarse et aboutissent, vers son bord épais, par un conduit excréteur assez court (voy. pl. VI, fig. 2). Ces glandes fournissent une sécrétion graisseuse qui, lorsque les paupières se touchent, enduit ses bords libres dont elle prévient la dessiccation et empêche l'écoulement du fluide contenu dans le sac conjonctival.

A la face postérieure des tarses s'applique la conjonctive qui leur fournit une enveloppe lisse et solidement adhérente. La muqueuse offre ici une couche abondante de papilles aplaties, recouvertes d'un épithélium pavimenteux. La peau qui recouvre la surface externe des tarses offre une minceur qu'on ne retrouve dans presque aucune autre partie du corps. Elle est garnie de poils fins et, comme la couche musculaire sous-jacente, adhère au tarse par du tissu cellulaire lâche. Ce n'est que vers le bord libre que l'union de ces différentes parties devient plus intime, et c'est là que se trouvent les cils.

Les cils sont des poils roides qui s'épaississent légèrement au delà de leur émergence, puis s'amincissent et se terminent par une extrémité très-déliée. Leur racine épaisse et conique se trouve, à peu de distance du bord libre, juxtaposée au tarse. Si l'on dédouble la paupière, à partir de son

(1) Il est à remarquer que plusieurs des meilleurs peintres, par exemple Kaulbach, dans sa fameuse scène de fous, dessinent le bord de la paupière supérieure concave, même de profil et sur des yeux ouverts, comme s'il s'agissait d'un repli cutané qui s'infléchisse lorsqu'il est tiraillé en haut.

bord libre, en deux moitiés d'épaisseur égale, on tombera très-exactement sur ces bulbes pileux, où de petites glandes sébacées aboutissent comme dans les follicules de certaines autres régions. Ils sont situés entre les fibres musculaires elles-mêmes, et se dirigent vers le bord libre à la surface duquel ils se terminent. Lorsque les paupières sont fermées, les racines des cils correspondent justement à leur ligne de contact; mais les poils eux-mêmes se touchent par une convexité, inférieure pour les supérieurs, supérieure pour les inférieurs. Les cils, comme le fibro-cartilage, sont plus forts à la paupière supérieure qu'à l'inférieure. Ils se renouvellent comme tous les poils, et cela probablement dans l'espace de cent jours (1).

La partie molle des paupières est limitée par le bord mince des tarses et constituée par la peau, le fascia orbitaire qui adhère à ce même bord des tarses et la conjonctive. Ces différentes parties sont juxtaposées quand la paupière est assez fortement attirée sur l'œil, tandis qu'elles s'écartent les unes des autres vers le bord orbitaire antérieur et la sclérotique, quand la moitié de la cornée est à découvert. Ces parties molles se continuent aux extrémités des tarses et forment pour ainsi dire une zone souple autour de la portion rigide des paupières.

La commissure externe est très-rapprochée des extrémités des tarses et surtout de celui de la paupière supérieure, car on sait que le fibro-cartilage de l'inférieure se termine à quelque distance de cet angle. En ce point, la conjonctive forme au-dessous du repli cutané un repli muqueux qui reste constamment appliqué contre le globe de l'œil, à la manière des portions molles de chaque paupière. Les extrémités internes de la partie molle des paupières sont séparées par un prolongement de la fente palpébrale où le bord libre offre ceci de particulier qu'il manque absolument de cils et que la peau prend insensiblement le caractère d'une muqueuse pour se continuer avec la conjonctive. Aussi cette partie des paupières ne s'applique-t-elle pas contre le globe de l'œil; elle est tendue entre la circonférence interne de ce dernier et le bord antérieur de la paroi interne de l'orbite, c'est-à-dire au-devant de l'excavation comprise entre l'œil et la racine du nez. Cette partie de la fente palpébrale n'est donc pas remplie par le globe oculaire, mais bien par une certaine quantité de tissu graisseux tapissé par la conjonctive et qui constitue la caroncule lacrymale, limitée par le repli semi-lunaire. Dans le grand angle, la conjonctive ne forme pas de repli sous la peau, mais se transforme manifestement en derme. Les replis muqueux propres aux deux paupières ne se continuent donc pas dans l'angle interne, directement de l'une à l'autre; ils sont interrompus au niveau de la caroncule et ne communi-

(1) Voy. Moll, *loc. cit.*, p. 13.

quent l'un avec l'autre qu'au devant de cette dernière, dans l'espace désigné sous le nom de *lac lacrymal*.

L'angle même vers lequel convergent les extrémités internes des bords libres de chaque paupière est occupé par un petit raphé fibreux, le ligament palpébral interne, qui s'insère à la crête lacrymale antérieure de l'apophyse montante du maxillaire supérieur, dans un espace à peu près égal à la moitié du rebord orbitaire interne. Il est tendu horizontalement au-devant de l'infundibulum osseux destiné au sac lacrymal, et comme sa longueur égale environ la largeur de ce dernier, l'angle externe des paupières est assez exactement situé en face de la crête lacrymale postérieure, et tout près de celle-ci, si l'on repousse le ligament en arrière.

3° ORGANES LACRYMAUX.

Les larmes sécrétées par la glande lacrymale sont versées dans le sac conjonctival et conduites par leur système canaliculaire tapissé d'une muqueuse dans le nez, où le courant respiratoire les évapore. La glande lacrymale est une agglomération de glandes en grappe dont les dimensions sont celles de la moitié d'un œuf de pigeon. Elle occupe une dépression située à la partie supérieure et latérale externe de la voûte de l'orbite avec le tissu graisseux duquel elle n'a que de faibles connexions. Sa structure histologique et la composition de ses lobules la rapprochent des glandes muqueuses et salivaires. Elle communique par plusieurs petits conduits, à paroi peu épaisse, avec l'extrémité externe du cul-de-sac supérieur. C'est de là que les larmes se répandent librement dans le sac conjonctival au devant de l'œil, où elles sont dispersées dans toutes les directions par les mouvements des paupières (1).

La voie par laquelle l'excès du liquide répandu dans le sac conjonctival est conduit dans les fosses nasales se compose de deux canaux étroits qui s'abouchent par deux petits orifices dans le lac lacrymal et qui se terminent dans un conduit beaucoup plus large. Celui-ci se continue avec un canal osseux qui aboutit dans le méat inférieur des fosses nasales, et l'ensemble de ces parties constitue les conduits lacrymaux, le sac lacrymal et le canal nasal. Les conduits présentent comme la conjonctive une couche simple d'épithélium pavimenteux; le sac et le canal, au contraire, possèdent

(1) Il reste encore à savoir quelle quantité du liquide épanché à la surface de l'œil appartient à la sécrétion de cette glande et à celle des glandes conjonctivales; combien à la transsudation qui s'opère au travers des membranes de l'œil. Il serait à désirer que des recherches ultérieures vinssent élucider cette question.

comme la muqueuse du nez un épithélium vibratile, et l'on y trouve de plus de petites glandes en grappe.

Les conduits lacrymaux commencent par deux fines ouvertures appelées points lacrymaux et situées aux angles saillants du bord libre des paupières, exactement à la limite des portions tarsienne ou solide et cutanée ou molle de la fente palpébrale, à l'endroit où celle-ci est en rapport avec le lac lacrymal. Ils sont doublés en dehors d'un tissu dermique dense et s'enfoncent d'abord directement de haut en bas dans l'épaisseur molle des paupières. Bientôt ils s'élargissent un peu, sont constitués par une muqueuse flasque et, se coudant brusquement pour prendre une direction horizontale, ils longent le bord interne de la portion molle de la fente palpébrale. Enfin ils atteignent le grand angle et se réunissent en arrière de l'extrémité interne du ligament palpébral pour se jeter ensemble ou séparément dans le sac lacrymal.

Le sac et le canal nasal constituent deux portions des voies lacrymales assez exactement égales en longueur. Ils se trouvent quelquefois séparés par un repli muqueux, mais assez souvent il n'existe entre l'un et l'autre aucune ligne de démarcation bien tranchée. Néanmoins il est possible d'y distinguer une portion supérieure, adossée d'un côté seulement à une dépression osseuse, environnée de parties molles dans le reste de son étendue, et susceptible, par conséquent, de varier sensiblement de volume, puis une portion inférieure, engaînée de tous côtés par une paroi osseuse, d'un calibre constant et renfermant toujours une certaine quantité de liquide. L'extrémité de cette dernière portion est, il faut le dire, en partie muqueuse vers son embouchure dans le méat inférieur.

Le sac lacrymal occupe l'excavation osseuse que nous avons décrite en traitant de l'orbite à la paroi interne duquel il est placé, entre la crête lacrymale antérieure dépendant du maxillaire supérieur et la crête lacrymale postérieure dépendant de l'os unguis. Le sac est donc sous la peau tout près de l'angle interne de la fente palpébrale, attendu que cet angle est assez exactement situé vis-à-vis de la crête lacrymale postérieure (voy. pl. V, fig. 1). La paroi interne de l'infundibulum destiné à contenir le sac lacrymal est constituée par un tissu peu épais, mais manifestement de nature fibreuse. Au niveau des crêtes lacrymales antérieure et postérieure et du pont osseux qui les unit en bas en formant avec elles une partie du trou dans lequel vient se perdre le sac lacrymal, ce fascia fibreux est intimement lié au périoste de l'orbite.

La muqueuse du sac est appliquée très-exactement à l'os et à l'aponévrose ci-dessus décrite, quoiqu'elle n'adhère à ces parties que par un tissu cellulaire assez lâche. La largeur du sac correspond donc assez rigoureusement à l'espace compris entre les parois aponévrotique et osseuse de l'infundibulum, lorsque la muqueuse et le tissu cellulaire sous-jacent ne sont pas le siége d'un gonflement anormal. Le sac est généralement très-étroit, de telle sorte que ses parois interne et externe sont, dans presque toute leur étendue, appliquées l'une contre l'autre et ne sont séparées que par une petite quantité de liquide. En effet, que l'on regarde tranquillement devant soi en fermant les narines et la bouche, ou même que l'on fasse un mouvement énergique d'inspiration, la région de l'angle interne de l'œil se déprime à peine (1). Le sac est donc lisse et aplati (voy. pl. V, la partie gauche de la figure 2.)

L'extrémité supérieure du sac est formée par une sorte de coupole qui ne dépasse que d'une très-petite quantité la fente palpébrale interne, et, par suite, le ligament correspondant. Ce faisceau fibreux résistant, qui de la crête lacrymale antérieure va à l'angle interne, se tend au-devant du sac, est intimement uni à l'aponévrose qu'il recouvre et lui envoie des faisceaux de renforcement, principalement par son bord supérieur. On voit par ce qui précède que juste au niveau du point où les conduits lacrymaux aboutissent dans le sac, se rencontre la partie la plus solide, mais non la moins mobile de sa paroi antérieure, car le ligament palpébral n'est pas, comme le reste de l'aponévrose, fixé à la crête lacrymale postérieure (2); mais il se termine librement à la circonférence du lac lacrymal vers lequel il envoie des tractus très-fins.

Le canal nasal traverse la paroi qui sépare le sinus maxillaire des fosses nasales et vient se jeter dans le méat inférieur. Comme les fosses nasales sont plus larges à leur partie inférieure qu'au voisinage de l'orbite, il en résulte que le canal nasal ne se porte pas directement de haut en bas, mais bien un peu obliquement de dedans en dehors (Voy. pl. V, fig. 1). En outre, il se dévie un peu d'avant en arrière, de telle sorte qu'on peut faire pénétrer dans le canal, malgré la saillie frontale, une sonde droite

(1) M. Weber est le seul qui prétende avoir observé un enfoncement dans cette région, et être parvenu à faire, par la pression, sortir du sac un peu de mucus, principalement sur des yeux dont les paupières étaient doucement fermées, dans un état qu'il appellera, s'il le veut, état de repos, mais qui, il faut en convenir, ne saurait servir de type dans l'étude scientifique de cette question. (Voy. *Monatsblätter für Augenheilkunde*, 1863, p. 111.) Dans les cas où M. Weber n'a pas réussi à faire sortir un peu de liquide du sac, c'est, dit-il, parce que ce dernier contenait de l'air. Mais comment cet air y aurait-il pénétré ?

(2) C'est, pour ce qui regarde le ligament, le seul point où ma description diffère de celle de M. Henle (*Muskellehre*, p. 139), car, d'après lui, le ligament s'attache aussi en arrière. R. Maier (*Ueber den Bau der Thränenorgane*, p. 43) a définitivement confirmé mon opinion et l'a complétée en poursuivant les fibres du ligament jusque vers le bord des paupières.

dont l'extrémité supérieure se croise alors avec la ligne médiane du front. Il existe quelquefois dans la direction du canal des variations assez considérables; par exemple, celle qui résulte de l'absence de l'obliquité latérale. Le canal nasal, dans sa portion purement osseuse, mesure à peu près six lignes. Il descend du plancher de l'orbite au bord du cornet inférieur qui se trouve adossé à la paroi latérale du nez. Le maxillaire supérieur entre pour plus de la moitié dans sa composition; le reste est constitué par des lamelles appartenant aux cornets et à l'os unguis, qui forment une faible portion de sa paroi interne. Ce conduit est tapissé par un prolongement muqueux, assez intimement uni à l'os pour ne pouvoir pas s'adosser à lui-même, et constamment rempli d'un liquide.

A l'extrémité inférieure du canal osseux, le canal muqueux ne s'interrompt pas brusquement avec lui, mais il le dépasse pour s'épuiser bientôt en arrière du bord tranchant qui finit la paroi interne de ce canal osseux. L'orifice inférieur du canal nasal est quelquefois si petit, qu'il est, dans certains cas, sinon impossible, du moins très-difficile de l'apercevoir lorsqu'on n'a pas pris la précaution d'y introduire préalablement une sonde par le sac. Le plus souvent, cette ouverture affecte la forme d'une fente semi-lunaire s'ouvrant très-obliquement, de sorte que sa lèvre interne peut être envisagée comme une valvule qui, s'appliquant à la paroi externe du canal, s'oppose à la pénétration d'un gaz ou d'un liquide poussé de bas en haut, tandis qu'inversement les fluides injectés par le sac n'y rencontrent aucun obstacle (1).

4° MUSCLES DES PAUPIÈRES.

Les muscles des paupières peuvent être distingués en internes et externes: les premiers émanent de l'orbite, ce sont le muscle releveur de la paupière supérieure et quelques fibres lisses qui se rendent aux deux paupières; les seconds, situés sous la peau, y forment une couche continue et ont reçu le nom générique de muscle orbiculaire des paupières.

Le muscle releveur naît, comme les muscles droits, au fond de l'orbite, au-dessus de l'entrée du nerf optique et est tendu au-dessous de la voûte

(1) Stellwag de Carion (*Medicinische Jahrb. der Aerzte in Wien*, XVIII, p. 79) prétend que l'existence d'une valvule de ce genre a été niée par la plupart des anatomistes et que j'ai moi-même accordé qu'il est impossible de la démontrer anatomiquement. Il n'en est pas ainsi; car il m'a été très-facile de reconnaître cette conformation sur la plupart des cadavres qui ont été l'objet de mes recherches. Néanmoins je continue à croire que la preuve la plus manifeste de son existence consiste dans l'impossibilité où l'on est assez communément de gonfler d'air le sac lacrymal.

orbitaire sous la forme d'un faisceau musculaire longitudinal et lisse. Le tendon qui en émane se recourbe en bas au-devant de la partie antérieure du globe de l'œil, en se réfléchissant sur un faisceau aponévrotique tendu de la trochlée du grand oblique à l'extrémité externe du rebord orbitaire supérieur et antérieur. De là, il se répand sous la forme d'une membrane peu épaisse, sous-jacente à l'aponévrose orbitaire, et s'insère au bord mince du fibro-cartilage de la paupière supérieure. Cette dernière portion du tendon occupe donc l'épaisseur des parties molles de la paupière, et interposé au tarse et à la conjonctive dans l'état d'abaissement de la paupière, il quitte cette position quand le voile membraneux se relève (voy. pl. VI, fig. 1). De petites bandelettes composées de fibres musculaires lisses, émanant du tissu graisseux de l'orbite, s'insèrent aux deux paupières sur le bord adhérent des tarses (voy. H. Müller, *loc. cit.*).

Le muscle orbiculaire (comparez pl. VI, fig. 3 et 4) est, de tous ceux qui entrent dans la composition des paupières, le plus important. Il a, comme tous les autres muscles de la face, des connexions intimes avec la peau. Il enveloppe de plus les organes lacrymaux, de manière à agir sur eux en même temps que sur les paupières. Il naît des parties osseuses qui les environnent et du tégument qui les couvre, et offre des faisceaux concentriquement disposés autour de la fente palpébrale, où il est situé immédiatement sous la peau. Sa répartition au-dessus de ces voiles membraneux se fait d'une manière tellement uniforme qu'il est impossible d'y distinguer nettement, à son émanation même, plusieurs portions. Il se porte des parties solides des paupières à leurs parties molles, et de là, sans interruption, à la peau qui recouvre les rebords orbitaires. Il n'est possible d'y reconnaître plusieurs parties distinctes qu'au voisinage et au niveau de l'origine du sac lacrymal, et c'est uniquement grâce à l'existence de ce dernier qu'il devient aisé de poursuivre ces différents faisceaux dans l'épaisseur des paupières (1). Nous nous occuperons ultérieurement des conditions qui président à l'action de ces différentes parties.

On admet dans l'orbiculaire plusieurs muscles, quoique la dissection ne puisse les isoler dans toute la longueur de leurs fibres.

Les origines de ces différentes portions du muscle orbiculaire se trouvent :

1° A l'os frontal et au maxillaire supérieur ;

2° Aux parties molles du sac lacrymal et principalement au ligament palpébral interne ;

(1) Il est singulier que M. R. Maier (*loc. cit.*, p. 45) me reproche de m'appuyer principalement sur les rapports du sac lacrymal pour établir cette distinction ; car il fait de même, en usant de termes semblables. C'est ainsi qu'il dit origines antérieure et postérieure, là où je dis muscles lacrymaux antérieur et postérieur.

3° A l'os unguis, derrière le sac, c'est-à-dire dans l'intérieur même de l'orbite.

Les fibres nées de ces trois origines se répandent de telle sorte que les premières, c'est-à-dire celles qui naissent le plus en avant, appartiennent aux plus grands cercles qui circonscrivent la fente palpébrale, tandis que celles qui naissent plus profondément sont celles qui décrivent autour de cette fente les cercles les plus étroits. On pourrait donc, à la rigueur, les distinguer les unes des autres de la manière suivante :

1° Les fibres qui proviennent du frontal et du maxillaire supérieur parcourent la portion du tégument qui n'arrive jamais en contact avec l'œil, mais reste tendue au-devant de l'ouverture et des bords de l'orbite. Ces fibres composent la partie orbitaire du muscle orbiculaire, qui doit être séparée de la partie palpébrale du même muscle, laquelle comprend les deux autres portions.

2° Les fibres qui naissent de la paroi mobile du sac courent principalement sous la peau qui s'applique, dans l'occlusion de l'œil, contre le globe oculaire et s'en éloigne, lorsque l'œil s'ouvre ; elles se répandent donc dans les parties molles des paupières.

3° Les fibres qui naissent en arrière du sac lacrymal se portent en majeure partie au-dessus des portions solides des paupières, c'est-à-dire au-dessus des tarses. Ces deux dernières parties du muscle orbiculaire pourraient encore, vu les rapports qu'elles affectent avec le sac lacrymal, recevoir les noms de *muscles lacrymaux antérieur* et *postérieur*. La simple dissection de la peau permet de voir les divers ordres de fibres de l'orbiculaire qui naissent d'origines différentes (voy. pl. VI, fig. 3). Les deux portions qui apparaissent alors avec leurs insertions distinctes et constituent les muscles orbitaire et lacrymal antérieur divergent en contournant la partie tarsienne des paupières. Sur les tarses mêmes courent les fibres du muscle lacrymal postérieur qui naissent plus profondément et dont l'origine est cachée. Pour l'apercevoir, il est nécessaire de renverser de dehors en dedans les paupières détachées, afin de découvrir du côté de l'orbite la face postérieure de l'os unguis (voy. pl. VI, fig. 4.) ; c'est la seule manière d'obtenir une idée nette de la distribution de ces différentes parties. Pour cette raison, il convient de commencer la description par les fibres qui prennent le plus profondément leur insertion et qui longent le bord libre des paupières, en suivant l'ordre inverse de celui que nous venons d'indiquer (1).

Le *muscle lacrymal postérieur* naît sous la forme d'un faisceau lisse et

(1) M. Arlt (*Archiv für Augenheilkunde*, t. IX, A. 1, p. 86) déclare qu'il n'a pu reconnaître sur le sujet, même de loin, la description et le dessin que j'ai donnés

résistant, large de 8 millimètres, de la crête lacrymale postérieure et, en arrière de celle-ci, de la paroi interne de l'orbite, c'est-à-dire de la portion orbitaire de l'os unguis. De là, il se porte, en conservant sa largeur primitive et en longeant la paroi latérale du sac lacrymal, vers l'angle interne de la fente palpébrale, où il se bifurque en deux portions qui se rendent aux paupières (comparez pl. VI, fig. 3 et 4). Le point de cette bifurcation touche à l'extrémité externe du ligament palpébral dont quelques fibres déliées se jettent entre les fibres musculaires divergentes pour se rendre dans la caroncule lacrymale. Depuis son origine jusqu'à la caroncule, le muscle recouvre donc la partie du sac qui reste la moins protégée et dans laquelle aboutissent les conduits. Ces derniers traversent le muscle, attendu que les deux portions qu'il présente contournent ces canaux pour gagner l'extrémité interne des tarses. C'est presque exclusivement, en effet, sur ces fibro-cartilages que se répandent les fibres du muscle lacrymal postérieur; mais à la paupière inférieure, dont le tarse est fort petit, ces fibres s'étendent un peu au delà dans les parties molles environnantes.

Les fibres qui au-dessus et au-dessous du lac lacrymal partent des bords de la fente palpébrale, entre les conduits, et qui, sur une préparation, semblent naître du grand angle même, continuent leur trajet en côtoyant le bord libre des tarses. Les unes se portent en arrière des follicules ciliaires (comparez pl. VI, fig. 2), s'épuisent peu à peu sur le bord du tarse correspondant (*muscle subtarsalis* de Moll); les autres passent au devant des follicules et constituent une bandelette marginale superficielle et d'une certaine épaisseur (*muscle ciliaire* de Riolan). A celles-ci viennent s'ajouter les fibres du muscle lacrymal postérieur, qui, à la paupière supérieure, surmontent le conduit, tandis qu'à l'inférieure elles courent au-dessous de ce canal, et qui apparaissent dans l'intervalle des fibres divergentes du muscle lacrymal antérieur pour se rendre aux tarses, où elles s'épuisent pour la plupart. Quelques-uns cependant se continuent à l'angle externe avec des fibres appartenant à la paupière opposée, comme il arrive du reste pour le muscle lacrymal antérieur.

On voit donc que les fibres qui s'adossent aux tarses et en parcourent le

de ce muscle. Quant à moi, j'avoue que j'ai peine à trouver des différences marquées entre la distribution qu'il admet pour les fibres de l'orbiculaire et la mienne; je suis surtout embarrassé de reconnaître entre nos opinions des différences assez importantes pour qu'elles portent une atteinte sérieuse à ma manière d'envisager l'action de ces diverses parties. Il ne me reste donc qu'une supposition à faire, c'est qu'en émettant des doutes sur l'exactitude des résultats de mes recherches anatomiques, on se soit dispensé d'entrer en discussion sur le mécanisme que j'en ai déduit. Ce que je puis affirmer, c'est que le dessin qui a été l'objet de cette controverse a été fait d'après nature.

bord libre, en avant et en arrière des cils, appartiennent à la portion du muscle qui s'insère à l'os unguis et que l'on connaît depuis longtemps sous le nom de muscle de Horner (*musc. sacci lacrymalis*), sans avoir poursuivi ses fibres et étudié leurs connexions (1).

Le *muscle lacrymal antérieur* naît, en majeure partie, pour la paupière supérieure, du bord supérieur du ligament palpébral, et du bord inférieur de ce même ligament pour la paupière inférieure. Un raphé blanchâtre, représentant le ligament, sépare assez distinctement à leur naissance les deux parties du muscle, dont il peut être considéré, pour ce motif, comme le tendon d'insertion. Le seul point osseux fixe d'où il agisse est donc le milieu de la crête lacrymale antérieure, appartenant à l'apophyse montante du maxillaire supérieur.

Comme le ligament palpébral envoie aussi des fibres vers le sac, le muscle lui-même tire une origine indirecte de toute la paroi antérieure de l'espèce de dôme qui le surmonte. Toutes les fibres qui n'ont pas une insertion osseuse directe divergent tellement au-dessous et au-dessus du bord libre des paupières, qu'il n'est pas surprenant que le muscle lacrymal postérieur parvienne, dans leur intervalle, jusqu'aux tarses où il s'attache. Elles contournent donc les fibro-cartilages en longeant le muscle lacrymal postérieur pour se porter à la peau de la portion molle des paupières. Les unes s'y épuisent avant d'atteindre la ligne médiane de ces voiles membraneux, tandis que les autres continuent leur trajet et se rencontrent avec celles de la paupière sous un angle aigu, d'une manière analogue aux fibres du muscle lacrymal postérieur. Elles sont unies par une intersection fibreuse faible,

(1) C'est M. Moll qui s'est, le premier, occupé de cette étude (*loc. cit.*, p. 90). M. Henle (*Muskeilehre*, p. 141) et moi (*Archiv für Augenheilkunde*, t. IV, A. 2, p. 71), nous sommes confirmés dans ses opinions; tandis que quelques autres auteurs ont voulu infirmer ces travaux et faire partir la portion marginale de l'orbiculaire de l'angle interne de la fente palpébrale. Ainsi M. R. Maier représente deux faisceaux qui, partant du ligament palpébral interne, se rendraient à la caroncule. M. A. Weber (*Klinische Monatsblätter für Augenheilkunde*, Aug. et Sept. 1863) se vante beaucoup d'avoir préparé ce muscle sous l'eau, et probablement, pour la même raison, il n'a fait la dissection que des parties superficielles vers les parties profondes. Il prétend, de plus, être arrivé par la faradisation isolée, à séparer les fibres marginales de celles qui ont une origine plus profonde (!). Il ne peut être ici question que des fibres qui remontent vers les canalicules pour se rendre au bord libre, et que l'on a quelque peine à poursuivre jusqu'à l'os unguis où elles s'insèrent, car elles longent la paroi externe du sac et il est très-difficile de les isoler jusqu'à leur insertion. D'après le conseil du professeur Claudius, je me suis servi pour les préparer de l'hydrotomie, c'est-à-dire, que j'ai fait précéder mes dissections d'une forte injection d'eau.

le ligament palpébral externe, par l'intermédiaire duquel elles se rattachent à un point très-limité du bord latéral de l'ouverture orbitaire antérieure, et situé à peu près au même niveau que l'angle interne.

Le muscle lacrymal antérieur qui ne naît pas directement de l'os est donc le muscle propre de la partie molle des paupières; le muscle lacrymal postérieur n'empiète sur lui, sous ce rapport, qu'à la paupière inférieure.

Le *muscle orbitaire* (la portion orbitaire de l'orbiculaire) ne devrait pas trouver ici sa place, car il n'appartient plus aux paupières, mais bien aux téguments du front et de la joue; seulement il est si intimement uni aux précédents, que nous croyons devoir le confondre dans cette description. Nées au-dessus et au-dessous du point fixe où s'attache le ligament palpébral interne, ses fibres côtoyent le muscle lacrymal antérieur en décrivant des cercles concentriques de plus en plus larges, et arrivées à l'angle externe, au lieu de se terminer par une insertion tendineuse, elles se continuent les unes avec les autres. Elles forment ainsi des anses qui contournent les paupières et s'insèrent du côté interne par deux extrémités distinctes l'une de l'autre. Les parties les plus périphériques de ce muscle se continuent, par un certain nombre de fibres, sur d'autres muscles de la face, le sourcilier, le pyramidal.

Le muscle releveur de la paupière supérieure est, comme la plupart des muscles de l'œil, innervé par la troisième paire, tandis que l'orbiculaire reçoit, comme les muscles de la face, des petits filets moteurs de la septième paire. Seul le muscle lacrymal postérieur reçoit une petite branche du nasal externe (sous-trochléaire, *infra-trochlearis*) qui provient de la deuxième branche du trijumeau et qui représente le seul filet moteur de cette branche.

5° MOUVEMENTS DES PAUPIÈRES.

On peut distinguer différents mouvements des paupières d'après le caractère qu'ils présentent, selon qu'ils sont volontaires ou involontaires. Nous pouvons, à notre gré, ouvrir l'œil très-largement ou le fermer avec énergie, et ces mouvements se communiquent aux téguments du voisinage en les plissant dans un sens ou dans l'autre. Les mouvements des paupières qui s'accomplissent lorsque l'œil s'élève ou s'abaisse sont tout à fait indépendants de notre volonté et sont en partie passifs, attendu que la portion cutanée des paupières est entraînée par sa portion muqueuse dans le tiraillement que cette dernière subit. Consécutivement à toutes les irritations qui atteignent la surface de l'œil, les paupières se ferment violemment par une sorte d'action réflexe que l'on peut modérer ou exagérer à volonté.

Le mouvement qui de tous est le plus important et qui se répète, à des intervalles plus ou moins rapprochés, d'une manière physiologique, s'exécute volontairement lorsqu'il a pour but l'ouverture ou l'occlusion des paupières, et involontairement pour lubrifier la surface du globe de l'œil. Il consiste dans un simple rapprochement des bords ciliaires. Son importance physiologique repose principalement sur la relation qu'il a, en se reproduisant à des intervalles réguliers, avec le transport des larmes.

Le mécanisme d'après lequel s'exécutent tous les mouvements des paupières s'explique facilement d'après leur structure anatomique. Les portions rigides des paupières, les tarses, en particulier celui de la paupière supérieure, glissent sur l'œil à la manière d'une cavité articulaire sur la tête osseuse qu'elle renferme. Comme le globe de l'œil se rapproche beaucoup d'une sphère, il en résulte que les mouvements des parties solides des paupières, surtout de la supérieure, se font d'une manière analogue à ceux d'une arthrodie ; car ce sont des mouvements de rotation autour d'axes qui passeraient par le centre de l'œil, comme cela s'observe d'ailleurs pour les mouvements de l'œil lui-même.

Les mouvements des parties molles sont sous la dépendance des premiers. En les analysant, nous exposerons donc en premier lieu ceux qu'accomplissent le tarse supérieur, le tarse inférieur, enfin les parties molles.

Le fibro-cartilage de la paupière supérieure, comme on le voit facilement si l'on prend le soin de fixer les cils qui s'y implantent, s'élève et s'abaisse directement au devant de la cornée quand la fente palpébrale s'ouvre et se ferme. Ces mouvements s'exécutent autour d'un axe horizontal qui passerait à peu près, de droite à gauche, par le centre du globe oculaire et dont l'extrémité externe serait un peu déviée en arrière. En effet, si cet axe traversait transversalement le globe de l'œil, les extrémités externe et interne du tarse devraient, à chaque mouvement, s'élever d'une égale quantité, et même les oscillations de l'extrémité externe plus rapprochée du diamètre transversal de l'œil seraient plus petites que celles de l'extrémité interne. Or, c'est justement l'inverse qui arrive, car c'est sur l'extrémité externe des tarses que les mouvements d'élévation et d'abaissement sont le plus manifestes.

Lorsque l'œil est largement ouvert, la commissure externe est en général un peu plus élevée que le grand angle, tandis qu'il est un peu plus bas que ce dernier quand les paupières sont fermées (1).

Les mouvements qu'exécute en haut et en bas l'extrémité interne des pau-

(1) M. Weber (*loc. cit.*) dit que quand les paupières sont écartées, la différence de niveau des angles de l'œil mesure 4 millimètres, et qu'elle est nulle quand les paupières sont rapprochées. Il suffit d'examiner trois personnes à ce point de vue

pières munie de son point lacrymal sont très-peu prononcés. Aussi semble-t-il que cette extrémité se meuve autour d'un point voisin du grand angle. Nous admettrons donc qu'il aboutit là un axe autour duquel les tarses se meuvent, et si de ce point on fait passer une ligne droite par le centre de l'œil, il est aisé de comprendre qu'elle n'ira pas rencontrer la commissure externe ; elle se termine au milieu du bord orbitaire externe (voy. fig. 20).

Fig. 20.

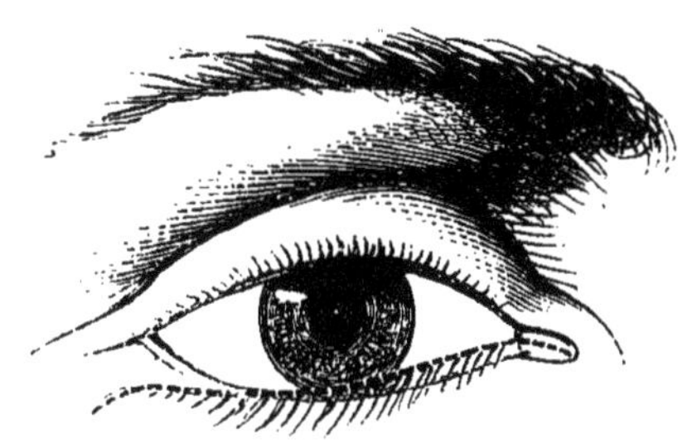

On peut dire que l'axe autour duquel le tarse supérieur se meut correspond à peu près au diamètre transversal de l'ouverture orbitaire antérieure, dont le plan ne regarde pas, on le sait, directement en avant, mais s'incline en dehors de telle sorte que le milieu de son bord externe soit situé sur un plan postérieur. Sur une coupe horizontale, on voit l'œil un peu inégalement divisé en deux par le bord de l'ouverture orbitaire antérieure, et c'est du côté externe que la saillie est le plus marquée (pl. V, fig. 2). Les attaches des extrémités de la fente palpébrale avec le rebord orbitaire correspondent à l'axe que nous avons fait passer par les milieux des bords latéraux de l'ouverture orbitaire antérieure.

La partie moyenne du bord libre de la paupière supérieure doit, pour atteindre la circonférence supérieure de la cornée, s'élever notablement au-dessus de l'horizontale qui relie les commissures, et s'abaisser un peu au-dessous de cette ligne pour que la cornée soit couverte en totalité. Cette partie médiane de la paupière supérieure parcourt donc presque tout l'espace compris entre les paupières dans leur plus grand écartement. Le point central de la cornée et celui qui correspond au milieu de la hauteur de la fente palpébrale à son maximum d'ouverture dépassent tous deux la ligne de jonction des commissures d'une quantité égale au tiers du diamètre de la cornée.

pour juger combien il est contraire à la réalité de vouloir établir à cet égard une loi aussi rigoureuse ; car rien ne présente plus de variations individuelles que la disposition anatomique dont il est ici question.

On voit ainsi que quand la fente palpébrale se ferme, le bord libre de la paupière inférieure conserve à peu près la position qu'il occupe lorsque l'œil est ouvert et que les mouvements qu'il exécute dans cet acte sont à peine sensibles. Seul le tarse se porte légèrement, par ses deux tiers internes et son extrémité correspondante munie d'un point lacrymal, vers le grand angle de l'œil, tandis que son extrémité externe reste à peu près immobile. La partie exclusivement cutanée de la paupière inférieure qui touche à l'extrémité externe du fibro-cartilage accomplit en même temps un faible mouvement d'abaissement.

FIG. 21. FIG. 22.

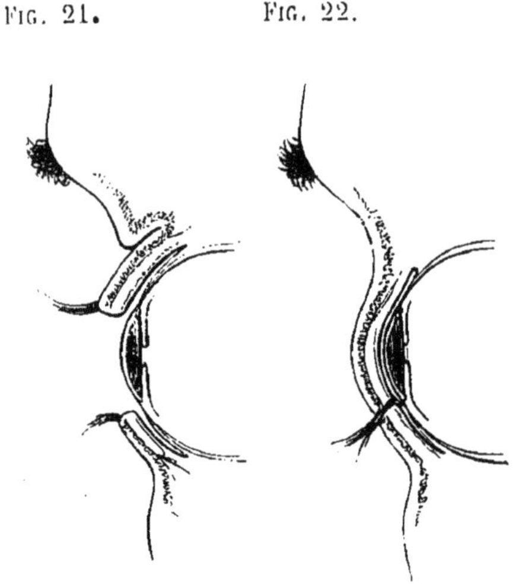

Les parties molles des paupières suivent naturellement les parties solides de ces voiles membraneux dans leurs déplacements (voy. fig. 21 et 22). Aussi quand la paupière supérieure s'abaisse, la peau se met en contact avec la conjonctive, tandis que quand la paupière se relève, les deux membranes se quittent, la conjonctive se portant en arrière et en haut, et la peau en avant et en haut vers le rebord orbitaire, de manière à former un repli qui disparaît au-dessus du tarse. En outre, la portion molle des paupières est douée d'un autre mouvement indépendant de celui des tarses. Ce mouvement représente non pas un simple déplacement, mais un raccourcissement des parties qu'il déplace, et ce raccourcissement s'effectue dans une direction horizontale. La surface cutanée se raccourcit alors et se tend des parties latérales vers le milieu et de la tempe vers le nez. Cela s'observe principalement lorsqu'on fronce fortement les paupières, et ce mouvement est surtout marqué à la paupière inférieure où le déplacement en hauteur du tarse est peu sensible, et où il est facile d'observer pour ce motif tout ce qui se passe dans les parties molles. On constate ainsi qu'une portion du tégument sous-jacente à la paupière inférieure est attirée vers le nez et que son extrémité interne s'élève légèrement. En ce point, où les fibres musculaires s'insèrent en partie directement à la peau, on voit se former de petits plis ansiformes dont le milieu correspond au ligament palpébral interne et les extrémités au tarse et à la peau du rebord orbitaire qui n'accompagnent pas le tégument externe dans son déplacement. Lorsqu'on ferme

Fig. 23.

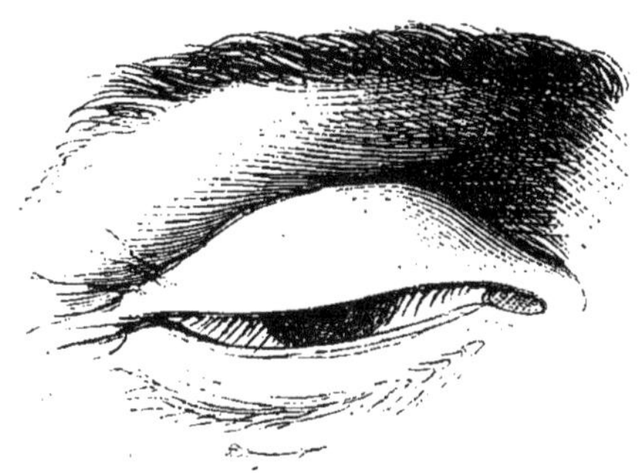

plus énergiquement encore les paupières, la peau des parties voisines se porte en totalité vers le nez et forme tout autour de l'angle interne de la fente des plis entre lesquels s'enfoncent les cils les plus externes qui ne participent pas au déplacement produit de dehors en dedans. Les tarses subissent eux-mêmes un léger mouvement vers le nez dans l'occlusion forcée des paupières (1).

Quand l'œil s'ouvre, la paupière supérieure est attirée en haut par le muscle releveur qui s'insère indirectement au bord supérieur du tarse correspondant et l'élève, en même temps qu'il le porte un peu en dedans, par un déplacement en rapport avec la direction de l'axe autour duquel la

(1) M. Weber (*loc. cit.*, juillet) se donne beaucoup de peine pour démontrer que les parties molles des paupières se déplacent aussi vers le nez. Pour y arriver, il emploie des appareils très-compliqués et mesure en millimètres le déplacement horizontal que subissent quelques traits verticaux dessinés en noir sur les paupières, par rapport à des fils disposés en treillage et placés au-devant de l'œil. Il n'arrive évidemment ainsi qu'à apprécier le déplacement de la peau qui se meut d'une manière différente sur les tarses, au-dessus et au-dessous d'eux : or, en vertu de ces différences, les traits noirs sont nécessairement rompus dans leur continuité, ce que M. Weber ne signale en aucune façon dans son mémoire si riche en détails. Pour observer les mouvements des tarses, il enfonce dans le fibro-cartilage, sur des malades « complaisants » de fines aiguilles de Carlsbad; procédé, il faut l'avouer, bien

paupière se meut et qui est, on le sait, un peu oblique d'avant en arrière et de dedans en dehors. La paupière inférieure descend par son propre poids au-devant de la cornée. A ces mouvements participent encore les fibres musculaires lisses qui s'insèrent aux tarses d'arrière en avant. Dans l'état d'occlusion de l'œil, la paupière supérieure peut obéir simplement à son poids, mais il est probable que les brusques mouvements de descente qu'elle opère réclament le concours d'une action musculaire, action à coup sûr indispensable pour relever le tarse inférieur.

Il est naturel de penser, de prime abord, que les mouvements des tarses, principalement du supérieur, s'accomplissent au moyen des fibres musculaires qui y rampent, c'est-à-dire du lacrymal postérieur. Mais on comprend sans peine que le mouvement en question ne puisse appartenir à ce muscle, si l'on se rappelle le rapport qui existe entre son insertion et l'axe autour duquel se meut le tarse. Cet axe, en effet, passe au-devant de l'origine du muscle et non en arrière. Il en résulte que le raccourcissement des fibres du lacrymal postérieur ne peut avoir pour effet la rotation du fibro-cartilage autour de l'axe considéré. Ces mêmes fibres ne peuvent être plus courtes lorsque le tarse supérieur est au-devant de la cornée que quand il est au-dessus de cette membrane, et c'est par une illusion qu'elles nous paraissent plus tendues sur une paupière abaissée dont la convexité regarde l'observateur que sur une paupière élevée dont on aperçoit la face concave. Si le muscle lacrymal postérieur jouait un rôle dans l'occlusion des paupières, il devrait agir en déplaçant vers le nez les tarses auxquels il s'attache, ce qui n'est pas, car les parties molles se meuvent seules dans ce sens.

Le muscle lacrymal antérieur qui s'y répand paraît donc devoir se contracter dans l'acte qui nous occupe, et son action suffit très-bien pour rendre compte à elle seule des mouvements qui se passent dans les portions molle et rigide des paupières lorsqu'elles se ferment. En effet, lorsque l'œil est ouvert, le muscle lacrymal antérieur ne s'applique pas au globe de l'œil aussi exactement que les fibres adossées aux tarses ; il en reste plus

plus piquant que celui qui consiste à se servir, pour cette mensuration, des indicateurs que la nature a elle-même fixés aux tarses, c'est-à-dire des cils. Grâce à ces moyens, M. Weber a donné des tables méthodiques indiquant les déplacements horizontaux des paupières pendant l'occlusion forcée, c'est-à-dire cette occlusion en quelque sorte spasmodique dont nous venons de traiter ; puis des tables où sont inscrits les mouvements de clignement qui peuvent s'accomplir alors même que l'œil est fermé, et qui, dans ces conditions, ne sont pas combinés à un déplacement vertical qui contrarie l'observation. Le seul mouvement des paupières qui soit, à juste titre, intéressant, c'est-à-dire l'occlusion périodique et répétée de l'œil, n'a pas trouvé place dans les tableaux de M. Weber qui le déduit des précédents.

ou moins éloigné. Aussi, dès qu'il se contracte, le raccourcissement qui se produit a pour effet de le rapprocher du globe de l'œil en refoulant devant lui les tarses l'un contre l'autre. L'œil étant largement ouvert de façon que la partie molle de la paupière supérieure qui contient le muscle lacrymal antérieur se trouve au-dessus du tarse, si ce muscle se contracte, la partie molle en question viendra prendre la position du fibro-cartilage, et en conséquence le fera descendre sur la cornée d'autant plus facilement que les surfaces de glissement sont lisses (1).

L'action du muscle lacrymal antérieur joue donc un rôle important dans l'occlusion des paupières, et elle suffit complétement à accomplir cette fonction. L'action de la portion orbitaire de l'orbiculaire s'y ajoute pour produire une occlusion plus énergique, mouvement pendant lequel la peau tendue au devant du rebord orbitaire s'applique contre l'œil et est attirée vers le nez. Il est douteux que le lacrymal postérieur contribue à l'occlusion forcée dont nous venons de parler, car le déplacement latéral des tarses qui s'opère alors peut fort bien s'expliquer uniquement par l'effet des deux autres muscles qui, en se contractant fortement, embrassent partiellement ces fibro-cartilages.

Il ne reste donc plus à résoudre qu'une question : à savoir quelle action jouent, par rapport aux tarses, les fibres musculaires qui y rampent. Comme elles restent en dehors du mouvement d'occlusion et d'ouverture de l'œil, elles doivent être destinées à maintenir appliqué contre le globe oculaire le bord libre des paupières, fonction qu'elles exécutent d'une manière constante, que l'œil soit ouvert ou fermé. Le rôle de ces fibres est, on le voit, plus important à la paupière inférieure qu'à la supérieure : car la première aurait toujours, sans ce point d'appui, une certaine tendance à l'éversion. Nous traiterons, à propos de l'élimination des larmes, d'une autre fonction des fibres musculaires.

(1) Pour démontrer que, dans cet acte, les fibres n'agissent pas directement sur le tarse, j'ai cité (*Arch. für Augenheilkunde*, t. V, 2) l'observation d'un cas où à la suite d'une cicatrice qui établissait une adhérence entre le tarse et le rebord orbitaire, tous les mouvements d'occlusion des paupières avaient pour effet de produire un ectropion complet. Ici le muscle lacrymal antérieur faisait glisser les parties molles de la paupière en arrière du tarse et portait le bord tranchant du fibro-cartilage en arrière de son bord obtus, sans que le muscle éprouvât la moindre résistance en accomplissant ce mouvement. M. Henle (*Jahresbericht über Anatomie*, 1859, p. 126) répond que, s'il en était ainsi, toute occlusion forcée des paupières devrait produire un ectropion ; mais cela n'est pas nécessaire ; car si le tarse n'est pas préalablement écarté du globe de l'œil, les contractions des fibres musculaires des parties molles auront pour résultat non de le faire basculer, mais de le pousser devant elles, tandis qu'elles s'abaissent elles-mêmes en formant un pli.

6°. TRANSPORT DES LARMES.

Les larmes sont versées et disséminées sur toute la surface de la conjonctive des paupières et de l'œil, et les maintiennent dans un état constant de lubrifaction en entraînant toutes les particules solides qui se portent sur ces parties. Cette dispersion des larmes ne se fait pas d'une manière continue, mais elle se répète à des intervalles réguliers, grâce aux mouvements d'occlusion des paupières, et l'excès du liquide est éliminé. Ici, on le voit, il y a lieu de distinguer dans le transport des larmes deux actes principaux : 1° la dispersion des larmes dans le sac conjonctival et l'accumulation de l'excès du liquide au voisinage des points lacrymaux ; 2° l'introduction des larmes dans le sac lacrymal et leur passage dans le nez, au travers du canal nasal.

1° La dispersion des larmes au devant de l'œil et leur accumulation vers le grand angle s'expliquent suffisamment par le mouvement des paupières que nous avons décrit plus haut. On comprend, du reste, que l'application du bord libre contre le globe de l'œil, au moyen du lacrymal postérieur, ne permette pas aux larmes de s'écouler à la manière de petits ruisseaux, sur la cornée et sur la sclérotique, et l'on doit attribuer l'intimité des rapports du bord libre des paupières avec le globe oculaire, à la tonicité des fibres musculaires adossées aux tarses.

Le liquide sécrété pendant l'intervalle qui s'écoule entre deux clignements, doit nécessairement s'accumuler dans le repli conjonctival, derrière la portion molle de chaque paupière. Qu'il s'opère alors un mouvement de clignement, les paupières s'appliquent exactement contre l'œil, le cul-de-sac conjonctival se trouve comprimé, l'espace occupé par les larmes, rétréci, et par suite, ce liquide porté au devant de la cornée. En outre, la contraction du lacrymal antérieur rapproche de l'œil, dans tous les sens, la portion cutanée des paupières, et cette action s'ajoutant à la précédente tend à chasser les larmes hors de l'œil. Où peuvent-elles alors se réfugier ? Au niveau du rebord orbitaire interne, là où le muscle lacrymal antérieur s'insère à la crête lacrymale et se trouve en quelque sorte immobilisé, les parties molles sont tendues jusqu'au sommet du globe de l'œil, au-devant d'une excavation qui n'existe pas quand l'œil est ouvert et le tégument affaissé. Là se forme, au voisinage du bord du lac lacrymal et en communication avec lui, un espace libre assez étendu. C'est en cet endroit que se déversent les larmes, comprimées de tous côtés. Elles se mettent, dans ce point, en rapport direct avec les embouchures des conduits destinés à les recevoir. La direction que suivent les larmes pour se porter vers le lac lacrymal, est rendue manifeste par les mouvements qui s'exercent dans les parties molles de la paupière inférieure sous l'action du lacrymal antérieur. En effet, ses fibres déterminent dans la peau, en l'attirant vers le nez et en l'appliquant contre l'œil, des plis qui indiquent assez clairement la direction des larmes.

2° L'introduction des larmes dans les conduits et leur évacuation dans le sac, sont certainement aussi liées aux mouvements des paupières, sans exclure l'action de quelques mouvements associés. En effet, il faut admettre que le sac est soumis à des mouvements alternatifs de dilatation et de resserrement, qui ont pour but de favoriser l'admission et l'expulsion des larmes, et qui sont le résultat d'une action musculaire (1).

Cette manière de voir est aujourd'hui presque généralement acceptée,

(1) Les anciennes théories, qui ne sont pas fondées sur ce mécanisme, ne sauraient satisfaire entièrement l'esprit. Ainsi l'hypothèse ingénieuse qui se basait sur la théorie du siphon (J. L. Petit) et celle qui attribuait l'élimination des larmes à la raréfaction que la respiration produit dans l'air que contiennent les fosses nasales (Honnauld et E. H. Weber), sont par elles-mêmes très-invraisemblables, et sont infirmées par le seul fait que les larmes pénètrent dans le sac alors même que le canal est obstrué. On peut en dire autant de la théorie qui attribue à l'aspiration capillaire l'évacuation des larmes, et qui, étudiée au point de vue de la physique pure, est un non-sens, attendu qu'elle suppose l'existence d'un canalicule rigide et vide, ayant une extrémité immergée et l'autre libre. Or, comment admettre la comparaison entre un canal semblable et un conduit flasque, toujours humide, variant de calibre avec la quantité de liquide qu'il contient, tel enfin que les conduits lacrymaux? Rien n'est donc démontré dans cette théorie, si M. Weber (*loc. cit.*, p. 157) prétend prouver par des chiffres que ces conduits rentrent dans les conditions des conduits capillaires. Ils n'ont, en effet, véritablement un calibre que lorsqu'ils ont un contenu quelconque; à l'état de vacuité, leurs parois s'adossent, et nous voici loin de l'attraction capillaire. M. Weber veut, en outre, que « le fait » de l'attraction capillaire ait été prouvé expérimentalement et d'une manière irréfutable, de telle sorte enfin qu'il suffise de le mentionner. Pour ce qui me regarde, les expériences dont il parle me sont inconnues. Quant la théorie d'après laquelle la compression que les larmes subissent entre les paupières fermées, serait suffisante pour les pousser dans les conduits (Ross), elle a été réfutée par M. Roser (Schmid, *Uber die Absorption der Thraenenflüssigkeit*, Marburg, 1856, p. 27), lequel observa que les larmes passent dans les conduits pendant l'acte du clignement simple, sans qu'il soit besoin pour cela d'une occlusion complète des paupières. Stellwag de Carion a repris l'hypothèse d'après laquelle c'est une pression qui pousse les larmes dans les conduits; mais il accorde (*Medic. Jahrbücher der Gesell. der Aerzte zu Wien*, 1862, Fachberichte, p. 80) que si l'objection de M. Roser « était justifiée », cette théorie deviendrait inexacte; mais pourquoi cet auteur n'a-t-il pas vérifié l'opinion de M. Roser? En agissant ainsi, il aurait fait justice de cette hypothèse pour lui-même et pour ses lecteurs.

et la divergence des opinions qui ont cours ne porte plus guère que sur la manière dont cet acte s'accomplit. Les uns (Arlt, Moll et Weber) pensent qu'au moment où les paupières se ferment, lorsque les larmes sont pressées contre les parois du lac lacrymal, le sac éprouve en même temps une compression qui a pour effet d'évacuer son contenu; les autres (Bourjot; Saint-Hilaire, Malgaigne, Hyrtl, Roser, A. Schmid et moi) croient, au contraire, qu'alors le sac se dilate et aspire les larmes que les mouvements des paupières ont poussées vers les conduits. Le moyen le plus simple de trouver la vérité dans cette controverse paraît résider dans l'observation des mouvements qui se passent dans une gouttelette suspendue à l'orifice d'une fistule lacrymale, au moment où les paupières se ferment. Est-elle, en ce cas, attirée vers le lac ou chassée au dehors? La plupart des observateurs se prononcent pour l'attraction, et, par suite, pour une dilatation du sac (1). Quelques-uns (2) prétendent, il est vrai, le contraire; mais je crois qu'on peut alors rapporter l'expulsion de la gouttelette hors du sac à la direction de la fistule et à la compression qu'exercent contre le liquide les bords cutanés de l'ouverture anormale; tandis qu'il me paraît impos-

(1) Parmi ces derniers, il faut citer Roser, Donders, Graefe, Stellwag. Ces messieurs doivent donc partager le reproche que m'adresse M. Weber, lorsqu'il m'accuse de courte vue en matière d'observation, et s'étonne de ce que j'ose révoquer en doute les observations de M. Arlt.

(2) MM. Arlt et Weber ont fait des expériences tendant à prouver leur opinion, en introduisant dans la cavité des fistules (Arlt) ou dans les conduits sains (Weber) de petits tubes de verre que M. Weber appelle des manomètres « très-sensibles ». Mais qu'entend-il par là? Un manomètre est un instrument propre à mesurer les pressions et n'est sensible qu'à la condition de contenir un liquide très-léger. Rempli de mercure, comme ceux qu'emploie M. Weber, il ne saurait posséder la sensibilité que cet auteur revendique. Au reste ceci n'a pas d'importance dans le cas qui nous occupe, où il s'agit de mesurer non pas une pression, mais un changement de volume. Ici donc, le plus ou moins de sensibilité de l'instrument dépend du diamètre qu'on lui donne, et c'est pourquoi M. Weber aurait pu se contenter de dire qu'il s'était servi d'un tube très-étroit, sans donner à ce petit appareil le nom prétentieux d'un manomètre rempli de mercure et non d'un liquide coloré quelconque. Puisque M. Arlt affirme avec raison que l'on ne saurait introduire des tubes de verre dans les conduits lacrymaux sans modifier les mouvements physiologiques des paupières, il aurait pu faire une semblable restriction à propos des tubes que l'on introduit dans les fistules; car pendant les mouvements des paupières, soit le sac, soit les conduits sont fixes; ou bien tous sont mobiles. D'ailleurs on juge facilement du peu d'assurance avec lequel M. Arlt a procédé dans son expérimentation, lorsqu'on songe que pour maintenir les résultats de sa théorie, il arrive à avancer, chose étrange (*Arch. für Ophthalmologie*, B. IX, A. I, S. 89), que pour étudier les effets de l'occlusion des paupières il ne faut pas les clore.

sible d'admettre un pareil mécanisme pour les cas plus nombreux où la gouttelette rentre dans le trou de la fistule.

Si l'on admet qu'au moment où les larmes sont poussées de tous les côtés vers le lac lacrymal, le sac est lui-même comprimé et mis par là dans l'impossibilité de leur donner accès; on ne saurait comprendre comment l'excès de la sécrétion n'est pas déversé sur la joue. On ne s'explique pas davantage pour quel motif, dès que cesse le clignement des paupières (c'est-à-dire, suivant cette théorie, lorsque le sac se dilate), les larmes peuvent être reçues dans les conduits, attendu que leurs orifices ne plongent pas à ce moment dans le lac lacrymal. Au contraire, tout s'interprète parfaitement dans la théorie de la dilatation, analogue, du reste, à l'explication du mécanisme par lequel plusieurs autres liquides de l'économie sont mis en mouvement. Et, en effet, lorsqu'un liquide se porte vers le réceptacle qui lui est destiné, on peut dire d'une manière générale que celui-ci se dilate pour le recevoir et n'expulse son contenu que postérieurement. Ainsi, les larmes pénètrent dans le sac au moment même où elles affluent à son embouchure, et elles ne sont exprimées de cette cavité que quand l'afflux cesse, c'est-à-dire après que le mouvement de clignement s'est opéré. En outre, si l'on admet que la dilatation et le resserrement du sac alternent avec l'occlusion et l'ouverture des paupières, il devient très-facile de rattacher à ces phénomènes le mécanisme par lequel les muscles étudiés plus haut contribuent à l'élimination des larmes.

Nous avons vu que le muscle lacrymal antérieur est seul ou presque seul en jeu dans le clignement des paupières; or, comme lorsqu'il se contracte, il se raccourcit et se tend en s'appliquant à la convexité du globe de l'œil, il doit en résulter qu'il attire en avant le ligament palpébral interne, c'est-à-dire son origine mobile, et avec lui toute la paroi antérieure du sac lacrymal, puisque son origine immobile, la crête lacrymale antérieure est en avant de ce sac (voy. pl. V, fig. 2). Et, en effet, il suffit que l'œil se ferme brusquement et d'une manière complète, pour observer dans le ligament palpébral interne un mouvement d'arrière en avant, qui se communique à la paroi antérieure du sac. Cette dernière s'éloigne donc de la paroi postérieure de la même cavité, qui se dilate au niveau de l'embouchure des conduits.

Ce mécanisme est si simple qu'il ne faut pas connaître la disposition des parties où il se passe, pour ne pas l'admettre de tout point; car pour que la paroi antérieure du sac ne se porte pas en avant en même temps que le ligament, il faudrait, chose inadmissible, qu'il se fasse un vide entre les deux : ce vide tend à se faire dans l'intérieur même du sac, et il est aussitôt comblé par les larmes qui affluent au travers des conduits. La petite colonne de liquide qui se trouve dans le canal nasal ne saurait refluer vers le sac, car le repli muqueux valvulaire correspondant à l'extrémité inférieure de ce conduit s'oppose à ce qu'il s'y fasse un courant ascensionnel d'air ou de liquide. Au contraire, cette sorte de valvule n'offre aucun obstacle aux larmes qui s'épanchent dans le nez, lorsque cesse la dilatation du sac.

Pour bien faire comprendre le phénomène qui préside, en dernier ressort, à l'expulsion des larmes, nous devons rappeler en peu de mots les dispositions qu'affecte le muscle lacrymal postérieur. Il ne concourt pas plus à la dilatation du sac qu'à l'occlusion des paupières d'où résulte cette dilatation, et s'il avait en réalité une action sur ces mouvements, ce serait pour les neutraliser en partie. En effet, ils ne s'accomplissent qu'à la condition que les fibres de ce faisceau musculaire subissent un certain allongement, car, au niveau du point où il se divise en deux portions, l'une supérieure, l'autre inférieure, il est en rapport avec l'extrémité externe du ligament palpébral interne, par ses fibres médianes. Si donc ce ligament est attiré en avant, le muscle lacrymal antérieur est forcé de suivre ce mouvement et contraint, en conséquence, de subir une réflexion brusque avant de se jeter au-devant de l'œil (voy. pl. V, fig. 2). Il en résulte, comme nous l'avons dit, que loin de concourir à l'occlusion des paupières, le muscle lacrymal antérieur doit alors se relâcher, à l'instar du releveur, pour se prêter à ce tiraillement. Mais dès que les paupières s'écartent, il recommence à agir; son coude s'efface, autrement dit, il attire l'extrémité interne du ligament palpébral interne vers son insertion, la crête lacrymale postérieure, et reprend sa direction rectiligne au-devant de l'œil. De cette manière, la paroi antérieure du dôme du sac revient vers l'excavation osseuse qui lui fait face, et les larmes sont, par ce fait, expulsées.

Tandis que le muscle lacrymal postérieur accomplit cette évacuation, celles de ses fibres qui engaînent les conduits les compriment de manière à empêcher que le liquide contenu dans le sac ne reflue au travers de ces petits canaux dans le lac lacrymal, et cette oblitération passagère des conduits joue, dans la compression et dans l'évacuation du sac, un rôle tout aussi important que celui de la valvule nasale dans la dilatation du sac et la réception des larmes.

MALADIES DES PAUPIÈRES.

A. — MALADIES DES PAUPIÈRES ENVISAGÉES DANS LEUR TOTALITÉ.

ARTICLE PREMIER.

ÉRYTHÈME (HYPÉRÉMIE) DES PAUPIÈRES.

Symptômes anatomiques. — On entend par *érythème des paupières* une rougeur plus ou moins intense et une légère tuméfaction de ces voiles membraneux, rougeur et tuméfaction qui s'arrêtent généralement au rebord osseux de l'orbite. Il ne sera mention dans ce chapitre que de l'érythème stationnaire et chronique : nous négligerons, par conséquent, l'érythème qui accompagne les inflammations des parties voisines et s'irradie, en quelque sorte, vers les paupières ; nous laisserons aussi de côté les hypérémies passagères consécutives à une irritation momentanée, reconnaissant pour cause le froid, le larmoiement, une contusion légère, le frottement, etc.

L'érythème palpébral, ainsi envisagé comme une entité pathologique, constitue une affection fort rare, mais néanmoins nettement caractérisée par l'aspect qu'elle donne au visage du malade, aspect d'autant plus frappant qu'il coïncide avec un teint moins coloré, comme c'est le cas le plus commun. La rougeur et une faible turgescence, telles sont les seules altérations que subisse la peau dans cette maladie. A la vérité, le tégument peut devenir le siége d'une pigmentation exagérée ; mais c'est seulement dans les cas où l'érythème est d'ancienne date. La rougeur disparaît sous la pression du doigt, ou, plus exactement, elle donne ainsi une nuance jaunâtre, sans que d'ailleurs on puisse remarquer le moindre changement morbide dans l'épiderme de la partie affectée.

Les veines superficielles, principalement celles qui se rendent au bord libre des paupières, sont souvent un peu dilatées et plus apparentes qu'à l'état normal. En somme, on ne saurait, par les moyens d'investigation dont dispose l'anatomiste, reconnaître aucun changement de structure dans le derme ou dans le tissu sous-cutané ; quant aux signes indiqués plus haut, ils disparaissent sur le cadavre.

N'était l'aspect singulier que donne l'érythème palpébral à la physionomie, les personnes qui en sont atteintes ne s'en préoccuperaient que médiocrement ; car c'est par exception qu'elles accusent une légère sensation de chaleur et que le toucher indique un accroissement local de la température des téguments.

L'*étiologie* de l'hypérémie palpébrale révèle une coïncidence fréquente de cette maladie avec des troubles de la circulation générale, soit que ces troubles résultent d'un vice de conformation du cœur, soit qu'ils prennent leur point de départ dans les organes de la respiration (emphysème, dilatation des bronches, compression des poumons par un épanchement pleurétique), soit enfin qu'ils proviennent d'une affection abdominale (maladies du foie, cirrhose). On constate, en outre, chez les malades, une grande flaccidité de la peau.

Le *traitement* de cette affection, comme on doit bien le penser, n'offre guère de chances de succès, vu la persistance des causes primitives du mal. Tout ce qu'on peut tenter rationnellement, c'est de modifier par une irritation directe et passagère la circulation du tégument des paupières. Dans ce but, on essayera l'application de compresses imbibées d'acétate de plomb ou de nitrate d'argent (1 à 2 grammes pour 300 grammes), ou l'on cautérisera de temps à autre la peau avec une solution de nitrate d'argent au vingtième. Si ces moyens ne réussissent pas, on enduira les paupières d'une couche imperméable, au moyen du collodion riciné ou de l'huile de cade mêlée, à parties égales, d'esprit-de-vin. Il est indispensable de laisser ces applications en place un certain temps, en les renouvelant plus ou moins souvent, selon l'urgence des cas. L'usage nocturne du bandeau compressif est encore un moyen de traitement auquel on peut recourir contre cette affection rebelle.

En terminant cet article, nous croyons devoir nous arrêter un instant à un état qui présente avec celui dont nous venons de nous occuper une analogie assez marquée ; nous voulons parler de la teinte plombée que les paupières de certaines personnes, et notamment les paupières inférieures, présentent quelquefois, surtout après une fatigue physique ou morale.

Cette teinte, d'un bleu sale, occupe de préférence le bord maxillaire de l'orbite : elle est surtout manifeste chez les personnes à peau fine et chez celles qui souffrent des troubles circulatoires ci-dessus indiqués. Cette coloration particulière, qui parfois occupe tout le pourtour de l'orbite, se montre et se dissipe fréquemment avec tant de rapidité qu'elle peut éclairer, à la rigueur, un observateur attentif sur l'état actuel des forces du sujet. A quoi donc attribuer ce changement de couleur ? Ici, comme dans le cas précédent, les altérations anatomiques paraissent faire défaut, et l'on ne peut constater qu'un élargissement des veinules sous-cutanées, dépendant, selon toute apparence, de l'atonie ou du relâchement du muscle orbiculaire. Grâce à cette explication du phénomène en question, il n'y a pas lieu de s'étonner qu'il soit, dans certains cas, si passager ; car il ne fait que suivre dans ses mutations souvent si rapides l'état général des forces.

ARTICLE II.

ÉRYSIPÈLE DES PAUPIÈRES.

Symptômes anatomiques. — L'érysipèle se distingue du simple érythème par une rougeur et une tuméfaction plus intenses, par une chaleur plus vive et par les différentes phases que cette maladie doit parcourir pour arriver à sa terminaison, c'est-à-dire par la desquamation et une pigmentation plus ou moins passagère. Les symptômes généraux, frisson et fièvre, qui manquent rarement d'accompagner l'érysipèle, peuvent encore servir au diagnostic différentiel.

L'érysipèle des paupières se rencontre presque constamment lorsque la face est, en partie ou en totalité, le siége de cette dermatose ; nous ne nous occuperons ici que de l'érysipèle qui débute par les paupières et y reste plus ou moins localisé, et des particularités qu'il nous offre dans cette circonstance.

Les paupières sont très-gonflées, rouges et luisantes. L'exsudat qui produit cette tuméfaction de la peau et du tissu sous-cutané s'épanche souvent, par places, sous la couche épidermique, où il forme des vésicules remplies d'un liquide fortement albumineux et légèrement alcalin (érysipèle vésiculeux, phlycténoïde). Le gonflement des paupières empêche le malade de les entr'ouvrir : bientôt le sac conjonctival participe à la phlogose et sécrète du muco-pus, qui, accumulé dans la fente palpébrale, agglutine les cils et s'amasse principalement dans le grand angle de l'œil. Il est alors facile, si l'on s'en rapporte à un examen superficiel, de croire à une conjonctivite purulente suraiguë; mais en écartant les paupières et en portant toute son attention sur la conjonctive des tarses, on doit éviter cette confusion, à la condition toutefois de ne pas se laisser induire en erreur par un chémosis assez marqué. Il faut aussi se bien garder de confondre avec des débris de peau mortifiés les croûtes desséchées de l'érysipèle vésiculeux, qui forment sur les paupières des plaques d'une coloration foncée.

L'érysipèle des paupières est une affection tellement simple que nous éviterions de nous y arrêter, si, en se localisant, elle n'offrait le danger de certaines complications dignes de fixer l'attention du praticien. Ces complications sont les suivantes.

a. L'inflammation de la peau peut se terminer par suppuration et donner lieu à un phlegmon diffus (pseudo-érysipèle des auteurs).

b. L'inflammation gagne non-seulement la conjonctive, mais encore le tissu graisseux de l'orbite et le tissu cellulaire qui tapisse la capsule de Tenon, en se propageant vers le fond de l'orbite.

c. L'érysipèle n'a été qu'une des manifestations d'une maladie bien plus grave, la phlébite faciale.

d. L'érysipèle, en ne se guérissant qu'imparfaitement et en montrant des rechutes fréquentes, peut causer une déformation progressive et permanente des paupières (éléphantiasis), sur laquelle nous aurons l'occasion de revenir à propos des tumeurs de cette région.

a. Le phlegmon diffus de la paupière ne survient que lorsque l'inflammation érysipélateuse a été très-intense, et lorsque la distension de la peau, si fine dans cette région, a atteint un degré assez élevé pour déterminer le sphacèle des tissus envahis. On l'observe encore dans les cas où le marasme du sujet s'allie à la compression et à l'embarras circulatoire produits par l'exsudat pour amener la mortification des parties, alors qu'elles eussent résisté à ces désordres locaux chez un sujet mieux constitué. Le phlegmon qui résulte d'une inflammation érysipélateuse n'est pas circonscrit par du tissu induré limitant, pour ainsi dire, le foyer suppurant. Il est diffus et donne, par conséquent, la sensation d'un empâtement occupant toute la paupière, et d'une fluctuation incertaine. En outre, la suppuration y est, au début, peu prononcée : l'exsudat séreux infiltré dans la paupière ne tient en suspension qu'une faible quantité de globules de pus, et la paupière incisée ne laisse échapper qu'un liquide laiteux ou seulement opalin.

Un des plus fâcheux caractères du phlegmon diffus est la mortification étendue de tissu cellulaire qui l'accompagne, mortification assez considérable, dans certains cas, pour causer des pertes de substance irréparables et des déformations très-difficiles à guérir.

Le phlegmon diffus s'annonce par la coloration rouge foncé que prend la peau, et la distension extrême et si douloureuse dont elle devient le siége. La paupière supérieure a, dans cette circonstance, l'aspect d'une véritable tumeur. A ces symptômes s'ajoutent une vive agitation du malade, des frissons, une fièvre ardente ; en un mot, les diverses manifestations d'un état général grave. Quoique cette complication soit susceptible d'entraîner des suites fâcheuses quant à la configuration des paupières, il s'en faut de beaucoup qu'elle soit aussi dangereuse que la suivante.

b. L'inflammation de la capsule de Tenon et du tissu cellulaire de l'orbite est heureusement une complication peu fréquente de l'érysipèle facial. Elle est signalée par une protrusion plus ou moins prononcée de l'œil, dont la mobilité diminue. La conjonctive bulbaire se prend d'un chémosis notable ; la cornée reste intacte et l'iris montre une paresse inaccoutumée. La vue peut être totalement abolie, quoique la saillie de l'œil soit encore modérée : ainsi l'on possède des observations où une amaurose complète, consécutive à l'atrophie de la papille, a été le résultat de l'extension de la phlogose des paupières à la capsule de Tenon.

A côté de ces dangers qui menacent l'œil directement, on ne saurait nier la possibilité d'une migration des symptômes inflammatoires vers les méninges, le long de la gaîne du nerf optique et des vaisseaux, ainsi que par le périoste, s'il est lui-même malade. Cet accident peut développer l'hypérémie et l'œdème des enveloppes du cerveau et être suivi d'une issue fatale. Toutefois on a bien moins sujet de craindre une pareille terminaison lorsque l'érysipèle facial est simple que quand il n'est qu'un symptôme de l'affection bien autrement redoutable dont nous allons nous occuper.

c. On a recueilli un certain nombre d'observations d'après lesquelles des plaies suppurantes de la face (ulcères, furoncles, etc.), se sont accompagnées d'érysipèles d'une forme particulière, se localisant de préférence aux paupières et caractérisées par la distension et la dureté des veines qui sortent du foyer inflammatoire pour traverser les parties voisines, où elles propagent la rougeur et la tuméfaction de la peau. On a alors souvent constaté une exophthalmie analogue à celle qui accompagne l'érysipèle simple. Des abcès multiples se forment dans la profondeur de l'orbite et le long des veines frontales et temporales. En examinant soigneusement les veines de la région affectée, on y a pu constater, outre une altération morbide des parois, outre la présence d'une thrombose (caillot adhérent) des masses purulentes occupant leur cavité. De plus on les a vues très-nettement aboutir aux collections purulentes. Dans ces cas, les paupières elles-mêmes étaient atteintes consécutivement de l'affection phlegmoneuse.

La marche de cette phlébite est des plus insidieuses ; car tandis que les symptômes externes baissent, tandis que l'ouverture spontanée ou artificielle des abcès diminue le gonflement des paupières et la protrusion de l'œil, on peut voir éclater soudain les phénomènes les plus graves, comme le délire, le coma et les convulsions, signes précurseurs d'une fin qui n'arrive parfois que plusieurs mois après l'invasion du mal. Des observations de ce genre ont été données par MM. Guépin (1), Dubreuil (2) et Bláchez (3).

Quant à l'*étiologie* de l'érysipèle localisé sur les paupières, il semble ressortir d'une observation attentive qu'il a presque toujours son point de départ dans une lésion traumatique, un petit foyer purulent (furoncle, orgeolet), une affection de sac lacrymal. Nous sommes, sous ce rapport, en contradiction avec des praticiens émérites (Mackenzie), et nous croyons que les embarras gastriques, les mouvements fébriles sont, sinon la consé-

(1) *Archives générales de médecine*, mai 1837.

(2) *Gazette hebdomadaire*, n° 44, 1863.

(3) *Ibid.*, n° 47, 1863.

quence, tout du moins une cause purement prédisposante de cette dermatose. Nous rangerons sous le même chef les influences atmosphériques et endémiques.

Le *pronostic* de l'érysipèle simple est favorable, il ne devient menaçant pour la paupière que s'il se complique d'un phlegmon, et pour l'œil que si l'inflammation gagne la capsule de Tenon et le fond de l'orbite.

Le *traitement* de l'érysipèle des paupières ne doit en rien différer de celui que l'on oppose aux autres inflammations franches de la peau. Si le mal est peu intense, on devra s'en tenir à l'expectation ou se contenter d'administrer une légère purgation contre l'embarras gastrique : si le gonflement des paupières est considérable et si le sac conjonctival est le siége d'une sécrétion muco-purulente, on appliquera sur les paupières des compresses froides, ou l'on superposera à une compresse humide un petit sac de caoutchouc rempli de glace. Le froid est surtout indiqué lorsqu'on a à craindre une protrusion de l'œil. Ce remède soulage sensiblement les malades et hâte leur convalescence, sans exposer le médecin à se reprocher d'avoir amené une métastase. On discontinuera pendant quelque temps l'emploi des réfrigérants, s'ils ont eu pour effet de causer une anesthésie complète des paupières ; car à ce degré, ils deviennent pénibles.

Si l'on ne réussit pas à prévenir le phlegmon, on doit ouvrir largement l'abcès qui tend à se produire et si un abcès de l'orbite s'est formé, se guider sur les indications données à ce sujet dans le chapitre qui traite du phlegmon de l'orbite. Les compresses froides feront alors place à des applications émollientes faites avec une infusion aromatique chaude et destinées à localiser autant que possible la suppuration.

Si l'érysipèle marque de la tendance à se propager aux parties voisines des paupières, tendance qui se manifeste par l'apparition d'une marge formant un relief sensible aux yeux et au toucher autour d l'érysipèle, on en couvrira les bords de bandelettes imbriquées taillées dans une pièce d'emplâtre de Vigo. Les scarifications multiples de l'érysipèle, suivant la méthode de sir Richard Dobson, sont inutiles et ne sauraient prévenir un phlegmon imminent.

Lorsqu'on a affaire à une véritable phlébite, c'est en ouvrant au plus tôt les foyers purulents, en frictionnant avec l'onguent mercuriel le trajet des veines gonflées, enfin en administrant le calomel à l'intérieur qu'on s'efforcera d'arrêter les progrès de la maladie.

ARTICLE III.

PHLEGMON DES PAUPIÈRES. — ABCÈS.

Symptômes anatomiques. — Nous venons de voir que l'érysipèle simple des paupières se caractérise essentiellement par une exsudation séreuse et par le gonflement des éléments du tissu cellulaire sous-cutané : quant au phlegmon, il consiste dans une hypergénèse notable de ces mêmes éléments, produisant une tumeur dure qui se résout par la formation d'une grande quantité de globules de pus. Comme dans l'érysipèle, on observe une rougeur diffuse de la paupière malade ; mais le toucher révèle, presque dès le début, un point induré qui présente parfois la consistance du cartilage. A mesure que le gonflement augmente, ce noyau s'agrandit : bientôt il se ramollit au centre, son sommet prend une coloration jaunâtre et donne assez distinctement la sensation de la fluctuation. Si l'abcès est alors ouvert, ou s'il perce spontanément, le pus s'échappe quelquefois en abondance, l'induration se dissipe en même temps que la suppuration fait des progrès, et la paupière se dégonfle (1) sans qu'on voie s'éliminer des produits de mortification, comme il arrive dans le phlegmon diffus ou dans les affections qu'il nous reste à décrire (furoncle, anthrax).

Le développement que prennent, dans certains cas, les abcès des paupières est considérable ; il devient quelquefois tel que la paupière supérieure, où siége le plus fréquemment cette inflammation, atteint le volume d'un œuf de poule et s'oppose à tout examen de l'œil affecté. Ordinairement le gonflement s'arrête au niveau du bord supérieur de l'orbite. Lorsqu'un abcès se montre vers le grand angle de l'œil (anchilops des auteurs), il est, sinon impossible, du moins très-difficile de juger si le sac lacrymal participe à la maladie ou s'il en est le point de départ, d'autant plus que lorsque la suppuration est très-abondante et qu'on ouvre l'abcès sans les précautions nécessaires, il peut s'établir une fistule lacrymale avec toutes ses conséquences.

Les *causes* de l'abcès des paupières sont, pour la plupart, traumatiques. De ce nombre, nous citerons, au premier rang, les contusions. Il est de fait que les abcès spontanés sont très-rares : ils s'observent d'ailleurs plus souvent chez les enfants que chez les adultes.

(1) Il est excessivement rare que cette induration persiste, qu'il se forme un trajet fistuleux, et, dans ces cas, une observation attentive fait trouver la cause de cette terminaison anomale dans une altération du périoste ou du bord osseux de l'orbite.

Le *traitement* consiste à limiter autant que possible la suppuration, ce à quoi l'on arrive quelquefois par l'application des réfrigérants. Dès qu'on a nettement senti l'induration de la partie malade, symptôme précurseur de la suppuration, il est trop tard pour prévenir cette terminaison, par quelque moyen antiphlogistique que ce soit. Les saignées générales ou locales y échouent complétement. Si l'on tient à dégorger de sang la paupière devenue énorme, il vaut bien mieux le faire par des scarifications multiples pratiquées, à l'aide d'une lancette ou d'un scarificateur, directement sur les parties tuméfiées. En outre, pour débarrasser le malade du tiraillement pénible et des battements insupportables qu'il éprouve dans sa paupière distendue outre mesure, on y placera des cataplasmes chauds jusqu'à ce que la moindre fluctuation indique l'ouverture de l'abcès par une large incision. A défaut de cataplasmes, on couvre l'œil malade de ouate que l'on fixe avec un bandeau de flanelle peu serré.

L'ouverture précoce de l'abcès a le double avantage de hâter la guérison et de prévenir les pertes de substance qui arriveraient bientôt par suite de la fonte purulente, ainsi que les cicatrices difformes et gênantes qui en seraient la suite. Si l'on donne à temps issue au pus formé, quand même il serait en assez grande quantité pour faire craindre une destruction partielle du muscle orbiculaire, la paupière conserve sa forme, à la seule condition que le tégument externe soit resté intact.

Comme, abandonnés à eux-mêmes, ces abcès ne percent que par exception dans le sac conjonctival, nous ne croyons pas qu'il faille les ouvrir dans cette direction, à cause de la grande difficulté qu'on éprouve à renverser la paupière malade. Il faut faire l'incision parallèlement au bord ciliaire de la paupière, tout près de ce bord pour la paupière supérieure, afin que le pus ne s'y accumule pas comme dans une sorte de sac et ne se fraye pas une autre issue dans une partie plus déclive. Si la paupière était le siége d'un abcès très-considérable, on devrait, immédiatement après l'incision, y appliquer un bandeau compressif, renouvelé une ou deux fois en douze heures dans le but de remédier au décollement de la peau.

En général, la guérison s'effectue avec une grande rapidité ; dans quelques cas rares, la paupière garde une certaine tension que l'on combat avantageusement par des frictions avec la teinture d'iode iodurée, des compresses chaudes, et la compression méthodique à l'aide du bandeau.

ARTICLE IV.

FURONCLE ET ANTHRAX DES PAUPIÈRES.

Ces affections se distinguent de l'inflammation phlegmoneuse simple, telle que nous venons de la décrire, en ce qu'elles s'accompagnent de gangrène des parties envahies, gangrène bornée, pour le furoncle, au tissu sous-cutané ; mais intéressant aussi la peau, dans l'anthrax (1). L'un et l'autre diffèrent du phlegmon diffus (pseudo-érysipèle), par leur localisation et par la réaction inflammatoire qui tend, dès le début, à circonscrire le mal en l'isolant des parties saines. Il est bien entendu que les limites nosologiques sont ici plus ou moins arbitraires ; elles sont subordonnées au mode d'appréciation du médecin. Telle de ces maladies qui, pour quelques-uns, n'est qu'un furoncle, sera pour d'autres un anthrax. Ce qu'il importe ici de savoir, ce sont les particularités que ces inflammations présentent lorsqu'elles siégent aux paupières.

Symptômes anatomiques. — Le furoncle et l'anthrax gagnant plus en profondeur que les maladies précédentes, il est clair que la conjonctive doit participer plus manifestement à l'irritation inflammatoire. Ainsi dès que la paupière commence à se gonfler considérablement, il survient un chémosis assez intense, une injection réticulée de la conjonctive bulbaire, et une sécrétion morbide légère de la muqueuse et des glandes de Meibomius, dont le produit agglutine les cils et s'accumule dans le grand angle de l'œil. Un observateur inattentif peut alors croire assister au début d'une ophthalmie purulente. Les signes différentiels qui doivent éclairer le médecin, en pareille circonstance, sont :

La vive sensibilité que le malade accuse spontanément dans une partie circonscrite de la paupière et qui s'exagère par le toucher, sensibilité totalement étrangère à l'ophthalmie purulente et qui, dans l'ophthalmie diphtéritique occupe toute l'étendue des paupières ;

L'intégrité presque absolue de la conjonctive des tarses.

Lorsque le furoncle occupe le grand angle de l'œil, il est difficile de bien préciser jusqu'à quel point le sac lacrymal est intéressé et il est bon de différer le pronostic.

S'il est vrai qu'un furoncle, en prenant un développement inusité, et en amenant la tension et la mortification de la peau, puisse se transformer en anthrax, il faut avouer que cette métamorphose se fait le plus souvent sous

(1) Voyez *Handbuch der sp. Pathologie u. Therapie v. Virchow.* (Hebra, t. III, L. II, p. 241.)

l'influence de mauvaises conditions générales et d'un défaut d'activité des fonctions nutritives dans les parties affectées. Il en résulte que l'anthrax s'observe principalement sur des sujets âgés travaillés par la misère et les privations. L'anthrax, qui produit la gangrène de toute l'épaisseur de la peau, peut détruire ainsi la paupière, en partie ou en entier. Il se distingue de la pustule maligne, dont nous allons nous occuper, par une tuméfaction notable, la persistance de douleurs très-vives, et par la lenteur relative de sa marche, dépourvue des caractères essentiels qui accompagnent une véritable infection.

Tantôt la peau offre une coloration livide et l'épiderme qui la couvre est soulevé en une large vésicule, tantôt les parties gangrenées ont l'aspect d'une masse pultacée qui se fait jour au travers de la peau, perforée en plusieurs points.

Il nous est permis de passer sous silence l'*étiologie* obscure de la furonculose, et nous nous contenterons de la rapporter de préférence à une origine traumatique, ce dont on se rend parfaitement compte lorsqu'on songe aux mille occasions dans lesquelles les doigts se portent avec vivacité vers les yeux.

Quant au *traitement*, on se servira des compresses froides et de la glace, au début de la maladie, pour réduire et limiter autant que possible la suppuration, et pour calmer les douleurs souvent insupportables qui l'accompagnent. Dès que la suppuration commence ou lorsqu'on craint une gangrène étendue, on se trouve bien de débrider largement.

ARTICLE V.

PUSTULE MALIGNE.

Symptômes anatomiques. — La pustule maligne, lorsqu'elle se développe sur les paupières, accident assez fréquemment produit au contact des mains salies par des matières animales en décomposition ou par le virus de la morve (1) ou du farcin, ne présente aucune particularité digne de remarque, si ce n'est que, dans cette région, cette affreuse maladie laisse des traces indélébiles et souvent funestes pour l'œil, alors même qu'elle est ar-

(1) Après l'inoculation de la morve, on voit survenir, dans la plupart des cas, des douleurs articulaires intenses et des frissons, signes précurseurs des manifestations locales et qui peuvent simuler une attaque de rhumatisme articulaire aigu (Rayer). Ici les phénomènes locaux semblent succéder à une infection généralisée, tandis que dans la pustule maligne, l'intoxication du sang paraît être sous la dépendance d'un ou de plusieurs foyers infectants, primitivement développés.

rivée à une terminaison heureuse. La paupière est gonflée, luisante ; mais médiocrement enflammée : on y voit apparaître une pustule de dimension moyenne contenant une sérosité transparente et coagulable. Comme la base sur laquelle repose cette pustule est fortement ecchymosée, elle lui donne une couleur foncée qui contraste vivement avec la coloration des parties voisines tuméfiées. L'attention du médecin est tout d'abord attirée par les vives souffrances et la fièvre du malade. Les parties centrales de la tumeur, siége de la pustule, sont prises d'une gangrène susceptible de bientôt s'étendre : à ce moment la rougeur et le gonflement augmentent, souvent jusqu'au point d'envahir la moitié ou la totalité de la face.

C'est alors qu'éclatent les symptômes d'une véritable intoxication : frissons, nausées, prostration des forces ; et le malade succombe après le délire et le coma. Vingt-quatre heures suffisent quelquefois à l'évolution complète et mortelle du mal. Chez les sujets robustes et bien portants, la gangrène peut se circonscrire, grâce à une réaction inflammatoire salutaire, se borner à détruire les téguments de l'œil, cet organe lui-même, et laisser une vaste cicatrice. Il est important, pour le praticien, de savoir que les victimes de ces inoculations y sont ordinairement exposées par leur profession et que les médecins vétérinaires, les tanneurs, les corroyeurs, les bouchers, les bergers, les palefreniers, etc., y sont surtout sujets. De même, toutes les fois qu'on a lieu d'observer à la suite d'une piqûre de mouche, un gonflement notable de la paupière avec vésication et fièvre intense, on ne doit pas oublier que l'insecte a pu se faire colporteur de cette contagion.

Le *pronostic* de cette affection est extrêmement grave, et la propagation des symptômes inflammatoires vers le fond de l'orbite peut encore accélérer la manifestation des accidents cérébraux.

Quant au *traitement*, il faut avouer que notre intervention arrive souvent trop tard ; car le diagnostic ne s'appuie guère, surtout dans les pays où la pustule maligne est rare (Grande-Bretagne, sud de l'Allemagne), que sur les accidents généraux et la disproportion qui existe entre ces derniers et les désordres locaux.

Néanmoins, sinon pour empêcher l'absorption d'un virus déjà passé dans l'économie, au moins pour détruire le foyer infectant dans l'intérêt du sujet et de son entourage, et pour tenter l'élimination des parties gangrénées, on doit pratiquer sur le champ une cautérisation énergique. Dans ce but, on fait sur la paupière une ou plusieurs incisions horizontales ; et protégeant le globe de l'œil par l'interposition d'une plaque d'ivoire, on cautérise énergiquement au moyen de la galvano-caustique ou d'un petit cautère actuel. On doit rejeter les cautérisations qu'on obtient de la pâte de Vienne ou des acides minéraux, à cause des dangers qu'il y aurait pour l'œil à les employer. Pour combattre la phlogose progressive qui prend son point de départ dans le foyer morbide, et pour s'opposer autant que possible à l'absorption du virus, on a conseillé d'appliquer autour de la partie malade un nombre considérable de sangsues ; nous avouons que toute expérience personnelle nous manque pour juger ce point de thérapeutique. On prescrira, à l'intérieur, les préparations à base de quinine, en élevant les doses, et l'on tâchera de corroborer les forces du malade par un régime tonique.

ARTICLE VI.

LÉSIONS EXANTHÉMATIQUES ET SYPHILITIQUES DES PAUPIÈRES.

On peut observer sur les paupières presque toutes les éruptions connues ; il serait fastidieux de nous arrêter à les décrire ici. Nous nous contenterons de mentionner les deux plus communes, celle de la variole et celle de l'eczéma. Pour ce qui regarde la première, laquelle se complique souvent d'une inflammation violente de la conjonctive et de la cornée, nous renvoyons à l'article de la conjonctivite exanthématique (page 150). Il nous reste à dire quelques mots sur l'eczéma des paupières. Cette affection peut prendre son point de départ dans la conjonctive, c'est-à-dire être provoquée par le contact des sécrétions morbides, ou survenir spontanément et devenir elle-même la cause d'une inflammation conjonctivale.

La peau des paupières qui, on le sait, est extrêmement fine, manifeste, lorsque l'eczéma date de quelque temps et surtout lorsqu'il siége à la paupière inférieure, une certaine tendance à se rétracter, à attirer en dehors le bord libre et à dévier le point lacrymal. Le larmoiement ajoute alors son action irritante à celle des produits de sécrétion morbide épanchés, et ces causes, par leur continuité, entretiennent la maladie, déjà si rebelle de sa nature au traitement, surtout chez les sujets qui subissent l'influence d'une prédisposition diathésique héréditaire.

La meilleure méthode de traitement consiste dans l'emploi des compresses imbibées de faibles solutions astringentes, sulfate de zinc, sous-acétate de plomb, nitrate d'argent (1 gramme pour 300 grammes). Chez les sujets dont la peau, irritable à l'excès, ne tolère pas une humidité prolongée et chez qui celle-ci ne fait que favoriser l'extension du mal, on aura soin de recouvrir les parties malades d'une poudre composée à parties égales d'oxyde de zinc et de poudre de riz ; mais alors il sera nécessaire d'éviter que cette poudre ne passe entre les paupières et d'empêcher, par des soins minutieux de propreté, que les sécrétions lacrymale et catarrhale ne l'entraînent en s'y mêlant et en faisant perdre tout le fruit de la dessiccation qu'on attendait.

Les corps gras, les pommades à l'oxyde de zinc, au précipité rouge, etc., ne sont généralement supportés que lorsque les parties malades sont protégées par une couche épidermique assez épaisse. Ce n'est aussi qu'à cette période, lorsque l'eczéma présente les caractères de la pityriase simple (p. rubra), que les préparations goudronneuses, en particulier l'huile de cade pure où mêlée à parties égales d'esprit de vin, réussissent bien. Il suffit, pour les employer sans inconvénient, d'en faire l'application à 2 millimètres en deçà du bord palpébral et à 4 millimètres de distance des angles de l'œil. Si l'on a à combattre l'éversion du point lacrymal signalée plus haut, on y remédiera en le fendant suivant la méthode de Bowman.

Les *éruptions syphilitiques* se rencontrent quelquefois sur les paupières, ce qui n'est pas surprenant, si l'on considère combien sont fréquents les attouchements de ces parties avec les mains et, dans certains certains cas, avec les lèvres. On peut y observer le chancre mou et le chancre induré, les éruptions pustuleuse, papuleuse et tuberculeuse, les plaques muqueuses et surtout les ulcérations secondaires.

Ici un point important nous paraît devoir fixer toute l'attention du médecin, à savoir si, en l'absence d'autres manifestations de la maladie sur le reste du corps, celles qui occupent la paupière offrent des signes assez caractéristiques pour que la spécificité ne soit pas douteuse.

Le chancre mou ne siége que rarement sur les paupières (Mackenzie); on a plus souvent affaire au chancre induré et aux ulcérations syphilitiques secondaires, ces dernières se développant presque toujours sans être précédées par l'apparition de plaques muqueuses. La grande difficulté consiste à les distinguer de l'épithélioma des paupières et du lupus. Les antécédents du malade, les résultats positifs de l'inoculation et l'essai fructueux d'un traitement interne approprié, peuvent seuls éclairer le médecin, en pareille circonstance; car la coloration plus foncée des bords de l'ulcère, la disposition d'après laquelle ils semblent taillés à pic, l'induration, parfois de consistance cartilagineuse, que présente sa base, et le gonflement des ganglions pré-auriculaires, sont ici des caractères d'une valeur sémiotique médiocre.

Les ulcérations syphilitiques qui prennent dans les paupières leur point de départ, débutent ordinairement par le bord marginal; car c'est en ce point que la couche épidermique s'altère le plus facilement. Lorsqu'on n'a pas le soin de les combattre énergiquement, elles peuvent amener des désordres considérables, et quand elles ont pris une certaine étendue, elles sont presque constamment suivies de la déviation, sinon de la destruction partielle ou totale des paupières. Ces mêmes ulcérations ont bien moins de tendance à gagner la conjonctive que les parties de la peau circonvoisines:

il est encore exceptionnel qu'elles occupent cette muqueuse primitivement pour, de là, se propager vers le tégument externe (1) (Lawrence et Mackenzie).

Les ulcérations syphilitiques s'observent, en général, au-dessous de la quarantaine ; c'est le contraire qui arrive pour les ulcérations cancéreuses, dont il est, nous l'avons dit, souvent très-difficile de les différer. Les diverses variétés de lupus (exfoliatif, tuberculeux, hypertrophique), mettent le praticien dans le même embarras. Il se servira, pour éclairer son diagnostic, du mode d'après lequel cette affection exerce son action destructive, soit que la peau rougie et indurée disparaisse sous une exfoliation continue, soit que les boutons (tubercules) subissent la fonte purulente et deviennent ainsi la cause d'une perte de substance progressive. Il est de fait que le lupus, comme les ulcérations syphilitiques, peut s'étendre aux parois osseuses de l'orbite, y déterminer des désordres notables, et consécutivement la destruction de l'œil. Mais lorsque le mal a pris un tel développement et qu'il est de nature spécifique, il est bien rare qu'il existe seul et en l'absence des signes d'une infection générale.

Les ulcérations syphilitiques présentent dans leur évolution une particularité digne de remarque ; c'est que la destruction successive et complète des paupières n'entraîne pas nécessairement la fonte du globe oculaire. Si la destruction se limite à une partie de ces voiles protecteurs et, par suite, empêche l'occlusion de l'œil, les malades remédient à cette infirmité pendant le sommeil en portant instinctivement la cornée, par un mouvement de rotation exagéré, sous le vestige de paupière qui leur reste et en s'aidant encore, pour en diminuer l'écartement, de la contraction forcée des fibres orbitaires du muscle orbiculaire. Le contact non interrompu de l'air extérieur ne devient fatal au globe oculaire que si la destruction de ses membranes protectrices a été trop rapide pour qu'un xérosis de la conjonctive bulbaire ait pu se développer. Dans le cas contraire, on peut, comme dans l'observation remarquable de Jackson et Mackenzie (2) voir, malgré l'abolition des paupières, une conservation parfaite du globe de l'œil, défendu contre les injures atmosphériques par une conjonctive sèche munie d'une couche épithéliale très-épaisse et opaque.

Chez les enfants en bas-âge, les éruptions pustuleuse et papuleuse sont bien plus fréquentes que les ulcères. Presque toujours, il s'y joint, chez eux, d'autres accidents secondaires. Il arrive souvent qu'il s'y ajoute une conjonctivite violente, que la cornée s'opacifie, se perfore et se détruise plus ou moins complétement. Comme cette forme de kératite atteint prin-

(1) Voyez p. 180.

(2) Traduction de Warlomont et Testelin, t. I, p. 179.

cipalement les enfants très-chétifs, et comme les affections de la cornée intéressent communément les deux yeux à la fois, on est en droit de considérer comme neuro-paralytique la complication dont nous nous occupons. On ne peut confondre avec une simple ophthalmie purulente la conjonctivite et la kératite qui accompagnent ces affections syphilitiques graves ; car alors même qu'on négligerait les pustules ou les papules dont la paupière est le siége, on ne pourrait se méprendre sur l'origine de la maladie, à cause de l'éruption qui occupe les autres parties du corps.

Quant au *traitement* de ces différentes affections, nous n'ajouterons que peu de mots. Nous conseillons l'usage du sublimé corrosif ou du proto-iodure de mercure, auquel on combine, en cas d'urgence, des frictions méthodiques avec l'onguent mercuriel dont on emploie de 1 à 4 grammes par jour. Les petits enfants supportent mieux le calomel, qu'on leur administre dans du lait. Si les ulcérations marquaient de la tendance à se propager, il serait bon de les cautériser superficiellement et à différentes reprises avec le nitrate d'argent; dans le cas contraire, il suffirait de les panser avec une solution légère de sublimé (0gr,50 pour 300 grammes d'eau distillée) ou de les saupoudrer de calomel à la vapeur. Dès que la cicatrisation commence à se faire, on l'accélère singulièrement par l'emploi d'une pommade faible au précipité rouge. En parcourant les observations recueillies jusqu'à nos jours sur les ulcérations des paupières, on est frappé de la résistance qu'elles opposent, dans certains cas, au traitement mercuriel (O. Heyfelder, Jackson). En pareille circonstance, les transpirations très-prolongées dont on fait usage en hydrothérapie seraient le moyen auquel nous aurions recours avec le plus de confiance.

ARTICLE VII.

SÉCRÉTIONS MORBIDES DES PAUPIÈRES, SÉBORRHÉE, CHROMIDROSE ET ÉPHIDROSE.

a. La *séborrhée* consiste dans une augmentation de la sécrétion sébacée, avec ou sans altération des produits. La sécrétion peut garder sa consistance normale et couvrir la peau d'une couche d'apparence huileuse (séborrhée fluide), ou bien, le produit d'hypersécrétion change de caractères chimiques et se coagule à l'air libre (séborrhée sèche). Dans ce cas, il se forme sur la paupière une couche d'étendue et d'épaisseur variables, composée de petites lamelles jaunâtres. En cas de séborrhée fluide, non-seulement les paupières, mais encore les sillons naso-labiaux et les commissures des lèvres sont couverts d'un enduit huileux qui, par les contractions des muscles de la face, s'accumule dans ces plis où il détermine souvent, en s'altérant, un érythème léger. Cet enduit devient, chez les personnes qui sont fréquemment exposées par leur profession à la poussière (chauffeurs, forgerons, etc.), un récipient où s'amassent aisément les corpuscules colorants qui flottent dans l'air, ce qui donne au visage un aspect particulier. Cette hypersécrétion simple, lorsqu'elle se montre aux paupières, a l'inconvénient d'exposer leur bord libre à une irritation continue, surtout si elle s'accompagne d'une sécrétion exagérée des glandes de Meibomius, et si des soins de propreté minutieux ne s'opposent pas au séjour prolongé de ces matières sur des parties du tégument qui ne sont, on le sait, protégées que par une mince couche épidermique. La séborrhée sèche expose encore bien plus les personnes qui en sont atteintes à ces inconvénients ; car elle couvre le bord ciliaire des paupières de petites écailles friables qui, en s'y accumulant, entravent l'écoulement du produit de sécrétion des glandes sébacées, et détermine facilement l'hypérémie du champ d'implantation des cils, un faible gonflement de cette partie de la peau, et la rougeur du bord de la conjonctive palpébrale, comme on le constate sans peine lorsqu'on a débarrassé ces parties des produits de la séborrhée, soit avec des pinces, soit avec une éponge imbibée d'eau tiède. L'intégrité presque complète de la conjonctive et du bord ciliaire et la composition graisseuse des croûtes éloignent l'idée d'une blépharite ou d'un catarrhe conjonctival ; quoique ces deux maladies prennent souvent leur point de départ dans celle que nous venons de décrire.

A quoi faut-il attribuer cette hypersécrétion sébacée et cette altération des produits sécrétés ? En soulevant cette question, nous touchons à l'étiologie des différentes maladies qui puisent leur origine à la même source, telles que l'acné ponctuée, l'acné miliaire, etc. Tout ce qu'on en peut dire, c'est que, chez les personnes qui en souffrent, on constate fréquemment un trouble fonctionnel des organes génitaux (dysménorrhée chez les femmes, rapports sexuels irréguliers, abstinence chez les hommes).

Pour ce qui est du *traitement*, il consiste d'abord à enlever soigneusement toutes les masses sébacées, ce à quoi l'on arrive, pour la séborrhée fluide, par de simples lotions avec de l'eau de savon tiède. Entre chaque lotion, on recommande au malade de prévenir toute accumulation nouvelle du sébum, en desséchant, de temps à autre, le bord ciliaire de ses paupières avec du papier de soie. S'il s'agit de la séborrhée sèche, il est bon d'imprégner préalablement les croûtes d'un peu de glycérine ou d'huile d'amandes douces. Ces précautions prises, il ne reste qu'à modifier l'état de la peau et à contracter les orifices dilatés des glandes sébacées. On y parvient soit par l'emploi des douches ou des compresses froides, soit en faisant fermer énergiquement les paupières, puis en y faisant des lotions spiritueuses (eau de cologne).

Pour les cas où cette simple médication ne suffirait pas, la séborrhée ayant déterminé une altération moins légère de la peau, on aurait recours au traitement institué pour la blépharite ciliaire (voyez article BLÉPHARITE).

b. La *chromhidrose* est une maladie fort rare et qui a suscité bien des polémiques. Elle consiste dans une coloration bleu foncé des paupières, en particulier de l'inférieure, coloration que dissipent les frictions oléagineuses pour un temps plus ou moins long. On trouve alors la peau intacte; à peine les veines y sont-elles légèrement dilatées. La coloration épargne constamment les poils, elle est surtout intense dans les replis des paupières, y apparaît sous forme de taches irrégulières et occupe parfois d'autres parties de la figure. L'origine de cette étrange coloration est encore très-obscure. La solubilité partielle de ces masses pigmentées dans les corps gras, leur insolubilité absolue dans l'eau, font supposer qu'elles tiennent probablement à une irrégularité survenue dans la fonction des glandes sébacées et que le nom de Stearrhoea nigricans accepté par quelques auteurs (Erasmus Wilson, Bœrensprung) est plus juste que celui de sueur bleue (chromhydrose). Tout récemment, M. Leroy de Méricourt (1) a réuni toutes les observations prises jusqu'à nos jours sur cette étrange maladie, (vingt-huit cas, auxquels il en faut ajouter un, relaté dernièrement par M. Coppée. — *Gaz. hebdom.*, n° 17, 1864), et a insisté sur les moyens de ne pas la confondre avec les supercheries auxquelles le médecin est souvent exposé. L'examen microscopique (2), si facile en pareille circon-

(1) *Annales d'oculistique*, t. L, p. 110.

(2) M. le docteur Robin, dans l'étude qu'il a faite de la matière colorante de la chomhydrose, a cru devoir procéder préalablement à des recherches physico-chimiques très-minutieuses sur les substances colorantes, faisant ou non partie des cosmétiques usités, au moyen desquelles on a pu simuler le phénomène en question. M. Robin passe donc successivement en revue le charbon porphyrisé, la poudre de chasse, le koheuil, le noir de fumée, la poussière de talc, le réseau d'azur; toutes substances auxquelles il trouve des caractères qui, conformément aux expériences de MM. Gübler et Ordoñez, établissent entre ces corps et la matière colorante de la chromhydrose, soumise aux mêmes moyens d'analyse, des différences bien tranchées. C'est à tort qu'on a fait dire à M. Robin, par une interprétation mal entendue de quelques passages de son rapport, que, dans plus d'un cas, il a trouvé une matière analogue à l'indigo ou à la cyanourine. M. Robin dit, en effet : « la matière en granules et en plaques, d'un ton brun ou ardoisé, trouvée sur la peau, n'a aucun des caractères physiques du noir de fumée pur ; c'est-à-dire tel qu'il est, acheté pur dans le commerce, puis étendu directement sur la peau, et retiré de là pour être étudié. Elle n'a également aucun des caractères du noir de fumée incorporé à un corps gras, matières qui forment la base des cosmétiques qu'on trouve chez la grande majorité des coiffeurs et parfumeurs. Elle n'a pas davantage les caractères des cos-

stance, une surveillance des plus attentives, l'application d'une couche de collodion sur les paupières préalablement nettoyées, sont les meilleurs moyens de se prémunir contre les piéges que l'excentricité de certaines femmes tend quelquefois avec une persévérance digne d'une cause plus sérieuse.

Nous n'avons que peu de chose à signaler sur l'*étiologie* de la chromhydrose; c'est principalement chez les femmes (vingt-six cas sur vingt-neuf) qu'on l'a jusqu'à présent rencontrée, et, dans la majorité des cas, on a pu constater de la dysménorrhée ou quelque irrégularité du flux menstruel simultanément avec cette bizarre anomalie, qui paraît encore pour cette raison n'être pas sans quelque rapport avec une séborrhée d'une forme particulière.

Les *traitements* les plus divers ont été successivement dirigés contre

métiques appelées koheuil et réseau d'azur, qui ne se trouvent que chez un petit nombre de commerçants et qui sont formés de talc et de noir de fumée, pour l'un; de talc et d'indigo, pour l'autre. » Quels sont donc les caractères de la substance colorante de la chromhydrose? — Voici les traits principaux de la description qu'en donne le docteur Gübler, description qui concorde parfaitement avec les observations de M. Robin. « Cette substance est d'un noir profond ; c'est tout à fait accidentellement qu'elle présente un reflet bleuâtre pendant qu'on fait varier la distance focale du microscope : elle offre parfois également, sous certaines incidences, un reflet brun (teinte ardoisée de M. Robin)... Ces éléments de la couche colorée ont des dimensions très-variables... Les plus grands ont la forme de tables, peu épaisses eu égard à leur largeur et à leur longueur, d'un contour irrégulier... Il est impossible de découvrir dans l'aspect des parcelles noires aucune configuration qui rappelle les tissus pigmentaires... L'ammoniaque, les acides nitrique, chlorhydrique et acétique n'ont sur elle aucune action et ne modifient que les éléments épidermiques auxquels elles sont mêlées. »

Le docteur Ordoñez a ajouté quelques notions intéressantes à celles qui précèdent. Ainsi, il a constamment trouvé avec les plaques de matière noire des cellules appartenant à la couche épithéliale interne des glandes sébacées et de petits groupes d'hématosine amorphe, cristallisant d'une manière caractéristique sous l'influence de l'éther sulfurique. De tous les réactifs employés par le docteur Ordoñez, celui qui lui a donné les résultats les plus satisfaisants est l'acide sulfurique à chaud. Par l'emploi de ce moyen, il est arrivé à pouvoir formuler les deux propositions suivantes :

« 1° La matière noire de la chromhydrose diffère essentiellement des poussières noires ou très-foncées, minérales et végétales, auxquelles on a voulu l'assimiler.

» 2° La matière noire de la chromhydrose présente des analogies frappantes, au point de vue de la composition chimique, ainsi que de certaines particularités d'aspect et de formes observables au microscope, avec certains produits de l'économie animale, d'origine pathologique, et connus, en général, sous la dénomination de mélanose. »

elle; mais aucun d'eux n'a produit un résultat bien manifeste. La maladie a souvent disparu, sans le secours d'une médication quelconque, après avoir duré quelques années. Nous croyons rationnel de s'en tenir au traitement de la séborrhée, en ayant toutefois égard à l'état de la santé générale.

c. L'*éphidrose* ne compte aussi qu'un petit nombre de cas authentiques. Elle se caractérise par une hypersécrétion des glandes sudoripares. Les paupières, un peu rouges, sont couvertes d'une couche d'un liquide le plus souvent visqueux. Les angles des yeux se trouvent excoriés par le contact incessant de ce liquide, ainsi que les replis des paupières, notamment de l'inférieure. Lorsque le mal a duré quelque temps, en sorte que les excoriations signalées soient assez profondes, il survient ordinairement un catarrhe conjonctival. Rien de plus facile alors que de prendre cet accident pour le point de départ de la maladie et de s'imaginer qu'on est en présence d'une affection très-commune et très-simple ; mais les plaintes des malades doivent tout d'abord mettre en éveil l'attention du médecin. Ils accusent une démangeaison et une cuisson très-vives de toute la surface des paupières.

L'hypersécrétion des glandes sudoripares s'arrête, le plus souvent, au rebord orbitaire. En essuyant la peau avec un linge fin, on peut voir, à la loupe, que le liquide qui, quelques instants auparavant, s'offrait sous l'aspect d'une couche continue, suinte par un nombre considérable de petites ouvertures et se réunit en gouttelettes. Ces recherches doivent être faites sur la paupière supérieure, où l'absence presque complète d'excoriations les rend plus faciles que sur la paupière inférieure.

L'*étiologie* de cette affection extraordinaire est tout à fait inconnue. Elle s'observe chez des personnes prédisposées manifestement aux transpirations abondantes générales ou localisées (plante des pieds, paume des mains). Du reste, comme cette altération n'a été observée que très-rarement, elle n'offrirait qu'un intérêt pratique médiocre, si elle n'exposait à une erreur grave de pronostic, en passant pour un simple catarrhe: car, comme les autres sortes de transpiration morbide localisée, elle ne cède que très-difficilement à un traitement local, d'autant plus que la persistance des excoriations et le voisinage de la conjonctive nécessitent une certaine réserve dans l'emploi des topiques.

La meilleure méthode de *traitement* consiste à soigner les excoriations par les moyens qu'on oppose à l'eczéma des paupières (huile de cade pure ou mêlée d'esprit de vin). On a quelquefois réussi, chez les sujets faibles, à maîtriser cette affection tenace par un traitement corroborant, et en particulier par l'hydrothérapie.

ARTICLE VIII.

ŒDÈME DES PAUPIÈRES.

La laxité du tissu cellulaire qui unit la peau des paupières aux parties sous-jacentes rend cette région très-sujette aux collections séreuses. Aussi arrive-t-il souvent, à la suite d'une inflammation qui occupe soit l'orbite, soit les parties voisines de cette cavité, soit les paupières, qu'il se manifeste dans ces voiles membraneux un œdème considérable. Les différentes formes de conjonctivite nous en fournissent des exemples remarquables. Ce n'est pas sur cette variété d'œdème que nous appellerons l'attention, mais bien sur celle qui, provenant d'un trouble général de l'économie, reste localisée aux paupières où elle se fixe avec une singulière tenacité, ainsi qu'on l'observe chez de jeunes sujets, faibles et d'une constitution lymphatique, ou chez des personnes âgées, atteintes de marasme. Tandis que chez certains malades, l'examen le plus attentif ne décèle aucune cause immédiate de l'affection dont nous nous occupons; chez les autres on peut constater que l'œdème n'est qu'un signe précurseur, une première manifestation de l'anasarque, conséquence elle-même d'une grave altération du cœur, du foie ou des reins. C'est ainsi qu'après la fièvre scarlatine, l'apparition de l'œdème des paupières doit appeler l'attention du praticien sur l'état de l'urine.

Le gonflement œdémateux des paupières peut varier en intensité. Tantôt, transformant les parties qu'il occupe en de véritables bourrelets épais et luisants, il anéantit complétement la fente palpébrale ; tantôt, n'atteignant que la paupière inférieure, il en fait une sorte de poche pendante et vacillante qui, fortement tuméfiée le matin, perd notamment de son volume dans le cours de la journée. Dans presque tous ces cas, il s'accompagne d'un relâchement manifeste de la conjonctive bulbaire ou d'un chémosis séreux.

Alors que l'œdème traumatique des paupières et celui qui n'est que le symptôme d'une phlogose des parties voisines disparaissent rapidement après la suppression de la cause qui les a produits, l'œdème idiopathique implique un pronostic bien moins favorable. Il constitue le plus souvent une affection rebelle à tout traitement, surtout quand il se rattache à une affection profonde du système circulatoire ou des organes sécréteurs de la bile et excréteurs de l'urine. Si l'œdème est modéré, on se contente, pour le traiter, d'une compression légère et continue des paupières, surtout pendant la nuit. On peut se servir pour cela d'un bandeau de flanelle ou de petits sachets remplis d'herbes aromatiques que l'on fixe sur les yeux, à l'aide d'un mouchoir. La résorption de la sérosité infiltrée peut encore être accélérée par des lotions spiritueuses. Si ces moyens sont insuffisants, on tente de les suppléer par l'excision d'un pli horizontal de la peau, plus ou moins large selon les circonstances. Quand l'œdème est assez prononcé pour produire le ptosis de la paupière supérieure, il y a peut-être avantage à remplacer l'ablation d'un pli horizontal par celle de quelques plis verticaux de moindre étendue. Il va sans dire que l'état général doit être l'objet d'une attention toute spéciale, et qu'il est bon, s'il n'existe pas de contre-indications, de hâter la disparition de l'œdème par l'administration des sudorifiques et des diurétiques.

ARTICLE IX.

EMPHYSÈME DES PAUPIÈRES.

L'introduction de l'air dans le tissu cellulaire des paupières, sans lésion du tégument et sans généralisation de cet accident, peut se produire de différentes manières. Le plus souvent, il résulte d'une fracture de la paroi osseuse des fosses nasales : dans certains cas, cette fracture manque et il faut attribuer la présence de l'air dans le tissu sous-cutané à une simple déchirure du sac lacrymal. Dans un troisième ordre de faits, ce sont les sinus frontaux qui ont livré passage à l'air : dans ce dernier cas, il envahit en même temps, presque constamment, le tissu cellulaire de l'orbite. Il arrive enfin que l'emphysème palpébral soit le siége d'un désordre très-grave, d'une fracture de la base du crâne ayant ouvert une communication entre l'orbite et les sinus sphénoïdaux et ethmoïdaux.

La façon brusque avec laquelle se déclare ordinairement l'emphysème, l'intégrité parfaite de la peau distendue et la crépitation qu'elle fournit à la pression du doigt, ne permettent pas de confondre ce genre de tuméfaction avec tout autre gonflement des paupières ; mais il n'est pas toujours aussi aisé de déterminer avec quelque assurance le lieu précis où l'emphysème a pris son point de départ. Le diagnostic devient très-difficile quand l'emphysème est considérable et surtout quand il se complique d'exophthalmie. Si, au contraire, le gonflement n'occupe qu'une des paupières, on peut tirer de cette circonstance des renseignements précieux sur l'origine du mal. Lorsqu'il s'agit, par exemple, d'une rupture du sac lacrymal, on observe quelquefois simultanément l'emphysème du tissu sous-conjonctival et celui du tissu cellulaire sous-cutané de la paupière inférieure.

Quant à l'*étiologie* de l'accident dont nous traitons, on a le plus communément l'occasion de le rattacher à une blessure de la région orbitaire ou nasale. Le gonflement des paupières est en général consécutif à un effort d'expiration qu'a fait le sujet en se mouchant. Mackenzie et Weller citent des exemples de faits analogues survenus spontanément, sans lésion préalable. L'emphysème des paupières constitue, dans la majorité des cas, une affection très-bénigne et susceptible de disparaître en peu de jours. Il faut engager les personnes qui en sont atteintes à éviter tout effort intense d'expiration, et aider, par l'application du bandeau compressif, à la résorption de la collection aérienne, qu'il n'est jamais nécessaire d'évacuer par une ouverture artificielle, alors même qu'elle atteindrait des dimensions notables.

ARTICLE X.

ECCHYMOSES PALPÉBRALES.

Les extravasations de sang dans le tissu lâche des paupières s'observent soit à la suite d'une lésion directe, soit consécutivement à un traumatisme grave, dont le contre-coup a intéressé les parois de l'orbite, soit enfin spontanément, dans quelques cas rares, où elles constituent une sorte d'apoplexie. Les ecchymoses qui résultent de la contusion des paupières n'offrent guère d'intérêt pratique que par l'importance qu'y attache la susceptibilité vaniteuse de certaines personnes. Si la collection sanguine est très-abondante, il est tout naturel de songer à une blessure sérieuse des parois de l'orbite et d'examiner avec soin l'œil caché derrière les bourrelets violacés que constituent les paupières contuses. Il faut alors par un traitement convenable, s'opposer autant que possible à ce que cette collection sanguine ne devienne l'origine d'un phlegmon diffus. En Angleterre, sur cette arène classique du pugilat, on a fréquemment occasion de suivre les phases que parcourent ces extravasations sanguines, et l'on peut s'y convaincre que des collections énormes (qui n'ont pas été, selon l'habitude, évacuées, pendant le combat, au moyen d'une incision faite par le second du combattant) se résorbent facilement dans l'espace de quelques semaines. La formation d'un kyste rempli d'une sérosité sanguinolente ne survient que par exception.

Les ecchymoses palpébrales qui proviennent d'une lésion des parois de l'orbite ont été souvent observées dans les cas de fractures par contre-coup. Elles n'apparaissent ordinairement que de vingt-quatre à trente-six heures après l'accident, se compliquent presque toujours d'une ecchymose conjonctivale et présentent encore ceci de caractéristique qu'elles augmentent lentement d'étendue pendant un certain temps, sans amener un gonflement prononcé. Ces ecchymoses palpébrales peuvent ainsi devenir l'un des éléments importants du diagnostic des fractures intra-crâniennes.

Les épanchements sanguins des paupières sont très-rarement spontanés (Chavanne (1), Desmarres) (2), et ils ont été signalés comme un prodrome des apoplexies cérébrales.

Pour ce qui est du traitement, nous devons avouer que nous n'avons guère de moyens propres à accélérer la résorption du sang. Il faut s'abstenir de l'évacuer, alors même qu'il serait épanché depuis peu et en grande abondance. En général, une compression méthodique et l'emploi nocturne du bandeau compressif sont bien plus efficaces que les diverses fomentations aromatiques réputées résolutives (arnica, sceau de Salomon, etc.).

ARTICLE XI.

TUMEURS DES PAUPIÈRES.

L'étude des diverses tuméfactions dont les paupières sont le siége lorsqu'elles sont prises d'œdème et d'emphysème nous conduit fort naturellement à celle des tumeurs qui occupent ces voiles protecteurs, sans en embrasser primitivement la totalité. Il existe peu d'organes où l'on soit à même d'observer une aussi grande variété de ces productions, et peu de régions qui permettent aussi bien d'assister à leur évolution (3). Nous ne saurions mieux faire que d'adopter pour les paupières la classification des tumeurs à laquelle est arrivé notre illustre maître M. Virchow (4) et à suivre l'excellent exposé qu'il en a donné dans son traité classique. Nous les diviserons donc en trois groupes.

A. Le premier renferme les tumeurs produites par extravasation et par transsudation : ce sont l'*hématome* et probablement certains *kystes congénitaux*.

B. Le second renferme les tumeurs produites par la rétention d'éléments normalement développés ou sécrétés, ce sont le *milium* ou *millet*, l'*acné*, le *molluscum contagieux*, le *nævus folliculeux*, l'*athérome*, le *kyste transparent*, le *dacryops* et le *chalazion*.

C. Le troisième renferme les tumeurs produites par l'hypergenèse (prolification) des tissus constituants de la paupière, tumeurs qu'on peut encore subdiviser en deux groupes secondaires, suivant qu'elles conservent (homo-

(1) *Gazette médicale de Lyon*, 1855, p. 45.

(2) Tome I, p. 585.

(3) « Il y a tout un travail à faire sur les éléments histologiques de ces tumeurs. » (Desmarres, t. I, p. 594.)

(4) *Die Krankhaften Geschwülste*, t. I, A. 1, 1863, p. 102.

logie) ou non (hétérologie) les caractères des tissus envahis. Ce groupe comprend l'*éléphantiasis*, le *fibrome*, les *différentes formes de verrues*, le *sarcome*, le *lipome*, l'*épithéliome* et le *carcinome*.

A. — TUMEURS PRODUITES PAR EXTRAVASATION OU TRANSSUDATION.

1° Hématome.

L'hématome des paupières est une des tumeurs qu'on observe le moins souvent dans ces parties. Au sujet des ecchymoses palpébrales, nous avons avancé que, même dans les cas où l'épanchement sanguin a été très-considérable, il ne laisse une tumeur que très-exceptionnellement. Si cependant cette terminaison survient, on observe au centre d'une paroi mince constituée par du tissu cellulaire condensé, une sérosité sanguinolente où l'on retrouve pendant très-longtemps des globules sanguins inaltérés. Ces kystes, fussent-ils de date assez ancienne, offrent cette particularité qu'ils disparaissent assez souvent d'eux-mêmes, ce en quoi ils diffèrent d'autres collections sanguines de même cause, de l'hématome de l'oreille, par exemple, tumeur dont la difformité est bien plus persistante et qu'on trouve représentée sur des statues antiques d'Hercule, où elle figure l'emblème du pugilat (Winkelmann).

2° Kystes congénitaux.

Certains kystes congénitaux, surtout lorsqu'ils renferment un liquide absolument transparent, paraissent rentrer dans le premier groupe des tumeurs palpébrales; tandis qu'il en est d'autres, remplis de masses pultacées composées d'éléments épithéliaux, au sein desquelles on rencontre quelquefois des poils et que nous nous réservons de décrire en regard de l'athérome.

Les kystes à contenu fluide et transparent et à paroi mince (composée de tissu cellulaire condensé) siégent généralement au côté externe de la paupière supérieure ou du sourcil (Gaillard) (1). Ils reposent soit sur le muscle orbiculaire, soit sur le plan postérieur à ce muscle, peuvent enfin s'insinuer dans la profondeur de l'orbite et se creuser même une cavité dans la paroi osseuse. Leurs dimensions sont variables : on en a observé du volume d'un œuf de pigeon et même de plus gros. Suivant qu'ils sont plus ou moins étendus et plus ou moins profonds, il est très-difficile ou fort aisé de les déplacer et d'y constater de la fluctuation. Différentes méthodes de traitement ont été proposées contre ces formes de kystes. Quand leur volume n'est pas très-considérable et que leur contenu est en-

(1) *Union médicale*, 1856, p. 302.

tièrement fluide, il suffit de les inciser horizontalement et d'y introduire un bâton de nitrate d'argent qu'on y laisse quelques instants pour y provoquer une inflammation adhésive. L'énucléation ne doit être tentée que quand la paroi présente une résistance assez considérable. Quelquefois il suffit d'y pousser une injection astringente ou d'extirper une portion de la membrane d'enveloppe et de cautériser le reste.

B. — TUMEURS PRODUITES PAR LA RÉTENTION D'ÉLÉMENTS NORMALEMENT SÉCRÉTÉS.

1° Milium ou millet des paupières.

Le développement de cette petite tumeur qui n'atteint généralement que la dimension d'un grain de millet, dont elle a la forme et d'où elle tire son nom, provient d'un changement morbide qui se manifeste dans les follicules pileux de la peau, follicules où l'on voit généralement aboutir quelques glandes sébacées. Si le contenu de ces follicules qui représentent, on le sait, des replis en cul-de-sac du tégument externe, vient à se condenser; si les agglomérations épithéliales et graisseuses qu'ils contiennent ne s'épanchent pas au dehors, ces petits réservoirs se distendent et il se développe de petites tumeurs qui ont reçu le nom de *comédons* et de *millet*. On réserve cette dernière dénomination à celles où l'orifice du follicule pileux s'est rétréci ou oblitéré et où la distension de la paroi porte principalement sur le fond de la cavité.

Tandis que les comédons occupent ordinairement les parties du corps où la peau est épaisse et contient des follicules pileux de première grandeur renfermant des poils forts, on observe le plus souvent le millet sur les points où le tégument externe est très-mince et couvert de poils presque imperceptibles. La peau des paupières et des parties voisines est donc très-propice à la production du milium. Son contenu se compose essentiellement de cellules épithéliales entremêlées de molécules graisseuses et de cristaux de cholestérine extrêmement déliés. Ces agglomérations offrent une disposition concentrique qui leur donne quelque analogie d'aspect avec des perles, dont elles ont parfois même le reflet argenté.

Le développement du millet sur la peau du visage et particulièrement des paupières peut être assez prononcé pour simuler une éruption cutanée (herpès miliaris). Il est probable que le rétrécissement et l'oblitération des orifices des follicules pileux trouvent leur cause dans de légères congestions de la peau et dans l'irrégularité de la reproduction des éléments de la couche épidermique.

Le traitement, si toutefois il est requis, consiste à éroder avec une aiguille à cataracte le sommet du milium et à en extraire le contenu avec la pointe de cet instrument. Quelquefois ces petites tumeurs atteignent, lorsqu'elles avoisinent le bord libre d'une paupière, la grosseur d'une lentille et il est prudent alors d'exciser, au moyen de ciseaux courbes, la paroi préalablement vidée de son contenu.

2° Acné.

L'acné n'est que le résultat inflammatoire de l'irritation produite par la rétention dans les follicules des éléments épithéliaux et graisseux qui les remplissent et qui peuvent eux-mêmes avoir d'abord éprouvé dans leur qualité et leur quantité quelques modifications. Le tissu cellulaire qui engaîne le follicule est atteint d'une hypergenèse dont le dernier terme peut être la génération d'une grande quantité de globules de pus. Il se forme alors un bouton qui, s'il résulte d'un comédon, laisse voir à son point culminant des produits d'une coloration jaune (acné ponctuée) et qui, s'il vient d'un milium enflammé, comme c'est l'ordinaire quand il s'agit des paupières, montre une élevure d'un rouge intense, sur laquelle pointe bientôt une pustule blanchâtre (acné rosée).

Ce bouton, sensiblement plus fréquent sur la paupière supérieure que sur l'inférieure, occupe de préférence le bord ciliaire et le voisinage des cils (acné ciliaire); son sommet est traversé par un poil, et il est à son début mobile sur le tarse. Le bouton de l'acné peut atteindre le volume d'un pois; mais ses contours se perdent bientôt dans les parties voisines de la paupière, promptement œdématiées. La tuméfaction œdémateuse est alors d'autant plus prononcée que le bouton met moins de temps à se développer, et la paupière s'engorge quelquefois au point de faire croire à l'apparition d'un abcès étendu. Dans la majorité des cas, l'inflammation se termine par suppuration ; il est rare qu'un bouton d'acné s'indure ; mais, s'il en est ainsi, il met un temps fort long à se résorber.

L'acné ciliaire serait une affection presque indigne de l'attention du praticien si, chez certains sujets, la reproduction fréquente de ce léger mal ne devenait la cause d'un tourment assez vif. Les personnes jeunes, affectées de séborrhée ou chez lesquelles les autres parties du corps présentent des éruptions de même nature, y sont spécialement sujettes. Il en est ainsi de celles que leurs occupations exposent à la poussière, au vent, à la fumée, toutes causes passagères, mais réitérées d'irritation, qui, en congestionnant la paupière, peuvent favoriser l'occlusion des follicules pileux qu'elle renferme, et, par conséquent, le développement du millet. Quand une fois on a vu se former quelques boutons d'acné, il faut craindre que l'hypergenèse assez persistante dont le tissu cellulaire voisin devient le siége, n'agisse elle-même directement sur les follicules voisins pour en déterminer l'oblitération et n'entraîne insensiblement l'engorgement de tout le bord ciliaire (voyez l'article BLÉPHARITE CILIAIRE).

L'une des indications les plus essentielles du *traitement* réside dans les soins d'une propreté minutieuse ; par exemple, dans l'emploi de lotions répétées avec l'eau de savon tiède. Ces précautions réussissent souvent beaucoup mieux que tout traitement interne à prévenir la reproduction des boutons. S'il en apparaît un, on peut, au moyen d'une petite incision, en accélérer notablement la disparition et hâter la fin des douleurs et de la tension pénible qui l'accompagnent. Il faut recommander aux personnes sujettes à l'acné ciliaire, d'enlever, une fois ou deux par semaine, les cils qui sont près de tomber, en exerçant sur eux avec les doigts de légères tractions. Elles feront encore bien d'enduire, chaque soir, d'une couche très-fine d'un onguent faible au précipité rouge le bord de la paupière malade.

3° Molluscum.

Le molluscum contagieux ou non contagieux tire, comme l'acné, son origine de la transformation d'un comédon ou d'un milium. Dans l'acné, l'irritation produite par le contenu des follicules amène l'hyperplasie du tissu cellulaire circonvoisin, hyperplasie qui se termine presque constamment par la suppuration. Dans le molluscum, au contraire, on observe une hypergenèse très-lente du même tissu, et consécutivement la production d'une petite tumeur. Le follicule dilaté proémine alors au-dessus du niveau de la peau et constitue, quand il s'est oblitéré, une petite tumeur arrondie dont le sommet offre parfois une pigmentation plus foncée, et quand son orifice est resté dilaté et béant, une élevure dont le sommet est occupé par une agglomération sébacée de couleur brunâtre. C'est à cette dernière espèce de molluscum qu'on a attribué le pouvoir contagieux, et M. Virchow (1) accepte la possibilité d'une pareille contagion, en considérant que le produit du follicule malade peut y contracter des qualités irritantes susceptibles de causer dans les follicules voisins par le simple contact, des transformations de même nature. De ces considérations, il résulte tout naturellement que le molluscum né d'un follicule clos ne saurait mériter le nom de contagieux.

Le molluscum contagieux, lorsqu'il affecte des parties revêtues d'une peau mince (la périphérie des paupières, qui rentre dans ce cas, est le siége préféré de cette altération), peut, en faisant un relief de plus en plus prononcé, se pédiculer et former une sorte de petite corne d'apparence

(1) *Loc. cit.*, p. 223.

polypeuse, au sommet de laquelle on peut apercevoir l'orifice dilaté du follicule. C'est surtout chez les enfants qu'on a l'occasion de compter sur un même sujet un nombre considérable de ces petites excroissances cornées, soit sur la paupière, soit au pourtour de ce voile protecteur; et il est probable que c'est d'elles-mêmes que M. Sichel (1) a parlé comme d'une affection verruqueuse des paupières qu'il rattache à une diathèse lymphatique. Il n'est pas nécessaire, suivant l'indication de Mackenzie, de circonscrire, pour les enlever, leur base dans une incision elliptique ; il suffit, pour en évacuer le contenu, de les comprimer entre les angles des pouces, puis d'arracher avec de petites pinces la membrane enveloppante qui cède à une traction modérée. Lorsque le contenu du molluscum s'est échappé spontanément et que le petit sac, au lieu de revenir sur lui-même, forme sur la peau un petit polype flasque, on l'enlève d'un coup de ciseaux.

4° Nævus folliculeux.

Quand plusieurs de ces follicules hypertrophiés et pédiculés sont très-rapprochés les uns des autres, ils peuvent constituer une tumeur de quelque hauteur et de quelque étendue qu'on a désignée sous le nom de nævus folliculeux. Cette affection est fréquemment congénitale. Il faut bien se garder de la confondre avec un épithélioma commençant; elle en diffère d'ailleurs par le relief qu'elle fait sur le tégument et par l'intégrité inaltérable de sa surface. Cette forme de verrues s'observe quelquefois vers les angles et le bord libre des paupières, où elle provoque par sa seule présence et les frottements qu'elle occasionne, une irritation continue de la conjonctive. Il suffit, pour en débarrasser les personnes qui en sont affectées, d'une excision simple ou suivie d'une cautérisation légère et destinée à prévenir la reproduction du mal.

5° Athérome.

Ce sont encore les follicules pileux qui donnent manifestement naissance aux tumeurs vulgairement désignées sous le nom d'athéromes ou de kystes sébacés. L'athérome ne diffère à proprement parler du molluscum que par ses dimensions. Des agrégations notables de masses épithéliales et sébacées ne peuvent s'effectuer que dans les parties de la peau où celle-ci est assez épaisse pour que les follicules qui la traversent aient une certaine longueur, par exemple sur la tête. Aussi ne voit-on guère les athéromes des paupières que vers le bord orbitaire de ces voiles membraneux où le

(1) *Annales d'oculistique*, t. XX, p. 85.

tégument commence à gagner en épaisseur. Leur siége de prédilection est le bord orbitaire supérieur. Ces kystes sébacés forment, en général, des excroissances de la grandeur d'un pois ou d'une fève, sont rarement pédiculés et la peau qui les revêt ne montre aucune altération. Ils sont constitués par une membrane d'enveloppe, composée d'éléments épithéliaux condensés, à laquelle s'ajoute une fine lamelle de tissu cellulaire (pericysticum), et un contenu pultacé composé de masses épithéliales et graisseuses fréquemment entremêlées de cristaux de cholestérine. Selon la proportion des globules graisseux qui entrent dans le contenu du kyste, ce dernier est plus ou moins fluide et sa membrane d'enveloppe est moins épaisse ou plus dense. Or, la quantité de graisse qui se rencontre dans l'athérome dépend du nombre des glandes sébacées qui s'ouvrent dans le follicule pileux où la tumeur a pris naissance, et si celui-ci en est complétement dépourvu, le kyste à parois épaisses se montre exclusivement formé de plaques épithéliales stratifiées offrant dans leur disposition beaucoup d'analogie avec les écailles de l'oignon des liliacées. Ce caractère est propre aux petits kystes athéromateux, d'ailleurs très-rares, qui naissent dans la peau sus-jacente aux tarses, où, comme on le sait, les follicules pileux ne reçoivent pas de conduits excréteurs des glandes sébacées (Kölliker, Moll).

On découvre souvent dans ces kystes un nombre considérable de poils fort déliés, dont la présence s'explique très-bien, si l'on considère que le follicule pileux malade donnait primitivement racine à plusieurs poils ultérieurement développés dans le kyste.

Dans les cas où l'athérome est situé à quelque profondeur, on y constate par un examen attentif, un col très-fin représentant l'embouchure par laquelle le follicule s'ouvrait à l'extérieur. L'emplacement des petites tumeurs que nous venons de décrire est sujet à des variations ; on les observe soit en avant, soit en arrière du muscle orbiculaire : elles adhèrent quelquefois assez intimement au tarse ou au périoste, et l'on en a vu qui s'étaient creusé une sorte de loge dans l'épaisseur du rebord osseux de l'orbite.

L'*étiologie* en est obscure : les causes auxquelles on a rapporté ces productions ne diffèrent pas de celles qui ont été précédemment signalées au sujet des autres altérations morbides des follicules pileux. On les a souvent reconnues comme congénitales ou du moins comme s'étant développées dans la première enfance.

On doit abandonner ces tumeurs à elles-mêmes, sauf lorsque les malades insistent pour en être délivrés ou lorsqu'elles atteignent des dimensions qui les rendent ou difformes ou gênantes. Le meilleur moyen de les extirper consiste à les énucléer. En traitant du chalazion, nous insisterons sur les difficultés inhérentes à cette méthode, difficultés qui tiennent principalement au peu de consistance de la membrane d'enveloppe, généralement incapable de résister à la traction des pinces. Si, malgré toutes les précautions, elle vient à se déchirer, on se contente de l'arracher par petits lambeaux et de cautériser ce qu'on n'a pas pu enlever.

6° Kystes transparents.

A côté de ces kystes sébacés se placent, dans l'ordre nosologique que nous avons adopté, de petites tumeurs des paupières à contenu parfaitement limpide et que nous proposons de désigner sous le nom de kystes transparents. Tandis que les athéromes n'occupent presque jamais le bord libre des paupières, les kystes transparents, qui ne dépassent guère les dimensions d'une lentille, s'y rencontrent presque toujours. On les a décrits sous le nom de *vésicules transparentes* (hydatis). D'où viennent-elles? Nous pouvons avancer qu'on l'ignore ; elles naissent probablement d'une glande sudoripare oblitérée et dilatée par son produit de sécrétion. Si leur présence devient gênante, si leur voisinage est irritant pour la conjonctive, il suffit de piquer leur paroi avec la pointe d'une aiguille, ou de l'exciser avec des ciseaux courbes, lorsque le petit kyste a atteint un certain développement. Dans quelques cas exceptionnels, on retrouve ces kystes transparents sur la paupière même. Ainsi chez un malade que nous avons eu l'occasion d'observer tout récemment dans le service de M. Morel-Lavallée, un kyste de cette nature avait la grosseur d'une fève. Les parois de cette petite tumeur, implantée au-dessus du ligament palpébral interne, étaient d'une minceur extrême et sillonnées par des vaisseaux. Son contenu semblait avoir une transparence parfaite. Comme le malade n'en ressentait aucune gêne, il n'y avait pas lieu de l'en délivrer par une opération.

7° Dacryops.

Le dacryops peut être regardé comme le type des tumeurs formées par la rétention d'un produit de sécrétion normale. C'est encore une petite tumeur dont les dimensions varient entre celles d'un pois et celles d'une noisette. Elle est située vers l'angle externe de la paupière supérieure et presque immédiatement sous-jacente à la conjonctive du cul-de-sac. Le dacryops résulte de la dilatation d'un des conduits excréteurs de la glande lacrymale dont les parois se sont probablement épaissies par l'effet des tiraillements causés par la distension. Parfois, son embouchure n'est pas oblitérée, mais seulement rétrécie, et se montre à la surface du kyste, soit directement, soit lorsqu'en comprimant le dacryops on en fait suinter quelques gouttes de liquide. Si le kyste est très-petit, il se cache entre les replis de la conjonctive et il faut, pour l'apercevoir sous forme d'une ampoule bleuâtre presque imperceptible, renverser la paupière supérieure; tandis que s'il offre quelque développement, il se reconnaît à la saillie qu'il détermine sur la paupière, vers l'angle externe de ce voile membraneux, saillie d'autant plus marquée que les personnes atteintes de cette légère infirmité sont plus exposées aux irritations extérieures capables d'augmenter l'abondance de la sécrétion des larmes, comme le vent, la poussière, etc. La situation du kyste, la nature du liquide qu'il renferme, la mobilité de ses dimensions sont des symptômes qui ne permettent guère qu'on le confonde avec une tumeur d'un autre genre. Du reste, ce petit kyste est très-rare et nous n'en avons, pour nous, vu qu'un cas (*Archiv für Augenheilkunde*, B. II, A. II, p. 1).

Le *traitement* consiste tout simplement dans l'incision de la paroi du kyste, et il faut s'efforcer d'écarter les lèvres de la plaie, à différentes reprises, en y passant une sonde, pour prévenir une collection nouvelle des larmes. Dans le cas mentionné plus haut, M. de Graefe, pour obtenir cet écartement permanent, se servit d'une ligature comprenant 4 millimètres de la paroi du kyste. Cette ligature fut enlevée au bout de dix jours et la partie de l'enveloppe qui avait échappé à la destruction par la ligature divisée avec des ciseaux.

8° Chalazion.

Le chalazion est un petit kyste dont l'enveloppe est constituée par les parois d'une glande de Meibomius et dont le contenu n'est autre que le produit de sécrétion de cette même glande, altéré par des poussées inflammatoires qui ont provoqué la formation du kyste ou qui ne sont que le résultat de la rétention du sebum. Comme cette petite tumeur se développe dans le tarse même, elle se distingue des autres kystes par un signe important; car elle est, dès qu'elle apparaît, fixée et immobilisée dans le cartilage.

Il n'en est pas moins vrai que la distension peut se manifester avec plus d'intensité soit vers la face antérieure, soit vers la face postérieure du tarse; mais toujours une partie de la tumeur en occupe l'épaisseur même. Ici, comme lorsqu'il s'agissait des maladies des follicules pileux, nous devons signaler des variations quant au siége précis de la dilatation et quant à son étendue. Ainsi, dans un certain nombre de cas, elle porte principalement sur le voisinage du méat excréteur; le reste de la glande peut offrir un aspect normal, un rétrécissement marqué ou une oblitération complète.

Dans ce cas, le chalazion ne dépasse pas ordinairement le volume d'une forte tête d'épingle ou d'une lentille et proémine vers le bord libre de la paupière qu'il déforme (chalazion du bord libre).

C'est une erreur de croire qu'en pareille circonstance, l'orifice de la glande est nécessairement oblitéré ; car, en comprimant assez fortement la petite tumeur, on en exprime une gouttelette de liquide. Son contenu est dense, renferme des éléments d'épithélium souvent disposés en forme de plaques, des masses graisseuses et calcaires et des cristaux de cholestérine. Lorsqu'on ouvre ces sortes de chalazions, on éprouve une certaine difficulté à en chasser ce contenu visqueux qui adhère à la paroi du sac.

Dans un autre ordre de faits, et c'est alors que le chalazion peut atteindre le volume d'une fève ou même d'une noisette, la distension porte sur toute l'étendue de la glande, sans pour cela qu'elle y atteigne en chaque point le même degré. Elle peut, par exemple, prédominer vers la conjonctive, de telle façon que le tarse s'amincisse au point de laisser voir par transparence le contenu du kyste (chalazion interne). Dans d'autres cas, c'est surtout vers le côté externe que se développe le kyste, et c'est à peine si en renversant la paupière, on peut juger de l'emplacement qu'il occupe (chalazion externe).

De la durée du mal et du temps qu'il a mis à se développer, dépend en grande partie la consistance du chalazion. Lorsqu'il s'est produit brusquement, ce qui signifie communément qu'il résulte de l'inflammation de la paroi glandulaire, inflammation souvent déterminée elle-même par une altération de la sécrétion, on trouve dans son contenu, si on l'ouvre à temps, des globules de pus, une collection relativement abondante de sérosité et du tissu cellulaire de nouvelle formation adhérant à la paroi, ou constituant à l'intérieur de la glande un lacis à larges mailles. Dès que la tumeur est incisée, ces produits s'échappent et les parois du kyste s'affaissent. Si, au contraire, la cause primitive du chalazion a son siége hors de la glande ; si, par exemple, l'inflammation chronique des parties avoisinantes de l'orifice excréteur fait obstacle à l'écoulement du produit sécrété ; si ce dernier, altéré dans ses qualités, irrite les parois de la glande, qui, à leur tour, se distendent à mesure qu'elles fournissent des produits morbides retenus dans sa cavité, on y trouve, en en pratiquant l'ouverture, un contenu tout différent de celui que nous avons décrit plus haut. Ici, les phénomènes inflammatoires sont très-peu marqués, le kyste se forme souvent avec une grande lenteur, et c'est pourquoi il est rare d'y rencontrer des éléments de pus ou une transsudation abondante de sérosité, on y trouve plutôt des plaques d'épithélium, des molécules graisseuses et calcaires, le tout constituant un ensemble analogue, pour l'aspect, au tissu colloïde.

Les parois du kyste se modifient suivant les cas : leur épaisseur varie en raison de la distension, de l'intensité des symptômes inflammatoires qui l'ont accompagnée et de la durée de la maladie. La surface interne de la cavité est ordinairement lisse ; l'externe est le plus souvent inégale et empiète irrégulièrement sur les parties voisines. La consistance de la membrane d'enveloppe est, en général, assez faible et ne résiste guère aux tractions qu'on exerce sur elle avec des pinces, dans le but de l'extirper. Nous croyons peu nécessaire de faire observer que selon l'ancienneté du kyste, ses parties constituantes sont sujettes à des variations notables.

La *marche* de cette affection est presque toujours chronique. Il y a des chalazions qui, malgré le temps assez long qu'ils ont mis à se développer, atteignent à peine le volume d'une lentille et restent indéfiniment dans cet état. De ce nombre, il faut citer en particulier les chalazions du bord libre. Dans d'autres cas, la distension progressive du kyste entraîne une inflammation qui cause bientôt l'ulcération et la perforation de la paroi. Cette perforation se fait presque constamment vers la face profonde du tarse, rarement vers le bord libre de la paupière. Le contenu fluidifié s'échappe, et si l'inflammation a été assez intense pour qu'elle soit suivie de l'adhérence des parois du kyste, il en résulte une guérison spontanée. Mais généralement, l'orifice ouvert par la perforation s'oblitérant, il se fait dans la glande une nouvelle accumulation qui tantôt y demeure, tantôt est évacuée par le même mécanisme. Enfin, parfois l'ouverture du chalazion reste béante et s'entoure de bourgeons charnus qui, comprimés par la paupière contre le globe de l'œil, deviennent pour lui une cause d'irritation continuelle. Il n'est pas rare de voir les paupières, particulièrement les supérieures, atteintes en même temps d'un nombre plus ou moins grand de chalazions qui y produisent une difformité prononcée en transformant ces voiles protecteurs en une sorte de bourrelets alternativement bosselés et échancrés.

L'*étiologie* de ces kystes est encore assez pauvre en faits acquis. Aussi nous bornerons-nous à en signaler deux causes que nous croyons facile de démontrer d'une manière claire, chez un certain nombre de malades évidemment prédisposés à l'affection dont nous nous occupons. De ces deux causes, on doit rechercher la première dans l'altération du contenu de la glande ; celui-ci augmente de consistance, éprouve de la difficulté à s'échapper au dehors, et agit comme irritant sur le sac glandulaire. Cette modification est probablement de même nature que celle que nous avons invoquée en traitant des maladies des follicules pileux ; d'ailleurs toutes ces affections, le comédon, l'acné et le chalazion, se rencontrent assez souvent chez le même sujet. De là la corrélation que plusieurs auteurs ont voulu trouver entre la dysménorrhée, la grossesse et le développement du chalazion.

La seconde des causes de ce mal qui mérite sérieusement l'attention réside dans la rétention directe des produits sécrétés par la glande de Meibomius, rétention qui se rattache à une hypérémie prolongée du bord libre des paupières ayant, à la longue, épaissi le tissu cellulaire voisin du canal excréteur et donné lieu au rétrécissement ou à l'oblitération de son orifice externe. En combattant cette congestion chronique du bord libre des paupières, on peut prévenir la reproduction des chalazions, résultat qu'on tenterait vainement d'obtenir au moyen d'une médication interne.

Le *traitement* de ces petites tumeurs doit varier suivant le temps qu'elles ont mis à se développer, suivant leurs dimensions et la nature de leur contenu. On ne doit songer à un traitement médical que dans les cas où le chalazion est d'apparition toute récente et, pour ainsi dire, en voie de formation. A ce moment, on peut essayer des frictions avec la pommade aux iodures de plomb ou de potassium et au précipité rouge. Il arrive ainsi que ces petites tumeurs avortent, comme cela se voit quelquefois spontanément; mais le plus souvent, on devra s'adresser aux moyens chirurgicaux.

Les méthodes principales qui ont été proposées ici sont la cautérisation et l'extirpation: la première de ces opérations doit toujours être choisie lorsqu'on a affaire à un chalazion récent dont le contenu fluide s'échappe sans peine et dont les parois sont peu épaisses. Elle est surtout indiquée contre le chalazion interne, dans lequel le tarse est assez aminci pour laisser voir par transparence le contenu de la glande. Le procédé très-simple qu'on emploie alors consiste à renverser la paupière et à inciser le chalazion dans une étendue qui correspond en général à la hauteur du tarse. Cela fait, si le contenu du kyste ne s'est pas échappé spontanément ou s'il en reste une partie adhérente à la paroi, le manche du bistouri étant porté en arrière de la paupière renversée, il suffira d'exercer sur cette dernière une forte pression. Alors on nettoiera soigneusement la face profonde de la paupière avec un linge fin et l'on introduira dans la plaie le petit porte-caustique à gaîne (fig. 24), en laissant quelques instants le nitrate d'argent dans la cavité du chalazion pour y déterminer une inflammation assez vive. Durant cette introduction, il faudra bien se garder de toucher la conjonctive avec le caustique, ce qu'il est facile d'éviter en se servant du porte-caus-

Fig. 24.

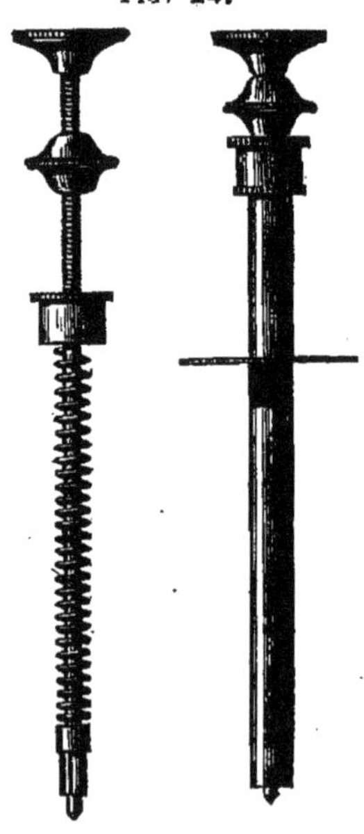

tique à gaîne; et en retirant ce dernier de la petite plaie, il est indispensable d'y porter immédiatement un pinceau imbibé d'eau fortement salée.

A défaut d'un porte-caustique semblable à celui que nous avons reproduit, on pourra se servir d'une petite sonde d'Anel, plongée à plusieurs reprises par l'une de ses extrémités dans du nitrate d'argent fondu, afin d'y fixer une larme de cette substance. La cautérisation sera suivie de l'emploi des compresses froides, et si l'on a pris soin de bien neutraliser avec la solution saline l'excès du caustique, la réaction sera modérée, quand même on aurait traité de cette façon plusieurs chalazions sur la même paupière.

Cette méthode, extrêmement simple, et grâce à laquelle il suffit de six à huit jours pour guérir ces petites tumeurs, est celle que nous employons de préférence à notre clinique, et nous pouvons affirmer qu'elle est excellente dans tous les cas de chalazion interne à contenu fluide; mais elle peut être insuffisante dans les cas de chalazion externe d'ancienne date et à contenu pultacé dense. Ici, il est préférable de pratiquer l'énucléation du petit kyste, opération que l'on rend très-simple au moyen d'une incision sur la face externe de la tumeur. Si l'on craint d'être gêné par l'écoulement du sang, il est aisé de le prévenir en se servant de la pince de M. Desmarres (fig. 25) ou de celle qui a été modifiée par M. Snellen (fig. 26); ces instruments, s'il remplissent leur but, ont néanmoins l'inconvénient d'être assez douloureux dans leur application.

FIG. 25. FIG. 26.

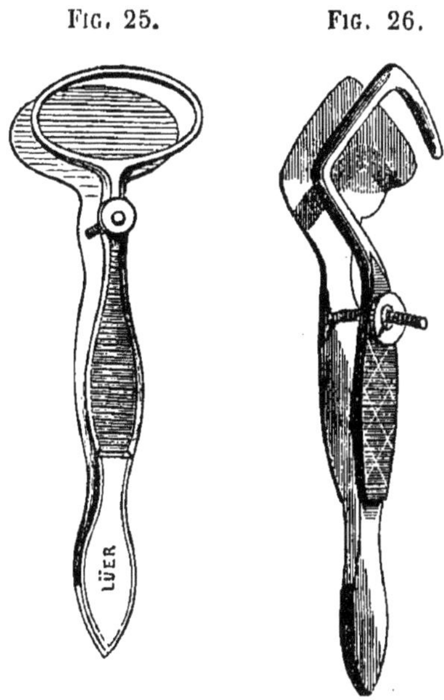

La section cutanée doit avoir une longueur double de celle du chalazion; on saisit ce dernier avec une pince à crochets ou avec une forte érigne, en s'efforçant de l'extirper dans sa totalité. S'il est resté dans la plaie une partie du kyste, on n'a recours à la cautérisation que dans les cas où la tumeur offrait un petit volume et où il n'a pas été nécessaire d'intéresser le tarse dans une étendue trop considérable; en cas contraire, on arrache aussi soigneusement que possible les lambeaux du kyste restés dans la plaie et l'on rapproche les lèvres de cette dernière au moyen d'une ou de deux sutures. En faisant à la paupière une ouverture trop grande, et en la traversant de part en part, on courrait le risque d'y produire une difformité marquée, surtout après une cautérisation énergique.

On peut dire d'une manière générale que l'ablation des chalazions de la paupière supérieure est plus facile au moyen d'une section externe, et qu'une section interne est préférable à la paupière inférieure. Les chalazions du bord libre sont ceux qui opposent le plus de résistance au traitement; car les deux procédés que nous avons indiqués sont sujets à y occasionner une cicatrisation vicieuse. Il faut donc, en pareille circonstance, faire une incision assez allongée, évacuer le contenu de la petite tumeur en la comprimant fortement et cautériser la plaie, à deux ou trois reprises, avec du nitrate d'argent mitigé. Les incisions réitérées non suivies de cautérisation que recommandent quelques auteurs nous paraissent insuffisantes.

Quant aux moyens prophylactiques que nous conseillons d'opposer à la prédisposition qu'on observe chez certaines personnes, nous renvoyons à l'article HYPÉRÉMIE DU BORD DES PAUPIÈRES.

C. — TUMEURS PRODUITES PAR L'HYPERGENÈSE (PROLIFICATION) DES TISSUS CONSTITUANTS DES PAUPIÈRES.

1° Éléphantiasis. — Hypertrophie des paupières.

En traitant de l'érysipèle, nous avons insisté sur une variété de cette maladie qui, au lieu de se terminer par résolution, est sujette à des rechutes multiples et laisse après elle un engorgement permanent ou, pour mieux dire, une hypertrophie des paupières. Les états inflammatoires qui précèdent la pachydermie vulgairement désignée sous le nom d'*éléphantiasis*, se distinguent pourtant de l'érysipèle simple par les caractères suivants. La phlogose se jette de préférence sur les vaisseaux et les ganglions lymphatiques, de telle sorte que la rougeur siége principalement sur leur trajet. En incisant les parties tuméfiées, on donne issue à un liquide jaunâtre, coagulable à l'air, d'où le nom d'érysipèle gélatineux dévolu par quelques auteurs à cette affection. Dans certains cas, assez analogues au sclérème, cette rougeur est peu manifeste; la tuméfaction ressemble, quant à l'aspect, à celle de l'œdème simple, mais en diffère par sa consistance et par la sensation d'empâtement qu'elle donne au toucher. Consécutivement à des rechutes multipliées de cette affection se développe une hypertrophie très-considérable de la paupière qui en est atteinte. Les observations d'éléphantiasis localisé dans cette région sont excessivement rares : on ignore encore si le point de départ de cette difformité réside dans la succession d'inflammations réitérées, comme on le voit dans d'autres parties du corps (scrotum, grandes lèvres), ou si l'hypertrophie du tégument est un vice congénital capable de s'accroître ultérieurement jusqu'au point d'amener une monstruosité semblable à celle qu'a rapportée M. de Graefe (1).

Signalons ici une induration particulière, accompagnée d'hypertrophie du tissu cellulaire, qu'on rencontre parfois après une inflammation chronique de la paupière causée par une affection de la paroi osseuse de l'orbite et suivie d'une suppuration de longue durée. Cette induration, qui ressemble singulièrement à la pachydermie, est très-rare et rappelle les formes d'hypertrophie de la peau qu'on rencontre assez souvent chez les sujets affectés, aux extrémités inférieures, d'ulcères atoniques encadrés d'un cercle de tissu sclérosé et notablement hypertrophié.

L'éléphantiasis des paupières est ordinairement d'une consistance molle, à surface lisse (elephantiasis levis ou glabra). Comme on le voit dans les observations de Carron du Villards, les paupières peuvent se transformer en des tumeurs énormes qui obturent complétement la fente palpébrale, et si pesantes, que le muscle releveur est sans action sur elles. Le microscope

(1) L'été dernier, il se présenta à ma clinique une femme dont la paupière supérieure gauche, monstrueusement déformée, pendait sur la joue. La peau et la conjonctive formaient entre le bord sourcilier et le tarse des bourrelets mollasses retombant sur le bord libre de la paupière. La dégénérescence de la peau s'étendait du côté externe jusqu'à la naissance des cheveux sur la tempe. Les dimensions de la paupière étaient réellement énormes. Légèrement attirée vers la joue, elle mesurait bien 3 pouces dans son diamètre vertical ; son diamètre transversal atteignait à peu près la même dimension. Le sac conjonctival participait à cette déformation sans toutefois montrer d'autres symptômes de maladie propre. Les fonctions du releveur de la paupière ne semblaient pas altérées ; mais ce muscle était tout naturellement impuissant à soulever un poids aussi considérable. On avait observé cet état peu de temps après la naissance. Il s'était insensiblement aggravé, et la malade assure qu'elle pouvait encore, cinq ans auparavant, ouvrir assez l'œil gauche pour se conduire, surtout en renversant fortement la tête en arrière. On excisa un lambeau triangulaire dont la base était tournée vers le bord de la paupière, comme dans l'opération de l'ectropion. Le lambeau excisé, modérément tiraillé, mesurait un pouce. On prit le soin d'exciser en même temps une partie des masses hypertrophiques de la paupière et de la tempe. L'examen microscopique ne montra qu'une hypertrophie du tissu cellulaire et des éléments constituants de la peau, jointe à une quantité abondante de graisse et de vaisseaux dilatés. Une amélioration notable suivit cette opération. La malade pouvait entr'ouvrir la fente palpébrale dans une hauteur de deux lignes. Une nouvelle opération exécutée de la même façon amènera probablement la guérison complète. (De Graefe, *Klinische Monatsblätter für Augenheilkunde*, Januar 1863.)

ne décèle aucune autre altération que l'hyperplasie du tissu cellulaire préexistant, qui se trouve infiltré d'une sérosité claire tenant en suspension un nombre considérable de cellules arrondies. Les muscles et les autres éléments de la paupière peuvent apparaître intacts, ou au contraire visiblement atrophiés. La lenteur avec laquelle s'accroît la tumeur, l'absence de toute douleur pendant le temps qu'elle met à se développer, enfin la mollesse de sa consistance empêchent de la confondre avec des productions morbides de nature maligne. A peine éprouve-t-on quelquefois certaine difficulté à la distinguer d'un lipome; mais elle s'en différencie par la diffusion de ses bords et par l'absence de toute espèce de cloisonnement dans son épaisseur.

2° Fibromes.

Les fibromes sont constitués par une hyperplasie du tissu cellulaire moins généralisée que dans la forme précédente, et succédant moins manifestement à des altérations de nature inflammatoire. Ce sont des tumeurs presque toujours nettement circonscrites, variables dans leur consistance et dans leur configuration. Elles se composent essentiellement de tissu cellulaire et renferment un nombre indéterminé de vaisseaux. Pour ce qui regarde les paupières, elles prennent ordinairement leur point de départ dans celle des couches du tégument qui offre le plus de solidité dans le corps papillaire, ainsi qu'on le remarque aisément en étudiant les diverses formes de verrues dont les paupières sont le siége. Mais tandis que ces excroissances proéminent le plus souvent vers la face épidermique de la peau des paupières, on rencontre quelquefois des fibromes qui en occupent la profondeur, en y formant des tumeurs bien circonscrites et d'une grande résistance. Nous croyons pouvoir ranger sous ce chef un certain nombre de tumeurs décrites par les auteurs sous le nom de tumeurs solides intimement liées à la peau et de tumeurs douloureuses sous-cutanées (Mackenzie). Très-souvent, celles-ci sont congénitales, et quoiqu'elles puissent exceptionnellement se faire remarquer par une excessive sensibilité au toucher, la dissection n'a pu y démontrer des connexions constantes avec les nerfs sensitifs de la peau.

Chez certains malades, ces tumeurs marquent une grande tendance à se développer sous forme de plaques analogues dans leur configuration aux cartilages interarticulaires. Ces plaques sont, dans ces cas, douées d'une résistance égale à celle des tarses et on les a vues renfermer des éléments de tissu osseux (fibrome ossifié). Nous avons eu, l'an passé, occasion d'observer une jeune fille âgée de vingt ans qui présentait au-dessous du sourcil de l'œil gauche une tumeur semblable très-peu proéminente, longue de 2 centimètres et large de 1 centimètre environ, qui ne faisait sous la peau qu'une faible saillie ; mais qui, lorsqu'on renversait la paupière, proéminait dans le cul-de-sac supérieur comme un second cartilage tarse. Cette tumeur, recouverte d'une conjonctive saine, à laquelle elle paraissait juxtaposée, avait la dureté d'une plaque osseuse. La malade ne s'en était aperçue que trois ans auparavant; mais il lui semblait qu'elle avait, depuis cette époque, pris un peu d'accroissement. Elle refusa l'opération que nous lui proposions pour l'en débarrasser.

M. de Graefe (1) rapporte un cas analogue. Dans l'été de 1861, une jeune fille vint le consulter pour une tumeur située dans le sac conjonctival et qu'on voyait déjà saillir à travers la paupière. En renversant cette dernière, il fit sortir du cul-de-sac supérieur, près de l'angle externe, une tumeur circonscrite et ovoïde du volume d'une noisette. Cette tumeur avait la consistance cartilagineuse, et la conjonctive qui la recouvrait était lisse : son pédicule s'implantait dans le tissu cellulaire sous-muqueux. La malade n'avait éprouvé une sensation de pression pénible que dans les dernières années, quoiqu'elle eût depuis longtemps pu constater l'existence d'une élevure anomale de la paupière. La tumeur excisée et examinée par M. Schweigger montra une enveloppe composée de la conjonctive normale et de tissu cellulaire épaissi. Elle contenait un noyau en forme de dent incisive, d'une longueur de 6 millimètres et composé de véritable tissu osseux.

Il est évident que ces tumeurs, de nature bénigne, ne méritent un traitement que lorsqu'elles augmentent progressivement de volume, de manière à gêner les mouvements des paupières ou à défigurer les malades.

3° Verrues des paupières.

Les verrues des paupières, assez fréquemment observées, sont, ainsi que celles qui ont été précédemment décrites comme dépendant d'une altération des follicules pileux (molluscum, nævus folliculosus), presque toujours le résultat de l'hyperplasie du tissu cellulaire constituant des papilles, dans une partie circonscrite de la peau. Les papilles s'hypertrophient, se ramifient, et il peut même s'en développer de nouvelles dans l'intervalle de celles qui existaient primitivement. C'est une erreur de croire que la production de ces verrues est nécessairement liée à la préexistence de papilles dermiques ; car il peut se développer dans un follicule pileux une excroissance papilliforme composée de tissu cellulaire qui le remplit peu à peu, le retourne à la manière d'un doigt de gant et se présente alors sous

(1) *Klinische Monatsblätter für Augenheilkunde*, Januar 1863.— *Annales d'oculistique*, t. XLIX, p. 148.

l'apparence d'une petite tumeur polypeuse semblable d'aspect au molluscum.

On comprend aisément qu'il n'est pas du ressort d'un traité spécial d'insister sur les moindres détails de conformation de ces excroissances verruqueuses; néanmoins nous devions signaler leurs caractères spéciaux, afin de mieux nous orienter dans la nosologie des différentes tumeurs qui affectent les paupières. Ainsi, il est facile de concevoir que, suivant le degré de turgescence du tissu cellulaire, suivant le plus ou moins de part que prend à l'hypergenèse la couche épidermique, dont les éléments peuvent renfermer des molécules pigmentaires en nombre considérable, la forme et la coloration des verrues offriront des variations très-marquées.

Nous nous contenterons d'arrêter l'attention sur l'une de ces espèces, à cause de l'intérêt pratique qu'elle présente : nous voulons parler des *nævi materni vasculaires* ou *tumeurs érectiles*, suivant quelques auteurs. Elles sont, comme les autres verrues, le résultat de la prolification des papilles cutanées; mais à mesure qu'une papille augmente isolément de volume, le vaisseau qui la traverse se développe et se dilate de façon qu'il ne subsiste qu'une mince couche du tissu cellulaire hyperplasié, doublé lui-même, lorsque la verrue est superficielle, d'un stratum épidermique très-peu épais. Les tumeurs auxquelles ce genre d'altération donne lieu, peuvent présenter, sur une coupe, l'aspect d'une arborescence vasculaire, tant la modification primitive, c'est-à-dire l'hyperplasie du tissu cellulaire, s'efface derrière le développement excessif des vaisseaux.

Les caractères des nævi materni vasculaires subissent des variations très-sensibles, suivant que des vaisseaux artériels ou veineux y prédominent. Les premiers forment des verrues proéminentes d'un rouge écarlate, douées quelquefois de battements artériels appréciables par le toucher, et qui deviennent manifestement turgescentes toutes les fois que la face est congestionnée. Elles ont plus de tendance à s'accroître avec rapidité que celle dont la constitution est plus particulièrement veineuse.

La classification de ces nævi en actifs ou passifs, en cutanés, sous-cutanés ou mixtes, n'offre qu'un médiocre intérêt pratique. Il importe de savoir que ces tumeurs érectiles sont fréquemment congénitales (un de leurs siéges de prédilection est l'angle externe de la paupière supérieure ou du sourcil correspondant), qu'elles sont susceptibles de changer brusquement d'aspect et de passer rapidement d'un état en apparence stationnaire à un accroissement des plus rapides. Elles peuvent ainsi envahir toute l'étendue de la paupière, en largeur et en épaisseur, proéminer sous la conjonctive (comme dans le cas de M. Schirmer) (1), se porter dans l'orbite et recou-

(1) *Archiv für Augenheilkunde*, t. VII, A. 1, p. 119.

vrir une portion notable du visage. Dans une observation de M. Pauli (1), une pareille tumeur érectile congénitale avait, chez un sujet âgé de quinze ans, passé, dans l'espace de neuf mois, du volume d'une lentille à celui d'un œuf de canard.

Certains nævi materni peuvent, à la vérité, soit rester stationnaires, soit se flétrir et disparaître spontanément; mais il ne faut pas compter, d'une manière générale, sur une terminaison aussi heureuse. C'est ce qui explique pourquoi le *traitement* a d'autant plus de chances de succès qu'il s'attaque aux tumeurs érectiles de date plus récente. Il consiste à favoriser l'oblitération des vaisseaux, soit directement, soit par l'intermédiaire d'une inflammation adhésive. La compression est un moyen souvent insuffisant et impraticable sur de jeunes sujets; aussi ne conseillons-nous de l'employer que dans les cas où le mal a pris trop d'étendue pour qu'on puisse songer à une autre méthode curative. On a essayé l'inoculation multiple du virus vaccin contre les petits nævi materni des jeunes enfants, et l'on a vu, dans quelques cas heureux, survenir à la suite du développement des pustules une inflammation dont le résultat fut l'oblitération des vaisseaux.

Le traitement le plus efficace réside certainement dans l'application de la galvanocaustique, pratiquée soit avec un fil de platine, soit avec des aiguilles dont on traverse la tumeur en plusieurs points et de part en part. Les simples cautérisations faites avec le nitrate d'argent, les acides nitrique ou chlorhydrique portés à l'extrémité d'une tige de verre sur la tumeur, ne réussissent que quand cette dernière est de petit volume. Les injections de liquides coagulants ne sont pas dépourvues de danger et n'ont pas toujours donné jusqu'ici des résultats satisfaisants. On peut en dire autant de l'excision, des incisions sous-cutanées, du séton et des ligatures. Dans cette dernière méthode, applicable seulement aux tumeurs de moyenne grandeur, on traverse la base du nævus avec une aiguille courbe munie d'un fil solide et double au moyen duquel on lie séparément chaque moitié de la tumeur. La ligature comprendra, suivant les différents auteurs (Luke, Liston, Lallemand, Startin, A. Bérard), ou la totalité, ou une partie du nævus, que la peau soit ou non saisie dans le lien (2).

Il ne faut pas s'imaginer que cette méthode, si simple qu'elle paraisse, soit toujours inoffensive: à l'appui de ce dire, nous nous contenterons de citer les lignes suivantes écrites par M. Sichel (3) : « La ligature multiple, d'après la méthode d'Auguste Bérard, m'a réussi plusieurs fois, sans le

(1) *Journal de d'Ammon* et *Annales d'oculistique*, vol. suppl. I, p. 26.

(2) Nous renvoyons, pour plus de détails, à la traduction de Mackenzie par MM. Warlomont et Testelin, où tous ces procédés, peu usités d'ailleurs dans la pratique, sont exposés avec beaucoup de soin.

(3) *Iconographie ophthalmologique*, p. 595.

moindre accident; mais dans un cas de tumeur considérable de la paupière supérieure gauche, chez un enfant de deux ans, où je redoutais cette opération et où je remis le petit malade entre les mains de l'inventeur de la méthode, je l'ai vue produire la suppuration, la résorption purulente, des abcès multiples sous-dermiques dispersés à la surface du corps et finalement la mort. »

Pour des tumeurs érectiles atteignant un volume tel, qu'il était impossible de les attaquer directement, on a tenté la ligature de la carotide du côté malade (Travers, Wardrop, Waren, Morgan, Mussey, Velpeau). Outre que cette opération expose le malade qui en est l'objet à de graves dangers, elle paraît n'avoir même pas été capable de prévenir les rechutes.

Avant d'abandonner la description des fibromes et des différentes verrues des paupières, nous devons signaler, au sujet de ces tumeurs, un fait que nous croyons d'une certaine importance au point de vue pratique. Comme nous l'avons dit, ces productions sont, si l'on en excepte les nævi materni, extrêmement bénignes; néanmoins quand leur apparition atteste déjà la prédisposition du sujet au développement de masses néoplastiques, il ne faut pas oublier que c'est au sein et, pour ainsi dire, aux dépens de ce tissu cellulaire nouvellement formé que prennent naissance les différentes cellules constituantes des tumeurs malignes. Les fibromes sont donc, comme cela s'observe assez fréquemment pour certaines formes de verrues, exposés à une dégénérescence et peuvent devenir le point de départ de sarcomes, d'épithéliomas ou de cancers. Dans une communication récente, M. de Graefe (1) dit avoir observé que les verrues des paupières sont sujettes à se transformer en néoplasies qui affecteraient principalement les caractères du sarcome, tantôt simple, tantôt pigmenté, selon que la verrue s'est montrée pourvue ou dépourvue de pigment. Il ajoute que de simples taches pigmentées sont devenues le siége des mêmes néoplasie malignes, et en particulier, des tumeurs mélaniques.

Nous voyons ainsi des affections, en apparence purement inflammatoire (quelques variétés d'érysipèle, par exemple), favoriser le développemen de tissu cellulaire de nouvelle formation et causer une hypertrophie considérable des paupières (éléphantiasis): nous voyons, en outre, sans qu'une origine inflammatoire se soit montrée avec tant d'évidence, survenir des tumeurs fibreuses qui, peut-être sous l'influence d'une prédisposition héréditaire ou d'une cause irritante encore mal définie, sont susceptibles d'engendrer des tumeurs malignes de la pire espèce.

(1) *Archiv für Augenheilkunde*, t. X, A. I, p. 215.

4° Sarcome.

Le sarcome, ou tumeur fibro-plastique, ne se rencontre que très-exceptionnellement aux paupières. On peut dire qu'il est presque impossible de le distinguer du fibrome, avant l'examen microscopique qui succède à l'extirpation. « Pour qu'un sarcome succède à un fibrome, il ne faut, dit M. Virchow (1), qu'un développement progressif de la partie cellulaire de ce dernier tissu, développement tel, que les cellules, en augmentant de nombre, augmentent aussi de volume et prennent une individualité plus marquée, tandis que la masse intercellulaire diminue en même proportion. » A défaut de signes différentiels plus tranchés, on peut se rejeter sur la rapidité de développement et l'extension propres au sarcome, caractères auxquels le médecin reconnaîtra que l'intervention directe est beaucoup plus urgente que dans les cas d'un simple fibrome (2).

5° Lipome.

Ainsi que les tumeurs précédentes, les lipomes des paupières ne sont pas d'une observation fréquente ; ils sont constitués par l'hyperplasie du tissu adipeux sous-cutané. Si cette hyperplasie envahit tout le tissu grais-

(1) *Loc. cit.*, p. 185.

(2) M. de Graefe rapporte (*Archives*, t. X, ch. I, p. 184) l'observation d'une tumeur voisine des paupières à laquelle il décerne le nom de *cylindrome*, et que, jusqu'à plus ample informé, nous nous permettons de placer dans le chapitre qui traite des affections sarcomateuses. M. Billroth (*Untersuchungen über die Entwikelung der Blutgefässe*, 1856), qui le premier a décrit cette forme de tumeurs, a finalement renoncé à leur attribuer une individualité nosologique, tandis que M. de Graefe, en s'appuyant sur deux observations (*loc. cit.* et *ibid.*, t. I, A. 1, p. 421), revendique, pour le cylindroma signalé presque exclusivement à la tête et au voisinage des paupières un caractère propre. La tumeur dont il a été question plus haut avait été extirpée à un malade âgé de cinquante-cinq ans, qui s'était fait à la chasse une contusion en se heurtant contre une branche d'arbre, à la région du grand angle de l'œil. Il survint un larmoiement et une légère tuméfaction de la partie contuse. Plusieurs mois après, on extirpe une tumeur située en arrière du sac lacrymal, et l'on enlève en même temps une portion du muscle orbiculaire. Cette dernière, complétement saine au premier aspect, est néanmoins désorganisée. La tumeur se perdait, sans limites distinctes, dans le tissu voisin épaissi, avec lequel elle était réunie par de nombreuses anastomoses vasculaires. Nous donnerons en abrégé les résultats des recherches microscopiques auxquelles se livra le professeur de Recklinghausen sur les tissus extirpés, afin qu'ils puissent servir de moyen de contrôle à ceux qui auraient occasion d'observer cette variété de tumeurs si rare.

seux de la paupière, comme l'éléphantiasis fait pour le tissu cellulaire de ce voile membraneux, celui-ci perd également son aspect et sa configuration normale : si au contraire, comme pour le fibrome, l'hyperplasie se borne à une partie restreinte de la paupière, le lipome affecte la forme d'une véritable tumeur nettement circonscrite. Dans les cas où celle-ci prend naissance en avant du tarse, elle peut se pédiculer; car en se développant en cet endroit, elle distend notablement le tégument, l'amincit vers son point culminant, et par l'effet de son propre poids, prend la forme d'une ampoule supportée par un col rétréci.

Les lipomes observés jusqu'à présent aux paupières étaient pour la plupart de la variété dure, grâce au développement de la trame celluleuse qui fournit des cloisons aux lobules graisseux, et cette particularité s'est montrée assez prononcée pour faire penser à une combinaison du fibrome et du lipome. Toutefois la sensation molle et élastique que donne au toucher cette dernière tumeur et les bosselures qu'elle présente fournissent des signes assez caractéristiques pour qu'il soit généralement aisé de les reconnaître. Les lipomes sont toujours indolents et ils ne deviennent gênants pour les personnes qui les portent que par les tiraillements pénibles dont ils sont la source, lorsqu'ils atteignent des dimensions assez étendues. C'est alors seulement qu'ils peuvent devenir l'objet d'un traitement curatif. La résolution des tumeurs lipomateuses des paupières, obtenue, suivant quelques-uns, au moyen de frictions mercurielles ou autres, nous semble être

M. de Recklinghausen désigna celle qui était entre ses mains comme étant un sarcome mou, avec des excroissances en forme de massue sur les vaisseaux capillaires et les veines. « Les petites portions extirpées qui furent soumises à l'examen montraient, observées à l'état frais, une quantité considérable de sang, et, à côté de quelques amas graisseux, des parties transparentes, comme vitreuses, qui, sous le microscope, parurent essentiellement composées de cellules rondes, assez larges, étroitement serrées les unes contre les autres, et qui, au milieu d'un contenu presque homogène, renfermaient un noyau de moyenne dimension. Les cellules présentaient dans leur arrangement une grande uniformité : nulle part elles ne composaient de groupes ou de traînées, et en aucun endroit on ne les voyait mêlées à une quantité abondante de tissu cellulaire qui les séparât par des cloisons ou les enfermât dans des alvéoles. » Sur les bords de sections fines, s'apercevaient des excroissances arrondies dont quelques-unes semblaient naître par groupes d'un seul tronc, et présentaient dans leur arrangement l'aspect de certains cactus aplatis. Ces excroissances étaient traversées d'une manière évidente par un canal central contenant des globules de sang parfaitement reconnaissables sur une préparation fraîche, et dérivaient certainement de vaisseaux sanguins. La paroi des capillaires était partout considérablement épaissie et plus luisante qu'à l'état normal. Celle des veinules offrait la même altération, et ces vaisseaux avaient avec les excroissances ci-dessus décrites les mêmes rapports qu'avec les capillaires.

fort problématique et reposer sur une erreur de diagnostic; en effet, les tumeurs de même nature qui siégent dans les autres parties du corps ne manifestent aucune tendance à disparaître spontanément ou même à diminuer, quel que soit d'ailleurs le degré d'émaciation du sujet. Aussi est-il avantageux de recourir sans hésitation à une opération chirurgicale, d'autant plus facile à exécuter, dans le cas actuel, par une incision externe et par l'énucléation, que les lipomes des paupières sont ordinairement mobiles.

6° Épithéliome.

De toutes les tumeurs malignes qu'on a l'occasion d'étudier sur les paupières, l'épithéliome ou cancroïde est la plus fréquente, fait dont l'explication paraît être dans les raisons suivantes: on sait, en premier lieu, que les tumeurs malignes occupent de préférence le voisinage des ouvertures naturelles qui, souvent traversées par des corps de différente nature, sont ainsi exposées à des causes mécaniques d'irritation. Il est vrai que la fente palpébrale n'est pas, à cause de ses usages, rigoureusement assimilable, sous ce rapport, aux autres orifices naturels, tels que la bouche, le pylore, l'anus; mais si l'on remarque combien sont répétées dans cette région les irritations qui dépendent du frottement, d'une exagération des sécrétions cutanée, conjonctivale et lacrymale, on ne saurait repousser ici toute analogie entre ces diverses parties.

A ces considérations nous ajouterons qu'il existe peu de points du corps où l'hypergenèse du tissu cellulaire sous-cutané se produise avec autant de facilité qu'aux paupières. Le gonflement permanent et l'induration qu'on y observe, à la suite de blépharites ciliaires et de conjonctivites chroniques, en sont des preuves suffisantes. Si enfin on se remet en mémoire que les tumeurs néoplastiques se développent de préférence dans des tissus composés de cellules incomplétement développées, comme cela s'observe pour le tissu cellulaire et en particulier pour le tissu cellulaire de nouvelle formation, on reconnaîtra que les paupières, et surtout leurs bords libres, sont un endroit des plus propices à la formation des tumeurs malignes. C'est ainsi qu'on voit ordinairement l'épithéliome débuter par le bord ciliaire des paupières, et notamment des paupières inférieures, dont il occupe plus souvent l'angle nasal que les autres points; et c'est, en effet, cette partie qui reste toujours le plus exposée aux irritations qui dépendent du contact des sécrétions morbides.

L'épithéliome, on le sait, se compose principalement de cellules épithéliales, mais lorsqu'il apparaît aux paupières, on aurait tort de le considérer avec M. Mackenzie (1) comme étant purement une hyperplasie de la couche épidermique ; car on rencontre, dès les premières manifestations du cancroïde, des cellules épithéliales situées au sein même de la trame du derme et dépourvues de toute connexion avec l'épiderme, quoique ce dernier puisse, il faut l'avouer, montrer un épaississement considérable. Aussi l'épithéliome n'est-il pas ce que pense M. Sichel (2), une production homœomorphe ; il présente, au contraire, les caractères de l'hétéromorphie ou hétéroplasie, puisque ce sont les éléments du tissu cellulaire du derme qui engendrent les cellules épithéliales de nouvelle formation, cellules à la production desquelles la couche épidermique ne participe que médiocrement dans bien des cas (3).

L'épithéliome débute généralement aux paupières sous la forme d'une petite excroissance tubéreuse peu élevée au-dessus du niveau du bord ciliaire ; elle offre la coloration normale de la peau ou une teinte gris jaunâtre, et présente, dans quelques cas, une certaine transparence. Tout d'abord, l'élevure de l'épithéliome est bosselée, et il est facile de se convaincre par le toucher qu'elle est composée de plusieurs petits boutons mobiles sur le tarse ; mais à mesure qu'elle augmente en étendue, elle peut perdre insensiblement ce caractère pour donner au doigt la sensation d'une plaque cartilagineuse. Bientôt la tumeur s'excorie extérieurement et elle donne naissance à un ulcère dont le fond présente une induration considérable, et dont les bords sont irréguliers et quelquefois taillés à pic. La surface ulcérée sécrète une très-petite quantité de sanie grisâtre qui se concrète aisément vers les parties périphériques du mal, où elle forme des croûtes foncées. Dans la majorité des cas, les progrès du mal sont extrêmement lents ; l'induration gagne de proche en proche et la perte de substance va croissant. Si l'épithéliome siége au grand angle de l'œil, il envahit la commissure interne des paupières et se propage plus rapidement vers le nez que vers l'angle externe.

(1) *Loc. cit.*, p. 185.

(2) *Iconographie*, p. 600.

(3) M. de Graefe (*Arch. für Augenheilkunde*, t. X, ch. I, p. 206), en parlant des affections épithéliales des paupières, pour lesquelles il reprend le nom d'adénoïdes, insiste sur la difficulté qu'on éprouve à apprécier le degré de malignité de ces néoplasies ; tandis que les unes, évidemment reconnues pour des épithéliomes, ne récidivent pas, si ce n'est quelquefois après de longues années, les autres offrent les caractères des tumeurs les plus dangereuses. L'éminent chirurgien de Berlin fait pressentir que les premières se rattachent probablement à la dégénérescence morbide d'une portion de la paupière dans la constitution de laquelle entre pour une grande part l'élément épithélial, de telle sorte que, d'après lui, le caractère hétéroplastique serait ici très-douteux.

Ce n'est qu'au début qu'on peut éprouver quelques difficultés à diagnostiquer un épithéliome : en effet, à ce moment, la petite tumeur peut passer pour une verrue ou pour une induration bénigne. Une fois l'épithéliome ulcéré, on ne court plus que le risque de le confondre avec une ulcération syphilitique. Un examen très-attentif et l'étude des antécédents du malade suffiront alors pour chasser tous les doutes.

Quant à l'*étiologie*, il est permis d'avancer que ces formes de cancer s'observent rarement avant la quarantaine, et que, dans plusieurs cas signalés, une lésion traumatique ou une irritation prolongée a précédé la manifestation de la maladie.

Le *pronostic* de cette affection est grave, surtout si l'on considère que ses premières atteintes sont souvent méconnues par le malade, et dans certains cas, par le médecin. Les récidives sont d'autant plus à redouter après l'extirpation qu'on répugne à exciser une partie considérable de la paupière, à cause de la peine qu'on a à réparer par l'autoplastie la perte de substance produite, ce qui fait que, dans beaucoup de cas, on a à déplorer moins une rechute proprement dite que l'extension du mal incomplétement enlevé.

Lorsqu'on s'abstient de tout traitement, on voit l'épithéliome marcher, avec une lenteur souvent remarquable, mais sûre, vers la funeste terminaison qu'elle doit avoir. La rapidité de ses progrès paraît augmenter sensiblement, dès qu'elle envahit la conjonctive. Aussitôt que le mal dépasse l'épaisseur de la peau, ce qu'on reconnaît, en général, à l'apparition de douleurs vives et réitérées, les ganglions voisins s'engorgent, s'indurent et l'on assiste au développement des symptômes d'une cachexie (coloration sui generis de la peau, anorexie, insomnie, etc.). Néanmoins, à cette époque même, il est extrêmement rare qu'on ait à signaler l'apparition d'un foyer cancéreux secondaire.

Le *traitement* consiste dans la destruction ou l'extirpation de la néoplasie. L'emploi des caustiques (nitrate d'argent, caustique du frère Côme, de Canquoin, acide nitrique), qui constitue la première méthode, est indiqué lorsque l'épithéliome occupe une très-petite étendue, de telle sorte qu'il soit permis de reculer devant l'idée d'ouvrir une plaie dont il résulte pour le malade une difformité quelquefois gênante, ou dans les cas diamétralement opposés, lorsque le mal a tellement gagné en profondeur et en surface qu'on puisse craindre de ne pouvoir plus l'enlever en totalité.

C'est donc dans les cas intermédiaires à ces deux extrêmes qu'il y a lieu de recourir au second procédé, à l'extirpation. Si l'épithéliome ne dépasse que fort peu le bord de la paupière, on peut le comprendre avec les ciseaux courbes dans une double section ovalaire ou en forme de V, en se rappelant que l'instrument tranchant doit rester de 3 ou 4 millimètres en deçà des tissus morbides. On peut, du reste, renoncer à toute tentative de blépharoplastie et même de réunion par suture, toutes les fois que le mal s'est maintenu dans des limites modérées : car on voit souvent une plaie assez étendue ne causer aux paupières inférieures que peu de difformité. Lorsque l'épithélioma n'est déjà plus localisé sur une paupière et qu'il a gagné la commissure et les parties circonvoisines, on doit s'efforcer de dissimuler la perte de substance qu'on est contraint de faire, en y fixant des lambeaux de tégument taillés sur le front, sur le nez ou sur la joue. Tout récemment M. Bergeron (1) a prôné le chlorate de potasse *intus et extra*, contre les épithéliomas, et cela, autant qu'il est aujourd'hui permis d'en juger, avec un succès quelquefois vraiment surprenant. L'observation suivante en est donc un exemple remarquable.

« Petite tumeur verruqueuse, apparue depuis sept ans à l'angle interne de l'œil, chez un homme de soixante-trois ans à soixante-cinq ans. Développement lent, mais progressif depuis deux ans. Amélioration temporaire sous l'influence de cautérisations avec le nitrate d'argent ; puis réapparition de la tumeur dont le volume se prend alors à augmenter assez rapidement. Consultation de MM. Laugier et A. Richard : Diagnostic, cancroïde ; traitement, ablation. Avant de recourir à cette ultima ratio de la thérapeutique, M. Blondeau, le médecin traitant, a recours à l'application quotidienne de plumasseaux de charpie imprégnés de la solution suivante : eau distillée, 115 gram. ; chlorate de potasse, 19 gram. ; qu'on maintient en place pendant un temps aussi prolongé que possible. Institué au commencement d'août 1863, ce traitement procure au bout de huit jours une diminution notable dans le volume de la tumeur, et au bout de deux mois sa disparition complète. Ce prompt et heureux résultat, reconnu par MM. Laugier et Richard comme une guérison légitime, ne s'est point altéré depuis. »

Dans l'observation précitée, le médicament n'a été donné qu'à l'extérieur ; dans d'autres cas, on en a prescrit l'usage interne à la dose de 2 grammes par jour. L'emploi de la solution de chlorate de potasse formulée plus haut, que l'on tient le plus longtemps possible au contact des parties malades, semble préférable à des badigeonnages réitérés avec une solution saturée. Nous ne voyons aucun mal à tenter l'essai de ce médicament, dont l'inefficacité serait, en tout cas, le seul inconvénient.

(1) Voyez le résumé des expériences faites : *Bulletin de thérapeutique*, t. LXVI, p. 12.

7° Carcinome.

Le carcinome ne s'observe presque jamais aux paupières, ni sous la forme dure du squirrhe, ni sous la forme molle de l'encéphaloïde, si toutefois on exclut les cas où ces deux néoplasies, après avoir pris leur point de départ dans l'orbite, se propagent aux paupières, aux sinus maxillaires, etc. L'épithéliome seul y apparaît d'une manière primitive, et nous croyons qu'on a confondu avec cette dernière néoplasie les tumeurs que quelques auteurs désignent sous le non de squirrheuses, à cause de leur volume; en effet, l'épithéliome peut aussi produire un épaississement assez prononcé des parties de la peau qu'il envahit et donner naissance à des tubérosités d'une certaine hauteur. En parlant du cancer du tissu cellulo-graisseux de l'orbite et de son mode d'extension, nous aurons occasion de revenir encore sur celui des paupières.

B. — MALADIES DU BORD LIBRE DES PAUPIÈRES.

ARTICLE XII.

HYPÉRÉMIE DU BORD CILIAIRE.

Symptômes anatomiques. — L'hypérémie du bord ciliaire des paupières est une affection des plus communes. Elle se rencontre presque constamment dans les inflammations chroniques de la conjonctive ; mais elle peut aussi se manifester avec le type de l'idiopathie et donner lieu elle-même à l'irritation des parties voisines. Elle est caractérisée par une rougeur du bord des paupières dont les vaisseaux, principalement les veinules, sont gonflés et dilatés : cette rougeur est sujette à s'accroître notablement quand les yeux sont exposés à l'action d'un air vicié, d'un froid vif, d'un vent violent, etc. Il s'y ajoute un gonflement léger du bord ciliaire et surtout de la partie de ce bord où les cils sont implantés. L'examen direct, quelque attention qu'on y mette, ne décèle ni accumulation de petites plaques de sérum, ni vésicules, ni excoriations : l'aspect luisant des parties malades, qu'on a souvent occasion de constater, dépend de l'hypersécrétion des différentes glandes qui y siégent.

Cette affection ne mériterait réellement pas de fixer l'attention du praticien, si, assez souvent, elle n'était le signe précurseur d'une altération plus sérieuse, la blépharite ciliaire ; et si, par elle-même, elle ne constituait une affection assez gênante, soit par les changements qu'elle produit dans la physionomie, soit par la susceptibilité qu'elle donne aux yeux de subir l'influence des moindres causes d'irritation. En outre, l'état dont nous nous occupons offre parfois une persistance extrême et se montre rebelle aux divers traitements qu'on dirige contre lui.

Mille causes peuvent être invoquées pour rendre raison de l'hypérémie du bord ciliaire. Le plus souvent, elle provient d'une hypersécrétion des glandes sébacées, très-abondantes, on le sait, dans cet endroit. D'autres fois, elle résulte d'un retard survenu dans la chute des cils ; car il est bien connu depuis les recherches de MM. Moll (1) et Donders, que ces poils s'éliminent environ tous les trois ou quatre mois et que, à l'époque où l'un d'eux est près de tomber, il en naît à côté de lui un autre qui le chasse pour ainsi dire hors de la gaîne du follicule. Si la chute et la reproduction des cils se font irrégulièrement, ce fait peut avoir pour conséquence l'irritation des follicules et, partant, de leur champ d'implantation.

Une troisième cause occasionnelle de l'hypérémie du bord ciliaire doit être recherchée dans une anomalie de sécrétion des glandes de Meibomius, à la suite de laquelle le contenu de ces glandes augmente outre mesure de densité, éprouve alors de la difficulté à s'écouler au dehors et irrite ainsi la paroi des glandes et les parties du derme voisines. On trouve fréquemment des individus atteints d'hypérémie chronique du bord palpébral, chez lesquels les glandes de Meibomius sont remplies de masses calcaires. Il est vrai que l'hypérémie a pu aussi déterminer, à elle seule, cette transformation des glandes, par une action analogue à celle que nous avons mentionnée à propos du chalazion, en rétrécissant par compression les conduits glandulaires excréteurs.

Nous devons encore citer ici l'hypérémie du bord libre des paupières qu'il faut rattacher à d'anciennes conjonctivites chroniques ou à des obstacles apportés à l'élimination des larmes.

La marche de cette maladie est presque toujours chronique, ce qu'on s'explique facilement en considérant que la cause dont elle dépend est généralement persistante. Quant au *traitement*, nous renvoyons à l'article Séborrhée ou à celui qui suit.

ARTICLE XIII.

BLÉPHARITE CILIAIRE, BLÉPHARO-ADÉNITE.

Symptômes anatomiques. — Les causes qui produisent l'hypérémie du bord ciliaire, peuvent, lorsqu'elles agissent avec plus d'intensité, y déterminer une inflammation de force et de gravité variables. L'irritation vient, comme nous l'avons vu, soit de la conjonctive devenue le siége d'une

(1) *Archiv für Augenheilkunde*, t. VI, A. 1, p. 286.

sécrétion morbide, soit des follicules pileux, des glandes sébacées, sudorifiques ou de Meibomius, soit enfin du contact prolongé des larmes, lorsqu'un obstacle quelconque s'oppose à l'élimination de ce produit. Suivant que la cause de l'inflammation du bord ciliaire des paupières est située dans l'épaisseur même de ce bord, ou qu'elle occupe un point plus éloigné, comme celle qui résulte de l'obstruction des voies lacrymales, il est aisé de comprendre que la phlogose offrira des caractères différents; mais il ne faut pas croire qu'il soit facile de se prononcer formellement sur l'origine première du mal, lorsque celui-ci a déjà déterminé dans la structure anatomique des parties des désordres avancés. Il est, à notre sens, très-important d'arrêter son attention sur la multiplicité des causes qui peuvent rendre compte de la diversité des manifestations que présente la blépharite ciliaire. Quoiqu'il soit, en général, peu conforme à la nature de distinguer dans une inflammation plusieurs degrés, nous croyons pourtant que la clarté du sujet comporte cette division. Nous admettrons donc ici trois principaux groupes comprenant:

1° La blépharite ciliaire simple;

2° La blépharite ciliaire hypertrophique;

3° La blépharite ciliaire exulcéreuse.

1° La *blépharite simple* est celle dont l'évolution n'entraîne aucune altération anatomique importante dans les parties constituantes du bord ciliaire. Celui-ci, comme dans la maladie précédente, est rouge, offre des vaisseaux turgescents, et la partie du derme qui supporte les cils, légèrement tuméfiée, est enduite de croûtes peu épaisses qui couvrent des excoriations où l'on aperçoit quelquefois, lorsqu'on les met à jour, une mince couche d'un liquide purulent. Ces croûtes sont le résultat de la dessiccation de petites pustules dont quelques-unes, moins avancées, sont encore visibles chez certains malades. Ces pustules se montrent ordinairement entre les cils, ou parfois à la base de ces poils dont elles sont alors traversées. Elles ne sont, en ce cas, autre chose que des boutons d'acné. Pour achever le portrait que nous traçons, nous devons signaler la présence d'une multitude de pellicules fines et friables qui proviennent d'une hypersécrétion des glandes sébacées. Elles occupent surtout le voisinage des cils auxquels elles fournissent une gaîne incomplète, prolongée, dans certains cas, à l'intérieur même du follicule où le poil s'insère. La cause principale de la rougeur qui apparaît vers le bord des paupières, réside à la fois dans l'amincissement de la couche épidermique et dans la congestion des vaisseaux qui rampent plus profondément.

2° La *blépharite hypertrophique* peut procéder de la forme précédente. Elle se caractérise par ce fait que les follicules pileux prennent à l'inflammation beaucoup plus de part. Le tissu cellulaire qui les entoure s'hypertrophie, d'où il résulte un gonflement souvent très-marqué du bord de la paupière correspondante. C'est dans cette variété de blépharite que l'on a lieu d'observer une production exagérée des éléments épithéliaux et graisseux que le follicule renferme. Ces masses s'agglutinent, dilatent la paroi qui les contient et amènent l'hypertrophie du tissu cellulaire enveloppant. Nous dirions, s'il nous était permis de nous exprimer ainsi, que nous avons ici affaire à une acné confluente et indurée du bord ciliaire.

Lorsque l'inflammation augmente encore en intensité, elle peut se terminer par suppuration ; mais ce n'est pas là le caractère propre de la blépharite ciliaire hypertrophique, qui cause bien plus communément une induration rebelle du bord libre, par suite de laquelle la nutrition des cils se faisant mal, ils se montrent rares et déviés de leur direction normale. Cet accident est apparemment la suite de la rétraction cicatricielle du tissu cellulaire nouvellement formé, rétraction cicatricielle qui déplace certains follicules et atrophie les autres. Comme dans la forme précédente, on aperçoit des croûtes, des excoriations et des pustules : la rougeur est moins vive ; car il n'est pas rare que la couche épidermique soit épaissie et qu'il soit possible de l'exfolier par plaques d'une certaine étendue.

C'est au même phénomène qu'on doit rapporter une légère éversion du bord palpébral dont la section, angulaire à l'état normal, s'émousse bientôt en s'arrondissant.

3° La *blépharite exulcérative* a pour caractère essentiel la destruction par suppuration des follicules pileux. Il est possible que l'inflammation primitive ait été assez intense pour déterminer cette suppuration ; mais il est bien plus fréquent de voir le mal débuter par la blépharite simple ou hypertrophique, et déterminer dans les orifices des follicules un rétrécissement tel, que les produits qu'ils sont destinés à évacuer soient retenus dans le sac du bulbe, où ils deviennent le point de départ d'une inflammation suppurative.

Dans cette variété de blépharite, on voit s'élever sur les bords gonflés des paupières des pustules assez larges, perforées par un cil. Lorsqu'on arrache le poil au moyen d'une traction modérée, il est quelquefois possible d'amener avec lui une gouttelette de pus enveloppée dans une sorte de poche composée de cellules épithéliales. Ces pustules peuvent devenir le point de départ d'ulcérations profondes, bientôt comblées par des croûtes qui ne sont autre chose que des éléments purulents agglutinés et desséchés.

En dépit de la suppuration établie dans les follicules, on en voit néanmoins sortir de jeunes cils, moins forts et moins colorés que ceux qu'ils sont destinés à remplacer ; mais si la suppuration réapparaît à diverses reprises, ou si elle s'est montrée une première fois, douée d'une intensité peu commune, les follicules s'oblitèrent complétement. Alors tout le long du champ d'implantation des cils, existe une série de petites fossettes dont la réunion constitue finalement une traînée cicatricielle, facile à démontrer, à la seule condition de débarrasser soigneusement le bord ciliaire des croûtes ou des produits de sécrétion qui y adhèrent.

A mesure que le tissu inodulaire se développe, le bord libre de la paupière cesse de s'appliquer exactement contre le globe de l'œil, et se tourne en dehors ; en même temps les orifices des glandes de Meibomius prennent une direction curviligne et s'oblitèrent. C'est alors qu'il n'est plus possible, comme à l'état normal, d'exprimer une partie de leur contenu au moyen d'une pression modérée. Cette complication est une des plus graves de la blépharite ciliaire ; car on peut avancer, qu'une fois arrivée à cette période, elle entraîne l'impossibilité de ramener les paupières dans un état d'intégrité complète. En effet, d'un côté, le bord de la paupière n'étant plus lubrifié par la sécrétion des glandes de Meibomius, est exposé, d'une manière constante, au contact immédiat et irritant des liquides que, justement dans ces circonstances, le sac conjonctival sécrète surabondamment ; d'un autre côté, l'oblitération de ces glandes cause l'épaississement de leur contenu, qui, à son tour, devient une cause d'irritation pour la muqueuse. Lorsqu'il s'agit d'une blépharite intense, on trouve la conjonctive qui avoisine le bord ciliaire hypérémiée et d'aspect tomenteux, tandis que les autres parties de la muqueuse peuvent se montrer plus ou moins intactes.

Au fur et à mesure que, par suite de la suppuration des follicules, la rétraction cicatricielle fait des progrès, l'éversion du bord palpébral, rougeâtre et complétement arrondi, augmente proportionnellement ; il se forme alors un véritable ectropion. Or les conduits lacrymaux, tournés en dehors, perdent leurs fonctions, et la stagnation des larmes qui en résulte est encore une cause puissante d'irritation, car elle agit en excoriant les parties exposées au contact de ce liquide. Dans les formes extrêmes de blépharite, le gonflement du bord ciliaire peut diminuer consécutivement aux progrès que fait la cicatrisation, et les parties de conjonctive déplacées en dehors, primitivement veloutées et comme sarcomateuses, se couvrent d'un réseau blanchâtre de sillons cicatriciels. Les paupières sont presque absolument dépourvues de cils (madarosis) : ceux-ci sont remplacés par quelques poils incolores qui, déviés de leur direction, peuvent se porter vers le globe oculaire et devenir pour le malade une nouvelle source de tourments.

Les yeux que cette succession de phénomènes morbides a privés pour ainsi dire, de leurs moyens de protection, sont sujets à s'enflammer sous l'influence de la moindre irritation et rendent ceux qui les possèdent incapables d'un travail continu. Pour ce seul motif, la blépharite ciliaire, dans ses formes les plus avancées, doit être regardée comme une affection grave, alors même qu'on ne tient aucun compte de la difformité souvent hideuse qu'elle produit.

La *marche* de la blépharite, quelle que soit la forme qu'elle affecte, est généralement chronique. Il est rare d'observer une inflammation aiguë du bord ciliaire, une infiltration œdémateuse de toute la paupière, et si l'on a signalé des cas analogues, ne faut-il pas supposer qu'on a eu affaire à une acné ciliaire; c'est-à-dire à l'inflammation aiguë d'un ou de quelques follicules pileux? La blépharite ciliaire a ceci de particulier qu'elle débute, dans la pluralité des cas, par des symptômes peu manifestes. Un peu de rougeur, un gonflement léger du bord libre, çà et là de petites excoriations du derme, tels sont les symptômes presque insignifiants d'une inflammation qui porte en elle-même les éléments dont elle s'entretient et s'accroît au point de devenir tout à fait incurable. On voit en effet des blépharites persister des années entières ou même indéfiniment, tout en montrant, suivant les saisons, des périodes d'exacerbation et de rémission. Le printemps et l'été favorisent ordinairement les premières.

Nous croyons peu nécessaire d'insister sur l'*étiologie* de la blépharite; car les différentes sources de cette affection ont déjà été indiquées à propos de l'hypérémie du bord ciliaire. Il est de fait que les personnes qui paraissent prédisposées à la séborrhée, qui souffrent de l'acné ou dont la peau est couverte de comédons nombreux, sont plus exposées que les autres à la blépharite ciliaire. C'est peut-être une raison de rapporter, dans certains cas, l'apparition du mal à quelque irrégularité survenue dans l'accomplissement des fonctions sexuelles, puisque de ces désordres on a maintes fois rapproché les altérations ci-dessus mentionnées.

D'autre part, les personnes dont la peau est irritable à l'excès, et devient, au seul frottement des habits, au contact réitéré de l'eau, le siége d'un eczéma, ne devront pas s'étonner d'être prises d'une inflammation du bord libre des paupières, c'est-à-dire d'une des parties de leur peau qui sont le plus fréquemment soumises aux frottements et au contact des sécrétions.

Les personnes au teint clair et aux cheveux blonds sont, sans contredit, les plus souvent atteintes. Les sujets faibles et anémiques, en particulier les enfants, chez lesquels l'absence des soins de propreté s'allie à celle d'une nourriture suffisante, sont, on le sait, manifestement exposés aux éruptions cutanées, partant, aux blépharites; et il n'est pas besoin, pour expliquer cette causalité, d'invoquer une diathèse lymphatique ou scrofuleuse. La malpropreté, il faut le dire, est une des conditions les plus favorables au développement d'une blépharite; ainsi, dans une certaine classe, on peut rencontrer sur les cils des paupières affectées des poux et même des morpions.

On veut avoir observé récemment dans les follicules pileux la présence d'un champignon assez analogue à l'achorion du favus, simple ou bifurqué à l'instar de ce dernier. Sa présence donne lieu à la suppuration réitérée des follicules et à leur destruction définitive. Ce champignon serait donc, selon les auteurs qui s'en sont occupés, la cause principale de la persistance de certaines formes de blépharite ciliaire et des dangers qu'elle présente. Nous avons mis en observation des cas de blépharites rebelles, sans pouvoir nous éclairer par nos propres recherches sur ce point d'étiologie, quoique l'examen microscopique soit, en pareille circonstance, des plus faciles.

La fréquence de la blépharo-adénite, dans sa forme la plus pernicieuse, chez les Israélites, et principalement chez ceux qui appartiennent à la classe pauvre, ne sauraient échapper à un médecin un peu attentif. Nous attribuons cette coïncidence aux nombreuses altérations des voies lacrymales auxquels ils sont sujets et qui donnent chez eux obstacle à l'élimination des larmes; mais nous nous réservons de traiter plus amplement de cette matière dans le chapitre destiné aux maladies des voies lacrymales.

Quant aux blépharites unilatérales, on a presque toujours lieu de les rapporter soit à l'obstruction de quelque partie des voies lacrymales, soit à une simple déviation des points lacrymaux. Rien de plus facile que de rendre manifeste la corrélation qui existe alors entre l'une et l'autre de ces maladies ; car il suffit de rétablir le cours des larmes, c'est-à-dire de détruire les obstacles qui s'y opposent, pour voir disparaître en peu de temps la blépharite déterminée par l'action irritante que les larmes exerçaient sur la conjonctive palpébrale en y séjournant outre mesure.

Nous dirons, pour terminer, qu'en face d'une blépharite très-ancienne il est souvent extrêmement difficile, pour ne pas dire impossible, au médecin, de marquer le point précis d'où la maladie a pris son origine; en effet, non-seulement la conjonctive participe, en ce cas, à l'inflammation, mais la cornée elle-même, exposée, dans nombre de cas, au frottement des cils, peut être atteinte d'ulcération, et il se forme un ectropion dans lequel les points lacrymaux, déviés de leur direction, s'oblitèrent, et les glandes de Meibomius se désorganisent entièrement (lithiase de la conjonctive).

Traitement. — Autant il est aisé au début d'une blépharite, autant il est difficile quand la maladie dure depuis longtemps. Avant de l'entreprendre, il est important de résoudre la question suivante : La maladie provient-elle d'une inflammation directe du bord ciliaire de la paupière, ou d'une altération, soit de la conjonctive, soit des voies lacrymales? Ce point éclairci, on traitera la blépharite, soit comme une maladie cutanée restreinte à une très-faible portion du tégument, soit comme une affection de la conjonctive ou des voies lacrymales, en négligeant à peu près, ou même entièrement, l'inflammation du derme.

Dans ce chapitre, nous nous occuperons donc spécialement de la dermatose. Un praticien attentif doit se renseigner exactement sur la source d'où elle a pris naissance et d'où elle tire les éléments qui l'entretiennent. Si, par exemple, elle est le fruit d'une hypersécrétion des glandes sébacées, il doit faire consister le traitement dans l'emploi des moyens recommandés dans la séborrhée. Les soins d'une propreté minutieuse sont indiqués ici d'une façon toute spéciale : les malades doivent débarrasser régulièrement leurs cils et le bord libre de la paupière des croûtes qui y restent adhérentes, et dans ce but, on conseille aux personnes intelligentes l'emploi d'une petite pince à curettes pleines (fig. 27), très-apte à entretenir la propreté scrupuleuse si nécessaire en pareil cas. Il faut, de plus, empêcher d'une manière absolue les frottements des paupières, auxquels les enfants surtout sont excités par le chatouillement qui résulte de l'inflammation du bord palpébral.

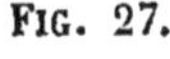
Fig. 27.

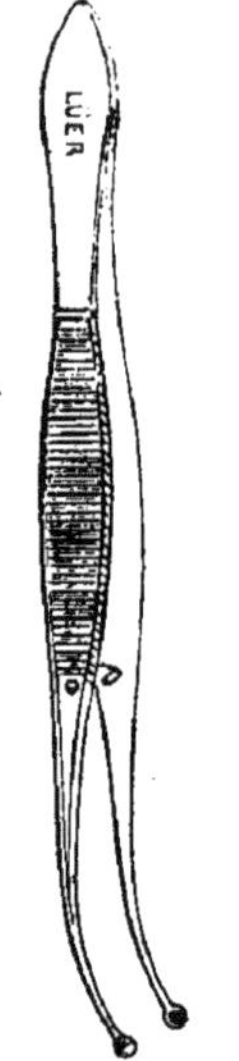

L'usage de pommades faibles à l'oxyde de zinc et aux précipités rouge et blanc, dont on étend, au moyen d'un pinceau, une couche très-peu épaisse sur les parties affectées, suffit pleinement pour maîtriser la maladie (1).

Mais il n'en est pas ainsi, lorsque le bord ciliaire est très-tuméfié, excorié,

(1) Parmi les différentes pommades ophthalmiques où l'on fait entrer avec avantage, dans la pluralité des cas, 5 centigrammes du médicament pour 4 grammes de récipient, nous préférons celles que l'on compose avec du cold-cream non parfumé à celles que l'on fait avec du beurre ou de l'axonge ; car pour que ces dernières ne deviennent pas rances et conséquemment nuisibles, il est urgent de les renouveler tous les quatre ou cinq jours. On fait ajouter à ces pommades, pendant la saison froide, une petite quantité d'huile d'amandes douces (1 gramme), qui a la propriété de les fluidifier et de rendre leur application plus commode. Les pommades au glycérolé d'amidon n'ont ici aucune supériorité sur les précédentes, si ce n'est qu'il est plus facile de les enlever au moyen d'un simple lavage ; mais elles ne possèdent pas, il faut l'avouer, l'action dissolvante que les corps gras exercent sur les masses sébacées. Il est bon d'employer ces topiques le soir, en s'efforçant de n'en appliquer sur les paupières qu'une couche assez mince pour qu'il n'en pénètre pas pendant la nuit dans le sac conjonctival. Il y a des personnes chez lesquelles un contact aussi prolongé de ces médicaments avec les paupières n'est pas bien supporté et devient lui-même une cause d'irritation ; on prévient cet inconvénient en se contentant d'une ou de deux applications diurnes de la pommade prescrite, laquelle ne doit rester alors qu'une heure ou deux sur les parties malades.

et même lorsqu'il présente de petites ulcérations; un corps gras quelconque ne ferait alors qu'augmenter l'irritation. Dans ces cas, on commencera le traitement par l'usage des topiques astringents, c'est-à-dire de compresses longuettes imbibées d'une solution de sous-acétate de plomb (6 grammes pour 300 grammes), de sulfate de zinc ou de nitrate d'argent (1 gramme pour 300 grammes). Ces compresses sont appliquées trois ou quatre fois par jour, durant quinze ou trente minutes; elles facilitent singulièrement les soins de propreté qui, nous ne saurions trop le redire, sont indispensables.

Pour hâter la guérison des excoriations, il est utile de les cautériser légèrement, chaque jour, avec une solution de nitrate d'argent plus concentrée que celle dont nous avons donné plus haut la formule (0gr,50 pour 20 grammes), en prenant toutefois le soin de neutraliser l'excès du caustique par l'eau salée. Si les ulcères dont il s'agit gagnaient un peu en profondeur, il faudrait les toucher tous les deux ou trois jours avec un crayon très-effilé de nitrate d'argent pur ou, ce qui vaut souvent mieux, mitigé. C'est alors surtout qu'il faut immédiatement porter sur les points cautérisés un pinceau mouillé d'eau salée. Quand le gonflement des paupières a beaucoup diminué, et quand leur bord ciliaire s'est recouvert en totalité d'une couche épidermique continue et suffisamment résistante, on peut tenter l'usage prudent des corps gras, en commençant par employer une pommade faible à base d'oxyde de zinc.

L'épilation des cils, surtout des cils malades, est nécessaire tous les trois ou quatre jours et réclame beaucoup de soin dans l'exécution, lorsqu'il est avéré que l'inflammation a son point de départ dans les follicules pileux. Si ces derniers ont suppuré à différentes reprises, c'est le cas de porter l'attention sur les jeunes cils, afin d'arracher sans délai ceux dans lesquels on remarque une direction vicieuse qui les rend irritants pour l'œil.

Aussitôt que le bord libre d'une paupière manifeste la moindre tendance à se porter en dehors, on doit se hâter de remédier à la déviation des points lacrymaux inférieurs, en fendant le conduit dans une longueur proportionnée au degré d'éversion et de tuméfaction de la paupière malade.

Une multitude de médicaments, principalement de caustiques, parmi lesquels nous citerons la teinture d'iode employée en badigeonnage, ont été prônés pour le traitement des blépharites; mais il ne faut pas s'y tromper: ce n'est pas de telle ou telle substance que la guérison dépend, elle est toute dans la manière de l'employer et dans la suppression du plus grand nombre possible des causes d'irritation auxquelles les yeux sont exposés. Enfin elle n'est à espérer que si le mal n'a pas marqué son passage par des lésions anatomiques indélébiles.

Les malades atteints de blépharite ciliaire intense feront bien de se servir de lunettes bleues, mettront dans leur travail des interruptions répétées, rechercheront un air pur et frais et devront surtout éviter les veilles prolongées. En même temps, ils surveilleront leur régime et s'abstiendront, autant que possible, de boissons alcooliques. Bref, la suppression des causes du mal et les soins d'une propreté minutieuse ont dans le traitement de la blépharite bien plus d'importance et de bons résultats que l'emploi des médications même les plus variées.

ARTICLE XIV.

ORGEOLET, HORDEOLUM.

Symptômes anatomiques. — Il est digne de remarque que le siége précis d'une affection aussi simple, aussi accessible aux moyens d'exploration ait été l'objet de controverses nombreuses. Tandis que les uns regardent à juste titre l'orgeolet comme un petit furoncle de la paupière, les autres comme le produit de l'inflammation aiguë d'un follicule sébacé ou pileux, ce que nous avons dit plus haut constituer l'acné ciliaire ; certains auteurs y voient à tort le résultat de l'inflammation d'une glande de Meibomius.

L'orgeolet apparaît sous la forme d'un bouton dur, très-sensible au toucher, occupant le bord libre de la paupière et juxtaposé au tarse. Il se développe dans l'espace de quelques jours, détermine souvent un gonflement œdémateux de la paupière et finit par percer en donnant issue à une petite quantité de pus et de tissu cellulaire mortifié de couleur verdâtre. Ce qui a fait penser qu'il s'agissait ici de l'inflammation d'une glande de Meibomius, c'est, d'un côté, la proximité du tarse auquel l'orgeolet se trouve adossé, et, d'autre part, la mobilité que la peau conserve dans les commencements, au niveau de la petite tumeur ; mais, en renversant la paupière, on constate aisément que les glandes tarsiennes qui avoisinent la partie malade de la paupière sont complétement intactes : c'est à peine si la conjonctive montre, en pareil cas, un peu d'hypérémie.

La méprise que nous venons de signaler s'explique encore par le fait que les personnes sujettes aux orgeolets sont assez souvent atteintes plus tard de chalazions. Il paraît, en effet, très-naturel de rapporter ces derniers à une inflammation glandulaire qui, à l'état aigu, donnerait lieu à un orgeolet, susceptible lui-même de se transformer en chalazion, dans le cas où la suppuration ne viendrait pas éliminer les produits inflammatoires. Pourtant il s'en faut bien que le rapport qui existe entre ces deux affections soit aussi direct. S'il s'agit d'orgeolets résultant de l'inflammation furonculeuse du tissu cellulaire épitarsien, il n'est pas surprenant qu'ils puissent amener l'oblitération d'un orifice glandulaire, et cela d'autant plus vraisemblablement qu'ils donnent facilement lieu à de petites cicatrices très-rapprochées de l'embouchure des glandes de Meibomius. Si au contraire l'orgeolet n'est qu'un bouton d'acné; c'est-à-dire le résultat de l'inflammation d'un follicule pileux, les choses peuvent se passer de la même façon ; en outre nous avons vu que l'acné provient souvent d'un changement morbide de la consistance des produits sécrétés par les glandes sébacées aboutissant au follicule : or, il arrive souvent qu'avec cette altération coïncide un trouble analogue de la sécrétion meibomienne, d'où l'apparition simultanée, ou la succession des orgeolets et des chalazions sur une même paupière. De ces considérations il ressort qu'on doit nier absolument, contre l'avis de plusieurs auteurs, la transformation directe d'un orgeolet en chalazion.

L'orgeolet n'a d'importance aux yeux du praticien que parce qu'il est sujet à récidiver fréquemment, de manière à devenir, pour celui qui en est affecté, un véritable tourment. Cette particularité a déjà été signalée à l'article de l'acné ciliaire ; elle n'a d'ailleurs rien qui puisse surprendre si l'on considère l'orgeolet comme un furoncle, c'est-à-dire comme la manifestation d'une sorte d'état général de l'organisme assez nettement caractérisé pour qu'on ait pu le désigner sous le nom de diathèse furonculeuse. La prédisposition aux orgeolets s'est montrée parfois si tenace que les médecins appelés ont cru devoir envoyer leurs malades aux eaux et les astreindre à porter comme dérivatifs des sétons et des cautères. Dans nombre de cas, si l'on avait affaire à de simples boutons d'acné, il valait mieux s'en tenir à une épilation minutieuse, destinée à prévenir l'inflammation des follicules par des cils retardés dans leur chute. De même, si l'irritation des follicules provenait de la rétention des produits sébacés, il fallait se contenter de la combattre au moyen des pommades dont nous avons donné la formule, en s'attachant à en frictionner le champ d'implantation des cils avec une certaine persévérance. Lorsqu'on est en présence d'une véritable furonculose du bord ciliaire, il ne faut plus autant compter sur les moyens thérapeutiques indiqués. Cependant une grande propreté des parties, en s'opposant au contact prolongé de toute sécrétion morbide provenant de la conjonctive avec le derme, peut, tout au moins, éliminer une des causes favorisantes de la reproduction des furoncles.

L'orgeolet ne réclame, du reste, par lui-même, aucun *traitement* direct. S'il tarde à percer, on peut en pratiquer l'ouverture ou la faciliter au moyen de topiques émollients. Lorsque le bouton marque de la tendance à s'indurer, il est parfois bon de le frictionner avec des pommades aux précipités blanc ou rouge, aux iodures de potassium ou de plomb. Si enfin la suppuration terminale d'un orgeolet se prolonge outre mesure, on s'en rend aisément maître par une cautérisation légère avec le nitrate d'argent. Nous croyons inutile de recourir alors au moyen proposé par Scarpa et indiqué par M. Desmarres, et qui consiste à laisser tomber une goutte d'acide sulfurique dans la cavité de l'orgeolet. Ici, vraiment, le remède serait pire que le mal.

C. — ANOMALIES DE POSITION ET DE CONFIGURATION DES PAUPIÈRES.

ARTICLE XV.

ADHÉRENCES DU BORD LIBRE DES PAUPIÈRES (SYMBLÉPHARON, ANKYLOBLÉPHARON ET BLÉPHAROPHIMOSIS).

Les bords libres des paupières peuvent être anormalement réunis l'un à l'autre, par suite d'un vice de conformation congénital, d'une lésion traumatique, d'une vive inflammation de la muqueuse et du bord ciliaire, et notamment de celle qui suit les brûlures observées dans cette région.

Les paupières s'écartent peu de temps avant la naissance; mais de Ammon (1) ne se prononce pas sur l'époque précise à laquelle cette déhiscence s'effectue. L'union intime qui existe d'abord entre ces voiles protecteurs commence à se détruire par le côté interne où apparaissent dans la membrane interpalpébrale des ouvertures arrondies qui, en s'agrandissant et se rapprochant, déterminent la séparation des paupières. Leur bord est, à ce moment, légèrement dentelé, l'embouchure des glandes de Meibomius s'y ouvre, et dès que s'effacent les saillies mamelonnées qu'elles produisent, les cils commencent à se montrer. Il se peut qu'un temps d'arrêt vienne entraver cette marche régulière; et l'on connaît un certain nombre de cas d'ankyloblépharons congénitaux plus ou moins complets (Wenzel, Lawrence, Schœn, de Ammon, Benedict, etc.). Dans la pluralité de ces cas, cet arrêt de développement coïncidait avec l'absence complète de l'œil (anophthalmie), ou avec un autre vice originel.

L'ankyloblépharon acquis est bien plus fréquent que le précédent; toutefois il est rarement complet. C'est aussi par exception que l'adhérence vicieuse est limitée aux bords libres et qu'elle n'empiète pas plus ou moins sur la face interne des paupières, en se compliquant de symblépharon. (Voyez pour le symblépharon, page 166.) Si l'adhérence s'est effectuée de telle sorte qu'elle n'ait point raccourci la fente palpébrale, on a un ankyloblépharon complet ou incomplet, selon que l'absence de division occupe la totalité ou une partie des bords marginaux. Si, au contraire, les angles de l'œil se sont rapprochés, et si la fente palpébrale a diminué de longueur,

(1) *Archiv für Augenheilkunde*, t. VI, A. 1, p. 166, et *Annales d'oculistique*, t. XLIV, p. 15.

on a affaire à un blépharophimosis. Inutile de dire qu'il existe des cas où il n'est pas possible de faire un choix rigoureux entre cette dernière dénomination et l'ankyloblépharon incomplet, siégeant vers l'angle externe des paupières.

Ces adhérences peuvent être le résultat d'une lésion traumatique ou d'une maladie inflammatoire qui, généralement, envahit la conjonctive elle-même. Tel est l'effet des ulcères du bord ciliaire qui se développent pendant le cours d'une blépharo-adénite et des brûlures qui intéressent la peau des paupières ou l'angle externe de l'œil, en donnant naissance à une bandelette de tissu inodulaire susceptible de réduire considérablement la fente palpébrale.

Lorsque l'ankyloblépharon est plus ou moins complet, qu'il se complique de symblépharon, il est permis, en général, de le rapporter à une inflammation diphthéritique de la conjonctive et du bord de la paupière, soit que cette inflammation ait été spontanée, soit qu'elle provienne d'une brûlure par la chaux vive, les acides minéraux, etc. Ces désordres surviennent aussi, mais moins fréquemment, à la suite de granulations rebelles, traitées trop activement par les caustiques.

Lors même qu'il existe un ankyloblépharon complet, on découvre presque constamment vers l'angle interne une petite ouverture par laquelle suintent les produits de sécrétion des glandes lacrymales et conjonctivales, si, toutefois, cette sécrétion n'est pas tarie. Il est très-difficile de dire dans ces cas extrêmes quelle quantité de la muqueuse est restée intacte, et si l'on peut garder l'espoir de trouver la cornée ou une portion de cette membrane encore transparente et capable de fonctionner. Le pronostic se guide en pareille circonstance sur le degré de la mobilité que les yeux conservent sous les paupières fermées et sur l'action que la lumière peut encore exercer sur ces organes. En effet, il serait illusoire de tenter un traitement curatif par des moyens chirurgicaux, si la conjonctive avait totalement ou à peu près disparu ; car non-seulement les essais que l'on ferait pour maintenir la fente palpébrale resteraient infructeux, mais encore la cornée, privée de la lubrifaction que lui fournissent la conjonctive et les larmes, offrirait bientôt les caractères de la xérophthalmie.

Traitement. — Lorsqu'une seule bride réunit les deux bords des paupières, on la divise d'un coup de ciseaux. Cela fait, on en pratique l'excision en se tenant le plus près possible des points où elle s'insère. Alors toute l'attention du praticien doit se porter sur les moyens d'empêcher la réunion des parties divisées. Ils consistent dans l'emploi de bandelettes de taffetas d'Angleterre ou du collodion qu'on applique de manière à déterminer un léger ectropion. Ce but nous paraît mieux et plus sûrement rempli par l'apposition de deux ou trois sutures, dans lesquelles on comprend un repli de la peau de la paupière inférieure, très-rapproché de la plaie formée par l'excision de la bride. Au bout de vingt-quatre ou de quarante-huit heures, on enlève les sutures devenues inutiles. Cette manière de faire l'emporte certainement sur la cautérisation ou l'isolement par le collodion d'une des lèvres de la plaie, et sur l'interposition d'un corps étranger entre les bords avivés de la section.

Si l'on a affaire à des brides cicatricielles siégeant vers les angles de l'œil, ou s'il s'agit d'un blépharophimosis complet, on doit, dans tous les cas, pratiquer l'élargissement de la fente palpébrale (l'opération du blépharophimosis de Ammon) (1). Dans ce but, on y introduit un bistouri droit, dont on fait glisser la pointe dans la direction de la fente et sur le rebord orbitaire, en coupant les téguments dans une étendue de 1 à 2 centimètres. Il ne reste plus alors qu'à réunir la muqueuse aux lèvres de la plaie cutanée ; pour y arriver, on doit se faire assister de deux

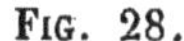

Fig. 28.

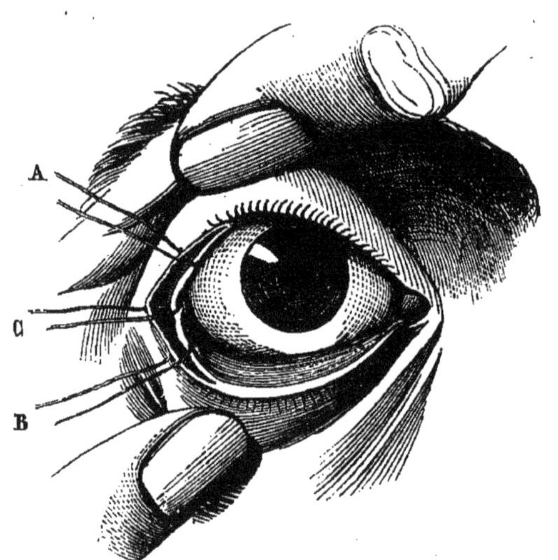

aides dont l'un exercera verticalement sur les paupières des tractions assez fortes pour transformer la plaie horizontale en plaie verticale (voy. fig. 28), et rapprocher la conjonctive de la peau, tandis que l'autre prendra le soin d'étancher très-exactement le sang pendant l'application des sutures. On saisit, pour les placer, la muqueuse d'abord et ensuite la peau. En général, il suffit des deux sutures A et B, mais on y ajoutera la suture C, si la muqueuse n'est pas tiraillée outre mesure de dedans en dehors et si l'on

(1) *Zeitschrift für Ophthalmologie*, t. II. Dresden, 1839.

ne court aucun risque de la couper, en procédant de cette façon ; presque toujours on échappe à l'inconvénient que nous venons de signaler lorsque la portion de conjonctive qu'on a saisie offre une certaine étendue (1). Les sutures doivent rester vingt-quatre ou quarante-huit heures en place, et ne déterminent jamais une inflammation excessive, à la condition qu'on place, pendant tout ce temps, des compresses froides sur les yeux.

Lorsque l'on a à traiter un ankyloblépharon complet, on ne doit se déterminer au rétablissement de la fente palpébrale qu'avec la certitude de n'avoir à combattre qu'un symblépharon partiel et de trouver la cornée au moins en partie transparente. Alors, par la petite fissure qui existe à peu près constamment vers l'angle interne de l'œil, on introduit une sonde cannelée sur laquelle on divise une partie des adhérences dans une longueur suffisante pour admettre la pulpe du petit doigt. Ce guide est, en effet, bien préférable au précédent, non-seulement pour détruire les adhérences qui unissent les bords des paupières, mais aussi pour diviser les brides qui rattachent ces dernières au globe de l'œil.

Nous ferons grâce au lecteur des différents procédés opératoires indiqués et prônés pour détacher les adhérences et en prévenir le rétablissement. Le meilleur moyen d'atteindre à ce but, consiste à jeter, comme dans l'opération du blépharophimosis, des points de suture sur la conjonctive, afin d'empêcher la réunion des bords de la plaie, comme l'a conseillé de Ammon, si toutefois la muqueuse est encore assez intacte pour se prêter aux glissements et à la distension que cette petite opération nécessite.

Fig. 29.

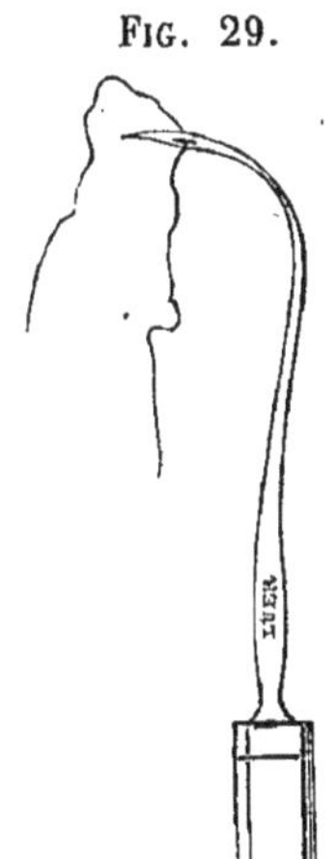

L'interposition d'un moule de plomb et l'emploi des ligatures cutanées recommandées par M. Gaillard contre l'ectropion sont encore d'excellents moyens d'arriver au même résultat.

Nous avons eu assez fréquemment l'occasion de remédier à des combinaisons d'ankyloblépharon et de symblépharon, non dans le but de faciliter le retour de la vue, mais pour permettre l'adaptation d'un œil de verre. En pareille circonstance, ce qu'on doit se proposer, c'est d'ouvrir un espace aussi large que possible, et de dégager, du mieux que l'on peut, le globe oculaire destiné à recevoir la pièce artificielle. Pour cela, il faut remplir les trois indications suivantes :

(1) Pour faciliter l'apposition des ligatures, et dans tous les cas où une pareille opération se fait sur la conjonctive, nous recommandons l'ancienne aiguille de Himly (fig. 29).

1° N'exciser aucun repli de la conjonctive, à quelque condition que ce soit;

2° Attirer un certain temps le bord libre des paupières en dehors, autrement dit, maintenir un ectropion à l'aide de l'opération du blépharophymosis et des sutures cutanées de M. Gaillard;

3° Interposer un moule de plomb entre les paupières tout le temps que dure la cicatrisation.

Mais il ne faut pas se livrer trop tôt à de vaines espérances, car, nous sommes les premiers à l'avouer, les résultats de ces opérations sont maintes fois moins brillants au bout de quelques mois qu'on n'aurait pu le penser tout d'abord.

ARTICLE XVI.

ÉPICANTHUS (ἐπὶ, sur, κανθὸς, angle).

On désigne ainsi un état particulier caractérisé par l'élargissement de l'espace qui sépare les grands angles des yeux, élargissement dû à l'aplatissement des os propres du nez, et accompagné d'un développement excessif du tégument qui recouvre ces parties. Schœn (1) signala le premier le repli semi-lunaire qui se place alors au devant du grand angle de l'œil, dans une étendue variable, et il le considéra comme le vestige d'une paupière supplémentaire. Un bon nombre d'enfants nouveau-nés offrent une disposition de la peau du dos du nez qui rappelle l'épicanthus; mais, dans l'épicanthus véritable, la peau est tellement flasque, qu'elle forme un repli semi-lunaire dont la concavité est tournée en dehors et parfois assez prononcé pour recouvrir les points lacrymaux. Quelques années après Schœn, de Ammon (2) s'occupa, d'une manière toute particulière, de ce vice de conformation et lui assigna le nom qu'il porte actuellement.

L'épicanthus est, on le sait, presque toujours congénital : il est lié à un développement incomplet en hauteur des os du nez, des sinus frontaux, et très-probablement, à un écartement anormal des cavités orbitaires. Il n'est pas rare de le voir compliqué d'un arrêt de développement du globe oculaire (microphthalmie), d'une chute congénitale de la paupière supérieure, de strabisme et de tumeurs lacrymales. M. Sichel (3) insiste sur un fait propre à cette difformité, qui donne aux personnes qui en sont affligées un des traits du type mongol. Cette ressemblance est justifiée par l'éloignement des yeux, par le peu d'élévation du dos du nez et par le rétrécissement

(1) *Handbuch der path. Anatomie des menschlichen Auges*, 1828, p. 60.

(2) *Zeitschrift für Ophthalmologie*, t. I, 1831, p. 533.

(3) *Mémoire sur l'épicanthus, etc.* (*Annales d'oculistique*, t. XXVI, p. 29).

de la fente palpébrale. Dans la plupart des cas, il est aisé de la faire disparaître, et avec elle l'épicanthus, en saisissant avec les doigts, ou avec une pince à ptosis, un repli de la peau de la racine du nez et en relevant, par le même procédé, les paupières supérieures. Chose remarquable, à mesure que les os de la face se développent, que le nez devient proéminent, on voit se dissiper insensiblement ce vice congénital. Aussi est-il assez rare de l'observer à un degré un peu avancé sur un adulte. Nous ne l'avons vu assez développé pour recouvrir complétement la caroncule que chez des enfants d'un à deux ans.

Il paraît n'exister qu'une seule observation bien détaillée d'épicanthus unilatéral (de Ammon) (1), tandis qu'il n'est pas rare de voir des enfants chez lesquels, sur un côté, l'affection dont nous nous occupons est très-accusée, tandis qu'on en constate à peine des traces sur le côté opposé. Dans quelques cas extrêmement rares, on a observé l'épicanthus du côté externe (Sichel (2) et Chevillon, de Vitry-le-Français) (3). Les replis qui voilaient la commissure externe ressemblaient à ces brides de la peau qui succèdent parfois à des brûlures intéressant la région temporale.

On a signalé différentes variétés d'épicanthus acquis. Dans la plupart des cas, ce n'était autre chose que des brides cicatricielles consécutives à des blépharites intenses, à des brûlures, etc. L'épicanthus peut encore être simulé par un gonflement de l'angle interne de l'œil, comme il arrive dans l'ophthalmie purulente; mais cette altération est de trop courte durée pour mériter la dénomination d'épicanthus temporaire qu'on a voulu lui donner (Desmarres) (4).

Parmi les formes d'épicanthus acquis, celle qui, selon nous, se rapproche le plus de la forme congénitale, sans avoir été, ce nous semble, signalée par les auteurs, s'observe à la suite de la nécrose du vomer et des os du nez, dans laquelle ces derniers s'affaissent plus ou moins complétement. Il est presque constant que cette difformité reconnaisse la syphilis constitutionnelle ou héréditaire pour cause : la peau, tout en conservant son intégrité, devient alors très-flasque et couvre le grand angle de l'œil. Un ozène insupportable incommode fréquemment les sujets qui sont atteints d'épicanthus spécifique, et surtout les personnes qui vivent avec eux. Nous signalons ce fait, parce que M. Sichel dit avoir aussi trouvé l'ozène dans des cas d'épicanthus congénital, où il attribue sa présence à un rétrécissement des

(1) *Klinische Darstellungen der Krankheiten und Bildungsfehler des menschlichen Auges*, t. III, 1841, p. 1, fig. 6.

(2) *Annales d'oculistique*, t. XXIX, p. 211.

(3) *Ibid.*, t. XXIX, p. 285.

(4) *Loc. cit.*, t. I, p. 474.

sinus frontaux, grâce auquel les mucosités sécrétées dans ces cavités y seraient retenues. Il n'y aurait rien de bien surprenant à ce que certaines variétés d'épicanthus congénital ou acquis dans la première enfance soient aussi l'effet d'une nécrose des os du nez, plutôt que d'un arrêt de développement.

Le *traitement* de l'épicanthus congénital ou acquis a pour but de raccourcir la partie du tégument comprise entre les grands angles des yeux. Comme ce raccourcissement tend à se faire spontanément, à mesure que le dos du nez se relève, on ne doit s'arrêter à l'idée d'une opération que quand la difformité est très-prononcée et qu'il en résulte une gêne véritable dans l'acte d'écarter les paupières. M. Sichel conseille, pour tenter la guérison spontanément, de tendre entre les doigts, à diverses reprises et pendant un certain temps, la peau du dos du nez. Or, il est certes plus facile de remplir ce but en se servant, pour cet usage, d'une petite pince à ptosis.

L'opération de l'épicanthus consiste à enlever un lambeau ovalaire et vertical de la peau du dos du nez. Dans cette intention, de Ammon soulevait avec deux doigts un pli de la peau assez élevé pour faire disparaître l'épicanthus et circonscrivait d'un trait à l'encre la base de ce pli. Cela fait, il ne restait plus qu'à enlever, au moyen d'un bistouri pointu, le repli ainsi dessiné et à en réunir les lèvres par une suture entortillée.

Il est bien plus simple de traverser le repli soulevé de deux ou trois aiguilles courbes, munies chacune d'un fil de soie qu'on laisse quelques instants sur place, au-dessus desquelles on taille avec des ciseaux courbes le lambeau cutané, et que l'on tire pour achever la ligature comme à l'ordinaire. Si l'on traversait complétement la peau avec les fils, avant de faire l'excision, comme le recommande M. Sichel, il pourrait facilement arriver que la soie vînt se placer entre les branches des ciseaux, et qu'on en éprouvât quelque retard dans l'opération.

Lorsque l'épicanthus est très-prononcé et qu'on veut obtenir un raccourcissement notable de l'espace interangulaire, il est même bon de négliger la ligature et d'abandonner la cicatrisation à elle-même. S'il s'agit d'un épicanthus unilatéral ou d'un cas qui s'en rapproche, il semble préférable d'exciser le lambeau ovalaire, non pas au milieu de la racine du nez, mais plus ou moins près de l'œil affecté, au lieu d'attaquer directement l'épicanthus, en excisant partie ou totalité de ce repli semi-lunaire, ce qui pourrait donner lieu à une cicatrice vicieuse, à l'éversion du bord libre des paupières et des points lacrymaux.

ARTICLE XVII.

ÉCARTEMENT ANOMAL DE LA FENTE PALPÉBRAL, TARSORAPHIE.

La fente palpébrale est sujette, on le sait, à des variations physiologiques notables dans ses deux dimensions, et c'est principalement à cette particularité que s'attache le jugement du monde pour déterminer la grandeur des yeux. On reconnaît, en outre, avec un peu d'attention, qu'il est bien rare que sur le même sujet, les deux fentes palpébrales soient complétement identiques en hauteur et en largeur; mais ces faibles différences échappent si l'observateur manque d'exercice, tandis que si, d'un côté, les parties médianes des paupières sont de 1 à 2 millimètres plus écartées que celles du côté opposé, il peut en résulter une asymétrie assez manifeste pour chacun. L'écartement anomal des paupières est surtout choquant, lorsqu'il est unilatéral; dans le cas contraire, il peut atteindre un certain degré sans être visiblement difforme.

L'altération dont nous nous occupons peut provenir d'une cause qui siége dans les paupières elles-mêmes, et c'est le cas le moins fréquent; ou bien elle est due à un changement survenu dans la disposition des parties que l'orbite renferme. Ainsi, on observe un élargissement de la fente, ordinairement unilatéral, pendant le spasme du releveur de la paupière, affection qui peut, du reste, lorsqu'elle est très-prononcée, simuler une exophthalmie légère. On voit encore la fente palpébrale se distendre outre mesure et pathologiquement dans la paralysie du nerf facial, où la paupière inférieure tombe sur la joue (lagophthalmos), maladie sur laquelle nous aurons occasion de revenir. L'écartement morbide des paupières, produit par la propulsion du contenu de l'orbite, se rattache ordinairement à l'existence dans cette cavité de tumeurs qui chassent l'œil au dehors. Mais ces affections exigent un traitement propre, et le symptôme dont nous traitons ne saurait devenir l'objet de soins particuliers. Il n'en est pas ainsi de quelques autres états morbides, où la cause de l'écartement anormal des paupières, tout en étant persistante, ne se prête guère à un traitement direct, tandis que l'incommodité qui en résulte mérite d'être prise en sérieuse considération. Tels sont le goître exophthalmique (maladie de Basedow), l'augmentation de volume de l'un des yeux, enfin l'état qui succède à quelques opérations de strabisme.

1° Dans le goître exophthalmique, l'écartement des paupières peut être porté assez loin pour qu'elles ne puissent plus suffire à recouvrir les yeux, ce à quoi l'on est, nous le verrons, obligé de remédier, pour prévenir les accidents sérieux qui en pourraient résulter pour ces organes délicats.

2° Le développement excessif de l'axe antéro-postérieur d'un œil, tel qu'on peut l'observer à la suite de la scléro-choroïdite, engage de même le chirurgien à pratiquer le rétrécissement de la fente palpébrale, à cause de la difformité hideuse qu'il produit parfois.

3° A la suite de l'opération du strabisme, lorsqu'on n'a pas assez soigneusement ménagé la capsule de Tenon et le tissu sous-conjonctival, on peut voir la fente palpébrale gagner sensiblement en largeur (1) du côté où l'opération a été faite. Ce fâcheux accident est encore à craindre, lorsqu'il a fallu revenir à plusieurs reprises à la ténotomie d'un des muscles de l'œil, ou lorsqu'on s'est vu contraint de sectionner les tendons de différents muscles sur le même organe. Cet inconvénient de l'opération du strabisme s'observait bien plus souvent encore du temps où l'on employait l'ancienne méthode, en s'écartant, pour la section, du point exact d'insertion du muscle, et en coupant celui-ci dans sa continuité. En même temps qu'un strabisme vers le côté opposé survenait alors, à la suite d'une insertion vicieuse du muscle, ou d'un retrait de ce dernier au milieu du tissu graisseux intra-orbitaire, l'œil se portait fortement au dehors et la fente palpébrale s'élargissait considérablement.

On remédie à l'affection dont nous nous occupons en réunissant, dans une étendue variable, les bords libres des paupières vers l'angle externe de l'œil, procédé connu sous le nom de *tarsoraphie*, et introduit dans la chirurgie oculaire par de Walther (2). Cette opération a subi de légères modifications dont l'auteur, M. de Graefe (3), procède comme il suit : il pince d'abord, entre le pouce et l'index, la commissure externe, de manière à rétrécir la fente palpébrale de la quantité qui semble convenable. Après avoir ainsi déterminé très-exactement le point auquel doit correspondre la nouvelle commissure, point que l'on peut, du reste, arrêter par un trait de plume, il introduit entre les paupières la plaque d'ivoire, et excise du bord libre de chacune d'elles, de dedans en dehors, un lambeau ayant en hauteur de 1 millimètre et demi à 2 millimètres, et en longueur, de 3 à 6 millimètres, de telle façon que les deux plaies se réunissent à la commissure. Il est nécessaire que le tranchant du bistouri enlève tous les bulbes des cils. A leur extrémité interne, les deux plaies se terminent perpendiculairement au bord libre des paupières; mais, pour assurer une réunion plus intime en ménageant les cils, on avive encore, et cette fois légèrement, le bord ciliaire, dans une étendue de 2 à 3 mil-

(1) Souvent la différence en hauteur des fentes a préexisté et n'a échappé à l'observation qu'à cause de l'asymétrie qui existe dans la position des yeux.

(2) *Journal de de Graefe et de Walther*, t. X, 1826.

(3) *Archiv für Augenheilkunde*, t. III, A. 1, p. 248.

limètres au delà de chacune des sections perpendiculaires supérieurement indiquées ; une ou deux sutures entortillées suffisent pour garantir la réunion, surtout associées à l'emploi prolongé du bandeau compressif.

L'effet de l'opération, si elle a bien réussi, doit être tout d'abord excessif; mais il arrive insensiblement au degré voulu. Toutefois, la tarsoraphie a un inconvénient que l'on n'a pas longtemps méconnu, en ce que la nouvelle commissure est tiraillée d'une manière disgracieuse dans les mouvements que l'œil exerce en se portant en haut. Pour y obvier, M. de Graefe a proposé de modifier le manuel opératoire de la tarsoraphie, en prolongeant vers la tempe l'incision supérieure de 3 à 5 millimètres, tout en l'inclinant légèrement en bas, puis en excisant de la paupière supérieure, comme dans le procédé d'ectropion de Dieffenbach (voy. fig. 32), un lambeau triangulaire ayant pour base le prolongement de l'incision supérieure. La réunion s'effectue alors au gré de l'opérateur, et, quand l'œil tend à entraîner en haut la paupière supérieure, cet effet est contre-balancé par les tractions que la cicatrice exerce en sens opposé.

Il appartient évidemment à l'expérience éprouvée du chirurgien de décider s'il doit tâcher de remédier à un élargissement considérable d'une des fentes palpébrales, en la rétrécissant par la tarsoraphie, dans une étendue très-notable, ou s'il ne vaut pas mieux, pour éviter un excès fâcheux quant à l'aspect, combiner cette opération à l'élargissement de la fente palpébrale de l'autre côté (opération du blépharophimosis), et partager de cette manière aussi également que possible entre les deux yeux, la correction nécessaire. Inutile d'ajouter que, par l'effet d'une coquetterie assez répandue, l'élargissement des fentes palpébrales est mieux goûté et plus facilement accepté des malades que le raccourcissement.

ARTICLE XVIII.

RENVERSEMENT DES PAUPIÈRES EN DEHORS (ECTROPION).

L'ectropion est une éversion de la paupière qui tantôt se borne à une partie, tantôt affecte la totalité de ce voile membraneux. L'éversion porte, suivant les cas, sur toute une paupière ou sur les deux à la fois.

Nous nous attacherons moins à mettre sous les yeux du lecteur un tableau détaillé des différents degrés et des nombreuses variétés d'aspect que l'ectropion présente, qu'à déterminer le mode de production de cette altération et à mettre en lumière l'analogie des causes qu'elle reconnaît habituellement. En procédant ainsi, nous appellerons l'attention sur trois considérations importantes :

1° Le bord palpébral ne quitte le globe de l'œil que si une traction est exercée sur lui, soit par le tégument raccourci, soit par une action musculaire, soit enfin par le poids exagéré des parties constituantes de la paupière même ;

2° Le bord palpébral et la paupière ne peuvent rester un certain temps attirés au dehors sans s'élargir et sans donner lieu à un changement dans la configuration du tarse ;

3° L'éversion de la paupière est rapidement suivie d'un trouble dans l'élimination des larmes et d'un changement morbide de la muqueuse, exposée anormalement au contact prolongé de l'air.

1° Le bord palpébral, nous venons de le dire, peut se porter au dehors sous l'action de la peau raccourcie. En parlant de la blépharite et de l'eczéma des paupières, nous avons insisté sur ce fait : qu'à mesure que le tégument externe contigu au bord de la paupière se raccourcit, ce bord tranchant quitte le globe de l'œil, se renverse au dehors et s'arrondit, dans la plupart des cas. A cette cause d'éversion il s'en ajoute bientôt une seconde qui n'est pas moins puissante ; car l'inflammation, gagnant en profondeur, ne tarde pas à atteindre les fibres de l'orbiculaire les plus rapprochées du bord ciliaire (muscle lacrymal postérieur de Henke, muscle ciliaire), et les prive de leur action spéciale, qui consiste, on le sait, à appliquer au globe oculaire le bord libre des tarses.

Les fibres musculaires qui se répandent dans les parties molles des paupières (muscle lacrymal antérieur de Henke) mises à chaque instant en contraction par l'excitation qu'elles reçoivent de la conjonctive irritée, sont presque constamment livrées à des mouvements spasmodiques qui ont pour effet de faire basculer le tarse, une fois que celui-ci n'est plus appliqué contre le globe de l'œil. Primitivement, le bord ciliaire change de position en se mettant à angle aigu avec le globe de l'œil ; mais à mesure que se relâchent les fibres musculaires destinées à retenir ce bord, l'angle en question augmente jusqu'à ce que le bord supérieur soit devenu inférieur et que le tarse tout entier forme avec le globe de l'œil un angle obtus. Ici trois actions concourent à la production de l'ectropion : le raccourcissement de la peau, le défaut d'action des parties les plus centrales du muscle orbiculaire (muscle ciliaire ou lacrymal postérieur) et l'exagération d'activité des fibres périphériques (muscle lacrymal antérieur).

Le mécanisme de l'ectropion peut se faire d'une autre manière et résulter plus directement du relâchement des parties centrales de l'orbiculaire, lorsque ces parties sont tiraillées par une force agissant de dedans en dehors. Ainsi, quand, dans une conjonctivite purulente, la muqueuse se gonfle considérablement, quand le corps papillaire s'hypertrophie et quand la conjonctive bulbaire montre un chémosis notable, on voit souvent les paupières, l'inférieure surtout, se renverser au dehors. Lorsque le contenu de l'orbite et la conjonctive des paupières augmentent ainsi brusquement de volume, ce sont les bords ciliaires qui supportent la plus grande partie des tiraillements; c'est pourquoi les fibres musculaires qui longent ces bords sont aisément privées de leur action, tandis que les parties périphériques du muscle, celles qui parcourent les parties molles des paupières, continuent d'agir et font d'autant plus facilement basculer le tarse que ce dernier ne s'adapte plus exactement à la convexité de l'œil.

L'ectropion peut se produire de la même manière dans les conjonctivites purulentes chroniques; mais, là encore, il doit son existence au tiraillement du bord palpébral, à la distension qu'il subit et à la prépondérance d'action des fibres périphériques du muscle orbiculaire (muscle lacrymal antérieur).

Il existe une troisième variété d'éversion des paupières, qui ne regarde que l'inférieure, et qui a reçu le nom d'*ectropion sénile*, parce qu'on l'observe le plus communément chez les personnes avancées en âge et débilitées. Le relâchement de la peau et du tarse est ici la cause primitive du mal. Il se manifeste tout d'abord par une adaptation incomplète de la paupière au globe de l'œil, par l'éversion des points lacrymaux et par un larmoiement suivi d'une irritation plus ou moins intense de la conjonctive. Le contact des sécrétions morbides enflamme et tuméfie rapidement le bord ciliaire. Le muscle orbiculaire étant souvent dans un état avancé d'atrophie chez les vieillards, atrophie d'autant plus marquée que la couche musculaire est plus mince, comme il arrive pour la partie ciliaire de l'orbiculaire, celle-ci est bientôt mise hors d'action par les tiraillements que la peau et le tarse relâchés exercent sur elle, tandis que la partie périphérique (le muscle lacrymal antérieur) du même muscle, quoique affaiblie par l'atrophie d'un certain nombre de fibres, continue à se contracter et, comme dans les variétés d'ectropion précédemment étudiées, fait basculer le tarse. Ce mouvement d'éversion est de plus facilité par le poids même de la paupière; car il n'est pas rare de voir, en pareille circonstance, la peau, infiltrée sous forme d'une poche pendante, tirailler en se portant en bas la portion la plus fixe du tégument, c'est-à-dire celle qui adhère au bord libre du tarse.

Ici, nous devons donc signaler comme causes essentielles de l'ectropion le relâchement de la peau, l'atrophie du muscle orbiculaire, notamment de la partie centrale, et le poids même de la paupière portant particulièrement son action sur le bord ciliaire.

A côté de cette forme d'ectropion il s'en place une autre qui se rencontre dans la paralysie de la septième paire, d'où le muscle orbiculaire tire ses filets moteurs. A mesure que les paupières et le globe de l'œil perdent leur contiguïté, l'élimination des larmes devient plus difficile et finit par ne plus se faire, ce qui peut provoquer pour l'œil une irritation permanente. L'ectropion atteint presque exclusivement la paupière inférieure; celle-ci se porte en bas, et, si la peau s'infiltre, elle contribue par le poids qu'elle acquiert ainsi à faire basculer le tarse. La paupière supérieure, au contraire, attirée en haut par le muscle releveur, résiste jusqu'à un certain point à cette attraction en vertu de sa propre pesanteur, et continue, par conséquent, à s'adapter d'une manière incomplète, il est vrai, au globe oculaire (lagophthalmus paralytique).

Qu'il nous suffise d'indiquer en passant l'ectropion qui se produit dans les cas où des tumeurs de l'orbite ou des paupières chassent directement devant elles, en les renversant, ces voiles membraneux. Ce qui doit ici fixer l'attention, c'est le mal primitif auquel il importe beaucoup plus de remédier que de chercher à combattre la position vicieuse des paupières.

Notons encore comme une cause assez fréquente de la maladie qui nous occupe, la rétraction cicatricielle qui succède à une blessure ou à une suppuration des paupières ou des téguments voisins. On sait qu'on peut exciser de larges replis de la peau des paupières, sans que l'éversion de cette dernière en résulte : cet accident est, en effet, bien plus fréquemment l'effet du travail qui s'opère dans une cicatrice profondément située que celui d'une cicatrice superficielle. On peut ajouter à cela qu'une cicatrice profonde est, en se rétractant, d'autant plus fréquemment suivie d'ectropion, qu'elle est plus proche du bord adhérent du fibro-cartilage et qu'elle intéresse davantage l'aponévrose tarso-orbitaire ; car ces deux conditions concourent efficacement à faire basculer le tarse. Ainsi on peut dire que de toutes les lésions, celles qui se prêtent le mieux à la formation d'un ectropion sont ces cicatrices qui suivent la carie du rebord orbitaire. Il n'est pas rare d'observer alors des cas où la perte de substance qui s'est faite aux dépens du tégument externe a été presque insignifiante et où la rétraction de la cicatrice fortement adhérente à l'os a suffi pour faire basculer la paupière. Ce mécanisme est, à proprement parler, le seul qui produise l'éversion de la paupière supérieure aussi souvent au moins que celle de la paupière inférieure, la plupart des causes que nous avons signalées plus haut agissant presque exclusivement sur cette dernière. Il en résulte que l'ectropion de la paupière inférieure est beaucoup plus commun que celui de la paupière supérieure.

Disons, en terminant l'étiologie de l'ectropion, qu'il a été observé dans quelques cas très-rares à l'état congénital (Laschge, de Ammon, Riberi, Schütte, Seiler) (1).

(1) Voyez de Ammon, *Klinische Darstellungen der angeborenen Krankheiten des Auges und der Augenlider*. Berlin, 1841, p. 1 et pl. I, fig. 7.

2° L'ectropion complet, s'il dure quelque temps, ne peut manquer de changer la configuration de la paupière. Non-seulement le relâchement sénile qui survient dans la peau et le tarse et qui peut agir comme cause prédisposante, non-seulement l'inflammation chronique de la muqueuse qui a des effets analogues, peuvent allonger la paupière et le fibro-cartilage; il faut en dire autant de l'éversion elle-même, qui contribue à cette augmentation en longueur de la paupière, par le fait qu'elle détruit la courbure du tarse et qu'elle l'aplatit.

Toutefois, ces considérations ne s'appliquent ni aux formes tout à fait récentes ni aux formes tout à fait chroniques d'ectropion, où la paupière déformée a cessé complétement d'être en contact avec l'œil, où la sécrétion conjonctivale s'est tarie, où enfin la muqueuse s'est desséchée et s'est atrophiée, en même temps que le tarse correspondant.

3° Les tristes effets de l'éversion des paupières et surtout de l'inférieure, se font d'abord sentir par le trouble qui survient dans l'évacuation des larmes. Le point lacrymal inférieur perd rapidement ses fonctions et le repli muqueux situé entre le globe de l'œil et la paupière se remplit de larmes. Celles-ci coulent bientôt en abondance sur les joues et y déterminent des excoriations qui, en rétractant la peau, contribuent encore à augmenter le mal. Si l'ectropion est double, de telle sorte que les larmes ne puissent plus se porter, en quelque quantité que ce soit, dans le sac lacrymal, celui-ci revient fortement sur lui-même, quelquefois au point de s'oblitérer en partie et d'être mis hors d'usage, une fois l'ectropion guéri.

A mesure que la muqueuse se tourne au dehors, que l'occlusion de l'œil devient plus difficile, la conjonctive s'altère au contact prolongé de l'air, le corps papillaire s'hypertrophie et quelquefois il survient un gonflement si considérable qu'il a valu à certains ectropions l'épithète de *sarcomateux*, à cause des gros bourrelets rougeâtres que présente alors la paupière. Cet état peut durer très-longtemps sans incommoder le malade autrement que par la difformité qui l'accompagne, si toutefois l'ectropion n'intéresse qu'une paupière et que la cornée soit encore à l'abri du contact de l'air. En cas contraire, cette membrane devient le siége d'ulcères profonds qui peuvent entraîner sa destruction. Ces faits sont heureusement rares, et il est certains malades qui, avec un ectropion double, réussissent néanmoins, grâce à la rotation forcée de l'œil en haut et au froncement de la peau de la partie orbitaire de la paupière, à préserver de la destruction l'organe menacé. Ainsi, nous avons eu occasion d'observer un jeune homme qui avait été horriblement mutilé par les éclats d'un flacon renfermant de l'éther qui avait pris feu. Les quatre paupières furent affectées d'ectropion complet, par suite de la cicatrisation des brûlures, et l'effet de ces désordres fut l'ulcération de la partie inférieure des cornées que le malade ne pouvait, pendant le sommeil, préserver du contact de l'air. Nous crûmes assister à la destruction, au moins partielle, des cornées; mais il n'en fut rien, car à mesure que les cicatrices voisines des rebords orbitaires perdirent de leur rigidité et permirent ainsi au malade de rapprocher davantage les bords adhérents de ses cartilages tarses, il put, en portant très-fortement ses yeux en haut pendant le sommeil, parvenir à voiler ses cornées, et les ulcères qui s'y étaient développés se guérirent complétement. Dans ce cas, toute opération dut être abandonnée, car le tégument des parties environnantes des yeux s'était transformé en un tissu inodulaire fort dense.

Lorsque les paupières atteintes d'éversion n'ont plus de contact avec la muqueuse du globe de l'œil, lorsque les larmes ne les baignent plus avec autant d'abondance, à cause de la tolérance que l'œil manifeste fréquemment pour l'état dans lequel il est tombé, on voit la conjonctive se dessécher à partir du bord libre, et se recouvrir d'une couche épaisse d'épithélium. A la longue, la muqueuse s'affaisse, est sillonnée de traînées cicatricielles, et le tarse participe finalement lui-même à cet état d'atrophie.

Le *pronostic* de l'ectropion varie beaucoup selon la durée du mal, selon ses causes et selon les changements qui sont survenus dans la paupière. Entre toutes les variétés que nous avons signalées, celle qui provient d'un gonflement excessif de la muqueuse (ophthalmie purulente) est encore celle qui permet le pronostic le plus favorable. On peut en dire autant de l'ectropion qui résulte du relâchement de la peau ou de la paralysie du muscle orbiculaire; car alors la thérapeutique ne rencontre pas d'obstacles insurmontables. Il s'en faut de beaucoup qu'il en soit de même lorsque le raccourcissement de la peau a joué un rôle important dans le mécanisme de l'éversion. Les difficultés qui se présentent alors sont d'autant plus grandes que les pertes de substance ont plus profondément intéressé la paupière, ainsi que son bord libre. C'est ce qui arrive dans l'ectropion consécutif à une blépharite ancienne, au raccourcissement de la peau qui résulte d'une nécrose de la paroi osseuse de l'orbite, etc.; car, même en recourant aux procédés d'autoplastie les plus ingénieux, on n'obtient jamais qu'un résultat bien éloigné de l'état normal des parties. Au contraire, les cicatrices superficielles de la peau à la suite desquelles un ectropion est survenu, peuvent, au bout d'un certain temps, perdre toute action nuisible sur la position des paupières.

Le *traitement* de l'ectropion est, on le comprend sans peine, très-différent suivant qu'il s'adresse à l'une ou à l'autre des variétés énumérées plus haut. La plus simple, celle qui provient d'une tuméfaction aiguë de la muqueuse, est, en général, peu rebelle au traitement. Lorsque le mal est récent, il suffit de pratiquer la réduction des paupières déviées et de la maintenir au moyen du bandeau compressif, en renouvelant ce dernier toutes les deux ou trois heures, pour enlever soigneusement les sécrétions morbides qui s'accumulent dans le sac conjonctival. Lorsque la réduction dont nous parlons rencontre des difficultés, que la partie périphérique du muscle orbiculaire est prise de contractions spasmodiques, que la paupière est gorgée de sang, il est bon de faire précéder l'application du bandeau de scarifications multiples de la conjonctive. Si l'étranglement des paupières était assez prononcé pour faire redouter le sphacèle, il ne faudrait pas hésiter à fendre la commissure externe, dans l'étendue d'un centimètre; mais ce débridement n'est indiqué que dans les cas extrêmes. Pour les détails, nous renvoyons au traitement de l'ophthalmie purulente (voy. p. 44).

Lorsqu'il s'agit d'un ectropion sarcomateux, suite d'une ophthalmie purulente chronique ou d'un catarrhe chronique, ce qu'il faut surtout s'attacher à combattre, c'est l'état hypertrophique du corps papillaire. Dans ce but, on a recommandé et tenté, souvent sans beaucoup de succès, l'excision de plis plus ou moins étendus de la muqueuse, les cautérisations énergiques et enfin ces deux moyens combinés.

Avant d'entreprendre un traitement quelconque, il nous semble urgent de voir si la paupière renversée paraît s'être notablement allongée et si les parties voisines du tégument se sont fortement rétractées sous l'influence d'un contact prolongé avec les sécrétions morbides fournies par la muqueuse, si, par exemple, cette rétraction est poussée assez loin pour contrebalancer le raccourcissement de la conjonctive qu'on obtiendrait par les moyens signalés plus haut. Lorsque la paupière renversée ne semble pas s'être très-allongée et que la peau du voisinage est encore saine, comme dans l'ectropion de date récente, on est en droit d'expérimenter un traitement destiné à ramener la muqueuse à son épaisseur normale et il est permis d'espérer la guérison du mal. (En parlant de ce traitement, nous avons particulièrement en vue l'ectropion de la paupière inférieure.) Dans ces conditions, il faut tout d'abord s'efforcer de préserver la peau du contact des mucosités et des sécrétions morbides. On y arrive en fendant, suivant le procédé de Bowman, le conduit lacrymal inférieur et en employant les corps gras en onctions. Cela fait, on pratique sur la muqueuse des cautérisations avec le nitrate d'argent pur, ou mieux avec le nitrate d'argent mitigé, puis des scarifications multipliées. Lorsque la conjonctive commence à se dégonfler et la paupière à regagner une partie de sa mobilité, il faut essayer de replacer et de maintenir la paupière dans sa position au moyen du bandeau compressif qu'on applique alors à des intervalles assez rapprochés.

Ces cautérisations modérées avec un caustique dont on neutralise immédiatement l'excès, l'emportent, à nos yeux, sur les excisions larges et les cautérisations fortes qui donnent fréquemment naissance à un tissu inodulaire très-irritant pour l'œil; d'un autre côté, il faut avouer que c'est la minorité des cas qui comporte un traitement aussi peu énergique; car, si la paupière s'est allongée, il faut recourir à un traitement chirurgical répondant à la double indication de remettre la paupière en position et de réduire son volume. Les mêmes moyens curatifs doivent être employés quand l'allongement de la paupière est sénile ou consécutif à la paralysie du muscle orbiculaire.

Nous nous sommes contenté dans cet article de signaler les procédés mis en usage de notre temps, sans nous attacher à reproduire tout le manuel opératoire de l'ectropion, car il n'offre qu'un intérêt historique, et ne serait point à sa place dans un ouvrage où l'on recherche surtout l'utilité pratique.

1° Le *procédé d'Adams* (fig. 30) (1) consiste à enlever au milieu de la

FIG. 30. FIG. 31.

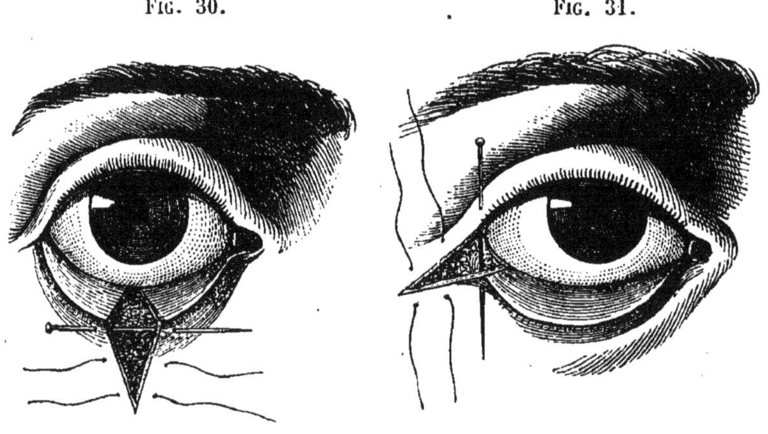

paupière un lambeau triangulaire dont la base correspond au bord libre et dont le sommet est tourné vers la joue. Ce lambeau doit comprendre toute l'épaisseur du tégument, du cartilage et de la muqueuse, et il faut proportionner l'étendue de la base à celle de la déformation. Il suffit, en général, de lui donner de 8 à 10 millimètres. On commence l'opération par déterminer très-nettement les dimensions de la partie qu'on veut exciser, après avoir préalablement mis la paupière dans sa position naturelle; cela fait, on sectionne à l'aide d'un bistouri pointu les deux côtés du triangle, qui mesureront de 10 à 20 millimètres, puis on saisit avec des pinces à griffes le

(1) *Practical observations on entropium or eversion of the eyelieds*. London, 1812, p. 4.

bord de la paupière, tout près de l'une des incisions, dans la partie qui doit être excisée. En soulevant et en attirant à soi la paupière, on la tend suffisamment pour l'éloigner du globe de l'œil et pour pouvoir, sans difficulté, fendre en un seul temps la paupière jusque près du rebord orbitaire inférieur, d'un coup de bistouri dirigé suivant l'une des sections. On en fait autant de l'autre côté. Comme on ne réussit pas à enlever du premier coup la portion de paupière comprise entre les deux sections, car elle adhère ordinairement au fond de la plaie, on coupe les brides qui l'y retiennent, soit avec le bistouri, soit avec les ciseaux. Si l'on employait les ciseaux pour exciser le lambeau triangulaire, on n'apporterait pas dans cette partie de l'opération la précision qu'elle exige.

La réunion de la plaie se pratique au moyen d'une suture entortillée et simple, et l'on a soin de placer l'épingle tout près du bord libre de la paupière.

Il faut reconnaître à ce procédé opératoire plusieurs inconvénients et le principal est qu'il expose à un coloboma de la paupière (Dieffenbach). En admettant qu'on échappe à ce danger, on a souvent à craindre une coaptation vicieuse, par suite de laquelle la cicatrice bosselée et difforme qui occupe le milieu de la paupière devient pour le malade une gêne et une source d'irritation. Pour éviter ces accidents et donner à la cicatrice un emplacement qui la dissimule davantage, on peut, avec de Ammon (1), placer le lambeau triangulaire dans une position telle que son côté externe soit le prolongement de la commissure externe (voy. fig. 31). Il est important alors d'attirer la paupière, lorsqu'on la divise, en avant et en dehors, afin que l'angle que représente le lambeau de la muqueuse ne tombe pas trop près de la partie moyenne de la paupière.

2° *Combinaison du procédé d'Adams avec la tarsoraphie de Walther* (2). — Dans ce procédé, le lambeau est taillé de telle sorte que le ligament palpébral externe le divise en deux parties égales. Avant de pratiquer cette opération, on introduit sous la commissure externe, afin de la distendre, une plaque d'ivoire ; après quoi l'on sectionne avec un bistouri pointu les deux côtés du triangle en prenant leur point de départ à une distance d'un millimètre et demi du bord palpébral de la commissure, et en les faisant converger vers un point de la tempe éloigné de 15 à 20 millimètres de l'angle externe. La double section terminée, on saisit avec les pinces la pointe du triangle que l'on dissèque de dehors en dedans en n'intéressant dans cette dissection que le derme. Arrivé aux extrémités des

(1) *Zeitschrift für Augenheilkunde*, t. I, p. 529.

(2) *Journal de de Graefe et de Walther*, t. IX, 1828, et *System der Chirurgie*, t. VI, 1828, p. 166.

sections sur les bords libres des paupières, on échange le bistouri contre les ciseaux et l'on ménage le tarse en ayant soin d'enlever tous les bulbes pileux et de ne comprendre dans la section qu'une faible partie de la muqueuse. Puis, comme dans la tarsoraphie simple, on prolonge l'avivement des bords libres des paupières de 2 à 3 millimètres vers l'angle interne en conservant les bulbes pileux, c'est-à-dire en n'excisant que la superficie du derme. Enfin on réunit les bords avivés des tarses au moyen d'une suture entortillée, tandis qu'on se contente de simples ligatures pour rapprocher les autres parties de la plaie.

De Walther enlevait, dans sa tarsoraphie, une partie du tarse, ce qui n'est pas nécessaire dans le procédé que nous décrivons.

L'opération d'Adams combinée à la tarsoraphie n'enlève pas une portion aussi étendue de la paupière renversée que le procédé d'Adams modifié par de Ammon, employé seul. Elle agit principalement en relevant la paupière (et particulièrement la commissure externe), c'est pourquoi elle est surtout indiquée dans les cas où la paupière et la commissure externe sont fortement abaissées, sans que la première soit considérablement allongée, et quand le globe de l'œil se trouve trop proéminent du côté malade. Aussi l'emploi de cette opération combinée rend d'excellents services dans des cas de lagophthalmus paralytique ancien où, à la rigueur, on pourrait avoir recours à un procédé analogue pour l'angle interne de l'œil malade, si la première opération avait été insuffisante (Le Dran (1), de Graefe) (2).

FIG. 32. FIG. 33.

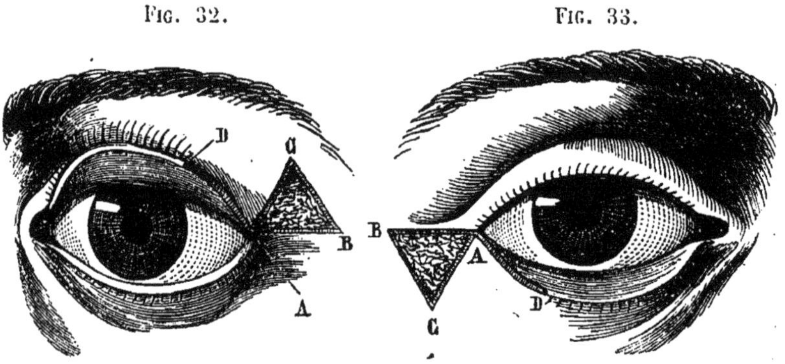

3° *Opération de Dieffenbach* (3). — On excise, comme l'indiquent les figures 32 et 33, un lambeau cutané triangulaire long de 6 à 8 milli-

(1) *Mémoires de l'Académie royale de chirurgie*, t. II, p. 343. Paris, 1780.

(2) *Archiv für Augenheilkunde*, t. IV, 1858, A. 2, p. 209.

(3) Zeis, *Handbuch der plastischen Chirurgie*. Berlin, 1838, p. 380. Un procédé dû à l'invention si féconde de Dieffenbach, et que l'on retrouve dans tous les manuels,

mètres, à base horizontale et contiguë par son extrémité interne à la commissure externe de l'œil, qu'on dissèque et qu'on enlève dans sa totalité. On incise alors la commissure et l'on dégage la paupière par des sections qui longent sa face profonde, puis on avive le bord de la paupière renversée à partir de l'angle externe, dans une étendue égale à celle de la base du triangle détaché. La paupière est alors portée en dehors, et l'on réunit les points A et B, D et A. La suture entortillée sera employée pour la réunion des côtés du triangle, tandis que de simples ligatures suffiront pour la coaptation du bord palpébral à la base de ce même triangle. De cette manière, aucune partie de la plaie ne restera à découvert, et, si l'on n'obtient pas la réunion par première intention, on peut espérer la guérison de l'ectropion par suite de la rétraction cicatricielle qui succède à l'extirpation du lambeau A B C.

On voit que, dans cette opération, tout consiste à porter en dehors l'angle externe de la paupière, qu'on peut, suivant une légère modification du procédé de Dieffenbach, remonter ou descendre à volonté, en donnant à la base du lambeau qu'on excise une position plus ou moins inclinée. Le raccourcissement de la paupière n'est produit que par la traction continue qu'on fait subir à son angle externe de dedans en dehors. Aussi cette opération n'est-elle couronnée de succès que dans les cas d'ectropion où la paupière renversée ne s'est pas trop allongée.

Les opérations que nous venons de décrire, et qui peuvent servir de types susceptibles d'être modifiés suivant les nécessités des différents cas, ont principalement pour objet les variétés d'ectropion où la paupière renversée n'est retenue par aucune bride cicatricielle et peut, sous l'impulsion du doigt, reprendre momentanément sa position (1).

Les procédés opératoires que nous allons exposer se rapportent, d'une manière générale, aux ectropions dans lesquels la rétraction d'une cicatrice a raccourci la peau de la paupière et fait basculer le tarse correspondant.

Procédé de Sanson (2) *et de Wharton Jones.* — Lorsqu'il s'agit d'une

consiste à inciser la peau au-dessous de la paupière renversée, de se frayer par l'ouverture un chemin jusque dans le sac conjonctival et de saisir la conjonctive qu'on attire et qu'on fixe dans la plaie extérieure, en imprimant au tarse un mouvement de bascule qui redresse la paupière. (Voy. *Neue Heilmethode des Ectropium*, v. Dr. J. F. Dieffenbach, *Rust's Magazin*, t. XXX, 1830.)

(1) Si toutefois on en excepte les cas où la cicatrice en question occuperait précisément le lieu d'élection désigné pour l'excision du lambeau triangulaire. Il en était ainsi dans l'ectropion auquel de Walther appliqua pour la première fois la tarsoraphie et qu'il appela ectropion de l'angle externe.

(2) C'est à tort que ce procédé (attribué aussi à M. Wharton Jones qui semble l'avoir

cicatrice adhérente à l'os, comme dans la figure 34, on la circonscrit dans deux incisions qui, partant du voisinage du bord libre (dans la figure, elles sont indiquées trop éloignées du bord), comprennent la majeure partie de ce bord et convergent sur la joue ou sur le front au delà de la cicatrice. Cela fait, on détache soigneusement le lambeau, de son sommet vers sa base, en disséquant autant que possible la cicatrice, et en s'efforçant, une fois arrivé au rebord orbitaire, de détacher, par des incisions parallèles à ce bord, tout tractus cicatriciel qui serait un obstacle à la réduction de l'ectropion. Enfin on réunit, comme l'indique la figure 35, les lèvres de la plaie, après avoir dégagé préalablement la peau dans une certaine étendue, pour faciliter la coaptation. La réunion qu'on obtient par

FIG. 34. FIG. 35.

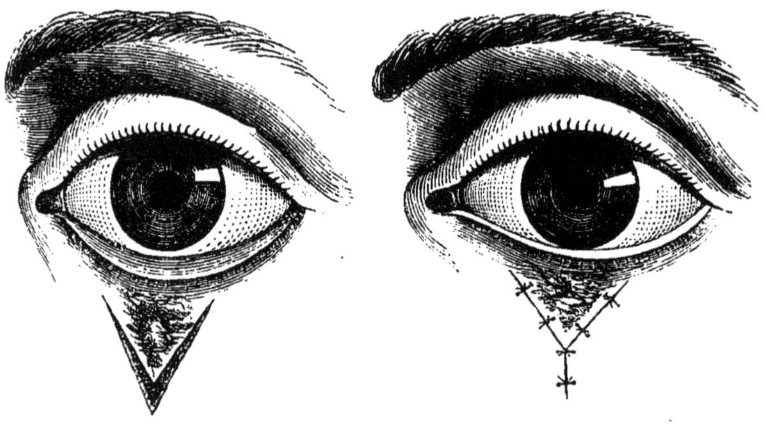

ce procédé affecte la forme d'un Y, tandis que la section pratiquée dans le premier temps de l'opération avait celle d'un V.

Procédé de de Ammon (1). — Celui-ci diffère du précédent en ce que la double incision qui circonscrit la cicatrice est de forme circulaire. Si la cicatrice était plus étendue en largeur qu'en hauteur, cette incision pren-

appliqué le premier pour la paupière supérieure) a reçu dans quelques manuels et traités le nom de blépharoplastie (procédé par extension du lambeau, Desmarres), il ne s'agit pas ici de la formation d'une nouvelle paupière, mais simplement du dégagement de l'ancienne. Ce procédé porte dans la plupart des traités le nom de Sanson, nos recherches et les renseignements que M. Sichel nous a bien voulu donner à ce sujet n'indiquent nullement que Sanson en soit l'auteur.

(1) *Zeitschrift für Ophthalmologie*, t. I, H. I, p. 36, et *Nova blepharoplastices methodus*, p. J. F. Dreyer. Vindobonæ, 1831, p. 28.

drait la disposition d'un ovale couché (comme dans la figure 36). En cas contraire, l'ovale devient vertical ou plus ou moins incliné. Les incisions terminées, on dégage soigneusement la peau vers la joue ou vers le front ainsi que du côté de l'orbite, en introduisant le bistouri à plat et en le conduisant parallèlement aux incisions semi-circulaires. Ensuite, on avive très-superficiellement la cicatrice et l'on réunit les lèvres de la plaie, après les avoir fait glisser au-dessus de cette surface avivée (fig. 37). Il est aisé de comprendre qu'en pareille circonstance l'îlot cicatriciel (Dreyer), pour permettre le glissement et la coaptation des parties, ne doit pas avoir une étendue trop considérable, car tout le succès de l'opération dépend des chances que l'on a d'obtenir une réunion immédiate.

Fig. 36. Fig. 37.

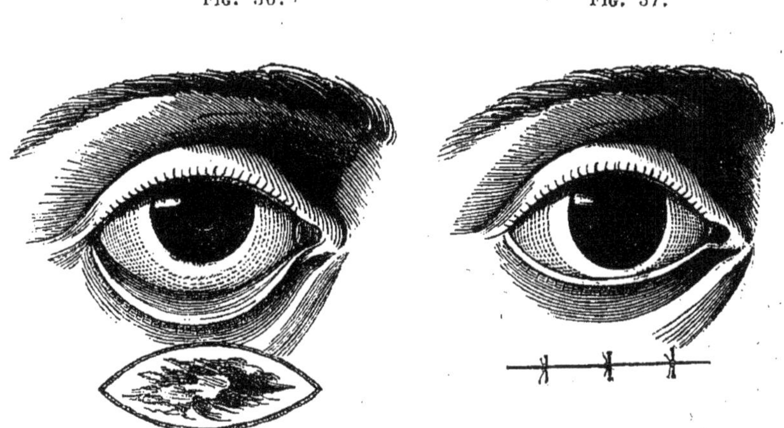

Procédé de Fred. Jæger (1). — Cette opération a quelque analogie avec celle de de Ammon ; seulement, elle y ajoute l'excision d'une partie de la paupière allongée et expose, pour ce motif, autant et plus que le procédé d'Adams, au danger d'un coloboma artificiel ; mais, comme elle a été chaleureusement recommandée par quelques auteurs, par M. Sichel (2) entre autres, nous la ferons connaître ici en peu de mots.

On a affaire, comme l'indique la figure 38, à une cicatrice adhérente au rebord orbitaire supérieur, et qui renverse la paupière en l'attirant de son côté. On commence par inciser cette dernière dans toute son étendue, à 4 ou 6 millimètres de son bord et parallèlement à lui. Il est bon, pour faciliter cette incision, ouvrant, en quelque sorte, une seconde fente palpébrale, d'employer la plaque d'ivoire de Jæger. Cela fait, on détache complète-

(1) Dreyer, *loc. cit.*, p. 40.
(2) *Iconographie*, p. 653.

ment du pont cutané compris entre la fente palpébrale et l'incision qui lui est parallèle une portion quadrangulaire, dont on mesure l'étendue à la disproportion pathologique des deux paupières; puis on dégage la

Fig. 38.

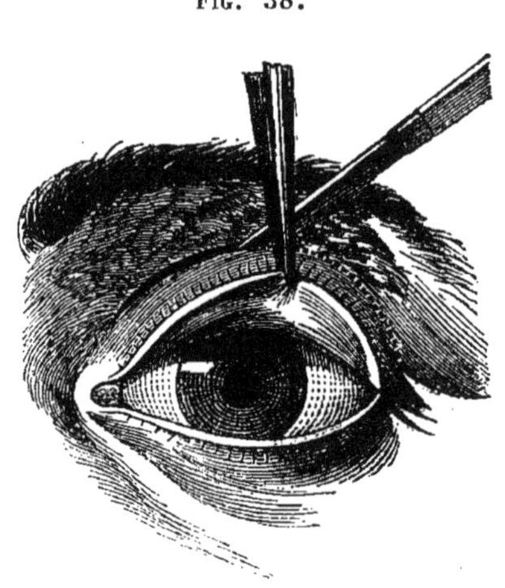

peau de la cicatrice adhérente à l'os, de manière à lui donner une grande mobilité (voy. fig. 39). Enfin, on réunit les bords de la plaie par la suture entortillée et la suture simple, comme on le voit dans la figure 40, en s'attachant surtout à affronter très-exactement les lèvres verticales. On

Fig. 39. Fig. 40.

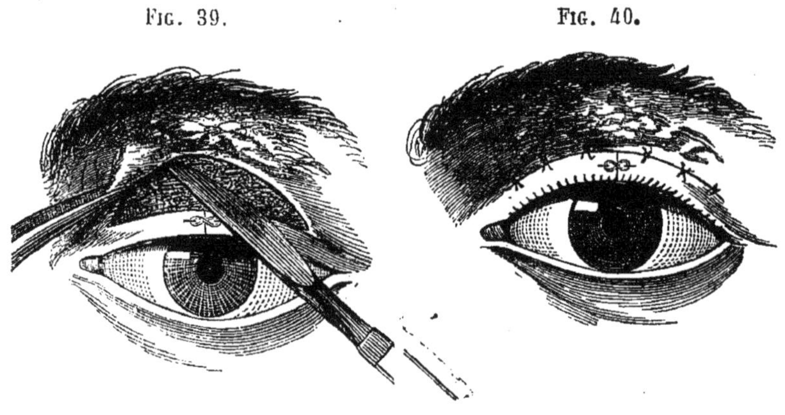

conçoit sans peine que cette opération ne soit d'une exécution facile que quand il est possible de détacher aisément la cicatrice et de rendre ainsi la peau très-mobile sur les parties sous-jacentes. Si ces conditions ne peuvent être remplies, il vaut mieux recourir à l'un des procédés suivants.

Second procédé de Dieffenbach (1). — Comme le montre la figure 41, on comprend la cicatrice adhérente à l'os dans une section triangulaire ayant sa base tournée vers la paupière, et dont les côtés mesurent de 1 à 2 pouces, puis on l'extirpe en totalité. Ensuite on prolonge des deux côtés la section qui représente la base du triangle. On s'efforce de dégager les lambeaux latéraux, pour en faciliter le glissement et la coaptation, et l'on achève cette dernière au moyen de la suture entortillée, pour la portion verticale de la plaie, et de ligatures simples, pour sa portion horizontale (fig. 42). Ce mode d'opération permet l'extirpation de cicatrices situées au-dessus, au-dessous, ou en dehors de la fente palpébrale.

Fig. 41. Fig. 42.

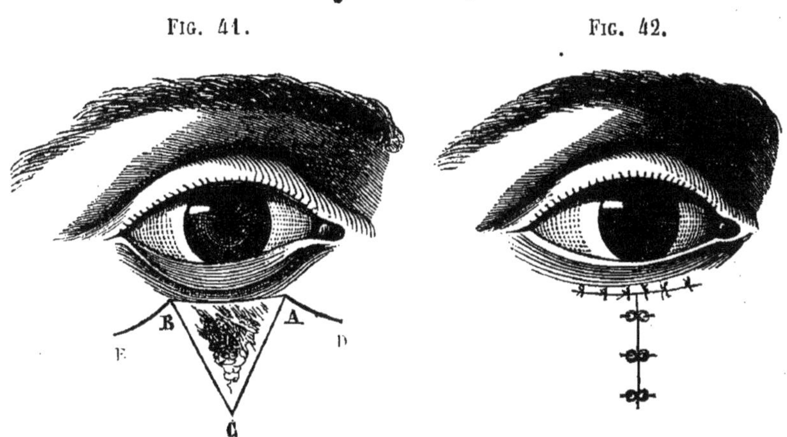

Procédé de Fricke (2). — Si la rétraction est très-intense, si les glissements de la peau voisine de la cicatrice sont très-difficiles, les procédés ci-dessus décrits peuvent être insuffisants et l'on est obligé de recourir à la restauration du tégument altéré de la paupière, en empruntant des lambeaux aux parties circonvoisines. Nous entrons ainsi dans l'étude des opérations autoplastiques, de la blépharoplastie.

D'après Fricke, on comprend la cicatrice entre deux sections semi-elliptiques et on l'excise. Dans le cas d'une cicatrice très-étroite, on se contente d'une simple incision dirigée parallèlement à cette dernière, du côté opposé au bord libre de la paupière ; puis on coupe les brides cicatricielles. Pour cela, on dissèque la peau jusque vers la conjonctive, et l'on arrive ainsi à rendre la paupière aussi mobile que possible. A ce moment, un aide, après avoir étanché le sang, se charge d'écarter les lèvres de la plaie, en exerçant

(1) Zeis, *Handbuch der plastischen Chirurgie, nebst einer Vorrede*, v. J. F. Dieffenbach. Berlin, 1838, p. 378.

(2) *Die Bildung neuer Augenlider* (*Blepharoplastik*), par J. C. G. Fricke. Hambourg, 1829.

une traction continue de haut en bas. On obtient ainsi une plaie longitudinale d'une largeur variable selon que l'on a dû recourir à deux sections semi-elliptiques, ou à une simple incision. On mesure avec soin les dimensions de cette plaie et l'on taille dans la peau du front ou de la joue un lambeau suffisant pour remplir l'espace laissé vide par l'écartement des lèvres de la plaie. Ce lambeau doit atteindre, par la face profonde, le muscle orbiculaire, peut même comprendre ce muscle dans son épaisseur et doit offrir un large pédicule. La portion de peau qu'on sectionne ainsi doit surpasser de 2 millimètres en longueur et en largeur l'intervalle qu'elle est destinée à combler, eu égard à la rétraction soudaine qu'elle montre, une fois détachée. Cela fait, il ne reste pour permettre au lambeau réparateur de glisser dans la plaie qui a succédé à l'extirpation ou au dégagement de la cicatrice, qu'à réunir par une simple incision les extrémités correspondantes de l'une et de l'autre ouverture. Pour éviter le tiraillement de la peau pendant le temps de l'opération qui consiste à mettre le lambeau en place, on peut prolonger l'incision qui limite ce dernier en dehors. De simples ligatures suffisent pour la réunion du lambeau : quant aux lèvres de la plaie pratiquée sur le front ou sur la joue, on peut les rapprocher au moyen de la ligature entortillée.

Pour des cas d'ectropion plus compliqués et où les procédés ci-dessus mentionnés seraient insuffisants, nous renvoyons à l'article de la blépharoplastie.

ARTICLE XIX.

TRICHIASIS ET DISTICHIASIS.

Symptômes anatomiques. — On entend par trichiasis une direction vicieuse des cils, en vertu de laquelle ceux-ci se portent vers le globe oculaire, sans que la paupière soit en aucune façon altérée. Lorsqu'en outre les cils déviés sont implantés de telle façon qu'ils forment distinctement plusieurs rangées, on a, suivant les auteurs, affaire à un distichiasis. Cette distinction n'est pas très-importante, si l'on considère qu'à l'état normal, les cils forment plusieurs séries linéaires et que leurs pointes semblent seules à peu près au même niveau, de manière à simuler une régularité d'implantation qui n'existe pas (Moll, Donders). Néanmoins, nous ne nions pas que l'écartement physiologique de la base des cils puisse augmenter, comme nous le verrons tout à l'heure.

Il se présente un second point qu'il importe d'éclaircir pour faciliter le diagnostic du trichiasis. Frappés de l'irrégularité survenue dans l'implantation des cils, irrégularité signalée, la plupart du temps, par l'absence de parallélisme des poils, les observateurs n'ont pas tardé à invoquer, pour expliquer ce fait, une augmentation de nombre de ces derniers. Cette hypothèse, qu'on n'a jusqu'à présent appuyée d'aucune recherche attentive, n'en a pas moins fait son chemin dans tous les traités spéciaux. Si l'on remarque que pour la paupière supérieure, siége le plus ordinaire de l'affection dont nous traitons, le nombre des cils peut varier à l'état normal de cent à cent-cinquante, et, pour la paupière inférieure, de cinquante à soixante-quinze, on jugera quel cas il faut faire de cette prétendue multiplication des bulbes pileux. On a voulu chercher dans la coloration, la consistance, l'emplacement et la direction des cils déviés, la preuve de l'opinion qui les regarde comme étant de nouvelle formation; mais en parlant des follicules pileux, de l'acné en particulier, nous avons dit qu'une fois le follicule devenu le siége d'une hypergénèse des éléments cellulaires qui tapissent sa cavité, ou d'une suppuration, il donne facilement naissance à un poil faible, décoloré et souvent dévié.

Dans la plupart des cas de trichiasis ou de distichiasis, l'intégrité du reste de la paupière fait distinguer ces affections de l'ectropion; toutefois il faut faire ici une réserve; car il arrive fréquemment que le bord tranchant de la paupière malade soit émoussé, arrondi, comme dans la blépharite chronique, affection que d'ailleurs la maladie dont nous nous occupons reconnaît souvent pour cause.

Si la déviation des cils occupe une étendue assez considérable du bord libre, il n'est guère possible qu'elle échappe à l'observation, et c'est à juste titre alors qu'on lui attribue le larmoiement, l'injection conjonctivale, les affections panneuses de la cornée, enfin les souffrances du malade et la sensation de corps étranger qu'il accuse. Mais il n'en est pas ainsi lorsque les cils tournés vers le globe oculaire sont peu nombreux; quoique, même dans ces conditions, ils puissent devenir une source constante d'irritation et de douleurs. En pareil cas, on est exposé à méconnaître le principe du mal, et à le confondre avec une affection idiopathique de la conjonctive, tandis qu'en enlevant ou en redressant les cils déviés, on ferait assez rapidement disparaître les symptômes inflammatoires déclarés dans la muqueuse.

Pour se bien renseigner sur la présence des cils déviés, M. Mackenzie, ce praticien émérite, conseille de ne pas écarter les paupières du globe de l'œil, par la raison que les poils fins se redressent alors facilement et peuvent échapper à l'examen. Il est préférable, dit-il, pour les apercevoir, de laisser la paupière appliquée contre le globe de l'œil, de manière que l'iris ou la pupille y forme un arrière-plan, et de faire tomber la lumière latéralement. Nous ne croyons pas, quant à nous, que ce procédé d'exploration soit très-commode, car le malade cligne les paupières dès que les cils sont en contact avec l'œil. Ces mouvements gênent l'observateur qui se trouve bien plus à son aise en soulevant légèrement la paupière et en se plaçant de côté. De cette manière, il lui est très-facile de constater la présence des poils, même les plus fins, dont la pointe se montre en dedans de la lèvre interne du bord libre.

Étiologie. — Le trichiasis et le distichiasis sont presque toujours causés par une irritation prolongée du bord ciliaire, et nous négligeons entièrement l'hypothèse d'après laquelle un certain nombre de follicules pileux, datant de la vie fœtale et incomplétement organisés, se développeraient à l'époque de la puberté, en suivant une évolution analogue à celle des dents de certains sujets, et pousseraient dans une direction vicieuse en donnant lieu au distichiasis (Vidal, de Cassis).

En parlant des différentes formes d'acné ciliaire et de blépharite, nous avons insisté sur ce fait que dans la plupart des cas où une suppuration circonscrite se fait, dans plusieurs foyers, au bord de la paupière, il résulte assez souvent du travail cicatriciel consécutif une déviation des cils. Mais, faisant abstraction d'une cause aussi nettement déterminée, on nous accordera qu'il est peu de régions aussi exposées que le bord ciliaire à un gonflement inflammatoire de longue durée. Cette tuméfaction, loin d'être due, comme le pensait l'école ancienne, à la présence d'un exsudat plastique ou séreux, provient d'une augmentation de volume et de nombre des éléments de tissu cellulaire que la paupière contient. Si le gonflement persiste un certain temps et s'il atteint un certain degré de développement, on peut être sûr que l'examen microscopique révélera la présence de tissu cellulaire de nouvelle formation, en quantité variable. Celui-ci peut, on le sait, disparaître en totalité ou en partie, soit par voie de dégénérescence graisseuse, soit en se rétractant sensiblement. Le siége le plus commun de ces processus inflammatoires chroniques est le champ d'implantation des cils ; aussi ne faut-il pas s'étonner lorsque ces poils, irrégulièrement disposés à l'état normal, le deviennent bien davantage au moment où le bord ciliaire se dégonfle et où le tissu cellulaire de nouvelle formation revient sur lui-même. La déviation et l'altération des poils ont, en ce cas, une seule et même source.

Si l'on considère combien sont nombreuses les causes d'hypérémie du bord ciliaire, et avec quelle insouciance certaines personnes supportent, pendant des années, de légers catarrhes conjonctivaux, un gonflement accompagné de rougeur du bord des paupières, on n'a pas lieu d'être surpris qu'à la longue les cils changent de position, alors qu'il serait impossible de préciser la cause fréquemment éloignée de la maladie.

Assez souvent, lorsqu'on s'occupe des maladies inflammatoires des paupières, on a occasion de signaler une sorte de cercle vicieux, en vertu duquel une affection en engendre une seconde, qui, à son tour, entretient celle qui lui a donné naissance. Il en est ainsi pour la maladie dont nous traitons Lorsque quelques cils frottent contre l'œil, on voit, consécutivement à l'irritation qu'ils déterminent, les paupières se fermer à tout instant, et ces mouvements s'exagérer, chez quelques personnes, au point de constituer un véritable spasme. Pendant ces contractions spasmodiques du muscle orbiculaire, la déviation des cils malades augmente en ce que ces contractions forcées ont pour effet de faciliter, chez certains sujets, la production d'un ectropion et de tourner davantage les cils déviés contre le globe de l'œil. La dégénérescence graisseuse de la portion ciliaire du muscle orbiculaire, signalée par quelques auteurs (Warlomont, Testelin) comme cause du trichiasis, nous paraît, au contraire, devoir agir en sens inverse. Ce n'est pas que nous prétendions que cet état ne puisse se rencontrer, chez des sujets avancés en âge, avec le trichiasis; mais nous voyons dans ces faits une simple coïncidence, sans y chercher des relations de cause à effet. Nous avons reconnu d'ailleurs, en parlant de l'ectropion, que la dégénérescence graisseuse susdite peut provenir d'une inflammation prolongée de la muqueuse du bord de la paupière.

Traitement. — Le traitement du trichiasis et du distichiasis consiste à s'opposer à la direction vicieuse que prennent les cils et à combattre les causes qui l'entretiennent. On ne remplit qu'une de ces indications, si l'on se contente d'enlever avec une pince à cils (sans dents, à griffes plates), les poils déviés. Malheureusement, il faut revenir à cette épilation à des intervalles parfois très-rapprochés, et l'atrophie des follicules pileux qu'on espère obtenir de cette pratique, se fait souvent attendre indéfiniment. Le sulfure sulfuré de calcium donne une épilation plus complète et qui suffit fréquemment pour plusieurs mois (Duval, d'Argentan) (1). Cette substance ne doit servir que fraîchement préparée, car elle s'altère avec beaucoup de rapidité. On en fait sur le bord des paupières une légère onction, après avoir garanti l'œil du contact de ce médicament au moyen de la plaque d'ivoire. De quatre à six minutes après, on lave les paupières avec un linge mouillé et à grande eau.

Pour obtenir une épilation complète et encore plus prolongée, on fait suivre l'épilation ordinaire de la cautérisation avec le nitrate d'argent, la potasse caustique, ou le cautère actuel qu'on applique sur le bord libre, soit directement, soit par l'intermédiaire d'épingles d'entomologistes enfoncées préalablement dans les bulbes pileux et qui s'échauffent rapidement au contact du fer rouge. Enfin, on a tenté d'introduire du tartre stibié en poudre dans une section pratiquée le long de la racine des cils.

Tous ces procédés, d'une exécution souvent assez délicate, ont deux

(1) *Annales d'oculistique*, t. XXXI, p. 155.

grands inconvénients : 1° ils ne réussissent d'une manière absolue que dans des cas exceptionnels ; 2° ils causent une difformité assez choquante, puisqu'ils privent le bord libre de tous les cils et oblitèrent les glandes meibomiennes qui le lubrifient (Madarosis).

Un troisième procédé curatif, plus radical que les précédents, consiste à enlever dans sa totalité le champ d'implantation des cils. Dans la méthode ancienne, peu élégante, on se contentait d'enlever purement et simplement le bord ciliaire avec les poils qui le garnissent (Bartisch, Cortum et Heister) (1). Beer et F. Jæger (2) ont tâché de ménager le tarse et la conjonctive en se bornant à exciser aux dépens du tégument une bandelette large de 2 à 3 millimètres. Flarer (3) modifia cette méthode en dégageant d'abord le tégument externe à l'aide d'un couteau lancéolaire enfoncé entre le tarse et la peau, parallèlement au fibro-cartilage, pour enlever ensuite la bandelette longitudinale et les cils. Il échappait ainsi plus facilement au risque de laisser des follicules pileux sur place. Vacca Berlinghieri (4) commençait par pratiquer une section parallèle au bord des paupières, à 3 millimètres de distance de ce dernier, et terminait par deux autres sections perpendiculaires à la première ; puis il soulevait le lambeau et excisait les follicules pileux, ou les détruisait à l'aide d'un pinceau trempé dans l'acide nitrique ; enfin, il réappliquait le lambeau et le fixait au moyen d'une bandelette agglutinative.

Ces divers procédés destinés à enlever le champ d'implantation des cils, en intéressant plus ou moins le fibro-cartilage et le tégument externe, ont bien un certain avantage sur la cautérisation seule, car ils sont d'un effet plus certain ; mais ils exposent bien plus que les autres aux inconvénients d'une cicatrisation vicieuse et de la déformation du bord libre qui, non-seulement défigurent le malade, mais exposent ses yeux à des irritations répétées, par le contact du tissu inodulaire auquel ils donnent naissance.

Un quatrième mode d'opérer consiste, non plus à enlever les cils, mais à déplacer directement ou indirectement leur champ d'implantation. Un procédé qui peut ici servir de type, en indiquant le but qu'on se propose d'atteindre, est celui de Jæsche (5), modifié par M. Arlt (6). Il consiste à dégager la peau et les cils du tarse, comme le faisait Flarer, puis à délimiter une bandelette longitudinale au moyen d'une incision parallèle au bord

(1) *Institutiones chirurgicæ*, t. I. Amstelædami, 1739.

(2) *Dissertatio sistens diagnosin et curam radicalem trichiasis*, etc., auctore Christiano Hosp. Viennæ, 1818.

(3) *Zanerini dissert. sopra Trichiasi*. Pavia, 1829.

(4) *Nuovo methodo di curare la Trichiasis*. Pisa, 1825, et *Archives générales de médecine*, t. IX, 1825.

(5) *Medic. Zeitung Russlands*, 1844, n° 9.

(6) *Prager med. Vierteljahrschrift*, t. VII, 1845.

ciliaire, distante de celui-ci de 3 ou 4 millimètres et qui sert de base à une autre incision semi-lunaire remontant à une hauteur variable et intéressant la peau jusqu'au tarse. On extirpe le lambeau ainsi déterminé, puis on rapproche les lèvres de chaque section, en faisant glisser sur le fibro-cartilage la bandelette garnie de cils qui laisse ainsi à découvert dans une certaine étendue le bord libre du tarse. Il peut arriver que la bandelette de peau conservée et dégagée de ses adhérences dans toute sa partie moyenne, vienne à se mortifier ou à se détruire par suppuration, si la réunion ne se fait pas par première intention, lorsque les extrémités de ce lambeau n'ont pas une largeur suffisante ou ne sont pas assez vasculaires. C'est le défaut principal de ce procédé qui a, en outre, l'inconvénient d'amener l'oblitération de presque toutes les glandes de Meibomius.

On dévie le champ d'implantation des cils moins directement; mais aussi plus simplement, en excisant des portions de la peau qui avoisine les cils, comme le faisait déjà Celse, de son temps, et comme M. Desmarres (1) le recommande. On coupe horizontalement, et tout près des cils, un ou plusieurs petits lambeaux ovalaires et l'on abandonne la cicatrisation à elle-même. On peut encore obtenir la rétraction cicatricielle recherchée, au moyen de cautérisations, d'un emploi d'ailleurs assez peu commode, par l'acide sulfurique (Callisen, Helling).

Une des meilleures méthodes, à notre avis, aussi simple d'exécution que sûre dans ses effets, est l'emploi des ligatures cutanées posées d'après les indications de M. Gaillard (2), avec cette différence toutefois qu'au lieu de placer ces ligatures aux angles des paupières, nous préférons les mettre au-dessous ou au-dessus des points où les cils sont le plus déviés en dedans. Une, deux ou trois de ces ligatures suffisent en général. On saisit avec des pinces, tout près du bord ciliaire, un repli de la peau de 3 à 4 millimètres de largeur, que l'on transperce de part en part avec une aiguille munie d'un fil de soie solide et double, et l'on tâche de glisser cette dernière sur le tarse même. On fait ensuite un nœud que l'on serre très-fortement et l'on abandonne l'élimination de la ligature à la suppuration. (Voy. page 131.) Le redressement des cils est immédiat et la réduction des poils déviés est maintenue par la rétraction cicatricielle qui succède à l'élimination suppurative des ligatures. Il ne faut pas se préoccuper de la difformité passagère que causent alors le gonflement de la peau et les nodosités qu'il produit autour des points occupés par les fils. Si la déviation des poils se combinait à des altérations survenues dans la configuration des paupières, on devrait recourir aux moyens indiqués dans l'article suivant.

(1) *Loc. cit.*, t. I, p. 532.
(2) *Bulletin de la Société de Poitiers*, 1844.

ARTICLE XX.

RENVERSEMENT DES PAUPIÈRES EN DEDANS (ENTROPION).

Quand le renversement des cils en dedans s'accompagne d'un déplacement analogue de la peau contiguë au bord libre et de ce dernier lui-même, on a affaire à un entropion. L'entropion peut être plus ou moins prononcé, intéresser une seule paupière ou les deux en même temps. Comme dans la description de l'éversion des paupières en dehors, nous nous attacherons ici à faire ressortir :

1° L'identité des causes qui donnent lieu aux différentes formes d'entropion ;

2° La nature des altérations produites dans la configuration des paupières ;

3° La gravité des suites que cette affection peut entraîner par rapport à l'œil.

1° Les causes prédisposantes de l'entropion peuvent se rapporter uniquement au raccourcissement du tégument interne de la paupière, comme celles de l'ectropion au raccourcissement du tégument externe. En parlant des granulations chroniques, du trachome (page 121), nous avons vu que, non-seulement la rétraction cicatricielle qui survient dans la conjonctive est suivie de l'inversion du bord palpébral ; mais encore que cette déformation coïncide avec un changement de configuration du tarse. Si dans l'ectropion produit par la rétraction du tégument externe, le fibro-cartilage perd sa courbure, s'élargit et s'allonge, on peut vérifier que dans l'entropion ayant une origine analogue, la courbure du tarse augmente, tandis que ses dimensions en largeur et en longueur diminuent.

Les effets que ces modifications doivent exercer sur la position des paupières sont faciles à concevoir ; mais il n'est pas rare qu'à cette action mécanique s'en ajoutent d'autres, moins aisées à déterminer. Lorsque, par exemple, on observe attentivement un nombre considérable d'yeux atteints de véritables granulations, où la muqueuse se transforme peu à peu et souvent malgré le traitement en un tissu cicatriciel dense, on remarque avec étonnement que l'entropion se manifeste avec beaucoup plus de promptitude et d'intensité sur les uns que sur les autres. On en rencontre même sur lesquels l'entropion manque absolument, quoique le tarse correspondant soit déformé et la conjonctive palpébrale transformée en un tissu inodulaire résistant. Quelle différence une observation minutieuse peut-elle donc signaler entre les uns et les autres, pour rendre compte de ce phénomène? On se rappelle que l'ectropion se développe d'autant plus facilement qu'à mesure que le tégument externe se relâche ou se raccourcit, la portion ciliaire (muscle lacrymal postérieur) de l'orbiculaire perd de son action, tandis que la portion qui parcourt les parties molles des paupières (muscle lacrymal antérieur), conserve la faculté de se contracter ou même gagne en puissance.

C'est le contraire qui arrive pour l'entropion. Le raccourcissement de la muqueuse est d'autant plus rapidement suivi de l'inversion du bord libre que la portion ciliaire de l'orbiculaire a mieux conservé sa contractilité, si même celle-ci ne s'est pas augmentée par une action réflexe dont le point de départ existe dans l'excitation de la muqueuse malade. On peut ajouter à cela que si les granulations chroniques ont été fréquemment interrompues dans leur évolution par des poussées inflammatoires accompagnées d'un gonflement notable de la muqueuse, et si cette tuméfaction a eu pour effet d'exercer des tiraillements prolongés sur le bord libre, qui lui-même peut avoir été envahi par l'inflammation, on a sous les yeux un concours de circonstances défavorables à la production de l'entropion, puisqu'elles peuvent avoir pour effet de relâcher et d'atrophier la portion ciliaire du muscle orbiculaire.

Supposons qu'alors la turgescence et la sécrétion puriforme de la muqueuse se dissipent, et qu'à la suite d'un développement abondant de granulations nouvelles, la muqueuse se change en tissu cicatriciel; on verra l'inversion des paupières neutralisée en totalité ou en partie par la prépondérance d'action que la portion la plus périphérique de l'orbiculaire (le muscle lacrymal antérieur) possède sur la portion ciliaire du même muscle, affaiblie ou atrophiée. On a donc raison de dire, et la pratique journalière y autorise pleinement, que les personnes atteintes de granulations chroniques seront d'autant plus inévitablement atteintes d'entropion que les contractions de la portion ciliaire de l'orbiculaire pourront mieux se faire sans interruption pendant toute la période de raccourcissement de la muqueuse, et qu'elles auront été moins gênées par une tuméfaction ou des tiraillements excessifs.

Il a été, en second lieu, question d'une espèce d'ectropion qui survient consécutivement au relâchement des parties centrales de l'orbiculaire, dans les cas où celles-ci sont soumises à l'action prolongée d'une force qui s'exerce de dedans en dehors, comme il arrive dans l'ophthalmie purulente aiguë. C'est dans des conditions diamétralement opposées que se forme l'entropion, à la suite d'un gonflement considérable et rapide des paupières. Ici, en effet, la turgescence de ces voiles membraneux occupe principalement le bord orbitaire, où le tissu sous-dermique est beaucoup plus lâche et plus abondant qu'au voisinage du bord libre. En pareille circonstance, la portion de l'orbiculaire qui se répand dans les parties molles des paupières, considérablement distendue, peut être mise dans l'impossibilité d'agir alors que les fibres de la portion ciliaire, moins fortement tiraillées, se contractent encore et peuvent renverser en dedans la peau voisine du bord libre et les cils qui y tiennent. Contrairement à ce qui arrive pour la paupière inférieure, dans les cas analogues d'ectropion, on peut observer ici, pour la paupière supérieure, que le poids des téguments tuméfiés contribue à renverser en dedans la peau voisine du bord libre.

En troisième lieu, il a été fait mention d'un ectropion sénile, causé primitivement par le relâchement de la peau et du tarse. Dans l'entropion sénile, les choses se passent presque à l'inverse. En effet, l'absence d'une coaptation exacte des paupières contre le globe de l'œil résulte alors de l'enfoncement de l'œil dans l'orbite, phénomène consécutif à l'atrophie du tissu graisseux que cette cavité renferme. La portion ciliaire de l'orbiculaire, par ce fait moins distendue qu'à l'état normal, possède donc une tendance anormale à se raccourcir et à porter les téguments vers la fente palpébrale, tendance qui s'exagère si les personnes dont il s'agit clignent fréquemment les paupières, à la suite d'une irritation conjonctivale ou de la pénétration d'un corps étranger. L'inversion de la paupière peut alors affecter une forme aiguë qu'elle ne présente jamais lorsqu'elle résulte d'une rétraction du tissu conjonctival.

Ces variétés, à caractère spasmodique, s'observent parfois consécutivement à des opérations pratiquées sur le globe de l'œil, lorsqu'un pansement mal fait a favorisé l'inversion du bord palpébral et que l'irritation qui s'ensuit augmente ce vice de coaptation par les contractions qu'elle détermine dans le muscle orbiculaire.

C'est ici le lieu de placer l'entropion qui survient parfois dans la phthisie de l'œil et dont le développement est singulièrement aidé par toute irritation de la muqueuse capable de donner lieu aux clignements signalés plus haut. Le même effet se produit lorsque, dans le cours de l'atrophie, le cul-de-sac, fortement tuméfié, a distendu outre mesure les parties périphériques des paupières. Toutes ces formes spasmodiques d'entropion affectent, le plus souvent, la paupière inférieure.

En traitant de l'ectropion, nous avons cité, en dernier lieu, celui qui succède à une perte de substance du tégument externe et à la rétraction cicatricielle qui en est la conséquence. Les choses se passent d'une manière analogue dans certains cas d'entropion qu'on observe après les brûlures par la chaux vive, les acides minéraux, enfin, après la destruction de la muqueuse qui survient dans la diphthérite. L'inversion de la paupière est alors d'autant plus facile que le mal a intéressé une partie plus notable du tissu sous-conjonctival et de la muqueuse des tarses ; car on sait qu'il est possible, sans exposer le malade à un entropion, d'enlever des lambeaux assez étendus de la conjonctive du bulbe et du cul-de-sac, comme on l'observe pour le tégument externe.

Nous ne ferons que signaler en passant le cas tout à fait exceptionnel où de Ammon a rencontré l'entropion congénital (1).

2° Les altérations qui se montrent dans la configuration des paupières, à la suite du mal dont nous nous occupons, sont bien plus fréquemment la conséquence des causes primitives de l'entropion que de celui-ci même. Ainsi, le tarse est, comme le prouve la pathogénie des granulations, bien plus souvent raccourci dans tous ses diamètres et recourbé en dedans d'une façon anormale qu'il ne le serait s'il existait une corrélation intime entre ces altérations et l'inversion de la paupière malade. On peut ajouter à cela que, s'il se produit un entropion dans les cas où les paupières ne s'appliquent pas rigoureusement contre le globe de l'œil enfoncé dans l'orbite, et si les fibres ciliaires de l'orbiculaire gagnent sur les autres parties de ce muscle une prépondérance d'action manifeste, de telle sorte qu'on ait affaire à un entropion spasmodique, on se convaincra aisément, par la simple inspection, de cette vérité : que le renversement des paupières peut avoir atteint un degré considérable, sans que la déformation de ces voiles membraneux soit bien sensible. Sous ce rapport, nous trouvons donc, entre l'entropion et l'ectropion, une différence radicale. Aussi, est-il sensé de croire que la résistance opposée par le globe oculaire à l'incurvation des tarses n'est pas étrangère à cette particularité. Nous n'admettons pas, en vertu de la même considération, que l'entropion puisse être beaucoup favorisé par un ramollissement des tarses ou par une altération qui émousse le bord marginal des paupières.

Dans toutes les formes chroniques d'entropion causées par le raccourcissement de la muqueuse, la fente palpébrale perd de son étendue : au contraire, dans les formes aiguës et spasmodiques, l'inversion des paupières peut simuler l'élargissement de cette ouverture.

3° On conçoit sans peine que l'inversion des paupières devienne, pour le malade, bien plutôt que l'ectropion, une source de tourments interminables. En outre, l'action réflexe excitée dans l'orbiculaire par le frottement des bords libres contre le globe de l'œil est une cause d'irritation plus puissante que l'exposition à l'air libre et le larmoiement résultant d'un défaut de coaptation des paupières, et, par conséquent, tend toujours très-activement à faire progresser le mal. Tandis, par exemple, qu'on voit des ectropions supportés pendant des années entières, sans que les personnes soient tourmentées de cette infirmité autrement que par la défiguration

(1) Voy. *Klinische Darstellungen der angeborenen Krankheiten des Auges und der Augenlider*. Berlin, 1841, p. 6 et pl. II, fig. 15.

qu'elle produit; les sujets atteints d'un entropion, même léger, sont bientôt contraints à chercher à y porter remède. Faute de combattre cette position vicieuse des paupières, on pourrait voir la cornée perdre sa transparence, et même se détruire partiellement ou en totalité. Il est vrai que, dans les cas d'entropion spasmodique intense, le tégument externe de la paupière peut s'enrouler si complétement de dehors en dedans qu'aucun cil ne touche le globe de l'œil : quoique, en pareille circonstance, les suites fâcheuses de la maladie soient moins promptes à paraître, le contact du derme avec la cornée et la rétention des larmes ont bientôt, sur l'organe, un effet fâcheux.

Le *pronostic* de l'entropion dépend du degré de déformation que présentent les paupières. Ainsi, tandis que les formes spasmodiques, consécutives à une ophthalmie aiguë, à un gonflement excessif des paupières, permettent d'augurer une terminaison très-favorable, le contraire arrive pour l'entropion qui s'accompagne d'une rétraction de la muqueuse, surtout lorsque, comme dans le trachome, celle-ci s'est, en grande partie, transformée en tissu cicatriciel.

Le *traitement* de l'affection dont nous nous occupons doit remplir deux conditions essentielles : replacer la paupière dans la position qu'elle occupait, et combattre la déformation de ce voile membraneux, de manière à empêcher le renversement de se reproduire. Il est peu de maladies des paupières qui aient donné lieu à tant de procédés opératoires que l'entropion; mais il n'y en a guère qui remplissent les deux indications ci-dessus indiquées; c'est pourquoi ils sont, pour la plupart, insuffisants ou inefficaces. C'est ce qui arrive pour la déviation des paupières en dehors qu'on se propose d'obtenir par la rétraction cicatricielle, en excisant, suivant Celse, plusieurs ovales verticaux dans la peau des paupières (1), ou encore en cautérisant cette dernière avec le fer rouge, à l'aide de la galvanocaustique, des acides minéraux, etc.

Les destructions partielles de la peau par les caustiques, l'excision de replis cutanés, qu'on y comprenne (Haynes Walton) (2) le muscle orbiculaire ou non, qu'on y mette ou non, préalablement ou consécutivement, des ligatures et qu'on les modifie en les disposant de la façon la plus ingénieuse, restent inefficaces, lorsqu'il s'agit d'un entropion dans lequel la muqueuse est

(1) Pour pratiquer l'excision d'un ou de plusieurs plis cutanés, Himly, Beer, Adams, Langenbeck, ont fait construire des pinces munies à leur extrémité de tiges soudées à angle droit sur les branches, dont on retrouve des échantillons dans presque toutes les boîtes d'instruments de chirurgie oculaire. On les remplace facilement, comme l'a indiqué M. Jünken, par deux pinces à mors au moyen desquelles on saisit un pli de la peau, en confiant l'une d'elles à un aide.

(2) *Operative ophthalmic Surgery*, t. XXXIII, p. 264. London, 1851.

rétractée, la fente palpébrale raccourcie et où le tarse a changé de courbure.

Ces procédés pourraient à la rigueur trouver leur application dans les cas où l'entropion n'est pas compliqué de déformation de la paupière, où il s'agit d'une affection spasmodique et souvent passagère; mais, comme nous le verrons tout à l'heure, ils peuvent être remplacés avec avantage, dans ces circonstances, par des moyens moins rigoureux. Le traitement de M. Gaillard, exposé à l'article du trichiasis et modifié par Rau (1), qui au lieu de deux ligatures posées aux angles de l'œil, en mettait trois, peut être insuffisant, pour les motifs que nous avons donnés ci-dessus.

Depuis longtemps, les médecins anglais avaient reconnu qu'il existe un nombre considérable d'inversions des paupières où la déformation du tarse, particulièrement son incurvation, joue un rôle important, et c'est sur cette complication qu'il leur parut urgent de diriger les efforts de la thérapeutique. C'est dans ce but que Ware (2) proposait d'exciser perpendiculairement toute l'épaisseur de la paupière, soit au milieu de ce voile membraneux, soit du côté de la tempe, en espérant de la cicatrisation une éversion de la paupière. Sir P. Crampton (3) pratiquait, aux extrémités de l'œil, deux sections perpendiculaires longues de 6 à 12 millimètres. Il faisait basculer le lambeau déterminé par les sections à l'aide d'une sorte d'écarteur des paupières (spéculum) ou en se servant de bandelettes de diachylon fixées à la joue ou au front.

Guthrie (4) obtenait le même résultat en excisant, en même temps, un repli cutané et en réunissant à l'aide de quelques sutures les bords de la plaie. On peut encore favoriser singulièrement le mouvement de bascule du lambeau compris entre les deux sections verticales, en réunissant sur la paupière renversée les extrémités supérieures de ces dernières par une incision transversale qui n'intéresse que la conjonctive et le tarse (Adams).

On conçoit sans peine que l'opération de Crampton, modifiée par Guthrie et Adams, mérite le reproche d'amener une déformation permanente de la paupière, inconvénient auquel on peut échapper en usant du procédé de de Ammon (5) connu sous le nom de *tarsotomie* longitudinale. Cette opération consiste à couper la paupière parallèlement au bord palpébral, à 6 millimètres de celui-ci, comme d'ailleurs Richter (6) l'avait recommandé. On enfonce le couteau de dedans en dehors, en commençant l'incision près du point lacrymal, pour l'achever à quelque distance de la commissure ex-

(1) *Archiv für Augenheilkunde*, t. I, A. II, p. 176.

(2) Voy. Mackenzie, forth edition, p. 225.

(3) *Essay on the entropion*. London, 1806.

(4) *Lectures on the operative surgery of the eye*, p. 31. London, 1825.

(5) Voy. Zeis, *loc. cit.*, p. 391, 1838.

(6) *Anfangsgründe der Wundarzneikunde*. Gœttingen, 1799.

terne. A cette tarsotomie, on peut combiner l'excision d'un lambeau cutané horizontal, après quoi on procède à la réunion qui a pour effet de faire basculer les portions divisées du tarse.

M. Streatfeild (1) a modifié cette opération de la façon suivante : Il excise assez près du bord libre du fibro-cartilage et dans l'épaisseur de ce dernier, un lambeau conoïde dont le sommet regarde vers l'œil, et dont la base étroite a presque l'étendue de la surface externe du tarse. Il enlève en même temps la portion correspondante du tégument et attend que le travail cicatriciel opère le mouvement de bascule qu'il veut provoquer dans la partie du tarse contiguë au bord libre.

Pour en finir avec les opérations d'entropion qui ont pour objet de remédier à une conformation vicieuse du tarse, nous citerons le procédé de Saunders (2) qui ne consistait en rien moins qu'à extirper le tarse lui-même. Cette opération était aussi radicale que celle que Bartisch imagina contre le trichiasis, et où il enlevait complétement le bord libre de la paupière malade. Au reste, Saunders a quelquefois combiné les deux méthodes.

En considérant comme une des causes vulgaires d'entropion les contractions spasmodiques de l'orbiculaire, on en est venu à proposer de combattre ce mal d'une troisième manière, en attaquant directement le muscle. Dieffenbach en conseilla la myotomie sous-cutanée, méthode qui a été introduite dans la pratique par Florent Cunier (3). Il pénétrait, sous la peau, au niveau du rebord osseux de l'orbite, avec un ténotome effilé, faisait glisser l'instrument, en arrière de l'orbiculaire, jusqu'au bord libre de la paupière et sectionnait le muscle en dégageant l'instrument.

Le procédé de Heidenreich (4) diffère un peu de celui-ci. La plaque d'ivoire étant introduite sous les paupières, on s'en sert pour tendre le muscle vers la commissure externe. Cela fait, on enfonce le ténotome près du bord libre, dans le tiers externe de la paupière inférieure ; puis l'instrument est poussé horizontalement sous le muscle, de dedans en dehors, et on achève la section en le retirant.

Il est encore un autre moyen d'opérer l'entropion, en remplissant l'indication qui consiste à élargir la fente palpébrale anormalement raccourcie. On y arrive par l'opération du blépharophimosis imaginée par de Ammon. Ici, on le comprend aisément, on a encore affaire à une myotomie ; seulement elle est directe et non sous-cutanée et se rapproche de celle que

(1) *Ophthalmic hospital Reports*, n° 3, p. 121, et *Annales d'oculistique*, t. XL, p. 212.

(2) *Treatise on some practical points on the diseases on the eye*, p. 41. London, 1819.

(3) *Annales d'oculistique*, t. V, 1841, p. 264.

(4) *Die subkutane Blepharotomie*, v. J. W. Heidenreich, Ansbach, 1844.

Key (1) proposa en 1825. Après avoir passé en revue les différents procédés opératoires inventés contre l'entropion, arrêtons-nous un peu sur les diverses indications qu'ils ont pour but de remplir.

Les opérations comprises dans le premier groupe et dont Celse a donné le type, ont pour objet de redresser la paupière retournée en dedans, en exerçant, au moyen du tégument externe rétréci, une traction permanente.

Dans la seconde série étudiée plus haut, on attaque la courbure vicieuse du tarse, suivant la méthode de Crampton, à laquelle Guthrie combine le rétrécissement du tégument externe.

En troisième lieu, on tente de s'opposer aux contractions spasmodiques de l'orbiculaire par la myotomie.

Enfin la quatrième grande méthode consiste à élargir la fente palpébrale et comprend par conséquent l'un des temps de l'opération précédente.

On ne saurait nier que ces différentes méthodes d'opérer l'entropion méritent d'être conservées, si l'on considère la variété des causes susceptibles d'influer sur la formation du mal. Si chacun de ces modes opératoires a ses défauts, c'est, il faut le dire, parce qu'il est, à lui seul, insuffisant pour remplir toutes les indications que présente l'entropion le plus commun, celui dans lequel la muqueuse est rétractée, le tarse vicieusement incurvé, le muscle orbiculaire contracté d'une manière anormale, et la fente palpébrale raccourcie.

Dans ces conditions, en effet, il serait nécessaire de réunir en un procédé unique les moyens qui sont propres à chacun des groupes d'opérations esquissés plus haut. Ce but est rempli par la combinaison de l'opération du blépharophimosis à celle que M. Gaillard a proposée contre l'entropion, combinaison vantée, à juste titre, par M. Pagenstecher et que nous avons décrite, en traitant des granulations (p. 130).

Par cette méthode complexe on obtient :

1° Le raccourcissement du tégument externe produit par les ligatures dont on abandonne l'élimination à l'inflammation suppurative;

2° Un changement de courbure des tarses dégagés préalablement par la section de la commissure externe. Ce changement de courbure est d'autant plus efficace qu'on met plus de soin à faire glisser les ligatures cutanées exactement contre les tarses et dans une hauteur correspondante à celle qu'ils présentent, de telle sorte que le tissu inodulaire qui se forme soit contigu aux fibro-cartilages. On combat encore la courbure vicieuse de ces derniers en les allongeant au moyen des tractions exercées par les ligatures qui ont pour effet de réunir la muqueuse à la peau. Nous laissons ces liga-

(1) *The Lancet*, November 5, 1825.

tures deux ou trois jours sur place, après nous être attaché à y comprendre une assez grande épaisseur de la muqueuse pour y engager une partie du tissu sous-muqueux avoisinant le bord temporal des tarses.

3° On combat la contraction de l'orbiculaire et la compression fâcheuse qu'il exerce sur le globe de l'œil, par la section destinée à élargir la fente palpébrale. L'énergie générale du muscle est fortement diminuée par l'interposition d'une partie de la conjonctive entre les extrémités des fibres sectionnées, et l'on amoindrit l'action de la portion ciliaire au moyen des ligatures cutanées.

4° On neutralise par l'élargissement permanent de la fente palpébrale les effets fâcheux du raccourcissement qu'elle offrait avant l'opération.

C'est sans contredit à ce concours d'actions salutaires qu'est due la remarquable sûreté de ce procédé, et, pour ce motif, il se place au-dessus de tous ceux qui lui fournissent ses divers éléments (1). D'ailleurs, ce n'est

(1) M. Snellen (*Compte rendu du congrès d'ophthalmologie*, 1862, p. 237) indique, tout en se servant au besoin, dans les cas de rétrécissement de la fente palpébrale, de l'opération du blépharophimosis, l'usage d'une ligature de son invention et dont il donne la description suivante : « Nous nous servons d'un fil muni de deux aiguilles » et nous les passons de l'intérieur à l'extérieur, à travers toute l'épaisseur de la » paupière, en faisant en sorte que l'une d'elles traverse le tarse vers son bord supé» rieur et que l'autre passe un peu au-dessus de ce bord. Ensuite, ces mêmes aiguilles » sont conduites en repassant par leur ouverture de sortie, le long de la face externe » du tarse, entre celui-ci et la couche musculaire, pour venir sortir dans le bord » ciliaire l'une à côté de l'autre, à une distance de 2 millimètres environ. On » parvient facilement à faire parcourir cette direction aux aiguilles courbes en ren» versant fortement la paupière. Le bord supérieur du tarse se trouve ainsi entouré » d'une anse, et en liant alors extérieurement le fil au bord ciliaire, ce dernier est » attiré vers le haut de la ligature. Il reste deux choses à observer dans l'applica» tion de la ligature : la première qu'on ait soin de perforer la conjonctive à un point » assez élevé pour qu'il y ait entre l'endroit où elle a été traversée par l'aiguille et » le bord libre de la paupière, une portion aussi étendue que possible de cette mu» queuse ; et ceci s'obtient naturellement en renversant fortement la paupière. En » second lieu, le fil ne doit pas venir à jour au-dessous du bord ciliaire, car la » petite plaie qui sera ensuite cicatrisée pourrait occasionner plus tard de la diffor» mité dans la rangée ciliaire de cet endroit. » Lorsque M. Snellen vante les avantages de sa ligature comparativement à celle de M. Pagenstecher, en disant qu'elle exerce une action mécanique en portant *tout de suite* le bord ciliaire vers le haut et en ce qu'elle atteint promptement le but à obtenir sans exposer à une cicatrice comme celle de M. Pagenstecher, ni à une suppuration prolongée, accident indispensable de son procédé, on voit que M. Snellen n'a pas eu bien souvent occasion d'observer les effets de cette méthode. Car non-seulement l'effet de la déviation du bord ciliaire s'effectue immédiatement après qu'on a placé les ligatures, mais de plus

pas, comme le croit M. Pagenstecher, à deux, mais bien à quatre méthodes qu'il a emprunté avec tant de succès les particularités de son procédé. Au reste, il est avéré pour tous ceux qui ont eu l'occasion d'en apprécier les effets, qu'il réalise l'accord assez rare de la théorie avec la pratique.

Malgré cela, il ne faudrait pas nous attribuer la volonté de l'ériger en méthode exclusive contre toute espèce d'entropion ; car il serait peu sensé de conseiller, même contre des formes légères du mal, un moyen unique, qui, s'il est efficace, est aussi très-pénible pour le malade, le force à s'aliter pour quelques jours et le défigure pour deux à trois semaines au moins, par le gonflement qui accompagne l'élimination des ligatures, et y succède pendant quelques semaines.

Lorsqu'on a à combattre une simple inversion du bord de la paupière, résultant, par exemple, d'un défaut de coaptation consécutif à une opération pratiquée sur le globe de l'œil, ou produite par l'enfoncement de cet organe aidé de la contraction spasmodique du muscle orbiculaire, il suffit d'un pansement composé de bandelettes de taffetas ou de diachylon, et destiné à renverser légèrement la paupière en dehors. M. Arlt (1) conseille, en pareille circonstance, de placer entre le rebord orbitaire et la paupière une boulette de charpie et de la fixer dans cette position au moyen d'un bandeau.

Si l'inversion de la paupière ne coïncide pas avec un enfoncement du globe de l'œil, ce célèbre praticien engage à prendre une bandelette de toile, d'un pouce et demi de longueur sur un demi-pouce de largeur, d'en fixer, par une couche de collodion, une extrémité au-dessous de l'angle interne, entre le rebord orbitaire et le bord adhérent du tarse, puis de tendre assez fortement la bandelette en la tirant horizontalement de dedans en dehors vers la peau de l'angle externe qu'on repousse avec le doigt de dehors en dedans sous la toile, avant de l'y accoler. Cela fait, on enduit la bandelette de collodion pour empêcher le retrait de la peau qu'elle embrasse. En s'enroulant sur elle-même, elle agit en redressant la paupière.

il ne peut être ici question d'une suppuration prolongée. Celle-ci commence, en général, le quatrième jour après l'opération et se termine le dixième ou onzième jour avec l'élimination des fils. Les cicatrices ne sont, nous l'avons dit, choquantes que pendant un temps fort court. Du reste, le procédé de M. Snellen est bien plus difficile dans son exécution que le précédent, et il ressort des lignes suivantes qu'il n'est pas dépourvu d'inconvénients : « Nous enlevons généralement, » dit notre estimable confrère, « le fil après trois jours. Il y a cependant à veiller à ce que ce der-
» nier soit retiré dans son intégrité. Dans un cas où, par négligence un petit bout
» du fil était resté engagé dans le tarse, il se produisit une suppuration de très-
» longue durée qui ne fut tarie que lorsque les trajets fistuleux qui s'étaient formés
» étant mis à nu, le bout de fil fut découvert et extrait. »

(1) *Archiv für Augenheilkunde*, t. IX, A. I, p. 96.

On arrive plus simplement encore au même résultat avec la pince à ptosis, entre les branches de laquelle on prend un repli cutané choisi au voisinage du bord libre de la paupière, ou avec des serres-fines qui ont, il faut le dire, comme la pince à ptosis, l'inconvénient d'être difficilement tolérées par les personnes qui viennent de subir une opération sur l'œil et chez lesquelles un entropion s'est produit.

Si l'on s'aperçoit que ces pansements ne suffisent pas, ce qui arrive dans les cas de spasme véritable de l'orbiculaire, on peut, suivant le conseil de Wardrop, fendre le ligament palpébral externe, puis appliquer le bandeau compressif ou un pansement approprié. Cette pratique est surtout recommandable lorsque le spasme de l'orbiculaire est entretenu par l'irritation de la conjonctive ou de la cornée. Si, après la section du ligament palpébral externe, on n'arrivait pas, au moyen du pansement, à maîtriser l'inversion de la paupière malade, on pourrait y joindre les ligatures de M. Gaillard, et, enfin, pour les cas les plus rebelles, il faudrait en venir à l'opération de M. Pagenstecher.

ARTICLE XXI.

ABSENCE DES PAUPIÈRES. — BLÉPHAROPLASTIE.

Dans les premières semaines de la vie intra-utérine, les paupières ne peuvent être, suivant de Ammon (1), distinguées du tégument général de la tête qui passe au devant de l'œil sous la forme d'une membrane lisse. Peu à peu, il se forme dans cette région deux replis cutanés qui, en se développant et en se rapprochant, constituent les paupières. Ces replis sont d'abord étroitement fixés à l'œil, et lorsqu'ils se touchent par leurs bords, leur réunion devient très-intime. C'est, d'après Meckel, vers la douzième semaine que ce phénomène survient. En même temps que la peau fournit un repli au devant de l'œil, le tarse apparaît ainsi que la conjonctive, l'appareil éliminateur des larmes, le cercle osseux de l'orbite et les muscles de l'œil et des paupières. Cette concordance dans le développement de tant de parties importantes destinées à garantir l'œil, est une présomption en faveur de la rareté des cas où les paupières feraient défaut (ablépharon), sans que l'œil lui-même ou les organes voisins soient atteints d'un vice de conformation. La plupart des observations d'ablépharons se rapportent même à des fœtus monstrueux.

(1) *Archiv für Augenheilkunde*, t. VI, A. I, p. 155, et *Annales d'oculistique*, t. XLIV, p. 5.

On rencontre bien plus fréquemment l'absence des paupières, ces voiles membraneux ayant été détruits par la gangrène, comme après la pustule maligne, les inflammations phlegmoneuses intenses, des brûlures, etc. On cite encore un assez grand nombre d'observations de paupières détruites par des blessures d'armes à feu et par des morsures ; mais dans la généralité des cas, c'est à la suite d'un lupus, d'une ulcération syphilitique ou d'un épithélioma que les paupières se trouvent détruites. Cet accident est d'autant plus grave que la destruction est plus étendue, qu'elle intéresse une plus grande partie du cul-de-sac conjonctival et des téguments voisins de l'orbite. Avec de telles lésions, l'œil privé de ses moyens de protection, sans qu'il soit possible de les lui rendre, est fréquemment voué à une perte certaine et qui ne survient qu'après de vives souffrances.

Si la peau du voisinage a été épargnée par le mal qui a frappé les paupières, l'intérêt du malade porte le chirurgien à recourir à la blépharoplastie, non-seulement dans le but de conserver un organe aussi important que l'œil, mais encore afin de remédier à une difformité vraiment hideuse.

Tandis que les opérations autoplastiques qui se font sur les autres parties du visage ont une origine très-éloignée, la blépharoplastie, envisagée comme une méthode bien définie, paraît dater de ce siècle. On trouve chez Dzondi (1) les premières indications d'un procédé destiné à pratiquer une nouvelle paupière inférieure. Ce chirurgien empruntait un lambeau à la peau de la joue. De Græfe père (2) n'indique que d'une manière peu précise que l'art de la rhinoplastie pourrait donner des indications précieuses pour suppléer à l'absence des paupières, et il rapporte à l'appui de cette opinion le cas d'une jeune fille chez laquelle il remplaça avec succès la paupière inférieure, en attirant en haut un lambeau pris sur la joue. Des tentatives analogues de restauration partielle des paupières se rencontrent dans la méthode de Fricke (voy. page 638), et dans celle de Jünken (3), laquelle ne diffère de la précédente que par l'étroitesse du pédicule du lambeau.

Tous ces procédés n'ont, répétons-le, pour objet que la réparation d'une partie de la paupière ou bien l'implantation d'un lambeau cutané dans une perte de substance survenue dans ce voile membraneux, et c'est à Dieffenbach (4) que revient le mérite d'avoir essayé le premier de remédier à l'absence complète d'une paupière. Depuis cette époque, les procédés

(1) *Hufelands Journal Novemberheft*, 1818, p. 99.

(2) *Rhinoplastik*, etc., 1818, p. 15, *Journal* de de Graefe et de de Walther, t. II, p. 8.

(3) *Die Lehre von den Augenoperationen*, 1829, p. 267.

(4) *Caspers Wochenschrift*, n° 1, 1835, p. 8.

opératoires se sont multipliés en France, en Allemagne et en Angleterre, et il serait fastidieux de les énumérer tous sans exception, en mentionnant les noms de leurs auteurs.

Néanmoins, la blépharoplastie nous semble avoir été, dans les traités pratiques, l'objet d'une négligence qu'elle ne comporte pas; car si cette opération ne répond pas à toutes les espérances de ceux qui l'emploient, cela ne tient certainement pas à l'imperfection des procédés; mais aux difficultés insurmontables qu'on éprouve à rétablir dans leur totalité des organes aussi complexes que les paupières. Si bien qu'on taille et qu'on applique un lambeau cutané, il est impossible qu'il remplace la paupière munie de son cartilage, de son appareil musculaire et glandulaire, de ses cils et de sa muqueuse. Toutefois, les déceptions qu'on éprouve dans l'entreprise de la blépharoplastie ne sont pas telles qu'on doive renoncer à cette opération, et elle sera toujours de première nécessité lorsqu'un œil sera mis en péril par une exposition constante au contact de l'air.

La blépharoplastie est encore formellement indiquée dans tous les cas où l'on a été contraint d'extirper des épithéliomas des paupières assez étendus pour nécessiter la formation d'une plaie large et qui exige pour se cicatriser un temps fort long. Ici, nous partons d'un principe contesté par bien des chirurgiens, et par lequel on regarde les récidives comme moins fréquentes dans tous les cas où l'on peut obtenir la réunion par première intention. En effet, une fois que l'organisme offre une tendance marquée à la production des néoplasies, il est permis de supposer que les manifestations de cette tendance soient favorisées par la présence d'un foyer où se produit abondamment du tissu cellulaire nouveau, comme cela arrive dans les vastes plaies en suppuration. D'ailleurs, on ne saurait nier qu'en enlevant des produits néoplastiques au voisinage des yeux, et en comblant la perte de substance produite, on s'oppose avantageusement à une difformité souvent très-choquante.

En règle générale, dans toutes les opérations de blépharoplastie, on peut poser deux principes, qu'il faut observer, autant que possible, très-rigoureusement :

1° Conserver la plus grande partie possible de l'ancienne paupière, de son muscle orbiculaire et principalement de son bord libre;

2° Ménager complétement la muqueuse, si cela se peut.

Les différents procédés connus se divisent naturellement en deux groupes :

Dans le premier, on forme la nouvelle paupière au moyen d'un ou de plusieurs lambeaux rapprochés par inclinaison.

Dans l'autre, les lambeaux sont rapprochés par torsion. Nous décrirons quelques opérations propres à servir de types et de guides dans la pratique.

Procédé de Dieffenbach. — Si, comme dans la figure 43, il s'agit d'une destruction totale de la paupière inférieure, on comprend les parties malades dans deux sections qui, des angles de l'œil, convergent vers la joue. On détache ensuite de bas en haut le lambeau A, B, C, ainsi circonscrit,

FIG. 43.

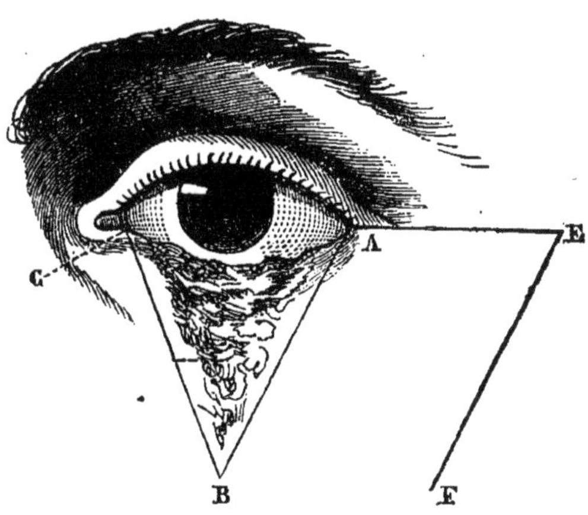

en ayant soin de ménager, autant que possible, la conjonctive. L'espace triangulaire qui reste est alors comblé par un lambeau qu'on obtient en prolongeant la commissure externe, dans une longueur AE, qui dépasse de 3 à 4 millimètres celle de la base du triangle. De l'extrémité de cette

FIG. 44.

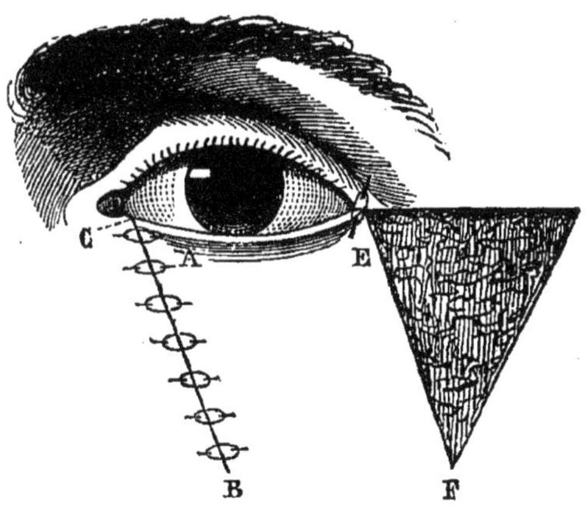

section, on en mène une seconde parallèle à A B, et égale à cette dernière. En faisant le lambeau, on aura soin de ménager, autant que possible, le tissu sous-cutané (qu'on laisse attaché au lambeau), et les nerfs cutanés dont cette région est si abondamment pourvue. L'écoulement du sang arrêté, on procède à la réunion (fig. 44). S'il a été possible de conserver la conjonctive, on devra la fixer très-exactement au lambeau réparateur. La cicatrisation de la perte de substance triangulaire qui reste alors au voisinage de la nouvelle paupière doit être abandonnée à elle-même, quoiqu'il faille, à plusieurs reprises, réprimer par des cautérisations l'exubérance des bourgeons charnus. Cette cicatrisation s'opère presque toujours de manière à attirer les parties voisines vers le point qu'elle occupe, et il est facile de comprendre que la nouvelle paupière sera, de toutes ces parties, la plus sujette à suivre ces tractions. C'est pourquoi on a raison d'éviter, autant que possible, au voisinage de la nouvelle paupière, une cicatrisation de cette sorte.

M. Burow (1) y a réussi dans le procédé si ingénieux qu'il a imaginé. Il excise comme Dieffenbach, un lambeau triangulaire comprenant toute la partie malade de la paupière (voy. fig. 45). Après quoi, il prolonge vers la tempe la base du triangle et la donne pour base à un autre triangle A D E

Fig. 45. Fig. 46.

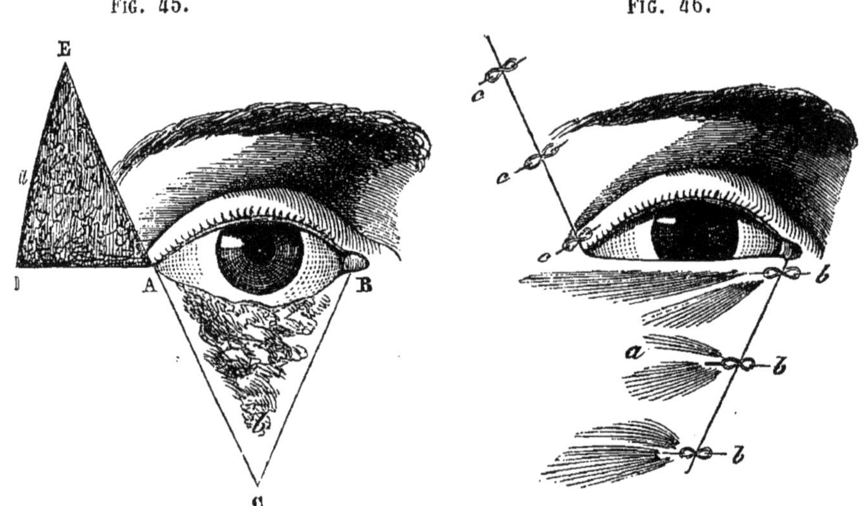

identique avec le premier, et dont le sommet E regarde en haut. Enfin, il dégage jusqu'à sa base le lambeau limité par la base du triangle supérieur et par le côté externe du triangle inférieur; puis il le fait basculer de telle sorte que son angle A se place en B, à l'angle interne de l'œil. Par ce fait, les deux pertes de substance produites sont très-habilement dissimulées (voy. fig. 46). On se comporte, pour la paupière supérieure, de la façon inverse (2).

(1) *Beschreibung einer neuen Transplantationsmethode*. Berlin, 1856.

(2) En décrivant sa méthode, M. Burow (*loc. cit.*, p. 8) donne quelques conseils qui

Un autre mode de restauration consiste à emprunter un lambeau à la peau du front, comme Blasius (1) l'a fait pour la paupière inférieure. On enlève d'abord soigneusement les parties malades : on sectionne le lambeau préalablement dessiné (fig. 47) après avoir pris la précaution de lui donner, dans tous les sens, 2 millimètres de plus que n'en ont les dimensions de la perte de substance ; après quoi, on procède à la réunion. Blasius a eu soin de réunir autant que possible les bords de la plaie du front, comme cela est indiqué dans la figure 48 (2), pour empêcher que le lambeau ne soit

ne seront certes pas sans intérêt pour ceux qui savent avec quelles difficultés on a à lutter pour arriver dans les opérations autoplastiques, à une réunion par première intention, d'où dépend tout le succès de l'opération. Ce chirurgien distingué se sert pour la ligature entortillée, non d'épingles de Carlsbad, mais d'aiguilles anglaises ordinaires qu'on a repassées au feu. Après les avoir ainsi détrempées et rendues flexibles, on aplatit leurs pointes de manière à leur donner une forme lancéolaire. Ces aiguilles auxquelles on peut imprimer la courbure qu'on souhaite, s'introduisent avec beaucoup de facilité à l'aide d'un porte-aiguille, et lorsqu'on veut les enlever on les tourne une ou deux fois autour de leur axe et on les attire à soi en les saisissant par leur extrémité lancéolaire. M. Burow pense que pour obtenir avec plus de sûreté la réunion par première intention, il y a beaucoup d'avantage à enlever les aiguilles le plus tôt possible. C'est pourquoi si les parties réunies ne supportent que des tiraillements faibles, on peut procéder à cette extraction soit immédiatement, soit au bout de vingt-quatre heures. Dans ce but, on recouvre chaque suture entortillée, de ses extrémités à une certaine distance de la plaie, avec du collodion qu'on laisse se dessécher complétement avant d'enlever les aiguilles. Si l'on attendait pour le faire de vingt-quatre à quarante-huit heures après l'opération, la soie ou le coton dont on se sert seraient tellement imprégnés de la sérosité qui s'écoule de la plaie que le collodion n'y aurait pas assez de prise. Il est bon alors d'enrouler encore autour des aiguilles quelques tours de soie, de les enduire d'une couche de collodion, et l'on peut ensuite enlever les aiguilles en toute sécurité : celles qui occupent le voisinage des angles de la plaie peuvent rester plus longtemps en place, mais il ne faut jamais les laisser au delà de quarante-huit heures. Un des principaux obstacles qu'on rencontre dans les opérations autoplastiques est le tiraillement qui s'oppose à la réunion des lambeaux. M. Burow donne, pour combattre cet inconvénient, une indication très-pratique. Il conseille d'enfoncer à la distance d'un pouce et demi à deux pouces, de chaque côté de la plaie, une épingle dirigée parallèlement à cette dernière, de telle sorte qu'elle comprenne entre ses points d'entrée et de sortie une portion de la peau longue de 12 à 16 millimètres. On enroule ensuite autour de ces épingles un fil de soie non tordu, en forme de 8 de chiffre, en serrant plus ou moins les circonvolutions selon que la plaie est plus ou moins tiraillée. Ces aiguilles restent sur place deux ou trois jours et l'on peut ajouter à l'efficacité de leur action par l'emploi du collodion.

(1) *Berliner medic. Zeitschrift. Maerz*, 1842.

(2) Les figures 47 et 48 ont été empruntées à M. Ritterich (*Lehre von den blutigen Augenoperationen*, etc. Leipzig und Heidelberg, 1859).

déplacé par la rétraction cicatricielle qui serait survenue sans cette précaution.

FIG. 47. FIG. 48.

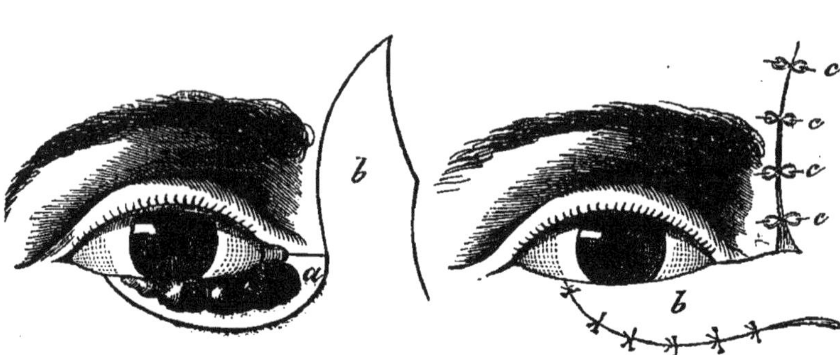

M. Hasner d'Artha (1) a employé de la même manière la méthode de torsion en se servant d'un lambeau pris sur le front et sur le nez. Dans ses opérations aussi, la réunion des plaies fut pratiquée dans la plus grande étendue possible. Les figures suivantes, empruntées à M. Hasner, offrent un certain intérêt pratique ; car on a assez souvent l'occasion de séparer les angles des paupières envahis par un épithélioma. Si le mal occupe le grand angle de l'œil (voy. fig. 49 et 50), on circonscrit la partie malade entre

FIG. 49. FIG. 50.

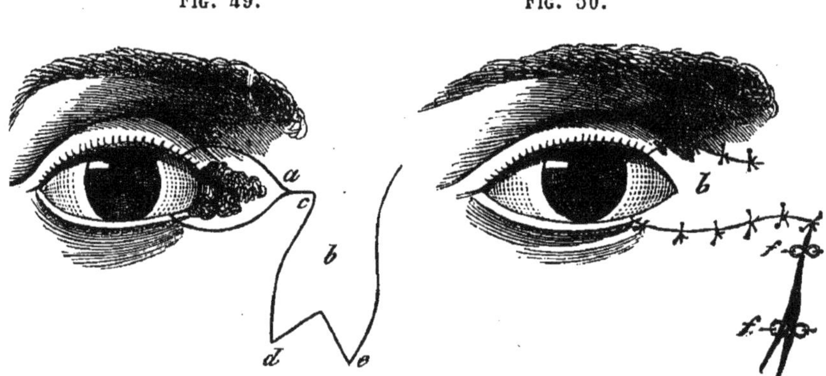

deux sections elliptiques distantes de quelques millimètres du foyer morbide. On sectionne alors un lambeau assez grand pour combler la perte de substance produite, en l'empruntant au tégument du nez.

Ce lambeau se termine par une extrémité bifurquée (fig. 49) destinée à

(1) *Entwurf einer anatomischen Begründung der Augenheilkunde.* Prag, 1847, p. 248.

la réparation du bord libre. Après avoir coupé le pont qui sépare le lambeau de l'endroit où il doit être fixé, on l'y maintient à l'aide de simples sutures. Le pont sectionné *c* constitue lui-même un lambeau qu'on repousse en bas et en dedans, afin de réunir, autant que possible, par une suture entortillée, les lèvres de la plaie qu'il a fallu pratiquer en disséquant le lambeau réparateur.

Dans la restauration des parties voisines de la commissure externe (fig. 51) on procède d'une façon tout à fait analogue, en prenant un lambeau dans

Fig. 51.

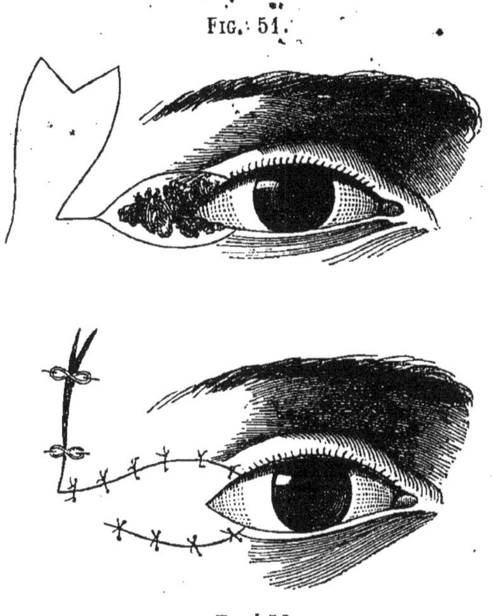

Fig. 52.

la région de la tempe. La restauration simultanée des deux paupières (méthode de M. Hasner d'Artha) est une opération qui ne trouve que très-exceptionnellement son application dans la pratique.

Du reste, il ne faut pas vouloir aller trop loin dans de pareilles tentatives, et dès qu'on a obtenu une protection suffisante pour l'œil, en lui rendant une paupière, surtout la supérieure, il est prudent de s'abstenir d'autres essais. Les lambeaux attirés par torsion et destinés à remplacer la paupière inférieure ont une tendance fâcheuse à se rétracter ; ou bien, en s'œdématiant, ils tombent par leur seul poids et manquent alors leur double but qui est de protéger l'œil et de remédier à la difformité survenue dans le visage. Pour la paupière supérieure, la chute du lambeau, privé de toute action musculaire, peut devenir bien plus pénible encore, en masquant la cornée et en forçant le malade à remplacer par les doigts l'action du releveur qu'il a perdue. En résumé, il faut une grande expérience et un maniement très-habile des procédés autoplastiques, pour arriver par les opérations que nous venons de décrire à procurer aux malades un soulagement véritable.

ARTICLE XXII.

BLESSURES DES PAUPIÈRES ET DES SOURCILS.

On trouve dans les traités un nombre considérable de faits relatifs à des blessures des paupières et des sourcils qui sont intéressants à double titre, soit à cause de la difformité consécutive, soit à cause des suites déplorables qui, dans certains cas, en ont résulté pour l'œil correspondant. Nous nous attacherons principalement, dans cette étude, à l'histoire des plaies faites par des instruments tranchants ou piquants et de celles qui ont été produites par une déchirure, en négligeant les brûlures et les plaies empoisonnées, dont nous avons déjà parlé ailleurs.

Les plaies par instrument tranchant ont plus ou moins de gravité, suivant qu'elles sont plus ou moins profondes, qu'elles ont plus ou moins attaqué le bord libre de la paupière et suivant leur direction. Les plaies horizontales qui n'intéressent que la peau, le muscle et le tarse se guérissent généralement avec beaucoup de facilité sans défigurer le malade. Une semblable lésion ne devient sérieuse que si elle porte sur la paupière supérieure et si elle a blessé son ligament suspenseur, le fascia tarso-orbitaire. En pareil cas, le muscle releveur peut avoir été détaché, d'où résulte la chute de la paupière. En outre, ces blessures profondes, lorsqu'elles ne guérissent pas par première intention, entraînent facilement une suppuration étendue, surtout lorsqu'elles se compliquent d'une forte contusion. La rétraction de la cicatrice fait bientôt basculer le tarse et produit un ectropion par le mécanisme que nous avons fait connaître plus haut (voy. article ECTROPION). On peut néanmoins avancer que les plaies horizontales, même profondes, ne sont pas si souvent la cause d'une difformité permanente que les plaies verticales, surtout lorsque ces dernières ont intéressé toute l'épaisseur de la paupière, principalement au niveau du bord libre. Si des soins minutieux ne réussissent pas alors à favoriser une coaptation très-exacte, on risque de voir persister l'écartement des parties sectionnées et survenir la lésion désignée sous le nom de *coloboma* des paupières.

D'un autre côté, si la réunion s'est faite, mais d'une manière irrégulière, on voit le bord libre se bosseler en un point où les cils, implantés d'une façon vicieuse, se dévient parfois vers le globe de l'œil en donnant lieu, non-seulement à une difformité désagréable, mais encore à un état fâcheux pour la vue du malade. Les blessures verticales, même profondes, ne se guérissent facilement sans laisser beaucoup de traces que lorsque le bord ciliaire a été épargné.

Les plaies produites par des instruments piquants, sont, dans la plupart des cas, rapidement cicatrisées ; mais il ne faut pas perdre ici de vue une considération importante : c'est qu'elles peuvent, en traversant la paupière dans toute son épaisseur, avoir intéressé le globe de l'œil ou les parties situées dans l'excavation orbitaire. D'un côté, une telle complication peut amener la perte de l'œil ; de l'autre, la propagation de la phlogose vers les enveloppes du cerveau y peut déterminer les accidents les plus redoutables. Mais, en admettant même que ces conséquences extrêmes ne soient pas la suite d'une blessure pénétrante de la paupière, rien n'empêche que, la conjonctive bulbaire ayant été lésée, il ne se forme un symblépharon capable d'opposer peu à peu un obstacle aux mouvements des paupières et du globe de l'œil lui-même.

Les plaies par déchirure des paupières se guérissent, en général, aussi bien que les plaies produites par des instruments tranchants, sauf les cas où la déchirure s'est compliquée d'une contusion très-intense des parties. C'est alors qu'on peut observer un sphacèle plus ou moins étendu. Ces plaies exposent encore le malade à un autre danger, en vertu du préjugé commun à bon nombre de chirurgiens pour lesquels toute tentative de réunion immédiate doit être abandonnée ici, puisque, d'après eux, la suppuration est inévitable. Ce principe est faux, comme le prouve l'expérience de tous les jours, et non-seulement on peut hardiment recommander, d'une manière générale, de réunir immédiatement toutes les plaies et déchirures des paupières capables d'entraîner quelque difformité, mais encore il faut essayer de ce moyen lorsqu'il s'est écoulé quelques jours depuis l'accident et que la suppuration a commencé. En effet, si les résultats de la réunion tardive qu'on obtient en pareille circonstance ne sont pas aussi satisfaisants qu'ils l'eussent été après une coaptation immédiate, ils n'en seront pas moins de beaucoup supérieurs à ceux que donne la cicatrisation consécutive à une suppuration prolongée. A l'appui de cette assertion, nous citerons le fait suivant :

M. N..., en entrant dans le corridor de sa maison, fut heurté en plein visage par le manche d'un balai avec lequel un petit garçon se disposait à effrayer ses camarades. Le choc fut assez violent pour déchirer la moitié de la paupière inférieure et produire une plaie qui, partant du grand angle de l'œil, longeait parallèlement le bord libre en formant un lambeau d'un demi-centimètre de hauteur. Le conduit lacrymal inférieur avait été déchiré et l'on voyait très-nettement l'ouverture de la partie déclive du conduit resté en rapport avec la paupière. C'était un dimanche que l'accident avait eu lieu, et quoique la paupière fût retombée sur la joue, en causant une difformité très-notable, le malade ne demanda du secours que le lundi. Je lui proposai la réunion de la plaie qu'il refusa, par crainte des manœuvres chirurgicales. Le quatrième jour seulement, sur mes instances, le malade consentit à se laisser appliquer une suture. Je commençai donc à placer un point de suture à l'aide d'un fil d'argent très-fin que je pouvais laisser sur place à volonté et avec lequel je réunis aussi exactement que possible l'angle interne de la paupière déchirée. Cela fait, le malade se refusa obstinément à supporter la coaptation du reste de la plaie. Néanmoins, ce pansement incomplet et tardif eut pour effet de faire adhérer entre elles les parties précédemment réunies et de remédier au plus fort de la difformité, c'est-à-dire à la chute de la paupière.

L'observation suivante prouve d'une manière péremptoire que la contusion violente des parties déchirées ne s'oppose pas davantage à une réunion immédiate.

Au mois de janvier dernier, je fus appelé chez M. de L..., qui, entraîné par la chute de son cheval, était tombé de telle sorte que le côté droit de son visage avait porté sur la terre gelée. Par bonheur, la violence du coup fut amortie par le chapeau de chasse de M. de L..., néanmoins le choc avait été assez considérable pour causer la déchirure de toute la paupière inférieure. Il existait à 3 ou 4 millimètres du bord libre une plaie qui, partant de l'angle externe, se terminait au voisinage du grand angle et qui, descendant vers la joue, avait une profondeur de 2 centimètres et demi à 3 centimètres. Deux heures après l'accident, une tuméfaction considérable occupait toute la figure. Ayant nettoyé la plaie des caillots et du sable qu'elle contenait, et l'ayant régularisée en excisant avec des ciseaux les tissus broyés qui adhéraient à sa lèvre inférieure, je procédai aussi exactement que possible à la coaptation avec de simples sutures. Ce pansement, joint à l'application d'une vessie remplie de glace, amena une cicatrisation tellement rapide que huit jours après, M. de L... pouvait reprendre ses occupations, sans que la paupière fût déformée ou seulement déviée.

Lorsqu'il s'agit de plaies simples faites avec un instrument tranchant et réunies au moyen d'une suture, le meilleur pansement qu'on puisse employer est le bandeau compressif, dont on prolonge l'usage quelques jours encore après l'ablation des points de suture. Les applications de glace ne sont indiquées que dans les cas où la lésion s'est compliquée d'une forte contusion.

Un point important de l'histoire des plaies du sourcil accompagnées d'une blessure du nerf sus-orbitaire est la complication redoutable qui survient parfois, c'est-à-dire la cécité de l'œil correspondant. Il est bien entendu qu'il faut exclure des cas de ce genre tous ceux où la blessure s'est accompagnée d'une commotion de la région orbitaire ou du crâne assez intense pour expliquer, par elle seule, les troubles fonctionnels immédiats de la vue. De plus, il faut négliger ici tous les cas où la blessure du nerf sus-orbitaire a été faite par un instrument piquant et où il n'est pas très-certain que le corps vulnérant n'a pas pénétré plus profondément qu'on ne le supposait au premier abord, et entraîné une inflammation des parties profondes de l'orbite ou des enveloppes de l'encéphale (Petit). Cette exclusion faite, il ne reste dans la science qu'un petit nombre d'observations où des lésions du nerf sus-orbitaire, non compliquées d'autres blessures, ont causé une amaurose complète, regardée par Sabatier et Beer comme sympathique et produite par l'intermédiaire du filet nerveux du rameau nasal qui concourt à la formation du ganglion ophthalmique. Cette amaurose sympathique ne surviendrait, suivant ces auteurs, qu'à la période de cicatrisation, c'est-à-dire au moment où ce nerf est exposé à des tiraillements continuels dus à la rétraction inodulaire.

Il est à regretter que la plupart des observations de ce genre (1) aient été recueillies à une époque où l'on n'avait pas de moyens sûrs d'explorer les modifications survenues dans le nerf optique et où il n'était pas aisé de négliger les troubles de la vue produits par une simple paralysie de l'accommodation.

Toutefois, il faut avouer que l'irritation assez prolongée d'une branche de la cinquième paire, pourrait bien se transmettre par le filet que ce nerf envoie au ganglion ophthalmique, en propageant ainsi jusqu'à l'œil une irritation des nerfs de la sensibilité générale, qui, on le sait, influencent, sinon gouvernent les sécrétions intra-oculaires (2). Il résulterait de ce fait une hypersécrétion de liquide dans l'intérieur de l'œil et il surviendrait une forme simple de glaucome chronique, si longtemps confondue avec l'amaurose.

Un grand nombre de faits, dans lesquels on a pratiqué, dans un but thérapeutique, la section du nerf sus-orbitaire, prouvent suffisamment, de même que les expériences de Vicq-d'Azir, Magendie et Romberg, que de simples blessures et de simples sections de ce nerf ne suffisent pas à déterminer une irritation sympathique de l'œil correspondant. En conséquence, il faut pour amener de pareils désordres, une irritation continue, comme celle que peut provoquer une cicatrice adhérente à l'os, en privant en partie la peau de sa mobilité. Aussi, doit-on accorder au conseil de Beer toute l'at-

(1) Voyez les observations citées dans la récente publication : *Die Verletzungen des Auges*, v. Adolph Zander, et *Arth. Geissler Zweite Hælfte*, 1864, p. 472.

(2) Sous ce rapport, le nerf sus-orbitaire ne joue pas un rôle particulier, car d'autres branches de la cinquième paire ont été aussi accusées de pouvoir provoquer une action sympathique sur l'œil : il en est ainsi des nerfs dentaires, des nerfs sensitifs qui se rendent au méat auditif externe (Deleau), etc.

tention qu'il mérite; lorsqu'il engage à terminer la section du nerf sus-orbitaire blessé, ou à pratiquer l'ablation de la cicatrice.

Disons, en terminant ce chapitre, que la présence de corps étrangers dans les paupières constitue un fait des plus exceptionnels ; cependant il faut en être prévenu pour ne pas tomber dans une erreur de diagnostic fâcheuse, comme il est arrivé dans l'observation que nous citons en note (1).

D. — TROUBLES FONCTIONNELS DES PAUPIÈRES.

ARTICLE XXIII.

PARALYSIE DE L'ORBICULAIRE DES PAUPIÈRES ET DES MUSCLES DU SOURCIL.

La paralysie de la septième paire entraîne dans la coaptation des paupières une certaine difficulté, caractérisée tantôt, dans les cas légers, par du larmoiement, tantôt, dans les cas extrêmes, par une coaptation incomplète des paupières et par la chute de l'inférieure. Souvent alors, celle-ci se renverse en dehors, tandis que la supérieure, n'obéissant plus qu'à l'action

(1) « Un homme d'une trentaine d'années, fort et bien constitué, exerçant la profession de juge près d'un tribunal de province, porte depuis longtemps une petite tumeur dans l'épaisseur de la paupière supérieure de l'œil gauche. Cette tumeur, aujourd'hui de la grosseur d'une noisette, fait une saillie notable dans le petit angle de cet œil, au-dessus de la commissure externe des paupières ; elle est légèrement bosselée à sa surface et donne à la peau qui la recouvre une coloration noirâtre. Cette même coloration se retrouve sur la conjonctive qui revêt la face inférieure du cartilage tarse. Enfin, à l'aide du toucher, on constate l'existence d'un prolongement dur qui s'applique contre la paroi externe de l'orbite pour se perdre dans les graisses de cette cavité. Du reste, il n'existe aucune trace appréciable de cicatrice sur la peau qui recouvre ou qui avoisine cette tumeur et le malade ne donne d'autres commémoratifs que ceux-ci : qu'il a fait une chute sur cette partie dans son très-jeune âge et que la maladie ne prend de l'accroissement que depuis trois ans. A ces signes, il était bien difficile de ne pas croire à l'existence d'une petite tumeur mélanique de la paupière supérieure envoyant un prolongement dans l'orbite. L'extirpation large et entière du mal fut proposée par le chirurgien et acceptée par le malade. Elle fut exécutée le lendemain au moyen d'une incision longitudinale parallèle au pli palpébral et d'une dissection attentive faite à l'aide de ciseaux et d'une pince-érigne. La tumeur fut aisément renversée sur son pédicule, mais quand on voulut couper celui-ci, les ciseaux rencontrèrent un corps dur sur lequel ils s'émoussèrent. Ce corps enlevé avec la tumeur n'est autre qu'un morceau de fer long de 2 centimètres environ et qui paraît être formé par la pointe d'un petit clou. Ce corps étranger s'était enkysté dans le tissu cellulaire de la paupière et de l'orbite et ce sont les parois assez épaisses de ce kyste, infiltrées d'oxyde ou de sels ferreux qui donnaient à cette tumeur l'aspect des tumeurs mélaniques. (Lenoir, *Archives d'ophthalmologie*, t. II, p. 261.)

de son muscle propre, peut s'élever outre mesure, en perdant ses rapports normaux avec le globe de l'œil ; toutefois, il faut le dire, on n'observe cette prépondérance d'action du releveur que quand le malade regarde en haut : s'il dirige ses yeux en bas, la paupière supérieure s'abaisse plus du côté affecté que du côté sain. Le défaut qui survient dans la coaptation des paupières, quand l'orbiculaire est paralysé, a été désigné sous le nom de lagophthalmus paralytique. Comme la paralysie faciale est le plus souvent bornée à un côté, on trouve dans cette circonstance quelques symptômes propres à la maladie qui nous occupe. Ainsi, le sourcil est élevé, la joue affaissée comme l'aile du nez, et la bouche attirée du côté sain. Le défaut d'action du muscle orbiculaire devient beaucoup plus manifeste encore, lorsque le malade s'efforce de fermer l'œil atteint, en laissant l'autre ouvert, tandis que la difformité du visage devient moins choquante, lorsque les deux yeux se ferment à la fois. Si la paralysie est ancienne et très-prononcée, de telle sorte que la position des paupières soit sensiblement changée, on voit, pendant le sommeil, l'œil se porter en haut, de façon que la pupille disparaisse en arrière de la paupière incomplétement abaissée, et le malade tenter instinctivement de suppléer avec ses doigts au défaut d'action de l'orbiculaire, pour échapper aux sensations pénibles que lui causent le froid et la sécheresse de la conjonctive, exposée d'une manière constante au contact de l'air.

Quand toutes les branches de la septième paire sont affectées de paralysie, le voile du palais est lui-même atteint et la luette déviée du côté sain. Suivant M. Longet (1), la déviation de la luette ne surviendrait que dans les cas où la cause paralysante agirait sur le nerf, avant le premier coude de l'hiatus de Fallope.

Pour mieux se renseigner sur la cause primitive de la paralysie et sur son siége et pour se rendre meilleur juge du pronostic, il est important de s'éclairer sur la part que le nerf auditif prend à la maladie. On sait que le nerf facial et le nerf auditif se rendent ensemble dans le conduit auditif interne, et que leur origine, ainsi que leur trajet primitif, sont si intimement liés qu'avant Sœmmering on confondait ces deux paires en une seule, et l'on admettait dans la septième paire une portion dure (ou faciale) et une molle (auditive). Si donc la cause du mal siége dans l'intérieur du crâne, près de l'origine du nerf facial, il survient le plus souvent un trouble dans les fonctions du nerf auditif correspondant. Si la cause paralysante est sur le trajet du nerf et si le voile du palais montre des symptômes de paralysie, cette cause est au-dessus du ganglion géniculé, situé, on le sait, au genou, ou à la première courbure du canal de Fallope, ganglion qui reçoit

(1) *Traité de physiologie*, t. II, p. 360. Paris, 1850.

le grand nerf pétreux superficiel. Lorsque, au contraire, le voile du palais est intact, on pense que la cause de la maladie est au-dessous du ganglion ci-dessus désigné. Il n'est pas jusqu'à présent prouvé que la paralysie de la septième paire ait sur les muscles intrinsèques de l'organe de l'ouïe une action caractérisée par l'exaltation du sens auditif (Roux).

Le plus souvent, on observe des paralysies du facial où la cause de la maladie siége tout près du trou stylo-mastoïdien et n'affecte que les branches qui composent le pes anserinus major. Dans ces cas, le nerf peut être comprimé par des ganglions engorgés, des tumeurs, un gonflement inflammatoire de la glande parotide, etc. On voit encore la paralysie du facial survenir à la suite de refroidissements brusques qui ont amené une périostite par suite de laquelle le nerf est comprimé, ou enfin consécutivement à un traumatisme qui a porté directement sur le trajet du nerf ou intéressé la caisse du tympan.

Le *traitement* doit nécessairement se baser sur la connaissance de l'origine du mal. Lorsqu'on soupçonne une cause inflammatoire ayant amené une compression du nerf, on peut diriger contre elle un traitement antiphlogistique, consistant en déplétions sanguines locales, frictions mercurielles, calomel à l'intérieur, etc. Une fois la paralysie établie d'une manière permanente, il sera permis de tenter l'usage de la strychnine employée par la méthode endermique, ou d'exciter plus directement encore les filets du nerf paralysé par des injections sous-cutanées du même médicament que l'on fera avec beaucoup de prudence, au moyen de la seringue de Pravas. La faradisation a été aussi expérimentée dans le même but.

On songera à un traitement chirurgical, notamment à la tarsoraphie, soit dans les cas où la difformité de la paupière inférieure, renversée en dehors, est arrivée à un degré tel, que la guérison de la paralysie doive laisser après elle un vice de conformation choquant, soit dans les cas où la coaptation des paupières est assez défectueuse pour que le globe de l'œil coure quelques dangers. C'est alors que Dieffenbach (1) conseillait, pour abaisser la paupière supérieure attirée en haut par le muscle releveur, de pratiquer la section de ce dernier. Cette opération, dangereuse pour l'intégrité future des fonctions des paupières, est inutile, vu que la tarsoraphie, appliquée dans une certaine étendue, combat suffisamment la déviation de la paupière supérieure, et qu'il est toujours facile, à un moment donné, d'en annuler les effets en élargissant de nouveau la fente palpébrale.

Quand l'action de la paralysie sur les paupières n'est pas très-marquée, et qu'on a toujours l'espoir de la voir disparaître spontanément sans laisser de traces dans les parties qu'elle affecte, le mieux est de s'opposer, autant

(1) *Die operative Chirurgie*, t. I, p. 744. Leipzig, 1845.

qu'on le peut, aux troubles passagers qu'elle détermine, par l'emploi périodique du bandeau compressif.

ARTICLE XXV.

CHUTE DE LA PAUPIÈRE SUPÉRIEURE, PTOSIS.

La chute de la paupière supérieure peut provenir des causes les plus diverses, et depuis longtemps on est convenu, pour ce motif, de reconnaître plusieurs variétés de cette affection. Pour éviter de surcharger la mémoire, et nous rapprocher autant que possible de la nature des choses, nous ne distinguerons que deux formes de ptosis, celle qui résulte d'une insuffisance du releveur de la paupière et celle qui provient de l'inaction incomplète ou de la paralysie de ce même muscle.

La chute de la paupière provoquée par l'insuffisance du muscle releveur peut avoir des causes très-diverses; car cette affection se produit tantôt par l'effet d'un vice de conformation du releveur, tantôt par un défaut d'innervation, ou enfin, lorsque, à la suite d'une violence quelconque, le muscle a été blessé de manière à ne pouvoir plus fonctionner qu'incomplétement. Dans un autre ordre de faits, le releveur a conservé toute son intégrité d'action, mais cette dernière est masquée par l'effort que lui oppose soit la résistance de la paupière, soit le muscle orbiculaire lui-même. Dans la première forme, l'insuffisance est absolue ; dans la seconde, elle n'est que relative.

Le ptosis consécutif à une véritable insuffisance du muscle releveur se rencontre souvent à l'état congénital, compliqué, comme nous l'avons vu, d'un autre vice de conformation, l'épicanthus. Cette difformité est quelquefois héréditaire et doit être attribuée à un développement incomplet du releveur, qui peut même, à ce qu'il paraît, faire entièrement défaut dans quelques cas exceptionnels (Caffe).

Le ptosis congénital est presque toujours incomplet. Il présente ceci de particulier, qu'il disparaît lorsque le malade dirige ses regards en bas, preuve que la paupière n'a pas subi d'élongation anormale. On confond assez facilement avec le ptosis congénital, la chute de la paupière qui peut se produire pendant la naissance, consécutivement à la paralysie de la troisième paire. Si cette paralysie persiste, de telle sorte que l'action de l'orbiculaire ne soit pas contre-balancée par celle du muscle releveur, et cela à une époque où le développement de ces différentes parties suit des phases très-rapides, on observe, même après la disparition complète de la paralysie, une insuffisance relative du releveur, insuffisance avec laquelle coïncide un allongement morbide de la paupière, privée pendant un certain temps de ses mouvements d'élévation.

Une autre forme de véritable insuffisance du muscle releveur peut résulter d'un défaut existant dans l'innervation de ce muscle. Elle s'observe, par exemple, comme symptôme d'une paralysie incomplète de la troisième paire, puis dans les cas où soit une tumeur, soit un épanchement comprime le nerf qui se rend au releveur. Une autre cause d'insuffisance réelle du muscle réside dans une lésion traumatique ayant porté sur les fibres musculaires, comme il arrive quand une section horizontale a intéressé l'aponévrose tarso-orbitaire par l'intermédiaire de laquelle le releveur s'insère à la paupière supérieure. Qu'une portion de cette aponévrose ait été détruite par une maladie inflammatoire siégeant dans la partie supérieure de l'orbite ou près de son bord supérieur, et l'on pourra constater une insuffisance du muscle produisant un ptosis qui n'est complet que quand la maladie a détruit en totalité l'insertion du releveur à la paupière.

Le ptosis consécutif à une insuffisance relative de ce muscle, et qu'on a fréquemment l'occasion d'observer, est un accident qui se rattache ordinairement à une ophthalmie purulente ou granulaire et chronique. Plusieurs causes tendent, en effet, dans ces cas, à contre-balancer l'action physiologique du releveur : c'est d'abord le poids insolite qu'acquiert la paupière supérieure dont la muqueuse turgescente a souvent pris un volume considérable, et, d'un autre côté, l'hypertrophie du tissu cellulaire sous-cutané qui succède à une tuméfaction prolongée. Ajoutons à cela que l'antagoniste du releveur, dont l'exercice augmente en vertu de l'excitation morbide que la conjonctive y détermine par action réflexe, peut, dans certains cas, atteindre un développement inaccoutumé, en rapport avec une plus grande énergie fonctionnelle.

L'action physiologique du releveur est encore entravée par la rétraction d'une cicatrice de la paupière, par un symblépharon partiel qui tient cette dernière plus ou moins abaissée, ou enfin par un ankyloblépharon incomplet ayant raccourci d'une manière variable la fente palpébrale. C'est au concours de ces différentes causes qu'il faut attribuer une chute incomplète de la paupière, fréquemment observée chez des personnes anciennement atteintes de granulations.

Il est beaucoup plus rare de rencontrer l'insuffisance incomplète du releveur qui succède à l'hyperplasie des tissus constituants de la paupière supérieure. Ainsi un ptosis survient quand, à la suite d'un érysipèle à récidives fréquentes, le tissu sous-cutané s'est hypertrophié et qu'il s'est développé un éléphantiasis localisé. La présence à la paupière supérieure de kystes volumineux, de lipomes, etc., peut produire un résultat analogue.

En résumant les causes dont peut dépendre une insuffisance relative ou réelle du muscle releveur, on verra que, dans ce dernier cas, le muscle est plus ou moins directement altéré, et qu'au contraire la paupière n'a pas subi dans sa configuration de changements bien marqués; tandis que lorsqu'il s'agit d'une insuffisance relative, les dimensions de la paupière ont considérablement augmenté, sans que le muscle soit profondément modifié dans sa constitution.

Le ptosis paralytique, la forme qu'on a le plus souvent occasion d'observer, se rattache généralement à la paralysie de la troisième paire; mais dans quelques cas rares, il s'observe aussi isolément, à la suite d'une compression directement exercée sur le nerf qui se rend au muscle releveur, comme il arrive quand un abcès s'est développé à la voûte orbitaire, lorsque cette paroi est devenue le siége d'une exostose (syphilitique), d'une tumeur osseuse éburnée, etc.

Des indications qui précèdent, il résulte que le *pronostic* de la maladie qui nous occupe doit varier suivant la cause qu'elle reconnaît dans un cas particulier : tout ce qu'il est permis d'avancer ici, c'est qu'il est ordinairement plus aisé de porter remède à une insuffisance relative qu'à une insuffisance réelle du releveur; car il est, dans le premier cas, moins difficile d'agir directement sur le siége du mal.

Le *traitement* est lui-même évidemment sous la dépendance du caractère du ptosis, des causes et de la durée de la maladie. Ainsi, dans les cas d'insuffisance du muscle releveur de la paupière, par défaut d'innervation, à la suite d'une paralysie complète ou incomplète, on devra s'efforcer de combattre la cause du mal en s'abstenant, du moins au début, de tout traitement chirurgical. L'emploi de l'électricité, des irritants cutanés, l'usage des frictions et des lotions aromatiques, joints à un traitement interne approprié, sont des moyens auxquels il sera bon de recourir dans la circonstance.

Si, au contraire, le diagnostic s'était arrêté à une insuffisance du muscle releveur reconnaissant pour cause une conformation anatomique vicieuse, congénitale ou acquise; à une insuffisance relative, mais permanente, dans laquelle le muscle releveur fût impropre à soulever la paupière augmentée de poids et de volume, ou incapable de contre-balancer l'action exagérée de son antagoniste, l'orbiculaire; enfin à une paralysie incomplète, mais permanente du releveur, il serait vain de consacrer un temps inutile à des tentatives médicales. Il faudra, dans tous ces cas, chercher à rétablir les fonctions du releveur en proportionnant les résistances qu'il doit vaincre à son degré d'énergie. Si l'action du releveur manquait d'une manière absolue et définitive, il n'en serait pas moins indiqué de diminuer la chute de la paupière, si disgracieuse et si gênante pour le malade.

Nous l'avons dit, avant d'en arriver à des moyens chirurgicaux, il faut s'être bien convaincu que la maladie est dans un état de stabilité parfaitement caractérisé et que l'on n'a, en aucune façon, à espérer un retour complet ou incomplet de l'innervation du releveur. Tout en consacrant un certain temps aux tentatives de thérapeutique plus haut indiquées, il sera bon, si le ptosis est complet, d'y remédier provisoirement, au moyen d'une petite pince à ptosis, dans les cas où le malade est contraint à se servir de l'œil affecté. Nous avons quelquefois essayé avec succès d'y suppléer, au moyen de quelques ligatures passées dans un pli de la peau et faites d'un fil d'argent très-délié (1).

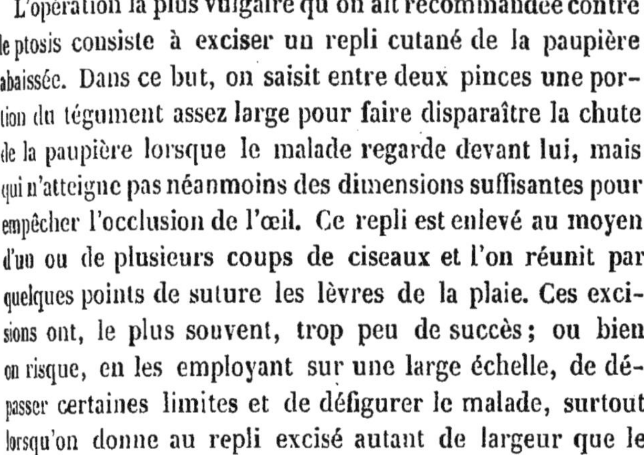

Fig. 53.

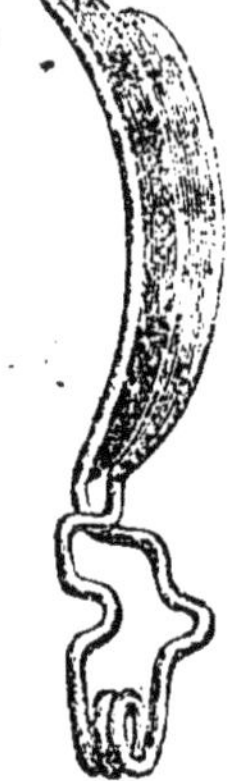

L'opération la plus vulgaire qu'on ait recommandée contre le ptosis consiste à exciser un repli cutané de la paupière abaissée. Dans ce but, on saisit entre deux pinces une portion du tégument assez large pour faire disparaître la chute de la paupière lorsque le malade regarde devant lui, mais qui n'atteigne pas néanmoins des dimensions suffisantes pour empêcher l'occlusion de l'œil. Ce repli est enlevé au moyen d'un ou de plusieurs coups de ciseaux et l'on réunit par quelques points de suture les lèvres de la plaie. Ces excisions ont, le plus souvent, trop peu de succès; ou bien on risque, en les employant sur une large échelle, de dépasser certaines limites et de défigurer le malade, surtout lorsqu'on donne au repli excisé autant de largeur que le font quelques chirurgiens anglais (Hunt). Ils pratiquent l'incision supérieure immédiatement au-dessous du sourcil, l'étendent jusqu'aux angles des paupières, et font descendre l'incision inférieure plus ou moins près du bord libre. Le lambeau cutané excisé offre, dans ce cas, la forme d'une feuille d'olivier. Si l'on a affaire à une insuffisance relative du releveur causée par une augmentation en poids de la paupière, on comprend encore que ce procédé puisse avoir quelque valeur, mais il n'en est pas de même lorsqu'il s'agit d'une insuffisance véritable.

Pour remédier à ce défaut, on est parti avec beaucoup de sens, des données de la thérapeutique du strabisme, et l'on s'est efforcé, tout en diminuant le poids de la paupière, devenu excessif pour le muscle affaibli, de lui donner une insertion plus favorable au développement de sa puissance. Malheureusement, les tentatives faites dans ce but par MM. Bowman et de Graefe ont à peu près échoué, et cela à cause des particularités anatomiques propres au releveur; c'est pourquoi on les a aujourd'hui complétement abandonnées. Faute de pouvoir agir directement sur le muscle en question, on s'est donc occupé des moyens de diminuer autant que possible la résistance que le releveur ne pouvait plus vaincre, et pour cela on s'est efforcé d'affaiblir son antagoniste, le muscle orbiculaire.

(1) Cette pince, indiquée par M. Sichel, est avantageusement modifiée par un ressort analogue à celui des serres-fines (voyez fig. 53).

Dans ce but, M. de Graefe (1) a proposé l'opération suivante. On incise, à 5 millimètres de son bord libre, le tégument de la paupière supérieure dans toute sa longueur; en exerçant ensuite des tractions verticales sur les lèvres de la plaie, on les écarte assez fortement, surtout si l'on a pris le soin de disséquer légèrement le tissu sous-cutané. Cela fait, on saisit avec des pinces à crochet une portion du muscle orbiculaire, large de 8 à 10 millimètres, qu'on excise avec des ciseaux, en laissant l'aponévrose orbitaire intacte. Si, par hasard, on intéressait cette aponévrose et s'il en résultait une hernie du tissu graisseux de l'orbite, capable d'entraver la réunion de la plaie, il faudrait en enlever une partie. Deux ou trois points de suture suffisent : ils doivent comprendre les bords de la plaie musculaire aussi bien que ceux de la plaie cutanée. Comme il est important d'apporter beaucoup d'exactitude dans la coaptation des bouts du muscle sectionné, on commence par enfoncer l'aiguille au-dessous de la lèvre inférieure de la plaie, en traversant simultanément le muscle; puis on saisit les fibres musculaires de l'autre bout avec des pinces et on les traverse, ainsi que la peau, en sens inverse, c'est-à-dire de la profondeur vers la superficie. L'effet que produit cette opération consiste, on le voit, dans le raccourcissement de la portion sous-cutanée de la paupière supérieure, combiné à l'affaiblissement du muscle orbiculaire. Si la paupière a subi un élargissement anormal, on peut à l'excision de l'orbiculaire joindre celle d'un lambeau cutané. Dans les cas extrêmes de ptosis où il existe une paralysie complète du releveur, ces tentatives opératoires doivent nécessairement échouer, et l'on doit se contenter d'un traitement palliatif, en employant la pince ci-dessus décrite, ou les ligatures métalliques.

ARTICLE XXV.

AFFECTIONS SPASMODIQUES DES PAUPIÈRES. — BLÉPHAROSPASME.

De tous les muscles de l'œil, c'est l'orbiculaire des paupières qui est le plus fréquemment atteint de spasme. Les affections spasmodiques du releveur de la paupière, dans lesquelles la paupière est attirée en haut d'une manière anormale et offre à l'action de l'orbiculaire une résistance considérable (lagophthalmus spasmodique), sont vraiment rares, si l'on fait abstraction des cas où elles coïncident avec le goître exophthalmique, et nous nous contenterons, pour ce motif, d'en faire ici une simple mention.

Quant au spasme de l'orbiculaire, nous pouvons en signaler deux formes. Dans l'une, le muscle est pris de contractions cloniques, produisant des

(1) *Archiv für Augenheilkunde*, t. IX, A. II, p. 59.

clignements répétés, pendant lesquels le relâchement du muscle n'est généralement pas assez complet pour permettre aux paupières un écartement normal. Les contractions cloniques peuvent encore ne se produire que dans une portion de l'orbiculaire, et alors elles ont pour effet de mettre en mouvement soit l'une des paupières, soit même une partie de ce voile membraneux. L'instillation d'une solution concentrée d'extrait de calabar a pour effet, chez bon nombre de sujets, de produire très-vite ce spasme qui occupe indifféremment toutes les fibres des muscles lacrymaux antérieur et postérieur. Ces contractions, très bien perçues par le malade et par l'observateur, se déclarent souvent chez des sujets irritables et n'ont aucune importance réelle : car elles se dissipent d'elles-mêmes ou sous l'influence de frictions aromatiques sur le front et sur les paupières. Au contraire, les contractions cloniques qui occupent les deux paupières à la fois sont beaucoup plus tenaces et résistent presque toujours à tout traitement, lorsqu'elles sont idiopathiques. Souvent ce clignement résulte uniquement d'une action réflexe des nerfs sensitifs de la conjonctive irritée sur les filets de la septième paire, et il disparaît alors avec l'irritation de la muqueuse.

Les contractions cloniques que provoquent dans l'orbiculaire certains troubles fonctionnels ayant leur siége dans la rétine (hyperesthésie), sont, comme nous allons le voir, bien moins fréquentes qu'il ne semble au premier abord. Quoi qu'il en soit, lorsque l'orbiculaire se prend une fois de mouvements convulsifs assez violents, occasionnés par l'excitation des fibres sensitives qui appartiennent aux téguments de l'œil, ils peuvent exister indéfiniment, sans qu'on ait besoin d'invoquer la persistance de l'action réflexe qui les a causés. Ces contractions cloniques des paupières, auxquelles le malade devient sans trop de peine indifférent et qui sont souvent beaucoup plus désagréables aux personnes condamnées à en subir la vue, constituent sans doute une infirmité fâcheuse, mais elles ne sont pas à comparer, quant à leurs conséquences, aux contractions cloniques de l'orbiculaire.

Cette seconde forme de blépharospasme offre à l'observateur deux variétés principales, qu'on pourrait désigner sous les noms de blépharospasmes intermittent et continu. Dans le blépharospasme intermittent qui, le plus souvent, occupe les deux paupières à la fois, les contractions toniques apparaissent à des intervalles plus ou moins éloignés, et ne durent souvent pas plus de quelques instants. Entre deux accès successifs, le muscle orbiculaire ne manifeste aucun trouble dans ses fonctions ; à peine y existe-t-il une légère contracture qui neutralise faiblement l'action physiologique du releveur. Pendant les accès spasmodiques, bien que le temps durant lequel les malades sont privés de la vue soit extrêmement court, ils ont beaucoup de peine à supporter cet état ; car ne pouvant pressentir le spasme, ils sont toujours sous le coup d'une cécité complète, quoique très-passagère. Ainsi, il n'y a pas un an, nous avons dû recourir, chez une malade, à la section du nerf sus-orbitaire, à cause d'un blépharospasme périodique qui avait, à différentes reprises, exposé cette personne à être écrasée par les voitures. En effet, plusieurs fois surprise, en traversant les rues, par son blépharospasme, elle s'était trouvée dans l'impossibilité de continuer son chemin, et il est probable que la crainte d'un accident était pour quelque chose dans la fréquence des attaques spasmodiques qui la saisissaient en pareille circonstance.

Il n'est pas rare que cette forme intermittente de blépharospasme se transforme peu à peu en une forme continue, par le rapprochement des attaques. Durant les intervalles de repos qui leur restent, les malades parviennent encore à entr'ouvrir les yeux ; mais ils perdent insensiblement cette faculté, et sont alors atteints d'une cécité complète. Le blépharospasme ne diminue ou ne cesse alors que pendant le sommeil.

L'*étiologie* du spasme intermittent et continu des paupières, quoique assez mal définie, comme celle de toutes les névroses en général, joue pourtant dans le pronostic et dans le traitement un rôle trop sérieux pour que nous négligions de lui donner ici l'importance qu'elle mérite. Nous rangerons donc les différentes variétés connues de blépharospasme en trois groupes séparés d'après la cause à laquelle on les attribue :

A. *Blépharospasme traumatique.*

B. *Blépharospasme coïncidant avec certaines inflammations de la conjonctive et de la cornée, ou consécutif à ces maladies.*

C. *Blépharospasme qui n'est que le symptôme d'une névrose générale du facial.*

A. Le blépharospasme traumatique s'observe ordinairement dans les cas où un corps étranger a pénétré dans le sac conjonctival, et y a séjourné un certain temps. La lésion que produit sa présence, plus ou moins passagère, est quelquefois insignifiante. Le spasme, d'abord intermittent, devient graduellement continu et peut, à mesure qu'il gagne en intensité, s'étendre aux muscles voisins. C'est ainsi que des malades qui, au début, parvenaient encore, même pendant le spasme, à donner à leurs paupières 1 ou 2 millimètres d'écartement, finissent par avoir, dans leurs attaques, des convulsions de tous les muscles de la face, convulsions qui prennent le caractère épileptiforme, si l'on tente d'écarter les paupières, et parfois spontanément, comme dans le cas rapporté par M. de Graefe (1).

Généralement le blépharospasme débute par l'œil où se trouve la lésion, puis il gagne l'autre, et les parties musculaires qui sont prises de convulsions

(1) *Archiv für Augenheilkunde*, t. I, A. I, p. 440,

du côté sain correspondent exactement à celles que la maladie prend successivement du côté de la blessure, où, il faut le dire, existent presque toujours les contractions les plus fortes. Les observations de blépharospasme causé par une action réflexe très-peu prolongée et traumatique des nerfs sensitifs qui se répandent dans la conjonctive et à la surface de la cornée, sont bien plus rares que celles dans lesquelles l'action réflexe a duré un certain temps, comme dans la forme suivante.

B. Le blépharospasme coïncidant avec des altérations siégeant dans l'œil ou consécutif à ces lésions, est surtout fréquent dans la conjonctivite pustuleuse, et principalement dans une variété de cette forme où les pustules gagnent de proche en proche les parties centrales de la cornée et que nous avons décrite sous le nom de kératite en forme de bandelette (page 144).

Le blépharospasme existe encore dans les cas où les pustules siégent d'emblée au voisinage du centre de la cornée et où la couche épithéliale est altérée en différents points.

Un autre blépharospasme fort tenace peut accompagner le développement d'un ulcère ou d'un abcès sthénique, lorsque le mal s'est produit avec rapidité, et les contractions forcées des paupières agissent alors souvent en retardant la guérison (1).

(1) Le blépharospasme que bon nombre d'enfants présentent en pareille circonstance et qui, lorsqu'ils sont exposés au grand jour, augmente assez brusquement d'intensité, a de tout temps été désigné sous la dénomination vague de photophobie. Comme il existe des cas où la lésion matérielle est tout à fait disproportionnée avec l'intensité du spasme, on est allé jusqu'à faire de la photophobie un état idiopathique, une maladie *sui generis*. En acceptant le nom de photophobie, c'est au nerf optique qu'on attribue la plus grande part de l'action réflexe exercée sur les filets moteurs de l'orbiculaire et dont le spasme résulte ; mais, dans la pluralité des cas, il n'en est pas ainsi. D'abord, chez certains malades, le blépharospasme se conserve, avec toute sa violence, dans une obscurité complète ; chez d'autres, c'est à peine si l'absence de lumière amène quelque diminution dans la force et la fréquence des contractions de l'orbiculaire. Il faut donc attribuer à l'action réflexe des nerfs sensitifs de la conjonctive et de la cornée sur ce muscle, le rôle le plus important dans la production de cette affection. Comment s'expliquer maintenant l'influence manifeste que, chez certains sujets, l'irritation de la rétine par la lumière exerce sur le degré du blépharospasme? M. de Graefe (*Archiv für Augenheilkunde*, t. IV, A. II, p. 196) fait remarquer très-judicieusement à ce sujet, qu'une fois les filets du facial devenus plus prompts à répondre aux actions réflexes qui leur viennent presque incessamment, dans ces cas, des nerfs sensitifs de la cinquième paire, il n'est pas surprenant que ces fibres motrices réagissent bien plus énergiquement lorsque l'action réflexe qui leur arrive provient d'un autre nerf, du nerf optique par exemple. Quant à nous, nous pensons que les choses se passent, dans la plupart des cas, d'une manière moins compliquée. Les affections qui s'accompagnent le plus souvent d'un blépharospasme, ou, comme

C. Le blépharospasme s'observe encore comme symptôme d'un tic convulsif de la face, et l'on peut dire que, dans un nombre assez imposant de faits observés, les contractions des muscles faciaux ont débuté par l'orbiculaire. De plus, Belligneri signale une hyperesthésie ou des névralgies intenses des parties correspondantes de la peau, comme ayant précédé les contractions spasmodiques. D'autres auteurs ont vu le blépharospasme succéder à une névralgie sus-orbitaire. Ce qui doit surtout nous intéresser ici, c'est la corrélation qui existe entre ces névralgies de la cinquième paire et le tic convulsif, corrélation importante au point de vue étiologique et surtout au point de vue thérapeutique. D'après des observations nombreuses, on est en droit de considérer les troubles fonctionnels qui se montrent dans les muscles innervés par le nerf facial, comme provenant d'une névrose réflexe de la cinquième paire, et l'on y est d'autant mieux autorisé qu'on a vu les contractions spasmodiques céder à la compression exercée sur le rameau principal de la cinquième paire, qui se répandait dans les parties où l'irritation des fibres sensitives avait siégé primitivement. Ainsi, chez certains malades atteints de tic convulsif, particulièrement de blépharospasme, on a remarqué qu'il existait dans les parties innervées par la cinquième paire, un point précis où la compression du nerf contre un plan résistant suffisait pour arrêter les mouvements convulsifs, point que les malades eux-mêmes connaissent quelquefois, pour s'être observés avec soin.

Afin d'éviter une confusion possible, hâtons-nous de dire qu'on peut aussi, dans certains cas, modérer ou même arrêter le blépharospasme, en

on dit, d'une photophobie, sont celles dans lesquelles les filets sensitifs de la cornée, principalement répandus, comme on le sait, à la superficie de cette membrane, sont mis à nu et exposés au contact des sécrétions conjonctivales, des larmes et aux frottements des paupières. L'action réflexe des nerfs sensitifs sur l'orbiculaire est, en conséquence, d'autant plus vive que les frottements des paupières sont plus fréquents et les larmes répandues plus abondantes. Or ces deux conditions se trouvent remplies lorsque les sujets s'exposent au grand jour ; et l'on comprend qu'il ne soit pas nécessaire, pour expliquer alors l'intensité du spasme, d'invoquer une hyperesthésie de la rétine ou, en d'autres termes, une répulsion particulière pour la lumière, la photophobie. Ce que les malades craignent, ce sont les causes capables d'augmenter le nombre des clignements de leurs paupières et l'abondance de leur sécrétion lacrymale. D'ailleurs comment comprendre qu'à mesure que la couche épithéliale se reproduit sur les parties dénudées du tissu cornéen, et protége les nerfs contre les irritations mécaniques et chimiques auxquels ils sont exposés, cette prétendue hyperesthésie se dissipe? Comment comprendre encore la diminution ou même la disparition momentanée de la photophobie qui succède à l'instillation d'une solution de nitrate d'argent, ayant pour résultat de produire artificiellement l'effet ci-dessus mentionné, en couvrant d'une mince eschare les parties superficielles de la cornée?

comprimant directement le nerf facial, à son point d'émergence par le trou stylo-mastoïdien, entre l'angle du maxillaire inférieur et l'apophyse mastoïde. M. Romberg (1) dans son excellent *Traité des maladies nerveuses*, insiste sur ce fait que le tic convulsif provient rarement d'une affection cérébrale, sauf les cas où il coïncide avec des attaques d'épilepsie. Il semble, suivant M. Romberg, qu'on n'a pas encore observé des affections spasmodiques des muscles de la face résultant d'une lésion du facial siégeant à la base du crâne ou dans le trajet que parcourt ce nerf dans l'épaisseur des os. Cet auteur insiste, au contraire, dans ces circonstances, sur la fréquence d'une irritation centripète de la cinquième paire qui, tantôt, se propage jusqu'au cerveau, où sa présence est indiquée par des phénomènes de douleur, et tantôt, transmettant vers la moelle l'action réflexe dont elle est la cause, reste dissimulée. C'est en vertu des raisons précédentes qu'il faut explorer avec le plus grand soin toutes les parties auxquelles la cinquième paire se distribue; car il peut arriver qu'une branche de ce tronc soit comprimée dans les parois osseuses qu'elle traverse et que cette compression donne lieu à une action réflexe capable de déterminer le blépharospasme (2).

Pour terminer l'étiologie du blépharospasme, nous rappellerons qu'on a invoqué le rhumatisme pour expliquer le tic convulsif, après avoir vu cette affection se développer brusquement, dans certains cas, à la suite d'un refroidissement rapide de la figure, chez des personnes surprises par un courant d'air froid au milieu d'une transpiration abondante. Rien ne prouve que dans ces cas la cinquième paire n'ait pas aussi contribué à déterminer le spasme.

Les irritations provoquées dans le tube digestif par des vers intestinaux, les spasmes hystériques survenus sous l'influence d'un trouble des fonctions génitales de la femme, doivent encore trouver ici mention.

(1) *Lehrbuch der Nerven-Krankheiten des Menchen*, t. I, 1853, p. 350.

(2) Tout récemment, M de Graefe a présenté à la Société médicale de Berlin (voyez les rapports des séances du 16 décembre 1863 et du 6 avril 1864) une malade chez laquelle le blépharospasme cessait rapidement lorsqu'on comprimait un point situé au-dessous de l'alvéole de la dernière molaire inférieure. On pratiqua en arrière de la dernière alvéole une incision pénétrant jusqu'à l'os, mais sans modifier le blépharospasme. Ayant alors constaté qu'en comprimant le sus-orbitaire et la branche temporaire du molaire, on diminuait notablement le spasme, on procéda à la section de ces nerfs. Le spasme s'arrêta presque complétement; mais il réapparut quinze jours après. La section du nerf dentaire inférieur, faite par la bouche, réussit enfin à faire cesser le blépharospasme qui, quatre semaines après, ne s'était pas reproduit. Mitchell a signalé un cas de tic convulsif survenu spontanément qui s'était propagé aux muscles du cou et du bras et qui disparut après l'extirpation de plusieurs dents cariées.

Le *pronostic* du blépharospasme est, en général, grave, si l'on excepte les cas où l'affection spasmodique accompagne ou suit des maladies inflammatoires de l'œil. Outre l'influence funeste que ces mouvements convulsifs des paupières exercent, dans la plupart des cas, sur le moral des malades et sur leur santé générale, la contraction énergique et prolongée des paupières peut occasionner des accidents sérieux dans l'organe même de la vision, surtout s'il est saillant et, par suite, soumis, pendant le spasme, à une forte compression. Le blépharospasme qui appartient à un tic convulsif déjà ancien résiste souvent à tous les essais curatifs dirigés contre lui, au grand désespoir des malades.

Le *traitement* de cette singulière affection dépendra des données étiologiques propres à chaque cas, et l'on n'aura véritablement de chances de succès qu'à la condition de préciser avec exactitude le point de départ de la maladie. Par exemple, on recherchera minutieusement si le blépharospasme ne tient pas à une action réflexe exercée sur le facial par la cinquième paire. Si le blépharospasme était causé par la présence d'un corps étranger ayant séjourné quelque temps dans le sac conjonctival et dont l'élimination restât le moins du monde douteuse, il faudrait procéder à un examen très-attentif de l'œil malade. Or, pour vaincre la résistance du spasme qui s'oppose à cette exploration, on peut être contraint d'employer le chloroforme, pour obtenir une rémission passagère des symptômes convulsifs. Si le blépharospasme est sous la dépendance d'une affection de la conjonctive ou de la cornée, toute l'attention du médecin se portera sur cet état, et ce n'est que dans les cas extrêmes que le blépharospasme, étant pour la maladie concomitante de l'œil ou de la muqueuse une cause persistante d'entretien, doit être combattu directement, au moyen d'une névrotomie, par exemple.

Lorsque le blépharospasme persiste en dépit de la disparition des accidents inflammatoires, comme il arrive dans les cas où un corps étranger n'a fait que séjourner pendant un temps très-court dans le sac conjonctival, on verra si la compression du nerf sus-orbitaire ne réussit pas à faire cesser, ou tout au moins à modérer les contractions spasmodiques. Quand ces tentatives sont suivies de succès, c'est vers le point indiqué qu'il faut diriger les essais thérapeutiques. Ils consistent principalement dans l'emploi des injections calmantes sous-cutanées, dans l'usage des courants interrompus ou constants et dans la section du nerf (1).

(1) Pour ce qui est des injections sous-cutanées, les meilleures sont celles qu'on fait avec des préparations de morphine, et la tempe est le lieu d'élection qu'il faut préférer, quand il est impossible de découvrir un point où la compression réussisse. L'emploi de l'atropine par la méthode endermique ou sous forme d'injections, n'a pas donné jusqu'à présent de résultats encourageants, et n'est pas exempt de danger. La

Les injections de morphine procurent généralement aux malades un grand soulagement et elles peuvent, dans les cas où le spasme est modéré, dispenser d'une opération chirurgicale. Malheureusement, il existe des cas où l'influence de ce mode de traitement est très-passagère ou presque nulle, si l'on ne porte pas la dose du médicament à un point assez élevé pour déterminer des symptômes d'intoxication. C'est ici surtout qu'il convient de recourir à la section du nerf sus-orbitaire, d'après la méthode recommandée par M. Romberg. Il est bien difficile de s'expliquer l'influence que la section d'une branche nerveuse qui préside à la sensibilité exerce sur les nerfs moteurs du muscle qu'elle traverse; mais ce n'en est pas moins un fait acquis. D'ailleurs Herbert Mayo (1) et Magendie ont cité des observations dans lesquelles la destruction ou la section intra-crânienne et unilatérale de la cinquième paire fut suivie de la paralysie des paupières du même côté.

Il est possible qu'une fois la sensibilité musculaire abolie par suite de la paralysie d'une partie des nerfs du sentiment, les nerfs moteurs n'obéissent plus aux actions réflexes qui pourraient leur être transmises par d'autres fibres sensitives ; mais seulement à une action énergique, c'est-à-dire volontaire. Ajoutons que cette explication ne saurait rendre suffisamment compte de l'influence qu'exerce la section du nerf sus-orbitaire; car cette opération n'abolit qu'en partie la sensibilité des organes de protection de l'œil. Il est vrai que la même section peut intéresser une branche motrice de la cinquième paire qui, suivant M. Henke, se rend à la portion de l'orbiculaire la plus voisine du bord ciliaire (muscle lacrymal postérieur de Henke).

Pour pratiquer la section du nerf sus-orbitaire, il est bon de soumettre préalablement le sujet aux inhalations de chloroforme, et il faut prendre le soin de tendre la peau du sourcil en haut et en dehors, afin d'éprouver moins de difficultés à faire glisser le ténotome qu'on enfonce sous la peau de dehors en dedans. On tourne le tranchant de l'instrument vers le rebord orbitaire supérieur, en incisant avec une certaine force le périoste, à la réunion du tiers moyen et du tiers interne de cette saillie osseuse. Aussitôt

solution de sulfate de morphine dont nous nous servons généralement est de 0gr,20 de sel pour 4 grammes d'eau distillée, et nous avons l'habitude d'en injecter de dix à 20 gouttes, ce qui représente la capacité de dix à vingt divisions de la seringue Pravaz modifiée par M. Luër. La solution doit être d'une limpidité parfaite et l'instrument tenu dans un état de propreté irréprochable ; car quoiqu'il ne nous soit jamais arrivé le moindre accident, consécutivement à ces injections dont nous faisons presque journellement usage, il existe, à notre connaissance, des faits où elles ont eu des suites fâcheuses et menacé de déterminer un phlegmon diffus.

(1) Voy. Longet, *loc. cit.*, p. 288.

après l'opération on applique un bandeau compressif, pour prévenir la formation de larges ecchymoses qui défigureraient le malade. L'anesthésie cutanée qu'on obtient ainsi n'occupe généralement après la section du nerf qu'une partie assez restreinte du front ; mais quelques heures ou, au plus tard, un jour après, elle gagne en étendue.

L'effet immédiat de l'opération consiste à permettre d'attirer en haut la paupière supérieure sans déterminer le spasme ou même les convulsions qui résultaient jusque-là d'une pareille tentative. Les contractions spasmodiques disparaissent d'abord du côté opéré et abandonnent la paupière supérieure avant l'inférieure. Ce n'est que postérieurement qu'elles se dissipent de l'autre côté. Néanmoins, dans certains cas, on a dû recourir pour obtenir un résultat complet à une névrotomie double.

J'ai, plusieurs fois, pratiqué l'année dernière cette petite opération. Quoique l'effet immédiat qu'elle produisit sur les contractions spasmodiques ait été très-favorable, les accidents nerveux ont, chez deux malades, reparu au bout de quelques semaines pour ne céder qu'à l'emploi énergique des courants induits, dirigés à l'aide de conducteurs humides au travers des paupières. Ces mêmes courants n'avaient procuré, avant l'opération, aucun soulagement; et cette médication nous paraît n'être avantageuse que contre les affections spasmodiques peu intenses (1).

Le blépharospasme le plus rebelle est celui qui accompagne le tic convulsif de la moitié ou de la totalité de la face. En pareil cas, on doit rechercher très-minutieusement les points sur lesquels la compression de certaines branches de la cinquième paire réussit à arrêter le blépharospasme. Parmi ceux de ces points qu'on a le plus fréquemment rencontrés, nous citerons celui du nerf sus-orbitaire, qu'on peut comprimer contre l'os frontal ; celui du filet malaire qui repose à sa sortie sur l'os de ce nom, et celui du nerf dentaire inférieur qu'on peut comprimer dans la bouche, contre la branche montante de l'os maxillaire inférieur. C'est aussi vers ces divers points qu'on est en droit de tenter la névrotomie des branches que nous venons d'indiquer. Les alvéoles et les dents méritent aussi une attention toute spéciale dans l'étude étiologique du tic convulsif.

On ne devrait suivre qu'en désespoir de cause l'exemple de Dieffenbach

(1) M. Remak (*Berliner Klinische Wochenschrift*, n°s 21-23, 1864) vante les bons effets qu'il a obtenus de l'emploi de courants constants appliqués directement sur les muscles ou les nerfs qui s'y rendent. Il signala, en outre, un cas dans lequel l'application d'un électrode positif sur la région cervicale postérieure, au niveau de l'apophyse transverse de la cinquième vertèbre, fit, en trois semaines, disparaître le spasme presque complétement. Le point sur lequel il agit correspondait environ au ganglion moyen de la portion cervicale du grand sympathique.

qui, sur un malade atteint de tic convulsif et de blépharospasme, sectionna, avec un résultat assez satisfaisant, tous les muscles atteints de contractions spasmodiques. De même on a recommandé la section de tous les filets du facial qui se répandent dans le muscle orbiculaire; mais il ne faut pas oublier qu'une pareille tentative expose à un lagophthalmus paralytique dont le malade se trouve à la fois fort embarrassé et défiguré.

Entre tous les moyens palliatifs qui méritent d'être mentionnés pour servir au traitement du blépharospasme, nous nommerons la compression du nerf facial exécutée à l'aide d'une petite pelote qu'on applique au niveau du point d'émergence de ce nerf, près du trou stylo-mastoïdien; l'emploi prolongé de compresses très-chaudes sur les paupières, dont j'ai tiré de très-grands services dans des cas où le blépharospasme succédait à une inflammation de la cornée; enfin l'usage du bandeau compressif combiné aux injections sous-cutanées d'une solution de morphine.

ARTICLE XXVI.

ANOMALIES CONGÉNITALES.

En terminant l'étude des maladies des paupières, il nous reste à dire quelques mots des anomalies congénitales que présentent ces parties. Nous avons eu déjà l'occasion d'en nommer quelques-unes, telles que l'absence congénitale des paupières, l'ankyloblépharon, l'entropion, l'ectropion et le blépharoptosis. Il nous reste à signaler la fissure congénitale des paupières, connue sous le nom de coloboma (1). Cette fente peut s'observer sur une des paupières seulement ou sur les deux à la fois. Presque toujours elle est combinée à d'autres anomalies du même genre, comme la

(1) M. O. Becker (*Wiener medic. Wochenschrift*, n°s 16-18, 1863), en rapportant un cas fort curieux de coloboma congénital de la paupière supérieure gauche compliqué de lipomes sous-conjonctivaux et de cils implantés sur la conjonctive bulbaire des deux yeux, cas observé dans la clientèle du professeur Arlt, a réuni les observations de coloboma conjonctival des paupières venues à sa connaissance. Ce sont :

1° Une observation de Beer (*das Auge*, etc., Wien, 1831, p. 51);

2° Une observation de Heyfelder (Ammon, *Zeitschrift für die Ophthalmologie*, t. I, 1831, p. 480);

3° Une observation de de Ammon (*Ibid.*, t. V, 1835, p. 83);

4° Une observation de Cunier (*Annales d'oculistique*, t. VII, 1842, p. 10);

5° Une observation de M. Arlt sur le cas relaté par M. Becker (*Krankheiten des Auges*, t. III, 1845, p. 376);

6° Enfin l'observation de M. de Graefe qui suit.

fente congénitale de la voûte palatine, des lèvres, etc. L'observation que nous donnons en note, en offre un cas vraiment typique (1).

Une autre anomalie mérite encore d'être mentionnée ici; c'est l'existence d'une paupière supplémentaire, fait dont nous citerons en note deux observations (2).

(1) « Ch. T..., âgé de six mois, m'est amené après avoir été déjà opéré d'un bec-de-lièvre qui avait 8 millimètres de hauteur et qui se trouve aujourd'hui réuni dans sa partie supérieure. Il n'existe pas de séparation complète du palais, mais bien une excavation anomale qui occupe toute la longueur de cette voûte. Les os du nez sont portés vers la droite, de telle façon que la pointe de cet organe s'écarte de 6 millimètres de la ligne médiane; de plus, l'os nasal gauche descend moins bas que le droit. Les parties molles du nez offrent deux anomalies singulières : l'aile gauche n'est pas en continuité avec la pointe, mais avec une partie de la saillie dorsale déviée à droite et située à 8 millimètres au-dessus de la pointe. En outre, cette aile gauche est fendue par un coloboma de 8 millimètres de hauteur. Les deux paupières de l'œil gauche sont le siége d'un coloboma analogue, situé vers l'angle interne de l'œil, qui reste par conséquent à découvert pendant l'occlusion de l'organe. Les deux colobomas ont diminué par l'effet de l'action musculaire, et présentent 3 millimètres de hauteur sur 8 de largeur. Le point lacrymal inférieur est en dehors du coloboma et tout près de lui. Une sonde d'Anel introduite par cet orifice traverse un conduit assez large dirigé en bas et en dedans, en dehors du coloboma qu'il longe et aboutissant directement, par l'intermédiaire du canal nasal, dans le méat inférieur des fosses nasales. A la paupière supérieure, il existe, au niveau du coude que forme le bord externe du coloboma avec le bord ciliaire, et tout près de ce dernier, une saillie papilliforme sans ouverture; mais au côté interne du coloboma, et un peu au-dessus du ligament palpébral interne, on aperçoit un orifice très-fin appartenant à un canal un peu moins étroit, long de plusieurs millimètres, dirigé de bas en haut et aboutissant à un cul-de-sac. Les bords internes des colobomas convergent vers l'angle interne où ils se réunissent. Lors même qu'on tend les paupières en les attirant de dedans en dehors à l'aide d'un doigt appliqué sur la peau de la tempe, le bord ciliaire de la portion gauche offre 3 millimètres de moins que celui de la portion droite et l'on y observe un moins grand nombre de cils. Enfin l'on trouve, au voisinage du bord interne de la cornée, une petite tumeur dermoïde glabre, de la dimension d'une lentille. Les parents de l'enfant sont très-bien portants; et l'on ne connaît dans les antécédents qu'une chute sur le visage faite par la mère durant sa grossesse. » (De Graefe, *Archiv für Augenheilkunde*, t. IV, A. II, p. 269.)

(2) OBSERVATION I. — «Chez l'enfant Baud (âgé de deux ans), on voit, dans l'angle externe, une duplication de la conjonctive oculaire d'une blancheur remarquable, formant un triangle assez étendu, ne possédant toutefois ni lame cutanée externe, ni fibres musculaires apparentes, s'étendant d'un demi-centimètre en avant sur la conjonctive oculaire et d'un centimètre et demi lorsque l'œil est tourné dans l'angle cutané. Cette quatrième paupière jouit d'une certaine mobilité; elle n'est point adhérente à la conjonctive bulbaire ni à la face interne des paupières, et ne gêne en rien la vision, quoiqu'elle vienne, dans les mouvements d'extension, presque au bord de la

MALADIES DE L'ORBITE.

ARTICLE PREMIER.

INFLAMMATION DU PÉRIOSTE DE L'ORBITE. — PÉRIOSTITE.

Considérations générales. — Dans la description des inflammations qui peuvent affecter les différentes parties du contenu de l'orbite, nous procéderons de la périphérie vers le centre. Nous aurons donc à nous occuper, en premier lieu, du périoste qui tapisse cette cavité ; puis du tissu graisseux intra-orbitaire ; enfin de l'enveloppe fibreuse de l'œil, ou capsule de Tenon. Si nous excluons de cette étude les phlogoses qui prennent leur point de départ dans l'œil même ou dans les organes lacrymaux, nous aurons compris dans cette triple description les principales affections inflammatoires qui ont l'orbite pour siége. Cette classification n'offre pas, comme on pourrait le penser, un pur intérêt théorique ; son importance est surtout signalée pour le clinicien et au point de vue pratique. En effet, c'est en suivant cet ordre qu'il sera possible de présenter une étude précise de chacune de ces trois affections, d'établir entre elles un diagnostic différentiel aussi rigoureux que possible, et de donner au traitement une direction éclairée, ce qui, on le sait, est si difficile lorsqu'il s'agit des maladies de l'orbite.

Symptômes. — La périostite de l'orbite varie singulièrement dans ses symptômes, suivant la marche qu'elle prend et les produits qu'elle fournit,

grande circonférence de la cornée. Cette abnormité palpébrale renferme donc en réalité tous les éléments d'une quatrième paupière et elle est, par le fait, beaucoup plus complète que la paupière rudimentaire dont nous venons de parler plus haut (le pli semi-lunaire). » (F. Dubois, *Annales d'oculistique*, t. XXXIV, 1855, p. 259.)

OBSERVATION II. — « Une enfant du sexe féminin, âgée de quatre mois, m'est présentée à ma clinique le 15 septembre 1862. Tous les organes sont bien conformés et l'appareil de la vision ne présente, de chaque côté, d'autre anomalie que celle que je vais indiquer. A droite, il existe, au-dessous de la moitié externe de la sclérotique, un repli semi-lunaire à concavité tournée en dedans ; ce repli est formé par un tissu blanc grisâtre parcouru, à sa surface, par quelques vaisseaux. Il devient beaucoup plus saillant lorsqu'on déprime fortement la paupière supérieure. Ses deux extrémités semblent se perdre dans le cul-de-sac supérieur et inférieur de la conjonctive. Il a une consistance moyenne. Lorsque l'œil se porte en dedans, le repli roule avec le globe. Dans son parcours le plus étendu, il n'arrive jamais jusqu'au niveau de la circonférence de la cornée. Il ne gêne donc en rien l'exercice de la vision. » (M. Fano, *Annales d'oculistique*, t. XLIX, p. 24.)

et l'on peut dire que sa marche et ses produits sont entre eux dans une corrélation intime. Ainsi, une périostite aiguë tendant manifestement à la suppuration diffère essentiellement d'une inflammation chronique du périoste, souvent caractérisée par une hypergénèse de tissu cellulaire et une hyperplasie osseuse. Quant à la périostite aiguë, elle est plus rare que la périostite chronique, affection peu fréquente elle-même. Elle signale son début par l'apparition de douleurs ciliaires très-violentes qui deviennent continues et s'accompagnent très-vite d'un mouvement fébrile intense, d'anorexie, de nausées et d'une grande prostration. Ces symptômes généraux marchent de pair avec les troubles locaux qui consistent dans une vive rougeur des paupières, une saillie de l'œil et un défaut de mobilité de cet organe, plus prononcé dans les points qui correspondent aux parties malades du périoste. Ces symptômes locaux prennent souvent, dans l'espace de peu de temps, un développement très-considérable. Les paupières, rouges et luisantes, sont quelquefois insuffisantes pour couvrir le globe de l'œil chassé de l'orbite; la conjonctive bulbaire est soulevée de manière à entourer la cornée d'un épais bourrelet jaunâtre, et, à cette époque, on a observé la mobilité de l'organe visuel complétement supprimée, sans que la vue ait présenté des changements. Au début de l'exophthalmie, l'œil est baigné de larmes; mais une fois le mal arrivé à un degré aussi avancé, la compression des conduits excréteurs de ce liquide en arrête l'écoulement.

Peu de jours suffisent quelquefois pour mettre le malade dans un état d'abattement profond, et l'on cite un certain nombre d'observations où le coma et des mouvements convulsifs ont précédé la mort, causée dans ces cas par la propagation du mal aux parties environnantes, particulièrement aux enveloppes du cerveau.

Nous avons dit plus haut que quand la périostite affecte une marche très-rapide, les produits qu'elle fournit sont de nature purulente, et nous pouvons y ajouter qu'ils se forment quelquefois avec assez de rapidité pour que la compression qu'ils exercent sur les parties voisines en amène la mortification. C'est donc avec raison qu'on a avancé qu'assez souvent les collections purulentes sous-périostiques ont pour résultat la nécrose d'une portion des parois osseuses de l'orbite et le sphacèle du tissu cellulaire voisin. Cet effet provient, en partie, d'une action purement mécanique; car le pus, décollant le périoste, oblitère un nombre assez considérable des vaisseaux nourriciers. En pareille circonstance, l'examen anatomique montre la surface de l'os dénudée, couverte d'aspérités par suite de la résorption inégale des sels calcaires qui entraient dans sa composition, les canalicules de Havers dilatés ainsi que les aréoles du tissu spongieux, et le tissu cellulaire normalement contenu dans ces vacuoles en voie d'hypergénèse ou de pyogénèse. Dans ces cas, l'inflammation du tissu osseux lui-même peut compliquer celle du périoste et envahir toute l'épaisseur des minces parois de l'orbite.

Les dangers, à bon droit redoutés, que présentent ces périostites à marche rapide, s'expliquent facilement, si l'on considère combien il est fréquent de voir le mal se développer sur les portions les moins résistantes de l'orbite, par exemple sur la voûte de cette cavité. On comprend, en effet, combien doit être à craindre une pareille inflammation, si l'on se rappelle que cette voûte orbitaire est, principalement chez les enfants, tellement mince qu'au niveau des impressions digitales, le tissu osseux peut faire entièrement défaut, de telle sorte que le périoste de l'orbite et la dure-mère soient presque immédiatement en contact.

La périostite chronique, qui, il faut le dire, peut avoir des conséquences aussi fâcheuses que la périostite aiguë, en diffère essentiellement par ce fait que l'évolution des phénomènes morbides locaux s'y effectue beaucoup moins rapidement, et qu'au lieu de les accompagner, les troubles généraux y sont, en quelque façon, consécutifs. Ici encore, les douleurs péri-orbitaires sont un symptôme précurseur. Elles sont bientôt suivies d'une légère tuméfaction des paupières, particulièrement de la supérieure, tuméfaction qui n'a parfois que les caractères de l'œdème. En général, l'inflammation est restreinte à une partie assez limitée du périoste, et les produits qui s'accumulent sous cette membrane fibreuse n'ont pour effet de dévier l'œil et de le déplacer que quand la périostite siége au voisinage du sommet de l'orbite.

Le plus souvent, un abcès intra-orbitaire est la conséquence d'une périostite chronique; mais on a aussi, dans quelques cas, observé une hypergénèse abondante de tissu cellulaire produisant des tumeurs qui, constituées par un tissu de nouvelle formation imbibé de sérosité, offraient une consistance gélatineuse.

A mesure que la maladie rétrograde, tantôt ces tumeurs s'organisent davantage, s'ossifient et prennent une consistance très-considérable ; tantôt elles reviennent sur elles-mêmes, se résorbent après avoir subi la dégénérescence graisseuse et ne laissent finalement comme résidu qu'un épaississement du périoste, marquant le siége de la maladie. C'est ainsi qu'on observe quelquefois des périostites qui, tout en produisant une exophthalmie et un gonflement assez notable des paupières, se terminent par résolution ou en laissant après elles, soit une exostose, soit un simple épaississement du périoste ; tandis que dans un autre ordre de faits, l'inflammation est assez énergique pour donner lieu à la formation d'une collection purulente, à un vaste décollement du périoste et, consécutivement, à une carie ou à une nécrose.

Reste à savoir dans combien des cas observés la périostite n'est que consécutive à une inflammation des os eux-mêmes; car on peut se demander si le point de départ de la maladie ne réside pas, assez souvent, dans une véritable ostéite. On a signalé des observations dans lesquelles la collection purulente sous-périostique recouvrait une substance osseuse rougie, ramollie, et contenant du pus dans ses aréoles, et où l'inflammation s'était étendue jusqu'à la membrane protectrice de la table opposée de l'os.

Un caractère anatomique propre à la périostite chronique consiste en ce que le travail de réparation commence autour du foyer morbide avant même que celui-ci ne soit entièrement détergé. Ainsi, l'on constate fréquemment autour de l'abcès une couche épaisse de tissu cellulaire de nouvelle formation qui, lorsque le pus s'est évacué, constitue des bourgeons charnus abondants, et de plus on observe dans le tissu osseux qui limite la lésion principale toutes les phases de la réparation. Celle-ci succède si rapidement à l'élimination des produits inflammatoires qu'elle peut donner lieu à un épaississement notable de la paroi malade, en fournissant un tissu d'une grande densité. Dans d'autres circonstances, la marche de la périostite chronique est si lente, qu'on a quelquefois pu confondre cette maladie avec une néoplasie maligne en voie de développement (1). Le diagnostic doit alors

(1) Le cas présenté par le maréchal Radetzky en est un exemple très-curieux et d'autant plus propre à mettre en lumière les difficultés du diagnostic qu'il a induit en erreur les praticiens les plus éminents. Nous rapportons un abrégé de la relation faite par M. le professeur Frédéric Jaeger (*Annales d'oculistique*, t. XXIII, p. 14), d'après le bulletin qu'il reçut du médecin particulier et d'après l'examen qu'il fit lui-même. Le maréchal, âgé de soixante et dix ans, s'exposa le 9 octobre 1840, à l'époque des manœuvres du camp de Pardenone, pendant six heures consécutives, sur le cheval qu'il montait, à la chaleur accablante qui régnait dans les vallées et aux courants d'air des hauteurs. Il fut pris subitement d'une fièvre violente, accompagnée de grandes douleurs dans la région du front et des tempes. En même temps, il se déclara une inflammation dans l'œil droit et ses parties molles et cet organe fut chassé presque complétement hors de l'orbite. L'inflammation de l'œil, la fièvre et les douleurs se dissipèrent, mais il resta dans les paupières de la rougeur et dans la conjonctive un boursouflement qui ne fit qu'augmenter. Une tumeur appréciable à la vue et au toucher se montra dans l'angle palpébral interne et fit sortir le globe oculaire de son orbite. Malgré tous les médicaments homœopathiques administrés par le médecin particulier, M. Hartung, la maladie s'aggrava pendant les trois mois suivants et une seconde tumeur apparut dans l'angle externe. Puis le globe de l'œil proéminа de plus en plus hors de l'orbite; des douleurs, parfois de fortes congestions et des accès de vertiges survinrent et se renouvelèrent. Le médecin particulier et le professeur Flarer (de Pavie), appelé en consultation (à peu près trois mois après le début de la maladie), crurent à la présence d'une tumeur maligne (squirrhe péri-orbitaire). Le professeur Jaeger, mandé par l'empereur à Milan, constata l'état suivant:

se baser sur l'état de la santé générale, l'absence ou l'apparition des frissons d'une fièvre, soit rémittente, soit continue, enfin, d'une fluctuation qu'il est quelquefois possible de percevoir d'une manière, à la vérité, assez incertaine.

La périostite à marche aiguë qui, on le sait, se termine presque constamment par suppuration, n'est pas toujours facile à distinguer de l'inflammation du tissu cellulo-graisseux de l'orbite, qui, au début, présente des symptômes analogues. Quant aux troubles généraux qui surviennent dans l'une et dans l'autre des affections que nous venons de mettre en présence, ils sont tellement semblables, à la période d'invasion, qu'ils ne sauraient servir au diagnostic.

C'est dans la protrusion de l'œil et dans ses caractères particuliers, qu'il faut encore chercher les meilleurs indices de la nature du mal. Si, par exemple, la périostite occupe le fond de l'orbite, et si le gonflement du périoste et la collection purulente sous-périostique sont considérables, l'exophthalmie sera très-manifeste; mais comme la maladie offre presque toujours sa plus grande étendue sur une des parois de l'orbite, la saillie de l'œil ne se fera pas directement en avant; elle sera plus prononcée du côté opposé à celui qui est le principal siége du mal. Au contraire, comme le tissu graisseux de l'orbite englobe, pour ainsi dire, l'œil d'une manière uniforme; s'il s'enflamme et se tuméfie, il doit chasser directement devant lui

« Le globe de l'œil droit, sain dans toutes ses parties, est complétement poussé en dehors de la cavité par une tumeur qui non-seulement la remplit entièrement, mais la déborde même de beaucoup. La saillie qu'il forme par suite de l'écartement extraordinaire des paupières est telle, que si celles-ci pouvaient se contracter, la fente se fermerait derrière le globe. Touchée à travers les paupières, cette tumeur sur laquelle le bulbe repose, immobile comme sur un coussin, est dure comme pierre, inégale et bosselée. La pression y cause de la douleur. Les paupières, voûtées par cette tumeur, sont avancées et énormément tendues dans toutes les directions, gonflées et immobiles. Elles sont, de plus, sillonnées par un réseau de vaisseaux variqueux. La couleur de la surface externe en est altérée, d'un bleu foncé presque noir, de même que celle des parties du visage qui les environnent. La surface interne de la conjonctive est d'un rouge sale, baignée de mucosités sanieuses... » On est d'un commun accord, dans la consultation des deux professeurs et de M. Hartung, pour déclarer que la maladie consiste dans une dégénérescence squirrheuse des parties molles de l'orbite, menaçant de passer à l'état de cancer, et devant nécessairement finir par miner la vie même du malade. C'est d'après cette opinion qu'est rédigé le rapport adressé à l'empereur. Le maréchal, qui s'était opposé à tout traitement direct, continue à suivre les prescriptions homœopathiques de son médecin particulier. Peu de temps après, un écoulement copieux de pus s'effectue : l'œil rentre progressivement dans l'orbite et, suivant les paroles de M. Hartung, la tumeur fongueuse de l'orbite disparaît sous l'influence du traitement homœopathique.

l'organe de la vision, suivant son axe antéro-postérieur. En pareil cas, la mobilité de l'œil peut diminuer beaucoup, mais d'une même quantité dans tous les sens, et non d'un côté plus que de l'autre, comme dans la périostite.

La sensibilité qui augmente au fur et à mesure que l'exophthalmie fait des progrès, est ordinairement la même dans les deux affections; néanmoins on rencontre des cas de périostite où les malades localisent eux-mêmes avec assez de précision les douleurs qu'ils ressentent, vers le bord de l'orbite qui correspond à la paroi affectée. Au reste, dans la plupart des cas, l'un des bords est très-sensible au toucher, lorsque glissant, quand on le peut, le petit doigt dans le cul-de-sac conjonctival, on le promène lentement à la face interne de cette saillie osseuse. Ce symptôme n'existe pas dans l'inflammation du tissu graisseux rétro-bulbaire, où il est remplacé par les vives douleurs que ressentent les malades quand on repousse légèrement le globe oculaire vers le fond de l'orbite.

La rougeur et le gonflement des paupières sont, en général, beaucoup plus marqués dans l'inflammation du tissu cellulo-graisseux que dans la périostite et ils s'étendent alors généralement jusque vers le rebord orbitaire. Dans la périostite, la tuméfaction marche moins rapidement, atteint rarement un développement aussi considérable et se montre presque toujours plus accusée sur une des paupières que sur l'autre.

Tout en faisant le tableau de ces caractères différentiels, nous devons avouer qu'une erreur est toujours possible, comme l'expérience nous l'a prouvé, et cela en vertu des raisons suivantes. Une périostite aiguë, surtout lorsqu'elle occupe les parties profondes de l'orbite, peut se compliquer, dès le début, d'une inflammation si intense du tissu cellulo-graisseux contigu, qu'elle en simule, à s'y méprendre, l'inflammation primitive. Alors la rougeur excessive des paupières et la sensibilité locale que les malades, agités par de vives souffrances, témoignent au moindre attouchement, sont des signes tout à fait impropres à éclairer le diagnostic. En outre, comme on le verra dans le prochain chapitre, le tissu cellulo-graisseux peut s'abcéder et donner naissance à une collection abondante de pus qui pousse l'œil plus fortement dans un sens que dans l'autre : caractères signalés plus haut comme appartenant à la périostite. On comprend donc qu'il puisse n'être possible de se faire une opinion exacte sur la nature du mal qu'après avoir donné issue aux produits de la suppuration par une ouverture dans laquelle il est nécessaire de conduire ultérieurement une sonde exploratrice.

L'*étiologie* de la périostite de l'orbite offre peu de données précises. On signale parmi les causes les plus fréquentes de cette maladie les contusions de la région orbitaire ou les plaies par instruments piquants qui ont blessé l'une des parois de l'orbite. Dans ce dernier cas, le médecin doit appliquer toute son attention à reconnaître s'il n'est pas resté dans la plaie une partie du corps vulnérant qui entretienne l'inflammation. L'action prolongée d'un froid intense sur la région orbitaire figure encore, ainsi que l'insolation, parmi les causes de la maladie que nous étudions. On a aussi observé des cas où l'inflammation du périoste de l'orbite avait pris son point de départ dans les cavités voisines, comme, par exemple, les sinus frontaux, maxillaires et la cavité crânienne. Quant à l'influence étiologique de l'âge sur la périostite orbitaire, on peut dire que celle-ci est plus fréquente dans l'enfance et dans la jeunesse que dans l'âge adulte, et qu'il n'est pas rare de la rencontrer dans les premiers mois de la vie.

Le *pronostic* de la périostite orbitaire offre toujours une certaine gravité, qui varie, du reste, suivant le siége et l'étendue du mal. On comprend facilement qu'un abcès sous-périostique de la voûte de l'orbite puisse s'ouvrir dans la cavité du crâne au travers de cette même paroi. On cite des cas de ce genre où des débris de substance cérébrale se présentèrent à l'ouverture de la plaie, et où la suppuration du cerveau mit fin à la maladie. Quand la périostite est localisée très-près du sommet de l'orbite, non-seulement on est menacé d'une propagation de la phlogose vers le crâne, au travers des fentes, le long des vaisseaux et des nerfs qui occupent cette région, mais encore les suites ordinaires de la périostite doivent être plus fâcheuses qu'en tout autre point, à cause de la compression que subissent les cordons nerveux rassemblés dans cet étroit espace. Enfin, tout épaississement du périoste et toute exostose deviendra presque toujours, en ce point, la cause d'une exophthalmie permanente, d'une cécité plus ou moins complète et de la paralysie d'un ou de plusieurs des muscles de l'œil. Le pronostic de la périostite n'est moins grave que dans les cas où, pour avoir reconnu la maladie à temps, on a donné rapidement issue aux produits de la suppuration, et prévenu, de cette manière, l'extension des phénomènes morbides aux parties voisines.

Le *traitement* exige, on le comprend sans peine, beaucoup d'habileté et de circonspection. On peut poser en règle générale, que dès qu'on suppose qu'un abcès s'est formé, il est indispensable de l'ouvrir. Aussi, dans le cas où l'on traiterait un abcès sous-périostique et un phlegmon orbitaire qui n'exigerait pas une intervention aussi urgente, serait-il bon d'agir comme si l'on avait arrêté son opinion à la première de ces maladies et de pratiquer une incision, pour prévenir, en toute occurrence, un large décollement du périoste.

L'ouverture de ces abcès est d'autant plus difficile qu'ils siégent plus profondément et qu'ils donnent moins de fluctuation ; on peut être, dans les cas les moins favorables, forcé de pénétrer très-profondément dans la cavité orbitaire, laquelle offre, on le sait, chez l'adulte, environ 4 centimètres et demi de profondeur. Le bistouri doit glisser le long de la paroi de l'orbite, et il faut le pousser avec modération, de manière à éviter la perforation d'une lamelle osseuse si peu épaisse, que ses altérations peuvent avoir rendue très-friable. On cherchera de même à maintenir l'instrument à une distance convenable du globe oculaire; car on connaît plusieurs observations d'après lesquelles des chirurgiens très-habiles, jaloux d'exécuter un coup de maître, ont blessé l'œil et sont ainsi arrivés involontairement à suivre le conseil de Wenzel qui proposait de sacrifier l'œil dans les cas d'abcès rétro-bulbaires.

L'ouverture de ces abcès est incomparablement moins difficile lorsqu'ils donnent une fluctuation manifeste, perceptible au voisinage du rebord orbitaire. Il suffit, en pareille circonstance, de s'attacher à suivre à la lettre le conseil de de Ammon qui veut qu'on n'incise pas directement la peau au niveau de la tumeur, mais un peu au-dessus pour la paupière supérieure, au-dessous pour l'inférieure, afin d'éviter autant que possible que la plaie horizontale qu'on ouvre ne contracte avec l'os des adhérences qui exercent consécutivement une influence fâcheuse sur la position des paupières. Dans les cas où une altération des os fournit une suppuration prolongée, Riberi a conseillé d'ouvrir les abcès de l'orbite en perforant largement l'os planum de l'ethmoïde au moyen d'une gouge et d'un maillet et de pratiquer à ce niveau une ouverture capable d'admettre le petit doigt. Ce conseil semble une preuve de ce fait que le traitement est parfois pire que le mal lui-même.

Une fois l'abcès détergé, on s'efforcera, au moyen d'explorations prudentes avec le stylet, de se renseigner sur l'état du périoste et de l'os sous-jacent, sans oublier qu'il ne faut pas pousser ces perquisitions trop loin, à cause du peu de résistance que les parois opposent quelquefois à l'instrument. Une mèche interposée aux lèvres de la plaie extérieure, des injections d'eau tiède et des pansements fréquents suffisent pour empêcher le pus de séjourner dans un trajet fistuleux.

Il est bien entendu que le traitement général mérite, dans le cas dont nous nous occupons, une attention particulière; mais nous croyons devoir nous inscrire énergiquement contre les conseils qu'on peut lire encore dans tous les traités, et d'après lesquels on devrait tenter de faire avorter la périostite, au moyen de saignées réitérées, de sangsues appliquées en grand nombre à la tempe, de purgatifs drastiques, etc. La plupart des observations prouvent du reste l'inefficacité de cette méthode, qui en affaiblissant considérablement les malades, les place dans des conditions très-défavorables à leur guérison. Des fomentations chaudes, des frictions d'onguent mercuriel belladoné sur le front et les tempes, enfin quelques doses de calomel sont quelquefois employées avec avantage comme moyens palliatifs. Si l'on se croit autorisé à remettre l'ouverture de l'abcès, on devra recourir aux injections sous-cutanées de morphine, pour diminuer les souffrances du malade.

En traitant de la carie et de la nécrose des parois orbitaires, nous indiquerons les moyens de remédier à l'établissement d'un trajet fistuleux et d'une suppuration prolongée.

ARTICLE II.

INFLAMMATION DU TISSU CELLULO-GRAISSEUX DE L'ORBITE, PHLEGMON DE L'ORBITE.

Symptômes. — Le tissu cellulo-graisseux lâche et riche en vaisseaux qui remplit les vides de la cavité orbitaire autour de l'œil et de ses dépendances, peut se prendre plus ou moins rapidement d'inflammation. Il y survient alors un gonflement considérable, une transsudation séreuse abondante et une hypergénèse active des éléments de tissu cellulaire qui entrent dans sa composition. La maladie peut suivre deux marches différentes : tantôt la rapidité des phénomènes morbides est telle que l'hypergénèse qui les accompagne aboutit à la formation de cellules de pus, lesquelles forment un abcès tendant à se faire jour au dehors, dès qu'il a atteint certaines dimensions : tantôt, l'exsudat séreux se résorbe, les cellules nouvelles se ratatinent et subissent, pour la plupart, la dégénérescence graisseuse, de telle sorte que le coussinet graisseux rétro-bulbaire reprenne peu à peu ses anciennes dimensions. Sans contredit, cette forme est la moins fréquente.

Les symptômes les plus saillants de la maladie qui nous occupe sont l'exophthalmie et la rougeur érysipélateuse qui apparaît sur les paupières tuméfiées. L'exophthalmie s'effectue, comme nous l'avons déjà dit, d'une manière uniforme ; aussi, pendant les débuts de la maladie, la diminution de la mobilité, peu manifeste d'ailleurs, est la même dans toutes les directions. L'œil ne devient complétement fixe et immobile en tous sens, que quand le mal a atteint son plus haut degré de développement. Cet organe est alors circonscrit par d'épais bourrelets qui proéminent circulairement sous les paupières tuméfiées et les empêchent de se rapprocher. La protrusion de l'organe visuel est une des causes de la sensibilité que les malades accusent, sensibilité qui s'accroît en même temps que l'exophthalmie et devient très-vive si la saillie de l'œil s'effectue avec rapidité, tandis qu'elle reste peu intense quand le phénomène auquel elle est liée suit une évolution lente. Comme dans la périostite, les malades localisent les douleurs suivant le trajet des nerfs de sensibilité qui traversent l'orbite, c'est-à-dire principalement le long des nerfs sus et sous-orbitaires. Mais tandis que dans l'affection précédente les douleurs étaient, pour ainsi dire, un symptôme prodromique, l'inflammation du tissu cellulo-graisseux rétro-bulbaire ne cause de douleurs intenses que quand le gonflement qu'elle détermine est assez prononcé.

Dès le début de la maladie, les paupières se tuméfient et il survient un chémosis séreux. Bientôt apparaît sur la peau de ces voiles membraneux une rougeur violacée qui s'étend jusqu'aux bords orbitaires et occupe les deux paupières à la fois. Si, à ce moment, on promène le petit doigt sur la circonférence de l'orbite, en portant la pulpe du doigt vers la surface interne de ce bord aussi profondément que la sensibilité le permet, on ne parvient pas à rencontrer une région sensiblement plus douloureuse que les autres, comme cela arrive nécessairement lorsqu'on tente la même épreuve dans le cas d'une périostite siégeant au rebord orbitaire. Il ne peut donc plus rester de doutes que sur l'existence d'une périostite du sommet de l'orbite, affection généralement moins rapide dans la succession de ses phases que le phlegmon intra-orbitaire. A peine croyons-nous nécessaire de mentionner la confusion qu'on a faite dans certains cas entre cette inflammation et la conjonctivite purulente intense, uniquement à cause du chémosis considérable et de la sécrétion muco-purulente abondante que présentaient les malades.

L'inflammation du tissu graisseux de l'orbite marche généralement avec beaucoup de rapidité, et lorsqu'elle se termine par suppuration, on voit les paupières devenir sur un point particulier, voisin, dans la plupart des cas, du rebord orbitaire, le siége d'une tuméfaction plus intense que celle des parties environnantes, puis le chémosis augmenter près de ce point, où il devient alors possible de constater une fluctuation plus ou moins prononcée. L'abcès, lorsqu'il s'ouvre spontanément, perce soit sous la paupière, soit au travers de son tégument externe.

L *étiologie* du phlegmon orbitaire, maladie assez rare du reste, et celle de la périostite qui se déclare dans la même région, fournissent quelques traits au moyen desquels on arrive, dans un certain nombre de cas, à différencier ces deux phlegmasies. En effet, tandis qu'on cite plusieurs observations d'après lesquelles la périostite orbitaire s'est déclarée chez un sujet en pleine santé, on ne voit guère le phlegmon de l'orbite naître dans de pareilles conditions.

Le phlegmon succède, presque toujours à certains désordres survenus dans la santé générale, à un défaut de nutrition prolongé, ou à un trouble fonctionnel particulier des organes destructeurs et réparateurs des globules sanguins (?) Il s'observe dans le cours de la convalescence des maladies graves, de la fièvre typhoïde, par exemple, à la suite des affections charbonneuses, après les fièvres paludéennes prolongées et chez les personnes débilitées par la misère et les chagrins. Au contraire, la périostite est ordinairement la conséquence d'un traumatisme qui a intéressé les bords ou les parois de l'orbite. Le phlegmon de l'orbite peut accompagner, bien plus souvent que ne le fait la périostite, les inflammations des parties molles qui avoisinent cette cavité. Ainsi, on l'observe à la suite des érysipèles des paupières, de la phlébite faciale, de l'inflammation phlegmoneuse du sac lacrymal et de la glande du même nom. On l'a vu aussi éclater accidentellement après certaines opérations pratiquées sur les voies lacrymales, et parmi lesquelles nous mentionnerons particulièrement l'oblitération du sac à l'aide du fer rouge, du beurre d'antimoine et d'autres caustiques ; puis, après des injections poussées avec assez de force pour rompre les parois des conduits ou du sac et s'introduire dans le tissu cellulaire des parties voisines. Enfin, le phlegmon de l'orbite a été observé à la suite d'opérations exécutées sur les paupières ou sur le globe oculaire lui-même, opérations qui avaient eu pour conséquence une suppuration étendue.

Le *pronostic* du phlegmon orbitaire serait beaucoup moins grave que celui de la périostite, si cette maladie n'avait coutume de s'attaquer à des sujets préalablement débilités ; car, il faut l'accorder, les suites de la première de ces maladies sont insignifiantes après l'évacuation des produits de la suppuration. S'il s'établit parfois un trajet fistuleux, donnant issue, pendant un temps fort long, à un écoulement purulent, c'est que le phlegmon s'est compliqué d'une altération des parois osseuses de l'orbite ou qu'il en est la conséquence : aussi la maladie qui nous occupe est-elle surtout à craindre chez les personnes affaiblies, au milieu de la période d'acuité. On ne saurait en effet nier que la phlogose puisse, à ce moment, se propager vers la cavité crânienne et causer un œdème ou une inflammation purulente des méninges. Si, à la suite d'un phlegmon orbitaire, on a quelquefois observé une cécité complète, due à l'atrophie du nerf optique, on doit rapporter ces faits, dans les cas où il faut exclure la pensée d'une périostite méconnue, à la rétraction cicatricielle opérée au fond de l'orbite. C'est, à notre avis, par une erreur de diagnostic qu'on a attribué à une induration des tissus naguère malades l'exophthalmie permanente qui succède quelquefois au phlegmon orbitaire. Ce phénomène nous paraît devoir être attribué aux suites ordinaires de la périostite, à la production d'exostoses, etc.

Quant au *traitement* du phlegmon orbitaire, nous blâmons l'usage qui le fait consister dans l'emploi de tous les moyens antiphlogistiques connus. Sauf les cas où la maladie a eu évidemment un traumatisme pour point de départ, les personnes atteintes de phlegmon orbitaire ne sont pas de force à suivre, sans préjudice, une médication débilitante. La plupart des observations prouvent d'ailleurs que cette méthode n'a sur l'évolution de la maladie aucune influence manifeste et qu'elle agit uniquement, mais d'une manière fâcheuse, sur l'état des forces du sujet et la durée du mal. Ces considérations restreignent donc au phlegmon orbitaire traumatique l'usage prolongé des applications glacées, des déplétions sanguines locales et du calomel à l'intérieur. Si, au contraire, le phlegmon semble reconnaître pour cause lointaine des troubles de la santé générale, il faut s'en tenir à l'emploi des cataplasmes chauds, des fomentations aromatiques, des frictions sur le front avec l'onguent mercuriel belladoné, et de légères purgations, si la nécessité s'en présente.

Lorsqu'on est certain que l'inflammation intra-orbitaire est restreinte au tissu cellulo-graisseux et laisse le périoste intact, il est permis de retarder l'intervention chirurgicale, pour se donner le temps de juger si la suppuration s'établit et, en ce cas, pour lui donner une issue favorable, sans avoir besoin de pratiquer une ouverture dans la paupière. Quand le diagnostic est peu sûr, les douleurs fort vives et l'état général du sujet inquiétant, on a le droit de tenter une ponction exploratrice, d'après les sages indications de M. Richet (1). Ce chirurgien émérite plonge un bistouri à lame étroite dans le sillon oculo-palpébral, au niveau du bord orbitaire inférieur, et perce, par conséquent, le bord adhérent de la paupière inférieure.

Dès qu'un abcès tend vers la perforation, il faut l'ouvrir pour abréger les tourments du malade; mais il n'est urgent de prendre dans l'exécution de cette opération les précautions recommandées par de Ammon, que si l'on n'a pas formellement écarté la pensée d'une périostite compliquant le phlegmon orbitaire. Un traitement corroborant, et, au premier chef, l'emploi des préparations à base de quinquina, est souvent indiqué pour accélérer la réparation des forces et hâter ainsi la guérison.

ARTICLE III.

INFLAMMATION DE LA CAPSULE DE TENON.

Considérations générales. — L'enveloppe fibreuse de l'œil, ou capsule de Tenon, entoure cet organe, comme une capsule articulaire la tête osseuse qu'elle contient. Elle n'est perforée que par le nerf optique, les vaisseaux et nerfs ciliaires et les muscles de l'œil. Au voisinage de la cornée, la conjonctive, le tissu sous-conjonctival et cette capsule se confondent de

(1) *Traité pratique d'anatomie médico-chirurgicale.* Paris, 1860, p. 335.

telle sorte qu'il est impossible de les séparer. Au delà de l'équateur de l'œil, la capsule de Tenon se dessine très-nettement, est assez résistante et forme, après l'ablation de l'œil, une calotte qui rappelle pour l'aspect une capsule articulaire. Au contraire, dans sa moitié antérieure et spécialement tout près de la cornée, cette enveloppe n'a guère qu'une existence virtuelle et se trouve interrompue sur un grand nombre de points pour livrer passage aux muscles qui s'insèrent à la sclérotique. Là, son épaisseur et sa résistance sont beaucoup moins considérables. Quelles déductions pratiques tirer de ces dispositions anatomiques? Près de l'équateur de l'œil et au delà, la capsule offre, pour ainsi dire, un obstacle aux phénomènes inflammatoires qui éclatent au devant d'elle ou en arrière. Au contraire les inflammations qui ont leur siége dans les parties antérieures de l'orbite et de l'œil peuvent beaucoup plus facilement gagner le tissu cellulaire lâche qui unit la capsule fibreuse au globe oculaire, et s'étendre à cet organe lui-même. Cette capsulite est-elle, pour cela, une maladie fréquente? Non, si on lui assigne un caractère indépendant et si l'on y veut voir une entité pathologique; oui, si on la regarde comme un symptôme commun à plusieurs inflammations du globe oculaire.

Symptômes. — La capsulite, ou inflammation de la capsule de Tenon, qu'il ne nous a été permis d'observer comme maladie distincte que dans un petit nombre de cas, présente trois symptômes caractéristiques qui sont :

1° Une injection sous-conjonctivale prononcée avec tuméfaction du tissu sous-muqueux, phénomène qu'on chercherait vainement à rattacher soit à une kératite, soit à une iritis, soit enfin à une affection des membranes profondes. Cette injection violacée et le gonflement du tissu périkératique rappellent, quant à l'aspect, la tuméfaction épisclérale si manifeste dans quelques formes d'iritis que les anciens, fidèles observateurs, croyaient devoir rapporter à la diathèse rhumatismale (voy. p. 240) : seulement ici, l'iris est intact et ses fonctions sont normales. L'injection ne peut pas non plus se rattacher à une choroïdite; car, bien qu'elle persiste en général plusieurs semaines, les milieux de l'œil n'offrent jamais le moindre trouble et la vue reste excellente. Enfin, il n'est pas permis de songer à une violente inflammation de la muqueuse, inflammation à laquelle le tissu sous-muqueux de la conjonctive bulbaire se serait associé, et cette confusion est impossible à cause de l'intégrité presque complète de la conjonctive du cul-de-sac et des paupières et de l'absence de presque toute sécrétion morbide de la muqueuse.

2° Le second symptôme essentiel de la capsulite consiste dans une légère exophthalmie qui s'établit dès le début de la maladie et, tout en durant autant qu'elle-même, n'atteint jamais des proportions notables, comme celle qui résulterait des inflammations étudiées dans les chapitres précédents.

3° Le troisième caractère de la capsulite réside dans une diminution de la mobilité du globe oculaire, ce phénomène restant beaucoup moins prononcé que dans les inflammations des autres parties que l'orbite contient. C'est pour cela que ce symptôme peut, comme le précédent, échapper à un observateur peu exercé ; il ne se manifeste que pendant les mouvements extrêmes de l'œil, et n'est sensible aux malades qu'en leur donnant la perception d'images doubles. L'apparition de ces images doubles a lieu, pendant le regard forcé, dans toutes les directions, et ces images présentent, à égale distance, le même écartement, ce qui prouve que l'exophthalmie s'est produite d'une manière uniforme.

O'Ferral (1) qui a, le premier, décrit une inflammation du tissu rétro-bulbaire, sous le nom d'inflammation de la capsule de Tenon, maladie qu'il attribua à la diathèse rhumatismale, s'est évidemment trompé; car il n'avait très-probablement affaire qu'à une inflammation du tissu graisseux de l'orbite ou à une périostite. Il relate, dans ses observations, une protrusion de l'œil tellement prononcée, un chémosis si considérable et des douleurs si violentes, que ces symptômes ne sauraient se rapporter à une simple inflammation de la capsule de Tenon. Il trouve un signe pathognomonique de la capsulite dans ce fait que la paupière supérieure n'est pas le siége d'une rougeur intense au voisinage du rebord orbitaire, et que ce dernier n'est pas sensible à la pression : or ces phénomènes peuvent tout naturellement se rattacher à un phlegmon du tissu cellulo-adipeux contigu à la paroi inférieure de l'orbite, phlegmon consécutif à une périostite. Les caractères que cet auteur attribue à la marche de sa capsulite ne peuvent, en outre, que se rapporter à une inflammation du tissu graisseux de l'orbite ou à une périostite de la même région; car il n'arrive jamais dans une véritable inflammation de la capsule de Tenon qu'il se forme une collection purulente assez considérable pour qu'on puisse, d'après son conseil, percer l'abcès en pratiquant une ouverture à la capsule, dans le point où la fluctuation se fait sentir. Nous pouvons avancer hardiment que la véritable capsulite n'aboutit jamais à la suppuration, sauf dans les cas où elle accompagne l'inflammation phlegmoneuse du globe de l'œil (panophthalmitis). En pareille circonstance, nous avons vu le pus se faire jour au travers de la sclérotique, et le tissu cellulaire lâche qui unit cette membrane à la capsule fournir lui-même une suppuration abondante.

(1) *Dublin journal of medical science*. Dublin, 1844, p. 343. Voy. traduction de Mackenzie, t. I, p. 450.

La *marche* de la capsulite est caractérisée par une certaine lenteur et par la persistance de la plupart des symptômes ci-dessus mentionnés. Les douleurs n'atteignent jamais la même intensité que dans la périostite et le phlegmon orbitaire, et on les a vues, dans certains cas, manquer presque absolument. Elles disparaissent lorsque l'œil reprend sa position, ce qui arrive au bout de six à huit semaines; et avec elles se dissipent la vision double et l'injection périkératique.

Etiologie. — Cette affection si rare reconnaît principalement pour causes occasionnelles les blessures qui ont intéressé la capsule de Tenon. A ce sujet, nous devons signaler la strabotomie, après laquelle une capsulite de ce genre peut éclater, dans quelques cas rares, lorsque l'opérateur n'a pas suffisamment ménagé les rapports de la capsule avec la sclérotique (1).

L'inflammation de la capsule de Tenon suit parfois, mais moins directement, l'opération de la cataracte; alors elle résulte généralement de l'irido-choroïdite purulente qui survient après cette opération. L'exophthalmie légère qui se produit provient, sans nul doute, d'une inflammation de la capsule de Tenon, et ce fait ne laisse pas que d'avoir une certaine importance pratique ; car l'énucléation des yeux atteints d'irido-choroïdite purulente n'a pas toujours été sans de grands dangers, lorsqu'on y a eu recours dans le seul but de débarrasser le malade d'un organe voué à la destruction et dont la présence lui causait des souffrances intolérables. Dans ces circonstances fâcheuses, on a vu la capsule, brusquement mise à nu après l'énucléation, continuer à fournir des produits inflammatoires et la phlegmasie se propager le long des enveloppes du nerf optique, de manière à causer une méningite mortelle.

La capsulite s'observe encore, mais très-rarement, après des érysipèles de la face, ou spontanément chez des malades qui se sont exposés à des changements brusques de température ou chez lesquels se sont rencontrés les traits de la diathèse rhumatismale.

Le *pronostic* de la capsulite idiopathique est en général favorable, mais la durée de cette maladie est longue, quel que soit d'ailleurs le traitement qu'on dirige contre elle. Le pronostic de la capsulite est moins favorable quand cette inflammation succède à un érysipèle facial ou à une lésion

(1) Cet accident ne nous est arrivé qu'une seule fois sur un très-grand nombre d'opérations de strabisme. Il s'agissait d'une jeune fille qui, vingt-quatre heures après l'opération, fut prise d'une exophthalmie analogue, pour le degré, à celle que nous avons signalée plus haut, et qui s'accompagna d'une injection périkératique assez intense, bientôt dissimulée par un léger chémosis. Contrairement à ce qui arrive pour la capsulite idiopathique, cette inflammation, très-peu douloureuse, céda, au bout de quelques jours, à l'emploi de réfrigérants et de quelques doses de calomel, sans avoir eu, pour la jeune malade, aucune suite fâcheuse.

traumatique. Il semble qu'alors le tissu cellulaire qui tapisse la capsule devienne le siége d'une hypergénèse bien plus active que dans les cas de capsulite idiopathique, et que le tissu nouvellement formé, subissant une rétraction en quelque sorte cicatricielle, puisse exercer une influence funeste sur le point d'émergence du nerf optique et amener une cécité complète. Il s'est même produit des faits de ce genre dans des cas où l'exophthalmie avait été très-peu prononcée.

La capsulite qui accompagne les inflammations phlegmoneuses de l'œil est naturellement peu digne d'intérêt à côté de l'affection primitive, si grave par elle-même. Néanmoins il ne faut pas perdre cette complication de vue ; car c'est à elle qu'on doit très-probablement rapporter les troubles généraux si sérieux qui surviennent parfois avec la panophthalmie.

Le *traitement* de la capsulite idiopathique sera complétement expectatif. Divers moyens consistant dans l'emploi de frictions belladonées sur le front, de compresses chaudes et d'un bandeau compressif modérément serré, peuvent être mis en usage pour tenter d'abréger la durée du mal. Si les symptômes inflammatoires gagnent en intensité, on pourra recourir au calomel à l'intérieur et aux émissions sanguines locales. Cette méthode antiphlogistique et, en particulier, l'application d'une vessie remplie de glace pilée sur l'œil recouvert d'une compresse n'est, pour ainsi dire, indiquée que dans les cas de capsulite traumatique. Lorsque la capsulite est consécutive à la suppuration du globe oculaire, les moyens antiphlogistiques ne peuvent avoir pour résultat que de diminuer les forces du malade, sans atténuer ses souffrances. En pareil cas, un débridement hardi et l'emploi de compresses imbibées d'une infusion aromatique et chaude, ou de fumigations jointes à des injections sous-cutanées de morphine, est seul capable d'accélérer le cours de la maladie et de soulager le malade.

ARTICLE IV.

CARIE ET NÉCROSE DES PAROIS DE L'ORBITE.

Considérations générales. — Il faut oublier la succession naturelle des phénomènes pathologiques pour séparer, comme nous le faisons, la description de ces altérations de l'histoire de la périostite qui leur donne naissance dans le plus grand nombre des cas ; mais comme le but que nous poursuivons dans ces études consiste à donner, aussi exactement que possible, les traits cliniques de chaque maladie, ce dessein nous autorise à consacrer un chapitre particulier à celles que nous venons de désigner.

Symptômes. — Abstraction faite des circonstances où ces altérations pathologiques des os, la carie et la nécrose, surviennent comme la conséquence manifeste de l'inflammation du périoste et où cette dernière suit une marche assez rapide, il est des cas où les lésions osseuses se produisent d'une manière si lente et si peu sensible, qu'elles ne se révèlent à l'observateur que grâce à l'accumulation des produits morbides auxquels elles donnent naissance, à la compression des organes voisins, enfin à la réaction qui se produit consécutivement dans l'état général du sujet. Quoiqu'il soit toujours difficile de reconnaître ce qui, dans ces maladies, appartient au périoste ou aux os eux-mêmes, on peut dire que le rôle important revient généralement ici au tissu osseux.

Les symptômes généraux, nous l'avons vu, manquent, dans certains cas, presque complétement au début de la nécrose ou de la carie des os de l'orbite, et ils n'éclatent que quand les phénomènes locaux ont déjà atteint un certain degré d'intensité. Ces derniers varient suivant le siége du mal. Ainsi une collection purulente succédant à la carie d'une partie des parois de l'orbite aura pour conséquence le déplacement du globe de l'œil, si la maladie occupe la profondeur de la cavité orbitaire. Au contraire, si la carie siége au niveau du rebord de l'orbite ou dans le voisinage, elle ne s'accompagne pas de la moindre exophthalmie. De même, les douleurs et la réaction fébrile sont bien plus intenses dans la carie ou la nécrose du sommet de l'orbite, que dans les affections semblables du bord antérieur de cette cavité; dans ce dernier cas, en effet, la sensibilité au toucher n'est véritablement très-vive que si le doigt vient à comprimer un point malade.

Le gonflement des paupières, particulièrement de la supérieure, est en général le premier symptôme qui fixe l'attention du médecin, et ce gonflement porte souvent les caractères d'un simple œdème. A cette époque, il peut encore s'écouler un temps assez long avant qu'une collection purulente qui s'effectue dans la profondeur de l'orbite n'amène une exophthalmie (plus prononcée dans un sens que dans l'autre) et que le repos du malade ne soit souvent troublé par de vives souffrances. L'ouverture de l'abcès se fait vers le cul-de-sac conjonctival ou au travers du tégument de la paupière la plus voisine préalablement amincie par une inflammation phlegmoneuse. Il semble résulter d'un nombre considérable d'observations que les abcès profonds aient plus de tendance à percer par la conjonctive que ceux qui suivent une altération du rebord orbitaire; mais il est impossible d'instituer, à cet égard, une règle générale. Il n'est ni plus facile, ni plus important de déterminer si c'est vers le bord interne ou le bord externe de l'ouverture orbitaire antérieure que ces abcès se font le plus fréquemment jour; mais on peut affirmer avec certitude qu'il est bien rare de voir un abcès provenant d'une partie nécrosée des parois de l'orbite s'ouvrir un passage dans les cavités voisines.

Le pus qui s'échappe de l'ouverture produite soit artificiellement, soit d'une manière spontanée, est généralement peu épais, mal lié et répand rapidement une odeur désagréable. Les bords de l'ouverture ne tardent pas à se renverser vers l'extérieur, à se couvrir de quelques bourgeons charnus flasques, d'une coloration brunâtre ou violacée, et la sonde introduite n'atteint assez souvent l'os malade qu'au travers d'un trajet étroit plus ou moins sinueux. Ce trajet offre d'autant plus de longueur que la carie ou la nécrose est plus rapprochée du sommet de l'orbite, et, dans ce cas, on trouve communément le tissu cellulo-graisseux voisin devenu le siége d'une induration permanente déterminant une exophthalmie légère qui ne se dissipe qu'avec la maladie de l'os et la suppuration qui l'accompagne. La sonde conduite avec prudence dans le trajet fistuleux rencontre une surface rugueuse entourée de bourgeons charnus, et si la maladie dure depuis quelque temps, si la suppuration est bien établie, il n'est pas rare de pouvoir constater la mobilité d'une esquille isolée par la nécrose. C'est surtout alors que ces explorations deviennent dangereuses, si le mal occupe la voûte de l'orbite ; car on risque, en ce cas, de pousser l'instrument vers la cavité crânienne.

La *marche* de ces maladies est en général très-lente. Il se passe des mois et quelquefois des années avant que la suppuration ne se tarisse, quoique, il faut le dire, elle s'interrompe quelquefois brusquement par suite d'une oblitération passagère de la fistule, phénomène marqué par la réapparition de l'exophthalmie, quand le siége du mal est profond, et par la manifestation de symptômes fébriles intenses. Parfois l'élimination ou l'extirpation d'un séquestre donne à la maladie une allure plus rapide. Il va sans dire que l'état général, l'âge du sujet et les causes du mal ont sur la succession de ses différentes phases une influence marquée. La tournure que prend la maladie doit être d'autant plus favorable que les forces du sujet sont meilleures et qu'il est moins avancé en âge, surtout quand la carie ou la nécrose est l'effet d'un traumatisme et non la manifestation d'une diathèse. La réparation des parois osseuses détruites se fait quelquefois, chez les enfants, avec une rapidité merveilleuse, et souvent sans que le voisinage d'un organe aussi délicat que le cerveau devienne la source de complications dangereuses.

Quant à l'*étiologie* de la carie ou de la nécrose des parois orbitaires, nous mentionnerons, comme causes occasionnelles, toutes les violences qui portent sur cette région, en particulier, les contusions. Le bord externe et supérieur est le plus souvent atteint ; car c'est celui qui est le plus exposé aux chocs directs, dans les chutes par exemple. Chez les enfants, la scrofule peut singulièrement favoriser l'évolution de la périostite et de la carie, consécutivement à des violences qui, dans des conditions générales moins défavorables, n'auraient pas eu ces suites fâcheuses. On doit reconnaître que les abcès de l'orbite qui surviennent après une carie sont bien plus fréquents chez les enfants scrofuleux que chez les adultes : du reste, ces jeunes sujets offrent souvent des nécroses multiples et d'une guérison très-difficile.

On peut assez souvent encore attribuer la carie et la nécrose orbitaires à la diathèse syphilitique, cause si fréquente de la carie des os du nez qui, dans certains cas, gagne de proche en proche les parois de la cavité contiguë aux fosses nasales. La destruction osseuse rapportée au mercurialisme est, sans doute, elle-même de nature syphilitique.

Parmi les sources des maladies qui nous occupent, on doit, en outre, signaler toutes les altérations siégeant dans les cavités voisines de l'orbite et qui ont donné lieu à une suppuration abondante ou qui ont soumis les minces parois de l'orbite à une compression assez énergique pour en déterminer la mortification. On cite, par exemple, des cas dans lesquels des abcès et des tumeurs du cerveau se sont fait jour au travers de la voûte orbitaire.

Il est bien rare que les inflammations des téguments de la face, érysipèles, phlegmons, ou les affections inflammatoires les plus graves des voies lacrymales aient pour effet la carie ou la nécrose orbitaire.

Le *pronostic* de ces maladies est toujours grave, sauf dans les cas où une violence extérieure n'a déterminé qu'une lésion osseuse très-limitée, et où l'état des forces du sujet permet de compter sur une terminaison prompte et favorable. Quoique les maladies du rebord orbitaire soient moins dangereuses, elles ont pour conséquence fâcheuse de donner lieu, par une rétraction cicatricielle étendue, au renversement de la paupière, lorsque la suppuration a été longue et abondante et que la plaie osseuse s'est entourée de bourgeons charnus exubérants.

La carie des os du sommet de l'orbite, moins fréquente que la précédente, est d'un pronostic bien plus grave. Le voisinage du trou optique, des fentes sphénoïdale et sphéno-maxillaire, au travers desquelles l'inflammation peut se propager et le pus fuser profondément, est une source de complications funestes. En outre, le pus et les esquilles ont peine à s'éliminer et la suppuration se prolongeant indéfiniment, avec des interruptions fréquentes, mais peu durables, dans l'écoulement des produits qu'elle fournit, épuise les malades et devient souvent mortelle, surtout quand elle est survenue chez des enfants débiles. On comprend que si le mal siége à la voûte de l'orbite, l'apparition de phénomènes généraux graves devra faire songer à la destruction de la paroi et à la pénétration du pus dans la cavité crânienne.

L'indication principale du *traitement* est de hâter, autant que possible, la marche si lente de ces affections, et de s'opposer ainsi à une destruction étendue des os, qui aurait pour conséquences des accidents souvent irréparables. On doit donc, dans ce dessein, procéder le plus tôt possible à l'évacuation du pus, en suivant la marche indiquée à propos de la périostite. Il faut, de plus, prévenir, du mieux qu'on peut, la stagnation du pus dans le trajet fistuleux, en y introduisant une mèche et en y faisant des injections répétées. Avant l'ouverture de l'abcès, il serait très-imprudent de recourir aux moyens antiphlogistiques connus pour combattre les phénomènes inflammatoires qui annoncent, dans certaines circonstances, l'évacuation spontanée du pus, en se manifestant à la surface des téguments. Au contraire, il est très-important de ménager les forces du malade et d'instituer un traitement tonique destiné à favoriser la réparation des tissus, dès que l'abcès a été ouvert. Dans les cas où l'on serait convaincu de la spécificité du mal, on serait autorisé à joindre l'usage des mercuriaux aux moyens ci-dessus indiqués ; mais dans ces circonstances même, on doit proscrire toute médication débilitante.

Lorsque le sondage a révélé la présence d'une esquille, il peut arriver qu'on soit contraint, pour en faciliter l'issue, d'agrandir la plaie extérieure. Les caustiques ne seront appliqués qu'à l'ouverture du trajet fistuleux, si cet orifice s'entourait de bourgeons charnus abondants ; tandis que la cautérisation du trajet fistuleux et des os malades, par le moyen des injections, des caustiques en substance, enfin du fer rouge, doit être complétement abandonnée, à cause des complications redoutables que cette méthode pourrait amener du côté de l'œil ou du cerveau. Tout au plus, peut-on recourir à l'injection de solutions astringentes faibles, poussées avec prudence dans le trajet fistuleux, dans le but de modifier une suppuration qui fournirait des produits de mauvaise nature.

Si l'emplacement d'une ouverture spontanée ou artificielle est tel qu'un ectropion doive presque inévitablement s'ensuivre, il est bon de remettre jusqu'à la consolidation de la cicatrice, toute tentative thérapeutique ayant pour objet de combattre la rétraction cicatricielle ; car, malgré l'opinion de plusieurs auteurs, il est impossible de prévenir ce phénomène pendant le cours de la maladie, dût-on recourir aux moyens les plus énergiques, par exemple, à l'occlusion passagère de l'œil par la tarsoraphie.

ARTICLE V.

EXOPHTHALMIE. — GOÎTRE EXOPHTHALMIQUE.

Considérations générales. — On entend par exophthalmie une projection de l'œil, telle que le centre de rotation de cet organe est déplacé d'arrière en avant, avec ou sans déviation latérale. Dans cet état, les rapports naturels de l'œil avec le rebord orbitaire antérieur ont subi des changements plus ou moins étendus, et pour mesurer ce déplacement, on doit se guider sur les notions suivantes :

1° Une ligne droite passant par les milieux des bords orbitaires supérieur et inférieur rase de très-près le sommet de la cornée.

2° L'insertion du ligament palpébral interne à la crête lacrymale antérieure est à peu près au même niveau que le sommet de la cornée, et le rebord orbitaire externe se dévie tellement en arrière qu'il ne protége même pas la moitié postérieure du globe de l'œil. Il peut, il est vrai, exister, à cet égard, des anomalies physiologiques telles que le centre de rotation de l'œil occupe un point antérieur ou postérieur à sa place ordinaire ; mais alors la symétrie qui s'observe dans la position des deux yeux, et l'absence de toute déviation latérale, phénomène si facile à contrôler par le moyen des images doubles, ne permettent pas à un observateur attentif de s'induire aisément en erreur.

Abstraction faite de l'exophthalmie traumatique, dans laquelle il existe une véritable luxation du globe de l'œil, on peut renfermer dans deux grands groupes toutes les variétés connues d'exophthalmie. Le premier comprendra toutes les formes de cette maladie dans lesquelles une ou plusieurs des parties qui constituent le contenu de l'orbite ont subi une augmentation de volume ; le second, toutes les variétés d'exophthalmie résultant d'un rétrécissement de la cavité orbitaire, que ce rétrécissement provienne, d'ailleurs, d'un épanchement soit gazeux soit liquide, qui diminue l'espace destiné au contenu normal de l'orbite, ou bien qu'il résulte soit d'un épaississement, soit d'une déviation de ses parois.

Dans le premier groupe, nous devons mentionner, avant toute autre cause d'exophthalmie, l'augmentation de volume du tissu cellulaire qui entre pour une si grande part dans la constitution du contenu de l'orbite. Ainsi s'explique l'exophthalmie qui résulte d'un gonflement œdémateux de ce tissu et de l'hypergénèse qui s'y produit, au début d'une périostite, d'une inflammation du tissu graisseux orbitaire, ou enfin d'une capsulite. Si l'hypergénèse fait des progrès et si la suppuration s'établit, cette dernière devient pour l'œil une nouvelle cause de projection.

Pour nous, qui envisageons le pus comme un tissu nouveau, dont la masse intercellulaire serait fluide, et qui, pour cette raison, occupe parmi les néoplasies un rang très-bas, en rapport avec son peu de durée, nous passons tout naturellement de cette cause d'exophthalmie à celle qui réside dans la production, au sein de l'orbite, de néoplasies moins éphémères, c'est-à-dire des différentes tumeurs qui s'observent dans cette région.

Le second groupe renferme les épanchements gazeux, les extravasations sanguines, les exostoses de la paroi orbitaire, les néoplasies qui y ont leur siége (que nous serons plus tard contraints de ranger parmi les tumeurs), enfin, les différentes néoplasies et les collections de diverse nature qui repoussent vers l'orbite les parois des cavités voisines, où elles sont contenues.

Ayant établi, dans cet exposé rapide, les diverses causes capables de produire la propulsion de l'œil, nous nous arrêterons à une forme d'exophthalmie qui rentre dans la première catégorie du premier groupe, et où l'on n'a à signaler comme lésion qu'un simple gonflement du tissu cellulaire graisseux de l'orbite, avec dilatation des vaisseaux et parfois hypergénèse des éléments cellulaires. Cette forme est très-remarquable; car elle coïncide avec des changements anatomiques semblables de la glande thyroïde, ce qui lui a valu le nom d'exophthalmie strumeuse ou de goître exophthalmique.

C'est en 1840 (1) que Basedow publia, pour la première fois, un tableau succinct des symptômes qui constituent cette affection, symptômes sur l'ensemble desquels Graves avait déjà insisté dans ses leçons orales, ultérieurement publiées (2), sans y reconnaître une entité pathologique. Depuis cette époque, l'attention des médecins, tenue en éveil par ces travaux originaux, se porta sur cette matière et l'on recueillit un nombre considérable d'observations, auxquelles on put joindre, dans quelques cas, les résultats de l'examen nécroscopique (Basedow, Heusinger, Naumann, James Begbie, Praël, Traube, Michel Peter, etc.) L'étude de cette maladie reçut en France une vive impulsion de la discussion que les travaux de Aran et de M. Hiffelsheim soulevèrent, en 1862, à l'Académie de médecine (3).

Symptômes. — Les symptômes essentiels de cette maladie consistent dans des troubles fonctionnels du cœur, dans le gonflement de la glande thyroïde et dans l'exophthalmie, à laquelle j'ajouterai une rétraction particulière de la paupière supérieure.

Les troubles cardiaques consistent dans une augmentation de nombre des contractions du cœur (de 100 à 200 par minute), phénomène qui se manifeste par des palpitations souvent très-pénibles (4). Le cœur n'offre, dans la majorité des cas, aucune lésion appréciable, ou bien il s'est faible-

(1) *Casper's Wochenschrift*, 28 Maerz, 1840.

(2) *On clinical medecine*, p. 674, 1843.

(3) Voyez l'excellente thèse de M. Eugène Hyppolite Turgis : *Recherches et observations pour servir à l'histoire du goitre exophthalmique*. Paris, 1863.

(4) Tandis que, dans la maladie de Basedow, l'exophthalmie ou l'hypertrophie thyroïdienne peut faire défaut, l'augmentation en nombre des battements du cœur et les palpitations sont des phénomènes constants.

ment accru en volume, ce qui s'explique très-bien par l'excès d'activité survenu dans ses fonctions (Charcot). Un faible bruit de souffle, simple ou double, accompagne quelquefois ces battements tumultueux et s'explique soit par un état concomitant d'anémie, soit par l'existence accidentelle d'un vice organique du cœur (Stokes, Präël). Il est prouvé d'une manière certaine que l'hypertrophie, en quelque sorte physiologique, du cœur, peut disparaître complétement, si la guérison de la maladie s'effectue (Romberg, Aran). Dans nombre d'observations, on mentionne, avec la dilatation et le bruit de souffle simple ou double qui peut l'accompagner, un battement très-manifeste des artères du cou, et ces palpitations artérielles peuvent êtres perçues par le malade lui-même aussi facilement que celles du cœur.

Simultanément avec ces troubles des organes circulatoires apparaît une augmentation de volume de la glande thyroïde : il survient un goître qui conserve communément, surtout chez l'homme, des dimensions modérées. On cite même des cas où la turgescence de la glande était insensible ou manquait d'une manière absolue, ce qui tenait probablement au peu de développement physiologique de cette glande, si sujette à varier normalement dans ses dimensions. Le goître est ordinairement plus développé à droite qu'à gauche, il semble pouvoir augmenter dans les paroxysmes de la maladie et disparaître complétement avec elle; il résulte de la dilatation des artères de la glande, phénomène certainement lié aux troubles circulatoires perceptibles dans les gros troncs artériels du cou, et auquel s'ajoute parfois une hypertrophie réelle du tissu cellulaire qui entre dans la composition de la glande.

Le symptôme qui a le plus attiré l'attention sur cette étrange maladie est l'exophthalmie. Elle atteint généralement les deux yeux à la fois, débute, le plus souvent, par le droit, et montre dans son développement et sa durée, des fluctuations remarquables. L'imminence de l'exophthalmie se révèle ordinairement par un symptôme particulier, qui consiste dans une contraction singulière du releveur de la paupière supérieure (1). Celle-ci, obéissant à ce spasme, ne descend plus autant que de coutume, ce qui devient très-manifeste lorsque l'œil s'abaisse, mouvement auquel s'associe normalement la paupière supérieure. Il ne faudrait pas croire que ce phénomène dépende du degré de l'exophthalmie; car quelquefois il est très-prononcé sans qu'on puisse, avec la plus grande attention, constater la moindre saillie de l'œil correspondant (2).

(1) Voy. de Graefe : *Berliner medic. Gesellschaft. Sitzungsber.* Maerz 1864.

(2) Cette contraction du releveur de la paupière supérieure, nous l'avons, il y a environ dix-huit mois, très-clairement aperçue chez une dame dont l'œil droit pré-

C'est cette rétraction de la paupière qui, en découvrant une portion ordinairement cachée de la sclérotique, au-dessus de la cornée, donne au regard ce caractère d'étonnement et de dureté signalé par la plupart des observateurs et qui augmente tout naturellement par l'effet d'une exophthalmie croissante (1). L'exophthalmie peut atteindre un degré tel que, durant les paroxysmes, l'œil fasse hernie entre les paupières. Cet organe est chassé de l'orbite dans la direction de son axe antéro-postérieur et cette propulsion est la conséquence d'une turgescence prolongée des artères qui finissent par se dilater et, sous l'influence de cette tension exagérée, permettent à une abondante transsudation de se produire dans les tissus ambiants. L'activité qui survient alors dans la nutrition de ces parties rend parfaitement compte de l'hypergénèse du tissu cellulaire observée parfois à l'autopsie. Les phases auxquelles l'exophthalmie est sujette paraissent liées à la dilatation progressive des vaisseaux du tissu cellulo-graisseux, lequel acquerrait ainsi peu à peu des caractères analogues à ceux des tissus érectiles et deviendrait susceptible de varier dans son degré de turgescence, suivant l'afflux du sang et la tension artérielle (2).

Il est prouvé que, dans les cas de guérison observés, l'exophthalmie s'est totalement dissipée ; mais il faut ajouter que ce symptôme, une fois développé, est de tous le plus persistant ; ce qui ne saurait s'expliquer s'il était uniquement le résultat d'une dilatation passagère des vaisseaux et d'une simple transsudation séreuse. La vision reste généralement intacte, les observations qui signalent la production d'une myopie progressive, marchant de pair avec l'exophthalmie, reposent sur des erreurs de diagnostic; car

sentait un si singulier aspect que son mari, lui-même médecin, vint nous demander s'il ne s'agissait pas en effet d'un goître exophthalmique au début. Cette dame était alors enceinte et se plaignait de quelques palpitations de cœur, sans offrir de gonflement dans la région thyroïdienne. Notre diagnostic s'arrêta à un simple spasme du releveur que nous attribuâmes aux troubles de la circulation causés par la grossesse, et cette opinion fut pleinement justifiée après l'accouchement par la disparition des accidents ; on sait, du reste, que la grossesse exerce sur le goître exophthalmique une heureuse influence (Basedow, Charcot, Trousseau).

(1) On peut faire disparaître momentanément cette rétraction de la paupière par une injection sous-cutanée de morphine.

(2) Il eût été beaucoup plus facile d'expliquer avec Aran l'exophthalmie et les variations auxquelles elle est sujette par la contraction du muscle orbitaire que feu Henri Müller croyait avoir trouvé, et qui avait, selon lui, pour objet de favoriser la propulsion de l'œil. Malheureusement pour cette théorie, ce muscle se réduit à quelques fibres lisses qui se rendent aux extrémités des tarses et pourraient, à la rigueur, exercer sur eux quelque influence, mais qui sont tout à fait impuissantes à modifier la position de l'œil.

s'il devait se manifester sous cette influence quelque trouble de la réfraction, ce serait, au contraire, une hypermétropie, conséquence naturelle du raccourcissement de l'axe antéro-postérieur de l'œil, retenu dans sa cavité protectrice par ses muscles.

L'examen ophthalmoscopique montre parfois les veines rétiniennes turgescentes et flexueuses. Les altérations inflammatoires de l'œil observées chez certains malades atteints de goître exophthalmique s'expliquent par le contact insolite de l'air auquel la cornée est exposée, parfois d'une manière constante, et par le tiraillement auquel les nerfs qui se rendent au globe oculaire sont soumis pendant la propulsion de cet organe. Ces complications ont, jusqu'à présent, été presque exclusivement observées sur des hommes (Basedow, Naumann, Praël, de Graefe, Tessier). Nous n'avons trouvé dans les écrits publiés sur cette matière que deux cas de complications inflammatoires survenues chez la femme, dans le cours de la maladie (Fatum, Lawrence) ; elles consistent dans des irritations réitérées de la conjonctive et certaines formes de kératites qui suivent une marche analogue à celle qui succède à la paralysie de la cinquième paire (kératite neuro-paralytique). La cornée tombe en sphacèle, se dessèche quelquefois en se recouvrant de croûtes jaunâtres et se détruit sans qu'il se manifeste des signes bien prononcés de réaction.

Parmi les symptômes de second ordre, nous citerons des vomissements fréquents, des sensations de chaleur fort pénibles qui poussent certains malades à rechercher un air vif (Basedow, Tessier), un abattement général, et les phénomènes ordinaires d'une chloro-anémie prononcée.

L'*étiologie* et la nature du goître exophthalmique ont, depuis que cette maladie est entrée dans le cadre nosologique, soulevé parmi les médecins une polémique ardente. Quelles sont donc les principales altérations observées jusqu'à nos jours ? Ce sont des troubles circulatoires, des dilatations artérielles et une hypergénèse consécutive des éléments de tissu cellulaire des parties dont les dispositions anatomiques ont permis l'afflux sanguin le plus considérable, c'est-à-dire la glande thyroïde et le tissu cellulo-graisseux de l'orbite. Les troubles circulatoires signalent le début de la maladie : les lésions anatomiques des diverses parties du système vasculaire sanguin, de la glande thyroïde et du tissu cellulo-graisseux de l'orbite, sont consécutives et ne peuvent évidemment dépendre que de ces troubles de la circulation, liés eux-mêmes à des troubles de l'innervation. On arrive ainsi à localiser le siége du mal dans le système nerveux vaso-moteur et à le placer dans cet ensemble de fibres nerveuses et de ganglions qu'on désigne sous le nom de grand symphatique. C'est donc dans une névrose du grand symphatique qu'il faut chercher l'origine du goître exophthalmique (Charcot, de Graefe, Aran, Trousseau). On nous accordera que même en appelant cette névrose « congestive » (Trousseau), on n'élargit pas sensiblement le cercle des connaissances acquises sur cette affection ; car ni les autopsies et un examen minutieux de la portion cervicale du grand sympathique, ni les vivisections n'ont réussi à répandre assez de lumière sur cette question obscure pour qu'on puisse attribuer au terme de névrose, employé dans le cas actuel, une signification bien précise.

L'étiologie de cette maladie présente quelques particularités dignes d'intérêt. Elle est beaucoup moins fréquente chez les hommes que chez les femmes et paraît atteindre ces dernières entre quatorze et trente-deux ans, tandis que chez les premiers elle semble ne survenir que dans un âge plus avancé.

Dans quelques cas rares, le mal a été observé après une blessure de la tête (Begbie, de Graefe) ; mais il est beaucoup plus fréquent de le voir succéder à une émotion vive, à un chagrin profond, à une dépression morale ou à des privations prolongées. Parmi les maladies intercurrentes, peut-être prédisposantes, on signale au premier rang la chlorose et la chloro-anémie, ce qui serait peut être la cause de la fréquence de cette maladie chez les jeunes filles.

Le *pronostic*, quoique sérieux dans un grand nombre de cas, ne doit pas être considéré comme très-fâcheux d'une manière générale ; car souvent on a vu les symptômes de la maladie se dissiper d'eux-mêmes au bout de quelques années. Généralement la durée de la maladie est longue, et une fois que l'exophthalmie s'est bien accusée, elle devient le symptôme le plus tenace. On sait d'une manière certaine que les rechutes sont assez communes et peuvent apparaître dans le cours d'une convalescence franche : en pareil cas, la persistance d'une fréquence anormale des battements du cœur est très-propre à tenir le médecin sur ses gardes.

Chez les hommes, il est prudent de réserver le pronostic avec plus de rigueur encore que chez les femmes ; car c'est généralement chez eux que se développent les formes les plus graves et que les complications cornéennes sont le plus fréquentes.

Le *traitement* de cette maladie a soulevé, on peut le dire, autant d'opinions contradictoires que l'interprétation des faits qu'elle présente ; mais il est bon d'ajouter que la plupart des observateurs s'accordent à dire que la médication débilitante est celle dont on a le moins de bons résultats à attendre et qu'on n'a eu qu'à se louer d'avoir profité des époques de rémission pour instituer un traitement tonique, surtout chez les sujets où il était possible de constater un degré considérable de chloro-anémie.

Les préparations iodées ont, quelque temps, joui d'une grande vogue ; mais on ne tarda pas à reconnaître que cette méthode, loin d'être toujours efficace, n'est pas constamment exempte de danger et peut, dans certains cas, aggraver la position des malades. Un des hommes les plus compétents en pareille matière, M. Trousseau, blâme, sans exception, l'emploi de l'iode, tandis que la plupart des auteurs ne le prescrivent pas durant les paroxysmes de la maladie et attendent, pour en tenter l'usage, que le calme succède à l'excitation vasculaire. Mais, à cette époque même, on peut substituer aux préparations iodées et ferrugineuses qui ont été aussi très-vantées, des agents thérapeutiques plus inoffensifs et recourir à des moyens purement hygiéniques, à un changement d'air, à une hydrothérapie modérée, à l'usage du petit lait, etc. Quelques praticiens ont agi directement sur le goître et l'exophthalmie, au moyen des différentes préparations iodées, appliquées extérieurement (frictions de teinture d'iode au pourtour de l'œil) ; mais souvent sans en obtenir de grands résultats. Les médicaments qui exercent sur les phénomènes de la circulation une influence directe, la digitale, par exemple, semblent avoir perdu toute leur efficacité lorsqu'on les administre dans la maladie qui nous occupe.

L'exophthalmie est fréquemment l'objet d'un traitement à part, soit qu'on se propose de prévenir des complications du côté de la cornée, soit qu'on ait en vue de remédier à l'aspect difforme que la saillie des yeux donne parfois au visage. On atteint ce double but par la tarsoraphie. (Voy. p. 623.) En réunissant les extrémités externes des bords ciliaires des paupières dans une étendue qui varie entre 6 et 8 millimètres, on rend l'occlusion des yeux possible et, ce qui importe surtout aux femmes, on diminue leur saillie défigurante. Ici, plus encore que dans tous les autres cas où l'on emploie la tarsoraphie, l'usage du bandeau compressif et le repos le plus absolu sont indispensables pendant les jours qui suivent l'opération, afin de prévenir l'exacerbation du mal, qui, en se manifestant par une augmentation de l'exophthalmie, pourrait faire échouer la réunion par première intention. Mieux vaut obtenir un résultat un peu excessif ; car, on n'a pas à craindre de donner ainsi lieu à une difformité. En effet, dès que l'exophthalmie s'est dissipée, il est toujours facile de rendre à la fente ses dimensions primitives par l'opération du blépharophimosis. L'existence de complications cornéennes ne constitue pas une contre-indication de la tarsoraphie : tout au contraire, les résultats de cette opération ont prouvé, que ces complications reconnaissent pour cause principale le défaut d'occlusion de l'œil et qu'elles commencent à se dissiper dès qu'on a obtenu le rapprochement des paupières.

L'effet que la tarsophie est supposée produire en comprimant le tissu cellulo-graisseux de l'orbite est très-contestable.

Dans le même dessein, on a aussi expérimenté au moyen des courants induits, afin de tonifier le muscle orbiculaire et d'activer ses contractions; mais ces tentatives n'ont pas été, à ce qu'il paraît, couronnées d'un grand succès.

Lorsqu'il survient des complications vers la cornée et que les malades refusent l'opération; il faut, autant que possible, y suppléer par l'usage prolongé de compresses imbibées d'eau chaude ou de lait chaud; d'instillations d'atropine, et d'une compression modérée au moyen du bandeau compressif. Les déplétions sanguines locales ou l'instillation de collyres astringents ne donnent que des résultats défavorables.

ARTICLE VI.

TUMEURS DE L'ORBITE.

Considérations générales. — Pour rester fidèle au programme de classification que nous avons adopté, en nous guidant presque exclusivement sur les notions actuelles d'anatomie pathologique, nous devions décrire après l'exophthalmie de la maladie de Basedow celle qui reconnaît pour causes les collections purulentes de différente nature qu'on observe dans l'orbite ; mais comme il en a déjà été question dans les chapitres où sont traitées les inflammations diverses du contenu de l'orbite, nous n'avons plus qu'à reporter l'objet de notre étude sur les tumeurs qu'on a observées dans cette cavité. Ici, il importe beaucoup d'établir au point de vue pratique une division des tumeurs intra-orbitaires d'après leur siége, et l'on arrive ainsi à les diviser en deux grandes classes :

1° Les tumeurs intra-musculaires ; c'est-à-dire celles qui prennent leur point de départ dans l'espace compris entre le globe de l'œil et les muscles qui, du fond de l'orbite, viennent s'y insérer, en circonscrivant un espace ayant à peu près la forme d'une pyramide à quatre pans.

2° Les tumeurs extra-musculaires ; c'est-à-dire celles qui se sont développées en dehors de cet espace, et auxquelles nous joindrons tout naturellement les tumeurs nées de la paroi osseuse de l'orbite ou de son périoste.

Dans le groupe des tumeurs intra-musculaires on doit faire rentrer, au premier chef, celles qui ont pris naissance dans l'œil même, dans ses enveloppes ou dans le nerf optique.

Dans l'autre groupe seront comprises particulièrement les tumeurs qui ont pris leur point de départ dans les parois de l'orbite, les paupières, la glande lacrymale, etc.

Nous suivrons identiquement, dans la description des tumeurs de l'orbite, la marche à laquelle nous nous sommes attaché en étudiant les tumeurs des paupières (p. 578) et nous arriverons ainsi à constituer trois classes:

A. Tumeurs produites par extravasation ou transsudation (emphysème, hématome, hydropisie de la capsule de Tenon, hygroma, hydatides).

B. Tumeurs produites par la rétention d'éléments normalement sécrétés: ce groupe ne renferme que les kystes folliculaires.

C. Tumeurs produites par hypergénèse (prolification) des tissus constituants de l'orbite et de ses parois (fibrome, sarcome, lipome, tumeurs vasculaires, tumeurs osseuses, enchondrome, carcinomes simple et mélanique).

A. — TUMEURS PRODUITES PAR EXTRAVASATION OU TRANSSUDATION.

1° Emphysème de l'orbite.

L'exophthalmie produite par la pénétration de l'air dans le tissu cellulo-graisseux de l'orbite ressemble, quant à l'aspect, à celle qui se trouve décrite dans le chapitre précédent et qui appartient au goître exophthalmique; mais, au lieu de percevoir une sensation d'empâtement au pourtour de l'œil, le toucher révèle, dans l'emphysème, une élasticité particulière, de la crépitation, et l'on arrive par une pression continue et modérée à replacer, au moins en partie, l'œil dans l'orbite.

Presque toujours l'emphysème de l'orbite se complique de l'emphysème des paupières qui reconnaît les mêmes causes, et, assez souvent, l'air se mélange de sang extravasé qui détermine de larges ecchymoses sous-conjonctivales et sous-cutanées. On peut tirer de différentes circonstances quelques indications propres à permettre de localiser assez exactement le siége de l'emphysème de l'orbite, en s'appuyant, par exemple, sur ce que celui des paupières a précédé ou suivi l'exophthalmie, sur ce que cette dernière est plus prononcée dans un point que dans un autre, etc.

En négligeant ici l'emphysème généralisé, la cause la moins redoutable de l'emphysème de l'orbite consiste dans la déchirure du sac lacrymal, et l'accident survient, en pareil cas, lorsque le malade éternue ou se mouche avec force (voy. p. 576, EMPHYSÈME DES PAUPIÈRES).

La fracture des sinus frontaux donne lieu au même phénomène; mais implique un pronostic beaucoup plus grave, surtout si la violence n'a pas directement porté sur la région indiquée et si l'on a affaire à une fracture par contre-coup. L'emphysème consécutif à cette fracture s'étend facilement sous les téguments du front et de la tempe; comme dans le cas si curieux rapporté par le professeur Jarjavay (1).

Enfin l'emphysème de l'orbite peut résulter d'une rupture des cellules ethmoïdales ou d'une communication établie entre la partie supérieure des fosses nasales et l'orbite. Quoiqu'il en soit, ces lésions résultent ordinairement d'un contre-coup, et nécessitent, le plus souvent, une violence trop

(1) *Compendium de chirurgie*, t. I, p. 100.

considérable pour que l'exophthalmie devienne un symptôme assez indigne d'intérêt, si ce n'est au point de vue du diagnostic.

Le *pronostic* de l'emphysème orbitaire le plus commun, c'est-à-dire de celui qui succède à une simple lésion de continuité des voies lacrymales, est tout à fait bénin et permet de fixer à quelques jours ou, au plus, à quelques semaines, la fin de la maladie. D'ailleurs on peut juger du peu de gravité qu'offre cet épanchement gazeux en lisant les lignes suivantes que nous empruntons au précieux traité des tumeurs de l'orbite de M. Demarquay (1). « Certains maquignons le développent artificiellement chez les vieux chevaux qui ont les yeux trop enfoncés dans l'orbite. A cet effet, ils pratiquent une petite incision sous la paupière, puis, à l'aide d'un chalumeau, ils y insufflent de l'air, lequel enfle les tissus et fait ressortir le globe de l'œil. On a même vu des conscrits avoir recours à ce coupable moyen pour produire chez eux l'exophthalmos. »

Le *traitement* se borne, quand la propulsion de l'œil est due au déchirement du sac, à appliquer un bandeau compressif et à recommander au malade de ne pas se moucher et d'éviter les expirations violentes. Si, à la suite d'une fracture des parois orbitaires, il se formait une tumeur gazeuse qui persistât un temps assez long, on devrait encore s'en tenir à une simple compression et ne tenter l'évacuation de l'air extravasé que dans l'imminence d'une suppuration qu'on se verrait contraint de combattre par un traitement chirurgical.

2° Tumeurs sanguines. — Hématome de l'orbite (kyste sanguinolent).

Les épanchements sanguins, spontanés ou traumatiques, peuvent se faire entre le périoste et l'os, dans le tissu cellulo-graisseux de l'orbite, enfin entre le globe de l'œil et la capsule de Tenon. Il est, on le pense bien, très-difficile de déterminer le siége exact de l'épanchement; néanmoins, on peut, jusqu'à un certain point, formuler un diagnostic précis, en se servant des signes différentiels exposés dans les premiers chapitres des maladies de l'orbite, et surtout en s'appuyant sur la nature des causes qui ont déterminé la maladie.

Les épanchements sanguins peuvent se faire spontanément; mais, dans ces cas même, on peut invoquer, pour expliquer ce phénomène, un effort brusque, une expiration violente, l'exposition à une chaleur intense, etc. D'ailleurs ces épanchements ne sont pas très-communs; sans doute, parce que le globe de l'œil lui-même, fixé par ses muscles, exerce sur les vais-

(1) *Traité des tumeurs de l'orbite*. Paris, 1860, p. 233.

seaux du fond de l'orbite une pression continue. La rapidité avec laquelle se produit l'exophthalmie, qui n'acquiert, en général, que des dimensions modérées; l'absence des symptômes inflammatoires et des signes grâce auxquels on serait en droit de rapporter l'exophthalmie à un trouble de la santé générale; la disparition spontanée et progressive de la saillie de l'œil; tels sont les faits sur lesquels le diagnostic doit s'appuyer. Les observations que nous donnons succinctement en note offrent des exemples de cette forme rare d'exophthalmie (1).

(1) M. de Graefe (*Arch. für Augenheilkunde*, t. I, A. I, p. 424), observa un jeune manouvrier chez lequel se déclara brusquement une légère exophthalmie avec diplopie et défaut de mobilité, variant avec la direction de l'œil. Cet accident était survenu pendant le travail au feu, et le malade fut examiné quatre jours après. Un examen très-attentif fit reconnaître une paralysie complète des muscles droits supérieur et inférieur et du grand oblique ainsi qu'une paralysie incomplète des droits externe et interne. L'oblique inférieur était donc seul intact. Le nerf optique lui-même avait souffert dans ses fonctions. Tout symptôme cérébral faisait défaut, tandis que le malade accusait une sensation inaccoutumée de pesanteur au fond de l'orbite et ne supportait que difficilement les tentatives ayant pour objet de refouler l'œil dans sa cavité. Ces efforts rencontraient tant de résistance qu'il était impossible de rapporter la projection de l'œil à la paralysie de presque tous les muscles. On diagnostiqua donc un épanchement sanguin occupant le sommet de l'orbite. La guérison s'effectua dans l'espace de quinze jours environ, et vint ainsi appuyer le diagnostic.

L'observation suivante, empruntée au traité de Fischer (*loc. cit.*, Prag, 1846, p. 359), offre un intérêt particulier, à cause des proportions inusitées de la tumeur. La malade, d'une complexion robuste, souffrait depuis quelques années d'une exophthalmie qui avait succédé à la suppression de ses règles. D'après les commentaires ajoutés par M. Arlt (*loc. cit.*, t. III, p. 427) à cette observation, l'œil était complétement amaurotique. Les douleurs, augmentant avec l'exophthalmie, atteignirent un degré tel que la malade se résolut à subir une opération. La tumeur offrait beaucoup de ressemblance avec une masse cancéreuse mamelonnée; mais l'état de la santé générale chassait l'idée d'une tumeur maligne. L'œil et la tumeur, qui était énorme, furent enlevés en même temps, et cette dernière montra à la dissection une foule d'anciens et de nouveaux foyers apoplectiques, occupant le tissu cellulaire de l'orbite, et dont quelques-uns, déjà enkystés, formaient des mamelons épais et résistants. Le tissu cellulaire voisin était induré (Rokitansky).

Carron du Villards (*Guide pratique*, t. I, p. 479, Paris, 1838) a rapporté un troisième fait d'épanchement sanguin de nature traumatique, intéressant au point de vue des lésions directes qu'on a pu y constater. « J'ai vu, dit l'auteur, un grand nombre de faits de ce genre (?). L'un deux, a laissé dans mon souvenir des traces ineffaçables. Il eut lieu chez l'infortuné docteur Bennati qui succomba à la suite d'une chute sur le pavé. Je diagnostiquai, à première vue, un épanchement dans l'orbite. L'autopsie vint malheureusement prouver la sûreté de mon diagnostic. Il existait une fracture de l'orbite près du trou optique; l'artère et la veine ophthalmique avaient été rompues; l'œil était repoussé en avant par un énorme caillot sanguin. »

Les épanchements spontanés sont bien plus rares que les traumatiques. Parmi ces derniers, nous pouvons complétement négliger ceux qui résultent d'une lésion directe faite par un instrument piquant ou tranchant, par la pénétration de grains de plomb, etc.; car, dans ces cas, l'épanchement est un symptôme qui ne mérite qu'une attention secondaire. Les extravasations de sang qui suivent une contusion directe de la région orbitaire ou une chute sur la tête sont beaucoup plus graves et donnent à craindre une fracture des os du crâne. L'exophthalmie qui se produit brusquement à la suite d'une contusion du rebord orbitaire et dans laquelle la réduction de l'œil rencontre beaucoup de résistance peut, à juste titre, être rapportée à un épanchement sanguin intra-orbitaire. Le défaut de mobilité de l'œil, plus prononcé dans un sens que dans l'autre, et l'apparition d'ecchymoses aux paupières, un ou deux jours après l'accident, sans que la conjonctive présente la même altération, permettent de localiser d'une manière plus précise le siége de cet épanchement et de supposer qu'une partie, au moins, du sang est épanchée sous le périoste et que cette hémorrhagie a pris son point de départ dans l'os lui-même. On sait quelle importance on a attribué, avec raison d'ailleurs, à ces ecchymoses palpébrales (Velpeau), dans les cas où on les a vues se produire après une violence à laquelle le bord orbitaire était resté étranger, après une chute de haut, par exemple. Au reste, les épanchements qui proviennent d'une lésion directe de la paroi osseuse, ne se compliquent d'ecchymoses conjonctivales que dans les cas où tantôt un autre épanchement s'est fait simultanément dans le tissu rétro-bulbaire, tantôt le sang s'est frayé un chemin au travers d'une déchirure du périoste. Il ne faudrait pas supposer que tous les épanchements du tissu cellulo-graisseux, même les moins considérables, doivent nécessairement fuser vers la conjonctive.

Le *traitement* de ces extravasations consiste dans l'emploi des réfrigérants, lorsqu'on est appelé sans retard, aussitôt après l'hémorrhagie. L'usage du bandeau compressif et un repos complet sont également indiqués. Le conseil de Carron du Villards, qui veut qu'on donne, par des incisions profondes, issue au sang épanché, pour en éviter la décomposition et prévenir ainsi les symptômes inflammatoires consécutifs, ne sera certainement pas suivi par ceux qui ont observé avec quelle facilité se résorbent des collections sanguines très-abondantes, même dans des points du corps moins aptes que l'orbite à une compression capable de favoriser la résorption du sang extravasé. On ne saurait donc engager les praticiens à ouvrir de pareils épanchements, si ce n'est lorsque la compression qu'ils exercent sur le globe de l'œil occasionne de vives souffrances et fait redouter des dangers sérieux pour cet organe, qui d'ailleurs, comme on le sait, se prête sans péril à un déplacement assez notable.

Le cas signalé par Carron du Villards, dans lequel l'œil devint saillant à la suite d'une blessure et où, trois ans après, il survint une tumeur fibro-sanguine (?), qui nécessita l'extirpation, ne suffit pas non plus pour déterminer un praticien prudent à enfoncer un bistouri dans la profondeur de l'orbite, afin d'évacuer une collection sanguine qui, sous l'emploi de légères purgations, d'une compression modérée, de frictions mercurielles sur le front, etc., ne tardera pas à se résoudre.

3° Hydropisie de la capsule de Tenon.

Cette affection doit nécessairement être rangée dans le groupe des tumeurs produites par transsudation; mais elle est si rare que, à notre connaissance, il n'existe qu'un seul fait authentique de ce genre, dû à la plume, parfois quelque peu poétique, de Carron du Villards (1). Ce fait est rapporté avec tant de précision qu'on ne saurait repousser la cause invoquée par l'auteur de cette observation.

Il s'agissait d'une jeune fille de dix-sept ans qui portait une exophthalmie assez volumineuse, accompagnée de douleurs extrêmement vives, survenant dès que la malade baissait la tête. L'œil, en apparence sain, était complétement amaurotique. L'extirpation en fut pratiquée; car on supposa qu'il s'agissait d'une tumeur fibreuse. Quand on donna le dernier coup de ciseaux, dans le but de sectionner le nerf optique, il s'écoula une grande quantité d'un liquide citrin ; l'œil s'affaissa et la tumeur disparut. L'examen presque immédiat de cet organe placé dans l'eau donna les résultats suivants : « Son séjour dans l'eau lui avait rendu la forme qu'il » avait avant son ablation; c'est-à-dire qu'une tumeur uniforme l'enveloppait de toutes parts. En le sortant, le liquide s'échappa par une ouverture située à la partie inférieure, correspondant à l'anneau fibreux d'où » naît la bourse de Tenon. Je le replongeai de nouveau dans le liquide, et » il se remplit de rechef : j'avais donc affaire à une cavité que je me proposai d'examiner avec le plus grand soin. Sortant l'œil de nouveau; mais » en sens inverse de la première fois, c'est-à-dire en le saisissant par le » point d'où l'eau s'échappait en tenant la cornée en bas, il ne s'écoula » aucun liquide et la tumeur conserva sa forme. Il s'agissait donc d'une » poche environnant l'œil de toutes parts, et à laquelle j'avais, dans le » dernier temps de l'opération, pratiqué une ouverture accidentelle. » L'examen anatomique de la pièce justifia complétement mon opinion. » Ayant introduit par l'ouverture accidentelle un stylet mousse, je pus le » promener dans toute la circonférence du globe. Le décollement de la » bourse fibreuse de Tenon était complet jusqu'à la cornée. Ayant intro-

(1) *Annales d'oculistique*, t. XL, p. 120.

» duit une sonde courbée pour dilater un peu l'ouverture accidentelle, et » après avoir dégagé le nerf optique de ses adhérences avec l'anneau fibro- » aponévrotique qui l'entourait, je pus retourner la poche de telle sorte » que l'œil était libre de toute enveloppe et que la face interne de la poche » aponévrotique était devenue externe, etc. »

La précision avec laquelle l'auteur décrit le kyste, ne permet pas de le confondre avec la tumeur que nous allons étudier sous le nom d'hygroma de l'orbite. D'ailleurs, la propulsion qui se fit progressivement, tout à fait comme le montre le dessin joint au texte, dans la direction de l'axe antéro-postérieur, plaide contre une pareille confusion (1).

A l'occasion d'un cas de tumeur éburnée de l'orbite, M. Knapp trouva la capsule de Tenon fluctuante, de telle sorte qu'on pouvait, en la comprimant sur divers points avec l'extrémité du doigt, y former de légères dépressions qui disparaissaient rapidement.

4° Hygroma de l'orbite.

C'est dans la distension progressive d'une très-petite bourse muqueuse intra-orbitaire que ces kystes prennent leur source, et il est très-probable que la plupart des kystes séreux qu'on rencontre dans cette région reconnaissent une origine semblable. Le nombre de ces petites bourses muqueuses varie suivant les sujets, et il n'est pas rare d'en rencontrer chez lesquels on les rechercherait en vain; car, comme le dit très-judicieusement M. Virchow (2) : « Ces organes ne se trouvent pour ainsi dire pas dans le plan général de l'organisation ; ils ne résultent pas nécessairement du développement de l'organisme, comme le péritoine, la plèvre et le péricarde, et la raison de leur existence est non dans l'ambryogénie, mais dans l'usage et les mouvements des parties, mouvements grâce auxquels ils naissent, ou, tout au moins, se développent. »

Le plus souvent, c'est au-dessus et au-dessous du releveur de la paupière que se rencontrent ces petites bourses muqueuses, et elles constituent là de petites cavités remplies d'un liquide transparent, légèrement visqueux, et dont les parois sont constituées par le tissu cellulaire épaissi. A la suite d'une irritation inflammatoire plus ou moins intense, il peut s'y faire un épanchement assez considérable de liquide, épanchement qui prend une teinte citrine, lorsqu'il s'opère aux dépens des vaisseaux circonvoisins de petites hémorrhagies. Selon que les phénomènes d'irritation qui sont la cause de ces kystes séreux et qui les accompagnent sont plus ou moins intenses, leur

(1) Carron du Villards prétend que l'exophthalmie des moutons atteints de la clavelée doit être rapporté à une hydropisie de la capsule de Tenon.

(2) *Loc. cit.*, p. 198.

évolution est plus ou moins rapide et leur développement plus ou moins considérable. Ils peuvent constituer des tumeurs volumineuses qui pénètrent dans la profondeur de l'orbite, s'insinuent au travers des fentes dans la cavité crânienne et produisent des exophthalmies quelquefois énormes.

Un cas remarquable de ce genre a été observé par Delpech (1). Un jeune garçon de vingt ans portait, depuis l'âge de huit ans, une tumeur considérable qui remplissait l'orbite gauche et faisait saillie entre les paupières. L'espace compris entre ces voiles membraneux écartés mesurait un pouce et demi. Il n'existait plus que quelques vestiges de la cornée : l'exophthalmie paraissait le résultat d'une tumeur de la cavité orbitaire, dont elle semblait atteindre le sommet et qu'on pouvait croire occuper l'intervalle des muscles de l'œil, qu'elle suivait dans ses mouvements. La consistance de la tumeur indiquait suffisamment sa nature : il était évident qu'il s'agissait d'un kyste. La cavité orbitaire avait acquis des dimensions considérables. Le front, le nez et la moitié gauche de l'arcade alvéolaire supérieure avaient changé de forme. Le kyste fut ouvert à l'aide d'un bistouri droit, vers le milieu de la paupière inférieure. Il s'en écoula en abondance un liquide citrin, dont la quantité se trouva manifestement disproportionnée avec les dimensions de la tumeur et de la cavité orbitaire elle-même. Le doigt porté dans la plaie pénétra dans un kyste « séro-muqueux, » qui présentait de nombreux épaississements et se prolongeait dans la cavité crânienne au travers du trou optique dilaté au point d'admettre facilement l'indicateur. Plusieurs médecins y plongèrent le doigt pour s'assurer de la consistance de la substance cérébrale contiguë à ce prolongement intra-crânien du kyste. Ces explorations et le pansement, qui consista à introduire « mollement » de la charpie dans la cavité et entre les bords de la plaie isolés par l'interposition d'une bandelette de linge enduite de cérat, étaient certainement peu propres à infirmer l'opinion du chirurgien qui craignait de voir les phénomènes inflammatoires se propager vers le cerveau et amener une terminaison fatale. Celle-ci survint, en effet, dans la soirée du cinquième jour. Un diverticulum du kyste, long de 3 pouces, plongeait dans la substance de la face inférieure du lobe gauche, en refoulant dans ce point la pie-mère et l'arachnoïde avec laquelle il avait contracté des adhérences solides. Cette partie du kyste contenait, comme les autres, des produits purulents, et la surface en était également irrégulière. Le trou optique était transformé en une sorte d'isthme par lequel passait ce prolongement du kyste. Il se trouvait déplacé en haut et en arrière, par rapport à celui du côté opposé. Son diamètre mesurait plus de 6 lignes. Le nerf optique avait complétement disparu (?) par suite

(1) *Clinique chirurgicale de Montpellier*, p. 505, Demarquay, *loc. cit.*, p. 376.

de la compression qu'il avait subie. Un second kyste fut trouvé dans l'épaisseur du lobe antérieur droit du cerveau, sans refoulement des méninges, avec lesquelles il n'était en rapport qu'en bas et en avant, dans le point où il était le plus superficiel. Ce kyste avait les dimensions d'un demi-œuf de pigeon.

5° Hydatides.

Une autre forme de kyste séreux intra-orbitaire tire son origine du développement d'hydatides. Pour les distinguer des kystes simples, on doit se rappeler que les hydatides possèdent, outre leur paroi propre, une enveloppe composée de tissu cellulaire condensé, d'une épaisseur très-variable. L'une et l'autre se touchent; mais il n'existe cependant pas entre elles des adhérences assez intimes pour que, l'enveloppe extérieure étant ouverte sans qu'on ait intéressé la paroi propre de l'hydatide, celle-ci ne puisse s'échapper.

Les deux formes d'hydatides observées dans cette région sont le cysticerque et l'échinocoque. Le cysticerque n'atteint guère de dimensions plus élevées que celles d'une grosse fève. Sa paroi propre est molle et tellement tendre qu'elle offre parfois un aspect gélatineux. Sous le microscope, il est presque toujours possible de distinguer au moins une partie de la couronne de crochets, alors même que l'animalcule a subi une métamorphose régressive, en s'incrustant de sels calcaires. L'échinocoque peut, on le sait, acquérir des proportions bien plus considérables et occasionner consécutivement une exophthalmie des plus fortes. Sa paroi propre est très-résistante et élastique. Sous le microscope, elle offre un aspect stratifié qu'elle doit probablement à la superposition de plusieurs couches et qui rappelle la disposition des fibres du cristallin (Wedl). Nous donnons en note quelques observations abrégées où, en exceptant l'observation de M. de Graefe, l'absence de tout examen microscopique doit imposer au lecteur une grande réserve dans l'appréciation du diagnostic. D'ailleurs, nous ne partageons pas la surprise de M. Demarquay (1), lorsqu'il s'étonne que M. Mackenzie ne trouve pas de motifs suffisants pour considérer ces tumeurs, observées par différents médecins, comme résultant nécessairement de la présence d'entozoaires. Nous parlerons du traitement en nous occupant de celui des kystes folliculaires de l'orbite (2).

(1) *Loc. cit.*, p. 382.

(2) Observation I. — M. Goyrand d'Aix (*Annales de chirurgie française et étrangère*, t. VIII) rapporte l'observation d'un enfant de onze ans, dont l'œil gauche faisait saillie en avant et vers le nez. Les paupières soulevées et distendues ne recouvraient qu'en partie l'œil chassé de l'orbite, et les cils étaient tournés vers cet organe. La conjonctive était injectée et la cornée avait perdu une partie de sa transparence. Ce

B. TUMEURS PRODUITES PAR LA RÉTENTION D'ÉLÉMENTS NORMALEMENT SÉCRÉTÉS.

Kystes folliculaires.

Les tumeurs de la seule variété que nous devions signaler dans ce groupe sont les kystes folliculaires. Peut-être faudrait-il encore placer ici les kystes séreux de la glande lacrymale, décrits, dans la plupart des traités, sous le nom d'hydatides de la glande (Ad. Schmidt, Beer), mais nous y reviendrons à propos des maladies de cet organe.

Les kystes folliculaires de l'orbite sont, comme le prouvent plus ou

déplacement s'était produit insensiblement et avait mis deux ans à se faire. L'œil offrait son volume ordinaire, et, en écartant davantage les paupières, on voyait, en dehors du globe, la tumeur tapissée par la conjonctive injectée et boursouflée. Elle était dure et l'on y percevait une fluctuation douteuse. Le diagnostic s'arrête à un kyste hydatique et l'opération est pratiquée de la manière suivante. On incise la commissure externe jusqu'à la tempe. Tandis qu'on s'efforce de sectionner la conjonctive, le malade fait un mouvement brusque et le bistouri perce le kyste d'où jaillit un liquide parfaitement limpide. « La tumeur se flétrit et s'affaisse. Avec une pince à crochet je saisis alors le kyste et la conjonctive qui le recouvrait et j'en excisai un lambeau avec des ciseaux courbes. Le kyste fut ainsi largement ouvert. J'y plongeai le doigt qui pénétra sans obstacle jusqu'au fond de l'orbite ; puis, regardant au fond de la poche, j'y distinguai un corps blanc, opalin, membraniforme, ridé, que je retirai avec des pinces. C'était une hydatide solitaire qui, distendue, avait dû avoir le volume d'une très-grosse noix. » On réunit la commissure palpébrale ; l'œil rentra de lui-même dans l'orbite, en conservant une direction oblique et une situation plus profonde que l'œil sain. Après une inflammation suppurative qui avait amené une nouvelle saillie de l'organe, la guérison s'effectua, sans laisser trace d'exophthalmie.

Observation II. — M. Bowman (*Medico-chirurgical transactions*, 1851) rapporte le cas suivant. Un jeune homme de vingt ans, voilier, se présente avec une tumeur située dans la profondeur de l'orbite gauche, qui a déterminé la destruction de l'œil. Elle donne, en haut et en dedans, la sensation d'une fluctuation obscure. La paupière supérieure est renversée et l'œil dévié en bas et en dehors. Trois ans auparavant, il était survenu, au milieu de vives souffrances, une saillie de l'œil gauche : la vue s'était progressivement affaiblie jusqu'à s'éteindre complétement, il y un an. Une céphalalgie frontale très-intense prive le malade du sommeil et c'est ce qui le porte à rechercher du secours. La ponction, pratiquée avec le bistouri, laisse échapper, sur le champ, une certaine quantité d'un liquide parfaitement limpide, et la tumeur s'affaisse au fur et à mesure. M. Bowman agrandit horizontalement l'ouverture, afin d'y passer le doigt qui pénètre jusqu'au sommet de l'orbite et lui permet de se convaincre que le kyste a pénétré dans l'interstice des muscles de l'œil et du nerf optique. C'est en vain qu'on recherche avec la curette la présence d'hydatides. Une mèche de charpie est introduite dans le but de provoquer la suppuration. Celle-ci une fois bien

moins clairement la plupart des observations, en rapport avec une des paupières, et prennent leur point de départ d'un des follicules du derme. Comme nous l'avons dit des tumeurs semblables qui siégent aux paupières, ils peuvent s'enfoncer à une profondeur variable dans la cavité orbitaire. Il arrive alors, comme cela s'observe dans d'autres régions du corps, qu'ils dissimulent en se développant notablement, leur origine primitive. En effet, le follicule s'étant oblitéré à son orifice, et des masses épithéliales et graisseuses s'étant peu à peu accumulées à l'intérieur, la portion du follicule la plus voisine de la surface du derme s'allonge, se pédicule et s'amincit de telle sorte qu'il devient fort difficile d'apercevoir

établie, c'est-à-dire huit jours après, trois hydatides apparaissent dans la matière de l'écoulement. Deux d'entre elles ont le volume de grosses billes et la troisième est moitié moins grande. Elles sont presque globuleuses : leur paroi est mince et composée d'une membrane semi-transparente. La guérison est complète.

Observation III. — Un cas assez analogue est rapporté par Weldon (*Cases and observations in Surgery*, p. 104, London, 1806, Mackenzie, t. I, p. 467). Le kyste est ponctionné au niveau de la partie médiane du bord inférieur de l'orbite et il s'en échappe environ deux cuillerées à bouche d'un liquide transparent et légèrement visqueux. A travers les lèvres de la plaie tenues écartées, on extrait, au bout de cinq à six jours, un kyste pris par Weldon pour une hydatide. La paroi en était sphérique et un peu plus épaisse que ne le sont ordinairement les enveloppes des hydatides de même dimension. Sa surface était unie et brillante.

Observation IV. — M. de Graefe (*Archiv für Augenheilkunde*, t. X, A. I, p. 205, 1864) observa chez une jeune fille de dix ans une tumeur siégeant entre le plancher de l'orbite et le globe de l'œil qui, après s'être développée sans causer de douleurs, avait fortement refoulé l'œil en haut et qui, tout en restant extérieure à l'espace infundibuliforme limité par les muscles, avait considérablement diminué les mouvements d'abaissement. Comme cette tumeur, observée pendant six semaines de suite, augmentait visiblement, l'extirpation parut en être indiquée. Une section pratiquée au niveau du rebord orbitaire divisa le tégument de la paupière, l'orbiculaire et le fascia. La surface de la tumeur se présenta immédiatement dans la plaie, et ayant soulevé le globe de l'œil et la conjonctive, on la dégagea du tissu cellulo-graisseux ambiant. La guérison fut prompte ; l'œil n'eut rien à souffrir et sa mobilité se rétablit complétement. La tumeur, dont les premières traces avaient apparu trois mois auparavant, était longue de 2 centimètres et se terminait vers la paupière inférieure, qu'elle avait refoulée devant elle, par une extrémité sphérique, de 6 millimètres de diamètre. Son extrémité postérieure était conique et aplatie dans le sens de la hauteur. On reconnut, sur une coupe, qu'elle était composée d'un tissu dense, homogène, d'un reflet presque tendineux. Tout près de son extrémité sphérique se trouvait un kyste de 6 millimètres de diamètre renfermant un liquide trouble (légèrement purulent et un cysticerque celluleux. Tout le reste de la tumeur était formé d'un tissu fibreux qui comme le constatèrent les recherches de M. de Recklinghausen constituait une poche de cysticerque extraordinairement développée. »

les rapports du kyste avec la peau mobile au-dessus de la tumeur. Si l'on rencontrait des tumeurs formées par des kystes à contenu sébacé, développés dans la profondeur de l'orbite, sans être le moins du monde en rapport avec le tégument externe, il faudrait nécessairement les ranger dans le groupe suivant; car on aurait affaire à une néoplasie dermoïdale cystique qui, à ce qu'il nous semble, n'a pas encore été suffisamment constatée dans cette région.

Les kystes folliculaires de l'orbite se différencient de ceux qui ont été précédemment décrits, par la nature de leur contenu, essentiellement composé de cellules épithéliales, de masses graisseuses, de cristaux de cholestérine, de dépôts calcaires, etc. Suivant que l'un ou l'autre de ces divers éléments prédomine, le kyste reçoit différentes dénominations. Ainsi, quand les éléments épithéliaux et les molécules graisseuses entrent à peu près par parties égales dans la constitution de la tumeur, on l'appelle athérome. Si les masses épithéliales sont très-compactes, et si la graisse a la densité de la stéarine, on a affaire à un stéatome (nom employé par Galien, qui a plus tard servi à désigner des tumeurs de toute autre nature et qui doit être, pour ce motif, abandonné). Dans le cholestéatome, il existe une grande proportion de cholestérine ; enfin, dans les kystes décrits sous le nom de méliçérides, la graisse qui s'y trouve en abondance est à l'état fluide. On voit quelle large part est laissée dans cette appréciation au libre arbitre du médecin.

Quant au contenu de ces kystes en général, ajoutons qu'on y a signalé la présence de poils (Kerst (1), de Ammon (2)), et, dans un cas particulier, d'un germe dentaire (Barnes) (3). Les kystes folliculaires peuvent atteindre un développement très-considérable, et, à mesure qu'ils grandissent, non-seulement chasser l'œil de sa cavité, mais encore dilater singulièrement cette dernière, amincir et user ses parois.

L'*étiologie* des kystes folliculaires de l'orbite apprend que leur présence est plus fréquente chez les jeunes sujets que chez les adultes, et il a été quelquefois possible de constater au début l'existence d'une petite tumeur sous-dermique qui, après s'être insinuée dans l'orbite, a fini par repousser l'œil du côté opposé au point de départ du kyste. On a souvent signalé, comme cause de cette maladie, une violence portant sur la région orbitaire.

La lenteur qu'affecte la marche de ces tumeurs, la saillie plus ou moins marquée qu'elles font vers un point du rebord orbitaire, la fluctuation,

(1) *Annales d'oculistique*, t. XII, p. 41.

(2) *Klinische Darstellungen*, t. I, pl. XI, fig. 14.

(3) *Medico-chirurgical transactions*, t. VI, p. 316, London 1813 et Mackenzie, t. I, p. 471.

il est vrai, assez obscure, dont elles sont le siége; tels sont les faits sur lesquels le diagnostic doit s'appuyer.

Le *pronostic* n'est fâcheux que dans les cas où ces tumeurs ont atteint un développement très-considérable, et quand leur évolution a parcouru toutes ses phases dans un espace de temps assez restreint. Non-seulement alors, elles peuvent directement exercer une influence fâcheuse sur les fonctions de l'œil; mais encore leur ablation, qu'il n'est pas toujours possible de pratiquer d'une manière complète, expose le malade à une suppuration funeste pour cet organe. Au reste, quand ces tumeurs mettent un temps assez long à se développer, l'œil peut subir un déplacement considérable sans que le malade en souffre beaucoup et sans que sa vue s'affaiblisse sensiblement. Nous devons ajouter que c'est ce mode d'évolution que suivent ordinairement les kystes folliculaires.

Il ne faut s'arrêter à une méthode de *traitement* déterminée, pour les kystes de l'orbite considérés d'une manière générale, qu'après s'être assuré de la consistance de leur contenu, lequel peut être liquide, semi-liquide, ou dense. Dans ce but, on ne saurait s'en rapporter purement et simplement à la sensation que donne la fluctuation; mais quand l'auscultation, la palpation et l'anamnèse ont démontré qu'il ne s'agit pas d'une tumeur anévrysmale, on procédera, pour fixer définitivement le diagnostic, à une ponction exploratrice, au moyen d'un trocart à large canule. Ce moyen est infidèle, il faut l'avouer, pour dissiper les doutes qu'on peut avoir sur l'existence d'une tumeur solide, quand le contenu du kyste offre une certaine consistance; et l'on n'arrive ainsi à une certitude absolue que lorsqu'il s'écoule par la canule un liquide plus ou moins fluide. Encore est-on sujet à se tromper sur le volume du kyste, si ce dernier est multiloculaire. D'ailleurs, il n'arrive que dans des cas très-rares que l'amincissement de la paroi du kyste et de la peau qui le recouvre, les ait rendu assez transparentes pour permettre d'apprécier, à première vue, la nature de son contenu. (Carron du Villards, Sanson.)

Selon que le kyste est reconnu contenir une matière consistante ou un liquide et selon qu'il est plus ou moins développé, on choisira pour procédé opératoire tantôt l'extirpation du kyste, tantôt l'incision, à laquelle doit succéder une suppuration adhésive. Une simple ponction, suivie ou non d'injections irritantes, ne trouve son application que dans un petit nombre de cas. Lorsque les kystes ont un contenu dense et sont de dimensions médiocres, il faut en pratiquer l'extirpation. La dissection de ces tumeurs dont les parois sont, le plus souvent, très-faibles, doit s'opérer, lorsqu'on est arrivé sur la membrane d'enveloppe, avec le doigt et le manche du scalpel, plutôt qu'avec le tranchant de l'instrument; car s'il arrive qu'on produise une solution de continuité dans cette membrane, il devient, sinon impossible, du moins très-difficile d'extirper le kyste en totalité. Une simple incision de ces kystes à contenu épais, donnerait lieu à une suppuration tellement lente (1), qu'on serait souvent contraint de procéder à une opération nouvelle et d'essayer l'énucléation partielle ou totale de la tumeur.

L'incision n'est donc indiquée que pour le traitement des kystes à contenu fluide, et encore faut-il, en l'employant, prendre la précaution de ne pas interposer de charpie entre les lèvres de la plaie, lorsque les kystes sont très-considérables et s'insinuent dans la profondeur de l'orbite. En pareille circonstance, il serait téméraire de provoquer la suppuration dans un kyste dont la paroi s'est mise en contact avec les enveloppes du cerveau, soit en traversant les fentes qui occupent le sommet de l'orbite, soit après avoir détruit par compression les parois de cette cavité. Alors, il est prudent d'évacuer le kyste, à différentes reprises, par des incisions et des ponctions, en favorisant la réduction de ses dimensions au moyen du bandeau compressif.

Les injections iodées (une partie pour sept d'eau distillée), poussées par la canule d'un trocart, ont donné de bons résultats (Tavignot, Monod); mais c'est un moyen auquel nous aurions beaucoup de peine à nous décider sans avoir acquis une notion très-exacte des dimensions du kyste.

Au reste, il faut le dire, l'extirpation et la simple incision ont été parfois le point de départ d'une suppuration fatale; c'est pourquoi, avant de s'arrêter à une méthode plutôt qu'à l'autre, le chirurgien devra prendre en sérieuse considération l'état général du sujet, sa position sociale, l'habitude qu'il a lui-même de telle ou telle de ces opérations, ce qui n'est pas une circonstance insignifiante quand on doit agir sur une région aussi délicate que l'orbite.

C. TUMEURS PRODUITES PAR HYPERGÉNÈSE (PROLIFICATION) DES TISSUS CONSTITUANTS DE L'ORBITE (2).

1° Fibrome.

Le fibrome est assez peu commun dans l'orbite. Il est constitué par un tissu dense, résistant à la section, peu vasculaire et d'une coloration qui varie entre le gris pâle et le blanc jaunâtre. Au microscope, on le voit composé de faisceaux de tissu cellulaire fortement serrés les uns contre les

(1) Voyez à ce sujet l'intéressante observation de M. Testelin (*Traduction de Mackenzie*, t. I, p. 471).

(2) Nous négligeons, dans cette description, les tumeurs de la glande lacrymale, des enveloppes de l'œil et du nerf optique qui sont étudiées dans les chapitres consacrés à ces différentes parties.

autres. Cette tumeur prend presque uniquement son point de départ dans le périoste ; car il est rare et mal démontré que la gaîne du nerf optique lui serve de matrice.

Le fibrome se distingue des tumeurs inflammatoires du périoste par sa densité qui est considérable et par son mode d'implantation; il est presque toujours muni d'un pédicule simple ou divisé en plusieurs branches. D'après cette disposition de structure, on est en droit de comparer cette tumeur au polype fibreux des régions voisines, par exemple, au polype naso-pharyngien, à celui du sinus maxillaire, etc. Un caractère propre au fibrome de l'orbite est que, dans cette cavité même, il s'isole d'une manière assez complète dans une enveloppe de tissu cellulaire condensé.

Tout en adhérant intimement au périoste, le fibrome offre plus de tendance à se développer du côté de la cavité orbitaire, en refoulant le globe de l'œil, qu'à excaver ou à user en totalité la paroi de l'orbite, ce qu'il ne fait que dans les cas où il atteint des proportions considérables.

Le fibrome contient quelquefois des noyaux osseux ; mais ceux-ci affectent constamment la forme d'aiguilles ou de grains. Il n'arrive jamais que la tumeur s'ossifie en totalité, comme on l'observe pour certaines tumeurs inflammatoires du périoste. Un cas remarquable de ce fibrome a été relaté par M. Critchett (1). Au reste, le nombre des observations de pareilles tumeurs est assez restreint, et il semble que la membrane fibreuse dont l'orbite est tapissé soit moins sujette à donner naissance à cette sorte de néoplasie que les cavités voisines de la face, en particulier les fosses nasales et le pharynx.

Le développement singulièrement lent du fibrome, développement qui ne s'accompagne d'aucune sensation douloureuse jusqu'à l'époque à laquelle l'exophthalmie devient manifeste, l'absence de tout symptôme inflammatoire pendant l'évolution du mal et l'intégrité de la santé générale, enfin, les antécédents du sujet; tels sont les éléments du diagnostic. En outre, si la tumeur a pris son origine au voisinage du rebord orbitaire, et si l'on a eu l'occasion d'observer le sujet à une époque peu avancée de la maladie, on pourra s'éclairer encore en obtenant la sensation d'une petite tumeur circonscrite, consistante et mobile. Lorsque, au contraire, le fibrome a pris naissance au fond de l'orbite, et que l'exopthtalmie est le premier des symptômes par lesquels il révèle sa présence, le médecin est réduit, s'il veut préciser le diagnostic, à de pures hypothèses.

Le *pronostic* du fibrome qui a pris un certain développement est peu favorable, à cause des dangers que présente alors le traitement chirurgical. En effet, si, comme il arrive assez fréquemment, son pédicule s'insère par

(1) *Med. Times and Gazette*, 6 nov. 1852, p. 465.

plusieurs racines jusque vers le fond de l'orbite, l'inflammation consécutive à l'extirpation de la tumeur peut se propager au périoste de cette partie et avoir des conséquences fatales.

2° Sarcome (tumeur fibro-plastique).

En parlant du sarcome des paupières, nous avons cité les paroles par lesquelles notre illustre maître Virchow établit les différences qui existent entre cette tumeur et la précédente, et ces différences sont assez peu tranchées pour que l'examen microscopique même ne suffise pas toujours à dissiper les doutes. S'il faut avouer que la distinction de ces deux néoplasies est parfois presque impossible, lorsqu'elles occupent des parties aussi accessibles que les paupières aux moyens d'investigation, combien cette proposition doit-elle être plus juste encore, lorsque la cavité orbitaire est le siége du mal. Le traité de M. Demarquay (1) renferme, au chapitre des tumeurs fibro-plastiques, quatre observations empruntées à MM. Guersant, Nélaton, Quain et Mackenzie. La dernière laisse des doutes quant à la nature de la néoplasie. Dans trois de ces observations, les tumeurs de l'orbite s'étaient développées simultanément avec des tumeurs semblables des régions voisines, fait bien capable de fixer l'attention sur la malignité du sarcome de ces parties, malignité suffisante pour le différencier au point de vue pratique, de la forme précédente.

3° Lipome.

Tandis que les tumeurs précédentes prennent, comme on l'a vu, leur point de départ le plus commun dans le périoste de l'orbite, celle-ci naît ordinairement du tissu cellulo-graisseux rétro-bulbaire, et y constitue une hyperplasie partielle ou générale. Quand il s'agit d'une hypertrophie partielle du tissu cellulo-graisseux de l'orbite, elle peut se développer dans différents points de cette cavité, et le nombre des observations exactes qui existent actuellement dans la science est si peu étendu qu'il est impossible de dire si le lipome est plus fréquent dans l'intervalle des muscles droits et dans l'espace pyramidal qu'ils circonscrivent (Travers) qu'en dehors de ces muscles, comme le pense Carron du Villards. Au reste, cet auteur est seul à prétendre avoir observé un grand nombre de ces tumeurs.

Le lipome de l'orbite peut être congénital, comme le prouve l'observation de Hauser (2).

L'excessive lenteur du développement de cette tumeur, l'absence de

(1) *Loc. cit.*, p. 438.

(2) Cornaz. Des abnormités congénitales des yeux et de leurs annexes. Lausanne, 1848, p. 17.

tout désordre dans la santé générale, la sensation d'empâtement et de fausse fluctuation qu'on obtient par le toucher, enfin les résultats de la ponction exploratrice, sont les moyens propres à donner au médecin une opinion sur la nature du mal. L'extirpation du lipome offre peu de difficultés, car il est généralement enveloppé d'une sorte de capsule composée de tissu cellulaire condensé dont on le détache sans peine, même lorsqu'il s'insinue dans la profondeur de l'orbite.

4° Tumeurs vasculaires.

On peut distinguer parmi les tumeurs vasculaires qui naissent dans l'orbite trois formes principales. A. les tumeurs érectiles (caverneuses); B. les tumeurs variqueuses; C. les tumeurs anévrysmales.

A. Les *tumeurs érectiles* ou *télangiectasies* peuvent, comme nous l'avons déjà dit des tumeurs semblables qui se développent aux paupières, pénétrer dans la profondeur de l'orbite; et il est presque certain qu'on les a confondues avec des tumeurs anévrysmales, toutes les fois qu'on leur a fait prendre leur point de départ au fond même de la cavité orbitaire (Stellwag de Carion) (1). M. Desmarres (2) nous paraît être beaucoup plus près de la vérité lorsqu'il déclare que ces tumeurs débutent, dans la plupart des cas, par une simple tache pigmentaire ou par un nævus; mais nous ne partageons pas sa manière de voir sur les productions décrites comme tumeurs érectiles dans le chapitre qu'il a consacré à cette maladie. Les observations relatées par M. Demarquay (3) sous le titre de tumeurs érectiles veineuses, distinction qui nous semble peu admissible, en dépit des affirmations de cet habile chirurgien, prouvent que ces tumeurs, à l'exception de deux (Velpeau, Dieulafoy) avaient, avec les paupières, d'intimes connexions. Jusqu'à de nouveaux éclaircissements, nous croyons donc que le développement des tumeurs érectiles au fond de l'orbite n'est pas suffisamment démontré, tandis que la migration de tumeurs semblables vers le sommet de cette cavité nous paraît aujourd'hui hors de doute.

M. de Graefe (4) rapporte un fait de tumeur caverneuse de l'orbite, qui, à ce qu'il semble, n'a pas d'antécédents dans la littérature, quoique MM. B. Langenbeck et Bowman disent en avoir observé plusieurs cas. Cette tumeur, dont nous donnons l'observation abrégée, avait pour caractères essentiels de se gonfler et de se dégonfler suivant que la congestion de la tête augmentait ou diminuait, de présenter une élasticité uniforme et de laisser aux mouvements de l'œil une grande partie de leur intégrité. Elle s'était

(1) *Die Ophthalmologie*, etc., t. III, p. 1275.
(2) *Loc. cit.*, t. I, p. 234.
(3) *Loc. cit.*, p. 351.
(4) *Archiv für Augenheilkunde*, t. VII. A. 2, p. 12.

développée très-lentement au milieu du tissu cellulo-graisseux, sans troubler la santé générale du sujet.

« M. S..., âgé de cinquante-cinq ans, sanguin et d'une bonne santé, s'aperçut en chassant, pendant l'année 1848, qu'il ne voyait plus aussi distinctement avec l'œil droit, que par le passé. Un an plus tard, il reconnut que cet œil proéminait, au point d'empêcher l'occlusion complète des paupières, ce dont ses parents furent frappés comme lui. Bientôt, il vit double lorsqu'il dirigeait ses regards en haut ; mais les progrès de l'exophthalmie continuèrent à être très-lents. En 1850, M. S... fut tourmenté par des douleurs siégeant sur le trajet des nerfs frontaux assez intenses pour lui causer des insomnies pénibles ; mais ces douleurs se dissipèrent d'elles-mêmes au bout de quelques mois. Dans cette même année, le malade constata l'existence d'une tache nébuleuse au centre du champ visuel de l'œil affecté. Ces symptômes persistèrent jusqu'à l'année 1854, où le malade se soumit à l'observation d'un praticien fort habile qui porta le doigt dans le cul-de-sac conjonctival et le promena, pour s'éclairer sur la nature du mal, autour de l'équateur de l'œil. Au dire du malade, ce serait à partir de cette dernière époque que l'œil aurait, à des intervalles irréguliers, proéminé au-devant de la paupière inférieure. Ce fut en 1856 que je vis le malade pour la première fois, et à cette époque, la cornée de l'œil déplacé en dedans et en bas, faisait une saillie de 10 millimètres. La moitié de la mobilité manquait en haut. »

« L'examen de l'orbite exigeait déjà la plus grande réserve, à cause de la facilité avec laquelle l'œil faisait hernie. L'orbite était occupé par une tumeur située en haut et en dehors du globe, et formant dans la région de la glande lacrymale, plusieurs bourrelets élastiques et tendus. Il existait, de ce côté, une hypermétropie de $\frac{1}{12}$, une légère diminution de la latitude de l'accommodation ; mais le malade pouvait encore lire des caractères fins, même au travers la tache nébuleuse mentionnée plus haut. L'examen ophthalmoscopique montra les veines rétiniennes turgescentes et tortueuses, la papille un peu gonflée et opaque. En 1857, la proéminence de l'œil était encore un peu plus prononcée. Le globe oculaire se herniait principalement, quand la tête était le siége d'un afflux sanguin. Le malade éprouvait même parfois de la difficulté à replacer cet œil en arrière de la paupière inférieure. La faculté visuelle baissait alors considérablement et le malade ne pouvait plus lire de forts caractères qu'en s'aidant de verres grossissants. En 1858, je revis le malade, chez lequel le centre de rotation de l'œil s'était déplacé de 12 millimètres. Le globe de l'œil faisait hernie, presque chaque jour, au-dessus de la paupière inférieure, tandis que la paupière supérieure, qui s'était progressivement allongée, en recouvrait encore une partie. Le malade ne distinguait avec cet œil que les gros objets, et le tiers inférieur du champ visuel manquait complétement. Toutes les veines rétiniennes étaient très-tortueuses, turgescentes; les artères pâles : la papille, à peine gonflée, avait pris une teinte blanchâtre et ses bords étaient diffus. Évidemment on assistait à la formation d'une dégénérescence avec atrophie du nerf. C'est au mois d'août 1859 que le malade vint me prier de le débarrasser de son mal, qui lui causait beaucoup de tourment. L'œil était alors atteint d'une cécité presque complète ; l'atrophie du nerf était plus avancée; on était frappé de l'intégrité des mouvements latéraux, tandis que la mobilité était complétement abolie en haut et diminuée en bas. La tumeur avait toujours le même aspect, seulement les bourrelets qui s'y rattachaient étaient plus proéminents. Supposant que la tumeur occupait l'infundibulum musculaire, on procéda à l'extirpation de l'œil. On fendit la commissure externe et l'on enleva le globe oculaire d'après la méthode de Bonnet, puis on pratiqua à travers la capsule de Tenon une incision horizontale au-dessus du nerf optique. On dut dégager une couche de tissu cellulo-graisseux épaisse de plusieurs millimètres et inciser la commissure interne, pour mettre la tumeur complétement à jour; on supposa un moment qu'on avait affaire à un sarcome mélanique, tant sa coloration était foncée. Elle fut séparée du tissu cellulo-graisseux ambiant, complétement sain, et la guérison se fit avec rapidité. La tumeur avait une forme à peu près ovoïde et possédait plusieurs appendices qui correspondaient aux bourrelets ci-dessus mentionnés; sa face supérieure était convexe, tandis que l'inférieure était plutôt aplatie et se trouvait munie en arrière d'une rainure peu profonde, creusée par le nerf optique. La tumeur était entourée d'une couche de tissu cellulaire condensé, lisse, et la couleur foncée qu'elle devait à la rétention du sang dans ses mailles avait été remplacée par une coloration gris bleuâtre. Sur une coupe, on put y constater une texture réticulée, dans laquelle les mailles représentaient les espaces vasculaires, et le réseau les cloisons de tissu cellulaire qui séparaient ces espaces. L'examen histologique de ce tissu montra qu'il s'agissait, dans ce cas, d'une tumeur caverneuse type. »

B. Les tumeurs sanguines intra-orbitaires de la seconde forme, les *tumeurs variqueuses* se rapprochent des précédentes en ce que elles aussi débutent presque exclusivement aux paupières et qu'on les a fréquemment confondues avec des anévrysmes. Elles ne se développent que sous l'influence d'un embarras survenu dans la circulation veineuse de l'orbite et l'on comprend sans peine que, dans la plupart des cas, la dilatation des vaisseaux doive s'étendre aux régions voisines. La science compte un certain nombre d'observations portant sur des varices de l'orbite (Ad. Schmidt, Himly, Chelius). L'exemple que nous publions en abrégé a été recueilli par M. Foucher (1), sur une femme de trente-sept ans. La tumeur occupe

(1) *Gazette des hôpitaux*, 2 déc. 1858.

la partie interne du pourtour de la cavité orbitaire et soulève la paupière supérieure dans l'espace compris entre le rebord orbitaire et le grand angle de l'œil du côté gauche. Quand la malade tient la tête droite, la tumeur n'existe pas : lorsqu'elle baisse la tête en avant, celle-ci apparaît sous le volume d'une petite noix et soulève la peau de la moitié interne de la paupière supérieure, en la portant vers le sourcil. La tumeur se réduit complétement, en quelques minutes, quand la tête est redressée; on n'y constate aucun battement; elle est molle et fluctuante. Le globe de l'œil est un peu gêné dans ses mouvements. Les renseignements que nous avons pu recueillir sur cette malade nous ont appris qu'entrée en 1858 dans le service de M. Nélaton, elle a été, dans l'espace de six semaines, soumise, deux fois, à l'injection de quelques gouttes de perchlorure de fer. Une guérison complète, qui s'est soutenue depuis cette époque, a été le résultat de ce traitement.

C. Les *anévrysmes de l'orbite* sont tantôt des anévrysmes vrais, tantôt des anévrysmes faux ou diffus (Broca).

L'anévrysme proprement dit ou vrai de l'orbite est une maladie fort rare et, vu le faible volume des artères qui se répandent dans cette cavité, il n'atteint que des dimensions assez peu considérables pour se soustraire généralement à tout examen. Les artères où l'on a constaté cette dilatation sont l'artère ophthalmique et l'artère centrale de la rétine. Guthrie (1) rapporte un fait exceptionnel où un anévrysme volumineux des artères ophthalmiques s'était compliqué d'une altération des muscles. Les yeux avaient tellement été déviés qu'ils semblaient sortir des orbites. On entendait distinctement dans la tête un bruit de sifflement. L'exophthalmie provenait de chaque côté d'un anévrysme de l'artère ophthalmique, du volume d'une grosse noix. La veine ophthalmique, très-dilatée, était obstruée au niveau de la fente sphénoïdale, consécutivement à l'augmentation de volume des quatre muscles droits, qui avaient, en outre, acquis une consistance presque cartilagineuse. Comme le mal existait au même degré à droite et à gauche, on renonça à lier l'artère carotide. Des observations moins authentiques ont été relatées par quelques autres auteurs (Carron du Villards, Giraudet, etc.)

Les anévrysmes vrais de l'artère centrale de la rétine sont plus rares encore que ceux de l'artère ophthalmique. Nous n'en trouvons que trois observations dans le traité de M. Demarquay (de Graefe père, A. Cooper, Schmidler); encore offrent-elles à la discussion beaucoup de prise.

L'*anévrysme faux ou diffus* est celui qu'on a le plus souvent rencontré

(1) *Lectures on the operative surgery of the eye*, p. 158, London, 1823, et Mackenzie, t. I, p. 488.

dans l'orbite. C'est lui que l'on a vu produire une exophthalmie énorme et des symptômes tellement pénibles pour les malades, qu'ils ont dû se résigner, pour y échapper, aux opérations les plus dangereuses.

L'anévrysme faux succède à la lésion d'une artère de l'orbite, et c'est le tronc ophthalmique qu'on a vu atteint dans le plus grand nombre des cas. Le sang épanché dans le tissu cellulaire s'y creuse une sorte de poche que des dépôts fibrineux et des poussées inflammatoires peuvent cloisonner à la longue, et dont le volume s'accroît d'une manière variable sous l'influence des mêmes causes. On comprend facilement ce fait, exposé (1) avec beaucoup de lucidité par M. Demarquay : que ces sortes d'anévrysme faux puissent être primitives ou consécutives ; primitives quand elles sont la suite d'une lésion directe de la paroi artérielle, et alors elles sont toujours traumatiques et immédiates ou presque instantanées ; consécutives quand elles suivent un anévrysme vrai qui, en se rompant, donne soudain lieu à des phénomènes très-graves et tout à fait inattendus. Néanmoins, nous ne croyons pas avec M. Demarquay que l'anévrysme diffus consécutif soit nécessairement le second degré d'un anévrysme vrai, et nous pensons qu'il peut, au contraire, s'expliquer fort bien par une dégénérescence graisseuse des parois de l'artère, dégénérescence reconnue aujourd'hui comme un fait assez commun. (Voy. les travaux de M. J. Arnold sur l'arc sénile. Heidelberg, 1860.) Ainsi, dans l'observation bien connue de M. Herpin, on ne pouvait invoquer l'effet d'aucune cause prédisposante autre que l'âge de la malade (femme de soixante ans) ; et nous n'avons aucune raison d'admettre ici la préexistence d'un anévrysme vrai. La céphalalgie et les douleurs périorbitaires et intra-orbitaires, observées dans certains cas analogues, seraient, à la rigueur, des signes capables de faire penser à l'augmentation progressive du calibre de l'artère malade.

L'*anévrysme diffus consécutif* a été observé un certain nombre de fois, et ces cas ont été publiés sous le titre d'anévrysmes par anastomose ou de tumeurs érectiles. Bien rarement une autopsie complète est venue éclairer définitivement le médecin sur la nature intime de la maladie. Toujours cet anévrysme est survenu brusquement, après un effort, une fatigue, pendant la grossesse, etc. Les symptômes les plus importants paraissent être la sensation de craquement et de déchirement perçue par les malades, bientôt suivie par la production d'un bruit de sifflement ou de bourdonnement variable en intensité et d'une exophthalmie plus ou moins prononcée, accompagnée de vives souffrances. Les paupières se prennent bientôt d'œdème, et l'on peut constater, dans un point du pourtour de l'orbite,

(1) *Des anévrysmes intra-orbitaires*, *Gazette hebdomadaire*, p. 597, 1859, et *loc. cit.*, p. 295.

l'apparition d'une tumeur bosselée, mollasse, élastique et qui, au toucher, quelquefois même à l'inspection, présente des pulsations isochrones avec celles de l'artère temporale et qui disparaissent pendant la compression de la carotide du même côté. La coloration de cette tumeur est bleuâtre, et devient plus foncée en même temps que les pulsations augmentent de force, lorsque le malade baisse la tête. Les battements sont accompagnés d'un bruit de souffle très-distinct, soit continu, soit interrompu, et qu'on entend très-nettement en appliquant l'oreille ou le stéthoscope sur l'œil proéminent.

De curieuses observations du même genre ont été publiées par Travers, Dalrymple, Freer, Roux, Jobert, Herpin, etc. Dans celle de Freer (1), où il est question d'un « fongus hématode », l'exophthalmie qui était survenue dans l'espace de peu jours entraîna la suppuration de l'œil, et le malade succomba à des hémorrhagies abondantes.

L'*anévrysme diffus primitif* a été plus fréquemment observé que la forme précédente ; il reconnaît pour cause soit une lésion directe des parties profondes de l'orbite, soit une contusion de la région orbitaire, soit enfin une chute sur la tête. Nous avons observé une tumeur semblable dans la clientèle d'un de nos confrère, M. Passavant (de Francfort-sur-Mein). Il s'agissait d'une petite fille de neuf ans, qui avait reçu en plein visage un tricot lancé par sa sœur, dans un mouvement de colère. L'une des aiguilles avait pénétré du côté externe entre les paupières ; mais avait été aussitôt retirée. Peu de temps après, il survint une exophthalmie de 6 millimètres avec tous les symptômes d'une tumeur anévrysmale (2).

(1) Voyez Demarquay, *loc. cit.*, p. 304.

(2) Cette observation offre un intérêt tout particulier, puisqu'on tenta de lier directement la tumeur anévrysmale dans l'orbite. Comme l'œil était proéminent, fortement porté en dedans et avait perdu toute mobilité en dehors, on supposa qu'il s'agissait d'un anévrysme de l'artère lacrymale et l'on essaya d'arriver directement sur l'anévrysme en réséquant une partie de la paroi externe de l'orbite. M. Passavant exécuta cette opération en présence de plusieurs confrères, le 4 mai 1860. Il incisa la commissure externe dans une longueur de un pouce et demi, et après avoir sectionné toutes les parties molles et l'aponévrose temporale, il disséqua avec soin le périoste. Pour faciliter les manœuvres, une seconde section fut pratiquée de haut en bas et d'arrière en avant ; les extrémités antérieures des sections se correspondaient. On réséqua ensuite dans l'os une portion cunéiforme assez large pour permettre au doigt de pénétrer sans difficulté derrière le globe de l'œil ; puis on enleva une partie du tissu graisseux rétro-bulbaire et l'on attira aussi fortement que possible l'œil en dedans, au moyen d'un petit crochet à strabisme glissé sous le tendon du droit externe. Voici les détails que notre honoré confrère nous a communiqués au sujet de l'exploration de l'orbite. « L'espoir que nous avions de trouver un anévrysme de l'artère lacry-

M. Busk (1) a observé un fait analogue extrêmement intéressant. Un marin, âgé de vingt ans, reçoit sur le côté droit de la tête le choc d'une vergue mue avec force. Le sang s'écoule en abondance par l'oreille droite et le blessé demeure jusqu'au lendemain dans une insensibilité complète. Il reste sourd du côté droit et paralysé des muscles de l'œil gauche et du côté correspondant de la face. Par suite de l'impossibilité où il est de fermer l'œil gauche, la cornée s'enflamme et devient opaque à la partie inférieure. Six mois après l'accident, on constate clairement que cet œil est le siége de pulsations et l'on découvre à la partie supérieure et interne de l'orbite, immédiatement en dedans de l'arcade sourcilière, une tumeur ferme et pulsatile, mesurant environ un demi-pouce dans son plus grand diamètre, et qui semble située entre le releveur de la paupière supérieure et la paroi osseuse. La carotide gauche, qu'il suffit de comprimer pour interrompre les pulsations, est liée et la guérison s'ensuit. Quelques années plus tard, M. Busk peut constater, par l'autopsie, l'ancienne rupture de l'artère ophthalmique.

Des observations curieuses d'anévrysme diffus primitif sont dues à la plume de MM. Curling, Velpeau, Pétrequin, Vanzetti, etc. Les limites restreintes d'un traité pratique ne permettent pas d'entrer dans plus de détails au sujet de ces tumeurs anévrysmales si intéressantes; nous nous

» male à côté de l'œil et à une certaine distance en arrière de cet organe, fut malheureusement déçu; car ce n'était pas en ce point, mais bien vers le sommet de l'orbite que siégeait l'anévrysme, et la pointe du doigt dépassant le nerf optique sentait à son côté interne, et très-profondément, les pulsations de la poche anévrysmale. La déviation de l'œil en dedans et l'abolition complète des mouvements en dehors n'étaient donc pas le résultat d'une pression directe : elles dépendaient soit d'une déchirure, soit d'une paralysie du muscle droit externe. L'anévrysme provenait non de l'artère lacrymale, mais bien de l'artère ophthalmique. Les tentatives qui furent faites pour lier un pareil anévrysme, situé au sommet de l'orbite, devaient nécessairement rencontrer des difficultés d'autant plus grandes qu'il ne s'agissait pas d'un anévrysme vrai, mais bien d'un anévrysme diffus, dont les parois s'étaient formées aux dépens du tissu cellulo-graisseux déplacé. » On tenta vainement, à deux reprises, de lier l'anévrysme, et de peur de le léser, on renonça à ces tentatives. La réunion de la plaie fut pratiquée de manière à comprendre le périoste et on laissa à sa partie postérieure une boutonnière destinée à l'écoulement des liquides. Il survint une tuméfaction notable des paupières et de la joue : un abcès qui s'était formé dans cette dernière fut ouvert vers le rebord du maxillaire inférieur et la petite malade quitta la clinique le 23. « J'ai, dit M. Passavant, revu plus tard cette enfant : la plaie s'est » cicatrisée sans difformité ; la crainte que nous avions d'une rupture de l'anévrysme » ne s'est heureusement pas réalisée, et la malade est dans le même état qu'avant » l'opération. »

(1) *Medico-chirurgical transactions*, t. XXII, p. 124, London, 1839.

contenterons donc d'insister sur deux points importants de leur histoire, c'est-à-dire sur leur diagnostic différentiel et le traitement qui leur convient.

Il semblerait que l'anévrysme diffus, avec l'exophthalmie qui l'accompagne, l'apparition presque constante de la tumeur au voisinage du rebord orbitaire, les pulsations qu'elle présente et un bruit de souffle perceptible pour le malade lui-même et pour ceux qui l'entourent, ne devrait susciter aucune difficulté de diagnostic; néanmoins il n'en est pas ainsi. Il est permis de négliger ici la confusion qu'on peut faire entre un anévrysme de la carotide interne (1) et un anévrysme de l'artère ophthalmique: car, au point de vue pratique, une erreur serait alors sans importance; mais il n'en serait plus de même, si l'on venait à confondre, comme on l'a fait dans certains cas, une altération morbide des veines orbitaires (phlébite), ou une affection cancéreuse, avec l'anévrysme diffus de cette région. Nous donnons en note (2), en les abrégeant, quatre observations qui

(1) M. Nélaton a vu un fait semblable fort curieux, relaté par M. Henry (*Thèse de Paris*, 1856, p. 13). Un étudiant en droit est atteint à la partie externe de la paupière inférieure gauche, par un violent coup de parapluie. Celui-ci, après avoir déchiré la paupière, glissa, de dehors en dedans, jusqu'au voisinage du nez. Deux mois après, M. Nélaton constate une paralysie de la troisième paire avec exorbitisme. En posant le doigt indicateur sur l'œil et l'arcade sourcilière, on perçoit des soulèvements de l'œil isochrones aux pulsations de la radiale, et l'auscultation révèle un bruit de souffle assez fort, correspondant à la diastole artérielle et se prolongeant en s'affaiblissant de manière à fournir un bruit presque continu, mais cependant intermittent. La compression de la carotide droite fait disparaître tous ces symptômes. On diagnostique un anévrysme de l'artère ophthalmique ou de la carotide interne. La compression de la carotide droite ne réussit pas à arrêter les épistaxis auxquelles le malade devient sujet trois semaines après l'accident, et bientôt il succombe. « A l'autopsie, faite par M. Sappey, on trouva une fracture comminutive du sommet de l'orbite gauche, et dans l'épaisseur de la paroi externe du sinus caverneux droit, à la partie postérieure, une esquille osseuse large de plus de un centimètre. A la partie antérieure et supérieure du sinus se voyaient deux orifices distants l'un de l'autre de 6 millimètres, conduisant l'un dans le bout inférieur, l'autre dans le bout supérieur de la carotide interne qui avait été complétement divisée dans l'intérieur du sinus. Le sang de la carotide interne se mêlait ainsi directement à celui des sinus caverneux. Les deux artères ophthalmiques étaient d'égal calibre. »

(2) Observation I. — M. Gendrin (*Leçons sur les maladies du cœur et des grosses artères*, t. I, p. 240, 1841-42) rapporte l'observation suivante. Une couturière, âgée de trente-deux ans, entre à l'hôpital Cochin le 12 décembre 1835. Elle avait été prise, le soir du 29 novembre, en revenant du spectacle, d'une douleur vive dans l'œil gauche. Le lendemain matin, elle se réveille ayant l'œil projeté en avant, comme hors de l'orbite. La vue était éteinte de ce côté. Des douleurs temporales et frontales

rendront mieux que toute description, compte de l'erreur dans laquelle on

se manifestèrent immédiatement du côté gauche et il survint une formication et une faiblesse marquées dans les bras et la jambe droite. Le 14 décembre, l'œil se présentait dans l'aspect suivant. Les paupières étaient rouges, tuméfiées et portées en avant comme si elles eussent été soulevées par un corps étranger. En les écartant, on voyait le globe de l'œil porté en dehors et immobilisé dans l'orbite. Il avait son aspect et ses dimensions ordinaires (pupille dilatée). La main, appliquée sur le globe oculaire recouvert par les paupières, percevait une chaleur assez vive et des soulèvements du globe de l'œil isochrones aux diastoles artérielles. La compression de l'œil n'était pas douloureuse; mais elle déterminait de vives souffrances dans la région temporo-pariétale. Paralysie du bras droit et hypéresthésie cutanée de tout le côté correspondant. Le stéthoscope appliqué sur cet œil et comprenant dans son pavillon la tumeur qu'il formait, recouverte par la paupière, transmettait d'abord l'impulsion qui s'y renouvelait à tous les battements isochrones aux diastoles des artères temporales. A chaque impulsion, on entendait un bruit de frottement sec très-prononcé, diastolique par rapport aux battements artériels. Ce bruit de frottement ne se percevait pas au delà du pourtour de l'orbite. En appliquant le stéthoscope sur l'œil droit, on entendait très-profondément, mais d'une manière faible, le bruit de frottement artériel sec; mais on ne percevait aucune impulsion. Le diagnostic est porté de la façon suivante. Anévrysme probable de l'artère ophthalmique : artérite occupant principalement les artères supérieures: induration des valvules tricuspide et mitrale portée au point d'occasionner l'inocclusion des orifices auriculo-ventriculaires. La paralysie est déterminée par une lésion cérébrale inhérente à une tumeur anévrysmale ou à une affection de l'artère cérébrale moyenne gauche. Les phénomènes paralytiques augmentent, tandis que la propulsion de l'œil reste la même. La conjonctive devient insensible. Le 27 décembre, l'œil, moins saillant, n'est plus le siége d'un bruit de frottement : la cornée s'ulcère, l'humeur aqueuse se trouble. Le 16 janvier, la chambre antérieure est pleine de pus, la cornée se ramollit, s'affaisse; le 8 janvier, l'œil continue à rentrer dans l'orbite; le 9, la cornée se perfore à la partie inférieure; le 11, la malade succombe brusquement. L'autopsie montre un grand foyer ramolli dans la partie supérieure du lobe moyen de l'hémisphère gauche : il comprend plus de la moitié postérieure de l'épaisseur de ce lobe. L'œil est mis à découvert par l'ablation de l'arcade sourcilière et de la voûte de l'orbite. On remarque, en dehors du muscle droit supérieur de l'œil, une veine ophthalmique variqueuse et gonflée par le sang coagulé au point de présenter un diamètre de 6 à 8 millimètres. Cette veine s'étend d'avant en arrière et dehors en dedans vers le fond de l'orbite, au point où le nerf optique croise l'artère ophthalmique. Une deuxième veine variqueuse, presque aussi grosse que la première, est située en dehors du globe de l'œil sur le muscle abducteur. Ces veines variqueuses étaient tellement gonflées par le sang qui les remplissait qu'elles avaient l'aspect de caillots cylindriques. Leur paroi était extrêmement mince et adhérait au sang qu'elle contenait. Dans le tissu cellulaire graisseux de l'orbite qui entoure ces vaisseaux, on ne trouvait aucune trace de sang extravasé. Le sinus caverneux du côté gauche était obstrué par du sang coagulé d'un brun grisâtre et jaunâtre, déjà en voie de décomposition. La

est tombé, et qui mettront le praticien en garde contre une pareille confu-

carotide était enveloppée dans le caillot fibrineux qui contournait aussi comme une enveloppe extérieure l'artère ophthalmique, jusqu'au point où elle croise le nerf optique. On constata sur la membrane interne de la carotide des rugosités jaunâtres, inégales : elle se trouva obstruée par un caillot jaunâtre et adhérent. La tunique interne de l'artère ophthalmique était altérée comme celle de la carotide et également adhérente au sang coagulé en un caillot solide qui obstruait cette artère et toutes ses branches, principalement la lacrymale, l'artère centrale de la rétine et les ciliaires. Cette artère, ainsi que la carotide, était bosselée et mamelonnée par suite de la présence d'un épanchement de sang coagulé qui avait son siége sur la tunique externe. La saillie de l'œil, dit M. Gendrin, était due évidemment à la congestion et à la dilatation des veines ophthalmiques et à l'hémorrhagie infiltrée qui s'était produite, autour du sinus caverneux, dans la tunique celluleuse des artères. Les pulsations isochrones au pouls qui se percevaient dans l'œil gauche saillant, quand la malade vint à l'hôpital, étaient le résultat des battements artériels de la carotide et de l'ophthalmique, transmis par le sang accumulé en excès dans le sinus et par la masse des veines ophthalmiques distendues. Ces conditions pathologiques, continue l'auteur, avaient pour effet de déterminer derrière l'œil une masse anomale qui repoussait le globe oculaire et servait de moyen de transmission aux battements artériels. A une période plus avancée de la maladie, ces battements isochrones aux diastoles artérielles ont cessé d'être perçus lorsque la circulation s'est interrompue dans les artères, qui ont fini par s'obstruer : à cette période aussi, l'œil est rentré en partie dans l'orbite, par suite de la condensation du sang dans les sinus caverneux, les veines ophthalmiques, et par suite de la suppression de l'afflux sanguin, une fois les artères devenues imperméables.

Observation II. — Recueillie par M. Hulke dans le service de M. Bowman. (*Ophthalmic hospital reports*, numéro 7, 1859, p. 6, et *Annales d'oculistique*, t. XLIII, p. 113.) Une femme âgée de quarante ans avait reçu, cinq mois auparavant, dans une rixe, sur la tempe et le côté gauche de la tête, un coup de poing qui la renversa. Il survint dans la tempe gauche des douleurs qui durèrent quinze jours et furent remplacées par un bruit de sifflement. Quatre mois après, elle voyait double. Il y a quinze jours, l'œil devint rouge et fit sensiblement saillie. On constate une tuméfaction générale de la région orbitaire gauche avec proéminence de l'œil, qui est congestionné. Dépression abrupte du bord inférieur de l'orbite, au niveau de l'articulation des os malaire et maxillaire supérieur. Un bruit de sifflement s'entend de loin dans le côté gauche de la tête ; mais il est plus prononcé au-dessus et au-devant de l'oreille. Le son est synchrone avec les battements du cœur. Les doigts placés sur les paupières fermées perçoivent une pulsation sensible et on les voit s'élever et s'affaisser successivement. On entend un bruit très-fort, lorsqu'on place le stéthoscope sur la face antérieure de l'œil. Croyant qu'il s'agissait d'un anévrysme de l'orbite, qui allait, en apparence, en croissant, M. Bowman pratiqua la ligature de la carotide primitive. Dès qu'on a serré la ligature, toute pulsation et tout bruit cessent dans l'œil qui devient moins saillant et moins congestionné. La malade succombe huit jours après l'opération à des hémorrhagies réitérées provenant de la plaie. L'autopsie démontre que la

sion. Elles sont très-propres, comme on le verra, à élever quelques doutes

dure-mère qui forme la paroi externe du sinus caverneux est gonflée et ramollie : la cavité du sinus contient un fluide puriforme qu'un examen attentif fait reconnaître pour un coagulum ramolli et désagrégé. Le sinus transverse est rempli d'un caillot ancien adhérent à la paroi. Le sinus circulaire contient la même masse. La double courbure de la carotide baigne dans une sanie ichoreuse, l'artère n'est point dilatée et sa surface interne est parfaitement saine. L'artère ophthalmique et ses branches n'offrent aucune anomalie. L'os malaire est détaché du maxillaire supérieur et légèrement déplacé en haut : c'est la seule altération qui existe dans les parois de l'orbite. La veine ophthalmique a beaucoup augmenté de volume ; elle ressemble à une varice, comparée à celle du côté opposé ; on reconnaît que cette augmentation de volume est due à un épaississement de ses tuniques et non à une dilatation de son calibre. Dans le point où cette veine s'ouvre dans le sinus caverneux, elle est obstruée par un caillot mou, tout semblable à celui que contient le sinus. Ce caillot se prolonge le long du tronc de la veine, jusque dans l'orbite ; mais là, ainsi que dans les veines collatérales, il paraît d'une date plus récente que celui qui obstrue l'embouchure de la veine dans le sinus caverneux. « Il est difficile, dit M. Hulke, d'expliquer la cause qui a ici donné lieu aux symptômes d'anévrysme. Les altérations cadavériques étaient celles d'une phlébite des sinus caverneux, transverse, circulaire et pétreux. La carotide interne peut avoir été partiellement comprimée par les parois tuméfiées du sinus caverneux contre la paroi du corps du sphénoïde, en donnant ainsi naissance à un bruit qui se sera transmis par les os du crâne, agent de transmission si favorable. L'obstruction par un caillot de la veine ophthalmique dans son point d'union avec le sinus caverneux, en gênant le retour du sang de l'orbite, explique la propulsion de l'œil et peut-être aussi la pulsation perçue lorsque l'on appliquait les doigts. En effet, chaque diastole de l'artère ophthalmique devait occasionner l'accroissement momentané de la quantité générale du sang dans l'orbite. Or, la sortie du sang par la veine ophthalmique étant empêchée, les parois résistantes de l'orbite ne permettaient de dilatation qu'en avant. L'état sain de la carotide interne et de ses branches, ainsi que celui de la veine jugulaire interne excluent l'idée que les altérations pathologiques des sinus ne se soient développées que consécutivement à la ligature. »

Observation III. — Par M. Aubry (*Gazette des hôpitaux*, n° 43, 1864). Une femme, âgée de trente-deux ans, présente une exophthalmie de l'œil droit qui a conservé ses fonctions et que la malade, peu intelligente, attribue à une fièvre typhoïde dont elle fut prise il y a quatre ans. A la partie interne de la paupière supérieure, se voit une tumeur grosse comme une noisette, offrant une largeur de 20 millimètres sur 17 millimètres de hauteur. Elle est sous-cutanée, sans changement de la couleur de la peau. Plus en dedans, dans la rainure qui sépare le nez des paupières, existe une autre tumeur divisée en deux portions par le tendon de l'orbiculaire. Le lobe supérieur a 13 millimètres dans le sens vertical sur 5 millimètres de largeur. Le lobe inférieur est situé au-devant du sac lacrymal et simule une tumeur lacrymale. Ces tumeurs sont molles, fluctuantes, disparaissent sous la moindre pression et réapparaissent immédiatement après. Le doigt qu'on y applique très-légèrement perçoit des pulsations isochrones aux battements artériels, un frémissement, un frôlement très-

sur l'interprétation d'observations nombreuses qu'on a rapportées à des

manifestes. On entend un bruit de souffle très-distinct, intermittent, isochrone à la systole ventriculaire. On diagnostique une tumeur anévrysmale siégeant dans l'orbite et développée dans l'artère ophthalmique. La malade, sujette à des éblouissements et à des vertiges, succombe brusquement neuf jours après son entrée à l'Hôtel-Dieu de Rennes. Avant de procéder à l'examen de la tumeur de l'orbite, une injection solidifiable est poussée dans la carotide primitive droite, pour permettre de distinguer plus nettement la branche de l'artère ophthalmique où siége l'anévrysme. La tumeur était constituée par la dilatation et l'amincissement de la veine ophthalmique, et les bosselures observées à la paupière supérieure étaient constituées par cette veine. Elle offre le volume du petit doigt ; les parois sont tellement minces qu'on pourrait les comparer à une séreuse ouverte en arrière dans le sinus caverneux qui est lui-même trois fois plus large que celui du côté gauche. Elle parcourt l'orbite, du sommet à la base, en décrivant des flexuosités. Au niveau de l'échancrure sus-orbitaire, elle reçoit la veine de ce nom, qui présente elle-même, en ce point, une dilatation notable. La veine nasale et la veine faciale sont aussi dilatées et annexées dans leur point le plus rapproché de l'angle interne de l'œil. Le sinus caverneux, largement dilaté, communique librement avec la veine ophthalmique variqueuse ; il se termine en arrière par un cul-de-sac et n'est dans aucun rapport, au moins autant qu'on peut le voir, avec le sinus pétreux inférieur. M. Aubry rend compte des pulsations par deux explications différentes. Ou bien, elles sont dues aux battements de la carotide interne dans le sinus caverneux dilaté et à la transmission de ces battements au sang contenu dans la veine ; ou bien, leur présence résulte de ce que par suite du développement vasculaire des parois crâniennes, les capillaires plus dilatés ont établi entre les artères et les veines une communication assez large pour que l'action du cœur sur le cours du sang veineux se soit fait sentir plus facilement qu'à l'ordinaire.

Observation IV. — Recueillie par Lenoir (*Bulletin de la Société de chirurgie*, t. II, p. 141). La femme Remy, âgée de vingt-six ans, entre à l'hôpital Necker pour une tumeur de l'œil gauche, à base large et à sommet saillant. Ce sommet correspond à l'angle interne des paupières et les bords sont bien limités. L'œil repoussé de l'orbite fait sur cette tumeur une saillie considérable. Il jouit d'ailleurs de tous ses mouvements, et la vue n'est pas troublée ; seulement un épiphora continuel empêche la malade de fixer pendant quelque temps le même objet. Elle n'accuse de douleurs ni dans l'orbite, ni dans la tempe, mais une céphalalgie assez vive et des bourdonnements d'oreille qu'elle compare au bruit d'un rouet. La tumeur est légèrement bleuâtre : lorsqu'on la presse sous la main, on sent manifestement des pulsations isochrones aux battements de l'artère carotide primitive. Quand on comprime ce vaisseau, tout battement cesse dans la tumeur qui devient moins tendue, plus molle et semble s'affaisser, on y entend un susurrus léger. Il y a environ un an, la malade fit une chute dans son escalier et s'évanouit. Ayant repris connaissance, elle ressentit dans la tête une vive douleur et s'aperçut qu'elle avait le côté gauche de la face paralysé. Il y a quatre mois que la paupière supérieure gauche devint proéminente et se tuméfia. Peu à peu elle augmenta de volume, l'œil fut chassé de l'orbite et la tumeur gagna la fosse temporale. Supposant qu'on avait affaire à une tumeur anévrysmale, on lia l'ar-

anévrysmes vrai ou diffus (1). Il est d'autant plus probable qu'on a souvent alors méconnu d'autres états morbides, que l'évolution spontanée de plusieurs de ces tumeurs s'est accompagnée de phénomènes inflammatoires intenses.

Trois principales méthodes de *traitement* ont été jusqu'à présent mises en usage ; la compression, la ligature, et la coagulation du sang par des moyens directs.

La compression immédiate n'est indiquée que dans les cas où la tumeur anévrysmale présente encore un petit volume, et, le plus souvent, la sensibilité des organes renfermés dans l'orbite empêche les malades de la supporter pendant un temps suffisant. La compression digitale du tronc carotidien a eu, entre les mains de M. Gioppi (2), un succès complet; tandis que la compression exercée au moyen d'appareils plus ou moins compliqués ne réussit pas, à cause de la difficulté qu'on a de les maintenir en place, ou à cause de l'indocilité des malades.

La ligature de la carotide est encore le moyen le plus usité ; et, à ce qu'il paraît, le plus sûr. M. Demarquay en a réuni douze observations, dont huit notent un succès complet, trois un succès partiel et la dernière une terminaison fatale (Pétrequin). Ad. Zander et Arth. Geissler, rapportent sur vingt ligatures de la carotide, quatorze guérisons assez complètes, cinq guérisons incomplètes et un cas de mort (Nunnely). L'isolement de l'appareil circulatoire artériel de l'orbite explique la fréquence de ces guérisons. Néanmoins, il faut le reconnaître, on ne doit se résoudre à une opération aussi sérieuse que lorsque la maladie marche avec une certaine rapidité et quand les douleurs sont assez intenses pour rendre urgente l'intervention chirurgicale.

tère carotide primitive gauche. Immédiatement, les battements se dissipèrent et la tumeur s'affaissa un peu ; mais quoique tout bruit cessât de s'y faire entendre, elle augmenta de volume et la cornée se détruisit. Neuf mois environ après l'opération, la malade succombe et on trouve à l'autopsie, dans la région de l'orbite, une saillie grosse comme le poing, de couleur grisâtre ; divisée transversalement en deux lobes inégaux. Les os frontal, malaire et maxillaire supérieur sont repoussés en dehors et sont partiellement envahis par le produit morbide On trouve de plus dans la cavité crânienne, dans le cerveau, le cervelet, les poumons et le mollet gauche, des tumeurs encéphaloïdes.

(1) Dans le traité des lésions de l'œil (*Die Verletzungen des Auges*) par Ad. Zander et Arth. Geissler, Leipzig et Heidelberg, 1864, on trouve réunies toutes les observations d'anévrysmes, au nombre de trente et une, auxquelles il faudrait ajouter celles de MM. Pétrequin et Passavant. Parmi ces trente et un cas, seize se trouvent notés comme anévrysmes vrais.

(2) *Archives de médecine*, 1858, p. 73.

Les tentatives exécutées dans le but de coaguler le sang dans la tumeur par l'acupuncture (Pétrequin), ou par l'injection de perchlorure de fer (Monteggia), se rapportent à un si petit nombre de faits qu'il serait vraiment téméraire de vouloir se prononcer sur leur innocuité et leur efficacité. Dans un cas relaté par M. Bourguet (1), deux injections faites, l'une avec 6 ou 7 gouttes d'une solution de perchlorure de fer à 28 degrés, l'autre avec 17 ou 18 gouttes de la même solution, pendant qu'on comprimait les carotides, furent suivies d'un succès complet. Il en fut de même dans un autre cas, où M. Brainard (2) employa une solution de lactate de fer (40 centigrammes pour 4 grammes d'eau distillée).

L'acupuncture et l'électro-puncture sont des moyens auxquels il est permis de recourir quand la tumeur a des dimensions modérées. On peut en dire autant de la compression directe et des réfrigérants mis en usage d'une manière continue, desquels on prétend avoir obtenu des effets remarquables (Herpin).

5° Tumeurs osseuses.

Dans l'étude des tumeurs osseuses, qu'on rencontre assez fréquemment dans l'orbite, nous négligerons celles qui représentent de simples exostoses et celles qui offrent les attributs de la malignité, comme l'ostéo-sarcome. Nous nous contenterons donc d'appeler l'attention sur une espèce particulière de tumeurs osseuses décrites sous le nom de tumeurs éburnées.

Tandis que les exostoses ordinaires, sont, comme il a été dit plus haut, composées soit d'une masse molle de tissu cellulaire imprégné d'une sérosité abondante et renfermant dans son épaisseur des aiguilles osseuses en proportion variable ; soit d'un noyau osseux occupant le centre d'une masse cartilagineuse où s'observent tous les degrés de l'ossification, on rencontre certaines tumeurs composées d'un tissu osseux tellement dense qu'elles répondent très-exactement au nom de tumeurs éburnées qui leur a été donné. Elles peuvent se développer sous le périoste, à la façon de certaines autres exostoses, ou, comme le prétend Mackenzie (3), dans le diploé des parois de l'orbite, en distendant les lamelles de tissu compacte entre lesquelles il est contenu. Elles seraient alors le résultat d'une véritable ostéite. Il est de fait que ces tumeurs éburnées, sont, de toutes les tumeurs osseuses, celles qui siégent le plus fréquemment dans l'orbite (Mackenzie, Grünhoff), et il n'est pas douteux que souvent leur évolution a débuté par les symptômes d'une périostite (Knapp).

(1) Voyez Demarquay, *loc. cit.*, p. 347.

(2) *The Lancet*, 20 August. 1853.

(3) *Loc. cit.*, t. I, p. 56.

Ces tumeurs présentent des dangers sérieux, en ce sens quelles ont une tendance manifeste à s'accroître, à envahir les cavités voisines et qu'elles opposent à l'extirpation les plus grands obstacles, puisque leur dureté les rend presque inattaquables par les instruments chirurgicaux. Il paraît ressortir assez clairement des observations recueillies dans la science que ces tumeurs éburnées prennent ordinairement leur point de départ dans l'ethmoïde ou le frontal. Dans les deux cas où M. Maisonneuve (1) fit l'opération avec un succès si éclatant, la tumeur naissait de l'ethmoïde. Heynes-Walton (2) enleva une tumeur semblable, développée aux dépens du frontal. Mackenzie (3) opéra un malade atteint d'une exostose éburnée de la voûte orbitaire. Dans l'observation de M. Knapp (4), c'était l'os frontal qui était atteint d'exostose. Enfin, dans un cas que nous avons eu l'occasion d'observer dans le service de M. Morel-Lavallée, le même os avait donné naissance à une tumeur éburnée qui déprima l'œil et souleva le rebord orbitaire supérieur.

A l'origine, les tumeurs éburnées, vu le siége qu'elles occupent, peuvent simuler la dilatation des sinus ethmoïdaux et frontaux; mais bientôt la résistance quasi-pierreuse qu'elles présentent au toucher, n'autorise plus une semblable méprise.

Elles s'accroissent moins rapidement que les exostoses des autres espèces et peuvent quelquefois s'arrêter complétement dans leur développement. Leur surface est généralement irrégulière, noduleuse, fait d'autant plus facile à constater que ces tumeurs siégent souvent près du rebord orbitaire antérieur et sont, en général, dès le début, accessibles au toucher.

Le *traitement* de ces productions consiste à les extirper, opération d'autant plus dangereuse et difficile, que les rapports de la tumeur avec l'os sont plus intimes. Si l'on parcourt les observations de tumeurs éburnées ayant donné lieu à une opération de ce genre, on est surpris de la différence des résultats qu'elles mentionnent suivant les cas. En effet, toute concession faite à la hardiesse si connue de M. Maisonneuve, hardiesse qu'il pousse quelquefois jusqu'aux limites extrêmes de l'art chirurgical, on accordera que dans les deux observations qui appartiennent à ce chirurgien, l'exostose avait avec les os voisins des rapports bien moins intimes que dans les cas où l'on s'est vu forcé de renoncer à l'opération. Dans l'une et l'autre des observations précitées, la tumeur, volumineuse, fut détachée en masse, laissant, chez le premier des malades, l'excavation

(1) Voyez *Gazette des hôpitaux*, 1853, numéro 95, et *Annales d'oculistique*, t. LI, p. 134.

(2) *Operative ophthalmic surgery*, London, 1853, p. 345.

(3) *Loc. cit.*, t. I, p, 69.

(4) *Archiv für Augenheilkunde*, t. VIII, A. I, p. 287.

qu'elle avait occupée, « parfaitement lisse, et tapissée par une sorte de membrane tomenteuse » tandis que chez le second, l'excavation, d'une grande profondeur, ne communiquait ni avec l'intérieur du crâne ni avec les fosses nasales.

Au contraire, dans les cas où l'on dut s'abstenir de l'opération (Mackenzie, Knapp, etc.) l'exostose avait une base tellement large et des embranchements si considérables que l'extirpation fut complétement impossible. On est donc porté à croire qu'il s'est agi, dans ces cas, de tumeurs très-différentes quant à l'origine, et que celles dont la base est étroite (1) représentent de véritables exostoses, tandis que celles dont la base est large et qui se ramifient dans plusieurs directions sont le produit d'une ostéite et se sont développées dans le diploé des parois de l'orbite.

Il est facile de comprendre combien le traitement doit alors se modifier, selon l'origine de la tumeur, et de reconnaître que dans plus d'un cas, il faut renoncer à l'extirper, si l'on ne veut pas courir le risque d'ouvrir la cavité crânienne. Heureusement, ces tumeurs s'arrêtent parfois dans leur évolution et d'ailleurs on n'a pas toujours d'accidents à déplorer, lorsqu'on a fait pour les enlever de vaines tentatives. Mackenzie rapporte une observation dans laquelle de semblables essais restèrent infructueux et où, dix ans plus tard, la tumeur se présentait à travers la plaie, avec le trait de scie qu'elle portait et qui semblait dater de la veille. Dans quelques cas favorables, l'exfoliation ou l'élimination complète de la tumeur s'effectua après une suppuration prolongée.

6° Enchondrome.

Si l'on cesse de regarder toute tumeur de l'orbite dans la constitution de laquelle il entre du tissu cartilagineux, comme un enchondrome, on arrive à conclure que la néoplasie qui mérite vraiment ce nom est extrêmement rare dans la région qui nous occupe. Il ne faut pas oublier que le tissu de bon nombre des tumeurs inflammatoires du périoste passe, avant de s'ossifier, par l'état cartilagineux, et, lorsqu'on en pratique l'ablation à cette période de leur évolution, on aurait grandement tort de les ranger dans le groupe des chondromes (Virchow). Pour ce motif, nous n'hésitons pas à considérer les observations que M. Demarquay (2) a recueillies dans son traité, à l'article enchondrome, comme n'appartenant pas à cette néoplasie.

(1) C'est un fait très-important au point de vue pratique, de savoir que le point d'attache d'une exostose ne s'étend presque jamais et que l'accroissement de la tumeur a lieu principalement par la périphérie (Mackenzie, t. I, p. 73).

(2) *Loc. cit.*, p. 365.

L'enchondrome est une tumeur dans la constitution de laquelle doivent prédominer les éléments du cartilage hyalin, fibrillaire ou réticulé, soit simultanément soit isolément. Il peut se développer dans les parois osseuses, ou, plus rarement, dans les parties molles de l'orbite ; car, on le sait, sur quatre cas d'enchondrome, trois prennent dans le tissu osseux leur point de départ. L'enchondrome s'observe ordinairement chez de jeunes sujets (dans les dix premières années), comme d'ailleurs un grand nombre des tumeurs de l'orbite. Or, il est surprenant que cette néoplasie qui, à cause de sa malignité et de l'importance de la région qu'elle occupe, ne saurait échapper à l'observation, ait été, dans cet âge même, si rarement signalée par les auteurs.

7° Carcinome.

Les formes de cancer qu'on rencontre le plus fréquemment dans l'orbite sont le cancer médullaire et le cancer mélanique. Ces néoplasies peuvent prendre leur point de départ dans les cavités voisines de l'orbite, qui communiquent avec lui ou n'en sont séparées que par de minces cloisons ; elles peuvent aussi naître dans les parois orbitaires elles-mêmes, ou enfin se développer au sein du tissu cellulo-graisseux rétro-bulbaire. C'est par exception que le cancer occupe primitivement le tissu graisseux de l'orbite ; au contraire, il siége ordinairement dans le globe oculaire lui-même, d'où il se propage en perforant ses enveloppes ou en gagnant le nerf optique, vers le fond de la cavité.

On ne voit presque jamais les phénomènes morbides suivre une marche inverse et il n'est pas démontré qu'un cancer du fond de l'orbite ait atteint l'œil en suivant la voie contraire. Nous ne croyons pourtant pas que le mal ne puisse se développer simultanément et dans les parois de l'orbite et dans le globe de l'œil.

Lorsqu'un cancer du fond de l'orbite acquiert un développement considérable, il chasse l'œil devant lui, et détruit cet organe délicat par la compression qu'il exerce sur lui ; mais dans les cas même où les enveloppes de l'œil sont revenues sur elles-mêmes, après l'expulsion de son contenu, et où elles plongent au sein de la masse cancéreuse, on n'a presque jamais occasion d'y constater un foyer cancéreux secondaire. Le cancer de l'orbite offre encore ceci de particulier que lorsqu'il prend beaucoup d'étendue, il manifeste très-peu de tendance à envahir les cavités voisines, en traversant les fentes naturelles. Il les atteint bien plus souvent après avoir nécrosé les minces cloisons qui les séparent. Ainsi, on ne connaît presque aucun fait dans lequel le cancer, primitivement développé dans l'orbite, se soit propagé vers la cavité crânienne à travers le trou optique, sans rester contenu dans la gaîne du nerf optique (Stellwag de Carion).

Quant au diagnostic, le cancer de l'orbite offre, au début, des difficultés souvent insurmontables; et, vu la divergence des opinions qui ont cours sur la nature essentielle du cancer, même examiné sous le champ du microscope, nous sommes, à ce qu'il semble, encore loin de l'époque où l'on pourra diagnostiquer avec quelque certitude telle ou telle forme de cancer dans l'orbite. Tout ce que nous sommes, actuellement, en droit d'avancer, c'est que les formes de cancer dur, fibrillaire, en un mot squirrheux, ne sont pas fréquentes dans l'orbite et, d'autre part, que le cancer mélanique s'observe assez souvent dans cette région, comparativement avec les autres parties du corps. Pour ce qui concerne le siége d'élection du cancer de l'œil, en général, M. Lebert (1) rapporte que sur vingt-trois cas de cancer de l'œil, dont quinze sont empruntés à son observation propre, la néoplasie débuta sept fois par l'orbite, quatre fois par la conjonctive, cinq fois par le nerf optique et sept fois par le globe de l'œil. Parmi les sept cas de cancer orbitaire, trois étaient de nature mélanique.

Il est bien connu que le cancer de l'orbite et de l'œil en général diffère, au point de vue étiologique, du cancer des autres régions, en ce qu'il s'attaque de préférence au jeune âge: ainsi, d'après Lebert, dans un tiers des cas, les sujets affectés n'avaient pas dix ans. Cette considération est importante au point de vue du diagnostic différentiel qui, comme nous venons de le dire, expose le médecin à de nombreuses erreurs, tant qu'il n'est pas contrôlé par l'examen histologique des produits morbides.

On peut dire que la marche des tumeurs cancéreuses de l'orbite est, en général, moins rapide que celle des tumeurs intra-oculaires de même nature, et qu'elles nécessitent parfois plusieurs opérations successives (neuf opérations, Jobert de Lamballe).

Dans le *traitement* de cette terrible affection, on doit avoir toujours en vue deux considérations importantes.

Le cancer a-t-il débuté par le fond de l'orbite, et notamment par ses parois; non-seulement, si on l'opère, on expose le malade à de promptes récidives, vu la difficulté où l'on se trouve de tout enlever ; mais encore on risque de trouver, consécutivement à la nécrose des parois, une large communication de l'orbite avec la cavité crânienne. En effet, il ne faut pas s'y tromper, l'exorbitisme n'est aucunement proportionné aux désordres survenus dans les parties profondes.

Il faut, en second lieu, considérer que l'évolution des cancers de l'orbite se fait avec bien moins de rapidité, tant que le globe de l'œil retenu par les muscles exerce sur eux une certaine compression, qu'à partir de l'époque à laquelle, cet obstacle une fois vaincu, la tumeur s'est fait jour soit

(1) *Traité des maladies cancéreuses*, 1851, p. 841.

spontanément, soit au travers d'une ouverture artificielle. Ce point mérite surtout d'être pris en considération pour les jeunes enfants. En effet, il n'est pas un praticien répandu qui n'ait eu, dans sa clientèle, à déplorer des extirpations hâtives, suivies de récidives si effrayantes pour l'entourage de ces malheureux enfants, qu'il ne soit devenu plus réservé dans l'emploi de l'instrument tranchant.

Les énormes difficultés que l'on éprouve à extirper complétement les néoplasies malignes de cette région, rendent suffisamment compte de la fréquence des rechutes signalée par les auteurs (M. Lebert parle de neuf récidives pour dix opérations).

ARTICLE VII.

RÉTRÉCISSEMENT DE LA CAVITÉ ORBITAIRE.

En signalant les différentes causes d'exophthalmie (voy. p. 704), nous avons mentionné une classe d'altérations par suite desquelles la cavité orbitaire se rétrécit. Le rétrécissement qui résulte d'un épanchement gazeux ou sanguin, du développement d'une exostose, a été décrit dans le chapitre précédent. Il ne nous reste donc qu'à passer rapidement en revue les rétrécissements qui proviennent soit d'un épaississement des parois de l'orbite, comme celui qu'y détermine le développement d'une tumeur, soit de la déviation vers l'axe antéro-postérieur de la cavité orbitaire de ces mêmes parois plus ou moins intactes dans leur épaisseur.

Nous avons dit des tumeurs éburnées, qu'elles peuvent prendre naissance dans le diploé des os qui limitent la cavité orbitaire. Si leur évolution se faisait constamment de la même manière, elles auraient évidemment dû trouver place dans ce chapitre; mais il n'en est pas ainsi.

Une tumeur d'une autre espèce, au développement de laquelle on peut quelquefois assister quand elle se montre dans les os voisins des parois de l'orbite est l'ostéo-sarcome. A notre connaissance, il n'existe dans la science aucune observation bien authentique et confirmée par l'autopsie d'après laquelle cette néoplasie ait pris naissance, d'une manière manifeste, dans l'épaisseur des parois de l'orbite, si pauvres en diploé. D'autre part, on a d'assez nombreux exemples d'ostéo-sarcomes nés dans les os plus épais de la face ou du crâne et s'étant propagés de là dans les parois de l'orbite qu'ils finissaient par remplir après en avoir chassé le contenu au dehors. On comprend sans peine qu'en pareille circonstance les désordres soient, en général, trop avancés pour que l'exorbitisme ne devienne plus qu'un symptôme de second ordre.

Parmi les autres tumeurs susceptibles de produire l'épaississement des parois orbitaires, nous citerons les kystes qui, à la vérité, sont excessivement rares dans ces parois mêmes. Ainsi Mackenzie cite une observation de M. Keate (1), où une tumeur partant du front, au-dessus de l'orbite gauche, offrait la forme et les dimensions des trois-quarts d'une grosse orange. Après l'ouverture de cette tumeur, il en sortit vingt-huit hydatides et le malade guérit complétement.

Une autre observation de kyste des parois orbitaires, due à M. Gosselin (2), se rapporte évidemment à un kyste folliculaire juxtaposé à l'angle supérieur et externe de l'orbite, région où ces sortes de tumeurs sont si fréquentes.

Lorsqu'on rencontre une exophthalmie sur la nature de laquelle on éprouve quelque difficulté à se renseigner, par suite de l'impossibilité où l'on se trouve de constater la présence d'une tumeur, il faut aussitôt rechercher si la cavité orbitaire ne s'est pas rétrécie consécutivement à l'augmentation de volume d'une des cavités voisines. Il est donc indispensable de connaître les différents changements qui peuvent s'opérer dans ces cavités et modifier les rapports qu'elles affectent naturellement avec l'orbite. Nous signalerons donc en peu de mots les altérations les plus fréquentes des sinus maxillaires, des fosses nasales, des sinus frontaux et ethmoïdaux.

Le sinus maxillaire peut augmenter de capacité lorsqu'il est dilaté par des produits solides ou liquides, qu'il est le siége d'une hydropisie, d'une collection purulente ou d'une tumeur. Dans l'un et l'autre cas, toutes les parois qui circonscrivent cette cavité sont plus ou moins sensiblement déviées, le plancher de l'orbite est soulevé, l'œil refoulé en haut et le rebord orbitaire distendu d'une manière anormale.

Le sinus maxillaire communique, comme on le sait, avec la partie supérieure du méat moyen des fosses nasales. Si l'orifice qui réunit ces deux cavités s'oblitère, soit indirectement, soit directement, par suite d'un gonflement de la muqueuse qui tapisse le sinus, celui-ci peut devenir le siége d'une abondante collection de pus ou de muco-pus. La pression que ce liquide exerce sur les parois amincies du sinus est quelquefois assez considérable pour empêcher de percevoir la sensation de parchemin froissé qui dénote habituellement l'amincissement des parois du sinus dilaté. Une ponction exploratrice devient alors indispensable pour convaincre le médecin qu'il n'a pas affaire à une tumeur solide du sinus maxillaire. Les tumeurs qu'on rencontre dans cette région sont des tumeurs osseuses, des polypes fibreux ou des cancers de diverse nature.

(1) *Medico chirurgical transactions*, t. X, p. 278, London, 1819, et Mackenzie, t. I, p. 70.

(2) Demarquay, *loc. cit.*, p. 78.

L'exophthalmie que produit le refoulement du plancher de l'orbite s'accompagne presque constamment d'une déformation des autres parois du sinus plus accessibles au toucher et par conséquent mieux disposées pour fournir des éclaircissements sur la nature de l'exorbitisme. Les opérations que nécessitent ces états morbides ne sont plus du domaine de ce traité et nous renvoyons, pour leur étude, aux livres spéciaux.

L'orbite peut encore être rétréci par la dilatation des fosses nasales, dilatation qu'on peut regarder comme n'étant que par exception l'effet d'une rétention de liquide, toutes ces cavités communiquant largement avec l'air extérieur. Le diagnostic ne sera donc embarrassé qu'entre une exostose, un polype ou une affection cancéreuse des fosses nasales. Ici l'on cherchera les symptômes capables d'éclairer sur la nature de l'exorbitisme dans le déplacement des parois du nez, de la voûte palatine ou encore dans l'oblitération plus ou moins complète d'une des fosses nasales.

Les sinus frontaux, qui, par l'intermédiaire des cellules ethmoïdales antérieures, communiquent avec le méat moyen, peuvent, à la façon du sinus maxillaire, être distendus par une collection de pus ou de muco-pus. La science renferme plusieurs observations d'hydropisie des sinus frontaux ayant déprimé la voûte orbitaire et dévié l'œil en bas (Beer, F. Jæger, Bellingham). On connaît aussi des cas dans lesquels une dilatation considérable occupait un des sinus frontaux, rempli d'hydatides; mais ces derniers faits sont loin d'être indiscutables (Langenbeck, Carron du Villards).

L'amincissement des parois et la sensation de crépitation qu'elles donnent, lorsqu'on les comprime, ne permettent pas de confondre l'affection que nous étudions avec une tumeur solide telle qu'une exostose, un polype, un fibrome, un carcinome.

Les sinus sphénoïdaux, qui communiquent avec le méat supérieur de chaque fosse nasale et s'adossent à la paroi interne de l'orbite, sont si profondément situés, que les altérations dont ils paraissent devenir le siége, ne deviennent accessibles au diagnostic qu'à une époque où les désordres produits sont de beaucoup plus graves que l'exorbitisme consécutif : celui-ci n'est alors qu'un symptôme de second ordre.

La cavité crânienne, en augmentant de volume, par suite du développement d'une tumeur ou d'une collection de liquide peut rétrécir la cavité orbitaire. Tel est, par exemple, l'effet des fongus de la dure-mère qui passe au-dessus de la voûte orbitaire. Des observations de ce genre, recueillies en certain nombre, prouvent suffisamment que le médecin est mis en garde, bien avant que l'exophthalmie n'apparaisse, par l'apparition de symptômes généraux (céphalalgie, paralysies, altération du caractère des malades, etc.)

Signalons enfin le rétrécissement de la cavité orbitaire consécutif à l'extirpation de l'œil, rétrécissement d'autant plus manifeste que le sujet est moins avancé en âge. Cette tendance qu'offrent les parois de l'orbite à revenir sur elles-mêmes est d'une haute importance dans la prothèse oculaire.

ARTICLE VIII.

BLESSURES ET CORPS ÉTRANGERS DE L'ORBITE.

A. BLESSURES DE L'ORBITE.

Au lieu de rapporter un nombre considérable de faits, auxquels on n'aurait souvent à trouver qu'un intérêt de curiosité, nous aimons mieux donner ici quelques notions exactes sur les dimensions de l'orbite, afin d'éclairer le praticien sur l'importance que peut avoir, dans un cas donné, une blessure de cette région, et sur le siége précis que peut occuper un corps étranger introduit dans cette cavité. Nous nous appuierons, dans cet examen, sur des mensurations que nous avons faites au musée de Clamart. Quant à ce qui regarde la position et la configuration des parois de l'orbite et de cette cavité elle-même, nous renvoyons au travail de M. Henke (p. 529 à 532). Ce qu'il importe ici de savoir exactement, ce sont les dimensions moyennes de cette cavité et la distance normale des bords antérieurs de l'orbite aux ouvertures par lesquelles il communique avec le crâne. Parmi ces longueurs, celles qui mesurent l'espace compris entre le bord orbitaire antérieur d'une part, le trou optique et l'extrémité antéro-supérieure de la fente sphénoïdale, d'autre part, nous semblent les plus importantes.

Distance du trou optique.

	Millim.
Mesurée de l'angle interne (insertion du ligament palpébral interne).	40 à 41
— de l'angle externe (milieu du bord orbitaire externe)......	43
— du milieu du bord supérieur.........................	43
— du milieu du bord inférieur.........................	46

Distance de l'extrémité supérieure de la fente sphénoïdale.

	Millim.
Mesurée de l'angle interne.........................	41
— de l'angle externe..................................	33
— du milieu du bord supérieur.........................	37
— du milieu du bord inférieur.........................	45 (1)

(1) Les dimensions de la cavité orbitaire et celles de son ouverture antérieure varient notablement, souvent même d'un œil à l'autre, chez le même sujet. Généralement le diamètre horizontal l'emporte sur le vertical. D'après nos recherches, le

Quoique ces dimensions soient sujettes à varier beaucoup et qu'elles soient, chez les enfants, bien moins étendues, elles nous permettent cependant de tirer quelques déductions pratiques. Ainsi un instrument piquant atteindra d'autant plus facilement le nerf optique qu'il aura suivi la paroi interne de l'orbite. Un instrument piquant s'engagera d'autant plus tôt par la fente sphénoïdale qu'il aura longé les parois externe ou supérieure de l'orbite. Il est vrai que dans la plupart des blessures qui se produisent avec une certaine violence, les parois minces de l'orbite n'opposent à l'instrument vulnérant qu'une résistance médiocre, et il faut surtout tenir compte de ce fait lorsque celui-ci s'est porté vers la voûte orbitaire.

Le *traitement* des lésions de l'orbite est si différent suivant les cas, qu'il est impossible de fournir à son sujet des indications précises. Nous nous contenterons d'aborder ici une question : à savoir s'il est nécessaire de donner issue à un épanchement sanguin consécutif à une blessure de l'orbite (Carron du Villards). Nous pensons qu'il ne faut agir de cette façon que lorsque l'épanchement sanguin est assez considérable pour qu'on ait à craindre qu'il n'ait, en exerçant une compression prolongée, une influence funeste pour l'œil, ou pour que cette même compression détermine des souffrances que le malade ne puisse supporter.

B. CORPS ÉTRANGERS DE L'ORBITE.

Les traités sont pleins d'exemples de corps étrangers très-divers ayant séjourné un temps plus ou moins long dans l'orbite. C'est pour cette raison

premier mesure en moyenne 39 millimètres, le second 35 millimètres. M. Arlt (*loc. cit.*, t. III, p. 419) donne des chiffres moins élevés. Suivant cet auteur, le diamètre horizontal mesurerait 36 millimètres, le vertical 30. Au contraire, M. Richet (*loc. cit.*, p. 322), note des dimensions bien plus considérables. Il indique pour le diamètre vertical de 40 à 41 millimètres, pour l'horizontal de 45 à 46 millimètres. Ces différences indiquent suffisamment les variations qu'on peut trouver dans la conformation de l'orbite. Les chiffres que A. Zander et M. A. Geissler donnent dans leur excellent traité des lésions de l'œil (*loc. cit.*, p. 220) dépassent de beaucoup ceux que nous venons de transcrire. Il est vrai que ces auteurs n'ont pas mesuré ces distances à partir des mêmes points du rebord orbitaire. Toutefois, nous avons été surpris de la profondeur qu'ils attribuent à l'orbite (la distance du trou optique à l'angle externe, atteint, d'après eux, jusqu'à 56 millimètres, tandis que M. Arlt n'attribue à l'orbite qu'une profondeur de 42 millimètres). Cette contradiction nous a paru si étrange que nous avons voulu répéter ces mensurations et nous attirons l'attention sur ce point, dans l'espoir qu'on arrivera, en suivant notre exemple, à des résultats définitifs.

qu'immédiatement après une blessure de cette région, il faut, autant que possible, examiner avec soin l'instrument vulnérant, pour s'assurer de son intégrité, et soumettre la plaie à une investigation minutieuse, si l'on y soupçonne le moins du monde la présence d'un corps solide. On est quelquefois obligé, pour y arriver, d'élargir la plaie extérieure. Nous donnerons une idée du temps pendant lequel un corps étranger peut demeurer dans la cavité orbitaire en citant une observation que notre ami M. Pagenstecher (de Wiesbaden) a bien voulu nous communiquer (1).

(1) « Marie D..., âgée de vingt-quatre ans, se présente le 26 mars 1863 à la clinique de Wiesbaden. La malade est d'une bonne constitution et son extérieur annonce la santé. Dans le cours de sa septième année, elle tomba, en tricotant, et se perfora le globe oculaire droit avec une aiguille qui fut, dit-elle, retirée dans son intégrité. A ce moment, il survint dans cet œil une inflammation chronique qui abolit bientôt la fonction visuelle et se termina en produisant une convergence considérable de l'œil malade, avec impossibilité de le porter dans l'abduction. La malade eut souvent, par la suite, à souffrir dans cet œil d'attaques inflammatoires subaiguës qui la contraignaient à recourir à un traitement médical. Il y a quelques années, on tenta même de pratiquer l'opération du strabisme, mais cet essai resta infructueux, car il fut impossible de découvrir le muscle droit interne. Dans ces derniers temps, l'œil gauche, qui n'avait pas souffert, présenta des symptômes inflammatoires qui, d'après les indications de la malade, doivent être rapportés à des conjonctivites pustuleuses avec kératites superficielles. Actuellement, le globe oculaire droit est réduit aux deux tiers de son volume primitif. Il est fortement attiré en dedans et fixe, de telle sorte qu'une partie seulement de la masse cicatricielle qui remplace la cornée s'aperçoit au-dessous de la conjonctive fortement tuméfiée. La conjonctive bulbaire est le siége d'un chémosis, et les paupières atteintes d'œdème et rougies. Le toucher du globe de l'œil, assez dur, y excite des douleurs. L'œil gauche craint beaucoup la lumière, la conjonctive est légèrement rougie; la cornée, l'iris et le cristallin d'aspect normal. L'examen fonctionnel révèle un affaiblissement marqué des fonctions accommodatrices et une diminution de la latitude de l'accommodation. L'examen ophthalmoscopique montre les milieux à l'état normal, la choroïde saine, la papille très-rouge. Dans ces conditions, nous croyons urgent de recourir à l'énucléation de l'œil droit, pour faire cesser les symptômes précurseurs d'une inflammation sympathique de l'œil gauche. L'opération fut pratiquée le 30 mars. Elle offrit quelques difficultés, car il fut impossible de produire la rotation du globe de l'œil pour couper les muscles droits interne, supérieur et inférieur. Lorsqu'on essaya de sectionner le nerf optique, les ciseaux rencontrèrent une résistance très-considérable causée par un corps acéré de 6 à 8 millimètres de long sur 1 millimètre de large, et qui, provenant de la voûte orbitaire, avait traversé la sclérotique dans sa partie postérieure et inférieure et tenait évidemment l'œil dans l'adduction. Ce corps, en forme d'arête, semblait légèrement mobile et élastique, et la malade, revenue de l'état anesthésique, accusait, quand on le touchait, de vives souffrances. Comme les ciseaux ne réussissaient pas à le sectionner, on se vit contraint de n'enlever que les trois quarts environ

ARTICLE IX.

OPÉRATIONS PRATIQUÉES DANS L'ORBITE. — ÉNUCLÉATION ET EXTIRPATION DE L'ŒIL.

Nous avons dit plus haut quels procédés il faut employer pour ouvrir les abcès et les kystes de l'orbite, et comment il faut traiter les différentes tumeurs dont cette cavité peut être le siége ; il ne nous reste donc plus qu'à exposer la méthode par laquelle on doit procéder à l'énucléation de l'œil et à l'extirpation de cet organe avec une portion ou la totalité des parties molles intra-orbitaires.

On entend par *énucléation* l'ablation de l'œil, moins ses annexes, et, en particulier, son système de muscles. Nous devons cette opération au chirurgien regretté de Lyon, à Bonnet. Elle est indiquée principalement dans les cas où l'œil est le siége d'une néoplasie maligne, limitée par ses enveloppes; dans ceux où cet organe exerce sur son congénère une influence sympathique fâcheuse ; lorsque, impropre à la vue, il est le siége de souffrances vives; enfin dans quelques cas exceptionnels, lorsque, après s'être

de la sclérotique et leur contenu. La pointe de cette prétendue arête osseuse était recouverte d'un tissu inodulaire épais et de vestiges de la sclérotique. On appliqua le bandeau compressif et l'on se réserva de soumettre la malade à une exploration plus attentive. Dans le cours de l'après-midi, la jeune fille fut très-agitée, accusa de vives douleurs dans le côté droit de la tête, et eut, à diverses reprises, des vomissements violents, symptômes qu'on attribua à l'action du chloroforme. Cependant la guérison n'avançait pas : la réunion ne se fit pas, comme il arrive habituellement après l'énucléation, par première intention ; au contraire, il survint une suppuration fétide et la malade fut agitée par un mouvement fébrile incessant. La céphalalgie persista, les paupières se tuméfièrent fortement ; les vomissements seuls cessèrent le 1er avril. Jusqu'au 20 de ce mois, la malade garda une grande faiblesse, avec anorexie complète, et la céphalalgie dont elle souffrait persista, ainsi que la suppuration de mauvaise nature dont l'œil opéré était le siége. Mon ami M. le professeur Esmarch (de Kiel), qui vint, ce jour-là, à ma clinique, me fit penser qu'un corps étranger laissé dans l'orbite pourrait être la cause de cette suppuration et retarder la guérison. Contre la volonté de la malade qui nous assurait que l'aiguille qui avait pénétré dans son œil ne s'y était pas rompue, nous la soumîmes de nouveau à l'action du chloroforme, et le doigt introduit dans l'orbite rencontra encore la pointe élastique et mobile dont j'avais constaté la présence. J'introduisis le long de mon doigt une pince à pansements, je saisis ce petit corps, et par une traction assez énergique je retirai un fragment d'aiguille à tricoter long de 1 centimètre et fortement rouillé, et cela dans une direction telle qu'il ne fut pas douteux que l'aiguille, après avoir pénétré le long de la face interne de l'orbite, avait longé la face interne de la cavité crânienne et s'était dirigée

désorganisé, il acquiert, comme dans le staphylôme, des dimensions énormes. Voici comment Bonnet s'exprimait au sujet de cette opération qui, lorsqu'il la publia (1841) n'avait pas encore été pratiquée sur le vivant (1):

« Si je rencontrais un cas favorable à cette application, voici comment je procéderais à l'extirpation de l'œil. Après avoir écarté les paupières au moyen d'instruments que j'ai conseillés, je couperais le muscle droit interne avec les mêmes précautions que dans l'opération du strabisme ; puis glissant les ciseaux à travers la plaie que j'aurais faite, et les faisant pénétrer entre la sclérotique, d'une part, et le fascia sous-conjonctival et les muscles, de l'autre, je couperais circulairement tous les muscles droits près de leur insertion à l'œil. Après cette section, il ne resterait plus qu'à diviser aussi près que possible de l'œil les deux obliques, puis le nerf optique. L'œil serait alors enlevé sans que j'eusse intéressé aucun vaisseau, aucun nerf (?) et sans que j'eusse pénétré dans les graisses de l'orbite. »

Ce procédé opératoire n'a subi que des modifications insignifiantes, destinées à conserver autant que possible la conjonctive et à couper les muscles le plus près possible de la sclérotique.

Les instruments nécessaires à cette opération sont deux élévateurs pleins, une paire de pinces à crochets, un crochet à strabisme ; une paire de ciseaux recourbés sur le plat, à pointe émoussée ; enfin la spatule dessinée

vers le rocher droit. Il survint une faible hémorrhagie, et j'appliquai un pansement léger. Vers le soir, la malade fut prise de vomissements violents et de douleurs très-vives dans la moitié droite de la tête et vers l'occiput. Le pouls s'éleva à 100. Je fis prendre à la malade de la glace et de l'acétate de morphine à la dose de 1 centigramme ; mais les vomissements et la céphalalgie persistèrent. Continuation du traitement. Le 22 avril, les nausées, les vomissements et la fièvre existaient toujours. La mémoire était affaiblie et la malade plongée dans une demi-somnolence. Le 24 avril, la suppuration diminue dans la plaie, toujours sensible, et le toucher de la paroi supérieure de l'orbite, surtout en dehors, dans la région de la glande lacrymale, est extrêmement pénible : anorexie, soif, pouls à 90, plein et bondissant ; respiration très-accélérée, céphalalgie générale. Je prescris le calomel à haute dose. A partir de ce moment jusqu'au 30 avril, les symptômes généraux s'amendent pour réapparaître avec toute leur intensité le 9 mars, jour où la malade fait sa première sortie. Trois émissions sanguines locales ramènent peu à peu un état très-satisfaisant (1er juin). La malade fut soumise pendant trois semaines à une surveillance attentive, et comme au bout de ce temps il n'était pas survenu de nouvelles rechutes, elle put quitter la clinique. D'après les dernières nouvelles que nous en avons reçues, elle jouit actuellement d'une bonne santé, et les troubles fonctionnels de son œil gauche, qui n'avaient cédé qu'à l'extirpation du corps étranger, n'ont pas reparu. »

(1) *Traité des sections tendineuses et musculaires*. Lyon, 1841, p. 322.

(fig. 54), mais dont on peut, à la rigueur, se passer. Voici comment nous exécutons l'énucléation. Après avoir soumis le malade aux inhalations de chloroforme et saisi près de la cornée un repli de la conjonctive, nous l'incisons pour introduire le crochet à strabisme, avec lequel nous soulevons la muqueuse à mesure que nous la sectionnons, en suivant très-exactement le contour de la cornée au moyen de ciseaux dont une branche glisse sur la sclérotique. La conjonctive une fois détachée, nous coupons très-près de la sclérotique les muscles soulevés avec le crochet. Pour détacher le nerf optique et les obliques, il est nécessaire d'immobiliser l'œil à l'aide des pinces à griffes qu'on fixe à l'insertion du droit interne ou externe. Pour offrir plus de prise aux pinces sujettes à glisser sur la surface polie de la sclérotique, quelques chirurgiens ménagent en partie l'extrémité tendineuse de l'un de ces muscles. Nous aimons mieux nous servir de la spatule indiquée plus haut, employée dans les hôpitaux anglais, et à l'aide de laquelle on soulève légèrement le globe de l'œil, pour faciliter le passage des ciseaux qui doivent sectionner le nerf optique tout près de son insertion. Celui-ci coupé, il est très-facile de luxer le globe de l'œil en imprimant à la spatule un mouvement de bascule; puis on saisit cet organe avec les doigts et l'on termine l'opération en détachant avec précaution les muscles obliques.

FIG. 54. (1/2 grandeur.)

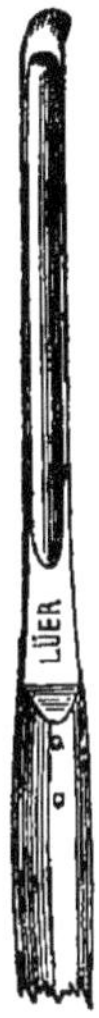

Si l'on pratique l'énucléation d'un œil qui renferme une tumeur, il faut porter toute son attention sur la partie du nerf qui adhère au globe détaché; et si elle présente sur la coupe la moindre altération, il faut, après avoir arrêté l'écoulement sanguin, généralement presque nul, reséquer une nouvelle portion du nerf optique.

Le pansement se fait ensuite au moyen du bandeau compressif. La guérison par première intention s'effectue avec tant de rapidité, que nous avons quelquefois permis à nos malades de faire, pendant quelques heures par jour, usage d'une pièce artificielle, dix ou quinze jours après l'énucléation.

L'*extirpation* de l'œil et de toutes les parties molles contenues dans l'orbite est une opération bien autrement grave, à laquelle on ne doit se décider que lorsqu'une tumeur maligne a pris dans cette région un développement considérable et a aboli les fonctions de l'organe visuel. Les instruments nécessaires pour la pratiquer sont : des élévateurs pleins, un double crochet fort ou un fort ténaculum courbe très-pointu (alène de Schmucker), une paire de pinces à crochets, des ciseaux à pointes mousses et courbes sur le plat, un bistouri droit ou courbe.

S'il s'agit, par exemple, d'extirper une tumeur cancéreuse siégeant tout près de l'œil ou sur ses enveloppes mêmes, il faut s'attacher à conserver la plus grande partie possible de conjonctive saine. On commence l'opération, après avoir écarté les paupières, en traversant le globe de l'œil avec l'érigne qu'on remet à un aide. Cela fait, on saisit la conjonctive bulbaire qu'on dégage du globe de l'œil, et portant les ciseaux courbes le long de la paroi orbitaire jusqu'au voisinage du sommet de cette cavité, on détache tout son contenu, en s'efforçant de sectionner aussi rapidement que possible le nerf optique, pour pouvoir luxer l'œil englobé dans les masses dégénérées au moyen des ciseaux manœuvrés à la manière d'une curette (Louis). La glande lacrymale ne doit être enlevée que lorsqu'on est en droit de soupçonner qu'elle est malade.

Quand la dégénérescence a envahi dans sa totalité le contenu de l'orbite, quand il s'est développé au sein de cette cavité une tumeur considérable, il faut procéder d'une autre manière à l'extirpation de l'œil. On commence alors par fendre la commissure externe dans une grande étendue, en poussant, d'après le conseil de Richter et de Desault, le bistouri dans la direction de la fente, et non verticalement, comme le pratiquait Dupuytren. Cela fait, on fixe le globe de l'œil au moyen du ténaculum, et l'on tâche avec les ciseaux et le bistouri de se frayer un passage le long de la paroi inférieure et externe de l'orbite, de manière à pouvoir introduire le doigt, qui, dans cette région, est toujours le meilleur guide à donner aux instruments. Pour enlever la tumeur dans sa totalité, il est nécessaire de les tenir aussi rigoureusement que possible adossés aux parois orbitaires. La spatule que nous avons recommandée peut rendre ici d'excellents services pour faire basculer la tumeur, une fois qu'on l'a en partie dégagée de ses adhérences, et pour faciliter la section des parties qui la rattachent encore au sommet de l'orbite.

Le gros de la tumeur enlevé, on explore soigneusement avec le doigt la cavité orbitaire, on détache tout ce qui peut être resté de la glande lacrymale, et au besoin on rugine les os. Dans quelques cas, on peut même être contraint d'enlever une partie de la paroi osseuse, quand le pédicule de la tumeur ne paraît pas s'être insinué vers la voûte de la cavité orbitaire. L'hémorrhagie considérable à laquelle il faut s'attendre après l'extirpation de l'œil doit être combattue au moyen d'injections d'eau glacée par l'introduction de boulettes de charpie imprégnées de perchlorure de fer, enfin par le tamponnement de l'orbite. On n'aura recours au fer rouge qu'à la dernière extrémité, et, en l'employant, on évitera avec soin de se porter vers la voûte orbitaire, de peur de provoquer ainsi l'inflammation des méninges. L'écoulement du sang arrêté, on procède à la réunion de la commissure externe au moyen de simples sutures.

ARTICLE X.

PROTHÈSE OCULAIRE (πρόθεσις, *propositio*).

On fait généralement remonter la prothèse oculaire aux temps les plus reculés; car on a vu des yeux artificiels sur quelques statues antiques. Les anciens les appliquaient, au dire de certains auteurs, sur les paupières (*ecblephari*), ou les insinuaient entre elles (*hypoblephari*). On dit même avoir trouvé des momies égyptiennes portant des yeux artificiels. Au fond, toutes ces données ne reposent que sur des indications très-vagues. C'est Ambroise Paré (1582) qui en donna, dans son *Traité de chirurgie*, le premier dessin connu; sans toutefois employer le terme technique de prothèse, qui appartient à une époque plus récente. Hieronymus Fabricius dit que l'usage de l'œil artificiel était, de son temps déjà, très-répandu (1613).

Tandis que, dans le principe, on se servait de pièces artificielles d'or ou de cuivre (*auro encausto depicto et opere tectorio expolito*, Ambroise Paré), on en fit plus tard (H. Fabricius) qui étaient de verre ou de faïence, jusqu'à ce qu'enfin, vers le commencement du XVIIIe siècle, on en vint à préférer à tous les autres l'œil d'émail, qui fut, pour la première fois, fabriqué en France (1).

On n'est que trop porté à regarder l'emploi de l'œil artificiel comme une question de coquetterie et une pure affaire de toilette, tandis que la prothèse oculaire peut, en réalité, rendre des services assez sérieux pour mériter une place auprès des opérations de prothèse chirurgicale les plus importantes. Nous lui reconnaissons plusieurs avantages, dont voici les principaux :

1° La pièce artificielle garantit les restes de l'œil des frottements pénibles que les paupières renversées en dedans peuvent exercer sur eux, comme il arrive si souvent.

2° Elle facilite l'écoulement naturel des larmes en régularisant les mouvements des paupières, et en empêchant que ce liquide ne stagne dans la poche que forme le cul-de-sac conjonctival, retiré en arrière vers le moignon et où les points lacrymaux ne sauraient plonger. Elle prévient ainsi tous les inconvénients liés au larmoiement.

3° Elle peut débarrasser certains sujets des éblouissements qui leur viennent du passage des rayons lumineux au travers d'une cicatrice fine et transparente, seul vestige de leur cornée détruite. Ces éblouissements

(1) Voyez, pour l'historique, les travaux de Hazard-Mirault (*Traité pratique de l'œil artificiel*, Paris, 1818) et Ritterich (*Das künstliche Auge*, Leipzig, 1852).

peuvent incommoder sérieusement les personnes chez lesquelles ils existent, et simuler le début d'une irritation sympathique.

4° Elle facilite les rapports sociaux, et rend à bien des gens, en dissimulant une infirmité grave, les moyens d'existence qui leur avaient été retirés. On sait, en effet, que la plupart des patrons des grandes manufactures se refusent à engager des ouvriers reconnus pour borgnes, aussi bien qu'ils excluent souvent de leurs ateliers les personnes que l'état de leurs yeux contraint à porter lunettes.

L'œil artificiel n'est toléré qu'à la condition que l'organe qu'il doit simuler ait diminué, au moins un peu, de volume, et que le cul-de-sac conjonctival ait encore une certaine profondeur. L'absence complète de l'œil et des parties molles qui y sont annexées est une condition très-défavorable à la prothèse ; mais elle ne la contre-indique pas. Dans ces circonstances, on peut être obligé, pour prévenir l'enfoncement si disgracieux des paupières, de faire construire des pièces coniques qui prennent leur point d'appui plus ou moins profondément dans l'orbite (1). La prothèse est bien plus facile et réussit beaucoup mieux après l'énucléation, alors que les muscles conservés forment avec la conjonctive un petit moignon, ou du moins un plan vertical contre lequel s'applique l'œil artificiel.

Tandis qu'après l'extirpation, la pièce réparatrice ne jouit d'aucune mobilité ; après l'opération de Bonnet, elle suit, au moins en partie, l'œil sain dans les mouvements qu'il exécute, et cela grâce aux tiraillements que la conjonctive bulbaire transmet à celle du cul-de-sac et des tarses, contre lesquels l'émail s'applique et frotte. Outre l'inconvénient d'abolir, en totalité ou en partie, la mobilité de l'œil artificiel, l'extirpation et l'énucléation ont encore celui de produire un enfoncement disgracieux au-dessous de l'arcade sourcilière. Pour obvier à cet inconvénient, M. Critchett emploie, comme nous l'avons fait aussi, de petites ligatures de fil d'argent fin, qu'il applique immédiatement au-dessous du sourcil, en y comprenant un pli cutané assez large pour attirer la paupière en avant. Les anses des fils sont dissimulées par le creux sourcilier et peuvent rester indéfiniment en place.

Les conditions les plus favorables à la prothèse oculaire sont une faible diminution du volume de l'œil, l'aplatissement de la cornée atrophiée et l'intégrité parfaite du cul-de-sac conjonctival. Alors la mobilité de la coque d'émail peut lui permettre des excursions si étendues, qu'à une certaine distance, elle induit en erreur l'observateur le plus attentif, sauf toutefois dans les cas où l'on a donné à la pièce artificielle un rayon de courbure excessif et des dimensions trop grandes.

(1) Voyez à ce sujet les bons travaux de M. Debout (*Bulletin de thérapeutique*, 15 nov., 15 déc. 1862 et 28 févr. 1863).

On peut dire, d'une manière générale, que le volume de l'œil artificiel et son rayon de courbure doivent être proportionnés à la réduction survenue dans le globe oculaire qu'il est destiné à remplacer. La coque sera d'autant plus volumineuse que le moignon sera plus petit. Lorsque cet organe, tout en ayant diminué de volume, est pourvu d'une cornée assez bombée, il faut, pour que la pièce soit supportée, que l'arrière-plan formé par l'iris ne soit pas vertical; mais bien concave en arrière. Il est presque impossible de porter un œil artificiel, si mince qu'il soit, sur un œil de dimensions normales, surtout si la cornée a conservé son rayon de courbure. Aussi se voit-on parfois contraint de négliger le conseil de Hazard-Mirault (1), qui pense qu'une opération chirurgicale ne doit jamais précéder l'application d'un œil artificiel. Il faut bien s'y résoudre, au contraire, dans tous les cas où le volume de l'œil a augmenté par suite des altérations qu'il a subies. La plus simple de ces opérations consiste à traverser une partie du corps ciliaire d'un fil qu'on laisse en place jusqu'à ce qu'un léger chémosis annonce le développement d'une choroïdite purulente, capable de déterminer une atrophie modérée du globe oculaire. S'il existe un staphylôme antérieur, on peut être obligé d'en pratiquer l'ablation, et c'est le cas de recourir à l'ingénieuse méthode de M. Critchett (voy. p. 339).

Les principaux obstacles que rencontre la prothèse oculaire ne viennent pas de l'œil lui-même, mais bien du cul-de-sac conjonctival, qui, en se rétrécissant, peut finir par disparaître en totalité. Des brides cicatricielles peuvent s'étendre jusqu'au voisinage du bord libre des paupières et nécessiter l'usage de pièces échancrées; mais, dans un grand nombre de cas, nous avons vu ces symblépharons plus ou moins complets s'opposer si énergiquement à l'introduction de l'œil d'émail, que les malades eux-mêmes, après bien des tourments, y ont renoncé pour revenir au bandeau classique.

Nous ne croyons pas utile d'entrer dans beaucoup de détails sur la forme à donner aux yeux artificiels qui, actuellement répandus presque partout, sont à la portée de chacun. Nous insisterons seulement sur les conditions que doit réaliser une bonne pièce artificielle. Elle ne doit pas avoir des dimensions trop considérables, afin que, pendant les mouvements de latéralité, elle ne puisse blesser le cul-de-sac conjonctival en le tiraillant. Le bord de la pièce doit être très-lisse, émoussé et renversé. Son plan postérieur ne doit pas proéminer en arrière, si le moignon sur lequel il vient s'appliquer est bombé en avant.

Dans les grands centres de population, on trouve facilement des artistes

(1) *Loc. cit.*, p. 50.

capables de fabriquer un œil artificiel approprié à un cas donné, mais il n'en est pas de même en province et dans les petites villes, et nous croyons utile de reproduire en note les sages conseils que M. Burow donne à ce sujet (1).

L'introduction de la pièce artificielle, très-facile pour le médecin, nécessite cependant quelques précautions de sa part, s'il veut ne causer aucune souffrance au sujet, et montrer dans cette manœuvre autant de dextérité que les personnes qui s'occupent de prothèse oculaire. La paupière supérieure étant soulevée avec le doigt indicateur de la main gauche, on glisse sous cette paupière l'œil artificiel, préalablement humecté d'eau,

(1) On se procure chez un joaillier ou un mécanicien des demi-sphères de plomb battu très-minces ayant un demi-pouce de rayon. Le métal peut avoir un millimètre d'épaisseur. Il est facile de tailler ces coquilles avec un canif et d'en enlever un segment aux deux extrémités d'un même diamètre, de manière à leur donner exactement la hauteur de la fente palpébrale, sans que l'occlusion des paupières en soit rendue plus difficile. Avant d'introduire le moule, il faut en émousser soigneusement les bords. Il est prudent de ne pas s'en tenir à un essai de peu de durée ; car la fente palpébrale, après avoir paru tout d'abord assez large, diminue ordinairement, et cela au bout de quelques heures. Ce phénomène s'observe principalement dans les cas où il existe dans la région du cul-de-sac de faibles adhérences qui cèdent sous la pression du moule. En conséquence, il est bon de conseiller au malade de le porter pendant une nuit, et de procéder ensuite à un nouvel examen. La différence survenue dans l'écartement des paupières fournit les indications d'après lesquelles doit être fait le nouveau moule. S'il existe entre les paupières et le moignon des adhérences résistantes, on peut donner au moule des échancrures qui s'y adaptent exactement et qui seront reproduites sur la pièce artificielle définitive. On obtient par ce moyen un moule qui représente rigoureusement les dimensions de l'œil artificiel, et, après l'avoir mis en place, on y marque avec une épingle le point de la cornée le plus voisin du bord ciliaire inférieur ; puis, s'étant donné le rayon de la cornée, on trace avec un compas une circonférence aboutissant à ce point par l'extrémité inférieure de son diamètre vertical, circonférence qui fournit les dimensions et l'emplacement de l'iris. Après avoir réintroduit le moule, on se renseigne sur la symétrie de cette figure par rapport à l'œil sain, ce qui n'offre pas plus de difficulté que le contrôle d'un strabisme. La correction se fait aussi de la même manière. Ayant noté la déviation, on décrit une nouvelle circonférence et l'on efface la première. Il ne reste plus qu'à déterminer les dimensions de la pupille, en suivant les procédés connus, et à saisir la nuance de l'iris au moyen d'une teinte plate. En effet, de légères différences de couleur passeraient inaperçues, tandis que la moindre asymétrie dans la position et les dimensions de l'iris serait très-choquante. Il est facile de comprendre que la coloration qu'on donne à l'iris doit être un peu modifiée par l'effet de la transparence de l'émail qui lui permet de se combiner faiblement avec celle du moignon sous-jacent. Ce moule, emballé dans une petite boîte de fer-blanc, doit être ainsi expédié, joint à la lettre d'envoi. (*Archiv für Augenheilkunde*, t. VI, A. I, p. 212.)

en lui donnant la même direction que si l'on voulait pousser son bord supéro-externe vers la fossette orbitaire occupée par la glande lacrymale. Cela fait, et après avoir fait glisser toute la partie supérieure de la coque sous la paupière supérieure, on maintient la pièce aux trois quarts introduite avec le pouce et l'index de la main gauche, et, abaissant la paupière de l'autre main, on achève l'introduction de l'œil dans le cul-de-sac conjonctival. Il est aisé de l'enlever au moyen d'un petit crochet à strabisme (très-semblable au crochet dont Hasard-Mirault a donné le dessin); à défaut de cet instrument, on peut se servir d'une forte épingle dont on introduit la tête sous la coque d'émail, après avoir abaissé la paupière inférieure. Quand une fois le bord inférieur de l'œil artificiel a glissé au-dessus du bord ciliaire de la paupière, on repousse faiblement la pièce en arrière et il devient facile de la saisir avec les doigts.

Pour tenir l'œil artificiel dans un état de propreté satisfaisant et pour lui conserver son brillant, il est indispensable de l'enlever tous les soirs, d'en laver avec une petite éponge les deux faces, et de le conserver, non dans de l'eau, comme on le fait communément, mais bien dans du papier de soie. (Les pièces doivent être renouvelées à peu près tous les ans.) Les personnes de la classe pauvre portent souvent jusqu'au suprême degré la négligence de ces soins d'entretien : ainsi une femme nous a affirmé très-énergiquement que, durant quinze ans, elle avait omis d'ôter son œil artificiel. Ce dernier représentait, avec beaucoup de fidélité, un œil atteint de xérophthalmie. Ch. Deval, qui donne dans son traité des indications très-détaillées pour la prothèse oculaire, cite l'exemple d'une personne qui avait gardé son œil artificiel pendant trois années consécutives, faute de savoir qu'elle devait l'extraire à des intervalles rapprochés.

On peut commencer l'usage des yeux artificiels à une époque très-peu avancée de la vie, et nous conseillons vivement cette pratique, qui prévient dans l'orbite et la fente palpébrale des rétrécissements fâcheux. Nous avons fait porter un œil artificiel à un enfant de onze mois, auquel nous avions été contraint de pratiquer l'énucléation, et la coque d'émail fut parfaitement supportée.

En terminant cet article, il nous reste à dire de quel côté doit se porter l'attention du médecin, quand le malade manifeste pour la prothèse oculaire une intolérance inusitée. Il est rare que le moignon soit trop sensible pour supporter le contact de l'œil artificiel, et cette susceptibilité, lorsqu'elle existe, doit faire soupçonner l'existence d'un corps étranger (concrétions calcaires, coque osseuse). Si cette crainte se réalise, l'évacuation du corps irritant est indiquée, non-seulement pour permettre à la tolérance du moignon de s'établir, mais encore pour prévenir l'action sympathique qu'une irritation prolongée de cette nature pourrait exercer sur l'œil sain.

En second lieu, il peut arriver que la cornée, conservée en partie ou en totalité, fasse relief sur le moignon, et se mettant en contact avec l'arrière-plan de l'œil artificiel, devienne le siége de douleurs assez vives. On obvie, comme il a été dit, à cet inconvénient, en remplaçant par une concavité le plan postérieur de la coque.

Les obstacles que la prothèse peut rencontrer du côté de la conjonctive sont bien plus difficiles à combattre. Ils peuvent résulter d'une application prématurée de la pièce, comme dans les cas où l'œil s'est détruit par l'effet d'une ophthalmie purulente. L'irritation que la pièce détermine amène alors une hypertrophie du corps papillaire de la conjonctive qui, en rétrécissant l'espace occupé par la coque d'émail, augmente l'irritation que celle-ci exerce sur la muqueuse. Cette hypertrophie papillaire résulte, dans d'autres circonstances, de l'emploi d'une pièce trop volumineuse (se rapprochant de la forme hémisphérique), dont les bords coupent le cul-de-sac conjonctival, surtout pendant ses mouvements de latéralité. Consécutivement à ces violences répétées, la muqueuse se hérisse de cicatrices, et le cul-de-sac se rétrécit tellement, que la pièce artificielle, si petite qu'elle soit, tombe hors de la fente palpébrale. Le meilleur moyen de combattre ces phénomènes d'intolérance consiste à renoncer pour quelque temps à la prothèse et à soumettre le malade aux soins recommandés contre la conjonctivite purulente chronique.

Dans tous ces cas, la sensibilité du globe de l'œil ou de la conjonctive rend suffisamment compte de la difficulté qu'éprouvent les sujets à conserver cet œil artificiel ; mais bien souvent aussi l'intolérance existe sans qu'on puisse l'attribuer à l'irritation directe de la muqueuse ou du moignon. C'est alors surtout qu'il importe de rechercher si cette irritabilité n'est pas entretenue par une rétention des larmes qui, s'accumulant derrière la coque d'émail, enflamment les parties par leur contact prolongé. S'il en était ainsi, il serait opportun de suivre le conseil de M. Boissonneau père (1), c'est-à-dire d'échancrer le bord inférieur de l'œil artificiel ou d'y percer une petite ouverture.

ARTICLE XI.

ANOMALIES CONGÉNITALES DE L'ORBITE.

Nous ne dirons que peu de mots des anomalies congénitales observées dans l'orbite, car elles ne présentent qu'un faible intérêt pratique. Elles se rencontrent, en effet, pour la plupart, en même temps que d'autres vices

(1) *De la restauration de la physionomie chez les personnes privées d'un œil.* Paris, 1858, p. 12.

de conformation incompatibles avec l'accomplissement régulier des fonctions vitales, et, dans les cas où elles constituent de simples difformités chez des sujets d'ailleurs bien constitués, elles restent toutes au-dessus des ressources de l'art, et ne peuvent être, pour le médecin, qu'un objet de curiosité.

Il est facile de prévoir que l'absence, l'arrêt du développement, ou enfin l'accroissement excessif d'un ou de plusieurs des os qui entrent normalement dans la composition de l'orbite, doivent déterminer, dans la forme générale de cette cavité, les différences les plus bizarres et les plus variées. Si, par exemple, les portions orbitaires du frontal, du maxillaire supérieur et de l'ethmoïde, enfin les os nasaux et lacrymaux, se sont en partie ou en totalité arrêtés dans leur développement, les deux orbites se rapprochent à divers degrés. Le dernier terme de cette progression est la fusion des orbites ou cyclopie.

Inversement, lorsque les cellules ethmoïdales se continuent en avant avec des cellules semblables creusées dans l'extrémité frontale de l'apophyse montante du maxillaire supérieur, et quand cette extrémité est aplatie, ainsi que l'os nasal correspondant, les orbites sont écartées outre mesure. L'épicanthus accompagne souvent cette anomalie du squelette.

Ailleurs, tous les os qui devaient former les parois latérales de la cavité orbitaire sont rudimentaires, soit d'un côté seulement (monopsie), soit des deux côtés. Alors il peut arriver non-seulement que le contenu de l'orbite fasse plus ou moins complétement défaut; mais encore que cette anomalie congénitale soit portée jusqu'à l'absence absolue des cavités orbitaires.

Les auteurs rapportent des exemples d'imperforation de l'orbite; dans ces cas aussi, on rechercha vainement la plupart des membranes de l'œil et des annexes vasculaires, nerveuses et musculaires de cet organe.

Telles sont les anomalies congénitales les plus saillantes qu'on ait observées dans l'orbite; à côté de ces faits, il en est d'autres, moins rares, dans lesquels on signale de simples déformations ou déviations congénitales des cavités orbitaires. Dans l'hydrocéphalie, par exemple, le fond de l'orbite est refoulé en avant par le liquide intracrânien, et ce phénomène produit l'exophthalmie. Il peut exister, au contraire, un excès de saillie de la portion orbitaire du frontal, ou plus généralement un excès de profondeur de l'orbite envisagée dans sa totalité. Un larmoiement plus ou moins prononcé accompagne ces deux états: car dans le premier, les paupières sont repoussées en avant par le globe oculaire, tandis que dans le second elles perdent leurs rapports avec l'œil profondément enfoncé dans l'orbite, de telle façon que les points lacrymaux cessent de plonger dans le lac lacrymal.

En résumé, absence, atrophie, réunion, écartement, déformations diverses des cavités orbitaires, telles sont les anomalies congénitales qu'on y constate. Les tumeurs congénitales de cette région sont très-rares, si tant est que leur existence soit démontrée, et qu'on n'ait pas fait, à tort, dater de la vie fœtale quelques lipomes et quelques tumeurs érectiles ultérieurement développés (1).

MALADIES DES VOIES LACRYMALES.

CONSIDÉRATIONS GÉNÉRALES.

Qu'il nous soit permis, en commençant l'étude des maladies des voies lacrymales, de dire en peu de mots comment nous entendons traiter cette matière, si importante pour la pratique. De tout temps, on s'est jeté avec une sorte d'avidité sur l'étude des maladies qui vont nous occuper et la science est d'une richesse peu commune en écrits publiés sur ce sujet. Toutefois un observateur attentif, examinant les résultats effectifs de ces nombreuses publications, ne manquera pas de s'apercevoir du peu de progrès que l'ophthalmologie a fait dans cette branche, et de remarquer que, le plus souvent, les auteurs se sont contentés de rendre à des théories et à des procédés abandonnés une seconde vie aussi éphémère que la première. Il est clair qu'on n'a pu fournir une étude sérieuse des maladies des voies lacrymales avant l'époque à laquelle on a enfin possédé des notions exactes sur l'anatomie et la physiologie de ces parties; aussi est-ce bien à tort que le besoin d'étaler une érudition stérile a entretenu dans les descriptions que nous possédons des théories et des méthodes de traitement appartenant à un temps où les notions anatomiques qui sont la base principale des travaux modernes faisaient encore défaut.

D'un autre côté, si l'on s'en tient à la littérature contemporaine, on trouve des différences, et qui plus est, des contradictions si manifestes entre les opinions des auteurs, qu'on se voit contraint d'en sacrifier une partie à la clarté et à la simplicité de la description. Nous exposerons donc les maladies des voies lacrymales, en nous attachant à négliger autant que possible sur notre route les citations d'auteurs et les discussions dont nous serions embarrassé à chaque pas, sur un terrain si battu, et en nous réservant de suppléer à ces omissions volontaires dans un résumé historique et une note bibliographique placés à la fin de ce chapitre.

(1) Consultez pour les détails la monographie de M. Cornaz (*Des abnormités congénitales des yeux et de leurs annexes*, Lausanne, 1848), et pour la littérature, la traduction de Mackenzie, t. I, p. 1.

A. MALADIES DE LA GLANDE LACRYMALE.

ARTICLE PREMIER.

INFLAMMATION DE LA GLANDE LACRYMALE (DACRYOADÉNITE).

Symptômes. — Cette maladie est tellement rare à l'état aigu, que des praticiens d'une grande expérience, M. Arlt entre autres, avancent n'avoir jamais eu l'occasion de l'étudier, et si l'on examine les observations que la littérature renferme (Ad. Schmidt, Todd, Hynes Walton), il reste encore douteux que l'inflammation ait réellement occupé le parenchyme glandulaire, et non le tissu cellulaire circonvoisin. Du reste, on comprend sans peine combien il est facile de confondre cette maladie avec une inflammation du périoste sous-jacent; et si l'on songe que l'on a souvent signalé des altérations osseuses consécutivement à la suppuration de la glande lacrymale, on est en droit de penser qu'on a plus d'une fois attribué à l'inflammation propre de cette glande des symptômes qui appartenaient à une phlogose de la paroi orbitaire.

La tournure que prend la maladie dépend essentiellement du plus ou moins de temps que les symptômes inflammatoires emploient à se développer. Tandis que l'inflammation suraiguë de la glande lacrymale se termine par une production abondante de globules de pus et aboutit à la formation d'un abcès, l'inflammation chronique provoque l'hypergénèse du tissu cellulaire qui entre dans la constitution de l'organe affecté, et détermine un engorgement dont la résolution se fait, en général, avec beaucoup de lenteur. Ce n'est que dans des cas tout à fait exceptionnels que, par l'effet de poussées inflammatoires multiples, la glande s'hypertrophie d'une manière progressive.

Les principaux symptômes de l'inflammation suraiguë de la glande lacrymale sont: une tuméfaction marquée et une rougeur érysipélateuse intense de la paupière supérieure, localisée principalement vers l'angle externe, point où l'on constate au toucher une vive sensibilité, et au niveau duquel le malade accuse des battements et des douleurs lancinantes. A mesure que le gonflement et la rougeur augmentent, il se manifeste presque constamment des troubles généraux, comme une fièvre ardente, de l'anorexie et de l'insomnie. Les auteurs signalent une gangrène partielle de la paupière supérieure, déterminée, d'après eux, par la compression que la glande malade exerce sur les tissus voisins, gangrène qui, à leur avis, donnerait lieu à l'évacuation des produits fournis par la suppuration. Dans ces cas, il faut le dire, un stylet introduit dans la plaie est toujours tombé sur un os dénudé et couvert d'aspérités. Mais, à côté de ces faits, il en est d'autres où la suppuration s'est ouvert une voie au dehors, sans avoir été précédée de sphacèle, et où il s'est établi un trajet fistuleux.

Tandis que l'inflammation de la glande lacrymale, en tant que maladie suraiguë, réclame encore, pour être acquise à la science, le contrôle d'observations plus concluantes, il n'est pas douteux qu'elle existe à l'état chronique et ne se décèle alors par des symptômes bien caractérisés. M. Heymann en relate une observation fort curieuse, que nous croyons devoir donner en note (1).

Nous avons eu l'occasion d'observer la maladie à l'état chronique sur des sujets qui avaient longtemps souffert de conjonctivites, de kératites pus-

(1) Paul S..., âgé de dix ans, me fut amené pendant l'automne de 1859, pour une maladie de l'œil gauche traitée jusqu'à cette époque par des topiques d'un usage pénible. La paupière supérieure correspondante était fortement distendue et il était impossible de la soulever. Le mal aurait débuté, si l'on s'en rapporte aux renseignements fournis, par un ulcère de la cornée, et n'aurait pris cette gravité que depuis peu de jours. Un examen très-attentif révéla sous la paupière l'existence d'une tumeur charnue, sans bosselures. La paupière était d'une rougeur intense, mais non phlegmoneuse, et l'on pouvait la mouvoir sur place, bien qu'elle résistât aux tractions exercées de bas en haut; la tumeur, du volume d'une pomme, tombait au devant de la paupière supérieure et n'était sensible que du côté externe de l'orbite. On ne percevait aucune fluctuation : un liquide séreux jaunâtre s'écoulait bien par la fente palpébrale, mais jamais on n'avait constaté une suppuration véritable. Incertain sur la nature du mal, j'ordonnai des cataplasmes, ce qui rendit la tumeur plus molle et la diminua de volume. Six jours après, il était possible de soulever la paupière supérieure et d'entrevoir, non sans peine à la vérité, le globe oculaire immobilisé en dedans, mais ne faisant aucune saillie en avant. Au travers de la paupière ramollie, on sentait, au niveau du bord externe de l'orbite, une tumeur dure et assez nettement circonscrite. Bientôt l'écartement des paupières, devenu plus facile, permit d'introduire une sonde pour savoir si cette induration n'était pas causée par la présence d'un corps étranger. On reconnut ainsi que le cul-de-sac supérieur était occupé tout entier par une tumeur qui faisait une saillie prononcée en bas, et que la dureté perçue était le symptôme d'une infiltration qui n'avait aucun des caractères des abcès. L'œil ayant repris sa position normale, on voit la cornée très-opaque et faiblement ramollie. La conjonctive du cul-de-sac supérieur n'offre aucune autre altération qu'une rougeur et une turgescence assez forte. On est en droit de supposer qu'il s'agit, dans ce cas, d'une inflammation du tissu cellulaire voisin de la glande. Sous l'emploi de l'iodure de potassium à l'intérieur et des frictions mercurielles, le malade guérit bientôt. La région de la glande lacrymale, sans être tuméfiée, resta longtemps sensible au toucher. La sécrétion des larmes s'accomplissait comme à l'état normal. Il faut se demander si, dans ces circonstances, l'usage de topiques irritants n'a pas agi sur la maladie comme cause déterminante. (*Archiv für Augenheilkunde*, t. VII, A. I, p. 143.)

tuleuses, d'iritis accompagnées d'un larmoiement considérable. M. de Graefe (1) cite trois cas dans lesquels, à la suite d'une opération, et de l'occlusion de l'œil qu'elle avait nécessitée, il était survenu dans la paupière supérieure un gonflement considérable dû à une augmentation de volume de la glande lacrymale. Ce gonflement mit plusieurs mois à se dissiper, et la glande resta longtemps le siége d'une sensibilité assez vive, qu'on réveillait, soit par le toucher, soit en écartant complétement les paupières. Les douleurs ciliaires n'avaient existé que dans la première période de la maladie. M. de Graefe rapporte cette congestion du tissu propre de la glande, survenue chez ces trois opérés après un rapprochement prolongé des paupières, à la rétention des larmes et à l'irritation qui en fut l'effet.

Les symptômes de la dacryoadénite chronique sont la tuméfaction de la paupière supérieure, une rougeur de ce voile membraneux, plus prononcée en dehors qu'en dedans, et la difficulté de le soulever en totalité. Parfois il est possible de sentir directement, en introduisant le petit doigt dans le cul-de-sac, ou après avoir renversé la paupière, le lobule externe tuméfié de la glande augmentée de volume. Comme le gonflement de la glande ou du tissu cellulaire voisin s'observe le plus ordinairement dans le cours d'inflammations chroniques de la conjonctive, de la cornée ou de l'iris, accompagnées de blépharospasme, il est très-difficile de déterminer quelle part la maladie de la glande prend dans l'hypersécrétion et dans les complications qui surviennent par suite de la rétention de ce liquide.

Tandis que la dacryoadénite suraiguë suit, d'après les auteurs, une marche très-rapide et se termine par la suppuration dans l'espace de trois à cinq jours, le gonflement qui provient de l'inflammation chronique de la glande lacrymale met généralement plusieurs mois à se dissiper.

L'inflammation aiguë de la glande lacrymale, surtout dans les cas où elle reconnaît une violence pour cause, réclame l'emploi énergique des moyens antiphlogistiques, et dès qu'on a lieu de croire à l'existence d'un abcès, il faut l'ouvrir sans retard. Lorsque, par suite d'une forme chronique, la glande s'est engorgée, des frictions résolutives au moyen des pommades aux iodures de potassium, de plomb, et de l'onguent mercuriel, enfin des frictions simples, mais prolongées, avec l'huile d'amandes douces, sont d'un effet avantageux. D'ailleurs c'est au massage même, et non à l'action du principe médicamenteux, qu'il faut rapporter l'efficacité de cette pratique.

(1) *Archiv für Augenheilkunde*, t. IV, A. II, p. 259.

ARTICLE II.

HYPERTROPHIE DE LA GLANDE LACRYMALE.

Consécutivement à des poussées inflammatoires multipliées, ou même en l'absence de semblables antécédents, on a vu la glande lacrymale s'accroître notablement et constituer une tumeur volumineuse, lobulée, tout à fait indolente, qu'on a dû rapporter à l'hypertrophie du tissu propre de la glande. Dans la plupart des cas, cette hypertrophie a été observée sur de jeunes sujets et l'évolution complète de la maladie, dont les débuts ont paru quelquefois remonter à la vie intra-utérine, a toujours mis plusieurs années à se faire. La glande lacrymale augmente de volume sans causer la moindre gêne, jusqu'au moment où elle acquiert des dimensions telles qu'elle frappe les regards, entrave l'occlusion de l'œil et comprime le globe oculaire au point de le dévier en bas et en dedans. Dans ces conditions, il se manifeste un ptosis de la paupière supérieure, sous l'influence directe de la compression que le contenu de l'orbite a subie. Jusqu'à présent, d'ailleurs, on n'a pas observé que ces désordres aient été la cause d'un trouble appréciable dans la sécrétion des larmes.

Le diagnostic de cet état morbide est loin d'être toujours facile, et la difficulté que nous signalons consiste moins à s'assurer de la présence d'une tumeur développée aux dépens de la glande lacrymale qu'à déterminer exactement la nature d'une pareille tumeur. Ainsi, il est aisé de confondre l'hypertrophie de la glande lacrymale avec un kyste développé dans le voisinage de cet organe. En outre, la dureté qu'acquiert parfois la glande lacrymale hypertrophiée peut encore induire en erreur, en faisant croire à l'existence d'une néoplasie maligne. Un développement très-lent, l'absence de douleurs et de troubles généraux sont des signes qui permettent de repousser avec quelque sûreté le soupçon d'une tumeur maligne.

Quoique la maladie dont nous nous occupons soit en général sans gravité, elle peut, dans les cas où l'hypertrophie est considérable, non-seulement compromettre l'organe visuel, mais encore entraîner des troubles sérieux dans la santé du sujet. Ainsi, on veut avoir observé qu'en pareille circonstance, la tumeur, écartant les parois de l'orbite, ait pénétré dans les cavités voisines ; mais il reste à savoir si ces faits se rapportaient bien, comme on l'a dit, à une hypertrophie simple de la glande lacrymale.

Quand la tumeur atteint un volume tel qu'elle réclame une intervention urgente, l'extirpation est le seul traitement qui soit rationnellement indiqué; car s'il existe réellement des faits dans lesquels l'hypertrophie ait cédé à une médication résolutive (Hynes-Walton), ils sont tellement isolés qu'ils n'inspirent dans cette méthode qu'une très-médiocre confiance. Nous donnons en abrégé quelques observations de cette maladie rare, observations dans lesquelles l'extirpation de la tumeur a permis de contrôler le diagnostic par l'examen microscopique des parties enlevées (1).

ARTICLE III.

TUMEURS DE LA GLANDE LACRYMALE.

Outre une hypertrophie, générale ou partielle, dont l'étude aurait dû être, à la rigueur, placée dans cet article, on a observé dans la glande lacrymale des tumeurs de différente nature. Celles qui se rapprochent le plus, par leur composition histologique, de la forme précédente, sont les tumeurs fibreuses et les tumeurs fibro-plastiques (sarcomes).

Les *fibromes* de cette région, d'ailleurs assez rares, n'ont pas été, jusqu'à présent reconnus comme ayant, d'une manière certaine, pris leur origine dans le tissu cellulaire qui fait partie de la glande lacrymale.

Quant aux *tumeurs fibro-plastiques* de cette glande, peu communes

(1) Observation I. — Par M. Gluge (*Annales d'oculistique*, t. XXXIII, p. 145 et *Atlas der pathologischen Anatomie*, liv. XVII, pl. III, fig. 20-22). Chez un enfant de cinq ans, Florent Cunier enlève, en juillet 1849, une tumeur dont le début remonte à la naissance et qui occupe la région de la glande lacrymale. Elle représente à peu près le volume d'un œuf de poule : l'examen microscopique révèle une hypertrophie du tissu glandulaire et une dilatation énorme des canaux excréteurs.

Observation II. — Par M. Lebert (*Traité de M. Desmarres*, t. I, p. 266). M. Chassaignac enlève, en octobre 1851, sur une malade de vingt-six ans, une tumeur occupant la moitié externe de l'orbite et qui avait déplacé l'œil en avant et en dedans. La saillie de cet organe avait été observée six ans auparavant; elle s'était, depuis cette époque, accrue insensiblement, tout en restant complétement indolente. Extirpée, elle mesure 35 centimètres de long sur 2 centimètres de large et environ autant d'épaisseur. La forme de cette tumeur se rapproche beaucoup de celle d'un testicule : extérieurement elle est entourée d'une enveloppe cellulo-fibreuse peu vasculaire. En comprimant une coupe fraîche, dont l'aspect est grenu et la coloration rougeâtre, on obtient de nombreux grumeaux qu'on reconnaît sous le microscope pour des culs-de-sac glandulaires et qui, examinés avec de faibles grossissements, paraissent allongés, lobulés et groupés entre eux.

Observation III. — Par M. Fano (*Gazette des hôpitaux*, n° 133, 1862). M. Fano enlève, en octobre 1862, chez un malade âgé de vingt ans, une tumeur située au niveau de la partie externe du cul-de-sac supérieur et du volume d'un haricot flageolet. Depuis quatre ans, le malade éprouvait des douleurs vers la partie externe de la paupière supérieure droite, et était pris de larmoiement dès qu'il s'exposait à une lumière vive. L'examen microscopique fait par M. Ordoñez constate que la masse de la tumeur est constituée par un grand nombre d'acini glandulaires, entourés d'une

elles-mêmes, c'est surtout à Mackenzie (1) et à Burns que nous devons leur description. Le premier de ces auteurs a décrit une tumeur fibro-plastique de la glande lacrymale, à laquelle il assigne le nom de *chloroma*, à cause de la coloration verdâtre que cette néoplasie présente, mais que d'ailleurs elle perd par le lavage dans l'eau ou dans l'esprit-de-vin ; sur la coupe, cette tumeur se montre uniformément ferme, fibrillaire et pauvre en vaisseaux. Elle offre comme caractère essentiel, à l'instar des autres sarcômes, d'envahir, en se développant énormément, les cavités voisines de celle où elle est née, et de se montrer à la fois dans plusieurs régions, affectant de préférence la dure-mère crânienne. Le chloroma aurait été, suivant quelques auteurs, principalement observé chez de jeunes sujets et se serait rencontré, non-seulement dans la cavité orbitaire, en dehors de la glande lacrymale ; mais encore dans les fosses nasales, la cavité crânienne, etc. (Balfour, Durand-Fardel, King).

Les *tumeurs cancéreuses* ont rarement la glande lacrymale pour siége, et il faut croire que ces néoplasies, développées primitivement dans d'autres parties du contenu de l'orbite, n'ont envahi cette glande que par suite des progrès de leur évolution, dans plusieurs des cas où l'on a regardé cet

trame de tissu cellulaire assez serrée. Les culs-de-sac glandulaires présentent un volume au moins double de leur volume normal. Leur paroi propre est fortement distendue par une grande quantité de cellules d'épithélium nucléolaire. Cette hypergénèse cellulaire s'observe aussi dans les canaux excréteurs de la glande.

Observation IV. — Par A. Rothmund fils (*Klinische Monatsblätter für Augenheilkunde*, p. 264, 1863). M. Rothmund fils enlève chez une femme de trente ans, en juin 1862, une tumeur de l'orbite droit qui est arrondie, dure, immobile, recouverte par la paupière supérieure et présentant un diamètre de deux pouces et demi. Le globe de l'œil est complétement luxé sur la pommette, en bas et en dedans, et descend un pouce plus bas que celui du côté opposé. Il est légèrement aplati et la cornée s'est assez notablement opacifiée, à la suite d'une kératite panneuse, pour que la malade puisse à peine, avec cet œil, compter les doigts à un pied de distance. Il y a cinq ans que la tumeur a paru ; au bout d'une année, elle avait la dimension d'un œuf de pigeon ; il y a deux ans, la malade pouvait encore lire de l'œil droit. L'extirpation fut facile et l'œil replacé dans l'orbite. La tumeur mesurait 5 centimètres et demi de longueur sur 5 de largeur. Elle était compacte et la section y montra un contenu gélatineux. Le professeur Buhl constata, au moyen du microscope, qu'elle provenait de l'hypertrophie de la glande lacrymale. Après la guérison, la cornée recouvra une partie de sa transparence, et la malade put compter les doigts à quatre pieds de distance.

Des observations analogues ont été relatées par Halpin (*Annales d'oculistique*, t. XIX, p. 159, par Anderson (*Edinburgh monthly Journal of med. science*, *Annales d'oculistique*, t. XIX, p. 243, 1848) et par M. Warlomont (*Annales d'oculistique*, t. XLVIII, p. 53, 1862).

(1) *Loc. cit.*, t. I, p. 122.

organe comme étant leur point de départ. Une migration semblable a très-certainement été observée par M. Pamard père (1) pour la forme dite mélanose simple ou bénigne. Plusieurs auteurs nient que la glande lacrymale soit atteinte de cancer; quoi qu'il en soit de cette assertion, elle prouve du moins que cet organe n'est pas, tant s'en faut, le siége de prédilection de ces néoplasies dans l'orbite.

On prétend avoir trouvé dans la glande lacrymale des *kystes* de dimensions différentes et de contenu variable, sur l'origine desquels les opinions des auteurs ne s'accordent guère. La dilatation cystique d'un conduit excréteur de la glande, connue sous le nom de dacryops, a été décrite à l'occasion des tumeurs des paupières (voyez p. 585). Nous avons dit, au sujet des kystes transparents (p. 579) et des kystes folliculaires (p. 583) que leur siége le plus ordinaire est l'angle supero-externe du bord orbitaire antérieur, et nous avons ajouté que ces kystes ont beaucoup de tendance à s'introduire dans l'orbite. On comprend sans peine combien il est naturel de regarder ces kystes comme nés de la glande lacrymale, lorsqu'ils se sont insinués dans l'épaisseur de cet organe ou lorsqu'ils s'y sont si étroitement juxtaposés qu'ils en ont déterminé l'atrophie, en le comprimant.

Si, dans un cas donné, on avait réellement affaire à un kyste englobé dans la glande lacrymale et contenant lui-même un liquide plus ou moins transparent, on devrait l'attribuer à la rétention du produit normalement sécrété par la glande (kyste par rétention de Virchow), ou rechercher avec beaucoup de soin s'il ne résulterait pas de la présence d'un cysticerque ou d'un échinocoque. Les observations connues d'hydatides siégeant dans l'épaisseur de la glande lacrymale semblent se rapporter principalement à cette dernière espèce d'entozoaires. (Ad. Schmidt, Benedict, Dupuytren.) Quoiqu'on ait déjà pu, après l'ouverture de l'hydatide, en extraire une poche ayant, pour l'aspect extérieur, les caractères de l'échinocoque (Ad. Schmidt), l'absence de tout examen histologique nous engage à beaucoup de réserve dans l'appréciation de ces faits. Les hydatides de la glande lacrymale se seraient fait remarquer par un développement extrêmement rapide, la production d'un exorbitisme très-considérable et des phénomènes de compression des plus alarmants. En somme, les facilités que l'époque actuelle fournit aux recherches anatomo-pathologiques sont, peut-être, une des raisons pour lesquelles on n'a pas, depuis quelque temps, recueilli d'observations de ce genre; et lorsqu'on songe que Rosas (2) a, dans son traité, consacré dix paragraphes à l'étude de cette maladie exceptionnelle, on est bien en droit de se demander avec

(1) *Annales d'oculistique*, t. XXIX, p. 27.

(2) *Handbuch der theor. u. pract. Augenheilkunde*, Wien, 1830, t. II, p. 348.

quelles affections cet auteur la confondait. Si toutefois l'on était indubitablement en présence d'un de ces faits, il faudrait se conformer aux règles indiquées pour le traitement des kystes de l'orbite.

ARTICLE IV.

ANOMALIES FONCTIONNELLES (EPIPHORA).

Les troubles qu'on signale le plus communément dans la sécrétion des larmes, sont l'augmentation (epiphora) ou la diminution de la quantité de ce liquide normalement fournie par la glande. Hâtons-nous de dire que l'on ne sait rien de précis sur la quantité de liquide sécrété par la glande lacrymale dans un temps donné, ni sur le mode, continu ou intermittent, d'après lequel s'accomplit cette fonction. Il reste encore à savoir si cette sécrétion n'est pas accélérée par le clignement des paupières, comme la sécrétion salivaire l'est par les mouvements de mastication. Tout ce qu'on peut affirmer, en s'étayant de la clinique, c'est qu'il existe à cet égard des variations physiologiques des plus marquées.

Une fois la question établie sur ce terrain, on comprend combien il faut hésiter à admettre, dans un cas particulier, une hypersécrétion de larmes, toutes les fois, bien entendu, qu'il ne s'agit pas de l'effet ordinaire d'une impression morale vive, ou d'une action réflexe exercée par les nerfs de sensibilité qui se répandent dans les paupières ou dans le globe de l'œil sur ceux qui président à la sécrétion lacrymale. Imaginons, en dehors de cette action réflexe, une abondance de larmes telle que les voies naturelles d'élimination deviennent insuffisantes, quoique leur position et leur perméabilité n'offrent aucune anomalie, sera-t-on en droit d'affirmer qu'il existe une hypersécrétion lacrymale? Nous ne le croyons pas; car il peut exister dans le jeu des parties de l'orbiculaire qui président à l'élimination des larmes, des troubles capables d'entraver cette fonction délicate, troubles qui échappent encore à nos moyens d'investigation, si ce n'est dans les cas où l'orbiculaire participe en entier à une paralysie de la septième paire (1). On peut chercher la raison de cette ignorance dans ce fait que les auteurs étant, encore de nos jours, en discussion ouverte sur les forces musculaires qui entrent en action dans l'élimination des larmes et sur le mécanisme intime de cette fonction, n'ont pas encore pu porter leur attention sur les aberrations auxquelles ces forces musculaires sont sujettes. Toutefois, il est peu de praticiens voyant passer journellement sous leurs yeux un certain nombre de maladies des voies

(1) Dans la paralysie complète du facial, le muscle lacrymal postérieur innervé par un filet moteur de la cinquième paire continue à se contracter et à maintenir les parois du sac lacrymal en contact (Henke).

lacrymales, qui n'aient observé des personnes tourmentées par un épiphora continuel, bien que l'appareil éliminateur et ses muscles parussent être chez elles dans un état d'intégrité complète (1). Faut-il chercher là cause de cet épiphora dans une anomalie de sécrétion, ou, au contraire, le rapporter à un trouble survenu dans l'élimination des larmes? Jusqu'à plus ample informé, nous penchons pour la seconde de ces interprétations.

On se trouve encore dans l'embarras, lorsqu'il s'agit de constater d'une manière évidente une diminution de la sécrétion lacrymale ; quoique, dans ce cas, l'oblitération des canaux excréteurs de la glande, agissant en diminuant la quantité des larmes déversées dans le sac conjonctival, soit parfois accessible à l'investigation. Autrefois on se contentait, pour admettre une diminution de la sécrétion lacrymale, de la sensation de sécheresse accusée par les malades. Cette sensation, si pénible dans certaines hyperhémies et dans quelques catarrhes de la conjonctive, ne s'explique pas par un défaut de lubréfaction de l'œil, survenu faute de larmes; mais bien par un état morbide de la muqueuse et un trouble fonctionnel de la sécrétion de cette membrane.

L'extirpation plus ou moins complète de la glande lacrymale a suffisamment prouvé que les larmes ne sont pas indispensables aux fonctions

(1) Il y a quelque temps, nous avons eu l'occasion d'observer un homme d'une trentaine d'années, chez lequel on pouvait introduire avec beaucoup de facilité, dans le canal nasal gauche, une sonde n° 6 de Bowman. Les paupières et les voies lacrymales n'offraient rien de particulier. Cet homme, doreur sur cuir, était fort tourmenté par un larmoiement continuel et si abondant que, maculant ses travaux, il lui rendait presque impossible l'exercice de son état. Ayant essayé de divers modes de traitement et ayant poussé le sondage avec des sondes fortes jusqu'au point de provoquer dans la muqueuse du sac une hypersécrétion légère, mais néanmoins propre à augmenter encore l'épiphora, nous en étions arrivé à proposer au malade l'extirpation de la portion palpébrale de la glande lacrymale. Cet homme, auquel on avait exagéré les difficultés de cette opération, nous quitta pour se remettre entre les mains d'un de nos confrères qui tenta de lui pratiquer l'oblitération du sac lacrymal au moyen du beurre d'antimoine. Il est probable qu'il avait été induit en erreur par la légère sécrétion morbide de la muqueuse, qui, résultant uniquement d'un cathétérisme prolongé et pratiqué avec des sondes fortes, n'avait été pour rien dans la production du larmoiement, comme nous avions pu nous en convaincre à l'arrivée du malade. Environ trois mois plus tard, celui-ci revint à notre clinique : le larmoiement n'avait pas du tout changé de caractère et, en présence des médecins qui se trouvaient là, nous introduisîmes sans beaucoup de difficulté et sans le moindre écoulement de sang, la sonde n° 3 de Bowman dans le canal nasal, montrant ainsi dans quelle erreur on peut quelquefois tomber en croyant à une oblitération du sac. Nous perdîmes notre malade de vue, après l'avoir soumis, à quelques reprises, à la faradisation des muscles des paupières.

de l'œil, et que la sécrétion conjonctivale, unie à la transsudation qui s'opère au travers des membranes de l'œil, joue le rôle principal dans la lubréfaction de cet organe (Magendie et Martini); quoique, dans ces cas, il faille peut-être admettre une suppléance fonctionnelle (P. Bernard) (1). On comprend donc sans peine que de faibles diminutions de la sécrétion lacrymale échappent à l'observation. D'un autre côté, comme nous venons de le dire, lorsque la partie du cul-de-sac conjonctival qui correspond aux conduits excréteurs de la glande a subi dans sa totalité la transformation inodulaire, ce fait rend parfaitement compte de la suppression absolue des larmes; aussi sommes-nous bien loin de nier qu'à la suite de brûlures étendues, d'une conjonctivite granuleuse généralisée ou d'une conjonctivite diphthéritique, le xéroma lacrymal puisse compléter la xérophthalmie. En pareille circonstance, on a même observé une atrophie complète de la glande.

Nous lisons dans plusieurs auteurs que la sécrétion des larmes se tarit à la dernière période de maladies débilitantes et de fièvres graves, enfin aux approches de la mort. Ce fait, très-intéressant pour un romancier, ne repose sur aucune observation sérieuse.

Vu la difficulté que l'on éprouve à recueillir le liquide lacrymal pur et non mélangé du produit de la sécrétion conjonctivale, en assez grande quantité pour le soumettre à l'analyse (2), nous n'acceptons qu'avec réserve les opinions professées jusqu'ici sur certaines modifications morbides des larmes, à la suite desquelles ces dernières deviendraient plus âcres, visqueuses, etc. Si le contact prolongé de la sécrétion lacrymale provoque, chez quelques enfants plutôt que chez les autres, des excoriations du

(1) M. de Graefe (*Archiv für Augenheilkunde*, t. I, A. 1, p. 295), rapporte un cas où il a été forcé d'enlever la glande en totalité avec une tumeur de l'orbite; le malade sentait son œil plus sec et était forcé de le fermer plus souvent quand il l'exposait au vent. Lorsqu'on instillait dans cet œil dú laudanum ou une solution de nitrate d'argent, la rougeur et la douleur y étaient bien plus persistantes que du côté opposé, et cela probablement à cause d'une dilution moins rapide des matières irritantes.

(2) M. Arlt (*Archiv für Augenheilkunde*, t. II, A. 2, p. 137) a pu recueillir la sécrétion pure de la glande lacrymale chez un jeune homme atteint d'une fistule de la glande à la suite d'un lupus qui avait détruit la conjonctive en majeure partie. Voici les résultats de l'analyse de ce liquide faite par M. Lerch :

Eau	98,223
Chlorure de sodium	1,257
Albumine	0,504
Parties salines	0,016
Quelques traces de graisses	
	100,000

Voyez, page 8, l'analyse des sécrétions lacrymale et conjonctivale réunies, par Frerichs.

tégument externe, cela tient, non aux changements de nature du liquide sécrété; mais plus probablement à ce que la constitution de la couche épidermique et du derme varie suivant les sujets et résiste plus ou moins à cette cause d'irritation.

Le liquide lacrymal est sujet à deux espèces d'altération faciles à reconnaître d'après les caractères qu'elles communiquent à ce fluide. Ainsi on y signale, dans quelques formes intenses d'ictère, une coloration jaunâtre si foncée que le linge en est taché (Weller), et, dans quelques formes de scorbut, une coloration rougeâtre (Lanzoni, Rosas, Hasner) peut être due tout simplement à l'extravasation d'une petite quantité de sang dans le sac conjonctival.

ARTICLE V.

FISTULE DE LA GLANDE LACRYMALE.

Dans un petit nombre d'observations, on a relaté l'existence d'une ouverture très-fine, située vers la partie externe de la paupière supérieure et donnant issue à un liquide tantôt parfaitement transparent, tantôt mêlé à des globules de pus. La fistule s'était établie, soit consécutivement à l'ouverture d'un abcès développé au voisinage de la glande lacrymale, soit après un traumatisme de ces parties, et surtout après une opération pratiquée dans le but d'extirper un kyste de cette région. La sonde introduite dans cette ouverture pénètre tantôt dans un trajet fistuleux étroit, à parois épaissies et en forme de cul-de-sac, tantôt dans une sorte de poche due probablement à la dilatation extraordinaire d'un conduit excréteur de la glande (dacryops fistuleux).

Rosas (1) admet deux espèces de fistule de la glande lacrymale; à l'une il donne le nom de *ulcus carioso-fistulosum glandulæ lacrymalis*, à l'autre il réserve la simple dénomination de *fistula glandulæ lacrymalis*. La dernière de ces variétés trouve seule place dans cet article, car la première ne présente aucun symptôme qui puisse la différencier d'une nécrose du rebord orbitaire, au voisinage de l'extrémité externe de la paroi supérieure. Si nous mentionnons ici l'opinion de cet auteur, c'est uniquement pour empêcher qu'on ne fasse une pareille confusion; une exploration attentive au moyen de la sonde et l'examen des produits fournis par la fistule ne doivent laisser sur sa nature aucun doute sérieux. En effet, dans la fistule vraie, une sonde fine portée dans l'ouverture extérieure ne rencontre jamais ni une surface osseuse malade, ni un point de la glande atteint d'induration. De plus, l'écoulement du liquide fourni par une fis-

(1) *Loc. cit.*, t. II, p. 358.

tule vraie est sujet à augmenter de quantité toutes les fois que, sous l'influence d'un grand vent, d'un air froid, d'une irritation extérieure, ou enfin d'une émotion morale vive, les larmes sont sécrétées en plus grande abondance qu'à l'état normal.

D'ailleurs, que la fistule provienne d'une altération osseuse, ou qu'elle communique avec le tissu glandulaire, elle offre ceci de constant qu'elle résiste d'une manière opiniâtre aux tentatives faites pour l'oblitérer, qu'on se serve pour cela, soit de sondes munies de nitrate d'argent fondu, soit d'aiguilles chauffées au blanc ou du fil de platine des appareils galvano-caustiques, soit enfin d'injections corrosives poussées dans le trajet, préalablement dilaté au moyen de cordes à boyau (Ad. Schmidt).

Nous donnons, en les abrégeant, quelques observations de cette rare maladie sur laquelle Ad. Schmidt (1) a principalement appelé l'attention des médecins, ce qui nous permettra de faire connaître en partie les moyens thérapeutiques auxquels on a eu recours (2).

(1) *Die Krankheiten des Tranen-Organes*, Wien, 1803, p. 153.

(2) OBSERVATION I. — Par J. Beer (*Lehre von den Augenkrankheiten*, Wien, 1817, p. 186). « Une seule fois, j'ai essayé sur un jeune paysan vigoureusement constitué, chez lequel le trajet fistuleux ne mesurait que 5 millimètres et avait des parois calleuses, d'enfoncer rapidement jusqu'au fond de la fistule une aiguille à tricoter fortement rougie, en la faisant tourner plusieurs fois sur son axe. Cinq jours après, l'inflammation s'était dissipée et la fistule était complétement fermée. Je ne voudrais cependant pas imposer cette observation isolée comme devant servir d'exemple pour des cas de fistules plus profondes, et recommander à tous les médecins l'usage de cette méthode. »

OBSERVATION II. — Par M. Jarjavay (*Gazette des hôpitaux*, 1854, n° 324). Un homme âgé de quarante-cinq ans avait reçu, en 1844, un coup de couteau-poignard sur la partie externe de la région palpébrale droite. La plaie avait suppuré plusieurs mois, s'était incomplétement cicatrisée et il s'était formé sur la partie externe de la paupière une tumeur d'où l'on put faire jaillir un liquide transparent et incolore. Le malade porte une cicatrice étendue de la commissure externe, se prolongeant jusqu'à la queue du sourcil, au niveau de laquelle on sent une légère dépression sur le rebord osseux du frontal. Au-dessus et en dehors de la commissure cicatricielle, est une tumeur oblongue de la forme et de la grosseur d'une petite amande. Elle est molle, sans changement de couleur à la peau, et présente dans sa partie supérieure une dépression infundibuliforme au fond de laquelle est une ouverture étroite qu'on ne peut apercevoir qu'après avoir déplacé avec soin la peau, si mince dans cette région. La tumeur augmente de volume dès qu'une irritation quelconque provoque la sécrétion des larmes. Pour la vider, le malade exerce une pression au-dessus du globe de l'œil, de manière à la comprimer entre le bout du doigt indicateur et le pourtour de l'orbite. Cette manœuvre fait jaillir un liquide transparent comme de l'eau de roche en un filet très-tenu.

M. Jarjavay ajoute à cette observation l'histoire, moins précise et moins détaillée

ARTICLE VI.

CORPS ÉTRANGERS DE LA GLANDE LACRYMALE. (DACRYOLITHES.)

La science ne renferme presque pas d'observations authentiques de corps étrangers logés dans la glande lacrymale; ce qui s'explique, en

d'un second fait, où la compression de la tumeur faisait couler le liquide dans le sac conjonctival.

Observation III. — Par M. Bowman (*Ophthalmic Hospital reports*, t. I. p. 286 et *Annales d'oculistique*, t. XLIII, p. 37). Une gantière, âgée de vingt-sept ans, s'adresse à M. Bowman, à cause de la gêne que lui occasionne un écoulement de larmes s'effectuant par une petite ouverture située sur la peau de la paupière de l'œil gauche. Elle avait présenté, à l'âge de neuf ans, un gonflement de la paupière supérieure qu'on qualifia d'abord de tumeur, mais plus tard il s'y établit de la suppuration, on ouvrit avec la lancette et on put extraire un corps dur, ressemblant pour la forme et le volume à un noyau de prune. La plaie ne se ferma pas complétement, et depuis il s'est fait continuellement un suintement de larmes par une petite ouverture de la peau de la paupière. Il y a huit ans, l'écoulement s'arrêta pendant un court espace de temps; cet arrêt fut suivi d'un tel gonflement des deux paupières que l'œil en resta complétement caché. Lorsque l'abcès s'ouvrit, le gonflement des paupières disparut, mais la fistule se montra de nouveau. Actuellement, il existe à la partie externe de la paupière supérieure gauche, à la distance d'un huitième de pouce environ de son bord libre, une petite ouverture d'où s'échappe continuellement, goutte à goutte, un liquide incolore et limpide : ce liquide, identique aux larmes, n'excorie pas les parties sur lesquelles il coule. La petite ouverture admet une sonde fine que l'on peut pousser jusqu'à un demi pouce de profondeur du côté de la glande lacrymale, et un examen attentif démontre que la fistule communique avec un kyste qui occupe la moitié externe de la paupière supérieure, mais, qui, se trouvant revenu sur lui-même, n'occasionne aucune tuméfaction. Pour faciliter l'écoulement des larmes dans le sac conjonctival et déterminer ainsi l'occlusion de la fistule, on procéda de la façon suivante : Un fil de soie simple fut armé d'une aiguille à chacune de ses extrémités; l'une de ces aiguilles fut introduite par l'orifice fistuleux de la face externe de la paupière et dirigée un peu en haut, puis on lui fit traverser la paupière et la conjonctive de manière à la faire ressortir, entraînant une extrémité du fil à la face interne de la paupière. La même manœuvre fut exécutée avec la seconde aiguille en traversant la conjonctive à la distance d'un quart de pouce de la première et un peu plus près du bord adhérent de la paupière. Les extrémités du fil furent ramenées en dehors de l'angle externe et fixées à la tempe. Dix jours après, introduction d'un fil plus gros qui occasionna plus d'irritation que le premier. On ferma l'ouverture externe en excisant la petite portion de peau qu'elle traversait, on rapprocha la plaie au moyen de deux serres-fines; quatre jours après on retira le fil, la plaie était cicatrisée.

Observation IV. — Par M. Alfred Graefe (*Arch. für Augenheilkunde*, t. VIII, A. 1.

partie, par la mobilité et l'élasticité de cet organe qui peut ainsi fuir devant le corps vulnérant. Larrey père (1) rapporte un fait dans lequel la moitié d'une balle, coupée en deux par l'angle externe de l'orbite gauche, avait pénétré dans la glande. On veut, en outre, avoir accidentellement ren-

p. 279, 1861). On extirpa chez un homme âgé de vingt et un ans, un kyste siégeant à l'angle externe de l'œil gauche. Une inflammation violente de toute la région suivit l'opération et la formation d'un abcès nécessita des incisions profondes. Ces tentatives thérapeutiques combattirent avantageusement l'inflammation; mais elles laissèrent près de l'angle externe une petite plaie par laquelle s'écoulait souvent un liquide transparent. Des essais d'oblitération au moyen de la galvano-caustique restèrent sans résultat; d'ailleurs le malade n'éprouvait presque aucune incommodité de cette fistule. Lorsque ce jeune homme se présenta pour la première fois chez M. Alf. Graefe, celui-ci constata de la rougeur au voisinage de la commissure externe, où se voyaient quelques petites cicatrices, en partie adhérentes à l'os. Immédiatement au devant de la commissure se trouvait une petite ouverture, perméable seulement aux sondes les plus fines, qui n'y pénétraient qu'à la profondeur de 4 millimètres, et par laquelle les larmes s'écoulaient souvent. Quelque temps après la présentation du malade, la fistule se ferma spontanément. A partir de cette époque, ce jeune homme fut tourmenté par des poussées inflammatoires qui se répétaient avec une grande régularité, de quinzaine en quinzaine. La paupière supérieure se gonflait alors à partir de l'angle externe, de manière à réduire presque à rien la fente palpébrale. La conjonctive entourait la cornée sous forme d'un bourrelet épais, et, le quatrième jour, une pustule s'étant élevée au-dessus de l'ancien emplacement de la fistule, celle-ci, en se rompant, donna passage à un pus cohérent. En même temps que ce pus s'écoulait, la région de l'angle externe était baignée par un liquide transparent, et le malade pouvait accélérer l'évacuation de ces produits, en exerçant sur la paupière une pression qui la refoulât vers le nez. Deux ou trois jours après, tous les symptômes inflammatoires avaient disparu, pour se reproduire périodiquement au bout d'un espace de temps qui variait entre dix et dix-huit jours. Ces attaques étaient si douloureuses qu'elles forçaient le malade à garder la chambre de 4 à 6 jours. Des tentatives faites dans l'espoir de rétablir, par la dilatation, le trajet fistuleux, échouèrent complétement. Ayant observé qu'à l'endroit où le kyste avait siégé primitivement, on pouvait constater une petite tumeur peu mobile qui se gonflait dès l'apparition de la période inflammatoire, M. Alf. Graefe extirpa ce reste de kyste qui renfermait un pus épais. En même temps, il fendit la commissure externe dans une étendue de 6 millimètres et après avoir dégagé les cicatrices des os, il pratiqua une nouvelle commissure par la réunion des parties saines de la peau. L'opération n'exerça aucune influence sur la périodicité des attaques. C'est alors qu'on procéda à l'extirpation de la glande qui fut détachée sans peine du périoste, moins facilement des parties sur lesquelles elle reposait et auxquelles elle était réunie par un tissu cellulaire dense dont la division fut suivie d'une hémorrhagie abondante. La réunion s'effectua par première intention, sans produire de difformité et sans déterminer chez ce malade d'autre embarras que l'impossibilité de pleurer de cet œil. Les attaques inflammatoires ne se renouvelèrent pas.

(1) *Clinique chirurgicale*, t. I, p. 396.

contré dans cet organe une espèce de filiaire (filiaria lacrymalis, Allessi (1). Les concrétions calcaires, qu'on dit avoir observées dans le tissu de cet organe ou dans ses conduits excréteurs constituent des faits exceptionnels. La faible proportion de parties solides que contient la sécrétion de la glande lacrymale (un centième environ), explique pourquoi il est si rare de rencontrer ces concrétions dans les conduits excréteurs de cet organe, comparativement aux productions solides que l'on trouve souvent dans divers autres canaux destinés au transport de liquides plus abondamment pourvus de sels (conduits salivaires). L'analyse chimique de dacryolithes de la glande a démontré qu'ils étaient presque exclusivement composés de phosphate de chaux, qu'ils renfermaient très-peu de substances organiques, et que le carbonate de chaux y faisait ordinairement défaut (Fourcroy et Vauquelin). Dans une observation rapportée par Meade (2), l'élimination de ces concrétions calcaires, dont vingt-trois s'évacuèrent dans l'espace de trois ou quatre jours, avait été précédée, chez une jeune femme, d'une céphalalgie violente localisée principalement au-dessus de l'œil gauche. Ces calculs semblaient (?) quelquefois sortir du cul-de-sac supérieur dont la conjonctive était fortement irritée. Tous les symptômes inflammatoires se dissipèrent après cette élimination mystérieuse.

Une observation plus précise nous a été transmise par de Walther (3). Chez une jeune fille, il survient du larmoiement et du picotement avec photophobie de l'œil gauche. On observe dans la conjonctive qui recouvre le bord antérieur de la glande, une petite pierre anguleuse de la grosseur d'un pois qui, sous la pression du doigt, s'écrase en un sable graisseux. Peu de jours après, mêmes phénomènes d'irritation suivis de l'élimination d'un nouveau calcul. Pendant quelque temps, il s'évacua, quotidiennement, de la même manière, deux ou trois de ces concrétions, parties du point indiqué plus haut. Peu après, l'autre œil fut pris des mêmes symptômes, et la maladie qui avait mis environ dix semaines à se dissiper complétement, réapparut dix ans plus tard; mais bien moins prononcée.

MM. Laugier et Richelot (4) disent avoir observé un vieux troupier dont l'œil gauche était rouge et larmoyant, comme s'il contenait un corps étranger. En examinant la paupière supérieure après l'avoir relevée, on constata la présence d'un petit point blanc comme de la craie, occupant à peu près un point de la conjonctive situé à trois lignes au-dessus du

(1) *Annales d'oculistique*, t. XXIX, p. 58.

(2) *London med. Gazette*, t. XV, p. 628, 1835.

(3) *Journal für Chirurgie u. Augenheilkunde*, t. I, Hf. 1.

(4) *Traduction de Mackenzie*, Paris, 1844.

bord libre et à une petite distance de l'angle externe. Ce point était immobile et dur au toucher, comme on pouvait s'en convaincre en y portant la pointe d'un stylet mousse ou d'une aiguille à cataracte. Quelques tentatives furent faites pour le dégager de l'ouverture de l'un des conduits lacrymaux où il semblait engagé; mais elles échouèrent, et comme les symptômes d'irritation s'étaient dissipés, le malade quitta l'hôpital deux mois après.

Dans ces derniers temps, on n'a relaté aucun fait de ce genre.

ARTICLE VII.

OPÉRATIONS PRATIQUÉES SUR LA GLANDE LACRYMALE (EXTIRPATION).

Les opérations qu'on pratique sur la glande lacrymale ont pour objet l'extirpation partielle ou complète de cet organe; car le conseil que donne M. Szokalski (1) de lier en masse les conduits excréteurs de cette glande, afin d'en provoquer l'atrophie, ne paraît pas avoir été exécuté sur le vivant par cet auteur lui-même. Quant à l'extirpation de la glande, elle a été pratiquée à deux points de vue tout à fait différents. Rien n'est plus naturel que d'enlever cet organe devenu le siége d'une hypertrophie ou d'une néoplasie gênantes pour le malade et dangereuses pour les fonctions de l'œil correspondant, comme s'il s'agissait d'une tumeur quelconque de l'orbite. Aussi les nombreuses opérations de ce genre exécutées en France par Daviel, Guérin, Duval, Jules Cloquet, Larrey père, etc., et en Angleterre par Todd, Lawrence, O'Beirne, Warner, Travers et autres, n'offrent-elles qu'un intérêt médiocre, puisque l'état des parties nécessite alors l'ablation d'un organe dont les fonctions propres ont subi une altération plus ou moins profonde.

Mais les conditions sont tout autres lorsqu'on s'applique à extirper complétement la glande, dans le but de faire cesser un larmoiement continuel. Ici l'organe présente, à ce qu'il semble, ses dimensions normales et ses fonctions ne sont pas sensiblement troublées. C'est dans ces circonstances que P. Bernard (2) proposa, en 1843, l'extirpation de la glande, comme traitement curatif de la fistule lacrymale. Il commença par pratiquer l'ablation d'une partie de cet organe; mais il n'obtint un succès complet que lorsqu'il l'enleva en totalité. Le malade auquel il avait fait subir cetteopération guérit promptement, et son œil conserva une in-

(1) *Annales d'oculistique*, t. X, p. 195.

(2) *Ibid.*, t. X, p. 193. *Mémoire sur un nouveau moyen de guérir les fistules lacrymales et les larmoiements chroniques réputés incurables.*

tégrité parfaite. Plus tard, Textor père (1) exécuta deux fois, en Allemagne, dans des conditions analogues et avec un succès égal, la même opération. Celle qui s'en rapproche le plus par ses indications est celle que nous avons relatée et à laquelle M. Alf. Graefe a attaché son nom. Il n'eut à lutter lui-même contre aucune difficulté sérieuse, ce qui infirme l'opinion des auteurs d'après lesquels cette opération serait dangereuse et toujours suivie d'une suppuration abondante (Weller (2), Stellwag de Carion (3)). Est-ce crainte de se frayer un chemin dans la profondeur de l'orbite, pour saisir la totalité de la glande, est-ce méfiance inspirée par un aussi petit nombre d'observations, toujours est-il que, jusqu'à présent, on se résigne parfois à laisser les malades tourmentés indéfiniment par un larmoiement considérable, au lieu de leur faire courir les chances d'une opération réputée périlleuse. M. Desmarres (4) a eu, à la vérité, à déplorer la perte d'un œil consécutivement à l'extirpation d'une tumeur grosse comme une noisette et qui était située dans la région lacrymale, mais où est la preuve que cette tumeur avait avec la glande elle-même les moindres rapports? Ajoutons qu'on devrait complétement renoncer à l'oblitération du sac lacrymal, si l'on prenait autant en considération les accidents qu'on a vus, dans plus d'un cas, suivre ce mode de traitement.

Les procédés mis en usage pour l'extirpation de la glande sont au nombre de trois. Dans le premier (auquel on a attaché, pour une raison que nous ignorons, le nom d'Acrel) (5), on incise la paupière supérieure sur le point le plus saillant de la tumeur que forme la glande altérée, en proportionnant l'incision au volume qu'elle présente. On divise ensuite l'aponévrose tarso-orbitaire, et l'on énuclée la glande en se servant, autant que possible, des doigts et du manche du scalpel. La tumeur enlevée, et l'écoulement du sang arrêté, on réunit au moyen d'une simple suture.

Une deuxième manière de procéder consiste à inciser le tégument externe après avoir attiré fortement la paupière en bas, en portant le couteau dans la peau du sourcil soigneusement rasée (Halpin). Après avoir, en second lieu, dégagé la glande autant que possible, on l'attire à soi avec une érigne ou après l'avoir embrassée dans une ligature.

On peut enfin se frayer un passage jusqu'à la glande, en fendant, d'après le conseil de M. Velpeau, la commissure externe des paupières

(1) *Journal für Chirurgie u. Augenheilkunde*, t. IV, H. 3, et Stoltenberg, *Ueber die Ausrottung der Thränendrüse beim Thränenträufeln*. Würzburg, 1849.

(2) *Loc. cit.*, p. 175.

(3) *Die ophthalmologie*, ect. t. II, p. 1043.

(4) *Loc. cit.*, t. I, p. 274.

(5) Voyez Velpeau. *Nouveaux éléments de médecine opératoire*. Paris, 1839, page 373.

jusque vers la tempe, de manière à mettre à découvert les deux tiers externes de la circonférence orbitaire. Ce procédé ne serait indiqué que s'il s'agissait d'enlever une tumeur volumineuse; tandis que si la glande lacrymale avait conservé, ou à peu près, son volume normal, l'incision de Acrel, qui circonscrit les deux tiers externes du rebord orbitaire supérieur, suffirait amplement. En procédant comme M. Velpeau, il est très-difficile de réunir exactement les lèvres de la plaie et d'éviter une difformité, et cette dernière sera bien plus choquante encore si, comme le veut cet auteur, on s'abstient de rechercher cette réunion immédiate. Nous ne savons pas sur quelles observations M. Desmarres s'appuie, lorsqu'il affirme que la réunion qui succède à l'extirpation de la glande ne se fait pas, en général, par première intention. Aussi sommes-nous d'avis, lorsqu'il n'existe pas de contre-indication urgente, qu'on affronte aussi exactement que possible les lèvres des plaies par lesquelles on a pénétré, à côté du globe oculaire, dans la profondeur de l'orbite. Une compression méthodique peut, nous le pensons, obvier complétement aux inconvénients qui résultent du vide laissé dans cette cavité, et que M. Velpeau semble tant redouter par la raison qu'il ne croit pas possible de le combler sur-le-champ.

ARTICLE VIII.

ANOMALIES CONGÉNITALES DE LA GLANDE.

Parmi les anomalies congénitales de la glande lacrymale, deux sont importantes : l'absence et l'ectopie de cet organe. L'une et l'autre coïncident presque toujours avec des vices de conformation de l'orbite et de son contenu. L'absence complète de la glande, d'ailleurs très-rare, n'implique pas nécessairement l'absence de ses canaux excréteurs. Elle coïncide, dans la plupart des cas, avec l'anophthalmie. On a vu quelquefois la glande lacrymale occuper l'espace réservé au globe de l'œil. Quelques auteurs ont signalé dans la paupière supérieure, l'existence d'une tumeur consécutive à la déviation des conduits excréteurs, qui aboutissaient alors dans l'épaisseur de ce voile membraneux. (Benedict, Ad. Schmidt, Rosas.) Les conduits peuvent aussi faire complétement défaut. (Wardrop, Jurine.) Enfin on connaît quelques exemples de tumeurs congénitales de la glande (hydatides, dacryops). Pour plus de détails, nous renvoyons à la monographie de M. Cornaz (*loc. cit.*, p. 24).

B. MALADIES DES POINTS ET DES CONDUITS LACRYMAUX.

ARTICLE IX.

DÉVIATION ET OBLITÉRATION DES POINTS LACRYMAUX.

Les points lacrymaux sont situés de telle sorte que quand on regarde une personne dont les yeux sont ouverts, il est impossible de les apercevoir; car lorsque les paupières sont écartées, leur orifice s'applique exactement contre la conjonctive bulbaire. Quand, au contraire, les bords ciliaires se rapprochent, les points lacrymaux quittent cette position pour plonger dans le lac lacrymal, c'est-à-dire dans l'étroit espace que produit dans le grand angle de l'œil le muscle lacrymal antérieur (Henke), en se raccourcissant, de son insertion fixe vers le sommet de la cornée. En même temps, les larmes, comprimées en tout sens, affluent dans le lac (voy. p. 551), et à mesure qu'elles sont aspirées par la dilatation du sac lacrymal, les points lacrymaux se réappliquent contre la muqueuse du bulbe, par l'effet de la pression atmosphérique. Ils ne quittent, pour la seconde fois, le globe de l'œil qu'au moment où un nouveau clignement chasse les larmes vers le grand angle et où leur présence en ce point facilite la tension du muscle lacrymal antérieur.

En effet, il faut bien remarquer que la pression atmosphérique s'opposerait toujours à cette tension du muscle entre son aponévrose d'attache et le sommet de la cornée, si les larmes n'affluaient pas pour combler le vide que produit le déplacement des extrémités internes des tarses (1). Comme les larmes chassées de tous les autres points de la surface du globe de l'œil se portent en bas par leur propre poids, elles doivent s'accumuler principalement vers la paupière inférieure, et c'est pour cette raison, que l'extrémité interne du tarse inférieur s'éloigne davantage du globe de l'œil (2).

Quelles déductions pratiques pouvons-nous tirer de ce fait? Puisque le soulèvement des portions internes des tarses se fait inégalement pour les

(1) La quantité des larmes que chaque clignement fait passer dans le sac étant très-petite, on comprend que les mouvements par lesquels les points lacrymaux s'éloignent de la conjonctive bulbaire soient très-peu excursifs et puissent échapper complétement à l'investigation.

(2) C'est en vain qu'on voudrait opposer à la réalité de ces faits qu'il n'est pas possible de contrôler par l'inspection directe ce soulèvement et celui de la paroi antérieure du sac lacrymal. Le déplacement exécuté par le transport d'une quantité de liquide aussi minime que celle dont chaque clignement opère l'élimination, est très-difficilement appréciable, à cause du plissement de la peau.

deux paupières, il en résulte que l'espace compris entre ces voiles membraneux et l'œil (le lac lacrymal) offre sa plus grande étendue dans ses parties déclives. En conséquence, pendant l'occlusion des paupières, le point lacrymal inférieur reste plus longtemps éloigné de la conjonctive bulbaire que le supérieur et l'aspiration des larmes s'y fait d'une manière beaucoup plus active. Ces vues théoriques sont pleinement confirmées par la clinique; aussi est-ce avec raison que nous porterons de préférence notre attention sur les déplacements de l'orifice du conduit lacrymal inférieur.

Celui-ci peut perdre sa position normale, sous l'action de trois causes différentes :

1° D'une traction agissant de haut en bas et d'arrière en avant;

2° D'une pression qui exerce ses effets d'arrière en avant;

3° D'un déplacement du globe de l'œil en arrière.

1° Les points lacrymaux peuvent être plus ou moins fortement déviés en avant par la traction qu'exerce sur eux le tégument externe rétracté. Nous avons suffisamment insisté, en traitant de l'eczéma des paupières, de la blépharite ciliaire et des diverses formes d'ectropion, sur le mécanisme par lequel se fait alors l'éversion des points lacrymaux, pour n'avoir plus besoin d'y revenir. Notons seulement que chez les personnes avancées en âge, le relâchement de la peau et l'infiltration séreuse que présente souvent le tissu cellulaire de la paupière inférieure suffisent encore à déterminer l'ectropion ou du moins à écarter d'une manière permanente le point lacrymal de l'œil, et à entraîner, si l'on n'y remédie promptement, toutes les suites fâcheuses du larmoiement.

2° Les causes qui peuvent dévier les points lacrymaux en les repoussant d'arrière en avant sont un gonflement considérable de la muqueuse, en particulier de la caroncule et de la conjonctive qui tapisse l'extrémité interne des fibro-cartilages, puis le développement de petites tumeurs, de polypes conjonctivaux, de kystes nés au voisinage des points lacrymaux, etc.

3° La déviation des points lacrymaux qui succède à une atrophie avancée du tissu cellulo-graisseux de l'orbite est diamétralement opposée à celle que nous venons de signaler. Le bord ciliaire se renversant en dedans, comme il arrive dans l'entropion sénile, le point lacrymal se porte de plus en plus en arrière et finit par abandonner le globe de l'œil, de la même manière que lorsqu'il se déplace en avant. L'élimination des larmes peut alors être entravée par ce fait que les points lacrymaux cessent tout à fait ou presque complétement de baigner dans ce liquide, qui s'accumule dans la rainure profonde que forme le cul-de-sac conjonctival inférieur. La stagnation des larmes et l'irritation qu'elle produit sont surtout frappantes sur les yeux qui ont beaucoup diminué de volume ou se sont profondément enfoncés dans l'orbite. Tandis que la déviation des points lacrymaux en dehors a été étudiée avec beaucoup de soin par M. Bowman (1), qui a su y porter remède d'une manière si rationnelle, les auteurs ont négligé complétement l'inversion morbide des mêmes points, quoique les effets en soient presque aussi fâcheux.

FIG. 55.

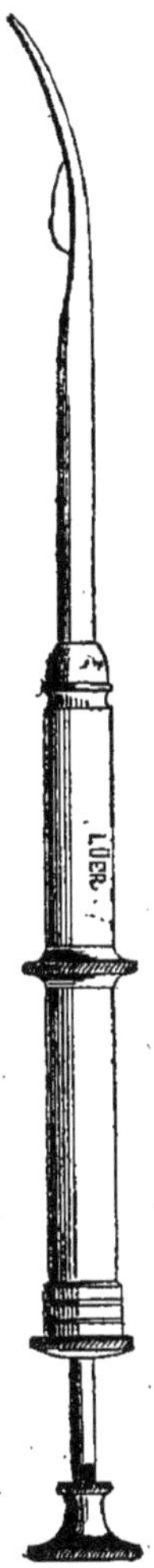

Les inconvénients de la déviation des points lacrymaux se manifestent par un trouble dans la fonction qu'ils ont pour but de remplir, c'est-à-dire par un larmoiement d'intensité variable. En outre, l'éversion prolongée des points lacrymaux peut donner lieu à l'oblitération de ces orifices, c'est-à-dire à une cause d'épiphora permanent.

Le *traitement* de la déviation des points lacrymaux, principalement de l'inférieur, consiste à transformer le conduit en une sorte de sillon, qu'on étend plus ou moins vers la caroncule, selon qu'on a à combattre une déviation plus ou moins prononcée. Il est vrai qu'il existe des cas où l'on peut remettre cette petite opération et chercher au déplacement un autre remède, à savoir, quand il provient d'un gonflement considérable de la conjonctive, comme dans l'ophthalmie purulente, ou de la présence d'une petite tumeur facile à extirper. Cependant il faut se hâter de fendre les points lacrymaux lorsque leur déviation résulte d'une rétraction, même passagère, de la peau (blépharite, eczéma) ; car, en combattant le larmoiement, on supprime l'une des causes qui entretiennent le plus efficacement la maladie. Nous fendons aussi les conduits, lorsque le globe oculaire s'est enfoncé, bien convaincu qu'un sillon dont l'extrémité inférieure aboutit aux larmes contenues dans un sac conjonctival d'une profondeur exagérée, est beaucoup plus propre à remplir son but d'élimination qu'un point lacrymal suspendu au-dessus de la collection de liquide.

L'opération par laquelle on fend les conduits est des plus simples. Autrefois M. Bowman se servait pour cela d'un appareil instrumental encore assez compliqué : il introduisait dans les conduits une sonde cannelée très-fine, en forme d'aiguille, et y faisant glisser la pointe d'un bistouri, fendait le petit canal jusque auprès de la caroncule (2). On a trouvé bien plus simple de se servir

(1) *Medico-chirurgical transactions*, 1851, t. XXXIV, p. 337.

(2) M. Lüer a réuni les deux instruments en un seul (fig. 55), composé d'un petit couteau glissant, au moyen d'un ressort, dans une gaîne très-fine. Cet instrument, d'un maniement très-commode, a l'inconvénient de tous les instruments à coulisse, en ce sens qu'il est d'un entretien difficile.

de ciseaux à branches très-fines, dont l'une, à pointe émoussée, est introduite dans le conduit et poussée vers la caroncule. Cet instrument très-simple est d'un usage fort aisé pour le conduit inférieur, tandis que pour le supérieur, on doit lui préférer de beaucoup le petit couteau de M. Weber (1) [fig. 56]. On en fait glisser le bouton le long de la paroi supérieure du conduit inférieur (inversement pour le conduit supérieur) d'autant plus profondément qu'on se propose de fendre le conduit dans une plus grande étendue, et l'on sectionne ce dernier en relevant (ou en abaissant) le manche du couteau. Si l'on éprouvait quelque difficulté à introduire la pointe mousse du couteau dans l'orifice du conduit fortement rétréci, on dilaterait préalablement cet orifice au moyen d'un petit stylet conique que l'on pousserait dans le conduit jusqu'à une certaine distance et que l'on ferait rouler plusieurs fois entre le pouce et l'index. Pour empêcher la réunion des lèvres de la plaie, il est nécessaire de les écarter une ou deux fois, le lendemain et le surlendemain de cette petite opération. L'interposition d'un corps étranger (fil de plomb, Jünken) est tout à fait inutile.

Fig. 56.

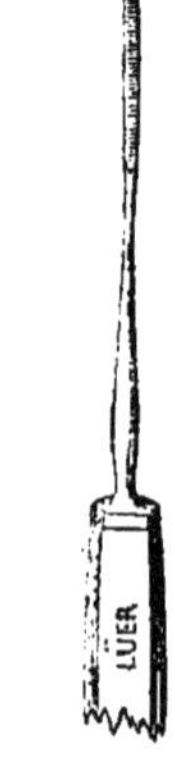

B. *Oblitération des points lacrymaux.* — Elle résulte, le plus souvent, de leur déviation, surtout quand cette dernière est consécutive à la rétraction du derme, par exemple, dans la blépharite ciliaire et l'eczéma des paupières. Des plaies, des brûlures, des ulcérations, des pustules varioliques situées au voisinage, constituent d'autres causes d'oblitération des points lacrymaux. Cet accident survient encore au moment où d'abondantes granulations conjonctivales entrent dans la période de cicatrisation ; alors, quand les sécrétions conjonctivale et lacrymale sont presque nulles, l'orifice des conduits se couvre d'une mince pellicule composée de cellules épithéliales qui en dissimule l'emplacement primitif. Il en est de même, lorsque après une blépharite, les orifices des glandes de Meibomius se sont oblitérés et que les bords ciliaires cessent d'être lubrifiés par le produit qui s'en échappait. Enfin on a signalé l'étroitesse et l'absence congénitale des points lacrymaux, coïncidant ou non avec des anomalies semblables des conduits correspondants.

L'oblitération acquise n'occupe ordinairement que le point lacrymal inférieur, et le larmoiement qui en résulte prouve suffisamment la prépondérance d'activité fonctionnelle que cet orifice a sur son congénère.

Le *traitement* doit varier selon les causes de l'oblitération. Lorsque,

(1) Voy. *Archiv für Augenheilkunde*, t. VIII, A. I, p. 107.

par exemple, l'embouchure du conduit inférieur s'est oblitérée consécutivement à une rétraction cicatricielle et que, malgré l'obstruction survenue, l'emplacement du point lacrymal est resté visible, on peut tenter de pénétrer dans le conduit soit au niveau de l'ancienne ouverture, soit un peu au-dessous, et plus près de l'angle interne. Pour cela, nous nous servons de l'aiguille cannelée qu'on employait autrefois pour fendre les conduits; et après l'avoir enfoncée sur le point oblitéré, dans la direction du conduit, nous terminons en sectionnant ce dernier. Ces tentatives ne réussissent pas toujours; elles échouent principalement quand l'oblitération occupe une certaine longueur du canalicule.

En pareille circonstance, on devrait, suivant M. Jünken, enlever, d'un coup de ciseaux, la portion du bord ciliaire où cet orifice était situé et chercher l'ouverture dans la plaie, pour y introduire un fil métallique délié. D'après M. Bowman, en faisant cette excision obliquement, on courrait moins de risques de voir se fermer le nouvel orifice. Quant à nous, quelle que soit la direction qu'on donne à la plaie exploratrice, si l'on est assez heureux pour découvrir le conduit, nous croyons indispensable de le fendre dans toute sa longueur.

Comme ces recherches sont assez peu sûres et doivent rester sans résultat quand le conduit s'est oblitéré, à partir de son orifice, dans une certaine étendue (plus de 2 ou 3 millimètres), nous aimons mieux, dans les cas où le conduit inférieur présente seul l'oblitération qui nous occupe, fendre le supérieur jusqu'à la caroncule, et maintenir par le sondage l'ouverture produite, afin d'augmenter d'une manière permanente l'activité fonctionnelle de ce canalicule.

Lorsque les conduits lacrymaux présentent tous deux l'altération ci-dessus mentionnée, il est permis de tenter l'établissement d'une voie de communication directe entre le lac et le sac lacrymal. Ces essais, d'une exécution généralement très-défectueuse, sont rendus bien moins difficiles par l'existence antérieure d'une ouverture fistuleuse du sac, à travers laquelle il est aisé de pénétrer directement dans le lac lacrymal. Au reste, il n'est pas impossible d'établir entre le sac et le lac lacrymal un trajet fistuleux définitif, et nous en trouvons la preuve dans une observation relatée par M. Pagenstecher (1). Il est vrai que, dans ce cas, l'exécution de ce procédé fut singulièrement favorisée par la facilité avec laquelle on put rompre les obstacles siégeant dans le conduit supérieur; car, ayant introduit dans ce dernier une sonde n° 1 de Bowman, on s'en servit comme de guide pour couper la paroi du sac au-dessous de la caroncule. Peut-être aurait-il suffi, nous le pensons du moins, de fendre le conduit dans

(1) *Klinische Beobachtungen*, Hf. p. 71. Wiesbaden, 1861.

toute sa longueur, en portant l'instrument très-profondément. L'ouverture pratiquée à la paroi du sac fut maintenue béante, par l'usage quotidien d'une sonde prolongé plusieurs semaines, et l'on arriva de cette manière à guérir le larmoiement.

ARTICLE X.

OBSTRUCTION ET OBLITÉRATION DES CONDUITS LACRYMAUX.

La perméabilité des conduits lacrymaux peut se détruire sous l'influence de quatre causes principales qui sont : 1° la déviation de ces canalicules; 2° le gonflement inflammatoire de la muqueuse qui les tapisse; 3° un travail cicatriciel; 4° la présence d'un corps étranger dans leur continuité.

1° Les points lacrymaux venant à s'oblitérer, nous avons vu que les conduits correspondants peuvent cesser d'être perméables, à partir de leurs orifices, jusqu'à une certaine distance de ces derniers. On observe encore ce phénomène dans d'autres circonstances; lorsque, par exemple, les paupières changeant rapidement de position, les conduits les accompagnent dans cette déviation. Alors ces canalicules se coudent et leurs parois, comprimées et mises en contact très-intime, se soudent d'autant plus facilement entre elles que l'écoulement du liquide par cette voie a complétement cessé. Ce déplacement reconnaît souvent pour point de départ la rétraction d'une cicatrice située au voisinage du conduit et qui a succédé elle-même, tantôt à une brûlure accidentelle, tantôt à une cautérisation énergique, etc.

2° Il est tout naturel que les maladies inflammatoires de la conjonctive gagnent avec beaucoup de facilité la muqueuse des conduits lacrymaux et du sac où ils se jettent. Cette propagation de la phlogose a été constatée, non-seulement dans la conjonctivite purulente, mais encore dans l'ophthalmie granuleuse dont les altérations caractéristiques ont été observées sur la muqueuse du sac largement ouvert (Weber). Il n'y a donc rien de surprenant à ce que les conduits se bouchent durant la période pendant laquelle se produisent le gonflement et l'hypertrophie du corps papillaire de la muqueuse. Si ce gonflement siége principalement sur une partie circonscrite du conduit, au voisinage de son orifice extérieur, il peut y produire de petites élevures turgescentes qui se font jour par le point lacrymal dilaté. Ces petits bourgeons ont été désignés sous le nom de polypes du conduit (Demours); ils sont, du reste, identiques avec les polypes conjonctivaux qui, on le sait, occupent habituellement le grand angle de l'œil.

3° Si, dans le cours d'une ophthalmie granuleuse, les granulations ont envahi la muqueuse des conduits, cette membrane peut, lorsque survient la période de cicatrisation, se rétracter et revenir sur elle-même, de manière à déterminer l'oblitération du canalicule dans une étendue variable. Telle est la nature des callosités observées dans les conduits et qui s'opposent si opiniâtrément au rétablissement du cours des larmes. L'oblitération cicatricielle des conduits lacrymaux est quelquefois aussi la conséquence d'une coupure, d'une déchirure ou d'une brûlure. Il n'est pas sans exemple qu'elle se soit produite après un cathétérisme maladroit, ou une injection mal dirigée, ces manœuvres ayant donné lieu à la déchirure du canalicule. L'embouchure des conduits dans le sac s'oblitère encore assez souvent à la suite d'une inflammation phlegmoneuse.

4° Quant aux corps étrangers qu'on a trouvés dans les conduits, nous citerons en première ligne des cils, moins rarement observés dans le conduit inférieur que dans son congénère. Ces cils sont pour l'œil une double cause d'irritation; car le poil engagé dans l'un des points lacrymaux exerce contre l'œil des frottements très-pénibles, en même temps qu'il empêche l'écoulement des larmes et détermine l'épiphora. Il arrive très-rarement qu'il entre dans les conduits d'autres corps étrangers; néanmoins on y a vu des fragments d'épi de blé, des barbes de plume, des cheveux, etc.

Les conduits s'oblitèrent un peu plus fréquemment sous l'influence de concrétions calcaires amassées dans leur canal : c'est principalement M. Desmarres (1) qui a appelé l'attention sur la présence de ces concrétions dans ces parties, à une époque où quelques auteurs à peine avaient fait mention de ces produits (Césoin, Sandifort, Syme). Les conduits inférieurs ont été vus plus souvent que les supérieurs contenir ces sortes de dacryolithes qui signalent leur présence par du larmoiement et par une tuméfaction du canalicule, dont l'orifice excréteur est dilaté, rouge et laisse suinter, spontanément ou sous l'effort d'une légère compression, une petite quantité de mucus ou de muco-pus. Ces concrétions sont ordinairement grisâtres ou jaunâtres, peu denses et s'écrasent sous le doigt. Elles peuvent acquérir les dimensions d'un petit pois et l'on est parfois obligé, pour les extraire, d'inciser le conduit qui les contient. Leur peu de consistance s'explique par la proportion de matières albumineuses — 25 pour 100 — et de matières muqueuses (?) — 18 pour 100 — qui entre dans leur constitution. Elles contiennent, en outre, du carbonate de chaux — 48 pour 100 — et des phosphates de chaux et de magnésie — 9 pour 100 — (Bouchardat).

M. de Graefe (2) a observé, chez une jeune dame, une petite tumeur constituée par le conduit inférieur dilaté, qui renfermait trois petites masses solides, grosses chacune comme la moitié d'une lentille. Ces petits corps résistaient à la pression et l'examen microscopique les montra exclusive-

(1) *Annales d'oculistique*, t. VII, p. 149, t. VIII, p. 85 et 205, et t. IX, p. 20.
(2) *Archiv für Augenheilkunde*, t. I, A. 1, p. 284.

ment composés de champignons filiformes. Les jours suivants, il sortit, par l'ouverture pratiquée au conduit, sept autres de ces productions. Le même auteur (1) recueillit, quelque temps après, une observation analogue sur une jeune fille.

Traitement. — L'obstruction des conduits ne nécessite l'intervention du médecin que dans les cas où cet état est la source d'un larmoiement gênant pour le malade. Encore les tentatives qui ont pour objet de rétablir la perméabilité des conduits ne sont-elles justifiées que lorsque l'oblitération n'occupe qu'une petite portion de leur trajet. Quand la muqueuse qui les tapisse s'est transformée, dans une certaine étendue, en tissu cicatriciel, ces essais doivent inévitablement échouer. Ainsi, malgré l'opinion de M. Bowman, si compétent dans ces matières, nous ne croyons pas que l'on soit, dans ces cas, autorisé à tenter le rétablissement du canalicule en ouvrant le sac au-dessous du tendon de l'orbiculaire, pour pénétrer de là dans le conduit. Maintes fois, nous avons, chez des personnes atteintes de fistule lacrymale, et dans des cas où il était facile de pratiquer le sondage par les points lacrymaux, essayé sans succès le cathétérisme des conduits par le sac. Tout en accordant que le gonflement de la muqueuse soit alors pour beaucoup dans la difficulté qu'on éprouve, nous ne pensons pas que cette manœuvre soit jamais chose facile, si ce n'est, comme le dit M. Bowman, sur le cadavre.

Nous aimons beaucoup mieux, quand nous avons à remédier à l'oblitération du conduit inférieur, ouvrir jusqu'à la caroncule le conduit supérieur, ou, s'il est lui-même obstrué en partie, en rétablir le canal au moyen d'une forte aiguille cannelée, porter cette dernière vers le sac en arrière du ligament palpébral interne et nous guider sur sa direction pour conduire le bistouri ou les ciseaux qui doivent pénétrer dans le sac. Cela fait, il faut, par un sondage prolongé, s'opposer à l'oblitération de la fistule conjonctivale.

Quand l'obstruction a peu d'étendue et siége tout près du sac, ce qu'on reconnaît, durant l'introduction de la sonde, à la sensation d'élasticité que donne la paroi externe du sac refoulée en dedans et au déplacement qui se fait, à chaque mouvement de la sonde, dans la peau voisine du ligament palpébral interne, on est en droit de diviser la portion rétrécie du canalicule. A cet effet, M. Bowman a fait fabriquer une fine lancette à canule, qu'il introduit dans le conduit préalablement fendu jusqu'au point où siége l'obstacle, et dont il fait, au moyen d'un ressort, saillir le tranchant; faute de cet instrument assez compliqué, on peut y suppléer au moyen d'une forte aiguille qu'on pousse, en traversant la portion oblitérée du con-

(1) *Archiv für Augenheilkunde*, t. II, A. 1, p. 224.

duit, dans la direction du sac. On s'oppose ensuite, par un sondage prolongé, au rétablissement de l'adhérence des parois, lequel est surtout à craindre dans les cas où l'obstruction occupait une certaine longueur du canalicule. Si le conduit, en même temps qu'il se trouve oblitéré en partie, est fortement déjeté en dehors, on peut, suivant M. Critchett (1), être autorisé, pour donner accès aux larmes, à exciser une partie de la paroi interne du conduit, après en avoir rétabli la perméabilité.

ARTICLE XI.

DILATATION, ABCÈS, FISTULE DES CONDUITS.

Sauf le cas où la présence d'un corps étranger, d'un dacryolithe, par exemple, est pour l'un des conduits lacrymaux une cause permanente d'irritation, nous ne connaissons guère de circonstances capables de causer l'inflammation isolée de la muqueuse qui le tapisse, en dehors de l'inflammation du sac ou de la conjonctive. On veut avoir observé, dans quelques cas très-rares, la dilatation de l'un des conduits et sa transformation en un petit kyste, à la suite d'une oblitération du point lacrymal correspondant (Lerche, Mackenzie). Quant à l'atonie des points et des conduits lacrymaux signalée dans tous les traités, nous en cherchons vainement la démonstration.

On a vu aussi, tantôt les produits fournis par une glande de Meibomius enflammée (Arlt), tantôt le contenu d'un petit abcès du voisinage se faire jour dans l'un des conduits ; mais ce sont là des faits d'une rareté telle, qu'ils n'offrent qu'un intérêt pratique très-médiocre. Des ulcérations des conduits, la formation d'abcès dans leur épaisseur, la production d'un trajet fistuleux spontané ou traumatique, comme celui qui peut succéder à l'ablation d'une tumeur (M. Jobert), sont mentionnées dans tous les traités ; mais presque uniquement dans le but de compléter le cadre nosologique, sans que des observations détaillées aient jamais permis d'approfondir cette étude, au reste assez peu féconde en résultats pratiques.

ARTICLE XII.

ANOMALIES CONGÉNITALES DES POINTS ET DES CONDUITS LACRYMAUX.

L'absence complète des points lacrymaux coïncide, dans la plupart des faits observés, avec l'absence de la glande lacrymale qui se rencontre dans

(1) Voy. *Leçons sur les maladies de l'appareil lacrymal* (*Annales d'oculistique*, t. LI, p. 79).

l'anophthalmie et la cyclopie : ce vice de conformation porte tantôt sur les deux canalicules, tantôt sur un seul. A côté de cette anomalie peu fréquente, on en a signalé une autre, assez rare elle-même, et qui consiste dans la présence de points et de conduits lacrymaux surnuméraires. Le point supplémentaire occupe soit le même mamelon que le point normal, tout en aboutissant dans un conduit propre (G. Behr), soit un point plus ou moins éloigné du petit tubercule et donnant accès dans un conduit terminé en cul-de-sac, comme dans le cas de M. de Graefe (1). Dans cette observation aussi bien que dans les deux relatées par M. Weber (2), les points surnuméraires existaient à la paupière inférieure. Dans les cas de M. Weber où l'un des points lacrymaux surnuméraires affectait la forme d'une fente, on constatait entre les orifices et le sac une communication directe. Dans une observation récente de M. Zehender (3), le point supplémentaire occupait la paupière supérieure et le conduit qui le continuait aboutissait directement dans le sac.

C. — MALADIES DU SAC LACRYMAL ET DU CANAL NASAL.

ARTICLE XIII.

CATARRHE (BLENNORRHÉE) DU SAC LACRYMAL ET DU CANAL NASAL, TUMEUR LACRYMALE SIMPLE, DACRYOCYSTITE.

Considérations générales. — Avant d'entreprendre l'étude d'une maladie si importante au point de vue pratique, et dont le traitement a soulevé des discussions si nombreuses entre les auteurs, il est utile de rappeler en peu de mots les notions anatomiques qu'on possède sur cette région, en insistant principalement sur la capacité des parties qui la composent. Quant à la disposition de ces parties, nous renvoyons au mémoire de M. Henke (p. 336).

Il n'est pas naturel d'établir une distinction entre les maladies inflammatoires du sac lacrymal et celles du canal nasal, puisque la muqueuse passe, en général, de la première de ces cavités dans la seconde, sans changer sensiblement de caractère, et puisque, pour reconnaître la naissance exacte du canal dans le sac, on doit se guider sur ce fait que la muqueuse du canal est adossée de toutes parts à une paroi osseuse, tandis que la paroi antérieure du sac est appliquée contre des parties molles et douées de mobilité (4).

(1) *Archiv für Augenheilkunde*, t. I, A. 1, p. 288.

(2) *Ibid.*, t. VIII, A. I, p. 352.

(3) *Klinische Monatsblätter für Augenheilkunde*, 1863, p. 394.

(4) Il faut être bien prévenu que l'exactitude de ces assertions ne saurait se démontrer sur des pièces conservées dans l'alcool, où la muqueuse s'altère dans sa con-

Nous donnons ici les dimensions du sac lacrymal et du canal nasal obtenues par deux des auteurs qui se sont le plus occupés de cette question.

M. Arlt (1). — M. Weber (2).

Sac lacrymal.

M. Arlt (1)	Millim.	M. Weber (2)	Millim.
Longueur	10	Longueur	12 à 15
Profondeur d'arrière en avant	2	Profondeur	6
Largeur	4	Largeur	4

Canal nasal.

M. Arlt (1)	Millim.	M. Weber (2)	Millim.
Longueur	10 à 16 (3)	Longueur	10 à 12
Profondeur	1 1/2 à 2 1/2	Profondeur	4
Largeur	» »	Largeur	3

Ces mensurations ont été exécutées sur le cadavre, et il nous semble que leurs auteurs n'ont pas assez tenu compte de ce que, dans ces conditions, la muqueuse s'affaisse, faute d'afflux sanguin, de manière à rendre le sac et le canal sensiblement plus spacieux que pendant la vie. En outre, ces mêmes mesures ont été vérifiées sur des préparations faites au moyen d'injections solidifiables. (MM. Bochdalek et Arlt ont fait, pour ces injections, usage de cire, et M. Weber de l'alliage de Wood.) Ces injections, nécessairement poussées avec une certaine force pour remplir les cavités, refoulent la muqueuse contre l'os, chassent le peu de liquide dont elle est imbibée et dilatent outre mesure les parois extensibles du sac. Les inconvénients de cette méthode éclatent surtout dans les résultats obtenus par M. Weber qui trouve, pour la profondeur du sac, 6 millimètres, tandis que M. Arlt, si exact et si réservé dans ses mensurations, n'attribue que 2 millimètres à l'écartement des parois antérieure et postérieure.

stitution, se plisse et forme, à l'entrée du canal, une valvule qui n'existe presque jamais sur les pièces fraîches. Ces parties ne peuvent donc être étudiées avec fruit que sur des cadavres très-bien conservés, chez lesquels la muqueuse du sac n'a pas encore été modifiée dans ses qualités par la décomposition des sécrétions que cette cavité contient presque toujours.

(1) *Archiv für Augenheilkunde*, t. I, A. 2, p. 135.

(2) *Klinische Monatsblätter*, 1863, p. 63.

(3) De cette longueur il faut déduire de 4 à 8 millimètres qui, appartenant à l'extrémité inférieure du canal, courent déjà dans l'épaisseur de la muqueuse, sans être adossés à un conduit osseux. M. Arlt, tout en donnant au canal lacrymal des dimensions de largeur et de profondeur identiques, ne le croit pas exactement cylindrique, mais légèrement aplati sur les côtés.

Quelles sont donc les déductions pratiques qu'on peut tirer de ces notions anatomiques, en dépit des différences des résultats qu'elles indiquent? Voici les principales :

1° On sait que le sac lacrymal se rétrécit insensiblement pour former le canal nasal : or, la mesure de ce rétrécissement, d'après les chiffres donnés plus haut, est comprise entre 1/2 et 2 millimètres.

2° Il y a entre la profondeur et la largeur du *sac* des différences manifestes : il n'en est pas toujours de même pour les dimensions correspondantes du *canal*, et, lorsque ces différences existent aussi pour celles-ci, elles ne dépassent jamais le chiffre de 1 millimètre. Cela prouve clairement que le canal se rapproche beaucoup de la forme cylindrique.

Nous pouvons ajouter à cela que les variations physiologiques qui s'observent dans la capacité des voies d'élimination des larmes, dans la longueur, enfin dans la direction de ces voies, sont très-nombreuses, et intimement liées à la conformation des os de la face. Il en résulte naturellement qu'elles doivent être fort remarquables lorsque, comme nous avons eu occasion de le faire, on les étudie d'une race à l'autre.

Symptômes anatomiques. — Les symptômes caractéristiques du catarrhe (blennorrhée) du sac lacrymal et du canal nasal sont :

1° L'augmentation morbide de la sécrétion de la muqueuse;

2° L'accroissement d'épaisseur de cette membrane, auquel peut succéder un amincissement atrophique;

3° La dilatation des parois du sac.

1° La muqueuse des parties qui nous occupent sécrète à l'état normal une très-petite quantité d'un liquide transparent et filant sous le doigt. Cette sécrétion s'accumule principalement dans les parties déclives des voies éliminatrices des larmes, c'est-à-dire dans le canal nasal, dont la muqueuse, assez exactement appliquée à la paroi osseuse, ne peut, à l'état de vacuité, mettre ses faces en contact. Examinée au microscope, cette sécrétion contient toujours une certaine quantité de cellules épithéliales provenant de l'épithélium cylindrique de la muqueuse du sac et de celui qui tapisse les glandes en grappe, autrement dit les diverticules folliculaires formés par cette membrane.

Lorsque, sous l'influence d'une irritation quelconque, la sécrétion des voies lacrymales augmente, son produit se trouble et l'examen microscopique apprend que ce défaut de transparence doit être rapporté à l'augmentation de nombre des cellules épithéliales que ce liquide contient normalement. Bientôt ce trouble s'accroît et il apparaît dans le produit de sécrétion des filaments blanchâtres : alors le microscope révèle dans les cellules épithéliales ci-dessus mentionnées des altérations marquées, en vertu desquelles elles s'arrondissent, prennent peu à peu les caractères des cellules de mucus et montrent une grande tendance à s'agglutiner les unes aux autres.

Quelle que soit l'intensité de l'irritation portée sur la muqueuse des voies lacrymales, si elle n'a pas eu pour effet la destruction, dans une étendue variable, de l'épithélium cylindrique et l'altération du tissu cellulaire de la muqueuse, le produit sécrété par cette membrane malade ne renfermera jamais d'éléments de pus.

Le nom de *catarrhe* (1) qu'on donne à ces états inflammatoires plus ou moins aigus, est donc très-propre à les distinguer des maladies ulcératives et phlegmoneuses dont la même muqueuse peut être le siége. On s'est mépris certainement sur la composition de la sécrétion fournie par le sac lacrymal et le canal nasal en la croyant, à cause de l'aspect qu'elle présente, de nature purulente, tandis qu'elle est de nature muqueuse et ne renferme pas de cellules de pus. D'un autre côté, on est évidemment tombé dans l'erreur opposée en confondant avec les produits d'un catarrhe ceux que fournit l'inflammation ulcéreuse ou phlegmoneuse des voies lacrymales. Une muqueuse n'est capable de produire du pus, sans que son tissu cellulaire propre en fournisse lui-même les éléments (par voie d'ulcération), qu'à la condition qu'elle soit recouverte d'une couche épithéliale pavimenteuse assez épaisse. En conséquence, si les voies éliminatrices des larmes donnent naissance à un écoulement purulent, c'est une preuve certaine qu'elle est le siége d'une maladie plus profonde qu'un simple catarrhe, et plus sérieuse, attendu qu'elle implique presque toujours à sa suite un travail cicatriciel.

La quantité de la sécrétion catarrhale est proportionnée à l'irritation inflammatoire qui agit sur la muqueuse des voies lacrymales, et à l'étendue de la surface irritée. Tandis qu'au début on peut à peine, en comprimant le sac, en faire jaillir par les points lacrymaux, s'ils sont restés libres, une goutte d'un liquide légèrement trouble; on voit, à une époque plus avancée, cette sécrétion devenir plus abondante et occuper une cavité assez large, constituée par le sac lacrymal progressivement dilaté. Alors le liquide sécrété est de couleur jaunâtre, très-trouble, filant et semblable, pour l'aspect, à du pus mal lié. La présence dans ce liquide de filaments blanchâtres et la consistance, en quelque sorte albumineuse, qu'il conserve encore à des époques très-avancées de la maladie, établissent, même à la simple vue, quelques différences caractéristiques entre ces produits du catarrhe simple et le pus ou le muco-pus fournis par une muqueuse ulcérée.

2° L'impossibilité où l'on se trouve de soumettre la muqueuse des voies lacrymales à une investigation directe, au début du catarrhe, empêche

(1) La difficulté de voir directement la muqueuse et de se procurer des pièces fraîches d'anatomie pathologique explique pourquoi, nous guidant presque exclu-

qu'on ne se rende compte des progrès du gonflement qui s'y opère. Il faut en général attendre, pour faire cet examen, une époque avancée de la maladie, où, par l'ouverture du sac ou le sondage, on puisse s'éclairer sur les changements anatomiques survenus dans la muqueuse.

Le gonflement catarrhal de cette membrane s'accompagne d'une forte hypérémie de ses vaisseaux; aussi saigne-t-elle avec la plus grande facilité, dès qu'on y porte une sonde exploratrice. Si, au milieu de la période d'état d'un catarrhe aigu très-intense, on vient à ouvrir le sac, sa muqueuse offre un aspect tomenteux et présente quelquefois des saillies papilliformes : en outre, si le gonflement dont elle est le siége s'est effectué avec assez de rapidité pour que les parois du sac n'aient pu se dilater graduellement, elle se montre couverte de plis très-nombreux qui réduisent de beaucoup l'espace destiné aux larmes et aux produits de sécrétion.

Dans ces conditions, on comprend sans peine que, l'évacuation du sac lacrymal et du canal nasal ayant peine à se faire, le liquide retenu dans les sinuosités de ces cavités puisse y acquérir des qualités irritantes, altérer la couche épithéliale et provoquer ainsi de la suppuration (ulcère catarrhal). Il est vrai que, dans un bon nombre de cas, les symptômes d'irritation diminuent et que la muqueuse s'affaisse, tout en fournissant une sécrétion plus abondante, qui a alors pour résultat la dilatation progressive des parois du sac.

3° La distension du sac lacrymal est une conséquence naturelle de la pression que les produits sécrétés et retenus dans cette cavité exercent sur ses parois. Cette dilatation atteint surtout un degré considérable lorsqu'elle peut se faire lentement, sans être interrompue dans ses progrès par des poussées inflammatoires réitérées : celles-ci, en fournissant tout à coup une sécrétion très-abondante, ont en effet pour résultat d'exercer sur la muqueuse une distension souvent assez violente pour déterminer dans le tissu cellulaire sous-muqueux une inflammation phlegmoneuse. Nous ne partageons pas, à ce sujet, la manière de voir de M. Arlt, pour lequel le ramollissement inflammatoire des tissus contigus à la muqueuse et des parties molles de la paroi antérieure du sac serait pour beaucoup dans le mode de production de cette dilatation : nous avons, au contraire, acquis dans

sivement, surtout au début, sur la nature des produits sécrétés, nous sommes forcés d'accepter sous le nom de catarrhe, une inflammation unique de la muqueuse des voies lacrymales, tandis qu'il est à présumer que cette membrane, comme la conjonctive, est sujette à des affections assez différentes, mais donnant lieu à des troubles de sécrétion peu distincts les uns des autres. A l'appui de cette supposition nous citerons un seul fait, aujourd'hui acquis à la science, c'est la présence de vraies granulations dans la muqueuse des voies lacrymales.

l'étude clinique de ces faits, la conviction que la dilatation atteint des proportions d'autant plus considérables, que les phénomènes inflammatoires localisés dans la muqueuse restent eux-mêmes à un degré d'intensité moins élevé et que l'inflammation est plus modérée dans les tissus voisins.

Quel est le mécanisme de cette dilatation? L'altération survenue dans la qualité et la quantité du produit de sécrétion des voies lacrymales, et le gonflement de leur muqueuse suffisent amplement pour expliquer la rétention des liquides qui survient dans le catarrhe simple. L'évacuation du sac lacrymal se fait de moins en moins complétement et cesse enfin de s'effectuer spontanément. Les portions du muscle orbiculaire affectées au rapprochement des parois du sac (muscle lacrymal postérieur de Henke) se distendent progressivement, s'allongent et s'affaiblissent au point de perdre toute leur contractilité. On est donc en droit de dire que l'augmentation de volume du sac paralyse les forces qui s'opposent normalement à cette dilatation. Celle-ci se fait principalement vers les points où la distension du sac rencontre le moins de résistance, c'est-à-dire en avant, en bas et en dehors.

La dilatation du sac ne se manifeste d'abord que par une faible saillie du tégument au-dessous et au-dessus du ligament palpébral interne. Elle est surtout appréciable au toucher et facile à démontrer lorsque, par une pression douce, il est possible de chasser le contenu du sac, et cette évacuation donne à la pulpe du doigt la sensation d'une résistance vaincue. Peu à peu, la distension du sac devient plus facile à apprécier et les contours de cette cavité se dessinent en relief, lorsque toutefois le gonflement inflammatoire des parties voisines ne vient pas les masquer. Le sac dilaté forme alors une tumeur de plus en plus gênante pour le malade et d'un aspect choquant; elle atteint, dans quelques cas, le volume d'un œuf de pigeon, se creuse, par une compression prolongée, une sorte de loge dans l'apophyse montante du maxillaire supérieur, et use, par une résorption lente, la crête lacrymale postérieure et les points osseux contigus de la paroi orbitaire, pour s'insinuer entre elle et le globe de l'œil. M. Arlt a vu ainsi le sac se porter, dans l'étendue de 18 millimètres, vers la cavité orbitaire, avec les diverticulums qui y étaient annexés. Cette énorme dilatation fut autrefois désignée par Heister sous le nom de *hernie du sac lacrymal*.

Tandis que le sac atteint des proportions si considérables, il s'y opère trois changements capitaux qui se rapportent à l'état de la muqueuse, à la nature des produits qu'elle fournit, enfin au mode d'évacuation de ces produits. A mesure que la muqueuse augmente en surface, le gonflement y diminue : de rougeâtre et veloutée qu'elle était, elle devient ardoisée, lisse et parsemée, çà et là, de quelques élevures verruqueuses. Dans les cas où le sac a acquis des dimensions considérables, la muqueuse offre une coloration d'un gris pâle et se rapproche, pour l'aspect, des membranes séreuses. La teinte ardoisée qu'elle montre parfois est identique avec celle d'une muqueuse gastro-intestinale qui a été longtemps le siége d'un catarrhe chronique.

Au fur et à mesure que la membrane qui tapisse le sac dilaté s'altère davantage par l'effet de cet amincissement atrophique, la sécrétion épaisse et trouble qu'elle fournissait d'abord, devient plus fluide, s'éclaircit, montre dans sa masse quelques rares filaments et prend insensiblement les caractères d'un blanc d'œuf peu consistant. Cette transformation a valu à ces tumeurs le nom d'*hydropisies du sac lacrymal* (Anel), par suite de la comparaison qu'on a faite entre cet état et celui qu'on observe parfois dans la vésicule biliaire, les trompes de Fallope, etc.

Il s'opère, pendant la dilatation du sac lacrymal, un autre phénomène digne de remarque; c'est le rétablissement de la perméabilité du canal nasal. Au début du catarrhe, le gonflement inflammatoire de la muqueuse arrive généralement à obturer le canal, de telle sorte que la pression qu'on exerce alors sur le sac a pour effet ordinaire d'en faire jaillir le contenu par les conduits lacrymaux ; mais, au fur et à mesure que la muqueuse se dilate en s'amincissant, le canal éliminateur des larmes se rétablit. Si l'on comprime avec le doigt une tumeur lacrymale volumineuse, l'évacuation se fait par le nez, rarement par les conduits ; non que ceux-ci aient perdu leur perméabilité, comme on s'en assure facilement au moyen du sondage, mais bien à cause de l'obliquité de leur embouchure dans le sac, effet nécessaire de la dilatation qu'il a subie.

Tandis qu'on voulait autrefois que le sac ne se dilatât considérablement qu'à la condition que l'évacuation de son contenu ne pût se faire par le canal nasal, nous croyons, au contraire, que la perméabilité se rétablit assez souvent, alors que le sac n'est pas encore aussi énormément distendu. Il est vrai de dire que les malades réussissent parfois mieux que le médecin à vider leur tumeur, ayant appris, par des tentatives répétées, à comprimer le sac dans une direction convenable, ce qui est nécessaire, puisque cette cavité, progressivement dilatée et munie, dans quelques cas, de plusieurs anfractuosités, a peu à peu perdu ses rapports normaux avec le canal nasal. Ce déplacement s'opère généralement de telle sorte que le canal occupe une partie excentrique de la base de la tumeur. Les malades, en penchant la tête en avant et en refoulant le sac en bas et en arrière, font jaillir ainsi de la narine correspondante un jet de liquide visqueux et transparent. Le sac lacrymal n'acquiert jamais les dimensions d'une forte tumeur, si le dégonflement de la muqueuse ne favorise pas ces évacuations fréquentes ; car, comme nous aurons occasion de le répéter, la rétention absolue des produits sécrétés est bientôt la cause d'une complication phlegmoneuse.

Symptômes subjectifs. — Le premier symptôme que les malades accusent, dans la plupart des cas, est un larmoiement qui les incommode un certain temps avant l'époque à laquelle ils trouvent quelquefois une petite quantité de mucosités mêlée aux larmes accumulées dans le grand angle de l'œil. Peu à peu, la région de l'angle interne se gonfle, et en comprimant le ligament palpébral interne, on fait jaillir dans le cul-de-sac conjonctival un mucus plus ou moins abondant. Tel est du moins le mode d'apparition d'un catarrhe peu intense, à marche chronique, car s'il survenait des phénomènes inflammatoires plus aigus, l'évacuation spontanée ou artificielle des produits sécrétés serait rendue impossible par la tuméfaction de la muqueuse.

Au début d'une affection catarrhale des voies lacrymales, la gêne que les malades accusent est généralement peu marquée : elle ne le devient que quand des clignements répétés augmentent l'afflux des larmes et, partant, la distension du sac. Lorsque les paupières sont restées closes, après le sommeil, par conséquent, les malades se trouvent relativement bien ; au contraire, leurs plaintes redoublent par les temps froids, humides et quand une irritation quelconque des yeux y fait un appel exagéré de larmes. A mesure que la tumeur augmente, qu'il devient plus difficile de la vider par les conduits déviés et que, même par la pression, on n'arrive qu'avec peine à l'évacuer au travers d'un canal dont la muqueuse est gonflée, les malades éprouvent souvent dans la région orbitaire une sensation pénible de pression et des tiraillements douloureux causés par la distension des parois du sac. Lorsqu'une fois celui-ci s'est fortement dilaté, que sa muqueuse s'est affaissée de manière à en permettre l'évacuation, les symptômes sont très-variables suivant les sujets.

Ici nous attribuons au mode d'après lequel le sac est vidé, une grande influence sur la marche des phénomènes morbides. Chez certains malades, le sac, parvenu à un certain degré de distension, donne, sous l'action du muscle orbiculaire, spontanément issue dans le sac conjonctival à une petite quantité de mucosités qui irritent la muqueuse, augmentent la sécrétion des larmes, excorient le bord ciliaire, déterminent des blépharites ciliaires rebelles, et deviennent pour ceux qui en sont affligés une cause incessante de tourments. Chez d'autres, le contenu du sac ne se met jamais spontanément en contact avec la conjonctive, et il est même très-difficile d'en faciliter, par la pression, l'issue au travers des conduits. Dans ces circonstances, les malades ressentent dans le grand angle de l'œil la sensation gravative ci-dessus mentionnée, ce qui les porte à comprimer leur tumeur lacrymale pour la vider dans le nez, et tandis que des personnes chez lesquelles la maladie s'est compliquée d'hypérémie conjonctivale et de blépharite, viennent bientôt rechercher du soulagement chez le médecin, celles-là n'y songent que dans les cas où, faute d'une évacuation régulière et intelligente, le sac forme une tumeur qui les défigure, et dans ceux où il survient une complication phlegmoneuse.

La *marche* de la maladie et les désagréments qui y sont attachés dépendent donc essentiellement de l'intensité du larmoiement, du degré de la rétention des produits sécrétés dans le sac et du mode d'après lequel se fait l'évacuation.

Le catarrhe des voies lacrymales peut se *terminer* de plusieurs manières différentes. La guérison spontanée de cette maladie est un fait acquis pour certains cas; on l'a vue survenir alors que, le contact des larmes et de la sécrétion des voies lacrymales avec la conjonctive étant bien supporté, le larmoiement diminuait assez pour que la dilatation du sac restât très-modérée. Cette heureuse terminaison est, au contraire, presque impossible toutes les fois que la distension du sac a été considérable. En effet, si, dans ces circonstances, l'action réflexe que la conjonctive, irritée d'une manière constante par ces produits, exerce, de son côté, sur la muqueuse du sac, persiste un certain temps, les malades se trouvent toujours sous le coup d'une complication phlegmoneuse. Il est cependant juste d'ajouter que celle-ci peut elle-même déterminer la guérison.

Enfin, si la conjonctive n'est le siége d'aucune irritation et que tout se passe dans les voies lacrymales, la maladie peut durer indéfiniment, sans s'accompagner d'accidents inflammatoires, à moins que ces derniers ne reconnaissent pour cause un arrêt survenu dans l'écoulement des produits de sécrétion au travers du canal nasal, une dilatation très-brusque du sac, etc.

Etiologie. — Le catarrhe des voies lacrymales existe à l'état idiopathique; il résulte aussi de l'extension d'une phlogose siégeant primitivement dans la conjonctive ou dans la membrane de Schneider; enfin, il peut être symptomatique d'une maladie du périoste ou des os de la face. Plus rarement, il reconnaît pour cause une contusion directe du sac lacrymal, ou la présence d'un corps étranger dans cette cavité.

Un fait certain, c'est que si la rétention des larmes est, à elle seule, capable, comme l'observation le prouve, de déterminer l'inflammation catarrhale de la conjonctive, elle doit suffire à produire un effet identique sur la muqueuse si délicate qui tapisse les voies lacrymales. Si donc, l'embouchure inférieure du canal nasal est obstruée, comme il arrive fréquemment dans le catarrhe intense de la membrane de Schneider, les larmes cessent de s'écouler librement par le nez et la muqueuse des voies lacrymales se prend elle-même d'un catarrhe sous l'influence de ce contact irritant. Cette succession de phénomènes morbides s'observe principalement chez les personnes dont la sécrétion lacrymale est naturellement abondante.

Le plus souvent ces symptômes inflammatoires sont peu prononcés et disparaissent dès que le cours des larmes se rétablit ; mais il n'en est pas de même quand l'irritation s'est assez prolongée pour déterminer une légère dilatation du sac, et troubler ainsi le mécanisme complexe qui préside à l'évacuation de cette cavité. Le catarrhe du sac lacrymal persiste encore, lorsque, par suite d'antécédents inflammatoires réitérés, la muqueuse du canal nasal, longtemps irritée par le séjour des larmes, a éprouvé, dans plusieurs parties de sa couche épithéliale, des pertes de substance devenues le point de départ d'ulcérations superficielles qui ont rétréci concentriquement le calibre du canal. Le moindre gonflement inflammatoire suffit, dans ces conditions, pour amener l'obstruction de ce conduit.

On sait que les inflammations catarrhales de la conjonctive et, au premier rang, celles qui accompagnent les fièvres à exanthème, ont une tendance marquée à se propager vers les voies lacrymales. M. Critchett (1) veut avoir observé cette extension des phénomènes inflammatoires dans un bon nombre de cas d'ophthalmie catarrhale ou purulente des nouveau-nés. Cette assertion nous a d'autant plus étonné qu'on reconnaît généralement que les affections des voies lacrymales sont peu communes avant la septième année (2).

Il est une autre maladie de la conjonctive qui gagne fréquemment la muqueuse des voies lacrymales, c'est l'ophthalmie granulaire ; elle est alors d'autant plus à redouter qu'elle devient l'une des causes les plus actives de ces rétrécissements invincibles contre lesquels la thérapeutique échoue le plus souvent.

Nous n'insisterons pas davantage sur les différentes inflammations dont le voisinage met en péril la muqueuse du sac lacrymal et du canal nasal ; il nous paraît plus important de mettre en relief l'influence que l'étroitesse naturelle de ces voies exerce sur la persistance des phénomènes inflammatoires qui les ont gagnées de proche en proche. L'étroitesse exagérée, mais physiologique, des voies lacrymales, coïncide ordinairement avec une con-

(1) Voy. *Leçons sur les maladies de l'appareil lacrymal*, professées à Moorfield's Hospital (*Annales d'oculistique*, t. LI, p. 91).

(2) M. Hasner, dans son mémoire sur les voies lacrymales (p. 66), dit que les affections de ces parties sont aux autres maladies des yeux dans le rapport numérique de 2 à 100. Pour nous, nous croyons qu'il faut, pour être dans la vérité, multiplier ce chiffre au moins par 3, surtout si l'on prend en considération les maladies des paupières dont la cause réside dans un trouble fonctionnel de l'élimination des larmes.

formation particulière des os de la face, c'est-à-dire avec un écartement exagéré des yeux et un aplatissement prononcé du dos du nez. D'autre part, nous trouvons, quant à nous (M. Arlt (1) semble être du même avis), dans une disposition diamétralement opposée, caractérisée par une forte saillie des os propres du nez, jointe à la profondeur du creux sous-orbitaire, une seconde cause prédisposante de la maladie qui nous occupe. Cette disposition semble, en effet, impliquer un aplatissement latéral excessif du canal nasal. Nous avons été, de tout temps, frappé du nombre des Israélites qui sont affectés de maladies des voies lacrymales, et nous n'avons pu trouver l'interprétation de ce fâcheux privilége que dans les considérations qui précèdent.

Les statistiques sont unanimes sur un autre point de l'étiologie du catarrhe des voies lacrymales, à savoir, sur la préférence marquée de cette maladie pour le sexe féminin. Il semble aussi que le côté gauche soit plus souvent atteint que le droit.

A peine est-il nécessaire d'ajouter que le catarrhe des voies lacrymales résulte souvent d'une obstruction du canal nasal déterminée par une cause extérieure à ce conduit, soit par une tumeur développée dans les fosses nasales, le pharynx, le sinus maxillaire, soit encore par une fracture, une déviation, une exostose, une carie ou une nécrose des os voisins. Disons, en terminant, que nous croyons contraire à une observation exacte, l'opinion émise dans les traités les plus récents, et qui veut qu'une simple déviation des points ou des conduits lacrymaux prédispose au catarrhe des voies lacrymales. Il est, en effet, bien plus naturel de penser qu'une pareille déviation est très-propre à favoriser la guérison d'un catarrhe préexistant, en s'opposant à l'irritation permanente que la stagnation du fluide lacrymal exercerait fatalement sur la muqueuse; d'ailleurs l'expérience et les indications qu'elle fournit pour la thérapeutique le prouvent suffisamment.

Le *traitement* du catarrhe lacrymal est sujet à des indications très-différentes, et qui varient avec l'âge de la maladie, avec les altérations anatomiques qu'elle a déterminées dans la muqueuse et les parois du sac, enfin avec les complications intercurrentes. Quoi qu'il en soit, ce traitement doit remplir, dans tous les cas, trois conditions essentielles :

A. Rétablir la perméabilité des voies lacrymales et prévenir la stagnation des liquides.

B. Combattre la sécrétion morbide de la muqueuse.

C. Restituer, autant qu'on le peut, à ces voies, particulièrement au sac, leur configuration primitive.

A. Pour qu'il soit permis d'espérer le rétablissement de la perméabilité,

(1) *Loc. cit.*, t. III, p. 399.

il est bien évidemment nécessaire que l'obstacle existant ne soit pas insurmontable, et par conséquent, ne consiste point dans une destruction étendue de la muqueuse, dans une exostose ou une carie des parois, etc. Quand donc l'obstruction n'est produite que par le gonflement de la muqueuse, ou même par l'existence concomitante, dans cette membrane, de traînées cicatricielles consécutives à des ulcérations de cause catarrhale, il est indiqué de recourir à la dilatation du canal au moyen de sondes.

Autrefois, on ouvrait le sac lacrymal au-dessous du ligament palpébral interne et l'on cherchait, pendant un temps souvent fort long, à vaincre au moyen de cordes à boyau, de fils ou de clous de plomb, le rétrécissement du canal qu'on regardait alors comme l'unique cause du catarrhe.

Depuis quelques années, on a abandonné ce traitement, pauvre en résultats, et, d'après les conseils de M. Bowman (1), on pratique le sondage au travers des conduits préalablement fendus. Tandis qu'en Angleterre on incise de préférence le conduit inférieur, en Allemagne et en France on aime mieux introduire les sondes par le conduit supérieur. Cette pratique s'autorise de ce que, pour pénétrer dans le sac par le conduit lacrymal supérieur (qu'il n'est pas nécessaire de fendre jusqu'à la caroncule, puisque le seul obstacle qu'il oppose aux sondes fortes siége au niveau de son point lacrymal), on n'a pas besoin d'exercer sur ce conduit, pour lui donner la direction de la sonde introduite dans le canal nasal, autant de tiraillements que s'il s'agissait du conduit inférieur. On a, en effet, observé que ces tiraillements sont la cause des obstructions du conduit inférieur qui surviennent à son embouchure dans le sac, lorsqu'on a mis en usage ce mode de traitement pendant un temps assez long. En outre, si le sac se trouve rétréci, une sonde introduite par le conduit supérieur s'en échappe bien moins facilement, en glissant au dehors, au moment où l'on veut la descendre dans le canal, que cela n'arrive pour le conduit inférieur.

On se sert pour pratiquer la dilatation des voies lacrymales des sondes de M. Bowman. Ces sondes, faites d'argent malléable, sont au nombre de six et leur calibre est mesuré de telle sorte que le n° 1 présente les dimensions d'un crin très-fort, tandis que le n° 6 a un vingtième de pouce de diamètre (un peu plus d'un millimètre). L'opérateur peut imprimer à ces sondes une légère courbure, de manière à ne rencontrer d'obstacle ni du côté de la saillie frontale, ni du côté du sac lacrymal et du canal nasal; il doit toujours, en les introduisant, tenir compte de la déviation physiologique que présentent ces voies, par rapport au plan médian.

Voici comment on procède à ce sondage qui ne laisse pas que d'être,

(1) *Ophthalmic Hospital Reports*, oct. 1857, et *Annales d'oculistique*, t. XXXIX, p. 78.

dans quelques cas, une manœuvre assez délicate. Après avoir fendu le conduit supérieur suivant les indications données page 784, on attire la paupière supérieure en haut et en dehors, afin de mettre à découvert le conduit fendu, puis on pousse le long de sa paroi postérieure la sonde n° 2 ou n° 3 de Bowman, jusqu'à ce qu'on ait atteint la paroi postérieure du sac. En attirant la paupière en haut, il est possible de placer le conduit supérieur presque en ligne droite avec le canal dans lequel doit pénétrer la sonde. Lorsqu'une fois on a mis cette dernière en contact avec la paroi postérieure du sac, le long de laquelle elle doit glisser dans le canal, il faut la maintenir dans cette position (1). Dans ce but, il faut, en relevant la sonde, l'adosser contre l'os frontal, dans la direction d'une ligne qui passant par le milieu du ligament palpébral interne et par l'intervalle compris entre la deuxième incisive supérieure et la dent canine correspondante, irait rejoindre l'arcade sourcilière vers la tête du sourcil. Cette ligne se confond à peu près avec le sillon naso-labial sur lequel M. Arlt voulait qu'on se guidât; mais les mouvements auxquels ce pli cutané est exposé pendant l'opération du sondage fait qu'il fournit un point de repère bien moins sûr que l'intervalle dentaire ci-dessus indiqué (2).

Lorsqu'une fois on a donné à la sonde la direction qu'elle doit suivre, il ne reste plus qu'à la pousser doucement de haut en bas, en augmentant progressivement la pression, si l'on éprouve quelque résistance, mais en évitant d'imprimer à l'instrument la moindre secousse. Le plus souvent, on franchit sans difficulté l'obstacle, quand il réside uniquement dans un gonflement modéré de la muqueuse, ou même dans la présence de quelques traînées cicatricielles à la surface de cette membrane. Lorsque, au contraire, la sonde transmet à la main la sensation d'une certaine résistance; plutôt que de forcer le cathétérisme, nous le remettons au lendemain ou au surlendemain, en conseillant au malade de profiter de ce laps de temps pour combattre l'engouement de la muqueuse au moyen de lotions froides répétées et de pressions douces mais fréquentes sur le sac.

Quand on est parvenu à introduire dans le canal la sonde n° 2 ou n° 3 de Bowman, on la laisse en place pendant dix ou vingt minutes, et l'on n'a

(1) En n'observant pas cette règle de conduite, on risque de perforer un pli de la muqueuse, de la décoller et de faire une fausse route, ce qui peut singulièrement compromettre le traitement.

(2) M. Weber (*loc. cit.*, p. 71) fait passer l'extrémité inférieure de sa ligne fictive par la couronne de la deuxième incisive, en insistant sur ce que le sillon naso-labial aboutit inférieurement en dehors de la direction du canal nasal. Quant à nous, nous pouvons affirmer que, dans le plus grand nombre des cas, le milieu du ligament palpébral interne, le sillon naso-labial, l'interstice de la deuxième incisive et la tête du sourcil sont en ligne droite avec la direction de la sonde introduite.

généralement pas de peine à répéter le sondage, les jours suivants, en augmentant progressivement le calibre des tiges d'argent. Il est nécessaire d'employer cette méthode quotidiennement, pendant quelques semaines, jusqu'à ce que la sécrétion morbide et le larmoiement aient complétement cessé : on en acquiert la certitude lorsque la compression exercée avec la pulpe du doigt indicateur ne donne plus du tout cette sensation particulière d'élasticité ou de résistance vaincue que l'on éprouve en chassant dans le canal nasal le liquide accumulé dans le sac lacrymal. Ce mode d'appréciation exige, il faut le dire, beaucoup de subtilité, si l'on songe que la rétention d'une très-faible quantité de ce mucus suffit pour entretenir le larmoiement et pour disposer par là aux rechutes.

Dans les cas heureux où le catarrhe des voies lacrymales est simple et ne se complique pas d'une dilatation marquée du sac, ce mode de traitement en procure généralement la cure radicale. Mais il n'en est plus ainsi quand la sécrétion morbide, très-abondante, a fortement dilaté le sac. Alors (sans parler ici des complications ulcératives et de quelques autres altérations du canal sur lesquelles nous aurons à revenir), on voit très-souvent le sondage de Bowman échouer, tout en constatant qu'il a rétabli l'écoulement des produits morbides dans le nez.

M. Weber (1) a attiré l'attention sur l'insuffisance de ce traitement et sur les rechutes auxquelles il expose quelquefois les malades. Pour cet auteur, l'inefficacité du cathétérisme de Bowman réside dans la forme cylindrique des sondes d'argent, qu'il considère comme impropres à remplir exactement le canal dans lequel on les porte, puisque, pour M. Weber, ce canal est fortement aplati de dehors en dedans et d'avant en arrière. M. Weber a donc substitué aux sondes métalliques les bougies élastiques faites pour le sondage de l'urèthre et dont la plus mince correspond au n° 5 de Bowman : il y ajoute, comme dernier moyen de dilatation, des bougies de cire qui, larges à l'une de leurs extrémités de 1 millimètre et demi à 2 millimètres, s'accroissent assez brusquement jusqu'au diamètre de 4 millimètres. Elles sont munies d'un mandrin qui doit les traverser jusqu'à leur extrémité dépourvue de renflement olivaire. M. Weber commence le sondage avec les bougies les plus faibles et arrive assez vite aux bougies d'une épaisseur de 3 millimètres et aux bougies de cire.

Il est bien entendu que, pour introduire ces bougies, il est indispensable d'ouvrir largement le conduit lacrymal supérieur, et même de débrider en partie le ligament palpébral interne, de la manière que nous indiquerons en traitant des injections (p. 809). Lorsque M. Weber ne réussit pas du premier coup à introduire la plus fine de ses bougies (celle qui correspond au

(1) *Archiv für Augenheilkunde*, 1861, t. VIII, A. 1, p. 94.

n° 5 de Bowman), il se sert préalablement, pour forcer le rétrécissement, d'une sonde métallique bicône dont nous donnons le dessin (fig. 57) (1). L'une des moitiés de cet instrument correspond, par sa petite extrémité, au n° 1 de Bowman et atteint au bout de 30 ou 35 millimètres, 1 millimètre et demi ou 2 millimètres de diamètre; l'autre moitié de la sonde offre, aux mêmes distances de son extrémité libre, une épaisseur de 2 à 3 millimètres et demi. Cette sonde est graduée et répond au double but de

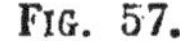

Fig. 57.

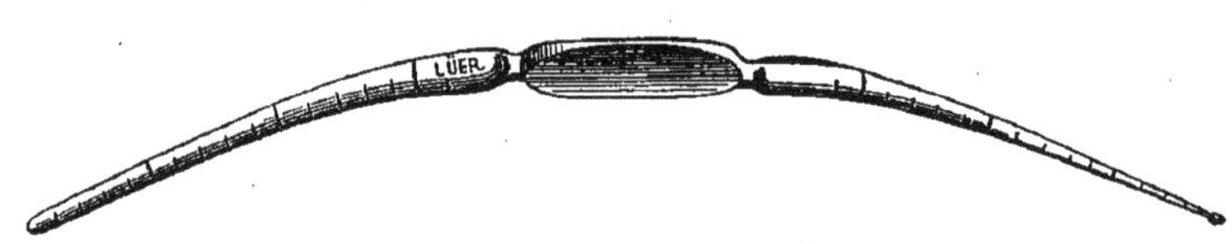

déterminer le siége du rétrécissement et de le forcer, pour permettre l'introduction des bougies qui correspondent aux n°s 5 et 6 de Bowman. Lorsque M. Weber ne réussit pas tout d'abord à pousser ces bougies jusque dans le canal, il cesse ses tentatives pendant quelques jours et s'efforce, durant cet intervalle, de diminuer, par des injections d'eau tiède, l'engouement de la muqueuse: si, malgré cette préparation, le canal se refuse encore à admettre les sondes, c'est alors que M. Weber a recours à sa dilatation forcée.

Quant à nous, nous croyons très-faux le principe sur lequel on s'appuie pour espérer guérir les phlegmasies de la muqueuse des voies lacrymales par la compression qu'exercent sur cette membrane les sondes exactement moulées sur le canal qu'elle tapisse, et il suffit de jeter un coup d'œil sur les dispositions anatomiques de la région qui nous occupe, pour voir avec quelle force les grosses sondes de M. Weber doivent comprimer la muqueuse du canal contre la paroi osseuse qui la double. En résumé, cette question nous paraît jugée, contre l'opinion de M. Weber, auprès des médecins qui ont l'occasion de traiter un grand nombre de ces catarrhes: et non-seulement l'introduction de ces fortes sondes devient souvent une source directe d'irritation, mais encore après avoir, en apparence, forcé le rétrécissement, elle détermine, dans beaucoup de cas, la formation d'un obstacle invincible, c'est-à-dire l'atrophie de la muqueuse sur une large étendue.

Cette atrophie et la sécheresse qu'elle détermine dans le sac et le canal fortement rétréci simulent assez bien une guérison complète avec rétablissement de la perméabilité des voies, ce qui suffit parfois aux malades

(1) On peut à volonté, comme l'indique la figure, munir l'extrémité de la partie faible de l'instrument d'un petit renflement olivaire.

qui sécrètent peu de larmes : elles deviennent, au contraire, une source constante de tourments pour ceux chez lesquels la sécrétion lacrymale est ordinairement abondante. Mais admettons un instant qu'il soit possible de conjurer l'atrophie de la muqueuse, ne faut-il pas reconnaître que ce sondage forcé nécessite une ouverture considérable, et, dans certains cas même, la section sous-cutanée du ligament palpébral interne? Or, comment supposer qu'un tel débridement n'altère en rien le mécanisme si délicat qui préside à la conduction des larmes, si, avec M. Weber lui-même, on recule parfois devant une incision trop étendue du conduit inférieur, de peur que le fluide lacrymal ne vienne, sous la compression du sac, à refluer vers l'œil, au lieu de continuer son trajet dans le nez (1) ?

Nous nous prononçons de même contre la dilatation qu'on pratique avec des sondes douées de la propriété de se gonfler par l'humidité ; M. Critchett (*loc. cit.*, p. 212) a prôné, dans ces derniers temps, l'usage de sondes fabriquées avec la tige desséchée d'une plante marine, la laminaria digitata, substance recommandée pour la première fois comme moyen de dilatation par M. Sloan (d'Ayr). Ces sondes, de la même dimension que celles de M. Bowman, s'introduisent avec une grande facilité, vu que, desséchées et polies, elles offrent beaucoup de résistance ; mais leur propriété hygrométrique, surtout lorsqu'on les a introduites très-sèches, est tellement prononcée, qu'au bout de peu de temps elles acquièrent un volume notable et fournissent un moule très-exact du canal et des rétrécissements qu'il peut présenter. Dix minutes après qu'on les a poussées dans le canal, il est déjà très-difficile de les retirer, si ce n'est en y mettant beaucoup de force, et cette manœuvre a, chez plusieurs de nos malades, causé un écoulement de sang tel, que nous sommes, à présent, suffisamment édifiés sur l'innocuité de ce moyen. Nous avons eu beau prendre le soin de faire varier la durée du séjour des sondes de laminaria, qu'on peut vernir en partie, en ne laissant à nu que le point exact qui doit correspondre au rétrécissement ; dans tous les cas, nous devons le dire, le résultat de ce mode de traitement a été une irritation assez violente du canal, du sac et quelquefois même de la conjonctive (2). Le cathétérisme au moyen des sondes de laminaria doit donc être exclusivement réservé aux cas dans lesquels on veut se renseigner sur le siége exact du rétrécissement qu'on se propose de forcer.

(1) Voy. *Archiv, loc. cit.*, p. 106.

(2) Quant M. Critchett, tout en reconnaissant les inconvénients de cet effet excessif, ajoute « que tout bon mécanicien doit savoir que s'il possède une force exubérante, il n'a qu'à la diriger et en régulariser l'emploi pour en obtenir, à volonté, d'excellents effets, » nous ne pouvons, quant à nous, refuser de croire qu'il existe bien des forces inappliquables à une muqueuse tapissée d'un épithélium si délicat que celle des voies lacrymales.

En résumé, nous donnons hautement aux sondes métalliques de M. Bowman la préférence sur tous les autres moyens de dilatation; et cela d'autant plus volontiers que l'introduction de ces sondes devient bientôt, dans un grand nombre de cas, assez facile pour qu'on puisse parfois l'abandonner à des malades intelligents.

B. La seconde indication capitale qui se présente dans le traitement du catarrhe est de combattre la sécrétion morbide de la muqueuse. Lorsqu'on est appelé à traiter beaucoup de ces affections, on arrive bientôt à reconnaître que, si la dilatation du sac a été poussée au point de former une tumeur, le rétablissement de la perméabilité du canal par le sondage n'est pas, comme nous l'avons dit, toujours suivi d'une guérison du catarrhe. La sécrétion persiste et, avec elle, la disposition aux rechutes. Certains malades suppléent, il est vrai, à cette insuffisance du traitement, en ayant soin d'évacuer soigneusement et souvent le contenu morbide de leur sac lacrymal; mais il n'en est pas toujours ainsi, et plusieurs chirurgiens, désespérés de cette persistance obstinée de la sécrétion catarrhale, recourent alors à l'oblitération du sac.

Une observation attentive nous a prouvé que la dilatation unie à l'emploi des astringents est, dans ces cas rebelles, d'un effet souverain.

De tout temps on s'est servi, contre les diverses phlegmasies du sac lacrymal et du canal nasal, des topiques astringents; mais leur mode d'application laissait beaucoup à désirer. Ainsi, on instillait le médicament dans le sac conjonctival, après avoir, au préalable, vidé soigneusement le sac lacrymal, où l'on espérait du liquide absorbé par cette cavité une action très-salutaire sur la muqueuse malade. Il était sans doute préférable d'injecter directement par les conduits la solution astringente dans le sac lacrymal, au moyen de la seringue d'Anel, ou de pousser le liquide par l'orifice inférieur du canal nasal au travers d'une sonde creuse de Gensoul: d'ailleurs, il est clair que l'existence ou la formation d'une fistule externe devait notablement simplifier l'introduction des topiques. Mais toutes ces méthodes ont un grave inconvénient, car aucune d'elles ne fournit un jet de liquide assez fort. Le topique se décompose donc au contact des produits de sécrétion avec lesquels il se mélange peu à peu dans les replis de la muqueuse gonflée, et souvent même l'injection ne réussit pas à nettoyer complétement le sac.

Le procédé que M. Weber indique est encore le meilleur de ceux qu'on a employés jusqu'à nos jours. Il consiste à introduire au travers du conduit supérieur fendu, la canule conique et forte de la seringue d'Anel (canule destinée à l'injection dans les fistules), à porter l'extrémité de l'instrument assez profondément dans le sac pour boucher le conduit inférieur, et à pousser l'injection avec une certaine énergie. Cette méthode a néanmoins l'inconvénient d'exposer l'opérateur à blesser la paroi postérieure du sac et à faire porter sur cette cavité, au détriment du canal nasal, la plus grande partie de l'effet du topique.

Nous avons pensé que la meilleure manière de remédier à tous ces défauts était de creuser les sondes de M. Bowman et de les adapter exactement, une fois introduites, à la seringue, soit, comme l'indiquent les figures 58 et 59, au moyen d'un simple ajutage, soit mieux encore au moyen de quelques tours de vis. Il suffit des sondes creuses n° 3 et n° 6 de Bowman et l'on peut les faire simultanément servir et à la dilatation et aux injections. On fait passer, au travers de ces canules, qu'on peut à volonté pousser jusque dans le nez, un courant d'eau tiède qui nettoie le canal, après quoi l'on injecte une faible solution de sulfate de zinc ou de nitrate d'argent (1 à 2 gr. pour 300). En poussant le liquide astringent, on retire progressivement la sonde afin d'agir d'une manière uniforme sur tous les points de la muqueuse. Ces injections, très-bien supportées des malades, nous ont servi à enrayer des catarrhes des voies lacrymales pour lesquels nous commencions à désespérer des moyens pacifiques.

Fig. 58 (1). Fig. 59.

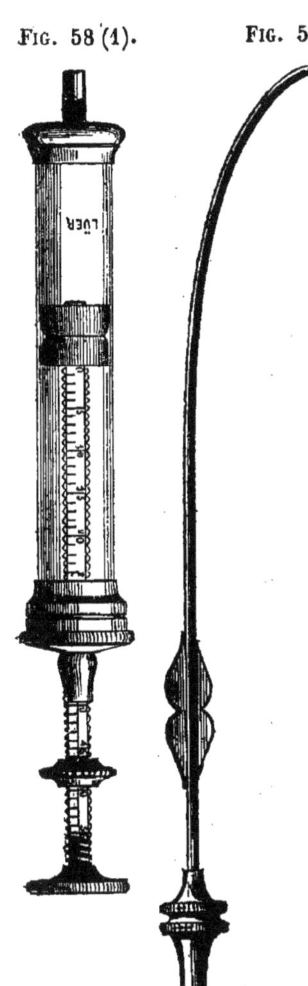

Autant nous nous sommes élevé contre le cathétérisme forcé des voies lacrymales, autant nous sommes opposé à l'usage d'injections trop caustiques, telles que la teinture d'iode mêlée, à parties égales, d'eau distillée (M. Fano) (2) : ces moyens sont destructifs et amènent facilement, comme cela ressort manifestement des observations publiées par les chirurgiens qui les préconisent, l'obstruction des voies où l'on voulait combattre une inflammation superficielle et dont on cherchait à rétablir les fonctions normales.

(1) Cette seringue, munie d'un ajutage convenable, peut aussi servir aux injections sous-cutanées, voy. p. 680.

(2) *Mémoire sur le catarrhe du sac lacrymal.* Paris, 1863.

Quant à l'emploi très-ingénieux des sondes imprégnées de topiques astringents, en particulier de nitrate d'argent (Rau, Dubois), nous nous contenterons de dire que l'effet de cette méthode, très-difficile à mesurer, est souvent excessif.

C. La dilatation considérable du sac est une des complications les plus fâcheuses du catarrhe et une de celles qui apportent au traitement le plus d'entraves. Lorsqu'on a rétabli d'une manière assez satisfaisante la perméabilité du canal nasal, on se sert, pour combattre la dilatation du sac de trois principaux moyens ; les injections, l'évacuation répétée du sac, enfin la compression prolongée de cette cavité.

Pour que l'introduction de la sonde creuse nº 6, à laquelle on devra recourir un grand nombre de fois dans un temps limité, soit aussi facile que possible, il est nécessaire de pratiquer, sous la peau, la section partielle du ligament palpébral interne. Dans les cas où cette petite opération est requise, les troubles de l'élimination des larmes sont déjà tels, à cause de la dilatation du sac, qu'on n'a pas à craindre de les accroître par un débridement trop étendu.

La section sous-cutanée du ligament se pratique de la manière suivante : on fend le conduit supérieur jusque dans le sac, puis on fait glisser la pointe mousse du couteau de Weber le long de sa paroi postérieure, en arrière du ligament et dans la direction du canal, tout à fait comme on s'y prend pour ouvrir le sac avec le couteau de Petit. Lorsque plus des deux tiers du petit couteau de Weber ont disparu en arrière du ligament, son tranchant étant tourné en avant, on tend vers la tempe la commissure externe et l'on fait basculer d'arrière en avant le manche de l'instrument. Le ligament se trouve ainsi sectionné dans une étendue variable ; la sensation de craquement qui se transmet aux doigts de l'opérateur et l'écoulement d'une certaine quantité de sang prouvent d'une manière irrécusable que cette section a été bien faite. Quant aux injections, on doit, pendant quelques semaines, les employer chaque jour, en changeant de temps à autre la solution, et en élevant, au besoin, modérément la dose.

Le débridement large du ligament palpébral interne possède, outre l'avantage signalé plus haut, celui de permettre une évacuation très-complète du sac. C'est au malade lui-même à y procéder aussi souvent que possible par une douce pression, dès que cette cavité tend à se remplir.

Le rapprochement des parois du sac au moyen d'une pression continue est très-efficace pour combattre la dilatation ; aussi conseillons-nous à ceux de nos malades qui lisent beaucoup d'appuyer alors la tête sur le bras accoudé et de comprimer le sac au moyen du pouce. On a construit, pour le même usage, différentes pelotes qu'un ressort d'acier fixe à la tête ; mais elles ont toutes l'inconvénient de se déplacer facilement, ou d'irriter le tégument par une pression immodérée. Le meilleur moyen d'atteindre le résultat auquel ces instruments échouent presque toujours, est, pour nous, l'emploi nocturne du bandeau compressif, chez les malades qu'on peut surveiller. Il faut alors combler soigneusement avec de la charpie ou plutôt avec de petites compresses graduées l'excavation comprise entre l'arcade sourcilière et le dos du nez, en s'assurant que la rétention des produits morbides dans le sac conjonctival ne devient pas pour l'œil la source d'une irritation trop vive, ce qui forcerait à renoncer au bandeau.

La faradisation réitérée du muscle orbiculaire est un moyen qui peut être avantageusement employé pour activer le retour du sac à ses anciennes dimensions.

On comprend sans peine que, tout en usant des nombreuses méthodes dont nous venons de discuter l'opportunité, on doive observer des faits où des obstacles provenant soit d'un rétrécissement du canal nasal, soit d'une dilatation exagérée du sac, opposent à ces moyens thérapeutiques une barrière infranchissable. C'est grâce seulement à une expérience profonde qu'il appartient de reconnaître ces cas assez tôt pour épargner au malade les ennuis d'un traitement interminable, et pour recourir sans tarder à la destruction de la muqueuse par les procédés exposés dans l'article suivant.

ARTICLE XIV.

PHLEGMON DU SAC LACRYMAL. — TUMEUR LACRYMALE ENFLAMMÉE. DACRYOCYSTITE PHLEGMONEUSE.

Symptômes anatomiques. — Nous venons de dire que le catarrhe des voies lacrymales a son siége dans la muqueuse, et que, lorsqu'il n'est pas compliqué, il ne fournit que des éléments de mucus. Le phlegmon du sac lacrymal, au contraire, tout en prenant, dans la plupart des cas, son point de départ dans un catarrhe primitivement simple, a pour caractères essentiels d'intéresser à la fois la muqueuse et les tissus ambiants et de se terminer par suppuration.

C'est ainsi que, dans le cours d'un catarrhe des voies lacrymales, on voit, d'une manière plus ou moins soudaine, le tégument voisin du grand angle de l'œil rougir et se prendre d'une tuméfaction qui se localise, au début, à la région du sac lacrymal. Bientôt il se manifeste dans ces parties un gonflement œdémateux qui s'irradie aux paupières, ainsi que la rougeur érysipélateuse ci-dessus mentionnée. Le plus souvent, la conjonctive bulbaire participe à la phlegmasie, que dénotent un léger chémosis et une faible sécrétion conjonctivale. A cette époque, la maladie porte tous les caractères d'un abcès diffus et la tension, souvent extrême, de la peau dissimule la fluctuation.

Il est alors difficile de savoir si le phlegmon part du sac lacrymal, ou si ce dernier lui est étranger (anchilops) ; en effet, il n'est possible ni de déterminer, par la palpation, les limites du sac lacrymal, ni de donner issue, par la pression, à une partie de son contenu. Néanmoins le diagnostic n'est pas si difficile qu'on pourrait le croire ; car un peu d'attention permet de distinguer sans peine d'avec le phlegmon du sac un furoncle du grand angle, et l'anchilops est extrêmement rare (Arlt). D'un autre côté, les renseignements fournis par le malade suffisent ordinairement à dissiper tous les doutes, en apprenant au médecin si la maladie a été précédée, ou non, de larmoiement et de catarrhe du sac.

Quelques jours suffisent, le plus souvent, pour que la peau se soulève à une distance variable au-dessous du ligament palpébral interne, et forme une saillie acuminée qui donne bientôt issue à une quantité assez abondante de pus ou de muco-pus. Généralement, au début, les larmes ne passent pas par l'ouverture fistulaire qui s'est ainsi formée, et cela, d'une part, à cause du gonflement inflammatoire des parties, d'autre part, à cause de l'inaction des fibres musculaires qui rampent à la face antérieure du sac et qui participent à l'inflammation.

Telle est ordinairement la marche de la maladie; mais elle est sujette à deux modifications principales. En premier lieu, il arrive que le pus fourni, en majeure partie, par le tissu cellulaire sous-muqueux et sous-cutané, fuse au delà de la paroi du sac et se fraye un chemin vers un point assez éloigné du foyer morbide. Il en résulte que, l'ouverture de l'abcès tardant à se produire, il se forme un trajet fistuleux et sinueux. D'un autre côté, il peut se faire que le pus, en perforant la muqueuse, longe la paroi osseuse du canal et s'ouvre une nouvelle voie vers les fosses nasales. Cette terminaison peut être méconnue et faire croire à la résolution du phlegmon. Du reste, il faut le dire, ce mode d'évacuation n'est pas commun, quoiqu'on l'observe moins rarement encore que l'ouverture de l'abcès dans le nez par l'os unguis en partie nécrosé, ou dans le sac conjonctival par un trajet fistuleux qui court dans les parties molles des paupières.

Lorsqu'une fois le contenu du sac lacrymal et du canal nasal s'est évacué, les symptômes inflammatoires s'apaisent rapidement; l'orifice externe du foyer purulent se ferme ou se transforme en une ouverture fistuleuse, consécutivement à un écoulement prolongé des produits morbides et des larmes. Dans un assez grand nombre de cas, lorsque la fistule n'est déjà plus de date récente, la sécrétion morbide de la muqueuse s'améliore d'une manière sensible, et l'orifice tend manifestement vers l'oblitération :

si elle survient, elle expose le malade à une rechute, puisque, le plus souvent, les produits de sécrétion ont cessé de pouvoir s'éliminer par le canal nasal rétréci.

Les conséquences nécessaires d'une dacryocystite phlegmoneuse qui a établi une communication directe du sac avec l'air extérieur, en perforant la peau, sont une destruction variable de la muqueuse et la formation de tissu cicatriciel. La destruction de la muqueuse n'est pas nécessairement limitée au voisinage de l'ouverture fistuleuse; elle peut, au contraire, occuper une étendue d'autant plus considérable que les symptômes inflammatoires ont été plus intenses et que la distension du sac par les produits muco-purulents a été plus rapide et plus forte.

La vérité de ce fait est incontestable pour tous ceux qui ont vu, sous l'influence d'une poussée inflammatoire unique, le sac s'oblitérer et le malade guérir. Abstraction faite de ces cas exceptionnels, on comprend sans peine que la formation de tissu inodulaire devienne, dans la maladie qui nous occupe, la cause d'une prédisposition marquée aux rechutes, puisque, par les rétrécissements auxquels donne lieu la rétraction de ce tissu, elle entretient le catarrhe ; mais on voit, sous l'influence de dacryocystites répétées, les parois du sac se souder en des points diamétralement opposés, de telle manière que la dilatation qui succède à la rétention de produits inflammatoires nouveaux, détermine dans cette cavité la formation de trabécules et de diverticules qui entravent singulièrement le traitement et retardent la terminaison du mal.

Les malades éprouvent ordinairement des douleurs intenses au niveau du grand angle de l'œil. Il s'y ajoute parfois une fièvre vive et un abattement assez prononcé, si le sac s'est distendu très-brusquement et si le phlegmon prend ainsi beaucoup d'étendue; mais tous ces symptômes cèdent bientôt après l'ouverture spontanée ou artificielle du sac.

Nous ne croyons pas nécessaire d'insister davantage sur la *marche* de la maladie et nous nous contenterons de répéter une fois de plus qu'elle peut présenter bien des variations. Dans nombre de cas, l'ouverture qu'on a pratiquée à l'abcès, ou qui s'est faite spontanément, se ferme après la résolution des phénomènes inflammatoires; mais les malades n'étant pas guéris de leur catarrhe et ce premier phlegmon du sac fournissant à cette maladie des éléments puissants d'entretien, ils se trouvent constamment sous le coup d'une rechute. En effet, il est des personnes qui sont, à tout instant, affligées d'un phlegmon du sac.

Si la carie ou la nécrose des os est signalée, dans presque tous les traités, comme une des conséquences des phlegmons du sac lacrymal, c'est qu'on a bien souvent pris pour effet du mal ce qui en est une cause puissante. De même, l'érysipèle des paupières et de la face, qu'on accuse à tort de pouvoir donner lieu aux maladies du sac lacrymal n'en est alors que la conséquence.

Ces divers modes de terminaison rendent facilement compte des variations qui s'observent dans la durée de la maladie, et cela d'autant mieux que chaque poussée inflammatoire est très-propre à changer, par des complications nouvelles, la marche primitive du mal.

Étiologie. — Il est bien rare que le phlegmon des voies lacrymales succède à une contusion, à une lésion de ces parties ou à la pénétration d'un corps étranger dans leur canal. Ordinairement, les malades eux-mêmes disent avoir été tourmentés, quelque temps avant la production de la tumeur, par un larmoiement plus ou moins abondant et par les autres symptômes du catarrhe. Mais comment s'expliquer alors la soudaineté de l'apparition du phlegmon ? Lorsqu'il se déclare, dans un sac lacrymal atteint de catarrhe, une des poussées inflammatoires légères qui sont si fréquentes dans le cours de cette affection, le canal nasal, dont la muqueuse est engouée, se bouche rapidement, et la distension brusque du sac par les produits morbides, ainsi que les tiraillements du tissu sous-muqueux, suffisent parfois pour déterminer le phlegmon de ces parties. Il se peut aussi que la muqueuse, brusquement distendue, cède en un point, que les produits contenus dans le sac passent, au travers de cette érosion, dans les mailles du tissu cellulaire ambiant, et c'est probablement dans ces circonstances qu'on voit survenir ces tumeurs considérables qui atteignent, dans certains cas, le volume d'un œuf de pigeon. Ce mode d'évolution doit sans doute être invoqué pour l'interprétation des faits dans lesquels il existe dans la muqueuse affectée de catarrhe des ulcérations plus ou moins étendues; car une pareille altération est très-propre à diminuer la résistance que la muqueuse pourrait opposer à la distension.

Certains malades racontent que la matière chassée de leur sac offrit, pendant quelque temps, une coloration brunâtre, due probablement à de légères hémorrhagies, et que durant les jours qui précédèrent l'invasion du phlegmon, l'évacuation des produits du catarrhe par le nez ou les conduits lacrymaux leur devint très-difficile, sinon tout à fait impossible. A peine est-il nécessaire d'ajouter qu'en dehors de ces causes de phlegmon, il en existe une autre, l'obstruction plus ou moins complète du canal nasal, déterminée soit par une carie ou une nécrose des os, soit par la compression qu'exerce la présence d'une tumeur quelconque située dans le voisinage.

Les sujets évidemment scrofuleux ou atteints de syphilis constitutionnelle sont, on le comprend aisément, exposés à la maladie que nous étudions.

Le *traitement* du phlegmon du sac lacrymal est entièrement lié à la cause qui lui a donné naissance. Afin d'éviter des répétitions oiseuses, nous renvoyons à l'article suivant, pour ce qui regarde les cas compliqués de fistule, et nous nous contenterons d'exposer ici le moyen par lequel on doit procéder à l'ouverture du phlegmon, pour empêcher le pus de fuser et apaiser la douleur du malade, puis nous ferons connaître les méthodes principalement usitées pour détruire le sac, lorsqu'il est bien avéré qu'on ne doit plus espérer le retour de la perméabilité des voies lacrymales et le rétablissement de leurs fonctions.

Pour ouvrir le sac, opération qui réclame d'autant plus de précision dans les connaissances anatomiques, que toute la région de l'angle interne fait corps avec la tumeur, on procède de la façon suivante. Après avoir tendu le ligament palpébral interne, en attirant faiblement la commissure externe en dehors et en haut, on porte le bistouri droit de Petit au-dessous de ce ligament. Il est indispensable, pour introduire le couteau dans la direction du canal, c'est-à-dire en se conformant à la double obliquité qu'il présente de dedans en dehors et d'avant en arrière, de prendre sur la face quelques points de repère, dont il est facile de contrôler l'exactitude et l'utilité, lorsqu'on s'exerce, sur le cadavre, à cette manœuvre chirurgicale. Ces points de repère sont, suivant M. Arlt, le milieu du ligament palpébral interne tendu, la pointe du nez et l'angle de la commissure externe. On obtient, en réunissant ces points, un triangle à peu près isocèle, et la ligne fictive qui en est la médiane représente la direction qu'il faut donner au tranchant du couteau. Celui-ci doit être enfoncé perpendiculairement au tégument, au-dessous du ligament palpébral interne, et lorsque la pointe y a pénétré à 4 millimètres de profondeur, on redresse tranquillement le manche de l'instrument jusqu'à la rencontre de l'arcade sourcilière, vers l'extrémité supérieure de la ligne indiquée pour le sondage et qui passe par l'interstice de la deuxième incisive et de la canine correspondante et le milieu du ligament palpébral interne. Abaissant alors la pointe du couteau de 4 ou 6 millimètres, on le pousse très-exactement dans le canal où il se maintient, au besoin, de lui-même.

En pénétrant dans le sac, le couteau doit, autant que possible, être éloigné de sa paroi postérieure ; on arrive facilement à préserver cette paroi en modérant l'effort de la ponction, puis en retirant un peu vers soi la pointe de l'instrument, pendant le mouvement de bascule qu'on imprime au manche, dans le but d'élargir la plaie extérieure.

Si l'on se propose uniquement d'évacuer le contenu du sac et de procéder ultérieurement au sondage du canal nasal, on doit se contenter d'une ouverture de 6 millimètres ; la plaie doit avoir, au contraire, une longueur au moins double (de 15 à 18 millimètres), dans les cas où l'on veut faire suivre l'ouverture du sac de l'oblitération de cette cavité. Alors, on retire le couteau, puis on en retourne le tranchant et l'on achève l'opération en sectionnant, de bas en haut, le ligament palpébral interne.

Dès que le sac a été vidé de son contenu au moyen de pressions douces et lavé à grande eau, on tient écartées les lèvres de la plaie en y introduisant une mèche que l'on fixe avec du taffetas d'Angleterre. Il est nécessaire de renouveler ce pansement tous les jours, avec la précaution de ne pas trop enfoncer la charpie, qui mise en contact avec la paroi postérieure du sac, pourrait y entretenir de l'irritation. Quant aux injections, il est très-prudent de n'en faire dans le sac que quelques jours après qu'on l'a ouvert : plus tôt, on s'exposerait à pousser le liquide dans le tissu cellulaire sous-cutané et à augmenter les accidents inflammatoires.

Quand on s'est convaincu que les obstacles qui s'opposent au rétablissement des fonctions des voies lacrymales sont, par la nature même des lésions anatomiques, tout à fait insurmontables, ou qu'ils ne peuvent être vaincus dans les délais que les malades accordent à leur médecin, on est autorisé à pratiquer l'oblitération du sac. Toutefois, avant de prendre cette résolution, il faut se renseigner exactement sur la quantité de larmes que le malade sécrète : de cette manière on pourra prévoir l'intensité du larmoiement qui succède presque constamment à l'oblitération et en prévenir le malade.

Ce pronostic est ordinairement assez facile chez les personnes atteintes d'une fistule par laquelle les larmes et les produits morbides s'écoulent avec régularité, et chez lesquelles la sécrétion lacrymale n'est activée par aucune irritation : il n'en est plus de même lorsqu'une partie des produits de sécrétion du sac passe dans le cul-de-sac conjonctival. Ici, en effet, même en s'appuyant sur l'examen de l'œil sain, on n'a aucun moyen d'apprécier avec exactitude le rôle que joue dans la production de l'épiphora, l'irritation que la conjonctive reçoit du contact de ces sécrétions.

On peut dire, d'une manière générale, qu'il est permis d'oblitérer le sac huit ou quinze jours après l'avoir ouvert ; car, à cette époque, la suppuration et la sécrétion morbide ont déjà notablement diminué et ne gênent plus l'opérateur, comme lorsque celui-ci procède à l'oblitération, le jour même ou le lendemain de l'incision de la tumeur enflammée (M. Desmarres).

Il faut, pour tenter l'oblitération du sac lacrymal, avoir très-présents à la mémoire deux principes que nous enseigne l'étude clinique des maladies qui nous occupent et dont voici l'énoncé.

1° L'oblitération du sac lacrymal et du canal nasal se fait spontanément lorsque ces voies ne sont plus traversées par les liquides qui y affluaient, ce qui arrive après la déviation ou l'oblitération des points ou des conduits lacrymaux.

2° Cette obstruction est encore la conséquence de toute inflammation suppurative qui a transformé la muqueuse en tissu cicatriciel, dans une certaine étendue : bien moins souvent, elle reconnaît pour cause une ophthalmie granulaire très-intense qui, de proche en proche, a gagné les voies lacrymales.

Ces considérations ont cette conséquence obligée, que, pour obtenir avec certitude l'oblitération artificielle du sac lacrymal et du canal nasal, il faut y empêcher d'une manière absolue l'afflux des larmes et des produits de la sécrétion conjonctivale, puis déterminer dans la muqueuse une inflammation suppurative étendue, quoique bornée, autant que possible, à cette membrane, et assez limitée pour ne pas déterminer des complications fâcheuses (nécrose des os, cicatrices vicieuses, etc.).

En se plaçant à ce point de vue pour comparer entre elles les différentes méthodes d'oblitération connues, on cesse d'être tourmenté par l'embarras du choix. En effet, ceux des caustiques employés en chirurgie qui ont le privilége de limiter leur action au point sur lequel ils sont appliqués, sont bien peu nombreux. Au premier rang se place sans contredit la chaleur, autrement dit le fer chauffé à blanc et le fil de platine des appareils de galvano-caustique.

On procède comme il suit à l'oblitération du sac par le premier de ces agents. Les lèvres de la plaie extérieure donnant entrée dans le sac par une ouverture de 10 à 18 millimètres, sont éloignées au moyen d'écarteurs de fil d'argent ou de petits rateaux d'acier à pointes mousses : cela fait, on introduit par l'un des points lacrymaux, le plus souvent par l'inférieur, un stylet d'Anel, pour se renseigner exactement sur l'emplacement de l'embouchure des conduits dans le sac, et lorsqu'on se propose de cautériser, en même temps que le sac, l'un des conduits lacrymaux ou l'orifice commun de ces canalicules, on laisse en place ce stylet auquel on imprime une légère courbure afin qu'il ne blesse pas l'œil correspondant. Cet organe est ensuite protégé par une compresse imbibée d'eau fraîche, et l'on porte rapidement au fond du sac, sur l'embouchure des conduits, un petit fer rougi à blanc dont la forme est celle d'un stylet coudé, qui porte, à une distance de 3 à 4 centimètres environ de son extrémité libre, un renflement sphérique destiné à conserver la chaleur. Après avoir laissé un moment le cautère en contact avec l'embouchure des conduits, occupée, dans le cas ci-dessus mentionné, par l'extrémité de la sonde d'Anel, on se hâte de relever le petit fer vers la coupole du sac, puis de l'abaisser vers l'entrée du canal nasal.

Pendant ces manœuvres qui exigent une certaine dextérité, il faut prendre soin de ne pas toucher aux lèvres de la plaie et de ne pas trop prolonger l'apposition du cautère à la paroi postérieure du sac, où elle pourrait déterminer une lésion du périoste ou des os.

Pour nous, le point le plus important de cette opération est l'oblitération de l'embouchure des conduits, et des praticiens d'une grande expérience qui partagent notre opinion à cet égard; M. Pagenstecher (1) entre autres, prennent, pour y parvenir, la précaution de fendre ces canalicules jusqu'à leur orifice interne et de mettre ainsi leur muqueuse à découvert jusque dans le sac largement débridé, pour la cautériser directement dans toute son étendue. Nous croyons que cette pratique a le défaut d'exposer le malade à une déviation du grand angle, lorsqu'elle n'est pas exécutée avec une extrême habileté, et qu'elle peut être remplacée avec avantage par l'introduction dans les conduits d'une ou de deux sondes d'Anel qui, au contact du fer rouge, s'échauffent assez pour cautériser la muqueuse.

Cette méthode d'oblitération est certainement une des plus sûres que nous possédions; néanmoins il faut reconnaître qu'il s'y attache quelques inconvénients. Au premier chef, nous devons parler de la crainte qu'éprouvent tous les malades auxquels on propose d'appliquer le fer rouge aussi près de l'œil, tout prévenus qu'ils sont que les douleurs sont presque nulles. De plus, le contact du fer rouge, lorsqu'il se prolonge un peu au delà du temps nécessaire, donne constamment naissance à une cicatrice enfoncée qui imprime au grand angle de l'œil une déviation disgracieuse. Tel est, au moins, le résultat que nous avons pu, maintes fois, constater chez des personnes traitées au moyen du cautère actuel. Si l'on tombe dans l'excès opposé, en retirant trop rapidement le fer rouge, et si l'on a eu la mauvaise chance de ne pas l'appliquer sur l'embouchure des conduits, on laisse son malade exposé à des rechutes et l'on peut rester assez loin du résultat qu'on recherchait pour obtenir, au bout d'un temps plus ou moins long, comme l'a fait M. Weber (2), le rétablissement de la perméabilité des voies lacrymales par le moyen des sondes.

Un des plus sérieux inconvénients de la méthode est l'inflammation du tissu cellulo-graisseux de l'orbite et le phlegmon de l'œil auxquels elle peut donner lieu, quand, par la faute d'un malade peu tranquille, la cautérisation a porté trop profondément, quoique, il est bon de le dire, ce vice soit commun à d'autres procédés de destruction du sac lacrymal. Le beurre d'antimoine, si chaleureusement recommandé (Magne), a, dans quelques cas, été d'une application tout aussi malheureuse et suivie d'une cécité complète.

L'emploi de la galvano-caustique est, sans contredit, préférable sous bien des rapports, à celui du fer rouge; en effet, le rhéophore peut être introduit à froid dans la plaie, et les apprêts de l'opération n'ont en eux-mêmes rien d'effrayant pour le malade. Pourquoi donc la galvano-caustique, malgré sa

(1) *Klinische Beobachtungen*, 1862, H. II, p. 39.

(2) *Archiv*, *loc. cit.*, p. 97.

supériorité incontestable, n'est-elle pas encore en faveur auprès de la plupart des chirurgiens? Nous croyons devoir l'attribuer à la difficulté que l'on éprouve encore aujourd'hui à se procurer des appareils sans défauts, c'est-à-dire qui fournissent un courant d'une grande intensité, facile à interrompre brusquement et passant dans un circuit assez souple pour qu'il soit aisé de le mouvoir en tous sens et sans effort. Malheureusement, en dépit des perfectionnements qu'on a, de nos jours, apportés à l'électrodynamie, le chirurgien se trouve souvent encore à la merci des moindres circonstances sous l'influence desquelles les appareils de galvano-caustique cessent inopinément de fonctionner. Quoi qu'il en soit, tous ceux qui ont mis à l'expérience les divers procédés usités pour la cautérisation du sac, mettront certainement au premier rang celui dont nous allons donner la description (1).

Comme le fer rouge, la galvano-caustique a essentiellement pour objet l'oblitération des conduits lacrymaux, soit du côté du sac, soit du côté du bord libre des paupières. Dans le premier cas, après avoir ouvert largement le sac, on maintient cette ouverture béante et l'on recherche l'embouchure interne des conduits au moyen d'un stylet d'Anel introduit par l'un des points lacrymaux. C'est sur l'orifice ainsi découvert qu'il faut porter le cautère chauffé à blanc, construit de la façon suivante. Les deux rhéophores communiquent (fig. 60, A) par un fil de platine recourbé sur lui-même, enveloppé, au voisinage de son extrémité, d'un manchon de bois que ses deux branches débordent parallèlement dans une longueur de 1 ou 2 centimètres, pour former, en s'enroulant sur elles-mêmes à leur point d'union, une petite boule qu'on porte dans le sac. Au moyen d'un ressort métallique (fig. 60, B) établi au milieu du manche et muni d'un bouton mobile, on interrompt et l'on rétablit à volonté le courant.

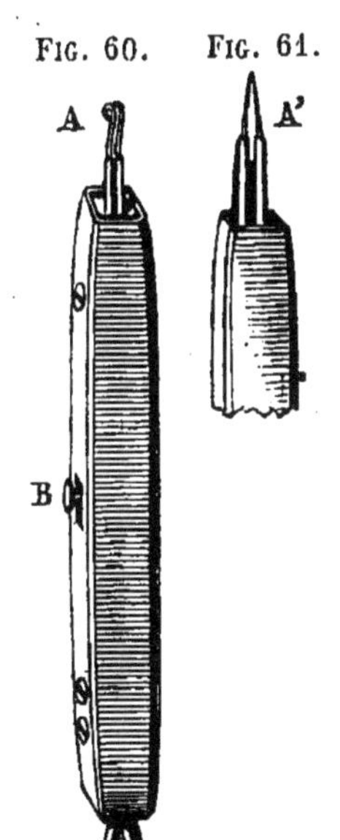

Fig. 60. Fig. 61.

Si l'on veut ne chauffer le cautère qu'après l'avoir introduit dans le sac, il faut évidemment prendre la précaution de le tenir éloigné des lèvres de la plaie pour qu'il agisse exclusivement sur l'embouchure des conduits. Après avoir pendant un instant tenu le cautère sur cet orifice, on le promène

(1) Voyez à ce sujet la thèse de M. Vételay, *Quelques considérations sur l'origine et le traitement de la tumeur lacrymale*. Thèses de Paris, 1863.

légèrement sur le reste de la muqueuse et on le retire après avoir interrompu le courant. Dans les cas même où l'on n'est pas arrivé, de cette manière, à détruire la muqueuse du sac en totalité, on n'a pas de rechutes à craindre, à la seule condition d'avoir escharifié l'embouchure des conduits.

Cette cautérisation n'excite presque aucune douleur et n'a jamais donné lieu, quand nous l'avons employée, à une réaction excessive. Si l'on se croyait menacé d'un accident de cette nature, il serait toujours facile de le prévenir en appliquant sur les parties, pendant un jour ou deux, des compresses imbibées d'eau glacée.

On peut encore procéder à l'occlusion des conduits en oblitérant leur orifice palpébral. A cet effet, les deux rhéophores se réunissent (fig. 61, A') à angle très-aigu de manière à former une sorte de stylet qu'on introduit dans les conduits lacrymaux préalablement dilatés (1). Cela fait, on ouvre le courant et l'on cautérise les canalicules jusqu'à 2 ou 3 centimètres de leur orifice externe : on peut même, pour fendre les conduits dans la même étendue, se servir du cautère introduit à froid que l'on redresse, après avoir rétabli le courant. Après la destruction de l'orifice des conduits, on agit sur la muqueuse du sac au moyen du cautère à boule.

M. Tavignot (2), qui s'est beaucoup occupé du traitement des maladies lacrymales par la galvano-caustique, se contente de l'oblitération des conduits ; mais il l'obtient en procédant d'une autre manière. Il se sert de deux rhéophores dont les extrémités se continuent chacune avec un stylet de platine, l'un droit et l'autre courbe. Tenant l'un des rhéophores d'une main et l'autre entre les dents, il introduit le stylet courbe dans le point lacrymal inférieur ; dans le deuxième temps de l'opération, il abaisse la pédale de la pile de Grenet qui fournit le courant et réunit à angle droit le stylet du rhéophore resté libre avec celui qui est engagé dans le conduit. A ce contact, qui se fait presque au niveau du bord palpébral, les deux stylets deviennent incandescents et la cautérisation a lieu. « Sous l'influence de cette cautérisation, dit M. Tavignot, l'inflammation du sac et la fistule, si elle existe, disparaissent sans qu'on ait besoin de leur faire subir un traitement spécial. » Pour nous, qui ne faisons jamais usage de la galvano-caustique qu'en vue d'oblitérer, en totalité, des voies lacrymales définitivement incapables de fonctionner, condition que nous fait reconnaître une exploration minutieuse de ces voies par l'orifice d'une fistule spontanée ou artificielle, nous aimons mieux porter, en même temps, le fil de

(1) Dans la figure 61 l'écartement des fils est un peu exagéré.

(2) *Gazette des hôpitaux*, 1862, et *Méthode galvano-caustique oculaire et uréthrale*. Paris, 1863.

platine sur toutes les parties du sac largement ouvert. On accélère la suppuration en se servant, deux ou trois jours après, de cataplasmes appliqués seulement sur l'ouverture du sac et non sur l'œil, et on ne laisse la plaie se fermer que lorsque le sac s'est rempli complétement de bourgeons charnus.

Les tentatives qu'on a faites pour guérir des fistules lacrymales par l'oblitération des conduits, datent d'une époque déjà reculée (Quesnel, Buche, Serre). La plus originale appartient incontestablement à M. Velpeau (1) et consiste dans l'excision des points lacrymaux. Cet éminent chirurgien y procède en taillant un petit lambeau triangulaire dont la base correspond au bord libre des paupières et qui contient le point lacrymal et une partie du conduit : ce lambeau est détaché au moyen de ciseaux droits, par deux petites incisions. Chose étrange, le même procédé a été, vers 1830, proposé par M. Jünken et maintenu par M. Bowman dans un but tout à fait opposé, c'est-à-dire pour rétablir la perméabilité des conduits. Il est vrai qu'alors on faisait, pendant assez longtemps, suivre l'opération d'un sondage du canalicule raccourci; mais ce double emploi singulier d'une même méthode n'inspire qu'une médiocre confiance dans les résultats si différents qu'on lui a demandés.

Il y a quelques années, M. de Graefe, pour arriver à l'oblitération des conduits, qu'il n'employait jamais que de pair avec la cautérisation du sac, quoique d'une manière successive, se servait de fines sondes d'Anel, auxquelles on avait fixé une petite quantité de nitrate d'argent, après les avoir hérissées de faibles aspérités, en les immergeant, pendant un temps assez court, dans l'acide nitrique. Ces stylets devaient rester quelques instants dans les conduits, et lorsqu'ils avaient déterminé, par leur action caustique, l'oblitération de ces canalicules, il suffisait pour obturer à son tour le sac lacrymal d'y porter le nitrate d'argent un petit nombre de fois. Cette manière d'agir réussit à la condition de répéter les cautérisations du sac à des intervalles assez courts pour que l'épithélium de la muqueuse ne puisse se reproduire et pour que l'action du nitrate d'argent porte sur le tissu propre de la muqueuse. L'imperfection de cette méthode tient à ce que les conduits lacrymaux ne se bouchent pas toujours après avoir subi le contact des sondes ; si bien que les larmes et les produits de la sécrétion conjonctivale continuant à s'écouler dans le sac, le nitrate d'argent, porté à différentes reprises dans cette cavité, n'a pas pour effet ordinaire de l'obstruer.

Que dire des autres moyens destructeurs prônés et employés dans la thérapeutique des voies lacrymales : le beurre d'antimoine, l'acide nitrique,

(1) *Manuel pratique des maladies des yeux*. Paris, 1840, p. 583.

la pâte de Canquoin, etc. ? On ne saurait nier leur efficacité ; mais ce qu'on leur reproche, et à juste titre, c'est le peu de sûreté de leur action, toutes les fois que l'embouchure des conduits échappe à la cautérisation. Une petite partie de la muqueuse demeurée intacte communique-t-elle avec ces orifices, elle verse dans le sac conjonctival les produits de sa sécrétion et devient pour la conjonctive la cause d'une irritation et d'un larmoiement tout aussi intenses que ceux qui avaient rendu l'opération nécessaire.

Au reste, tous ces caustiques plus ou moins fluides ont l'inconvénient de se répandre au pourtour des tissus malades sur lesquels on voulait borner leur action, et leur emploi cause des douleurs quelquefois très-violentes qui se prolongent, dans certains cas, pendant vingt-quatre heures. En outre, les symptômes de réaction sont souvent assez intenses, comme nous l'avons pu constater chez des malades qui, effrayés par le gonflement de leurs paupières et impatientés par les souffrances qu'ils éprouvaient, vinrent nous demander du soulagement, le lendemain même du jour où ils avaient subi l'application d'une des substances précitées. Si l'on ajoute à cela que l'emploi de ces caustiques n'exempte pas les sujets de graves complications, puisqu'on les a vus attaquer les parois osseuses des voies lacrymales et le globe de l'œil lui-même, on cherche en vain la raison des éloges qu'on a prodigués et qu'on prodigue actuellement encore à cette méthode.

En résumé, tous les procédés que nous venons de passer en revue comptent des succès ; mais il faut savoir choisir, dans un cas donné, celui qui, en causant le moins de souffrances possible, garantit le mieux des rechutes et des complications.

ARTICLE XV.

FISTULE LACRYMALE. — FISTULE DU SAC LACRYMAL.

Symptômes anatomiques. — « La fistule lacrymale, dans l'acception propre de ce mot, est un ulcère fistuleux du grand angle de l'œil communiquant avec les voies lacrymales. » Telle est la définition précise que M. Malgaigne (1) a donnée, il y a environ trente ans, de la maladie qui va nous occuper. Néanmoins, à une époque assez récente encore, on entend quelques auteurs donner le nom de fistules à des inflammations phlegmoneuses du sac et à de simples tumeurs lacrymales, en comprenant ainsi dans une dénomination générique très-fausse la plupart des maladies inflammatoires des voies lacrymales.

(1) Thèse pour l'agrégation en chirurgie. Paris, 1835.

Il n'existe, à proprement parler, une fistule que lorsque le sac, et exceptionnellement l'un des conduits, est d'une manière permanente en communication directe avec le tégument externe. En vertu de ces considérations, nous pensons qu'il serait bon de désigner cet état sous le nom de fistule du sac lacrymal (Arlt). L'orifice fistulaire est toujours situé au-dessous du ligament palpébral interne, et à une distance variable de ce dernier. Suivant que le mal est de date ancienne ou récente, les bords de la fistule sont lisses ou, au contraire, renversés en dehors, garnis de bourgeons charnus et saignant au moindre attouchement, tandis que la peau est, au voisinage, d'une rougeur érysipélateuse. Il est rare qu'on observe sur le tégument plusieurs orifices aboutissant isolément dans le sac; lorsqu'ils existent, ils sont généralement rapprochés les uns des autres. Au contraire, le plus souvent, une seule ouverture mène directement dans le sac par un trajet assez court. Si les conduits sont perméables, ce qu'on reconnaît facilement en instillant dans le cul-de-sac conjonctival un liquide coloré qui ne tarde pas à se présenter à la fistule, celle-ci est presque constamment baignée de larmes et, par suite, la peau des parties voisines s'irrite et s'excorie très-facilement. Dans le cas contraire, des croûtes sèches recouvrent la fistule et ne s'en détachent qu'au moment où le sac distendu outre mesure se vide au dehors du muco-pus qu'il contient.

Si les conduits communiquent librement avec le sac, les larmes réunies en gouttelette à l'ouverture de la fistule, rentrent aussitôt que le malade cligne les paupières. Au contraire, la gouttelette réapparaît et quelquefois est rejetée au moment où les paupières s'ouvrent. Il n'existe d'exception à ces faits que lorsque le trajet fistuleux est assez long pour que la contraction directe de ce canal anormal, par les fibres du muscle orbiculaire qui l'entourent, puisse répandre sur la joue le liquide qui y stagne, tandis que le contenu du sac s'échappe difficilement lorsque, les paupières s'ouvrant, les parois de cette cavité se rapprochent l'une de l'autre.

Une sonde exploratrice poussée dans les conduits peut être amenée au dehors en traversant la fistule, si toutefois cette dernière ne parcourt pas un long trajet. Souvent il est aisé de conduire dans le nez par la fistule et le canal nasal une sonde Bowman du n° 2 ou du n° 3.

Nous nous contenterons de mentionner le fait exceptionnel d'une communication fistuleuse des fosses nasales et du sac à travers la paroi osseuse détruite et sans que le tégument externe soit atteint (Hasner).

Étiologie. — La fistule lacrymale reconnaît ordinairement pour cause une inflammation phlegmoneuse du sac, et indirectement un catarrhe des voies lacrymales. Il est extrêmement rare qu'une lésion directe du sac soit l'origine d'une fistule, quoiqu'on ait assez souvent observé, quelquefois sans solution de continuité du tégument externe, des blessures et des contusions de cette région compliquées d'emphysème.

Lorsqu'une dacryocystite phlegmoneuse amène la perforation de la peau, elle est d'autant plus sujette à donner naissance à un trajet fistuleux permanent que le cours des larmes par les conduits et par le canal nasal, ainsi que la contractilité des fibres musculaires qui président à cette fonction, se rétablissent plus rapidement. Si, au contraire, la muqueuse, gonflée d'une manière permanente, obstrue un certain temps le canal et les conduits, le sac, une fois vidé de ses produits inflammatoires, s'affaisse, les bords de la fistule se rapprochent en contractant des adhérences, et alors, dès que le sac lacrymal devient, par la rétention de ses produits de sécrétion, le siége d'une nouvelle poussée inflammatoire, il se distend et la perforation se réitère. Tandis que dans un cas, la fistule peut donner accès dans un sac lacrymal et dans un canal nasal de dimensions presque normales ; dans l'autre, le trajet fistuleux aboutit à un sac tantôt fortement rétréci, tantôt irrégulièrement décomposé en plusieurs diverticules, ce que l'on constate, soit au moyen des sondes, soit par une injection dont le liquide ne s'écoulant ni au travers des conduits, ni au travers du canal, reste évidemment emprisonné dans les méandres du sac.

Parmi les causes moins fréquentes de fistules lacrymales (1), nous signalerons la carie et la nécrose des parois osseuses qui avoisinent le sac et le canal. Ces altérations s'observent ordinairement chez des sujets atteints de syphilis constitutionnelle ou chez des scrofuleux. La carie occupe plus souvent l'apophyse montante du maxillaire supérieur que les minces cloisons fournies aux voies lacrymales par l'os unguis ; mais le mal siége plus communément encore dans les parois osseuses des fosses nasales que traverse l'extrémité inférieure du canal du même nom. L'odeur désagréable que la sécrétion fournit en pareille circonstance, avertit déjà le médecin d'une altération plus profonde que celle de la muqueuse, mais le sondage peut seul dissiper tous les doutes à cet égard.

C'est à tort qu'on a regardé les maladies des voies lacrymales comme une cause fréquente d'altération des os ; nous croyons, au contraire, que cette dernière est le plus souvent primitive et que le catarrhe et le phlegmon du sac ne sont que des symptômes concomitants. Ceux-ci résultent alors, tantôt de l'apport des produits morbides dans les voies lacrymales, tantôt du rétrécissement que la maladie des os y détermine.

La durée de la fistule est en rapport intime avec la cause à laquelle elle se

(1) On lit dans quelques publications assez récentes qu'il n'y a pas de fistule lacrymale sans maladie des os : l'expérience la plus vulgaire montre combien c'est une erreur grossière.

rattache ; mais elle peut être modifiée, dans un cas donné, par diverses circonstances. Ainsi, lorsqu'à la suite d'un catarrhe intense et compliqué de phlegmon, il s'est établi un trajet fistuleux, celui-ci peut, comme nous l'avons dit, se fermer et se rétablir à différentes reprises. Consécutivement aux suppurations d'abondance variable qui surviennent à toutes ces rechutes, il peut se faire dans le sac un travail cicatriciel assez étendu pour déterminer l'oblitération définitive de la fistule. Dans d'autres cas, le rétablissement d'une partie assez notable de la perméabilité du canal nasal prévient véritablement les occlusions temporaires que nous avons vues presque toujours suivies de récidives. Alors il faut, pour donner lieu à une attaque phlegmoneuse nouvelle, qu'il survienne une poussée catarrhale intense, dans laquelle le canal nasal s'obture d'une manière passagère, et dans laquelle le sac se dilate trop pour déverser l'excès de son contenu dans un trajet fistuleux souvent très-oblique. Dans ces conditions de perméabilité, la fistule peut exister pendant des années entières sans que surviennent les phénomènes inflammatoires que nous venons de mentionner.

Enfin, il arrive que les symptômes du catarrhe s'atténuent dans le sac et dans le canal nasal à un tel point que toute irritation disparaisse du voisinage de la fistule. Si cette dernière ne s'oblitère pas, cela s'explique très-bien par le flux des liquides auxquels elle donne passage, mais l'orifice externe de la fistule peut alors se rétrécir tellement, tandis que ses bords se couvrent d'un épiderme d'aspect normal, qu'il deviendrait fort difficile d'apercevoir cette petite ouverture, si, en exerçant une pression modérée sur le sac, il n'était facile d'en faire suinter une gouttelette d'un liquide parfaitement transparent. Cette espèce de fistule a été désignée sous le nom de fistule capillaire. Elle donne généralement accès dans un sac très-peu dilaté, et cela même chez des sujets qui affirment avoir été pendant longtemps affligés d'une tumeur lacrymale indolente très-considérable, ouverte à la suite d'une poussée inflammatoire suraiguë. C'est là une preuve certaine que, par le temps et grâce à une évacuation très-régulière, le sac, après s'être notablement dilaté, est susceptible de recouvrer, ou peu s'en faut, ses dimensions normales.

Le *traitement* de la fistule lacrymale doit tirer ses indications de la cause et des complications du mal. Il serait, par exemple, téméraire de songer à fermer une fistule en communication directe avec un foyer assez étendu de carie ou de nécrose, surtout si l'on n'était pas sûr que l'écoulement des produits morbides puisse se faire sans difficulté du côté du canal nasal. Si la fistule a simplement succédé à des poussées phlegmoneuses survenues dans le cours d'une affection catarrhale, le traitement doit tenir compte des lésions produites dans la muqueuse.

Dans tous les cas où les obstacles opposés par les cicatrices au cours des larmes sont faciles à vaincre, il faut absolument repousser comme mauvaise la méthode qui consiste à oblitérer la fistule en détruisant le sac; lorsque les mêmes obstacles sont, au contraire, très-considérables et que le sac est fortement dilaté, un bon praticien devra, pour établir son traitement sur des bases rationnelles, consulter l'abondance de la sécrétion lacrymale que son malade présente à l'état normal : il ne se résoudra donc à détruire le sac que s'il n'a pas à craindre de donner lieu, par l'emploi de cette méthode, à un larmoiement très-gênant.

Ces considérations énoncées, il est permis de se demander si l'on est arrivé, dans ces derniers temps, à modifier avec avantage le traitement des fistules lacrymales? Nous croyons pouvoir répondre par l'affirmative, puisqu'on a réussi, de nos jours, à préciser, plus qu'on ne le faisait autrefois, les indications des diverses méthodes employées, et puisque, dans les cas où l'on peut restituer aux parties malades leurs fonctions physiologiques, on a, même pour les fistules, substitué aux anciens procédés de dilatation le sondage du canal, au travers des conduits lacrymaux débridés.

Lorsqu'un malade atteint de fistule lacrymale se présente, on doit tout d'abord, par l'examen raisonné des commémoratifs, se renseigner sur la cause qui a donné lieu à l'ouverture fistulaire. Cela fait, on procède au cathétérisme au moyen des sondes Bowman n° 2 ou n° 3, qu'on introduit à travers la fistule et qu'on relève vers le sourcil pour les placer dans la direction du canal où il faut les porter. Si cette manœuvre ne réussit pas, on a recours pendant quelques jours à des injections légèrement astringentes, à des applications froides, à des badigeonnages de teinture d'iode au pourtour du trajet fistuleux, etc. Si néanmoins, après une ou deux tentatives, on n'arrive pas davantage à pénétrer dans le canal, on peut essayer exceptionnellement soit la dilatation forcée qui sera exposée dans l'article suivant, soit l'oblitération du sac.

Cette dernière méthode convient lorsque, par un examen attentif, on a constaté un rétrécissement considérable du sac, lorsque celui-ci contient plusieurs anfractuosités, ou encore lorsqu'une affection des os ne permet pas d'espérer le rétablissement de la perméabilité. Si, au contraire, le cathétérisme a donné tout d'abord un résultat favorable, nous prolongeons pendant deux ou trois semaines le sondage et les injections au moyen des sondes creuses, puis, quand nous pouvons introduire sans peine le n° 6 de Bowman, nous élargissons, comme dans le catarrhe, le conduit lacrymal supérieur, en fendant le ligament palpébral interne, et c'est à travers cette voie que nous continuons le sondage pendant le temps nécessaire. Des cautérisations avec le nitrate d'argent suffisent généralement alors pour fermer le trajet fistuleux; mais il faut prendre soin de les pratiquer avec assez de modération pour qu'elles n'entravent pas le sondage par la rétraction cicatricielle qu'elles déterminent.

On peut dire sans témérité que, dans les cas favorables, ce traitement n'exige pas plus de quelques semaines, tandis qu'il fallait des mois entiers pour guérir les fistules lacrymales alors qu'on pratiquait le sondage par l'orifice externe du trajet. En outre, comme le fait très-judicieusement remarquer M. Desmarres, cette dernière méthode allait souvent à l'encontre de l'opérateur, en déterminant l'oblitération du canal au lieu d'en rétablir la perméabilité. Ajoutons que le moindre de ses inconvénients était de laisser après elle une cicatrice déprimée qui défigurait le malade.

Il est permis, comme plus haut, de recourir au sondage du sac lacrymal et du canal nasal par l'ouverture des conduits, dans quelques cas rares où les os voisins du sac sont affectés d'une carie qui entretient la fistule : toutefois il faut préalablement avoir réussi, au moyen des sondes et des injections, à entretenir dans ces voies une perméabilité suffisante pour que le flux fétide fourni par les produits morbides puisse s'écouler librement dans les fosses nasales. Si l'on échouait dans ces tentatives, il faudrait adapter à la fistule les moyens par lesquels on combat généralement la carie osseuse, puis, cette source d'entretien une fois tarie, oblitérer le sac d'après les indications données au chapitre précédent.

Si les cautérisations au moyen du nitrate d'argent ou de la galvanocaustique restaient sans résultat sur l'orifice de la fistule, on pourrait le circonscrire dans deux sections semi-elliptiques et rapprocher par une ou deux sutures les bords avivés de la plaie. On a même proposé, à cet effet, la transplantation d'un petit lambeau cutané, mais nous pouvons affirmer que, dans tous les cas où l'on arrive à oblitérer d'une manière complète les conduits lacrymaux, et, par conséquent, à intercepter ainsi de ce côté l'écoulement des liquides, l'occlusion de la fistule ne présente aucune difficulté.

ARTICLE XVI.

OBSTRUCTION ET OBLITÉRATION DU SAC LACRYMAL ET DU CANAL NASAL (CORPS ÉTRANGERS, DACRYOLITHES, RHINOLITHES, HÉMORRHAGIES ET POLYPES DU SAC).

Il est bien rare qu'une blessure des parties molles voisines du grand angle, dans laquelle les os n'ont pas été intéressés, soit le point de départ d'une occlusion plus ou moins complète du sac lacrymal et du canal nasal ; et, d'un autre côté, la fracture d'un ou de plusieurs des os de cette région peut obturer ces voies à différents degrés, sans pour cela que les parties restées perméables deviennent nécessairement le siége d'une sécrétion morbide. Ainsi nous traitons en ce moment, pour des granulations conjonctivales, une petite fille de dix ans qui, dans une réjouissance publique, a eu les os du nez fracturés en plusieurs fragments et enfoncés par une baguette de fusée tombée de très-haut. Il est évident que, chez cette enfant, les canaux nasaux ont perdu toute perméabilité, et cependant on ne constate ni larmoiement, ni sécrétion morbide des sacs lacrymaux.

Ces rétrécissements invincibles peuvent encore être la conséquence d'exostoses du maxillaire, et il est bien difficile de s'expliquer pour quelle cause, dans un cas donné, le sac conserve toute son intégrité, tandis que dans d'autres circonstances, et l'un de nos malades nous en offre un exemple, cette cavité se dilate considérablement et fournit une grande quantité de muco-pus. Il est probable que les variations physiologiques auxquelles la sécrétion lacrymale est sujette sont pour beaucoup dans l'inconstance des symptômes que nous venons de signaler.

On ne possède qu'un petit nombre d'observations de corps étrangers des voies lacrymales. Presque toutes ont trait à des corps étrangers situés près de l'embouchure inférieure du canal nasal. C'est ainsi qu'on a décrit, sous le nom de rhinolithes, des noyaux de cerises et des grains de succin qui, par un séjour prolongé dans les fosses nasales s'étaient incrustés de sels calcaires. M. Desmarres a donné, dans son traité, tout ce que la science peut renfermer d'intéressant sur cette matière: nous croyons, pour nous, qu'il suffit d'attirer l'attention sur ces faits, purs objets de curiosité.

Les dacryolithes, qu'on rencontre dans les canaux excréteurs de la glande lacrymale et dans les conduits lacrymaux, ne s'observent que très-exceptionnellement dans le sac lacrymal, et les livres spéciaux ne mentionnent que quelques cas dans lesquels la présence de ces concrétions a entretenu dans la muqueuse une irritation prolongée, laquelle cessait dès qu'on en supprimait la cause (Lachmund, Schmucker, Leramier, Tuberville, Krimer).

Les concrétions calcaires qu'on dit avoir trouvées dans le canal nasal donnent encore plus de prise à la discussion que les dacryolithes ci-dessus mentionnés, et il est probable que ces concrétions ne sont autre chose que des corps étrangers introduits par le nez dans le canal nasal (rhinolithes).

La perméabilité des voies lacrymales peut encore, dans des cas rares, être interrompue par la présence d'un épanchement sanguin. M. de Graefe (1) en rapporte deux observations. Chez l'un des malades qui avait été soigné, mais en se refusant à tout traitement actif, pour une dilatation du sac, il

(1) *Archiv für Augenheilkunde*, t. III, A. I, p. 337.

survint dans cette cavité un gonflement soudain, point de départ de vives souffrances. La pression ne réussit pas à évacuer le contenu du sac ; mais ayant poussé dans l'un des conduits une sonde d'Anel, on en fit sortir un jet de sang, dont la rétention résultait, sans doute, de la présence d'un caillot. Chez le second malade, porteur d'une tumeur lacrymale de la dimension d'une noisette et qui, disait-il, avait déjà diminué de moitié, l'ouverture du sac donna issue à une masse pultacée, grumeuse, d'un brun foncé, contenant un nombre considérables de paillettes brillantes comme l'or : le microscope y montra des cristaux de cholestérine, entremêlés çà et là de cellules remplies de masses graisseuses (cellules épithéliales). Le contenu de ce sac renfermait enfin un grand nombre de grains d'une coloration rouge-brun ou orange. Ces hémorrhagies résultent quelquefois d'un sondage intempestif, principalement si celui-ci est pratiqué à la période aiguë du catarrhe.

Il n'est pas beaucoup plus commun que le cours des liquides soit interrompu dans les voies lacrymales par une tumeur développée dans le sac progressivement distendu. Parmi les tumeurs du sac on signale, en premier lieu, les excroissances polypeuses. Ces dernières, identiques par leur texture avec les polypes muqueux des fosses nasales, constituent une hyperplasie partielle de la portion solide du tissu muqueux (du corps papillaire). Elles ne dépassent presque jamais le volume d'un pois, sont quelquefois au nombre de plusieurs dans le même sac et ont l'aspect des excroissances verruqueuses décrites à propos du catarrhe chronique des voies lacrymales. Il est extrêmement rare qu'elles atteignent, comme dans l'observation de M. de Graefe (1), le volume d'une noisette munie d'un pédicule de 3 millimètres d'épaisseur. Ces polypes n'ont encore été vus que concurremment avec un catarrhe du sac auxquels ils doivent probablement l'existence. Ils révèlent leur présence en s'opposant à l'évacuation complète du sac, qui donne alors, sous la pression du doigt, la sensation d'élasticité propre au lipome. Toutefois, on peut, il faut le dire, commettre en pareil cas deux erreurs différentes : en effet, cet état peut être simulé, en premier lieu, par la tuméfaction excessive de la muqueuse dans un cas de catarrhe simple, en second lieu, par un petit kyste juxtaposé à la paroi antérieure du sac, comme on en trouve quelques exemples disséminés dans les auteurs (Rodrigues, Hasner, Desmarres).

L'incision du sac permet seule, dans ces circonstances, un diagnostic sûr : en général, le polype se présente tout de suite dans la plaie et, après l'avoir extirpé, il est ordinairement nécessaire d'oblitérer le sac notablement altéré dans sa constitution.

(1) *Archiv für Augenheilkunde*, t. I, A. I, p. 283.

En résumant les différentes causes d'obstruction (1) du sac lacrymal et du canal nasal, nous pouvons les ranger dans trois groupes. Les premières siégent dans la cavité que forment ces voies, les autres dans leur paroi, les dernières dans un point plus ou moins éloigné du sac ou du canal. Parmi celles du premier groupe, nous citerons les corps étrangers, les dacryolithes, les extravasations gazeuses et sanguines. Le second groupe a trait aux affections catarrhales, granulaires, phlegmoneuses et polypeuses de la muqueuse, enfin à la carie, à la nécrose ou aux exostoses de la paroi osseuse. Le dernier groupe renferme les causes d'obstruction de l'embouchure inférieure du canal nasal et les obstacles qu'oppose au cours des liquides la déviation des os qui entrent dans la constitution des voies lacrymales ; c'est donc ici le lieu de signaler le gonflement de la membrane de Schneider qui, le plus souvent, s'irradie vers le canal, les différentes tumeurs des fosses nasales et les corps étrangers connus sous le nom de rhinolithes : nous y ajouterons le déplacement des parois osseuses par l'hydropisie du sinus maxillaire et par les tumeurs développées dans cette cavité.

Si, pour compléter ce cadre nosologique, nous mentionnons les diverses altérations de la peau du grand angle qui peuvent intéresser le sac lacrymal, l'épithélioma, le lupus et les ulcérations syphilitiques, nous aurons rappelé à la mémoire les principales causes capables de troubler la fonction délicate qui préside à l'élimination des larmes.

Le *traitement* des rétrécissements et de l'obstruction du sac lacrymal et du canal nasal, maladies que nous avons vues se rattacher à des causes si différentes les unes des autres, a été, en majeure partie, exposé dans les articles précédents, et nous risquerions, en y revenant, de tomber dans des redites. Nous nous contenterons d'attirer ici l'attention du lecteur sur deux points essentiels : à savoir, de quelle manière il faut, dans certains cas exceptionnels, recourir à la dilatation forcée des voies lacrymales, et en second lieu, ce qu'il faut penser de diverses méthodes employées pour ouvrir aux larmes une voie artificielle.

La dilatation forcée n'a d'application rationnelle que dans les cas où le rétrécissement qu'il faut vaincre siége dans la muqueuse elle-même, et où il est consécutif à des ulcérations catarrhales, à des inflammations phlegmoneuses, enfin à une affection granulaire. Même en pareille circonstance, la dilatation n'est indiquée que lorsque le sac n'a pas été dilaté outre mesure et lorsque le médecin s'est convaincu par une observation attentive que la méthode destructive deviendrait inévitablement la source d'un lar-

(1) Le diagnostic d'une obstruction des voies lacrymales au moyen des injections est tout à fait incertain ; si celles-ci ne passent pas dans les narines elles peuvent être retenues par un simple gonflement de la muqueuse formant des replis multiples.

moiement très-pénible pour le malade. S'il en est ainsi, on doit ouvrir largement le conduit supérieur, sectionner en partie le ligament palpébral interne (voy. p. 809) et introduire le dilatateur de M. Weber (fig. 58).

Cet instrument est poussé, par son extrémité faible, le long de la paroi postérieure du sac, dans le canal nasal dont on cherche à vaincre le rétrécissement au moyen de pressions douces et en imprimant à l'instrument de légers mouvements de rotation. Si ces tentatives échouent, au premier abord, il n'y faut pas renoncer avant de les avoir répétées quelques jours après, en les faisant précéder d'injections destinées à diminuer le gonflement de la muqueuse.

Nous nous inscrivons énergiquement contre toute manœuvre brusque et violente, ayant pour but de forcer, au delà d'une certaine résistance, l'introduction du dilatateur. Le plus souvent, ces efforts n'ont pour effet que de détacher la muqueuse sillonnée de cicatrices qui tient aux parois osseuses du canal et de porter l'instrument entre cette muqueuse et ces parois. Un tel résultat est, on le conçoit facilement, très-propre à augmenter les difficultés du traitement. Si l'on a été assez heureux pour porter l'extrémité mince du dilatateur au delà du rétrécissement, on peut, dans la même séance, tenter la même épreuve avec l'autre bout de cette sonde. Lorsqu'on est ainsi parvenu à forcer le rétrécissement, il est nécessaire de recourir ultérieurement aux injections et au cathétérisme de Bowman par la méthode que nous avons exposée en traitant du catarrhe des voies lacrymales.

Il est certain que la dilatation forcée peut, dans quelques cas favorables, compter des succès; mais nous avons la conviction intime que ces bons résultats ne se soutiennent presque jamais d'une manière définitive. A la vérité, le même mode de traitement est en usage contre certains rétrécissements du canal de l'urèthre; mais on sait que, dans la plupart des faits bien observés, on a pu constater une prédisposition marquée aux rechutes, qui se manifeste au malade par la diminution de force et de calibre qu'il observe dans son jet d'urine. Dans les cas de rétrécissements du canal nasal qui menacent de se reproduire, le malade n'est malheureusement averti d'une rechute imminente que par le larmoiement qui survient lorsque la rétraction de la muqueuse est déjà très-avancée. Souvent alors une seconde tentative de dilatation reste sans effet, parce que la première n'a agi qu'en augmentant les callosités dont la muqueuse était hérissée.

Nous croyons peu pratique d'insister longuement sur les méthodes instituées pour établir artificiellement un canal de communication entre le sac lacrymal et les fosses nasales.

La perforation de l'os unguis (Archigenes et Paul d'Égine) ne doit avoir, on le pense bien, aucune efficacité, et l'on est bien en droit d'éprouver quelque surprise en voyant cette vieille pratique reprise à une époque où la physiologie et l'étude clinique des maladies des os étaient assez avancées pour éloigner de l'esprit des innovateurs tous les essais de cette nature (Reybard, Demarquay).

Il faut bien s'avouer encore qu'un empirisme grossier a pu seul inspirer l'idée de laisser à demeure une canule d'argent dans le canal nasal (Faubert, Dupuytren). Non-seulement, en effet, ces canules, lorsqu'il a fallu en forcer l'introduction, ont fait, maintes fois, fausse route dans différentes directions ; mais encore on en a constamment trouvé l'orifice obturé par des dépôts de diverse nature. En dépit de ces insuccès flagrants, cette méthode, telle qu'elle est, a trouvé dans tous les traités une place dont elle est indigne, et c'est à peine si huit années se sont écoulées depuis l'époque à laquelle elle fut défendue avec chaleur devant la Société de chirurgie de Paris (Lenoir). Il est vrai de dire que ces canules, tout en manquant absolument leur but, sont parfois supportées durant un temps fort long : l'exemple du sujet chez lequel nous avons pu extraire une de ces canules qui avait séjourné huit ans dans le canal nasal, témoigne assez en faveur de cette tolérance; mais il arrive fréquemment qu'après plusieurs années de séjour elles s'ouvrent les chemins les plus variés et pénètrent, soit dans le sinus maxillaire, soit par la voûte palatine, dans la cavité buccale, etc., en déterminant des accidents d'une certaine gravité.

Nous n'aurions jamais pensé à diriger contre cette méthode une attaque sérieuse, si de nos jours encore, à Paris même, il n'existait des chirurgiens pour la recommander et la mettre à exécution ; une oblitération définitive du canal et des complications vers le système osseux de cette région, tels sont les seuls résultats qu'on doive attendre des canules à demeure.

ARTICLE XVII.

ANOMALIES CONGÉNITALES DU SAC LACRYMAL ET DU CANAL NASAL.

Les voies éliminatrices des larmes ne font complétement défaut que lorsqu'il existe des vices de conformation très-étendus qui occupent, soit la cavité orbitaire, soit seulement les parties molles qu'elle contient normalement (cyclopie, anophthalmie). L'absence ou l'obstruction du canal nasal en tant qu'anomalie congénitale isolée et suivie d'une dilatation du sac, a été signalée par quelques auteurs (Dupuytren, Jurine), mais il est à présumer qu'on n'a pas exclu, dans ces observations, toutes les causes d'erreur qui se présentaient.

Plusieurs exemples d'un vice de conformation fort curieux, c'est-à-dire d'une fistule congénitale du sac, sont relatés dans les livres spéciaux (Scarpa,

G. Behr, Aug. Bérard, Carron du Villards). L'ouverture offrait généralement, dans ces cas, les caractères de celle des fistules capillaires : le contenu s'en échappait dès que le sujet venait à pleurer ou à exercer sur son sac lacrymal une légère pression.

Nous laisserons complétement de côté les observations de dilatation congénitale d'une portion ou de la totalité du sac et du canal ; car nous croyons la confusion trop facile entre cet état et l'état morbide qu'il simule.

Il ne nous reste donc à signaler qu'un mode particulier d'embouchure du canal dans le nez, où ce conduit ne traversant pas obliquement la muqueuse du méat inférieur et cette membrane ne lui fournissant aucun repli valvulaire, il devient possible au malade de remplir d'air son sac lacrymal en faisant un effort d'expiration après s'être bouché les narines (Kleeberg).

HISTORIQUE.

A l'heure où nous traçons ces lignes, il n'est peut-être pas deux auteurs qui s'accordent en tout point sur la nature des maladies des voies lacrymales et sur le traitement qui convient à chacune d'elles. Cette divergence d'opinions, surprenante, au premier abord, pour qui sait de combien d'éléments divers s'est enrichie l'étude de ces affections, s'explique bientôt tout naturellement, si l'on considère que ces matériaux sont disséminés dans un nombre prodigieux d'ouvrages de valeur très-diverse et souvent contradictoires entre eux.

Les anciens, qui ne connaissaient pas l'appareil éliminateur des larmes, regardaient la tumeur lacrymale comme un abcès du grand angle de l'œil qu'ils nommaient anchilops, et qui, une fois ouvert, se transformait en un ulcère fistuleux entretenu par la carie de l'os unguis. En dépit de ces erreurs, Celse recommande contre cette maladie l'emploi de l'instrument tranchant et du fer rouge, se faisant ainsi le promoteur de la méthode destructive, retrouvée et vulgarisée à une époque beaucoup plus voisine de la nôtre. Antiles, en observant le larmoiement, et Severus, en remarquant l'embouchure d'un des conduits dans le sac et en conseillant la cautérisation de cet orifice, firent deux découvertes très-importantes, mais stériles pour eux-mêmes. On peut en dire autant de Fallope qui, plus tard (1563), vit très-bien les points et les conduits lacrymaux, la collection de pus contenue dans le sac ulcéré, enfin le reflux de ces produits dans le cul-de-sac conjonctival ; mais auquel une erreur singulière fit perdre le fruit de ces observations, en lui montrant les larmes comme arrivant à l'œil par les points lacrymaux.

Vers l'année 1717, Maître Jean conçoit, le premier, une idée très-précise des maladies du sac lacrymal. La théorie ingénieuse qu'il en donna fut accueillie avec la faveur qu'elle méritait, et l'on peut dire qu'elle n'a qu'un grand défaut : c'est de prendre l'exception pour la règle et d'attribuer à presque tous les cas d'inflammation du sac, une origine qui ne convient qu'au plus petit nombre d'entre eux. Pour lui, la rétention des liquides dans le sac est l'effet de l'obstruction des canaux qui s'y jettent, et ces liquides, composés de larmes et du produit des glandes « répandues dans la muqueuse » irritent cette membrane en « s'échauffant par leur séjour ». La théorie de Maître Jean trouva, après lui, de chauds défenseurs : aujourd'hui même, elle compte encore de nombreux partisans et, fût-elle fausse de tout point, il faut reconnaître qu'elle eut le mérite de fournir dès cette époque des indications précieuses pour le traitement. En effet, quoi qu'en dise Sprengel, qui attribue aux Arabes la compression, les injections, etc., M. Malgaigne, si compétent dans ces matières, rapporte à Anel, contemporain de Maître Jean, la première exécution du sondage et des injections, c'est-à-dire des principales méthodes encore usitées par les chirurgiens de notre époque. C'est encore Anel qui, frappé de l'opiniâtreté de certaines tumeurs lacrymales non enflammées ou, comme il disait, de certaines « hydropisies du sac », les ouvre et en pratique la compression.

Il y a loin, on le voit, de ces remarquables notions scientifiques et pratiques aux idées grecques plus ou moins altérées qui avaient prévalu jusqu'au XVIe siècle, et s'il est juste d'établir que J. L. Petit se fit, auprès de ses devanciers, une place des plus honorables par ses travaux originaux (1734-1744), on nous accordera qu'il n'ajouta guère aux faits acquis, en transportant en pleine pathologie des notions de physique pure ; c'est-à-dire en comparant les voies lacrymales à un siphon et pour la forme et pour le mode d'agir. Conséquent avec ces idées, cet éminent chirurgien, pour lequel la dilatation du sac était constamment la suite d'une obstruction de la longue branche du siphon auquel il assimilait le canal lacrymo-nasal, s'attachait, avant tout, à rétablir la perméabilité des voies éliminatrices des larmes, par le sondage ou par l'ouverture d'un conduit artificiel. Il combattit en outre, par des moyens analogues, l'oblitération des points lacrymaux ; enfin il ouvrit, le premier, le sac lacrymal au-dessous du ligament palpébral interne.

Saint-Yves et Woolhouse, fidèles aux opinions d'Anel, admettent comme lui une tumeur lacrymale simple et une tumeur lacrymale enflammée : le dernier de ces auteurs perfore l'os unguis et place à demeure dans le canal qu'il ouvre ainsi entre le sac lacrymal et les fosses nasales, une canule à laquelle il attache son nom. Heister popularise leur méthode ; mais il modifie le procédé d'Anel en profitant, pour introduire la sonde, de l'ouverture de la fistule. La pratique de Monro ne s'écarte pas sensiblement de celle des hommes célèbres dont les noms précèdent. Anel est leur maître et leur exemple, et ses traditions sont si bien conservées que Platner, tout en regardant l'inflammation comme la cause la plus fréquente des tumeurs lacrymales, et en se plaçant ainsi bien loin du point de vue de ses contemporains, se contente des moyens dont ils se servent et fait un grand usage des injections d'Anel.

Sharp, vers le même temps, se recommande par une observation d'autant plus méritoire, qu'elle attaque de front une opinion universellement accréditée : le premier, en effet, il s'inscrit contre la fréquence de la carie osseuse dans la tumeur lacrymale, et le temps a si bien consacré son avis, qu'on se demande aujourd'hui pour quelle cause l'erreur qu'il combattit fut si longtemps une croyance communément répandue.

En résumé, la plupart des chirurgiens de cette époque s'appliquaient, surtout en France, a désobstruer les voies lacrymales ; quelques-uns, il est vrai, tentaient, par divers moyens, de modifier la muqueuse enflammée ; mais ils trouvèrent peu d'imitateurs. On se servait pour déboucher le canal lacrymo-nasal, des injections, de la canule à demeure de Woolhouse, des sondes d'argent, enfin du séton de Méjean dont l'usage, ultérieurement combattu par Louis, fut, plus tard encore, remis en vigueur par Desault, Sabatier, Boyer et Roux, pour tomber définitivement dans l'oubli qu'il mérite. Si ces tentatives ne réussissaient pas à rétablir la perméabilité des voies lacrymales, on y suppléait en ouvrant un nouveau conduit (La Forest. 1739), muni ou dépourvu d'une canule fixe. Les praticiens qui voulaient modifier la muqueuse du sac, instituaient à cet effet un traitement antiphlogistique local ; ils poussaient dans la cavité dilatée des injections astringentes (1), enfin ils l'ouvraient et la remplissaient de charpie pour y déterminer une inflammation salutaire. Ledran insista beaucoup sur les antiphlogistiques ; mais il fut plus heureux dans le sage conseil qu'il donna d'engager les personnes atteintes d'une tumeur lacrymale non enflammée à la vider plusieurs fois par jour, en la comprimant avec le doigt.

La théorie de l'obstruction était destinée à servir de thème aux combinaisons les plus variées, et tout ne pouvait être dit encore sur une question dont l'élément principal restait toujours à l'état d'hypothèse. De tous ceux qui regardaient la tumeur lacrymale comme le résultat indirect d'un rétrécissement du canal nasal, pas un peut-être, et c'est un fait à remarquer, ne

(1) Ces injections étaient poussées par en haut : La Forest (1739) et, cent ans plus tart, Gensoul et Dubois eurent l'idée de dilater le canal par le nez et de pousser les injections par en bas.

s'était prononcé avec une entière assurance sur la cause première de ce rétrécissement. Janin l'attribua à la contraction spasmodique d'un sphincter propre dont il plaçait le siége à différentes hauteurs du canal ; mais le plus souvent à la partie inférieure du sac. M. le professeur Malgaigne, dans sa belle thèse d'agrégation, manifeste quelque surprise du peu de bruit que souleva la nouvelle interprétation ; mais on peut dire, à la décharge du public de ce temps, que la démonstration anatomique du sphincter en question n'était rien moins qu'établie. De plus, Janin prétendait combattre l'irritation de son muscle en instillant dans le cul-de-sac conjonctival des collyres qui de là, pensait-il, étaient aspirés dans le sac par les points lacrymaux : or comment admettre ce mode de transport, si l'on songe que tout se passait souvent entre un œil larmoyant et un sac assez fortement distendu par les produits qu'il contenait pour ne plus admettre une seule goutte de liquide. Quoi qu'il en soit, Janin était doué d'un esprit très-ingénieux : comme il avait remarqué que durant l'occlusion des paupières, les larmes cessent presque entièrement d'être sécrétées et de pénétrer dans le sac, il en conclut qu'en fermant et en immobilisant, pendant un temps suffisant, les yeux affectés d'une tumeur lacrymale, il permettrait au sac dilaté de revenir sur lui-même et obtiendrait ainsi une guérison complète. Il essaya et réussit.

Pellier admet toutes les méthodes ; mais il traite d'absurde le traitement qui consiste dans l'excision des points lacrymaux. Il rétablit les canalicules du même nom au moyen d'un stylet pointu dont il traverse les paupières, en suivant la direction du conduit oblitéré, et qu'il pousse jusque dans le sac.

En Angleterre, Pott montra un grand sens dans l'appréciation et l'ordonnance des faits acquis et enrichit cette étude de quelques connaissances nouvelles. Les degrés qu'il admit dans la maladie qui nous occupe sont : le catarrhe, la tumeur enflammée, enfin la fistule lacrymale avec ou sans carie des os voisins. Il reconnut que cette dernière altération est rare et que le canal nasal est libre dans bien des cas où l'on échoue à vider complétement le sac lacrymal par la pression.

Presque seul parmi les autres chirurgiens anglais, Bell rendit justice à Pott qu'il imita. Ware n'était pas un créateur ; son ouvrage se recommande par les idées saines et les bons conseils dont il est plein ; toutefois ces qualités de critique et de composition ne sont, nulle part, plus éclatantes que dans les écrits de Richter (1770). Quand le traitement antiphlogistique, sur lequel ce brillant auteur insista avec une véritable prédilection, ne lui réussissait pas, il ouvrait largement la tumeur lacrymale enflammée et s'efforçait de dessécher le canal. Ainsi que Beer, c'est surtout avec des cordes à boyau qu'il pratiquait la dilatation.

Vers l'année 1801, Scarpa, le célèbre chirurgien de Pavie, inaugura une révolution ; mais on ne saurait lui faire un grand mérite de ses innovations. Pour lui pas de rétrécissement du canal, pas de sécrétion du sac : les produits inflammatoires qu'on trouve dans les voies lacrymales viennent de la conjonctive des paupières et sont aspirés par les points lacrymaux. Avec ces idées, par une contradiction flagrante, Scarpa recourait aux mêmes moyens thérapeutiques que les défenseurs de l'obstruction.

Depuis cette époque, presque tous les auteurs ont tenté en France, en Allemagne et en Angleterre, à rendre à l'élément inflammatoire des affections des voies lacrymales l'importance qu'on lui avait jusque-là généralement refusée : Beer et Weller, Mackenzie et S. Cooper, enfin Dupuytren, Bégin, Velpeau et Malgaigne se sont prononcés néanmoins en faveur de cette théorie, contre celle de Maître Jean et de J. L. Petit. Nous ne dirons rien des tristes résultats de la canule de Dupuytren (1812) : l'histoire de cette méthode, justement délaissée, ne ferait que consacrer la contradiction qui existait, de son temps, entre les vues théoriques et les moyens de traitement.

Les progrès que l'anatomie des voies lacrymales a faits depuis une vingtaine d'années, grâce surtout aux beaux travaux de M. Arlt, et la lumière qui en a rejailli sur les connaissances physiologiques, sont assurément pour beaucoup dans les perfectionnements que les moyens thérapeutiques paraissent subir de nos jours. Parmi ces perfectionnements, les plus remarquables sont certainement ceux que nous devons à M. Bowman. Tout en reconnaissant qu'une grande partie des causes d'épiphora siége à l'embouchure même des conduits lacrymaux et que, dans le traitement des inflammations des voies lacrymales, la dilatation, par le moyen des sondes d'un certain calibre, joue un rôle très-important, il érigea en méthode l'introduction des sondes par les conduits, préalablement fendus.

Disons, en terminant, que le caractère principal des idées qui ont actuellement cours, c'est cet éclectisme en vertu duquel, ayant reconnu que les causes des maladies qui nous occupent sont nombreuses et variées, on s'attache avec beaucoup de soin à les rechercher et à appliquer à chacune d'elles un moyen qui lui convienne.

Nous sommes enfin très-heureusement délivrés de ces opinions systématiques, ennemies du progrès, qui, pour ranger sous un seul chef toutes les affections des voies lacrymales, se condamnaient ainsi à une méthode unique, presque toujours destructive, c'est-à-dire formellement opposée au but de la chirurgie moderne envisagée d'une manière générale, et à l'esprit particulier de l'ophthalmologie, nécessairement *conservatrice*.

BIBLIOGRAPHIE (1)

J. Horne. Diss. de ægilope. Leidæ, 1650.

B. Albin. Diss. de ægilope. Francof. ad Viatr., 1675.

G. W. Vedel. Diss. de ægilope. Ien., 1695.

G. E. Stahl. De fistula lacrymali. Halæ, 1702.

Anel. Observation singulière sur la fistule lacrymale. Turin, 1713.

— Traité sur la nouvelle méthode de guérir les fistules lacrymales. Turin, 1714.

— Diss. sur la nouvelle découverte de l'hydropisie du conduit lacrymal malade. Paris, 1716.

Heister. Diss. de nova methodo sanandi fistulas lacrymales. Althdorf, 1716.

Z. Platner. Diss. de fistula lacrymali. Lipsiæ, 1724.

J. L. Schœbinger. Diss. de fistula lacrymali. Basil., 1730.

J. L. Petit. Sur la fistule lacrymale (*Mémoires de l'Académie des sciences*, 1734, p. 134, et 1740, p. 155.

De Reverhorst. Diss. de ægilope seu fistula lacrymali. Leidæ, 1738.

C. G. Hebenstreit. De oculo lacrymante. Lipsiæ, 1743.

Vogel. De fistula lacrymali eamque sanandi methodis. Gryphiswald, 1757, 3e édit., 1776.

Pott. Observations on that disorder of the corner of the eye commonly called fistula lacrymalis. London, 1758.

Palluci. Methodus curandæ fistulæ lacrymalis. Vindob., 1762.

Morgagni. Epistola de obstructione ductum lacrymalium, in opusc. misc. Venet., 1763.

Janin. Sur une fistule lacrymale occasionée par un coup. Paris, 1765.

A. Petit. Diss. ergo impeditis lacr. viis artif. iter etc. Paris, 1766.

J. M. Metzger. Curationum chirurgicarum quæ ad fistulam lacrymalem hucusque fuerunt adhibitæ historia critica. Monasterii, 1772.

P. Lepreux. Num impeditis lacrymarum viis parari debeat lacrymis artificiale iter in cavum, quod juxta majorem oculi canthum inter superficiem internam palpebræ et oculi globum deprehenditur. Paris, 1776.

La Forest. Mémoires de l'Académie de chirurgie, t. II, p. 175.

Louis. *Ibid.*, p. 193.

Licht. De præcipuis viarum lacrymalium morbis. Argent., 1776.

Witte. De fistula lacrymali. Erford, 1779.

Lobstein et Schulze. Diss. de fistulam lacrymalem sanandi methodis. Argent., 1780.

Blizard. A new method of treating the fistula lacrymalis. London, 1780.

Baruffaldi. Diss. de fistula lacrymali. Venet., 1787.

Wathem. A new and easy method of curing the fistula lacrymalis, 2e édit. London, 1792.

(1) C'est avec empressement que nous saisissons ici l'occasion de remercier publiquement M. Sichel pour l'extrême obligeance avec laquelle il a mis à notre disposition, toutes les fois que nous avons eu des recherches bibliographiques à faire, sa bibliothèque spéciale, véritablement unique en son genre.

METZDORF. Diss. de fistula lacrymali. Halæ, 1774.

J. WARE. Remarks on the fistula lacrymalis. London, 1798.

DESAULT. Sur l'opération de la fistule lacrymale (*OEuvres chir.*, t. II, p. 119. Paris, 1801).

HIMLY. Geschichte der Thränenfistel u. ihrer Heilung. Ophth. Bibliothek, t. I, St. 2, p. 99.

SCHMIDT. Krankheiten des Thränen-organes. Wien, 1803.

FLEMMING. Diss. inaug. de dacryocystitide. Viteb, 1810.

BRINGOLF. Diss. de chirurgica fistulæ lacrymalis curatione multiplici. Berolini, 1811.

ROSAS. Diss. quæ, rejecta fistulæ lacrymalis idea, veram fistulæ sacci lacrymalis notionem et sanandi methodum excepta occlusi ductus nasalis operatione proponet. Viennæ, 1814.

J. WARE. Observations on the treatment of epiphora and the fistula lacrymalis. London, 1817.

BEER. Augenkrankheiten, 1817, t. II, p. 151.

ZWIERLEIN. Diss. de fistulæ lacrymalis operatione. Landeshuti, 1818.

W. MACKENZIE. An essay on the diseases of the excretory parts of the lacrymal parts. London, 1819.

DIENER. Diss. de operat. fistulæ lacrymalis ratione. Landeshuti, 1821.

MARTINI. De fili serici usu in quibusdam viarum lacrymalium morbis. Lipsiæ, 1822.

NEISS. De fistula et polypo sacci lacrymalis. Bonnæ, 1822.

HARVENG. Mémoire sur l'opération de la fistule lacrymale. Paris, 1824.

VESIGNÉ. Essai et recherches sur la tumeur et la fistule lacrymale (Thèse de Paris, 1824).

TADDEI. Exposizione del methodo nuovamento richiamato alla pratica dal baron Dupuytren. Livorno, 1824.

PH. FR. DE WALTHER. De polypo et fistula sacci lacrymalis (J. Radius, *Scriptores oph. minores*). Lipsiæ, 1828, t. II.

KÆHLER, Diss. de fistula lacrymali. Kiliæ, 1830.

MANZINI. De la fistule lacrymale et de son traitement (*Gaz. des hôp.*, Paris, 1830).

RITTERICH. Enumeratio instrumentorum ad tollendum canalis nasalis obstructionem auferendasque molestias hanc obstructionem excipientes commendatorum et depictorum. Lipsiæ, 1830.

PFEIFFER. Sur la nature et le traitement de la fistule lacrymale (Thèse de Paris, 1830).

MOTHERLY. Diss. de astresia punctorum lacrymalium. Berolini, 1834.

LAUGIER. Sur le traitement de la fistule lacrymale (*Arch. gen. de méd.*, 1834).

J. F. MALGAIGNE. Quel traitement doit-on préférer pour la fistule lacrymale? (Thèse pour l'agrégation en chirurgie. Paris, 1835.)

STRICKER. Portals Beiträge zu den Operationsmethoden der Thränenfistel, Berl. med. Centralzeitung, n° 5, 1841.

ROGNETTA. Traitement de la fistule lacrymale (*Gaz. des hôpitaux*, n° 27, 1841).

MORGAN. Traitement de la fistule lacrymale (*Med. chirurg. Review*, oct. 1841).

GERDY. Nouveau traitement de la fistule lacrymale (*Annales de thérapeutique*, juin 1842).

J. Quissac. Nouvelle méthode pour le traitement de la tumeur et de la fistule lacrymale (*The Lancet*, decemb. 1842).

Kersten. Ueber Steinerzeugung aus der Thränenflüssigkeit (Dacryolithen). *Hufelands Journal*, April 1843.

Bouchacourt. Observations sur les concrétions calcaires dans l'œil (*Annales d'oculistique*, 1843, t. X, p. 250).

P, Bernard. Mémoire sur un nouveau moyen de guérir les fistules lacrymales et les larmoiements chroniques réputés incurables (*Ibid.*, 1843, t. X, p. 193).

Gerold. Die Thränenfisteloperationen (Casper's Wochenschrift, n° 23, 1843).

Gulz. Ueber einen neuen Zufall bei der Operation der Thränensackfistel (Oest. med. Wochenschrift, n° 39, 1843).

Martini. Von dem Einflusse der Secretionsflüssigkeit auf den menschlichen Körper im Allgemeinen u. insbesondore von dem Einflusse der Thränen auf das menschliche Auge, Belle-vue bei Constanz, 1844.

Kerst. Perforation de la branche frontale de l'os maxillaire (*Mélange chir.*, Utrecht, 1844).

A. Guépin. Du traitement de la tumeur et de la fistule lacrymales (*Annales d'oculistique*, 1845, t. XIV, p. 217).

Velpeau. Etiologie de l'anchilops (*Ann. de thérap. méd. et chir.*, mars 1845).

Richet. Emphysème du sac lacrymal (*Bull. de thérap.*, août 1846).

F. Cunier. Procédé opératoire de M. Charles Halpin pour l'extirpation de la glande lacrymale (*Annales d'oculistique*, 1848, t. XIX, p. 159).

Reybard. Nouveau procédé pour l'opération de la fistule lacrymale (*Revue méd.-chir.*, 1848, et *Annales d'oculistique*, 1848, t. XIX, p. 235).

Tavignot. De la tumeur lacrymale syphilitique (*Journal des connaissances méd.-chir.*, janv. 1848).

— Traitement de la fistule lacrymale par la dilat. etc. (*Gaz. des hôp.*, n° 93, 1848).

Auzias-Turenne. Note sur un sujet atteint de deux tumeurs lacrymales (*Gazette des hôpitaux*, 1848, n° 149).

Mestenhauser. Zur Thränenfistel (Oest. med. Wochenschrift, 1848, n° 51).

Ch. Deval. Considérations cliniques sur le traitement des tumeurs lacrymales (*Union méd.*, 1849).

Stoltenberg. Ueber die Ausrottung der Thränendrüse beim Thränenträufeln. Würtzbourg, 1849.

Alessi. Della Elmintiasi nelle sue relazioni colla oculistica. Roma, 1850.

Magne. Methode pour guérir radicalement la tumeur et la fistule du sac lacrymal. Paris, 1850 (*Ann. d'occulist.*, 1851, t. XXV, p. 78).

J. de Hasner. Beiträge zur Physiologie u. Pathologie des Thränenableitungsapparats. Prag., 1850.

Roser. Chirurgische Aphorismen (*Archiv f. phys. Heilkunde.* Jahrg X, 1851, et *Ann. d'ocul.*, 1851, t. XXVI, p. 123).

Desmarres. Du traitement de la fistule lacrymale par la destruction du sac lacrymal au moyen du cautère actuel (*Gaz. des hôp.*, 7 juin 1851).

Jobert. Tumeurs et fistules lacrymales (*Journ. de méd. et de chir. prat.*, et *Ann. d'ocul.*, 1852, t. XXVII, p. 64).

BOWMAN. Nouveau traitement de l'épiphora, etc. (*Lond. med. Gaz.*, jul. 1851).

STŒBER. De l'oblitération du sac lacrymal comme moyen de guérison de la fistule lacrymale (*Ann. d'oculist.*, 1851, t. XXV, p. 71).

DE AMMON. Operation u. Bahandlung der Dacryocystectasis, etc. (Deutsche Klinik, n° 45, 1851).

STAUDE. Diss. de derivatione lacrymarum. Altenburgi, 1852.

SEIDL. Beiträge zur Physiologie u. Pathologie der Thränenorgane (Zeitsch. d. k k. Gesellsch. d. Wien. Aerzte, sept. 1852).

CLEMENS. Ueber Catarrh des Thränensacks, etc. Bern., 1852.

SICHEL. Tumeur lacrymale, etc. (*Gaz. des hôp.*, n° 98, 1852).

BÉRAUD. Recherches sur la tumeur lacrymale (*Arch. gén. de méd.*, 1853).

DUBOIS. Dilatation et cautérisation simultanée par des cordes à boyau nitratées, etc. (*Ann. d'oculist.*, 1853, t. XXIX, p. 155).

MALAGO. Traitement de la fistule lacrymale (Girondo, Veneto di scienza mediche, 1853).

DESMARRES. Occlusion du sac lacrymal, etc. (*Gaz. des hôp.*, n° 67, 1853).

CRITCHETT, Bowman, Walton, dacryolithes, etc. (*Med. Times and Gaz.*, oct. 1853).

O. HEIFELDER. Anchylops u. Dacryocystitis (*Deutsche Klinik*, n° 50, 1854).

DEMARQUAY. Sur le traitement de la tumeur lacrymale par la trépanation de l'os unguis (*Union méd.*, déc. 1854).

DE GRAEFE. Mittheilungen von Krankheitsfællen, etc. (*Arch. für A.*, t. I, p. 283, 1854).

MITTELDORF. Die Galvanokaustik, etc. Breslau, 1854.

HEYNES WALTON. De l'inflammation de la glande lacrymale (*Times and Gaz.*, april 1854).

CARRON DU VILLARDS. Tumeur lacrymale chez un nouveau-né (*Ibid.*, 1854, t. II).

JARJAVAY. De la tumeur lacrymale formée par la dilatation des conduits excréteurs des larmes (*Arch. d'ophth.* de Janin, 1854, t. III, p. 82).

RAU. Bemerkungen über einige Krankheiten der Thränenorgane (*Archiv f. A.*, 1855, t. I, p. 2).

ARLT. Ueber den Thränenschlauch (*Ibid.*, 1855).

VOILLEMIER. De l'inflammation des conduits lacrymaux (*Gaz. hebdomadaire*, 1855, p. 71).

BONNAFONT. Traitement de la tumeur lacrymale par la compression directe, etc. (*Arch. d'ophth.* de Janin, 1855, t. IV).

BÉRAUD. Essai sur le cathétérisme du canal nasal suivant la méthode de Laforest (*Ibid.*, 1855, t. IV).

BOWMAN. Lancette à canule (*Ann. d'oculist.*, 1855, t. XXVI, p. 141).

COSTES. Considérations historiqnes et cliniques sur le traitement de la fistule lacrymale (*Journ. de méd. de Bordeaux*, 1856).

MOTHE. De la tumeur lacrymale (Thèse de Paris, 1857).

BOWMAN. Du traitement des obstructions lacrymales (*Ophth. Hospital Reports*, 1857, et *Ann. d'ocul.*, t. XXIX, p. 78).

DE GRAEFE. Zur Pathologie der Thränendrüse (*Arch. f. A.*, 1858, t. IV, A. 2).

HENKE. Die Œffnung u. Schliessung der Augenlider u. des Thränensackes (*Ibid.*, 1858).

SICHEL. De la tumeur et de la fistule lacrymales (*Gaz. des hôp.*, n° 40, 1858).

HENKE. Nachträgliche Bemerkungen über die Wirkung der Augenlidmuskeln (*Arch. f. A.*, 1859, B. IV, A. 1).

HULKE. Dacryops et Dacryops fistuleux (*Ophth. hosp. Reports.*, janv. 1859, et *Ann. d'ocul.*, 1860, t. LXIII, p. 36).

ARLT. Ueber Krankheiten der Thränenorgane (*Zeitsch. der k. k. Gesellsch. d. Wien. Aerzte*, n° 24, 1860).

SICHEL. Traitement de la tumeur et de la fistule lacrymales (*France méd.*, n° 30, 1860).

FOLZ. Anatomie et Physiologie des conduits lacrymaux (*Ann. d'ocul.*, 1860, t. XLIII, p. 227).

ANCELON. Application du feu au traitement des fistules du sac lacrymal (*Gaz. des hôp.*, 1860, p. 315).

HASNER. Das Blutweinen (*Wiener allgm. med. Zeitschrift*, n° 51, 1861).

WEBER. Zur Behandlung der Thränenschlauchstricturen (*Arch. f. A.*, 1861, B. VIII, A. 1).

HENKE. Beleuchtung der neusten Fortschritte in der Lehre vom Mechanismus der Thränenableitung (*Ibid.*, 1861).

SICHEL. Traitement de la tumeur et de la fistule lacrymales (*Gaz. méd.*, n° 48, 1861, et *Iconographie*, 9).

STELLWAG. v. CARION. Zur Lehre von den Thränenableitungsorganen (Wiener, Zeitsch. XVII, 1861).

ALF. GRAEFE. Verlauf einer Thränendrüenfistel (*Arch. f. A.*, 1861, B. VIII, A. 1).

TAVIGNOT. De la méthode galvano-caustique appliquée à la cure radicale de la tumeur et de la fistule lacrymales (*Gaz. des hôp.*, n° 136, 1861, et n°s 123 et 129, 1862).

BLOT. Du traitement de la tumeur et de la fistule lacrymales par oblitération (*Recueil des travaux de la Société médicale du département d'Indre-et-Loire*, 1861).

FANO. Hypertrophie de la portion palpébrale de la glande lacrymale (*Gaz. des hôp.*, n° 133, 1862).

TAVIGNOT. Du traitement de la tumeur et de la fistule lacrymales par l'occlusion des conduits à l'aide de la galvanocaustique (*Moniteur des sciences méd. et pharm.*, n° 19, 1862).

WEBER. Ueber das Thränenableitungssystem (Klinische Monatsblätter, fév. 1863).

ROTHMUND. Enorme Hypertrophie der Thränendrüse (*Ibid.*, juin 1863).

FANO. Mémoire sur le catarrhe du sac lacrymal. Paris, 1863.

VETELAY. Quelques considérations sur l'origine et le traitement de la tumeur lacrymale (Thèse de Paris, 1863).

LACAZE. Nouveau procédé pour l'occlusion du sac lacrymal (*Union médicale*, janvier 1864).

ROUAULT. Nouveau procédé pour guérir les trajets fistuleux en général et la fistule lacrymale en particulier (*Union méd.*, février 1864).

CRITCHETT. Leçons sur les maladies de l'appareil lacrymal, professées à Moorfield's Hospital (*Ann. d'ocul.*, 1864, t. LI, p. 93).

EXPLICATION DES PLANCHES.

PLANCHE V.

Fig. 1. — Orbite et voies lacrymales vus de face, les tarses et l'aponévrose orbitaire sont mis à nu, ainsi que les conduits, le sac et le canal. L'embouchure des conduits dans le sac, représentée par le lithographe, devrait être cachée par la portion interne du ligament palpébral ; car ces conduits convergent tellement vers le sac, qu'ils s'y jettent très-près l'un de l'autre et souvent se confondent avant d'y pénétrer. La jonction du sac avec le canal est masquée par le rebord orbitaire du maxillaire, et des sondes sont introduites dans les deux canaux nasaux.

Fig. 2. — Section horizontale des orbites passant par la fente palpébrale ; on voit en arrière du sac l'origine du muscle lacrymal postérieur, à la crête lacrymale du même nom. On aperçoit aussi la réunion de ce muscle avec l'extrémité externe du ligament palpébral, dans l'angle interne de la fente. Le sac est fermé du côté gauche, ouvert du côté droit.

PLANCHE VI.

Fig. 1. — Coupe verticale de l'orbite, de l'œil et des paupières.

Fig. 2. — Même section de la paupière agrandie (M. Moll).

1° Tarse et glandes de Meibomius.

2° Cils et glandes folliculaires.

3° Muscle orbiculaire des paupières.

4° Portion sous-tarsienne (portio subtarsalis) du même muscle.

Fig. 3. — Muscle orbiculaire des paupières.

1° Muscle lacrymal antérieur (supérieur).

2° Muscle lacrymal antérieur (inférieur).

3° Muscle lacrymal postérieur qui va de l'os unguis au tarse en se réfléchissant au-dessous du bord inférieur du muscle lacrymal antérieur (supérieur).

Fig. 4. — Le même muscle vu par sa face profonde et rabattu vers le nez.

1., 2., 3. } Comme dans la figure précédente.

On voit l'origine du muscle lacrymal postérieur et sa bifurcation.

4. Muscle petit oblique.

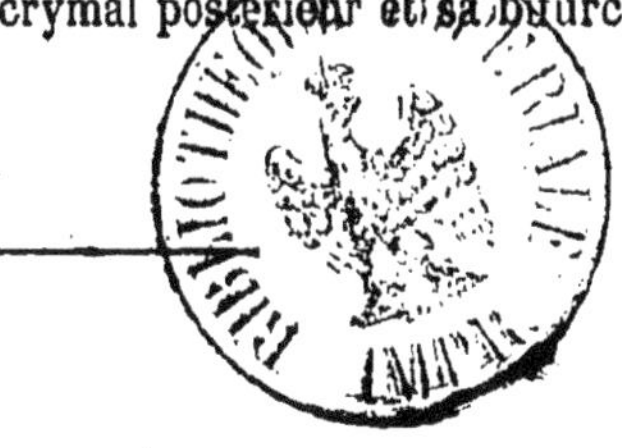

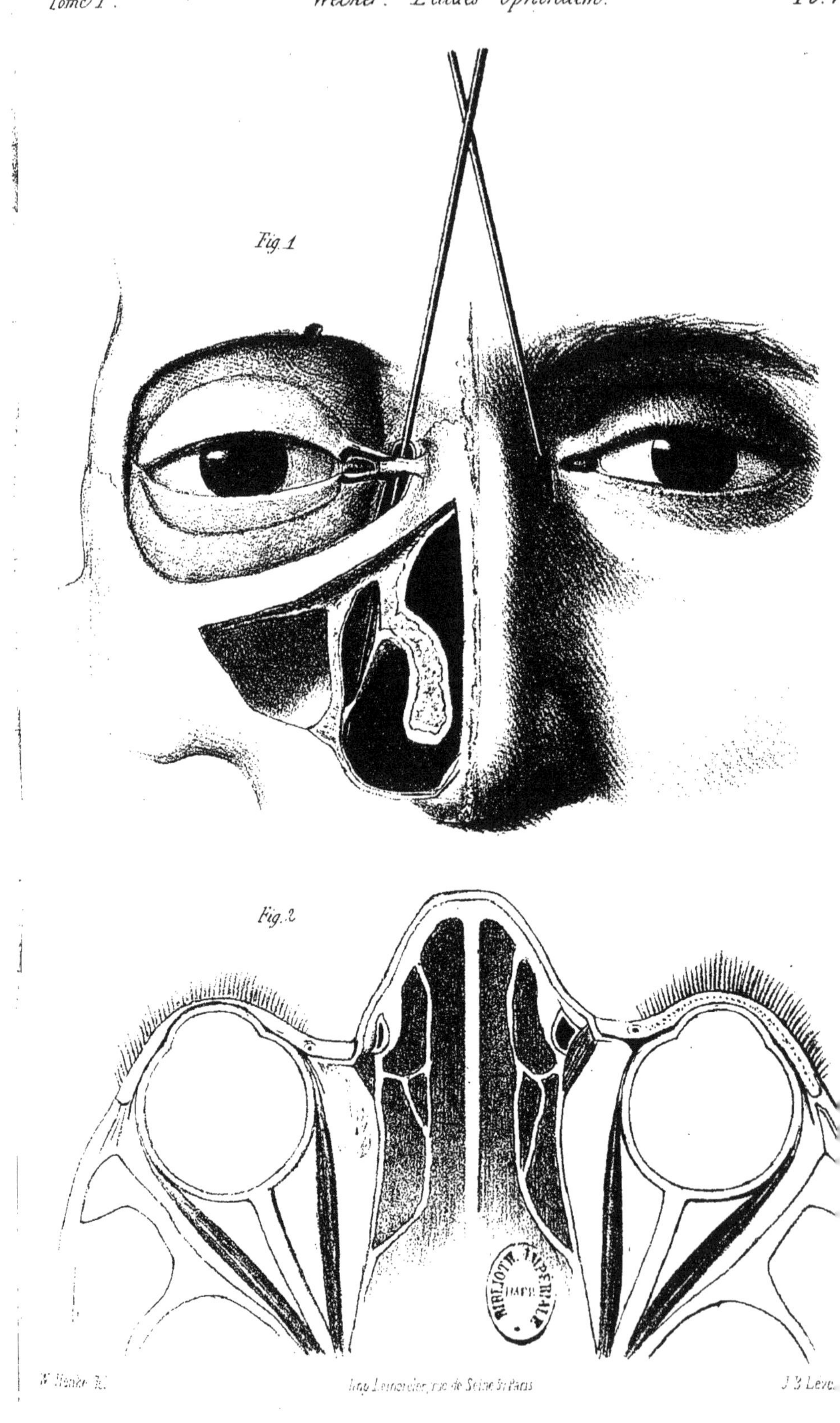

W. Henke del. Imp. Lemercier, rue de Seine 57 Paris J. B. Léve

Publié par Adrien Delahaye à Paris

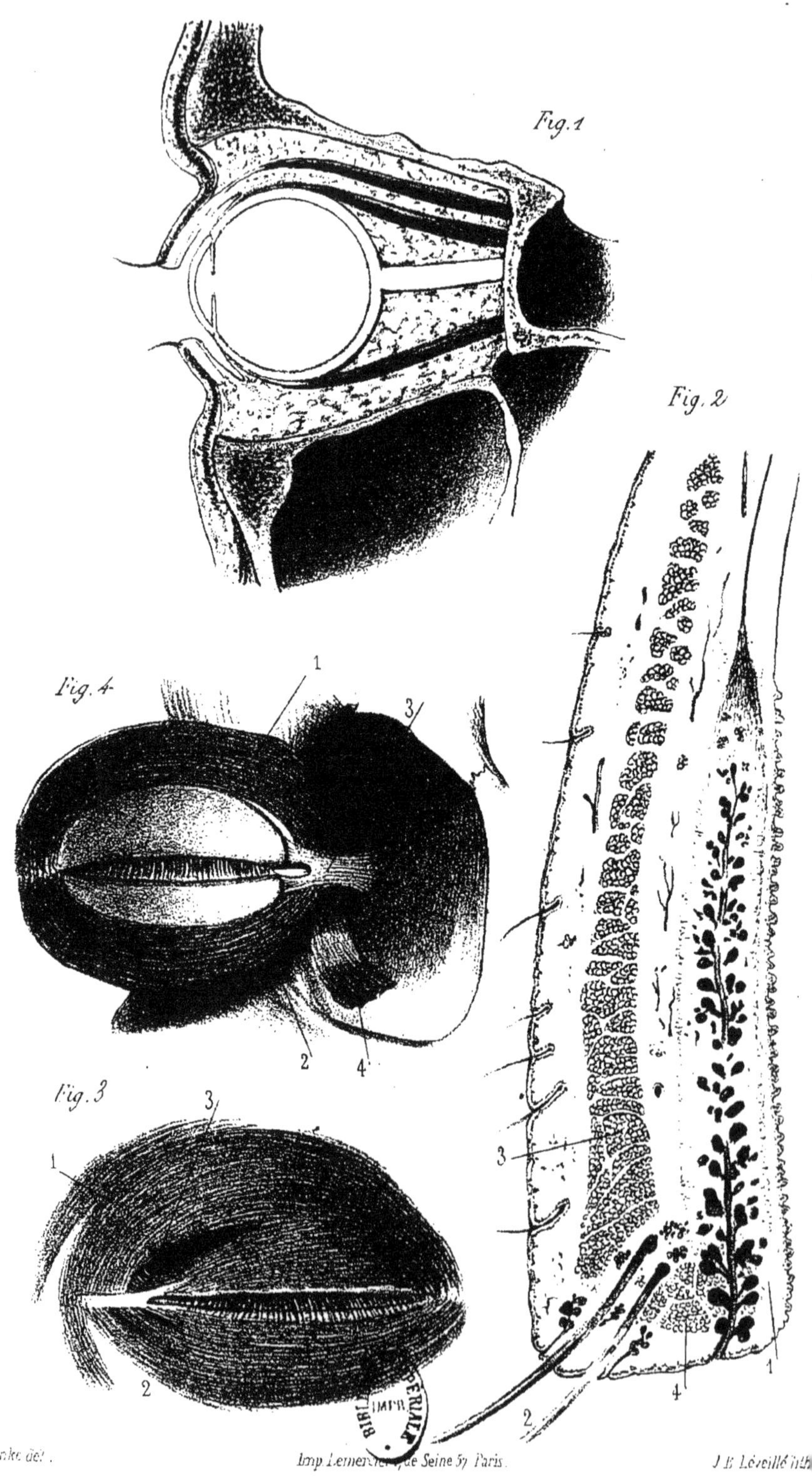

W Henke del. Imp Lemercier r. de Seine 57 Paris. J. E. Léveillé lith.

Publié par Adrien Delahaye à Paris

TABLE DES MATIÈRES

CONTENUES DANS LE PREMIER VOLUME.

FIN DE LA TABLE DES MATIÈRES DU PREMIER VOLUME.

www.ingramcontent.com/pod-product-compliance
Ingram Content Group UK Ltd.
Pitfield, Milton Keynes, MK11 3LW, UK
UKHW020258200726
13857UKWH00001B/24